肿瘤－心脏病学

——癌症患者的心血管疾病

主　编　吴兴利　施伟伟　吴天然
副主编　马　铮　李　雪　蒋天裕

辽宁科学技术出版社
LIAONING SCIENCE AND TECHNOLOGY PUBLISHING HOUSE

拂石医典
FU SHI MEDBOOK

内容简介

本书结合现有国内外心血管疾病以及肿瘤治疗的指南和文献报道，分37章对肿瘤患者治疗相关心血管疾病进行阐述。第一部分概述肿瘤心脏病学现状，癌症治疗原理，化疗药物、靶向药物的心脏毒性机制，生物标志物、影像学技术在心血管事件风险评估中的价值等。第二部分叙述心功能不全、冠状动脉疾病、心脏瓣膜病、心律失常、高血压、高脂血症、血栓栓塞性疾病、动脉血管病与卒中、肺动脉高压等的预防治疗手段。第三部分对老年肿瘤患者、儿童期癌症幸存者、孕产期肿瘤患者等特殊人群的防治特点予以阐明。第四部分阐述肿瘤康复护理、学科建设、中医药防治进展等。

本书适合于在校医学生、硕士博士研究生、高级进修生学习，也适用于肿瘤科、心血管内科、血液科、小儿科以及外科等肿瘤相关专业中高级医疗护理与管理人员阅读参考。

图书在版编目（CIP）数据

肿瘤－心脏病学/吴兴利，施伟伟，吴天然主编．—沈阳：辽宁科学技术出版社，2019.4
 ISBN 978－7－5591－1022－0

Ⅰ.①肿…　Ⅱ.①吴…②施…③吴…　Ⅲ.①肿瘤—心脏病—研究　Ⅳ.①R730.6 ②R541

中国版本图书馆 CIP 数据核字（2018）第 268705 号

版权所有　侵权必究

出版发行：辽宁科学技术出版社
　　　　　北京拂石医典图书有限公司
　　　地　址：北京海淀区车公庄西路华通大厦 B 座 15 层
联系电话：010-57262361/024-23284376
E－mail：fushimedbook@163.com
印　刷　者：三河市双峰印刷装订有限公司
经　销　者：各地新华书店

幅面尺寸：185mm×260mm	
字　　数：742 千字	印　张：30
出版时间：2019 年 4 月第 1 版	印刷时间：2019 年 4 月第 1 次印刷

责任编辑：李俊卿　　　　　　　　　　　责任校对：梁晓洁
封面设计：潇　潇　　　　　　　　　　　封面制作：潇　潇
版式设计：天地鹏博　　　　　　　　　　责任印制：丁　艾

如有质量问题，请速与印务部联系　联系电话：010-57262361

定　　价：128.00 元

编委会名单

主　编　吴兴利　施伟伟　吴天然
副主编　马　铮　李　雪　蒋天裕
编　委　(按章节先后)
　　　　吴兴利（中国人民解放军总医院）
　　　　施伟伟（中国人民解放军总医院）
　　　　吴天然（UQ，Queensland，Australia）
　　　　李晓燕（首都医科大学天坛医院）
　　　　杨　波（中国人民解放军总医院肿瘤内科）
　　　　杜思成（中国人民解放军总医院）
　　　　赵　晓（中国人民解放军总医院）
　　　　孙　琼（中国人民解放军总医院）
　　　　孟　静（中国人民解放军总医院）
　　　　高　伟（中国人民解放军总医院）
　　　　刘　翠（中国人民解放军总医院）
　　　　张舜欣（中国人民解放军总医院）
　　　　卢宏泉（中国医学科学院阜外医院）
　　　　李　雪（中国人民解放军总医院）
　　　　张啸波（中国人民解放军总医院）
　　　　孟亮亮（中国人民解放军总医院）
　　　　肖越勇（中国人民解放军总医院）
　　　　陈　琪（Texas Heart Institute，Houston，USA）
　　　　刘庆辉（中国人民解放军总医院）
　　　　马　铮（首都医科大学朝阳医院）
　　　　于　爽（首都医科大学复兴医院）
　　　　李　玉（首都医科大学复兴医院）
　　　　杨新春（首都医科大学朝阳医院）
　　　　陈　萍（首都医科大学复兴医院）
　　　　梁海峰（首都医科大学复兴医院）
　　　　杨　明（首都医科大学复兴医院）
　　　　丁存涛（首都医科大学宣武医院）

孙希鹏（首都医科大学宣武医院）
诸国华（首都医科大学宣武医院）
赵　欢（首都医科大学宣武医院）
华　琦（首都医科大学宣武医院）
朱小刚（首都医科大学复兴医院）
徐先增（广西医科大学第一附属医院）
杨一桢（中国医学科学院阜外医院）
樊晓寒（中国医学科学院阜外医院）
杨中苏（首都医科大学朝阳医院）
朱　梅（中国人民解放军总医院）
尹　明（中国人民解放军总医院）
赵玉生（中国人民解放军总医院）
金明磊（河北省承德市人民医院）
孙　颖（山东大学聊城市医院）
姚恒臣（山东大学聊城市医院）
仇玉民（宁夏医科大学心脑血管病医院）
朱　航（中国人民解放军总医院）
卫　玉（北京市隆福医院）
钱小顺（中国人民解放军总医院）
周长喜（中国人民解放军总医院）
张克明（北京大学国际医院）
孙克林（中国医学科学院肿瘤医院）
韩晓涛（哈尔滨医科大学航空中心医院）
罗立华（卫生部北京医院）
李　瑶（南开大学医学院）
叶　伟（宁夏工伤康复指导中心）
李　可（中国人民解放军总医院海南分院）
朱海燕（中国人民解放军总医院血液科）
郭淑芳（中国人民解放军总医院）
云瀚莹（海南省人民医院）
吴多智（海南省人民医院）
岑运光（海南省人民医院）
杨丁友（中国人民解放军总医院304医院）
吴　颖（中国人民解放军总医院）
蒋瑞辉（中国人民解放军总医院）
蓝丽玲（南方医科大学南方医院）

马立勤（南方医科大学南方医院）
高　磊（中国人民解放军总医院）
赵　忠（北京大学航天中心医院）
刘丹丹（中国人民解放军总医院）
李双成（中国人民解放军总医院）
汤　茹（中国人民解放军总医院）
蒋天裕（中国人民解放军总医院）
高月明（中国人民解放军总医院）
高　谦（中国人民解放军总医院）
肖铁卉（中国人民解放军总医院）
柴文慧（新疆昌吉市人民医院）
焦顺昌（中国人民解放军总医院）

（注：每章最后一位为通讯作者）

主编简介

吴兴利,男,副主任医师,医学博士。长期从事心血管病临床工作,擅长肿瘤患者的多学科疾病诊疗。承担国家科技支撑计划,国家自然科学基金,解放军总医院临床科研扶持基金,吴阶平医学专项基金等多项。获军队医疗成果二等奖、三等奖各1项,发表论著46篇,SCI论文10篇。主编《全新冠心病防治指南》,参编《老年心脏病学》等多部著作。兼任北京自然科学基金委员会评审专家、中国老年学学会常务委员、《中华临床医师杂志》《中华中西医杂志》《医学研究杂志》《心血管外科杂志》《实用医学杂志》《Minerva Cardioangiologica》(SCI)等杂志审稿专家。

序 一

在过去的几十年中，随着治疗手段和技术的进步，癌症患者的生存率有了明显的提高。当前我国和美国癌症治疗的5年生存率在分别达到30%和70%左右，美国的癌症幸存者已经超过1400万，预计未来30年这个数字会翻倍。与此同时，放化疗引起的远期心血管毒性作用业已引起临床工作者的关注。

癌症幸存者远期随访显示，其充血性心力衰竭的发生率增加了15倍，心血管疾病的发生率是对照组的10倍，中风的发生率是对照组的9倍。事实上，在部分癌症幸存者中，心血管疾病的风险高于肿瘤复发的风险，但是由于这类癌症患者被心血管临床试验排除在外，导致缺乏试验数据支持对该人群进行适当的管理。

国外学者于2008年开始提出"肿瘤-心脏病学"（onco-cardiology）或称"心脏-肿瘤学"（cardio-oncology）这一概念，主要目标是研究恶性肿瘤治疗相关心血管疾病的机制、临床特点及诊疗措施，最终改善预后。自2016年以来，欧洲、加拿大、美国等国际专业学会在该领域制定了关于实践的立场声明和意见，已建立多家肿瘤心脏病诊所，或在医院内设置独立诊疗单元。美国正在尝试开展美国内科医学委员会所要求的12个月的培训，作为胜任肿瘤心脏病学专家的高级项目。

遗憾的是，我国相关工作刚刚起步，迄今为止心血管领域多数专业人员缺乏对癌症治疗领域及其可能的心血管毒副作用的认识。目前国内尚未见同类书籍，解放军301医院吴兴利等心脏病学和肿瘤学专家结合现有国内外心血管疾病以及癌症治疗的指南和文献，编写了《肿瘤-心脏病学——癌症患者的心血管疾病》一书。该书系统介绍了放化疗相关各种心脏毒性作用的基础与临床进展，详细阐述孕妇、老年、儿童等特殊人群的诊疗特点，希望对我国心脏病学和肿瘤学临床工作者提供帮助。

建议加强传统抗肿瘤药物与新型靶向药物心脏毒性的流行病学、病理生理学与分子生物学研究，探索早期诊断、预测与评估技术，开发并验证预防治疗措施的有效性与安全性，积极开展国际交流与大型多中心随机对照临床研究。期盼我国的肿瘤-心脏病学扎实起步，健康科学快速发展，力争走在世界前列，赐福日益增加的癌症患者群体。

高润霖
中国医学科学院阜外医院
二〇一八年十一月

序 二

恶性肿瘤在世界乃至中国人口中的发病率逐年增高。2019年国家癌症中心的报告显示，2015年全国新发恶性肿瘤392.9万例，发病率为285.83/10万，死亡病例233.8万例，死亡率为170.05/10万。

目前手术切除、放疗、化疗、靶向治疗等是恶性肿瘤的主要治疗手段。适当的放化疗方案可以显著延长肿瘤患者的生存时间，改善肿瘤患者预后。然而，随着肿瘤治疗的深入研究发现，常规和新型抗癌药物常常会对心脏造成损害，并最终影响患者的生存和生活质量。报道显示，由抗癌药物心脏毒性（cardiotoxicity，CTX）引起的各种心脏损伤可占到接受化疗肿瘤患者死亡病因的1/3左右。因此，化疗药物所导致的心脏毒性越来越受到重视。

另一个事实是，癌症幸存者的心血管疾病发病率高于普通人群数倍，但是由于癌症患者通常被心血管临床试验排除在外，导致该人群的心血管疾病管理缺乏高级别临床试验数据支持。

近十年，随着对癌症与心血管疾病共存现象的认识加深，国外学者提出"心脏-肿瘤学"（cardio-oncology）或"肿瘤-心脏病学"（onco-cardiology）这一概念，相关学会声明了关于临床管理的初步立场，若干癌症中心或综合医院逐步建立了肿瘤心脏病诊所，主要目标是研究癌症治疗相关心血管疾病的机制、监测、预防和治疗。我国肿瘤-心脏病学相关工作正在起步，肿瘤病学专家和心血管病专家也已认识到癌症治疗的心血管毒副作用，但是相关理论知识和实践水平还远远不能适应临床要求。

目前国内尚未见同类专著供参考学习。解放军总医院吴兴利博士牵头，召集心血管病学、肿瘤学、血液学等领域的专家学者，广泛参阅借鉴国内外心血管疾病以及癌症治疗的指南和文献，编著了《肿瘤-心脏病学——癌症患者的心血管疾病》一书。该书较全面系统地介绍了该领域的最新进展，资料翔实，内容客观，期望能对有志于这一新兴交叉学科的心脏病学和肿瘤学专业的医疗教学科研工作者提供启发和帮助。

我国癌症和心血管疾病高发，癌症幸存者的人数也远远大于美国的1400万，因此应当加强药物心脏毒性的流行病学调查，掌握癌症和心血管疾病共病的数据，扎实开展基础研究，组织多中心随机对照临床试验，开发有效防治药物，建立相应的教育培训机制。

肿瘤心脏病学的发展任重道远，未来的方向是，在维持现代癌症治疗所取得的生存改善的同时，高度认识到心血管健康在成人癌症患者中的重要性，从挽救生命和改善远期生存这两个同样重要的高度来优化癌症治疗。

詹启敏
北京大学
二〇一九年三月

前　言

癌症治疗的巨大进步使患者的死亡率逐渐下降，但是其相关的心脏毒性患病率却一直在增加。蒽环类药物和放射治疗是最重要的危险因素，在接受上述治疗的霍奇金淋巴瘤患者中，生存过程表现为三个8年的阶段特征。在第一个8年，癌症复发威胁生存，随后是8年的高峰期，此后8年由于继发性恶性肿瘤和心血管疾病，死亡率呈指数级上升。事实上，20年后心血管疾病已成为导致癌症患者死亡的主要原因，他们死于心血管疾病的风险是对照人群的7倍。

在进行了基于蒽环类的化疗和胸部放射治疗后的15年，儿童癌症幸存者比他们的兄弟姐妹发生心力衰竭的风险高15倍。在成年人群中发病时间较早（一般为10年），趋势类似，后果也同样严重。据估计，目前美国有超过1500万的癌症存活者，其中1/3由于使用蒽环类药物而具有很高的罹患心肌病/心力衰竭的风险。此外，2/3的癌症幸存者年龄在65岁以上，其伴发病多，整体心血管疾病发病率和死亡率明显升高。业已发现，随着时间的推移，患有乳腺癌的老年患者死于心血管疾病的风险高于癌症本身。

普通人群心力衰竭和第一次住院治疗心肌梗死患者的5年生存率，明显比局部转移阶段的霍奇金淋巴瘤、乳腺癌、结肠直肠癌患者更差。蒽环霉素诱导的心力衰竭的预后比特发性扩张型和缺血性心肌病恶劣，他们的中位生存期只有2年，比转移性乳腺癌患者（中位生存期5年）低很多。HER-2靶向治疗的心脏毒性也得到了关注，在接受HER-2靶向与蒽环类药物联合治疗的患者中，Ⅲ或Ⅳ级心功能不全的发生率高达27%。

这些心脏毒性证据的积累，最终在2009年促成了一门新的医学领域交叉科学——cardio-oncology或onco-cardiology（肿瘤-心脏病学）崭露头角。由于常常被误解为"心脏的癌症"，有学者建议应该正确理解为"癌症和心脏"。为避免歧义，本书副标题恰当定义为"癌症患者的心血管疾病"。

本书重点阐述放疗、化疗和靶向治疗引起的心脏毒性，包括左室功能障碍、高血压、高血脂、血栓栓塞、心律失常、心包疾病、心肌病、冠状动脉疾病等的机制、监测与防治。同时对癌症治疗基础，老年人、儿童、妇女、孕妇等的特殊性予以阐述，最后对学科建设提出设想。目的是与肿瘤学家协同一致，谨慎制定治疗策略，优化检测手段，监测和预防癌症治疗过程中的心脏毒性，力图在不影响心血管健康的前提下治疗癌症患者。肿瘤－心脏病学是全新的交叉学科，其建立、发展与多学科优势的发挥需要专家、政策与设施的充分保证，更亟需肿瘤学、血液学、心脏病学、药理学、护理、心理、康复等专业人员的同心善念与坚韧不拔，共同为癌症患者的治愈和长远健康撑起一片蓝天。

吴兴利　施伟伟　吴天然
2018 年 10 月

目 录

第一章	肿瘤心脏病学概论	(1)
第二章	肿瘤临床概述	(15)
第三章	抗肿瘤药物治疗进展	(31)
第四章	蒽环类药物心脏毒性的分子机制	(43)
第五章	肿瘤靶向药物的心脏毒性作用	(52)
第六章	生物标志物与心脏毒性监测	(62)
第七章	超声心动图检测放化疗所致心脏毒性	(71)
第八章	心脏磁共振与核素检测放化疗所致心脏毒性	(82)
第九章	心脏毒性相关危险因素及评估	(95)
第十章	化疗所致心脏毒性的监测及预防	(110)
第十一章	化疗相关心肌病	(118)
第十二章	化疗与冠心病	(135)
第十三章	肿瘤患者的心脏病介入治疗	(146)
第十四章	心血管疾病和癌症共同的危险因素	(157)
第十五章	抗肿瘤治疗的长期动脉并发症	(167)
第十六章	癌症与高血压	(182)
第十七章	癌症患者血脂异常与他汀类药物应用	(192)
第十八章	化疗药物的致心律失常作用	(210)
第十九章	癌症与肺动脉高压	(224)
第二十章	肿瘤患者血栓栓塞性疾病的诊断与一级预防	(239)
第二十一章	肿瘤患者血栓栓塞性疾病的治疗	(252)
第二十二章	肿瘤患者围手术期抗凝管理	(276)
第二十三章	女性癌症患者静脉血栓栓塞的发病风险及预防措施	(293)
第二十四章	放射治疗的心血管毒性	(305)
第二十五章	儿童期癌症幸存者的远期心脏毒性	(324)
第二十六章	儿童期癌症幸存者怀孕的心脏预后	(345)
第二十七章	妊娠期抗肿瘤治疗相关心脏毒性	(353)
第二十八章	化疗所致闭经及绝经后心血管问题	(363)

第二十九章　老年肿瘤心脏病学 …………………………………………………（373）

第三十章　癌症幸存者心脏移植和左心室辅助装置 ………………………………（382）

第三十一章　肿瘤患者的护理与姑息治疗 …………………………………………（393）

第三十二章　肿瘤相关临床问题与康复 ……………………………………………（401）

第三十三章　肿瘤患者的心肺运动康复 ……………………………………………（413）

第三十四章　蒽环类药物心脏毒性的预防策略 ……………………………………（425）

第三十五章　中医药防治抗肿瘤药物所致心脏毒性 ………………………………（433）

第三十六章　心脏自身肿瘤临床与影像学 …………………………………………（439）

第三十七章　肿瘤心脏病学学科建设 ………………………………………………（454）

后记 ……………………………………………………………………………………（466）

第一章

肿瘤心脏病学概论

据世界卫生组织全球癌症报告，2018年全球范围内有1810万癌症新发病例和960万癌症死亡病例。2018年，我国癌症统计报告估计全国恶性肿瘤新发病例数380.4万例，死亡例数229.6万例，成为仅次于心血管疾病的第二位死亡原因。同年，中国心血管病报告显示，心血管病患病率呈持续上升趋势，推算现在心血管病患者人数达2.9亿。由于癌症与心血管疾病共存的病例数逐年增加，对癌症患者发生心血管疾病的基础与诊疗研究亟待加强。

一、癌症患者的心血管疾病流行病学

在过去的30年里，由于早期检测策略的发展、手术方法的改进以及癌症综合治疗技术的进步，癌症的死亡率已经明显下降。氮芥是第一个被测试的化疗药物，最早用于淋巴瘤相关的临床试验中，此后其他药物相继被发现和使用。20世纪50年代，癌症治愈的概念开始出现，20世纪90年代，靶向治疗的临床应用成为里程碑性事件。目前全球癌症幸存者大约4000万人，美国有1500万人，预计到2022年，仅在美国就将达到1800万人（图1-1）。但是，在癌症死亡率下降的同时，癌症治疗相关心脏毒性的患病率却一直在增加，心血管疾病的累积发病率随着癌症确诊后时间的延长而上升，癌症幸存者的心脏毒性已经成为导致远期死亡的第二大原因。美国癌症研究所和美国心脏协会的统计数据显示，普通人群心力衰竭和第一次住院治疗心肌梗死的5年生存率低于局部转移的霍奇金淋巴瘤、乳腺癌、结肠直肠癌者的生存率（图1-2）。癌症患者蒽环类药物相关心力衰竭的预后比非癌症患者特发性扩张型和缺血性心肌病更加恶劣，他们的中位生存期只有2年，比双HER2靶向治疗的转移性乳腺癌患者（中位生存5年）低很多。HER2靶向治疗相关Ⅲ或Ⅳ级心功能不全的发生率约为13%，蒽环类药物为7%，但是在接受HER2靶向与蒽环类药物联合治疗的患者中，其发生率增加到27%。因此，对于癌症伴发的心血管事件积极干预显得尤为重要。

常规的化疗、靶向治疗和胸部放疗会增加心脏损伤的风险，导致多种早期和晚期心脏血管疾病，包括心包疾病、瓣膜病、心肌纤维化、心肌病、冠状动脉疾病（CAD）、高血压、血栓栓塞缺血及心律失常等。目前，肿瘤学家面临的挑战是，如何在不影响心血管健康的前提下治疗癌症患者。心脏病学家则需谨慎制定治疗方案，优化检测手段，预防和监测癌症治疗过程中的心脏毒性。肿瘤心脏病学学科的发展是为了发挥多学科优势，做出综合决策，以优化癌症患者的医疗护理。

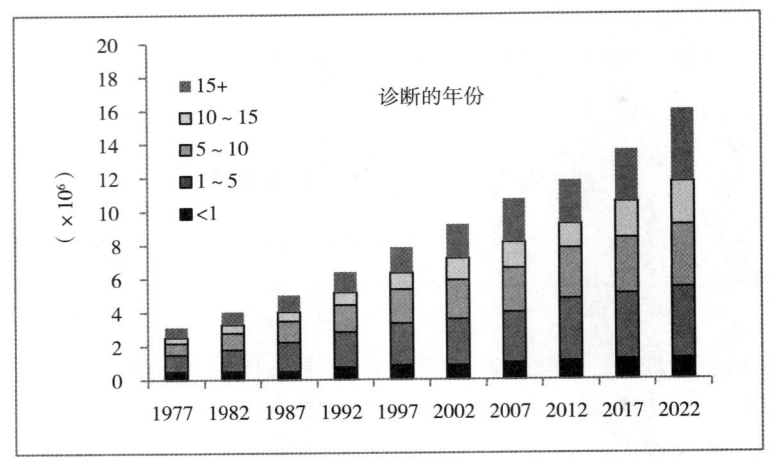

图1-1 癌症幸存者人数的逐年变化趋势

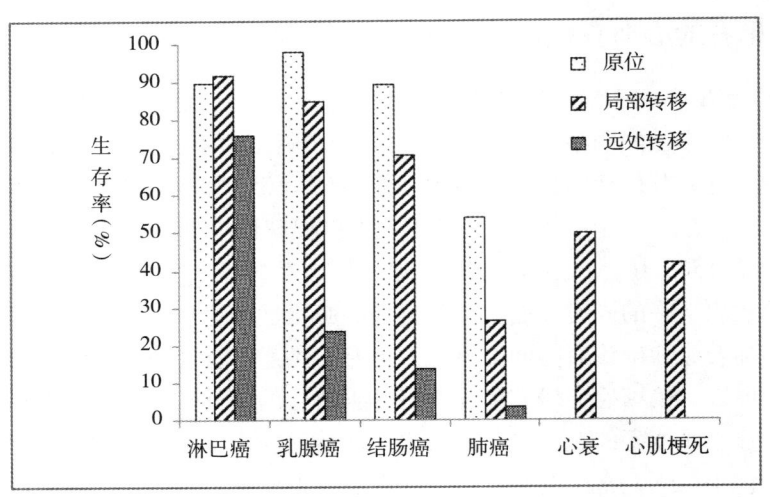

图1-2 几种不同分期恶性肿瘤以及心力衰竭和急性心肌梗死的5年生存率

虽然肿瘤心脏病学已经提出近10年，但是对于绝大多数心脏病专业和肿瘤专业的医生来说，这一新生学科既令人耳目一新，又令人振奋，其内容覆盖范围之广、程度之复杂是前所未有的。最近法国调查了肿瘤专家对本国肿瘤心脏学实践的看法和态度，结论是肿瘤学家通常（约90%）会做出与心脏毒性相关的治疗方案，同时也认为心脏问题应该被考虑，监测至关重要。但是在肿瘤心脏学的实践中还有许多重要的空白需要持续深入研究。存在的问题是，癌症治疗相关的左心室功能障碍的管理方法不确定，没有一致的治疗方案[1]。即使是应用了几十年的癌症疗法，也没有监测心脏安全的规范。更令人担忧的是，在癌症治疗学中，心血管系统损伤的机制有很大的不同，而对于新观察到的心脏事件，甚至还没有初步的处理模式。靶向治疗对癌症的机制阐明与治疗进展至关重要，这使得人们对癌症生物学和心血管病理生理学有了更深入的了解,并认识到癌症是一种慢性疾病,类似于糖尿病或高血压[2]。为了维持现代癌症治疗所取得的生存改善,必须认识到心血管健康在成人癌症患者中的重要性,必须面对罹患癌症和心血管事件这两种最常见的死亡原因,必须从挽救生命和远期生存这两个同样重要的高度来认识。本章将概述肿瘤心脏病学的现状与未来。

二、肿瘤心脏病学的基本概念

国外学者于2008年开始提出"肿瘤-心脏病学"(onco-cardiology)或称"心脏-肿瘤学"(cardio-oncology)这一概念[3,4],国内倾向于称"肿瘤-心脏病学"。但此概念常常被误解为"心脏的癌症",为避免歧义,将之定义为"癌症患者的心血管疾病"可能更为恰当。其主要目标是研究恶性肿瘤及其治疗相关心血管疾病(CVD)的发生机制、临床特点及诊疗措施,最终改善预后。有学者建议,肿瘤心脏病学专业范畴还应包括确诊肿瘤前已存在的CVD及肿瘤治愈或带瘤生存期间新发生的CVD,充分表明两种共病的病理生理机制的复杂性与临床治疗决策的多学科特点。

肿瘤心脏病学作为一门年轻的医学学科,其推广面临一些障碍。首先,肿瘤学家和心脏病学家使用不同的术语来描述癌症治疗的副作用。例如,肿瘤学家可能会描述一个在化疗后出现左室射血分数下降(LVEF)而无心力衰竭症状的患者为"充血性心力衰竭"。相比之下,心脏病学家使用的术语"无症状左心室功能不全"可能对肿瘤学家没有意义。此外,患者的癌症治疗和心脏毒性作用的发展之间往往有一个较长的间隔,使诊断和管理更加困难。

肿瘤心脏病学这一新兴学科正在不断发展中。自2016年以来,欧洲、加拿大、美国等国际专业学会在该领域制定了许多关于实践的立场声明和指导方针[5-10],也建立了多家肿瘤心脏病诊所,或在医院内设置独立诊疗单元。美国内科医学委员会要求医生参加12个月的培训项目,才能胜任肿瘤心脏病学专家[11]。

(一)肿瘤治疗相关CVD

肿瘤治疗相关CVD主要包括心力衰竭、冠状动脉疾病、心脏瓣膜病、心律失常、高血压、血栓栓塞性疾病、周围血管病与卒中、肺动脉高压及心包并发症等。

(二)药物心血管不良事件分类

目前,临床上主要是根据美国不良事件评定标准(CTC AE4.0)进行心脏毒性分级评定,于2017年11月更新为CTC AE5.0(表1-1)。

分级是指不良事件的严重程度,从轻至重为1~5级。工具性日常生活活动(ADL)指做饭、购买衣物、使用电话、理财等;自理性日常生活活动指洗澡、穿脱衣、吃饭、盥洗、服药等。

1级:轻度;无症状或轻微;仅为临床或诊断所见;无需治疗。

2级:中度;需要较小、局部或非侵入性治疗;与年龄相当的工具性日常生活活动受限。

3级:严重或者具重要医学意义但不会立即危及生命;导致住院或者延长住院时间;致残;自理性日常生活活动受限。

4级：危及生命；需要紧急治疗。

5级：与不良事件相关的死亡。

表1-1 心脏不良事件评定标准（NCI CTC AE 5.0）

不良反应	心脏/心血管疾病				
	1级	2级	3级	4级	5级
主动脉瓣疾病	无症状的瓣膜增厚，伴或不伴有轻度瓣膜反流或狭窄（影像学观察）	无症状；中度的瓣膜反流或狭窄（影像学观察）	有症状；影像学显示重度瓣膜反流或狭窄；症状通过治疗可以控制	危及生命；需要紧急治疗（例如：瓣膜置换，瓣膜成形术）	死亡
心脏停搏	周期性心脏停搏；无需紧急医疗处理	—	—	危及生命；需要紧急治疗	死亡
房颤	无症状，不需治疗	非紧急的医疗处理	有症状，需要紧急治疗；需要仪器（例如：起搏器）或者消融控制；新发症状		
心房扑动	无症状，不需治疗	非紧急的医疗处理	有症状，需要紧急治疗；需要仪器（例如：起搏器）；消融控制	危及生命；血栓需要紧急治疗	死亡
完全性房室传导阻滞	—	非紧急的医疗处理	有症状，药物不能完全控制或需要仪器（例如：起搏器）控制；新发症状	危及生命；需要紧急治疗	死亡
I度房室传导阻滞	无症状，不需治疗	非紧急的医疗处理	—	—	—
心跳骤停	—	—	—	危及生命；需要紧急治疗	死亡
胸痛-心源性	轻度疼痛	中度疼痛；发力时疼痛；影响工具性日常生活活动；血液动力学稳定	静息时疼痛；影响自理性日常生活活动；心脏导管介入；新发心源性胸痛；不稳定性心绞痛	—	—

续表

不良反应	心脏/心血管疾病				
	1级	2级	3级	4级	5级
传导障碍	轻度症状；无需治疗	无紧急治疗干预指征	紧急治疗干预指征；需要治疗	危及生命	死亡
心力衰竭	无症状，实验室检查（例如：B型钠尿肽）或心脏影像学检查发现异常	中度活动或劳累时出现症状	静息状态下或最低程度活动或劳累时便出现症状；住院；新发症状	危及生命；需要紧急治疗（例如：连续静脉输液治疗或机械辅助血液循环）	死亡
左心室收缩功能不全	—	—	心脏射血分数降低引起相关的症状，对治疗有反应	射血分数降低引起的难治性或不易控制的心力衰竭；需要心室辅助装置，静脉注射升压药物治疗或心脏移植	死亡
Mobitz Ⅱ型房室传导阻滞	无症状，不需治疗	有症状；需要治疗	有症状，药物不能完全控制或需要仪器（例如：起搏器）控制；新发症状	危及生命；需要紧急治疗	死亡
Mobitz Ⅰ型房室传导阻滞	无症状，不需治疗	有症状；需要治疗	有症状，药物不能完全控制或需要仪器（例如：起搏器）控制	危及生命；需要紧急治疗	死亡
心肌梗死	—	无症状，心肌酶学最低程度异常，无局部缺无缺血性ECG改变证据	严重症状；心肌酶学改变；血液动力学稳定；出现与心肌梗死诊断相一致的ECG改变	危及生命；血液动力学失衡	死亡
心肌炎	—	中度活动或劳累时出现症状	静息状态下或最低程度活动或劳累时便出现严重症状；需要治疗；新发症状	危及生命；需要紧急治疗（例如：连续静脉输液治疗或机械辅助血液循环）	死亡

续表

不良反应	心脏/心血管疾病				
	1级	2级	3级	4级	5级
心悸	轻度症状；无需治疗	需要治疗	—	—	—
阵发性房性心动过速	无症状，不需治疗	无紧急治疗干预指征	紧急治疗干预指征；消融治疗	危及生命；药物治疗不能完全控制；需心脏电复律	死亡
心包积液	—	无症状，少量到中等量的心包积液	伴随生理功能异常的心包积液	危及生命；需要紧急治疗	死亡
心包填塞	—	—	—	危及生命；需要紧急治疗	死亡
心包炎	无症状，ECG或体格检查（例如：摩擦音）所见心包炎症状	有症状的心包炎（例如：胸痛）	心包炎，伴生理学异常（如：伴心包缩窄）	危及生命；需要紧急治疗	死亡
肺动脉瓣疾病	无症状的瓣膜增厚，伴或不伴有轻度瓣膜反流或狭窄（影像学观察）	无症状；中度的瓣膜反流或狭窄（影像学观察）	有症状；重度瓣膜反流或狭窄（影像学观察）；需要治疗	有症状；重度瓣膜反流或狭窄（影像学观察）；需要治疗	死亡
限制性心肌病	仅影像学结果	无心脏衰竭症状	有症状的心力衰竭或者其他的心脏症状，对治疗有反应；新发症状	难治性心力衰竭或者其他难控制的心脏症状	死亡
右心室功能不全	无症状，实验室检查（例如：B型钠尿肽）或心脏影像学检查发现异常	中度活动或劳累时出现症状	出现严重症状，伴随缺氧，右心衰竭；需要吸氧	危及生命；需要紧急治疗（例如：心室辅助装置辅助）；心脏移植	死亡
病窦综合征、疲乏和头晕	无症状，不需治疗	有症状，无干预指征；开始改变药物治疗	有症状需要治疗	危及生命；需要紧急治疗	死亡
窦性心动过缓	无症状，不需治疗	有症状，无干预指征；开始改变药物治疗	有症状需要治疗	危及生命；需要紧急治疗	死亡
窦性心动过速	无症状，不需治疗	有症状；非紧急的医疗处理	需要紧急治疗	—	—
室上性心动过速	无症状，不需治疗	非紧急的医疗处理	有症状，紧急治疗指征	危及生命	死亡

续表

不良反应	心脏/心血管疾病				
	1级	2级	3级	4级	5级
三尖瓣疾病	无症状的瓣膜增厚，伴或不伴有轻度瓣膜反流或狭窄	无症状；中度的瓣膜反流或狭窄（影像学观察）	有症状；重度瓣膜反流或狭窄；需要治疗	危及生命；需要紧急治疗（例如：瓣膜置换，瓣膜成形术）	死亡
室性心律失常	无症状，不需治疗	非紧急的医疗处理	紧急治疗指征	危及生命；血液动力学障碍	死亡
室颤	—	—	—	危及生命；血液动力学障碍	死亡
室性心动过速	—	非紧急的医疗处理	非紧急的医疗处理	危及生命；血液动力学障碍	死亡
心脏疾病-其他，特别说明	无症状或轻微；仅为临床或诊断所见；无需治疗	中度；需要较小、局部或非侵入性治疗；与年龄相当的工具性日常生活活动受限	严重或者医学上有重要意义但不会立即危及生命；导致住院或者延长住院时间；自理性日常生活活动受限	危及生命；需要紧急治疗	死亡
射血分数降低	—	静息射血分数（EF）50%~40%；低于基线值10%~19%	静息射血分数（EF）39%~20%；低于基线值>20%	静息射血分数（EF）<20%	—
心电图QTc间期延长	平均QTc 450~480ms	平均QTc 481~500ms	平均QTc≥501ms；比基线期>60ms	尖端扭转型室速；阵发性室性心动过速；严重心律不齐体征/症状	—
心脏肌钙蛋白I或T增高	高于正常值上限，低于标准值测定定义的诊断心肌梗死的水平	—	达到标准值测定定义的诊断心肌梗死的水平	—	—
肌酸磷酸激酶增高	>正常值上限至2.5倍正常值上限	>2.5倍正常值上限至5倍正常值上限	>5倍正常值上限至10倍正常值上限	>10倍正常值上限	—

续表

不良反应	心脏/心血管疾病				
	1级	2级	3级	4级	5级
动脉血栓栓塞症	—	—	需要紧急干预	危及生命的后果：血流动力学或神经性障碍；器官损害；四肢末端缺血。	死亡
高血压	成人：收缩压 120～139mmHg，舒张压 80～89mmHg；儿童：收缩期/舒张期血压大于第 90 百分位数值但小于第 95 百分位数值；少年：血压≥120/80 即使＜第 95 百分位数值	成人：收缩压 140～159mmHg，舒张压 90～99mmHg，如果既往在正常值范围内；相比基线血压水平发现变化需要医学干预；反复或持续（≥24小时）症状性收缩期血压升高大于 20mmHg 或大于 140/90mmHg；需要给予单药治疗；儿童：反复性或持续（≥24小时）血压高于正常水平上限；需要单药治疗；收缩期和/或舒张期血压介于第 95 百分位数值到大于第 99 百分位数值 5mmHg 之间；少年：收缩期血压在 130～139mmHg 或者舒张期血压在 80～89mmHg 之间，即使这个值低于第 95 百分位数据	成人：收缩压≥160mmHg，舒张压≥100mmHg；需要医学干预；需要多种药物治疗或更强化的治疗；儿童和少年：收缩期和/或舒张期血压高于第 99 百分位数值 5mmHg 以上	成年和儿童：危及生命（如恶性高血压，一过性或持久性神经功能缺损，高血压危象）；需要紧急治疗	死亡

续表

不良反应	心脏/心血管疾病				
	1级	2级	3级	4级	5级
低血压	无症状，不需治疗	非紧急的医疗处理	需要医学干预；需要住院处置	危及生命，需要紧急治疗	死亡
静脉血栓栓塞事件	不需要医学干预（如浅表性血栓形成）	需要医学干预	需要紧急医学干预（例如肺栓塞或心脏腔内栓塞）	伴有血流动力学或神经性障碍的危及生命的后果	死亡

（三）心脏毒性的定义

心脏毒性的定义尚未完全统一，广义上应包括放化疗等导致的各种心血管结构及功能损伤。2016年ESC肿瘤治疗相关性心功能不全（CTRCD）定义为：LVEF下降幅度 > 10%，且低于正常值下限。我国2013版《蒽环类药物心脏毒性防治指南》，推荐Seidman等在曲妥珠单抗临床试验中使用的标准，即具有下面的一项或多项表现，但不包含化疗/靶向药物使用早期发生的亚临床心血管损伤。

1. LVEF降低的心肌病，表现为整体功能降低或室间隔运动明显降低；
2. 充血性心功能不全的相关症状；
3. 充血性心功能不全的相关体征，如第3心音奔马律、心动过速，或两者均有；
4. LVEF较基线降低至少5%至绝对值 < 55%，伴随充血性心功能不全的症状或体征；或LVEF降低至少10%至绝对值 < 55%，未伴有症状或体征。

（四）抗肿瘤药物分类

国外学者根据药物相关心脏毒性，将抗肿瘤药物划分为Ⅰ型及Ⅱ型[3,9]。

Ⅰ型化学药物治疗相关心脏毒性是指经过治疗后，心肌细胞存在剂量依赖的心肌坏死和大面积不可逆损伤。蒽环类属于Ⅰ类，可诱发细胞缺陷，包括肌浆网破坏、线粒体损伤、活性氧生成、氧化应激脂质过氧化物产生，最终导致细胞死亡[3,9,12-14]。5-FU、紫杉醇、环磷酰胺、顺铂及长春碱等药物尚可通过多种不同途径诱发心血管不良事件。

Ⅱ型主要是由分子靶向治疗药物引起的，这种损伤一般是可逆的，与药物剂量无关，也没有微观上的细胞坏死。

（五）心脏毒性分类

1. 早发型是以室性或室上性心律失常为特点，发生于从开始治疗到治疗结束后2周内。
2. 慢性毒性以无症状左室收缩和舒张功能障碍为特点，可发展为严重的充血性心肌病，导致死亡，基于临床症状可分为两种亚型：
（1）早发型：出现在终止化疗后1年以内；
（2）晚发型：出现在终止化疗1年以后。

（六）放疗相关心血管疾病（RRHD）

据统计，50%~70%恶性肿瘤患者需要接受放疗。射线在作用于肿瘤组织的同时，不可避免地对放射野内及其周边的正常组织造成损伤。如果放疗累及到心血管系统,将导致弥漫性心肌或心包纤维化、心包炎、冠状动脉疾病及瓣膜病等放疗相关性心脏病,其发生率高达10%~30%,头颈部或纵隔放疗尚与卒中及血管性疾病的发生有关。发病机制尚不完全明确,加速动脉粥样硬化和内皮损伤这两种机制可能并存。放疗会破坏内皮细胞和滋养血管,导致微循环障碍、动脉粥样硬化及血栓形成。统计显示,RRHD 常出现于放疗后 5~10 年甚至更迟,其出现时间、严重程度及受累范围与射线种类、放射野、分割、放射剂量等有关。

三、肿瘤治疗相关常见心血管疾病的风险因素

肿瘤患者常常合并多种心血管疾病危险因素,相互作用复杂。

1. 传统心血管危险因素 包括年龄、性别、已确诊的心血管相关疾病、早发心血管疾病家族史、代谢紊乱以及不良生活习惯等。

2. 恶性肿瘤生物学行为或特征 胰腺、消化道、肺组织来源的转移性腺癌可造成静脉血栓栓塞症(VTE)。多发性骨髓瘤可继发心肌淀粉样变性,重者可致心力衰竭。

3. 肿瘤治疗相关 化疗、生物治疗及放疗均有潜在的心肌毒性。

四、肿瘤治疗相关心脏毒性的检测

肿瘤治疗相关心脏毒性的检测手段包括病史采集与体格检查、心电学检查、影像学检查、生物标志物及特殊检查等。三维超声对心室体积的测量不受心室几何形状影响,与二维超声相比有更好的重建性和较低的时间变异性。组织多普勒技术在评价心脏功能变化方面较常规超声心动图指标(如 LVEF、E/A 等)能更敏感地评估心脏早期受损情况和左心舒张功能。

美国超声协会(ASE)和欧洲心血管影像协会(EACVI)联合推荐,LVEF≥55% 是心室功能正常的参考范围。当 LVEF 从基线水平降低≥20%(即使是在正常范围之内)和 LVEF<50% 需要重新评估或者暂停治疗。应变率成像(SRI)可从时间和空间两个方面反映心肌纤维的应变程度,在无心脏收缩功能和整个心脏形态改变时,SRI 即可早期发现局部心肌舒张功能改变。MRI 灌注成像技术也逐渐在临床推广。肌钙蛋白、BNP 和 NT-proBNP 的增加可作为心功能损害的标志物。心内膜下心肌活检是公认的评估心脏毒性最灵敏、最特异的方法,但因其有创且需专业性操作而很少使用。

五、肿瘤治疗相关心血管疾病的预防策略

对所有化疗患者均需加强心血管危险因素的识别与控制,并根据危险度分层预防性用药。对已确诊心血管疾病的肿瘤患者,应由多学科团队协同诊疗,对血栓栓塞的高危人群,建议以低分子肝素预防性抗凝。对蒽环类化疗药物可以通过限制累积剂量预防,阿霉素累积剂量应限制在 $550mg/m^2$ 以内,表柔比星的累积剂量应 $<900mg/m^2$。持续静脉输注阿霉素较静脉推注的心脏毒性显著降低。美国临床肿瘤学会推荐:当阿霉素累积用量 $>300mg/m^2$ 时,应考虑应用右丙亚胺。β 受体阻滞剂卡维地洛在阿霉素治疗过程中可以作为一种有效的心脏保护剂[15]。血管紧张素受体拮抗剂替米沙坦可以预防表柔比星引起的心肌损伤。其他药物,

如维生素 E、维生素 C、褪黑素等的心脏保护作用并不理想。胸部放疗患者要加强心脏防护，应注意定位精准，采用屏息动作及呼吸门控技术、调整放疗参数、改良放疗技术及加强照射保护等。

六、心脏毒性的治疗

需将患者的预期寿命及生活质量作为制定心血管干预方案的重要参考依据，应遵循心血管与肿瘤兼顾的个体化原则。ESC 推荐遵循相应疾病的现行临床指南，以最小创伤的检查和治疗手段，最大限度地维持患者血流动力学稳定，提高或保护心脏功能，控制症状，以达到改善预后的最终目的。

血管紧张素转换酶抑制剂（ACEI）、血管紧张素Ⅱ受体拮抗剂（ARB）及 β 受体阻滞剂等可改善患者的长期预后。对冠状动脉疾病的再灌注治疗、周围血管病的再血管化或心脏瓣膜病的外科手术等有创性治疗方式需要持谨慎态度。新型口服抗凝药（NOAC）及经导管主动脉瓣植入术（TAVI）等新药物、新技术用于肿瘤心脏病患者的相关研究已展示了良好的前景。心脏机械辅助装置作为桥接，可用于等待心脏移植、预期寿命 >2 年的适合患者。对儿童、妊娠妇女及高龄患者等特殊人群肿瘤治疗相关心血管疾病的处理，应充分考虑各自的生理与疾病特点。

七、肿瘤幸存者心脏毒性的长期监测与随访

对接受高累积剂量阿霉素化疗者，建议定期随访心脏超声，并持续应用心脏保护药物。对有纵隔或头颈部放疗史的患者，推荐放疗后 5 年起至少每 5 年进行一次冠状动脉疾病及周围血管病相关检查；对潜在瓣膜受累风险的放疗患者，则推荐放疗后 10 年起至终生随访心脏超声等。

八、常见肿瘤治疗相关心血管疾病的特点

（一）心功能不全

蒽环类药物是导致心功能不全的最常见化疗药物，可表现为有症状或无症状的 LVEF 下降。急性心脏毒性发生率 <1%，此种损伤通常是可逆的。慢性心脏毒性通常是剂量依赖性的，发生率为 1.6%~5%。其中，早发型 1.6%~2.1%，迟发型 1.6%~5%。剂量累积会增加心功能不全发生率，推荐阿霉素的最大剂量为 $450 \sim 550 mg/m^2$。既往曾有蒽环类药物治疗史或心功能不全者应避免重复使用蒽环类药物，年龄 <5 岁或 >65 岁、治疗前或目前接受胸部放疗、有心脏基础疾病等是诱发心脏毒性的高危因素。脂质体阿霉素是在阿霉素表面包裹了高分子物质聚乙二醇脂质体，既增强了抗癌作用，又减少了普通阿霉素的常见副作用。烷化剂类药物环磷酰胺，心脏毒性多发生于每日剂量 $>1.55 g/m^2$ 体表面积者。

部分靶向药物有很强的心脏毒性，曲妥珠单抗是一种针对 HER2 受体的人源化单克隆抗体，通过抑制 HER2 蛋白来阻断与肿瘤细胞增殖相关的信号传导通路。HER2 信号缺乏可激活线粒体凋亡途径及 Caspase 途径，从而导致心肌细胞凋亡，继而引起心功能不全和无症状心肌收缩功能下降。与其他药物联用时，心功能损害程度可增加。曲妥珠单抗心脏毒性通常

不取决于剂量，心肌细胞活检显示没有结构改变。

（二）高血压

抗血管生成药物目前主要有两大类：以贝伐单抗为代表的单克隆抗体和以索拉非尼、舒尼替尼为代表的小分子表皮生长因子酪氨酸激酶抑制剂。贝伐单抗治疗组高血压的发生率为29.0%，其中3级高血压的发生率为44.9%。首次发生高血压的中位时间最早为4~5天，发生严重高血压的中位时间为11天。高血压病史及肾癌病史是接受抗血管生成药物治疗后发生高血压的独立预测因素。抗肿瘤治疗过程中，高血压患者发生左心室功能障碍的风险更高，可以优先使用血管紧张素Ⅱ受体阻滞剂、β受体阻滞剂和利尿剂等。

（三）血栓栓塞性疾病

癌症患者血栓形成的发病机制尚未完全明确，包括一般因素、肿瘤细胞的特异性因素和抗肿瘤治疗相关因素。贝伐单抗的静脉血栓栓塞及严重静脉血栓栓塞的发生率分别为11.9%和6.3%，其相对危险为1.33。在治疗过程中的任何时间都可能发生，与药物剂量或者累积剂量无明确相关。

（四）心律失常

主要表现为QT间期延长及室性心律失常。三氧化二砷常见的副作用是QT间期延长，平均QT间期延长35.4ms，QT间期延长>60ms的发生率为35%，QT间期>500ms的发生率为25%~60%。最危险的是尖端扭转型室性心动过速。紫杉醇心脏毒性包括心动过缓、传导阻滞。沙利度胺可引起心动过缓。

房颤在老年患者中较常见，异环磷酰胺、吉西他滨、顺铂、多西他赛、美法仑、氟尿嘧啶、依托泊苷或大剂量糖皮质激素均可引起。恶性肿瘤本身不会直接导致房颤，但会通过全身性炎症反应引起房颤。

（五）放射性心脏损伤

急性放射性心脏损伤多出现在放疗后数周，常表现为心包炎。迟发性损伤多出现在放疗后数月至数年，常表现为心包渗出、冠状动脉疾病、心瓣膜功能不全、传导异常等。约20%的患者在心脏受照射5~10年后出现有症状的迟发性心包炎或缩窄性心包炎。

放射性心肌病大多数无临床症状，最常见的超声心动图异常包括局部室壁运动异常、心肌舒张受损，严重可表现为充血性心力衰竭。心肌放射损伤常见于曾接受过蒽环类药物化疗或受照剂量较高（>60Gy）的患者。放射性冠心病多见于肿瘤放疗后长期存活的患者，是最常见的致死性并发症。66%接受过放疗的霍奇金淋巴瘤患者的心脏病死因是心肌梗死。接受放疗患者与正常同龄人群相比，冠状动脉疾病发病率明显升高。放射性瓣膜损伤早期少见，随着照射时间及剂量的增加，逐渐出现瓣膜增厚伴关闭不全的表现。放射性传导系统异常与传导系统组织的纤维化有关，在放疗早期即可出现，传导阻滞以右束支比较常见。

放射性心脏损伤的主要影响因素包括年龄、心脏照射的体积和受照射的剂量、药物协同作用等。明尼苏达州大学对120例霍奇金病患儿的长期随访研究显示，死于心血管事件的风险是普通人群的7倍。随着切线野照射、电子线照射、适形调强技术、呼吸门控技术及螺旋断层等技术的应用，心脏受照剂量已经明显降低。

九、肿瘤治疗相关心血管疾病的长期护理与康复治疗

癌症治疗后的心脏毒性主要表现为慢性心力衰竭，继而可引起多器官、多系统问题，严重威胁着癌症患者的生存质量和生存率。一定量的循证医学证据证明了运动康复可降低慢性心力衰竭患者的病死率，减少反复住院次数，改善患者运动耐力及生活质量，合理控制医疗成本。但是，由于循环和呼吸系统解剖结构和生理作用的联系，单独进行心脏康复或肺康复往往达不到最佳效果，因此应积极倡导心肺康复一体化的理念。对于癌症伴随的CVD，运动康复存在着一定的风险，因此，运动前正确评估、制定合理有效的运动处方、正确实施运动方案、各个专业及多学科之间密切配合至关重要，需要兼顾临床疗效和康复风险。目前国际上尚无有关癌症患者心肺康复的共识，迫切需要来自多国的多中心、随机对照临床试验提供有力的证据。

十、总结与展望

为了使肿瘤心脏病学取得有深远临床意义的进展，需要在肿瘤心脏病学领域进行下列实践：（1）明确如何以最科学和有效的方式检测心血管毒性（包括血管毒性）；（2）在尽可能广泛的人群中进行登记研究或临床试验，阐明鉴别心血管毒性的最佳临床方法，而不仅仅局限于左室功能监测；（3）致力于培训和教育各级医学专业人员，以完善知识结构，对正在治疗或以前治疗的癌症患者进行心血管疾病的最佳管理。

迄今为止，肿瘤心脏病学国际前瞻性研究数据尚属空白，我国也缺乏可用于指导临床实践的系统性、纲领性文件。另外，由于研究对象的广泛性和特殊性，肿瘤心脏病学的含义尚未被一致认可，其外延范围很广，可能涉及社会学、伦理学、经济学等领域。我国一条可行的重要的途径是，在医学院校、研究生中开展肿瘤心脏病学课程。当务之急是在肿瘤学、血液病学和心脏病学专家中进行交叉学科培训，培养一批肿瘤心脏病学先行者和教育家，将肿瘤心脏病学发展传承下去，造福广大罹患癌症的心血管疾病患者。

（吴兴利　施伟伟　吴天然）

参考文献

[1] Moslehi J, Lenihan D. Cardio-oncology time to get more mechanistic [J]. J Am Coll Cardiol, 2017, 2: 54-55.

[2] Moslehi JJ. Cardiovascular toxic effects of targeted cancer therapies [J]. N Engl J Med, 2016, 375: 1457-1467.

[3] Cardinale D, Colombo A, Lamantia G, et al. Cardio-oncology: a new medical issue [J]. E Cancer Med Sci, 2008, 2: 126.

[4] Yeh ET. Onco-cardiology: the time has come [J]. Tex Heart Inst J, 2011, 38 (3): 246-247.

[5] Armenian SH, Lacchetti C, Barac A, et al. Prevention and monitoring of cardiac dysfunction in survivors of adult cancers: American Society of Clinical Oncology Clinical Practice Guideline [J]. J Clin Oncol, 2017, 35: 893-911.

[6] Denlinger CS, Ligibel JA, Are M, et al. NCCN guidelines insights: survivorship, version 1. 2016 [J]. J Natl Compr Cancer Netw, 2016, 14: 715-724.

[7] Virani SA, Dent S, Brezden-Masley C, et al. Canadian cardiovascular society guidelines for evaluation and management of cardiovascular complications of cancer therapy [J]. Can J Cardiol, 2016, 32: 831-841.

[8] Curigliano G, Cardinale D, Dent S, et al. Cardiotoxicity of anticancer treatments: epidemiology, detection, and management [J]. CA Cancer J Clin, 2016, 66: 309-325.

[9] Zamorano JL, Lancellotti P, Rodriguez Munoz D, et al. Task Force M and Guidelines ESC, 2016 ESC position paper on cancer treatments and cardiovascular toxicity developed under the auspices of the ESC Committee for Practice Guidelines: the taskforce for cancer treatments and cardiovascular toxicity of the European Society of Cardiology ESC [J]. Eur Heart J, 2016, 37: 2768-2801.

[10] Iliescu CA, Grines CL, Herrmann J, et al. SCAI Expert consensus statement: evaluation, management, and special considerations of cardio-oncology patients in the cardiac catheterization laboratory (endorsed by the cardiological society of India, and sociedad Latino Americana de Cardiologia intervencionista) [J]. Catheter Cardiovasc Interv, 2016, 87 (5): E202-E223.

[11] Lenihan DJ, Hartlage G, DeCara J, et al. Cardio-oncology training: a proposal from the International Cardioncology Society and Canadian Cardiac Oncology Network for a new multidisciplinary speciality [J]. J Card Fail, 2016, 22: 465-471.

[12] 马军, 秦叔逵, 沈志祥. 蒽环类药物心脏毒性防治指南（2013版）[J]. 临床肿瘤学杂志, 2013, 18 (10): 925-930.

[13] Cardinale D, Sandri MT. Role of biomarkers in chemotherapy-induced cardiotoxicity [J]. Prog Cardiovasc Dis, 2010, 53 (2): 121-129.

[14] MoudgilR, Yeh ET. Mechanisms of cardiotoxicity of cancer chemotherapeutic agents: cardiomyopathy and beyond [J]. Can J Cardiol, 2016, 32 (7): 863-870.

[15] Avila MS, Ayun-Ferreira SM, de Barros Wanderley MR Jr, et al. Carvedilol for prevention of chemotherapy-related cardiotoxicity: the CECCY trial [J]. J Am Coll Cardiol, 2018, 71: 2281-2290.

第二章

肿瘤临床概述

当人体细胞变老或受损时，细胞会死亡，然后，新细胞取而代之。当遗传变化干扰这种有序过程时，就会出现癌变的可能。细胞开始不受控制地生长，形成称为肿瘤的肿块。肿瘤可以是恶性的或良性的。良性肿瘤意味着肿瘤可以生长但不会扩散。癌是恶性的，就是人们所说的"癌症"，泛指所有恶性肿瘤，它可以生长并扩散到身体的其他部位。具体而言，癌是指起源于上皮组织的恶性肿瘤，是恶性肿瘤中最常见的一类；而起源于间叶组织的恶性肿瘤统称为肉瘤。此外还有来自血液系统的白血病和淋巴系统的淋巴瘤等。

一、肿瘤现状

2018年，全球预计有1810万新增癌症病例（男性950万+女性860万），并有960万人死于癌症（男性540万+女性420万）[1]。2018年发布的我国癌症报告中，全国恶性肿瘤估计新发病例数380.4万例（男性211.4万例，女性169.0万例），平均每天超过1万人被确诊为癌症，每分钟有7个人被确诊为癌症。全国癌症死亡人数为229.6万，男性145.2万，女性84.4万。全国发病率前5位的癌症依次是：肺癌、胃癌、结直肠癌、肝癌和乳腺癌。全国恶性肿瘤导致死亡人数前5位的癌症依次是：肺癌、肝癌、胃癌、食管癌和结直肠癌[2]。

当治疗恶性肿瘤患者时，必须了解其疾病的复杂性、可能的疾病并发症和治疗相关的副作用。考虑到疾病的多系统性质，癌症患者的医疗护理需要涉及多个学科，对心脏病学的需求尤其重要，因为2/3的癌症患者年龄在65岁以上，这是血管疾病的高发人群[3,4]。某些癌症治疗可能会损害心脏和心血管系统。与一般人群相比，多发性骨髓瘤、肺癌、非霍奇金淋巴瘤和乳腺癌的成年幸存者患心血管疾病（CVD）的风险更高[5]。在儿童和青年癌症幸存者中也出现了类似的趋势，这主要归因于接触心脏毒性疗法以及生命后期心血管危险因素的发展[6,7]。化疗、放疗、靶向或激素治疗以及免疫治疗引起的心血管毒性可能会干扰最佳的癌症治疗效果，降低生活质量，影响总体生存。目前，心血管合并症和毒性是癌症幸存者发病率和死亡率的主要因素之一，也是乳腺癌和结直肠癌幸存者癌症诊断后10年死亡的主要原因[8-12]。

二、肿瘤的病因

癌症的病因尚未完全明了。目前较为明确的与癌症有关的因素可分为外源性和内源性两大类。

（一）外源性因素

外源性因素，包括物理、化学和生物方面的致癌因素。如吸烟等不良生活习惯，与癌症的发生和死亡有关；饮酒可导致口腔、咽喉、食管恶性肿瘤的发生；高能量、高脂肪食品可增加乳腺癌、子宫内膜癌、前列腺癌、结肠癌的发病率；饮用污染水、吃霉变食物可诱发肝癌、食管癌、胃癌。世界卫生组织已公布的与环境有关的致癌性物质包括：砷、石棉、联苯胺、4-氨基联苯、铬、己烯雌酚、放射性氡气、煤焦油、矿物油、偶联雌激素等。医源性因素，如 X 线、放射性核素可引起皮肤癌、白血病等，细胞毒药物、激素、砷剂、免疫抑制剂等均有致癌的可能性。天然因素也可以致癌，例如在一定条件下紫外线可引起皮肤癌。生物因素主要为病毒，其中 1/3 为 DNA 病毒，2/3 为 RNA 病毒。DNA 病毒，如 EB 病毒与鼻咽癌、伯基特淋巴瘤有关，人类乳头状病毒感染与宫颈癌有关，乙型肝炎病毒与肝癌有关。RNA 病毒，如 T 细胞白血病/淋巴瘤病毒与 T 细胞白血病/淋巴瘤有关。

（二）内源性因素

遗传因素在大多数肿瘤发生中的作用是增加了机体发生肿瘤的倾向性和对致癌因子的易感性，即所谓的遗传易感性，包括染色体不稳定、基因不稳定以及微卫星不稳定。如家族性结肠腺瘤性息肉者，因存在胚系细胞 APC 基因突变，40 岁以后大部分均有大肠癌变。Brca-1、Brca-2 突变与乳腺癌发生相关，发生率达 80% 以上。先天性或后天性的免疫缺陷易发生恶性肿瘤，如丙种蛋白缺乏症患者易患白血病和淋巴造血系统肿瘤，AIDS（艾滋病）患者恶性肿瘤发生率明显增高。但大多数恶性肿瘤发生于免疫机能"正常"的人群，主要原因在于肿瘤能逃脱免疫系统的监视并破坏机体免疫系统，机制尚不完全清楚。保持良好生活方式的人有内源性随机突变存在，癌症依然有可能会发生。但需要明确的是基因突变≠癌症发生。基因突变是癌症发生的必要非充分条件，癌症发生必然存在基因突变，但基因突变并不一定导致癌症发生。体内激素水平异常也是肿瘤诱发因素之一，如雌激素和催乳素与乳腺癌有关，生长激素可以刺激肿瘤的发展。

（三）究竟哪个因素是主要的？

2015 年 1 月的 Science 上发表了一篇文章[13]，约翰霍普金斯大学的数学家 Cristian Tomasetti 和癌症研究员 Bert Vogelstein 认为癌症的成因主要是"坏运气"，强调了某些组织的特异性癌症风险要高一些，它和该组织干细胞分裂寿命的数量之间有很强的相关性。同年年底 Nature 在线发表的一篇研究报导反驳了这个观点，纽约州立大学石溪分校的癌症研究人员 Yusuf Hannun 认为严重影响癌症风险的是外在因素[14]。此文受到了一些癌症预防专家的欢迎，至少这告诉了我们努力去做癌症预防的积极意义。

三、临床表现

癌症可引起许多不同的症状，但是有时这些症状不都是由于癌症引起的，也可能由良性肿瘤或其他问题引起，也就是说非癌症特异性症状。通常，早期癌症不会引起疼痛。一般癌症的临床表现分为局部表现和全身性症状两个方面。癌症的局部表现有肿块、局部疼痛、溃烂、出血、空腔脏器梗阻等。部分患者可出现体重减轻、食欲不振、恶病质、大量出汗、贫血、乏力等非特异性症状。约10%~20%的肿瘤患者在发病前或发病时会产生与转移、消耗无关的全身和系统症状，称副癌综合征，表现为肿瘤热、恶病质、高钙血症、抗利尿激素异常分泌综合征、类癌综合征等。

转移癌患者有些没有症状或症状轻微。如果存在癌症症状，则基于转移的位置。转移癌的最常见部位包括脑、骨骼、肺和肝脏。转移主要通过三种途径：直接生长到肿瘤周围的组织中；通过血液流到远处；通过淋巴系统转移到附近或远处的淋巴结。如果肿瘤已经转移到大脑，症状可能包括头痛，头晕，视觉障碍，言语障碍，恶心，行走困难或混乱。骨转移与疼痛之间并无明确的因果关系。肺转移的症状可能包括咳嗽，咯血，胸痛或呼吸急促，但是通常非特异性，也可能是由其他非癌症原因引起。肝转移可引起疼痛，体重减轻，恶心，食欲不振，腹水或黄疸。

四、肿瘤的化验和检查

1. **全血细胞计数（CBC）** 这种最常用的血液学检查可以测量血液样本中各种血细胞的数量。如果通过该检查发现血细胞的数量过多或过少或细胞异常，可以诊断血液肿瘤。骨髓活检可以帮助进一步确认诊断。

2. **血蛋白质检测** 血液中各种蛋白质的检测（电泳）有助于检测出某些异常的免疫系统蛋白质（免疫球蛋白），这些蛋白质有时在多发性骨髓瘤患者中升高。其他检查，如骨髓活检，用于确认疑似诊断。

3. **肿瘤标志物检测** 肿瘤标志物是由肿瘤细胞产生的化学物质，可以在血液中检测到。但肿瘤标志物也可能是体内一些正常细胞产生的，并且在非癌症条件下水平可能会显著升高。这限制了肿瘤标志物检测用于诊断癌症的可能性。只有在极少数情况下才会考虑这样的测试，以便对癌症做出明确的诊断。目前尚未确定使用肿瘤标志物诊断癌症的最佳方法，而且使用一些肿瘤标志物测试是有争议的。肿瘤标志物包括前列腺癌的前列腺特异性抗原（PSA），卵巢癌的癌抗原125（CA 125），甲状腺髓样癌的降钙素，肝癌的甲胎蛋白（AFP）和生殖细胞肿瘤（如睾丸癌和卵巢癌）的人绒毛膜促性腺激素（HCG）。在临床实践中应用这些筛选模式时，必须仔细斟酌其对于诊断的特异性和敏感性，以避免根据假阳性结果过度诊疗带来的危害。

4. **循环肿瘤细胞试验（CTC）** 近些年来开发的血液检测可以检测从原始癌症部位脱落并漂浮在血流中的细胞。美国食品和药物管理局（FDA）已批准一项循环肿瘤细胞试验用于监测患有乳腺癌、结肠直肠癌或前列腺癌的人。但该测试通常不用于临床，更多是研究中使用。目前在国内临床开展的情况有待规范，不时有夸大CTC的实际临床意义的情况出现。

其他的肿瘤可选筛查项目很多，比如钡灌肠、活检、骨髓抽吸和活组织检查、骨扫描、结肠镜检查、计算机断层扫描（CT）扫描、直肠指检（DRE）、心电图和超声心动图、内窥镜检查、粪便潜血试验、磁共振成像（MRI）、X线摄影、MUGA扫描、巴氏试验、正电子发射断层扫描和计算机断层扫描（PET-CT）、乙状结肠镜检查及超声等。但是具体的方式需要根据患者的具体情况而定。

五、肿瘤诊断

临床诊断通常依赖化验和检查，比如影像学可以用于临床判断肉眼可见的肿块性质。但病理诊断是金标准，通常需要活检取得组织。空芯针活组织检查获得的组织通常较少，但这足以为医生诊断提供依据。细针穿刺活检会导致组织内的细胞悬浮，虽然不能正式做出确切的诊断，但能够识别恶性细胞。当然也有少数特殊情况，如肝细胞癌，可以通过影像学和AFP进行临床诊断。

病理医生通过光学显微镜对肿瘤进行深入分析，可以显示出增殖指数、异型度以及微血管浸润的存在，从而提供更多的预后信息。例如，在通过光学显微镜检查时，可以看到霍奇金淋巴瘤中有一种大细胞特征的 Reed – Sternberg 细胞。使用免疫组织化学（IHC）可以进行鉴别诊断或者对肿瘤类型进行亚分类。IHC 可以帮助识别影响患者预后的癌细胞中的特定物质和/或它们是否可能从某些药物中获益。例如，IHC 通常用于明确乳腺癌细胞上的雌激素受体。具有这些受体表达的患者可能受益于激素治疗药物，因为其可以阻断雌激素的产生或作用。IHC 还可以帮助确定哪些乳腺癌女性可能受益于阻断异常高水平 HER2 蛋白生长的药物。

随着分子生物学的发展，特别是基因测序效率的大幅度提升，肿瘤分子诊断逐渐成为肿瘤诊断发展的重要方向。当分子诊断方法应用于基于解剖病理学和细胞病理学的传统诊断便衍生出了"分子病理学"等术语，原因在于肿瘤的分子检测大多数是采用经福尔马林固定的石蜡包埋组织进行的。白血病的分子诊断例外，它们的检测采用的是循环肿瘤细胞。肺腺癌根据致病基因突变来分类，例如 EGFR 突变、KRAS 突变、MET 扩增和 ALK 融合等。基于致病基因突变的肺腺癌分类相对于基于组织学的分类具有极大的优势，因为分子分型指明了治疗靶点。结直肠癌除了 RAS 检测作为结直肠癌经典的分子标志物，近年来还要检测 MSI 表型，以指导预后或治疗。其他受到临床关注的还有乳腺癌的 HER 扩增、胃肠间质瘤（GIST）的 cKIT 基因突变和 PDGFRα 突变检测，以及新近受到关注 FDA 批准可以跨瘤种指导治疗的 NTRK 融合。

六、肿瘤的分期与评估

恶性肿瘤的分期通常是决定预后和制定治疗策略的最关键因素，因为肿瘤的可治愈性通常与肿瘤负荷程度成反比。对于原发部位的实体肿瘤，通常使用国际抗癌联盟（UICC）和美国癌症联合会（AJCC）定义的 TNM 分期系统进行肿瘤分期，有助于合理制定治疗方案，正确的评价疗效和判断治疗预后。

（一）TNM 分期系统

T 分期（Tumor）指肿瘤的大小及其对局部结构的侵袭程度，代表肿瘤的发展程度，分为：

TX　无法找到原发性肿瘤或定义分期；

T0　没有原发性肿瘤的存在；

Tis　原位癌；

T1～T4　原发肿瘤的大小和/或邻近组织受累范围。

N 分期（Lymph Node）指与原发肿瘤相邻的淋巴结受累情况，分为：

NX　区域淋巴结转移不明；

N0　无区域淋巴结转移；

N1～N3　区域淋巴结转移。

M 分期（Metastasis）远处转移情况，分为：

MX　无法确定是否存在远处转移；

M0　没有远处转移；

M1　有远处转移。

不同的 T、N、M 组合诊断为不同的期别，各种肿瘤的 TNM 分期标准由各专业委员会制定。有些肿瘤的治疗和预后与病理分级或浸润深度有关，因此也可以采用其他的一些分期方法。

值得注意的是，TNM 分期系统仅用于实体恶性肿瘤患者。在大多数淋巴瘤中，分期是根据 Ann Arbor 分类来确定的，该分类对涉及淋巴结的位置进行了分类：局限性疾病、局限于横膈一侧的疾病、横膈两侧的疾病或播散侵袭到外部淋巴器官的疾病。其他的解剖分期系统包括对结直肠癌的 Dukes 分类和妇科恶性肿瘤的国际妇产科联合会（FIGO）分类。对于大多数恶性肿瘤，肿瘤的负荷程度与预后呈负相关。

（二）评估肿瘤的生物学特性

癌细胞会持续分裂，造成更多的损害，并侵入新的组织。判断肿瘤生物学特性，常规是依靠组织学类型，比如小细胞肺癌的预后较差。在许多情况下，尽管镜下组织学形态看起来是相同的，但特异性生物学标志物的鉴定却极大地影响了预后甚至治疗，现在更多依靠分子病理进行分子分型指导治疗和判断预后。缺乏某些生物标志物同样可以提供预后信息。血液系统恶性肿瘤可选择其他的预后指标。例如，在大多数白血病中，疾病的亚型和某些分子标记决定预后。三阴性乳腺癌（雌激素受体、孕激素受体及 HER2 均为阴性）的生物学行为恶性程度更高，预后较其他类型乳腺癌更差，疾病复发的风险增加，同时不适于使用靶向治疗药物。近期有研究者回顾性分析了 2009 年至 2017 年 11 月在科罗拉多大学癌症中心接受 ALK 抑制剂治疗的Ⅳ期 NSCLC 患者，中位生存期达到 6.8 年，这是靶向治疗振奋人心的治疗进展。

（三）评估患者的体力状况

除了评估肿瘤的疾病程度和生物学特征外，患者的生理储备是治疗结果的关键决定因素，根据患者的体力可以预测他们是否能够忍受恶性肿瘤的压力以及通常的抗肿瘤治疗方案。有多种工具被设计用来量化患者的潜在健康状况，评价其活动状态（performance status, PS）。活动状态是从患者的体力来了解其一般健康状况和对治疗耐受能力的指标。国际常用的有 Karnofsky 活动状态评分表，从 20 到 100 来区分患者的活动程度和独立程度（表 2-1）。Karnofsky 活动状态评分若在 70 以下，治疗反应常不佳，且往往难以耐受化疗反应。美国东部肿瘤协作组（ECOG）则制定了一个较简化的活动状态评分表，将患者的活动状态分为 0～5 共 6 级（表 2-2）[4]，一般认为活动状况 3、4 级通常意味着预后较差，不适宜进行化疗。这些评分系统对于规范临床实践也至关重要。

表 2-1 Karnofsky 活动状态评分表

活动状态	评分
正常,无症状和体征	100
能进行正常活动,有轻微症状	90
勉强能进行正常活动,有一些症状和体征	80
生活自理,但不能维持正常活动或工作	70
生活大部分能自理,但偶尔需要帮助	60
常需要别人帮助	50
失去生活能力,需要特别照顾和帮助	40
严重失去活动能力,需要住院,暂时未有死亡危险	30
病重,需要住院和积极支持治疗	20
危重	10
死亡	0

注:生活质量状况评价:凡在治疗后较治疗前增加≥10 分时为改善,治疗后较治疗前减少≥10 分为下降,变化<10 分者为稳定。

表 2-2 体力状况 ECOG 评分标准

活动能力完全正常,与发病前活动能力无任何差异	0
能自由走动及从事轻体力活动,包括一般家务或办公室工作,但不能从事较重的体力活动	1
能自由走动及生活自理,但已丧失工作能力,日间不少于一半时间可以起床活动	2
生活仅能部分自理,日间一半以上时间卧床或坐轮椅	3
卧床不起,生活不能自理	4
死亡	5

注:3~4 级的患者不适宜进行化疗

七、肿瘤预防

国际抗癌联盟认为,1/3 的癌症是可以预防的,1/3 的癌症如能早期诊断是可以治愈的,1/3 的癌症通过治疗可以减轻痛苦,延长生命。据此提出了恶性肿瘤的三级预防概念:

一级预防是消除或减少可能致癌的因素,防止癌症的发生。约 80% 的癌症与环境和生活习惯有关。改变生活习惯,如戒烟、限制饮酒、食物多样化、少吃腌制食品、控制体重、适当运动,注意环境保护,鉴别环境中致癌和促癌剂,加强职业防护等,均是较为重要的防癌措施。调整饮食是控制癌症的一项重要方法。超重和肥胖与多种类型的癌症相关,如食管癌、结肠直肠癌、乳腺癌、子宫内膜癌和肾癌。饮食中水果和蔬菜含量高可能对抵抗多种癌症起到保护作用。相反，过量食用红肉和腌制肉类可能会增加患结肠直肠癌的风险。男性中因酒精引起的口腔癌和口咽癌占22%，而女性的相应负担则降至9%。这类性别差异还体现在食管癌和肝癌方面。近年来的免疫预防和化学预防均属于一级预防，如乙型肝炎疫苗的大规模接种，选择性环氧化酶2（COX-2）抑制剂对结直肠腺瘤进行化学预防等。

二级预防是指癌症一旦发生，如何在早期阶段发现并予以及时治疗。包括：①对癌症危险信号（如持续性消化不良、绝经后阴道流血、大小便习惯改变、久治不愈的溃疡等）的认识和重视；②对高发区和高危人群定期检查；③发现癌前病变并及时治疗；④加强对易感人群的监测；⑤肿瘤自检（对身体暴露部位定期进行自我检查）。

三级预防是治疗后的康复，防止病情恶化，提高生存质量，减轻痛苦，延长生命。

八、肿瘤治疗

（一）根据治疗目标可分为治愈和姑息治疗

癌症诊断一旦确定，就可以制定治疗计划，最好是多学科协作，包括肿瘤学家、药剂师、社会工作者、康复专家、初级保健医师和肿瘤心脏学家。影响计划制定的因素包括疾病的程度，患者的表现、状态，以及患者的意愿。

如果可能，目标通常是根除癌症，达到治愈目的，治疗方式包括手术、化疗和放疗的结合。如果患者已经是晚期，而治愈希望几乎不存在，那么目标通常是通过姑息治疗来改善症状，维持生活质量，并提高总体生存率。

考虑姑息疗法的患者应充分了解其诊断、预后、治疗局限性和目标、可随时获得支持性护理，以及合适的体力状态（根据ECOG或Karnofsky评分）。只有ECOG状态0~2的患者适合进行化学治疗，但是，具有治愈目标的患者，即使身体表现欠佳也可以接受治疗，但与一般表现良好的患者相比，其预后较差。随着国际间医学合作的开展，获得跨机构治疗方案、参加国家及全球性经批准的临床研究不再是梦想。当新药被试验用于检测潜在的毒性时，不同学科专家共同参与决策尤为重要。

（二）根据治疗途径分为局部治疗和全身治疗

1. *局部治疗* 包括手术、放射治疗、介入治疗等。

（1）外科治疗：外科治疗目的是根除肿瘤细胞并处理周围的组织，以降低局部复发的风险。手术切除肿瘤时，必须有足够的正常组织边缘，边缘的大小取决于肿瘤的类型和解剖位置。对于乳腺癌，可以行乳房肿瘤切除术，随后行放射治疗；或者行乳房切除术，以切除肿瘤并防止局部复发。同样地，对于前列腺癌，可以手术切除前列腺肿瘤或选择针对前列腺肿瘤的放射治疗。一般而言，如果患者有转移性疾病，则不具备实施根治性治疗的条件。在这种情况下，尽管肿瘤切除可能有重要的姑息性益处，包括保留器官功能、减轻疼痛或改善其他相关症状，但是通常不会改善预后。例如，如果患者出现转移性结肠癌和复发性肠梗阻，原发性肿块切除可以显著改善生活质量，但不会改善预后。但也有些特殊情况，比如肠癌肝转移，经过选择的人群进行手术切除后可以改善预后，延长生存。

根据手术的目的不同，可分为根治性手术、姑息性手术、诊断性手术、预防性手术和转移灶的手术。

①根治性手术：由于恶性肿瘤生长快，表面没有包膜，它和周围正常组织没有明显的界限，局部浸润明显，并可通过淋巴转移，因此，手术要把肿瘤及其周围一定范围的正常组织和可能受侵犯的淋巴结彻底切除。这种手术适合于肿瘤范围较局限、没有远处转移、体质好的患者。根据切除范围不同分为瘤切除术、广泛切除术、根治术和扩大根治术。

②姑息性手术：肿瘤范围较广，已有转移而不能做根治性手术的晚期患者，为减轻痛苦，维持营养和延长生命，可以只切除部分肿瘤或做减轻症状的手术，如造瘘术、消化道短路等手术。晚期肿瘤可以做肿瘤的大部切除，降低瘤负荷，为以后的放、化疗或其他治疗奠定基础。如晚期卵巢癌可姑息性切除大部分卵巢肿瘤，化疗后进行二次手术，切除残留病灶，可明显延长患者生存期。

③诊断性手术：通过不同的手术方式获得肿瘤病理学检查的标本，如穿刺取材或术中切取小块组织等。对深部的内脏肿物，需要开胸、开腹或开颅检查，术中病理检查证实后，则立即进行治疗性手术。

④预防性手术：用于癌前病变，防止其发生恶变或发展成进展期癌。如家族性结肠息肉病的患者，可以通过预防性结肠切除而获益，因为这类患者若不切除结肠，40岁以后约有一半几率可发展成结肠癌，70岁以后几乎100%发展成结肠癌。子宫颈严重异型增生时可行子宫颈锥切术，预防宫颈癌的发生。BRCA1和BRCA2有突变的遗传性乳腺癌家族成员，可行双侧乳腺预防性切除。

⑤转移灶的手术：对仅有肝转移的结直肠癌，手术切除是最可能治愈的手段。在进行外科治疗的病例系列研究中，切除术后5年生存率24%~58%，平均40%，远高于药物治疗的结果。适合肝脏切除的患者的最佳选择标准在不断发展中，不同国家、不同医学中心、每个肝脏外科医生对交界性病例的可切除性的判断标准也不同，目前更多结合肿瘤生物学行为和手术切除的技术难度两方面考虑是否手术。

（2）放射治疗（详见本书第24章"放射治疗的心血管毒性"）：放射治疗（也称放疗，辐射疗法）原理是大量的辐射所产生的能量可破坏细胞的染色体，使细胞停止生长，从而消灭可快速分裂和生长的癌细胞，在高剂量时，放射疗法通过破坏DNA来杀死癌细胞或减缓其生长。DNA受损无法修复的癌细胞会停止分裂或死亡。当受损细胞死亡时，它们会被分解并被身体移除。放射治疗不会立即杀死癌细胞。在DNA被损坏到足以使癌细胞死亡之前需要数天或数周的治疗。然后，在放射治疗结束后，癌细胞会持续数周或数月死亡。

放射治疗主要有两种：体外放射治疗（EBRT）和体内近距离放射治疗（BT）。外部束放射疗法用于治疗多种类型的癌症。近距离放射治疗最常用于治疗头颈部、乳房、子宫颈、前列腺和眼睛的肿瘤。此外相对特殊的包括：放射性碘或 ^{131}I 的系统性放射疗法，最常用于治疗某些类型的甲状腺癌；还有一种称为靶向放射性核素治疗的全身放射治疗用于治疗一些患有晚期前列腺癌或胃肠胰神经内分泌肿瘤（GEP-NET）的患者。这种类型的治疗也可称为分子放射疗法。

放射治疗的目标是尽可能地破坏所有癌细胞，同时尽量减少对邻近健康组织的影响。虽然放疗对癌细胞和正常细胞都会造成损伤，但大多数正常细胞可从放射治疗的伤害中恢复。

因此，通常在临床上，医师与放射科专家会精密计算需要的放射线剂量，同时放射治疗也会分成许多次进行，让健康的组织在每次辐射线照射的间隔中能有机会恢复。与其他的治疗方式一样，放射治疗也有其副作用存在，近年多种新技术的应用已经使放射副作用逐渐减少。

2. 全身治疗　全身治疗主要指化疗、靶向治疗和免疫治疗。

（1）化疗：化疗是利用化学药物杀死肿瘤细胞、抑制肿瘤细胞的生长繁殖和促进肿瘤细胞的分化的一种治疗方式，对原发灶、转移灶和亚临床转移灶均有治疗作用。

肿瘤的细胞动力学概念在肿瘤的化学治疗上有重要的意义。目前几乎所有的化学抗癌药物均针对处于复制期的细胞。因此高生长分数的肿瘤（如高恶性的淋巴瘤）对于化疗特别敏感；常见的实体瘤（如结肠癌）生长分数低，故对治疗出现相对耐药性。临床治疗这些肿瘤的策略是先用放射或手术治疗将肿瘤缩小，使残存的瘤细胞从 G_0 期进入复制期后再用化疗。

1）化疗药物分类：依据它们的作用机制分为几大类：

①烷化剂：烷化剂直接作用于 DNA 上，防止癌细胞再生。烷化剂主要有顺铂、环磷酰胺、氮烯咪胺、异环磷酰胺。

②抗代谢药：抗代谢药干扰 DNA 和 RNA 的合成。抗代谢药主要有 5-氟尿嘧啶、甲氨蝶呤、阿糖胞苷。

③抗肿瘤抗生素：抗肿瘤抗生素通过抑制酶的作用和有丝分裂或改变细胞膜来干扰 DNA。抗肿瘤抗生素为细胞周期非特异性药物，广泛用于对癌症的治疗。抗肿瘤抗生素主要有博来霉素、更生霉素，以及阿霉素为代表的蒽环类药物。

化疗药物中的蒽环类药物比较特殊。代表药物阿霉素可以结合到拓扑异构酶（TOP2），TOP2 是一种酶，控制细胞分裂所必需的 DNA 的解旋。阿霉素主要与其他药物合用用于治疗多种恶性肿瘤，包括乳腺癌、肺癌、卵巢癌和膀胱癌，以及白血病和淋巴瘤。但是因为其具有心脏毒性，可导致心脏衰竭，使得该药物的使用受到剂量和人群等限制。研究人员长期研究阿霉素对心脏损害的分子基础。

④植物类抗癌药：植物类抗癌药都是植物碱和天然产品，它们可以抑制有丝分裂或酶的作用，从而防止细胞再生必需的蛋白质合成。植物类抗癌药主要有长春碱、长春新碱和足叶乙苷。

2）方法

根据不同的目的和治疗的时机，化疗还可以分为：辅助化疗、新辅助化疗、诱导化疗、巩固化疗和姑息性化疗。

①辅助化疗：是在手术后给予的化疗。辅助治疗用于肿瘤手术切除后消除微量残留病变，从而降低复发和远处转移的风险，提高生存率。对于实体瘤，复发的风险通常随着原发肿瘤的侵袭程度和区域淋巴结的受累而增加。在实体肿瘤治疗中，辅助治疗包括化疗、激素、免疫和靶向治疗。治疗效果、急性毒性和长期副作用之间的平衡是辅助治疗的一个重要考虑因素，应当遵循个体化原则。尽管大多数辅助疗法都与毒性有关，但能够明确改善无病生存和/或总体生存，通常认为其益处超过潜在的风险。但随着治疗强度的增加，患者对强化疗方案的耐受性可能会降低。

②新辅助化疗：在术前进行，以减少肿瘤的大小。新辅助治疗对可手术切除疾病有几个潜在的好处，包括肿瘤缩小和切除率改善，增加了原发肿瘤宏观和微观清除率（R0切除），早期治疗微转移性疾病，以及以肿瘤本身大小作为体内的治疗反应标志。但是存在肿瘤进展、导致无法手术切除的风险，以及临床恶化和围手术期并发症风险增加的风险。

③诱导化疗：手术前或放射治疗前的药物治疗称为前期化疗或诱导化疗。有些患者的肿瘤可能非常大而很难进行手术或放射治疗；此外，切除大肿瘤可能会伤害器官中的部分健康组织，因此，手术前将肿瘤缩小，有助于外科医生保存患者的健康组织。在手术前，药物也更容易通过血管输送至肿瘤，这可减轻手术的压力，并让患者在术后更容易康复。

④巩固化疗：也可称为强化治疗，是在获得缓解后应用，其目的是维持缓解。该术语通常用于治疗急性白血病，也越来越多地应用于实体肿瘤的姑息治疗。比如部分同步放化疗的局部晚期非小细胞肺癌、宫颈癌患者治疗后也有进行巩固化疗的探讨。

（2）靶向治疗：靶向治疗又被称为分子靶向治疗（molecular targeted cancer therapy），是在细胞分子水平上，针对已经明确的致癌位点（该位点可以是肿瘤细胞内部的一个蛋白分子，也可以是一个基因片段）来设计相应的治疗药物，药物进入体内会特异地选择与致癌位点相结合发生作用，使肿瘤细胞特异性死亡。靶向治疗目前已成为众多抗癌药物研发的焦点，是精密医学的基石，能利用患者基因组和蛋白的信息诊断并治疗疾病。与其他治疗肿瘤的方法相比，靶向药物治疗最显著的优势就是能够准确打击癌细胞而又不伤害正常的细胞；它就像高精准的导弹一样，会瞄准靶点（肿瘤特有的信号传导通路或新生血管等；例如蛋白激酶和肿瘤血管生成因子），直接消灭癌细胞，一般不会误伤机体正常的细胞。但靶向治疗并未完全取代传统化疗，相对来说化疗适用范围更广，而靶向治疗有其特定的适应人群，并不是每位肿瘤患者都有机会进行靶向治疗。

靶向治疗主要包括两大类：单克隆抗体药物和小分子激酶抑制剂。

①单克隆抗体：目标是细胞表面的特异性抗原，如跨膜受体或细胞外生长因子。有时，单克隆抗体与放射性同位素或毒素偶联，使得毒性试剂能特异性传递到靶向癌细胞。这种单抗的生产是通过注射动物（通常实验小鼠）纯化得到的目标蛋白，根据实验动物产生的不同表型，以此鉴别不同的抗体。分析哪些能和靶点结合最好，且排斥非靶标蛋白。在单克隆抗体应用于人体之前，需要人源化处理，将鼠源单抗DNA基因重组，重新表达人源序列蛋白质，既保留亲本鼠单克隆抗体的亲和力和特异性，又降低了其异源性，能安全地应用于人体。代表药物有利妥昔单抗、西妥昔单抗、曲妥珠单抗和贝伐单抗等。

②小分子激酶抑制剂：绝大多数都是酪氨酸激酶抑制剂（TKI），由于分子量小，因此能穿膜进入细胞与细胞内靶点反应，也通常被设计成能干扰靶蛋白的酶活性，且对非靶标分子的作用最小。代表药物有甲磺酸伊马替尼、吉非替尼和安罗替尼等。

（3）免疫治疗：免疫治疗针对的对象与常用的手术及放化疗有所不同，常规的治疗手段针对的是恶性肿瘤细胞[15-19]，而免疫治疗针对的对象主要是免疫细胞。免疫治疗通过抑制免疫负调控因子，激活免疫系统，增强免疫细胞对肿瘤的识别和杀伤，从而实现清除肿瘤的目的[20]。近年来免疫检查点抑制剂作为免疫治疗的代表之一，已经加入了由手术、放疗、化疗和靶向治疗等组成的"抗癌大军"中。

免疫检查点抑制剂改变了肿瘤治疗的临床实践。2011年，CTLA-4抑制剂Ipilimumab获得美国FDA批准，成为首个上市的免疫检查点抑制剂。2014年，Nivolumab获批成为全球首个上市的PD-1抑制剂。之后的数年内，包括PD-1/PD-L1抗体在内的多个免疫检查点抑制剂获批包括转移性非小细胞肺癌、胃癌和肝癌等在内的多个癌种的适应证。美国FDA已经批准上市了5个PD-1/PD-L1抗体，分别为纳武单抗（Nivolumab）、阿特珠单抗（Pembrolizumab）、派姆单抗（Aatezolizumab）、阿维单抗（Avelumab）和度伐单抗（Durvalumab）。国内也有君实、信达、恒瑞等多个公司的药物上市或即将上市。免疫检查点抑制剂的使用已经从最初用于大部分瘤种的二线治疗跨越至目前部分瘤种的一线治疗，甚至针对少数瘤种的术后辅助治疗，并且从单药治疗开始向联合治疗的模式转变。

免疫检查点抑制剂治疗引起免疫相关心肌炎发生率<1%，可暴发或隐匿发生，死亡风险为20%~50%；主要表现为疲劳、气促、胸部不适和肌钙蛋白升高。心电图显示心脏传导阻滞，可能会恶化为室性心律失常，需要进行心脏监测和类固醇治疗；心脏磁共振成像或心肌活检可确认诊断，心导管检查可排除心肌缺血。尽管最佳治疗方案、剂量和药物仍不清楚，但在危及生命的情况下可能需要辅助性免疫抑制治疗（如静脉注射免疫球蛋白或抗胸腺细胞球蛋白）。

（三）临床疗效判断

癌症治疗最关注的问题是患者生存时间是否更长，或生活质量是否更好？能够兼顾二者是最理想的。美国制定了一系列的临床试验观察指标，我国参照美国的标准，也确定了自己的标准，同样适用于临床疗效评估。

1. 总生存（Overall Survival，OS）　从随机化开始至因任何原因引起死亡的时间，是抗肿瘤药物最可靠的疗效指标。

2. 无病生存期（Disease-Free Survival，DFS）　从随机化开始至疾病复发或因任何原因导致受试者死亡的时间。DFS最常用于根治性手术或放疗后辅助治疗的研究。

3. 无进展生存期（Progression-Free Survival，PFS）　从随机化开始到肿瘤发生进展或死亡的时间。PFS能在患者死亡前被评价，观察所需的随访时间更短，相应需要的样本量也更小。疾病进展是指，以所研究（目标病灶半径）的总和最小值为参照（包括最小值等于临界值的情况），所有目标病灶半径的总和至少增加20%。另外，半径总和增加的绝对值还必须大于5mm（注：出现新的病灶也可认为是恶化）。

4. 客观缓解率（Objective Response Rate，ORR）　指肿瘤缩小达到一定量并且保持一定时间的患者的比例，ORR=完全缓解（CR）+部分缓解（PR）。常用于单臂试验，是Ⅱ期临床试验的主要评价指标。美国FDA定义的完全缓解指：所有目标病灶消失，任何病理性淋巴结（无论是否为目标病灶）的短轴值必须<10mm。部分缓解指：以临界半径的总和为参照，所有目标病灶半径的总和至少减小30%。

5. 肿瘤进展时间（Time to Disease Progression，TTP）　从随机化开始到肿瘤发生客观进展的时间。

6. 疾病稳定（Stable Disease）　美国FDA定义为，以选取的目标病灶半径的总和最小值为参照，既达不到缓解标准，也达不到恶化的情况。

九、癌症患者的支持治疗和护理

恶性肿瘤患者可能同时患有多种疾病,以及受相关治疗副作用的影响,会出现多种症状。管理这些症状对挽救患者的生命以及提高生活质量至关重要。许多时候,癌症治疗的成功依赖于支持性护理和姑息治疗。心脏疾病和肾功能障碍等潜在疾病,也可能导致危及生命的并发症,进一步加重症状,并限制肿瘤治疗方法的使用。因此,心脏病学家了解这些风险和可能的管理方法很有必要,应当积极处理癌症以及癌症治疗相关的症状。有关心脏毒性本书其他章节已经详细描述,本章不再讨论。以下简述其他常见症状的处理原则,具体内容也可以参考本书癌症患者的康复与支持性护理章节。

(一) 恶心和呕吐

抗癌药诱发恶心、呕吐的机制还不十分清楚,但有假说认为在其发生过程中存在着一种呕吐反射弧。已知中枢调控呕吐的部位有两个:①呕吐中枢(vomiting center,VC),位于延髓的外侧网状结构内,分布广泛,用微电极直接刺激该部位即可致吐。②化学催吐感受区(CTZ),位于第四脑室的最后区(area postrma),对一些来自血液或脑脊液中的化学物质很敏感,但用微电极直接刺激该区不引起呕吐。抗癌药亦可直接兴奋呕吐中枢引起呕吐或其代谢物刺激 CTZ 中的受体,产生冲动传入呕吐中枢而致吐。此外,致吐的化学物质亦可刺激肠黏膜上的富含 5-羟色胺(5-HT)嗜铬细胞,释放 5-HT,后者与肠壁内迷走神经和内脏中的 5-HT 受体结合,发出冲动到呕吐中枢或直接兴奋中枢的 5-HT 受体而引起呕吐。

抗癌药引起的恶心、呕吐可分为几种类型。①急性恶心、呕吐:常发生在化疗后 24 小时内,而多数发生在静脉给药后 1~2 小时。②迟发性恶心、呕吐:发生在化疗 24 小时后,甚至数日,虽然没有急性的严重,但由于持续时间长,可引起水、电解质失衡,营养不良及生活质量下降。③条件性恶心、呕吐:是一种条件反射,患者在接受强致吐性抗癌药过程中或既往使用强致吐抗癌药中经历了难受的呕吐反应,因此对下次治疗感到恐惧,就连看到或听到该化疗药物名称时,或嗅到该药气味时都会发生。有些患者住进医院病房后就开始有相关不适症状。

较高的年龄、男性以及经常饮酒似乎有减少发病的作用。顺铂、环磷酰胺(剂量 > $1500mg/m^2$)、达卡巴嗪都是高致吐药物。蒽环类药物具有中/高度致吐病可能。美国临床肿瘤学会(ASCO)指南建议:在接受化疗(比如顺铂、环磷酰胺和蒽环类药物组合)的恶心呕吐风险较高的成人患者,应该把奥氮平加入到标准止吐方案(通常是 5-HT3 受体拮抗剂、NK1 受体拮抗剂和地塞米松)中。奥氮平还可以帮助患者在化疗开始前预防呕吐。在接受顺铂高剂量化疗的成人患者,以及在接受化疗的恶心呕吐风险较高的儿童患者,可以把NK1 受体拮抗剂加入到标准止吐方案(5-HT3 受体拮抗剂和地塞米松)中。

(二) 骨髓毒性

细胞毒抗肿瘤药大多会影响骨髓功能,这些可能与化疗引起的骨髓微环境损伤间接相关,或与影响造血调节有关。化学疗法可以影响骨髓细胞或祖细胞,因此,其药代动力学在一定程度上是可预测的。例如,中性粒细胞计数下降到最低水平,即所谓的最低点,在化疗后 10~14 天,在 21~28 天完全恢复。然而,一些细胞周期非特异性药物,如白消安、亚硝基脲和丝裂霉素 C，可以诱导长期的中性粒细胞减少。中性粒细胞的下降程度取决于抗肿瘤药物的强度和药物治疗的顺序。贫血是铂类和多西紫杉醇等药物常见的剂量限制性毒性，引起剂量限制性血小板减少的药物包括卡铂和吉西他滨等。对于冠状动脉疾病患者来说，贫血可能增加心肌缺血的风险，贫血也与经皮冠状动脉介入治疗有关。血小板减少症可能会带来额外的问题，导致出血和抗血小板治疗选择困难。

最严重的后果是发热性中性粒细胞减少。发热性中性粒细胞减少症定义为绝对中性粒细胞计数 ≤500 个/mm^3，以及体温 >38.5℃。粒细胞集落刺激因子（G-CSF）可刺激中性粒细胞祖细胞增殖，促进其分化为成熟的中性粒细胞，提高其存活率。在化疗第 1 周期后立即开始给予 G-CSF，可以将实体肿瘤患者的发热性中性粒细胞减少症的发生风险降低 50%，而不影响肿瘤治疗反应、感染相关死亡、早期治疗相关死亡或整体存活率。

（三）过敏反应

某些抗癌药物，包括铂类药物（顺铂、卡铂、奥沙利铂）、紫杉烷类（紫杉醇、多西紫杉醇）、表鬼臼毒素类（依托泊苷）、单克隆抗体、甲基苄肼等的过敏反应多见。铂类药物过敏的一个主要特征是，在大量输注后未出现临床症状的情况下，会出现过敏反应。紫杉醇相关的过敏性症状通常会出现在输注后的前 10~15 分钟内，过敏的原因主要是紫杉醇的溶媒导致。抗组胺药、H_2 受体阻滞剂和糖皮质激素的预防用药对预防铂类药物过敏反应通常无效。然而，药物治疗可以降低紫杉类药物过敏的发生率。脱敏方案可以使某些患者能够重复应用铂或紫杉醇化疗，而不会引起严重的过敏反应。单克隆抗体的过敏主要取决于人源化程度。

（四）周围神经病变

化疗引起的周围神经病变（CIPN）是许多常用化疗药物的主要剂量限制性副作用，包括奥沙利铂、紫杉醇和长春碱。神经毒性化疗药物可能对周围神经造成结构性损伤，导致外周和/或中枢神经系统异常。30%~40% 接受化疗的患者可能受到 CIPN 的影响。CIPN 的发生率与剂量强度、累积剂量、其他神经毒性化疗药物的联合用药以及糖尿病、酒精滥用等有关。虽然症状可能完全缓解，但在某些情况下只是部分可逆，甚至根本不可逆。CIPN 可能非常痛苦，严重时会致残，导致身体功能的显著丧失和生活质量的降低。

（五）黏膜炎

黏膜炎是指在癌症治疗中发生的黏膜损伤，可能影响胃肠道的任何部分，是剂量限制性毒性损伤，见于 20%~40% 接受常规化疗的患者。口腔溃疡是消化道溃疡的一种常见形式，标志着其他部位的消化道也已经发生溃疡。大多在用药 5~6 日后开始出现，至停药一周左右逐渐愈合。口腔溃疡要注意口腔护理，局部上药，多讲话有利于溃疡的痊愈。注意体温变化，注意局部感染灶感染恶化，及时应用抗生素，尤其是一些针对厌氧菌感染的抗生素。口腔黏膜炎会非常痛苦，明显影响营养摄入和生活质量，有时需要使用阿片类镇痛药。胃肠黏膜炎表现为衰弱的症状，如疼痛，恶心/呕吐，腹泻。5-FU 引起腹泻的原因是由于其抑制了肠道内数量最大的细菌——大肠杆菌的生长，进一步引起那些对于这种药不敏感的细菌的生长，最常见的是难辨梭状芽胞杆菌。可给予活菌制剂治疗，如整肠生。

(六) 手足综合征

手掌足底的红斑和感觉异常，也称为手足综合征（HFS），是一种常见的剂量依赖性毒性，主要表现为手和脚的红斑性皮肤病变。HFS 与一些特定的细胞毒性药物相关，如卡培他滨。随着靶向药使用的普及，手足综合征发病率有所升高，抗血管 TKI（特别是索拉非尼、帕唑帕尼、瑞格非尼、阿西替尼、苏尼替尼）的患者发病率高达 60%。

(七) 肾毒性

抗肿瘤药物，如贝伐单抗和吉西他滨，可损伤肾血管并引起血栓性微血管病（TMA）。TMA 在临床上表现为微血管性溶血性贫血、血小板减少症、高血压和急性肾损伤（AKI）、血尿和蛋白尿。顺铂损伤多个肾区，包括血管、肾小球，最常见的是肾小管。虽然 AKI 可以恢复，但可能会出现慢性进行性肾间质纤维化和不可逆转的慢性肾小管疾病。为了减少其肾毒性，应在顺铂使用前后进行充分水化处理。异环磷酰胺的肾毒性表现包括肾小管损伤、范可尼综合征和肾源性尿崩症。AKI 通常是可逆的。巯乙磺酸钠（Mesna）对环磷酰胺引起的出血性膀胱炎有效，对异环磷酰胺所致肾损伤的价值有限。高剂量甲氨蝶呤（MTX）治疗（$1\sim12g/m^2$）可引起肾毒性，危险因素包括血容量减少、尿流缓慢、酸性尿和肾小球滤过率<60ml/min。预防的重点是药物注射前/药物注射过程中补充液体量，适当的药物剂量，以及碱化尿液（pH>7.1）。治疗包括在 MTX 治疗 24~36 小时后应用甲酰四氢叶酸和羧肽酶。

(八) 高容量负荷

所谓水化疗法即水化、利尿与增加尿中氯量，以降低肾脏毒性的一种治疗方法。一般每日液体总量 3000~4000ml。许多化疗方案与大量的水化治疗相结合，通常有肾功能和膀胱保护作用。但是，必须密切监测潜在的心肌病患者，以防止严重的容量超负荷。同样，化疗和容量增加也会加重房颤，可能需要利尿或调整心血管药物。

(九) 性腺毒性/不孕

在年轻女性中，不孕症是淋巴瘤、白血病和其他恶性肿瘤联合化疗的主要长期毒性。各种化疗药物的性腺毒性不同，被分为三类：高风险、中度风险和低风险化疗药物。高危化疗药物包括几种烷化剂，例如环磷酰胺、苯丁酸氮芥、甲基苄肼、白消安、异环磷酰胺、氮芥。中等风险药物涉及铂类药物（顺铂、卡铂）、蒽环类药物、紫杉烷类（多西紫杉醇和紫杉醇）。低风险的药物涵盖长春花碱（长春新碱和长春碱）、蒽环类抗生素（博莱霉素）和抗代谢药物（MTX、5-FU、6-巯基嘌呤）。不同疾病和化疗方案的卵巢早衰率为 10%~100% 不等，与女性的化疗方案和年龄密切相关。保持女性生育能力的策略包括：卵巢移位术，冷冻保存胚胎、未受精的中期卵母细胞和卵巢组织，以及使用促性腺激素释放激素类似物。这些方法都不是完全理想的，也没有任何一个方法能保证未来所有幸存者的生育能力。

十、小结

随着治疗方案的改善，有越来越多的人罹患癌症后可以长期生存，但这些幸存者常面临各种医学和心理方面的问题，因此需要长期的监测并积极防治。加强多学科合作将是必经之路，例如心脏病专家系统评估放疗和化疗相关的心肌病、心律失常和冠状动脉疾病的风险，其他的专家，包括内分泌学家、肾病学家、妇科医生、营养学家和康复医学家，可以提供综合医疗护理与康复方案。目前西方发达国家已经广泛开展致力于幸存者长期生存的项目，我国还未正式推行，有待多部门多学科协作。

（施伟伟　李晓燕）

参考文献

［1］Bray F, Ferlay J, Soerjomataram I. Global cancer statistics 2018：GLOBOCAN estimates of incidence and mortality worldwide for 36 cancers in 185 countries［J］. CA Cancer J Clin, 2018, 68（6）：394-424.

［2］陈万青，孙可欣，郑荣寿. 2014年中国分地区恶性肿瘤发病和死亡分析［J］. 中华肿瘤杂志，2018，27（1）：1-14.

［3］Siegel RL, Miller KD, Jemal A. Cancer statistics, 2015［J］. CA Cancer J Clin, 2015, 65（1）：5-29.

［4］Al Kindi SG, Oliveira GH. Prevalence of preexistingcardiovascular disease in patients with different types of cancer：the unmet need for onco-cardiology［J］. Mayo Clin Proc, 2016, 91（1）：81-83.

［5］Armenian SH, Xu L, Ky B, et al. Cardiovascular Disease Among Survivors of Adult-Onset Cancer：A community-based retrospective cohort study［J］. J Clin Oncol, 2016, 34：1122-1130.

［6］Lipshultz SE, Adams MJ, Colan SD, et al. Long-term cardiovascular toxicity in children, adolescents, and young adults who receive cancer therapy：pathophysiology, course, monitoring, management, prevention, and research directions：a scientific statement from the American Heart Association［J］. Circulation, 2013, 128：1927-1995.

［7］Rugbjerg K, Mellemkjaer L, Boice JD, et al. Cardiovascular disease in survivors of adolescent and young adult cancer：a Danish cohort study, 1943-2009［J］. J Natl Cancer Inst, 2014, 106：10.

［8］Hull MC, Morris CG, Pepine CJ, et al. Valvular dysfunction and carotid, subclavian, and coronary artery disease in survivors of hodgkin lymphoma treated with radiation therapy［J］. JAMA, 2003, 290：2831-2837.

［9］Oeffinger KC, Mertens AC, Sklar CA, et al. Chronic health conditions in adult survivors of childhood cancer［J］. N Engl J Med, 2006, 355：1572-1582.

［10］Moslehi J. The cardiovascular perils of cancer survivorship［J］. N Engl J Med, 2013, 368：1055-1056.

［11］Patnaik JL, Byers T, DiGuiseppi C, et al. Cardiovascular disease competes with breast cancer as the leading cause of death for older females diagnosed with breast cancer：a retrospective cohort study［J］. Breast Cancer Res, 2011；13：R64.

［12］van Erning FN, van Steenbergen LN, Lemmens VE, et al. Conditional survival for long-term colorectal cancer survivors in the Netherlands：who do best［J］? Eur J Cancer, 2014, 50：1731-1739.

［13］Cristian T, Bert V. Variation in cancer risk among tissues can be explained by the number of stem cell divisions［J］. Science, 2015, 347：78-81.

［14］Song Wu, Scott Powers, Wei Zhu. Substantial contribution of extrinsic risk factors to cancer development［J］. Nature, 2016, 529（7584）：43-47.

［15］Chen J, Jiang T, Li M Q, et al. The role of miR-33s in ABCA1 expression and cholesterol efflux suppression induced by nuclear factor – kappaB [J]. Prog Biochem Biophys, 2018, 45 (5): 553 – 559.

[16] He Y, Wei F, Zhang SS, et al. The role and mechanism of PVT1 in promoting human cancer progression [J]. Prog Biochem Biophys, 2017, 44 (11): 981 – 989.

[17] Li Q, Huang H, He Z, et al. Regulatory effects of antitumor agent matrine on FOXO and PI3K – AKT pathway in castration – resistant prostate cancer cells [J]. Sci China Life Sci, 2018, 61 (5): 550 – 558.

[18] Wei F, Wu Y, Tang L, et al. BPIFB1 (LPLUNC1) inhibits migration and invasion of nasopharyngeal carcinoma by interacting with VTN and VIM [J]. Br J Cancer, 2018, 118 (2): 233 – 247.

[19] Zhong Y, Du Y, Yang X, et al. Circular RNAs function as ceRNAs to regulate and control human cancer progression [J]. Mol Cancer, 2018, 17 (1): 79.

[20] Xie Z, Liu H, Geng M. Targeting sphingosine – 1 – phosphate signaling for cancer therapy [J]. Sci China Life Sci, 2017, 60 (6): 585 – 600.

第三章

抗肿瘤药物治疗进展

化学药物可分为细胞毒药物（烷化剂类、抗代谢类、抗癌抗生素类、植物类、铂类）和激素类药物。大多数细胞毒药物都是通过直接或间接地作用于肿瘤细胞的 DNA 合成及复制，从而抑制肿瘤细胞的增殖。20 世纪末出现的靶向治疗目前正方兴未艾，在乳腺癌、非小细胞肺癌、血液肿瘤等恶性肿瘤中地位突出，丰富了传统肿瘤治疗理念，成为恶性肿瘤新的治疗方法之一。与传统化疗不同，靶向治疗通过靶向癌症的特定基因、蛋白质或有助于癌症生长和存活的组织环境起作用。这些基因和蛋白质存在于癌细胞或与癌症生长相关的细胞中。

免疫疗法是一种利用患者自身的免疫系统对抗癌症的方式。在正常情况下，免疫系统利用免疫细胞活化来区分正常组织和癌、感染以及外源组织。免疫细胞的激活需要正常细胞上均表达的检查点，让健康细胞被免疫系统忽视，而不健康或者异常的细胞被识别和消灭。而科学家研究发现，很多癌细胞发展出了能够让它们逃避免疫系统检测的检查点。针对这一理论，发展出了癌症治疗的免疫检查点疗法（immune checkpoint therapy），即通过调节免疫细胞活性来提高机体抗癌免疫反应的治疗方法。免疫疗法药物的开发，是通过先鉴定这些让癌细胞逃避免疫系统的检查点，随后再开发可与癌细胞上这些检查点进行特异性免疫反应的化合物。免疫治疗药物并不直接作用于癌细胞，而是通过作用于免疫细胞，间接杀伤癌细胞。

传统化疗药物仍发挥重要的作用，其在许多肿瘤治疗中的地位仍是不可替代的。但传统化疗药物缺点明显，在国际抗肿瘤用药市场上所占比例不断地减少。从目前整体趋势来看，靶向药物治疗和免疫疗法的应用正在不断地扩大，未来它们将成为抗瘤战线的中坚力量。

一、化疗药物的发展

（一）细胞毒性药物

20 世纪初，德国著名化学家保罗埃利希（Paul Ehrlich）着手研发治疗传染病的药物，他创造了"化疗"这个术语，并将其定义为使用化学药品治疗疾病[1]。他还是第一个记录通过动物模型来筛选一系列化学物质对疾病的潜在活性和有效性的人，这一成就对癌症药物的研发具有重大影响。研究发现，氮芥可以治疗淋巴瘤。在发现氮芥后不久，氨基蝶呤（一种与维生素叶酸有关的化合物）被发现可使急性白血病患儿达到临床缓解。氨基蝶呤阻断了 DNA 复制所需的关键化学反应。该药物是甲氨蝶呤的前体，甲氨蝶呤是目前常用的一种抗癌药物。从那时起，其他研究人员发现了阻断细胞生长和复制功能的药物。化疗的时代开始了。转移性癌于 1956 年首次被治愈，当时使用甲氨蝶呤治疗一种名为绒毛膜癌的罕见肿瘤[2]。多年来，化疗药物（化疗）成功治愈了许多癌症患者。在 20 世纪 60 年代首次报道了许多患有霍奇金病和儿童急性淋巴细胞白血病（ALL）患者经化疗后长期缓解甚至治愈。在接下来的十年中出现睾丸癌的治愈方法。许多其他癌症可以用化疗长时间控制。

20 世纪 60 年代，手术和放射治疗在癌症治疗领域占据主导地位。然而，如果只采用局部区域治疗，大多数肿瘤会发生复发。因此，人们开始寻找与外科手术和/或放射治疗结合药物治疗的方法，以解决最初在乳腺癌患者中的微转移问题，辅助化疗诞生了。20 世纪 90 年代末以来，第三代化疗药如多西他赛、吉西他滨、长春瑞滨、紫杉醇得到了广泛使用。在过去的 10 年中，新辅助化疗已广泛用于膀胱癌、乳腺癌、食管癌、结直肠癌、头颈部肿瘤以及骨及软组织肉瘤。

化疗药物由于自身缺陷，进入 21 世纪后新的研发明显减少，更有针对性的新的剂型不断出现，比如脂质体和纳米白蛋白包裹，旨在达到靶向癌细胞的目的。其他的进展主要在于探索合理使用的时间，比如维持化疗、节拍化疗等。

（二）内分泌药物

肿瘤的激素类药物治疗也就是内分泌治疗，主要用于乳腺癌、前列腺癌和甲状腺癌等。乳腺癌的内分泌治疗距今已有 100 多年的历史，双卵巢切除去势术、三苯氧胺标准地位的确立、第三代芳香化酶抑制剂向三苯氧胺标准地位的挑战，成为了乳腺癌内分泌治疗的 3 个重要标志阶段[3]。最早可以追溯到 19 世纪末，1896 年 Beaton 报告 2 例晚期乳腺癌患者切除卵巢后症状缓解[4]。1971 年，Cole 等报道晚期乳腺癌患者使用他莫昔芬，此后内分泌治疗（ET）成为激素受体（HR）阳性、HER2 阴性乳腺癌全身治疗的基石。从 90 年代开始，芳香酶抑制剂（AIs）在转移性癌症治疗中取得进展，在绝经后转移性乳腺癌中显示出优于他莫昔芬的优势。近年来，多个细胞周期蛋白依赖性激酶（CDK）4/6 抑制剂获得 FDA 批准与内分泌治疗联合用于一线。

激素治疗是前列腺癌常用的治疗方法。由于雄激素在前列腺癌发生和发展中起核心作用，可通过去除或阻止睾酮的分泌来抑制前列腺癌细胞的生长，延缓疾病的进展。通过手术去势来治疗前列腺癌的方法出现于 19 世纪 90 年代，但当时收效甚微。1941 年，美国人 Charles B. Huggins 在转移性前列腺癌的患者中应用雌性激素来抑制睾酮分泌，从而达到治疗的目的[5]。GnRH 类似物，如亮丙瑞林和戈舍瑞林，随后被开发并应用于前列腺癌的治疗。2008 年，新型内分泌药物阿比特龙诞生，与强的松联用，治疗既往接受过多西他赛化疗转移去势难治性前列腺癌患者。

二、靶向药物的发展

21 世纪开始，已经从"化学治疗"转变为"靶向治疗"的时代。靶向治疗最早也是最好的例子是 BCR-ABL 酪氨酸激酶抑制剂伊马替尼用于治疗慢性髓细胞性白血病的发展。被称为费城染色体的易位最早由 Nowel 和 Hungerford 于 1961 年鉴定[6]。从此，慢性粒细胞白血病（CML）的管理和结果发生了巨大变化。CML 可能是独特的单一分子异常驱动疾病，而在大多数癌症中，必须面对多种异常基因去寻找靶点。

(一) EGFR 通路

表皮生长因子受体（EGFR）是细胞表面的蛋白质。它通常有助于细胞生长和分裂。EGFR 是研究最多的配体-受体系统之一。抑制 EGFR 信号通路的药物和其他靶向药物一样，主要涉及两种类型：酪氨酸激酶抑制剂（TKI）和单克隆抗体（Mab）。

EGFR 酪氨酸激酶抑制剂（tyrosine-kinase-inhibitor，TKI）是一种小分子 EGFR 抑制剂，它们通过内源性配体竞争性结合 EGFR，抑制酪氨酸激酶的活化，进而阻断 EGFR 信号通路，最终产生抑制肿瘤细胞的增殖、转移，并促进肿瘤细胞发生凋亡等一系列生物学效应。至今已经发展了一代、二代和三代。EGFR 激酶区活化突变是 EGFR-TKI 最重要的疗效预测因子，EGFR 突变主要发生在 18~21 号外显子，其中 19 号外显子的缺失突变和 21 号外显子的 L858R 点突变是最常见的 EGFR 突变亚型，占所有突变类型的 90%，称为 EGFR 基因的敏感突变。

一代 EGFR-TKI 治疗初期的 EGFR 基因突变阳性患者，ORR 及 PFS 均显著优于标准化疗。而关于一代 EGFR-TKI 的研究均提示，不同靶向药物的疗效相似。第二代的靶向治疗药物，阿法替尼和达克替尼（Dacomitinib），是针对 ErbB 家族的不可逆性阻滞剂，其可以选择且有效地阻滞 ErbB 家族受体（如 EGFR，HER2，HER4）的信号传导以及 ErbB 的磷酸转移。第二代 EGFR-TKI 再次验证了 EGFR-TKI 相比标准化疗的优势，同时细化了 EGFR 基因突变不同类型间的疗效差异，药物疗效似乎比一代药物更优，但在克服获得性耐药上却不尽如人意，且毒副反应比较明显。尽管一代、二代分子靶向药物都获得了显著延长的中位缓解时间，但绝大部分患者最终会产生耐药，其中出现 T790M 二次突变占所有耐药机制的 50%~60%。第三代 EGFR-TKI 是一种高选择性有效对抗 EGFR-TKI 获得性 T790M 耐药的新一代靶向治疗药物，AZD9291（Osimertinib）、CO-1686（Rociletinib）、HM61713 等三代靶向药物的问世，为克服 TKI 获得性耐药开启了全新的篇章。三代 EGFR-TKI——奥希替尼与一代 EGFR-TKI 吉非替尼对比的 FLAURA Ⅲ期临床研究显示，奥希替尼的总体 PFS 可达 18.9 个月，明显优于吉非替尼[7]，也为三代药物直接进入初始一线治疗奠定了基础。

EGFR 单克隆抗体多用于结直肠癌、头颈部肿瘤等，具体包括西妥昔单抗（Cetuximab）和帕尼单抗（Panitumumab）。EGFR 的激活有多种下游效应，特别是在 RAS 通路上。RAS 家族 KRAS 或 NRAS 的突变导致 RAS 通路的组成性激活并导致细胞增殖。KRAS 突变发生在 35%~40% 的转移性结直肠癌患者中，最常见于第 2 外显子[8]。在结肠癌中，KRAS 野生型肿瘤已被证明对靶向性 EGFR 疗法有反应。西妥昔单抗和帕尼单抗被批准用于治疗转移性 RAS 野生型结直肠癌，通常需结合基于奥沙利铂或伊立替康的化疗。前者还可以用于转移性头颈癌联合铂类方案或单药应用。

(二) HER2 通路

HER2 是位于染色体 17q21 上的原癌基因，编码 HER2 跨膜酪氨酸激酶受体。HER2 过度表达可能通过基因扩增或多聚体发生，并可见于各种恶性肿瘤，包括乳腺癌、胃癌、卵巢癌和头颈部癌。HER2 导向治疗可以针对受体的配体、胞外或胞内结构域以及下游通路。针对 HER2 的靶向药物的开发极大地改变了患者的生存状况，特别是在乳腺癌领域，15%~20% 的患者中发现 HER2 过度表达。目前 FDA 批准了 4 种针对 HER2 的治疗方法，其中 3 种是单克隆抗体，1种是小分子酪氨酸激酶抑制剂。

曲妥珠单抗是第一个FDA批准的HER2靶向药物。它是靶向HER2受体的细胞外部分的重组人源化IgG1单克隆抗体。通过阻止同型或异型二聚化，增加受体的内吞破坏，抑制细胞外结构域的脱落以及通过抑制过度表达HER2的细胞的增殖来下调HER2活性[9]。曲妥珠单抗目前被批准用于治疗HER2过度表达的乳腺癌和转移性胃癌或胃食管交界腺癌。

帕妥珠单抗是一种针对HER2胞外二聚区的重组人源化单克隆抗体。帕妥珠单抗被批准用于HER2过表达转移性乳腺癌的一线治疗以及HER2阳性乳腺癌的新辅助治疗和辅助治疗。基于CLEOPATRA研究的结果，帕妥珠单抗与曲妥珠单抗和多西他赛联合应用于HER2阳性转移性乳腺癌的一线治疗。在联合应用HER2阻断剂时，心脏毒性没有增加。

T-DM1（Emtansine）是一种将曲妥珠单抗与化疗药物DM1结合的抗体药物。DM1是maysantine的衍生物，是一种强效微管抑制剂，其剂量限制性毒性为腹泻、神经症和疲劳，阻碍了其在临床的应用。然而，T-DM1作为曲妥珠单抗的结合物，可选择性地转移到肿瘤细胞中，因此具有更好的耐受性。T-DM1与HER2的胞外区结合，具有与曲妥珠单抗相同的效力。这种复合物随后被内吞，DM1的细胞毒性作用导致细胞周期停滞。T-DM1被批准用于先前用紫杉烷和曲妥珠单抗治疗过的HER2过度表达的转移性乳腺癌患者[10]。

拉帕替尼是一种小分子双酪氨酸激酶抑制剂，具有抗HER1和HER2的细胞内活性。拉帕替尼可有效且可逆地与HER1和HER2的酪氨酸激酶结构域结合。拉帕替尼与卡培他滨（希罗达，capecitabine）获得批准联合应用于治疗既往接受过蒽环类药物、紫杉烷和曲妥珠单抗治疗的晚期或转移性HER2高表达乳腺癌的患者。与其他酪氨酸激酶抑制剂类似，与拉帕替尼有关的毒性包括疲劳、掌跖红肿、皮疹和腹泻。在不到1%的患者中，拉帕替尼与严重的致命肝毒性有关。与拉帕替尼有关的心脏毒性很少发生。

（三）PI3K-AKT-mTOR通路

自发现雷帕霉素以来，20世纪70年代至今研究者们一直致力于研究磷脂酰肌醇3-激酶（PI3K）信号通路。AKT的激活能调节细胞增殖、营养和生存。PI3K途径被多个磷酸酶调控，包括通过位于第10号染色体上的磷酸酶和张力蛋白同源物（PTEN）的组合蛋白/脂质磷酸酶进行调节。PTEN蛋白被称为肿瘤抑制剂，是PI3K通路的负反馈的一部分，能够去磷酸化PIP3。PI3K途径与其他途径如RAS（信号转导蛋白家族）和雷帕霉素哺乳动物靶标（mTOR）是相互交织的。mTOR通路是在研究雷帕霉素（mTOR的抑制剂）时首次发现的。这一通路用于传递控制细胞新陈代谢、生长和生存的信号。mTOR是一种丝氨酸/苏氨酸激酶（分子量289kDa），属于PI3K家族。当生长因子，如胰岛素通过AKT激活增加TSC的磷酸化时，mTORC1被激活越来越多，从而导致进一步的下游效应。此外，mTORC1还与上游PI3K通路的负反馈有关，进一步展现了这些信号的复杂性[11]。

mTOR抑制剂代表药物是依维莫司（Everolimus），主要抑制mTOR通路，进而影响肿瘤细胞分裂和血管生成。通过口服给药，一般给药直到疾病进展或最大耐受的毒性。依维莫司经批准用于治疗转移性肾细胞癌、转移性激素阳性乳腺癌、晚期胰腺神经内分泌肿瘤和室管膜巨细胞星形细胞瘤的第二线治疗。依维莫司最常见的副作用是口腔炎、过敏性肺炎、高血糖、贫血、腹泻、皮疹和疲劳。

(四) 丝裂原活化蛋白激酶 (MAPK) 通路

Ras 癌基因位于丝裂原活化蛋白激酶途径 (MAPK) 的起点。Ras 癌基因 (HRAS，NRAS，KRAS) 涵盖 GTP 酶家族，其帮助细胞内信号转导途径并控制细胞生长、分化和凋亡[12]。RAS 已经被证明是很难从治疗的角度来抑制的，因为它从 GDP 快速过渡到 GTP 结合的状态，在分子附着的地方没有明确的结合袋。在试图恢复 GAP 方面已经有很多研究，但遗憾的是，这并没有被证明对治疗干预是有成效的。因此 RAS→RAF→MEK→ERK 这一途径中鉴于 RAS 靶向治疗的困难，研究人员开始关注下游激酶作为目标。

RAF 蛋白激酶是一个激酶家族 (A，B，C)，BRAF 是与恶性肿瘤相关的蛋白激酶之一。BRAF 突变在密码子 600 处被一个谷氨酸残基 (BRAFV600E) 取代，从而使 MAPK 途径被结构性激活并对凋亡具有抵抗力。这种突变在黑色素瘤中最为明显。另外还有其他并不常见的突变，例如 V600K 和 V600R。所以 RAF 抑制剂维罗非尼 (Vemurafenib) 和达拉菲尼 (Dabrafenib) 都是先在恶性黑色素瘤患者中获得批准使用，非小细胞肺癌患者也可以选择性使用。RAF 抑制剂最常见的不良反应是皮肤病，包括皮疹、光敏和过度角化。

曲美替尼 (Trametinib) 是 MEK1/MEK2 抑制剂，对 V600BRAF 突变的患者也有疗效。最初在 METRIC 试验中曲美替尼作为单药治疗进行研究。在该试验中，322 例晚期或转移性黑色素瘤患者被随机分为曲美替尼组和达卡巴嗪或紫杉醇化疗组，所有患者均有 V600E 或 V600KBRAF 突变。结果显示未进行 BRAF 靶向治疗曲美替尼组 PFS 较化疗组明显改善 (4.8 个月比 1.5 个月)[13]。与曲美替尼有关的毒性反应为发热、痤疮样皮炎、恶心、腹泻、周围水肿、葡萄膜炎、很少出现的可逆的心脏射血分数下降和中心性浆液性视网膜病变。

(五) 间变性淋巴瘤激酶 (ALK) 通路

间变性淋巴瘤激酶 (ALK) 融合基因编码一种具有结构活性的致癌酪氨酸激酶蛋白，导致细胞增殖和存活率提高。约 2%~7% 的转移性非小细胞肺癌患者存在 ALK 突变，这些患者往往不吸烟，并且有腺癌组织学特征[14]。靶向治疗 ALK 突变的非小细胞肺癌的发展极大地改变了这些患者的治疗和临床过程。此外，ALK 基因融合突变在绝大多数 (60%~80%) 间变性大细胞淋巴瘤患者中存在，而在一部分神经母细胞瘤患者的亚型 (8%~9%) 患者中会发生点突变。

Profile1014 和 Profile1029 研究表明，首个针对 ALK + NSCLC 的靶向治疗药物克唑替尼，相较于传统化疗可显著延长无进展生存期 (PFS)，总生存期 (OS) 有延长趋势，以此奠定了其在 ALK 阳性肺癌治疗领域的地位。在安全性方面，克唑替尼的视觉障碍、腹泻和转氨酶升高的发生率较高。

二代的 ALK 抑制剂包括色瑞替尼、阿来替尼、布加替尼。ASCEND 系列研究显示，色瑞替尼相较化疗 (培美曲塞 + 顺铂或培美曲塞 + 卡铂) 可显著延长 PFS，同时可延长脑转移的发生时间。阿来替尼的 ALEX 研究结果[15] (截至 2017 年 12 月 1 日) 显示，相对于一代的克唑替尼，阿来替尼将 PFS 从 10.9 个月延长至 34.8 个月，缓解时间明显延长。布加替尼的 ALTA 临床研究显示，一线克唑替尼治疗后病情进展的 ALK + NSCLC，二线换用布加替尼治疗仍然可以获得较长的疾病缓解期，其中 90mg 序贯 180mg 剂量组缓解期延长更明显。

三代 ALK 抑制剂劳拉替尼能够涵盖几乎所有的耐药突变位点，因此可用于一、二代耐药后的治疗，尤其对于一代克唑替尼治疗失败后的挽救治疗，ORR 可达 69%，对于以颅内转移为主要表现的治疗失败病例也同样表现优异。

（六）VEGF 通路与抗血管生成药物

肿瘤血管生成可以提供肿瘤生长与远处扩散所需的氧气、营养物质和生长因子。在血管生成因子刺激下，血管通过内皮祖细胞向周围基质增殖，形成萌芽血管。血管生成由促血管生成分子和抗血管生成分子调控，肿瘤细胞形成一种"开关"的血管生成表型，在此过程中，促血管生成机制压倒负调控，结果内皮细胞从静息状态转换到快速生长阶段。若干促血管生成分子在此过程中上调，包括血管内皮生长因子（VEGF）、成纤维细胞生长因子 2（FGF-2）、白细胞介素-8（IL-8）、胎盘生长因子（PlGF）、转化生长因子 β（TGFβ）和血小板衍生生长因子（PDGF）等。这种转换还可能导致负调节分子（如内皮抑素、血管抑素或血小板反应素）的下调，因此，肿瘤血管生成一直是靶向治疗的研究热点。

血管内皮生长因子途径是生理性和致病性血管生成的主要调节因子。通路的激活导致内皮细胞的存活、迁移、分化和内皮祖细胞从骨髓迁移到外周循环，VEGF 活化还导致血管渗透性增加和参与细胞外基质降解的蛋白酶的分泌，从而促进内皮细胞迁移。在正常情况下，内皮细胞自分泌 VEGF，维持血管稳态，然而，随着恶性细胞的生长和中心肿瘤细胞的缺氧，VEGF 的旁分泌释放增加，导致肿瘤血管生成。

1. VEGF 单克隆抗体　贝伐单抗是一种针对血管内皮生长因子 A 的人源化 IgG 单克隆抗体。该药物不可逆地与 VEGF-A 的所有亚型结合，抑制该配体与 VEGFR1 或 VEGFR2 的结合，从而阻止肿瘤新生血管的形成，并导致其退变。它还可以通过使肿瘤脉管系统正常化来改善同步化疗的递送。贝伐单抗的疗效首次在转移性结肠直肠癌的治疗中得到证实。此外还可以用于一线治疗转移性非小细胞肺癌（NSCLC）、转移性肾细胞癌、复发性铂类耐药上皮性卵巢癌、输卵管癌和原发性腹膜癌、复发或持续转移性宫颈癌，以及二线治疗胶质母细胞瘤。

雷莫芦单抗是一种针对 VEGFR2 的全人类 IgG1 单克隆抗体，能抑制下游信号转导，促进血管生成。雷莫芦单抗被批准用于治疗晚期胃或食管癌、NSCLC、转移性结直肠癌的二线治疗。与贝伐单抗类似，雷莫芦单抗的常见毒性包括高血压和蛋白尿。严重的副作用包括出血、梗阻和血栓栓塞事件。

2. VEGF 酪氨酸激酶抑制剂（Tyrosine Kinase Inhibitors，TKI）　舒尼替尼是一种多靶点酪氨酸激酶抑制剂，具有抗干细胞因子受体（c-kit），PDGFRα、β，VEGFR-1、2、3，集落刺激因子 1 受体（CSF1R）和 FMS 样酪氨酸激酶受体（FLT3）的活性。研究表明，舒尼替尼对 VEGFR 和 PDGFR 具有最好的结合效力。舒尼替尼被批准用于一线治疗转移性肾癌、晚期胰腺神经内分泌肿瘤以及疾病发展但对伊马替尼不耐受的 GIST 患者。

索拉非尼也是多靶点酪氨酸激酶抑制剂，具有抗 VEGF-2、3，PDGFRβ，c-kit，Flt-3，RAF 和 RET 的活性。因此，血管生成是通过靶向 VEGF 和 PDGFR 而抑制的，而细胞增殖目前是 RAF 通路的靶点。索拉非尼目前被批准用于二线治疗晚期肾癌、不能手术切除的肝细胞癌和对放射性碘消融术治疗无效的晚期甲状腺癌。

帕唑帕尼是靶向 VEGFR1、VEGFR2、VEGFR3、PDGFRα、PDGFRβ、FGFR1、FGFR2、

c-kit 并且具有针对 c-FMS1 的中等活性的第二代酪氨酸激酶抑制剂。帕唑帕尼通过 ATP 竞争性抑制酪氨酸激酶活性发挥作用，被批准用于治疗晚期肾癌和化疗后的晚期肉瘤。

阿西替尼是第二代酪氨酸激酶抑制剂，仅对 VEGF1、VEGF2 和 VEGF3 具有较强的选择性抑制作用。与帕唑帕尼相比，阿西替尼具有更强的抑制作用，这可能有助于其更好的治疗窗口和降低不良反应的发生率。阿西替尼被批准用于晚期肾细胞癌的二线治疗。

凡德他尼是一种酪氨酸激酶抑制剂，对 VEGF2、VEGF3、EGFR、RET 以及较小程度的 VEGF1 均有抑制作用。凡德他尼被批准用于治疗症状性或进展性、不可切除的甲状腺髓样癌。研究发现，凡德他尼组毒性反应发生率较高，大多数需要减少剂量。凡德他尼也与 QTc 延长和尖端扭转型室性心动过速有关。

卡博替尼是一种靶向 VEGF1、VEGF2，cMET 和 RET 的小分子酪氨酸激酶抑制剂。EX-AM 试验显示，接受卡博替尼治疗的患者无进展生存期为 11.2 个月，安慰剂组为 4.0 个月。卡博替尼被批准用于治疗进行性转移性甲状腺髓样癌。

瑞戈非尼抑制多种激酶，包括涉及肿瘤血管生成的 VEGF1、VEGF2、VEGF3、PDGFR、FGFR 和参与肿瘤发生的 KIT、RET、RAF-1、BRAF。瑞戈非尼被批准用于对以前治疗发生耐药的转移性结直肠癌以及伊马替尼或舒尼替尼治疗后仍有进展的晚期 GIST 的三线治疗。

（七）细胞周期蛋白依赖性激酶及其途径

众所周知，细胞周期有多个检查点，允许细胞从生长期（G_1）到复制期（S）转变为分裂期、有丝分裂期（M）。这些检查点是一类被称为细胞周期蛋白依赖性丝氨酸/苏氨酸激酶（CDK）的蛋白家族，由不同的细胞周期蛋白结合而激活。此外，人们还发现，多个细胞周期蛋白 CDK 抑制剂蛋白（CDI）调节从一个阶段到另一个细胞周期的转变。随着对细胞周期蛋白/CDK 复合物和机制的认识的加深，人们开始研究细胞周期检查点控制作为靶向抗肿瘤治疗的一种手段。

帕博西尼（Palbociclib）是全球首个批准上市的 CDK4/6 激酶抑制剂，能够选择性抑制细胞周期蛋白依赖性激酶 4 和 6（CDK4/6），在细胞周期分裂过程中阻止细胞由 G_1 期进入 S 期，从而阻止细胞转录[16]。这项研究最初是在 Paloma-1 试验中进行的，乳腺癌患者随机分为接受来曲唑治疗组与来曲唑联合使用帕博西尼治疗组。来曲唑组的无进展生存期（PFS）为 10.2 个月，联合组为 20.2 个月，结果有统计学意义。随后，Paloma-3 试验入选晚期转移性乳腺癌患者，521 名患者被随机分配到帕博西尼联合氟维司群（fulvestrant）组和氟维司群与安慰剂组。帕博西尼 125mg/d，3 周，然后停药 1 周，给予氟维司群 500mg 标准剂量。在中期分析时，帕博西尼组 PFS 为 9.2 个月，安慰剂组 PFS 为 3.8 个月，在绝经前和绝经后女性中差异均很明显。所观察到的明显副作用是中性粒细胞减少、血小板减少和贫血。3 级和 4 级事件发生率低于 4%。

（八）多聚 ADP 核糖聚合酶（PARP）抑制剂

PARP 蛋白是参与单链断裂修复的重要家族。具体机制涉及 PARP 蛋白在单链断裂位点与 DNA 结合，制备 ADP-核糖聚合物，并募集 DNA 修复蛋白至该位点。许多卵巢癌与 BRCA 种系突变有关。野生型 BRCA 1/2 基因在 DNA 修复中具有重要作用，是调节细胞周期的肿瘤抑制因子。BRCA 野生型肿瘤对 PARP 抑制剂没有明显的反应，这可能是由于完整的

DNA 修复能力。恶性细胞中的 BRCA 突变削弱了它们完成无错误 DNA 修复的能力。PARP 抑制剂阻止修复蛋白被招募到 DNA 断裂的位置，阻碍 DNA 复制的分叉，由此产生的双链断裂最终导致细胞凋亡。

奥拉帕尼（Olaparib）是第一个 PARP 抑制剂类药物，美国在 2014 年先批准其用于多线化疗后进展的 BRCA 基因突变的晚期卵巢癌。PARP 抑制剂的竞争随后更为激烈，Olaparib、Niraparib 和 Rucaparib 均被批准用于二线维持治疗。除了卵巢癌，2018 年初奥拉帕尼正式获批用于治疗具有或疑似具有种系 BRCA 突变（gBRCAm）、人类表皮生长因子受体 2（HER2）阴性并曾接受过化疗的转移性乳腺癌患者。FDA 的这项批准是基于一项包含 302 位 HER2 阴性、伴有 gBRCAm 的转移性乳腺癌患者参与的随机临床试验。结果显示，无进展生存期：奥拉帕尼组的中位无进展生存期明显长于标准治疗组（7.0 个月 vs 4.2 个月）；客观缓解率：奥拉帕尼组患者的客观缓解率为 52%，比化疗组（23%）高出 1 倍以上；完全缓解率：奥拉帕尼组患者的完全缓解率为 7.8%，化疗组为 1.5%。

三、免疫治疗药物的发展

免疫治疗的目的是增强对增殖肿瘤细胞的固有和适应性免疫反应。作为建立长期记忆和持久反应的一种手段，免疫治疗一直致力于提高肿瘤特异性的适应性免疫。方法包括接种治疗性疫苗，肿瘤特异性单克隆抗体，以及肿瘤特异性活化 T 细胞或 NK 细胞的过继转移。虽然有希望，但直到最近，大多数技术还没有产生令人兴奋的结果。随着免疫检查点抑制剂的出现，癌症治疗进入了一个新的时代，人们又重新燃起对免疫治疗的兴趣。癌症疫苗和细胞治疗也属于免疫治疗的范畴，本篇幅内容主要围绕免疫检查点抑制剂。免疫检查点途径作为一种抑制 T 细胞活性的手段，可以预防自身免疫和维持免疫稳态。用单克隆抗体阻断免疫检查点，可激活 T 细胞并恢复其抗肿瘤活性。

（一）CTLA4 抑制

抗 CTLA4 抗体伊匹单抗是获批的第一个免疫检查点抑制剂，被批准用于治疗不可切除或转移性黑色素瘤。CA184-024 试验比较了伊匹单抗与传统化疗治疗初治的 BRAF 野生型不可切除或转移性黑色素瘤的疗效。患者随机接受伊匹单抗加达卡巴嗪或达卡巴嗪+安慰剂治疗。伊匹单抗组中位总生存期延长了 2 个月（11.2 个月比 9.1 个月），28.8% 的患者在 3 年内存活，而安慰剂组为 12.2%。有 50% 的患者出现 3 级和 4 级反应，最常见的是皮疹、结肠炎、腹泻和恶心。在 EORTC 1871 试验中，Ⅲ期黑色素瘤患者接受了广泛的局部切除，然后进行腋窝淋巴结清扫术，随机分入辅助化疗伊匹单抗组与安慰剂组。伊匹单抗组的剂量为每 3 周 10mg/kg，共 4 次，然后每 3 个月一次，最多 3 年。伊匹单抗组的 PFS 为 26.2 个月，对照组为 17.1 个月，较晚期或Ⅲ期疾病患者有获益的趋势。然而，伊匹单抗组 52% 因为不良事件而终止治疗，5 例发生治疗相关死亡（3 例为结肠炎，1 例为心肌炎，1 例为吉兰-巴雷综合征）。

另一种 CTLA4 阻断抗体替西利姆单抗（tremelimumab）在治疗转移性黑素瘤的初步研究中取得了令人鼓舞的结果；然而，它没能改善Ⅲ期研究的总体生存率。尽管如此，在包括肝细胞癌、间皮瘤在内的几种恶性肿瘤中，替西利姆单抗仍在研究中。

（二）PD1/PDL1/PDL2 抑制

PD1（CD279）是在活化的 T 细胞、B 淋巴细胞和巨噬细胞上表达的免疫球蛋白细胞表面蛋白。PD1 是 T 细胞调节因子 CD28/CTLA4 家族的成员，由细胞外 IgV 结构域、跨膜区和含有磷酸化位点的胞内尾部组成。PD1 的激活产生酪氨酸磷酸酶 SHP1 和 SHP2，从而导致信号转导事件，使 TCR 复合物失活，促进活化的 T 细胞凋亡，同时减少调节性 T 细胞的凋亡。

纳武单抗（Nivolumab，商品名 Opdivo）被批准用于不能切除或转移性黑色素瘤，具体分为：非 BRAF 突变的联合伊匹单抗初始治疗；BRAF V600 突变的患者在 BRAF 抑制剂治疗后疾病进展。此外，纳武单抗还获批作为第二线治疗肾细胞癌和非小细胞肺癌，最近又被批准用于治疗小细胞肺癌。

帕博利珠单抗（Pembrolizumab，商品名 Keytruda）是用于癌症免疫疗法的人源化抗体。它是 IgG4 同种型抗体，能阻断癌细胞的保护机制，从而允许免疫系统破坏它们。它针对淋巴细胞的程序性细胞死亡 1（PD1）受体。FDA 最初批准其用于治疗转移性黑色素瘤。2017 年，FDA 批准其用于任何伴有某些遗传异常（错配修复缺陷或微卫星不稳定性）的实体瘤[2]。这是 FDA 首次基于肿瘤遗传而非组织类型或肿瘤部位批准的抗癌药物[3]。

（三）免疫检查点抑制剂的毒性

免疫疗法改变了癌症的治疗方法。然而，越来越多地使用基于免疫的疗法，包括被广泛使用的一类被称为免疫检查点抑制剂的药物，已经暴露出一组独立的免疫相关不良事件（irAEs）。其中许多是由与药物疗效相关的相同免疫机制驱动的，即阻断免疫系统和保护身体组织免受急性或慢性免疫反应的抑制机制。皮肤、肠道、内分泌、肺和肌肉骨骼 irAE 相对常见，而心血管、血液、肾、神经和眼科 irAE 的发生频率较低。大多数 irAE 的严重程度为轻度至中度；然而，文献中报道了严重且偶尔危及生命的 irAEs，和治疗相关的死亡发生在高达 2% 的患者中，因 ICI 而异。与化疗的不良事件相比，免疫疗法相关的 irAE 通常具有延迟的发作和延长的持续时间，并且有效的预防有赖于早期识别和快速干预免疫抑制和/或免疫调节策略。

与其作用机制相一致，检查点抑制剂的毒性是 T 细胞介导的自身免疫反应。正常组织损伤是由于 CD4 辅助 T 细胞释放更多的细胞因子和细胞毒性 CD8 T 细胞迁移增加而发生的。最常见的不良事件是皮疹、疲劳和瘙痒，其他毒性包括结肠炎、肺炎、药物相关肝炎和自身免疫介导的内分泌疾病，如甲状腺炎、垂体炎和肾上腺功能不全。直接比较不同类型的免疫检查点抑制剂及其组合的临床试验表明，与抗 PD1（16.3%）相比，当用抗 CTLA4（27.3%）治疗时，更多患者会出现副作用。当两者结合治疗时，更多患者受到影响（55%）[17]。

一般来说，皮肤和胃肠道毒性反应出现时间较早，而肝脏毒性和内分泌疾病则在治疗后期出现。大多数不良反应发生在 24 周，而相对于 CTLA 4，解除 PD1/PDL 1 的抑制可能需要更长的时间，因为治疗时类固醇需要逐渐减量。

对于任何 3 级或 4 级或延长的 2 级不良反应，应停止检查点抑制剂，并启动类固醇激素治疗。类固醇的启动与反应的减少并无关联，而且在停药后持续反应也并不少见。结肠炎在伊匹单抗中更常见，发生在6%~14%的患者中，而PD1抑制的患者少于1%。为预防梗阻和肠穿孔等并发症，应立即开始使用大剂量类固醇，如果症状在3天内没有改善或在类固醇减少后复发，应给予英夫利昔单抗。伊匹单抗较少发生肺炎，患者可能出现呼吸急促、发热、胸痛和胸部炎症弥漫性浸润，大剂量类固醇治疗通常会使症状缓解，但是恢复的时间可能会延长。甲状腺功能可能会随着治疗时间的推移而有所改善，但在很大程度上是不可逆转的。联合CTLA4和PD1/PDL1阻断导致相似的自身免疫毒性和累加效应。

接受免疫检查点阻断治疗的患者应该进行常规全血计数、肝功能、代谢和甲状腺功能检查，间隔时间为6~12个月，持续至治疗后6个月。如出现疲劳症状或非特异性症状，应检查促肾上腺皮质激素、皮质醇和睾酮。

（四）检查点抑制反应监控

传统的实体肿瘤反应评价标准（RECIST）不能充分反映检查点抑制反应，患者最初可能有疾病进展（肿瘤扩大）的证据，但最终会取得疗效，即所谓的假性进展。此外，即使出现新的病变，总肿瘤负荷也会减少。因此，专家们建立了一种评估反应的替代方法，称为免疫相关反应标准（iRC）。iRC将进展性疾病定义为超过或等于25%的肿瘤负荷增加，包括增加肿瘤负荷的新病变，并且需要在至少间隔4周的重复成像上确认，以区分伪进展。

（五）联合治疗

目前正在探索联合CTLA4和PD1/PDL1抑制，已证实PD1/PDL1抑制剂对CTLA4抑制剂治疗后仍有疾病进展的患者有效。此外，CTLA4的抑制早期发生在淋巴组织，PD1/PDL1的抑制则后期发生在肿瘤微环境，因此它们可以协同作用。最近，在CHECMAT 067中已经证明了这一点。在BRAF野生型晚期黑色素瘤患者中，联合应用伊匹单抗和纳武单抗，与单独使用纳武单抗或单独使用伊匹单抗进行比较，三组患者的无进展生存期分别为11.5、6.9个月和2.9个月。特别是对PDL1低表达的患者，联合治疗有更大的益处。这支持了CTLA4抑制剂的概念，即CTLA4抑制剂可以激活外周T细胞并将其招募到肿瘤微环境中，从而增强肿瘤免疫原性和对PD1/PDL1抑制的反应。

（六）临床精准用药趋势

目前人们正在对免疫检查点阻断的使用进行评估，其中包括NSCLC、前列腺癌、卵巢癌、尿道上皮癌、胆管癌、霍奇金淋巴瘤和结肠直肠癌等多种恶性肿瘤。免疫检查点阻断在突变负荷高的恶性肿瘤中可能更有效，如黑色素瘤和肺癌，因为这些肿瘤具有更多的免疫原性或炎症性肿瘤微环境。微卫星不稳定（MSI）高的结直肠癌患者和高突变负荷患者比完全错配修复患者使用PD1阻滞的益处更大。

随着免疫检查点阻断作用不断扩大，有几个问题仍有待探讨。具体而言，这些药物的最佳剂量和时间安排仍不清楚。生物标志物在确定最有可能从免疫检查点阻断中获益的患者方面的作用也正在研究之中。此外，这种方法的标准化仍有待确定，组合使用纳武单抗和伊匹单抗会使成本增加。

四、小结

随着对细胞增殖机制、致癌分子突变、肿瘤血管系统的重要性以及免疫系统与肿瘤细胞之间错综复杂的平衡关系的深入理解，使得个体化精准治疗成为可能。这些治疗在显著提高疗效和总体生存率的同时，也在很大程度上提高了患者的耐受性和生活质量。由于许多药物的毒性与化疗所见的毒性不同，这要求临床医生熟悉不同类别的药物，早期发现、早期治疗，以改善癌症患者的整体疗效。大量研究正在努力寻找副作用更少、疗效更好的抗肿瘤药物，许多靶向治疗药物也正在进行第二期或第三期临床研究。相信更多、更有效的癌症治疗手段会迅速发展，日新月异。

（施伟伟　孙　琼）

参考文献

[1] Thorburn AL. Paul Ehrlich：pioneer of chemotherapy and cure by arsenic（1854－1915）［J］. Br J Vener Dis, 1983, 59（6）：404－405.

[2] Skubisz MM, Tong S. The Evolution of methotrexate as a treatment for ectopic pregnancy and gestational trophoblastic neoplasia：a review［J］. ISRN Obstet Gynecol, 2012, 2012：637094.

[3] Lukong KE. Understanding breast cancer－The long and winding road［J］. BBA Clin, 2017, 7：64－77.

[4] ClarkeMJ. Ovarian ablation in breast cancer, 1896 to 1998：milestones along hierarchy of evidence from case report to Cochrane review［J］. BMJ, 1998, 317（7167）：1246－1248.

[5] Huggins C, Hodges CV. Studies on prostatic cancer. I. The effect of castration, of estrogen and androgen injection on serum phosphatases in metastatic carcinoma of the prostate［J］. CA Cancer J Clin, 1972, 22（4）：232－240.

[6] Nowel PC, Hungerford DA. A minute chromosome in human chronic granulocytic leukemia［J］. Science, 1960, 132：1497－1501.

[7] Soria JC, Ohe Y, Vansteenkiste J, et al. Osimertinib in Untreated EGFR－mutated advanced non－small－cell lung cancer［J］. N Engl J Med, 2018, 378（2）：113－125.

[8] Tan C, Du X. KRAS mutation testing in metastatic colorectal cancer［J］. World J Gastroenterol, 2012, 18（37）：5171－5180.

[9] Bartsch R, Wenzel C, Steger GG. Trastuzumab in the management of early and advanced stage breast cancer［J］. Biologics, 2007, 1（1）：19－31.

[10] Barginear MF, John V, Budman DR. Trastuzumab－DM1：a clinical update of the novel antibody－drug conjugate for HER2－Overexpressing Breast［J］. Cancer Mol Med, 2012, 18（1）：1473－1479.

[11] Rozengurt E, Soares HP, Sinnet－Smith J. Suppression of feedback loops mediated by PI3K/mTOR induces multiple over－activation of compensatory pathways：an unintended consequence leading to drug resistance［J］. Mol Cancer Ther, 2014, 13（11）：2477－2488.

[12] Colicelli J. Human RAS superfamily proteins and related GTPases［J］. Sci STKE, 2004, 2004（250）：RE13.

[13] Flaherty KT, Robert C, Hersey P, et al. Improved survival with MEK inhibition in BRAF－mutated melanoma［J］. N Engl J Med, 2012, 367（2）：107－114.

[14] Shackelford RE, Vora M. ALK－rearrangements and testing methods in non－small cell lung cancer：a re-

view [J]. Genes Cancer, 2014, 5 (1-2): 1-14.

[15] Alfredo A, Giulio M. First - line alectinib for ALK - positive lung cancer: is there room for further improvement [J]? Drugs Context, 2018, 7: 212537

[16] McShane TM, Wolfe TA, Ryan JC. Updates on managing advanced breast cancer with palbociclib combination therapy [J]. Ther Adv Med Oncol, 2018, 10: 175-187.

[17] Larkin J, Chiarion - Sileni V, Gonzalez R, et al. Combined nivolumab and ipilimumab or monotherapy in untreated melanoma [J]. N Engl J Med, 2015, 373 (1): 23-34.

第四章

蒽环类药物心脏毒性的分子机制

蒽环类药物（Anthracyclines）或蒽环类抗生素（Anthracycline antibiotics）是20世纪50年代从皮氏链霉菌（Streptomyces peucetius）和卡氏链霉菌（Streptomyces caesius）最早分离出来的第一批抗生素[1]，于20世纪60年代引入临床，至今仍是最有效的化疗药物之一。第一个被发现的蒽环类抗生素是柔红霉素[2]，不久之后科学家研制出了阿霉素，随后又有很多衍生物被合成出来。蒽环类药物广泛用于治疗多种血液学和实体恶性肿瘤，比如白血病、乳腺癌、淋巴瘤、胃癌和肉瘤。

蒽环类药物主要有三种作用机制：①通过嵌入DNA双链的碱基之间，形成稳定复合物，抑制DNA复制与RNA合成，从而阻碍快速生长的癌细胞的分裂[3]。②抑制拓扑异构酶Ⅱ，影响DNA超螺旋转化成为松弛状态，从而阻碍DNA复制与转录。有研究显示，拓扑异构酶Ⅱ抑制剂（除蒽环类药物还包括依托泊苷等）能够阻止拓扑异构酶Ⅱ的翻转，而这点对于它从它的核酸底物上脱离是必需的。这就意味着，拓扑异构酶Ⅱ抑制剂使拓扑异构酶Ⅱ的复合物在DNA链断裂之后才能更稳定，导致后者催化了DNA的破坏；同时，拓扑异构酶Ⅱ抑制剂还能阻碍连接酶对DNA的修复[4,5]。③螯合铁离子之后促进破坏DNA和细胞膜的自由基的生成[3-7]。

蒽环类相关的心脏毒性有别于靶向治疗以及免疫治疗。分子靶向治疗药物引起的损伤一般是可逆的，与药物剂量无关，也没有微观上的细胞坏死；免疫检查点抑制剂主要引起自身免疫激活后的心肌炎症反应。而蒽环类药物诱导的心脏毒性机制至今并没有完全明确，具体可能与以下机制有关。

一、氧化还原信号传导受损

蒽环类药物引起的心脏毒性存在多重机制，而被引用和接受最多的机制是与阿霉素代谢引起的自由基形成有关。可通过多条途径引起ROS产生。具体而言，蒽环类的醌部分易受通过许多细胞氧化还原酶单价还原成半醌基团的影响。在心肌细胞中，这主要通过涉及线粒体电子传递链的NADH脱氢酶（复合物Ⅰ）的酶促途径实现[8]。在分子氧的存在下，半醌自动氧化产生母体蒽环类和超氧阴离子[9]。这种非酶促途径允许建立自我延续的氧化还原循环，导致超氧阴离子的积累。游离细胞铁也可以增加ROS水平，并增强分子铁的铁－铁循环[10]。多柔比星－铁络合物形成毒性自由基和活性氮氧化物，导致亚硝化应激和线粒体功能障碍增加[11]。转基因小鼠模型证明了NOS的产生在改善多柔比星的心脏毒性作用中的重要性。锰依赖超氧化物歧化酶（Mn-SOD）的过表达降低了细胞凋亡并可改善用阿霉素化疗后的小鼠左心室功能，而 Mn-SOD 的缺失增加了心脏毒性。

既然心肌细胞死亡由上述细胞毒性途径和细胞保护途径之间的平衡决定，那么就可以理解采取细胞保护途径降低蒽环类药物毒性的尝试。抗氧化剂在减少氧化应激和细胞毒性方面的重要性在体外研究中得到了证明，抗氧化剂 N-乙酰半胱氨酸（NAC）对多柔比星处理的细胞有保护作用，表明改变氧化-抗氧化平衡可以减轻损伤。此外还有研究在表达谷胱甘肽过氧化物酶（Gpx1）的转基因小鼠心脏中测试了多柔比星的作用。与使用多柔比星治疗的非转基因小鼠相比，Gpx1 过表达的小鼠对多柔比星诱导的细胞毒性作用和心脏功能障碍具有抵抗性。类似地，谷氧还蛋白 2（Glrx2）也发挥了保护作用，使心脏线粒体蛋白 S-谷胱甘肽减少，从而改善呼吸参数和心脏功能。

尽管上述实验研究表明抗氧化疗法对治疗有好处，但进入临床试验阶段的治疗并没有显示出对心脏功能和长期预后的任何获益。例如，在接受多柔比星治疗的软组织肉瘤患者中，N-乙酰半胱氨酸被用于心脏保护，但左室射血分数（LVEF）没有差异，两组发生充血性心力衰竭的几率没有区别。多柔比星联合治疗晚期肿瘤患者的 2 期临床研究中，使用半胱氨酸合成类黄酮 7-单羟乙基芦丁（monoHER）进行抗氧化治疗，反而出人意料地加重了心脏毒性。还有一项关于植物红景天中提取物的研究表明，其主要成分红景天苷［(2-4-羟基苯基）乙基-D-吡喃葡糖苷］用于从多柔比星诱导早期左心室局部收缩功能障碍的乳腺癌患者中，未被证明具有抗氧化作用和心脏保护功能。

一项研究纳入接受 4~5 周期多柔比星和环磷酰胺辅助化疗的乳腺癌患者，测试了自由基清除剂超氧化物歧化酶（SOD）的心脏保护作用。在此试验中，80 名接受辅助化疗的患者被随机分配到 80mg 卵磷脂结合的人类重组 SOD（PC-SOD）或安慰剂，并在治疗前、期间和之后对其进行超声心动图 QT 评估、心脏生化标志物、氧化应激和炎症反应指标监测。结果，接受或不接受超氧化物歧化酶（SOD）的心脏毒性相似，提示氧化应激可能不是蒽环类药物心脏毒性的唯一因素。

二、线粒体铁负荷过重

多柔比星-铁络合物自 1980 年就已为人所知，当时第一批研究表明多柔比星对铁具有很强的亲和力，铁络合物通过与负电荷膜的相互作用可引起脂质过氧化。在游离铁存在下阿霉素的减少也为自由基生成（氧化还原再循环）创造了一个循环，并且已知代谢物阿霉素与蛋白质上的硫醇基团相互作用，从而将损伤复合到细胞中。然而，大多数细胞的游离铁含量非常低，包括心肌细胞。在生理条件下，没有足够的游离铁与多柔比星偶联至引起心肌病的程度。研究表明，阿霉素对铁代谢的影响不是由阿霉素-铁相互作用介导的，而是通过螯合和结合细胞内铁的蛋白质介导的。一种这样的机制涉及阿霉素代谢物与 Fe-S 基团形成复合物。"ROS 和铁假说"是关于多柔比星（DOX）诱导和铁介导的 ROS 增加[12,13]。根据这一假设，在存在铁的情况下，DOX 导致无效的氧化还原循环，诱导大量的 ROS 产生和细胞损伤。多柔比星糖苷配基部分的氧化导致半醌基团的形成，其可以通过使用 O_2 作为电子受体快速回复到母体化合物[14]。该氧化还原循环导致超氧化物的形成，其自发地或通过超氧

化物歧化酶转化为 H_2O_2。随后，H_2O_2 通过芬顿反应，可以在重金属如铁的存在下将其转化为剧毒的羟基自由基。此外，DOX 可以直接与铁相互作用形成 DOX-Fe 复合物，导致 Fe(Ⅱ) 和 Fe(Ⅲ) 形式之间的铁循环和大量的 ROS 产生[14-16]。一些研究支持铁在 DOX 诱导的心脏毒性中的作用。全身铁积累增加 DOX 诱导的损伤[17]，Hfe 缺陷小鼠（人类遗传性血色素沉着症模型，其中肠道铁吸收增加）对 DOX 具有更高的敏感性[18]。

铁螯合剂右雷佐生（DXZ）是目前 FDA 批准的唯一用于预防 DOX 诱导的心脏毒性的药，已在临床前和临床研究中证明可降低 DOX 的心脏毒性。但是"ROS 和铁假说"也有质疑的声音，因为许多铁螯合剂，包括一些比 DXZ 更有效和选择性铁的铁螯合剂，在预防 DOX 诱导的心脏毒性方面产生了阴性或混合结果。

三、线粒体钙超载

多柔比星诱导的心脏毒性也伴随着细胞内钙水平的增加。细胞内钙浓度的失调既是 ROS 产生的结果，也是 ROS 产生的原因。使用 Ca^{2+} 螯合剂可以抑制多柔比星介导的 ROS 产生和凋亡[19]。通过上述机制产生的 ROS 和 H_2O_2 通过破坏正常的肌浆网功能改变多种肌细胞类型中的正常钙稳态。多柔比星已被证明通过增加通道采用开放状态的概率来诱导肌浆网释放钙[20]，也被证明可以抑制肌纤维膜中的钠钙交换通道[21]，以及增加 L 型钙通道的活性[22]。总之，这表明钙调节异常在多柔比星诱导的心肌病的发病机制中起主要作用。钙蛋白酶是钙依赖性蛋白酶，可以被钙激活。心肌细胞中的大部分细胞内钙包含在肌浆网中，氧化应激可导致钙蛋白酶激活和 caspase-12 裂解引起钙渗漏。但是仍然不确定该机制在多柔比星介导的心脏毒性中起到多大的作用。此外，阿霉素心肌病还与肌原纤维功能减退有关，这也可能是钙蛋白酶激活的结果[23]。已知钙蛋白酶降解肌联蛋白，后者是心脏重要组成部分。除了过量钙的直接作用外，多柔比星还能增强线粒体对细胞内钙的敏感性。

四、线粒体平衡破坏

线粒体对正常的细胞功能和组织稳态至关重要。线粒体裂解和融合（太少或太多）之间的平衡改变与许多病理状况有关，如心肌梗死、癌症和神经退行性疾病。

足够的 ATP 不仅是维持收缩功能所必需的，而且对于蛋白质合成、内质网的蛋白质量控制功能、细胞骨架功能以及清除溶酶体的细胞废物也是至关重要的。多柔比星可以改变线粒体超微结构，引起肿胀，改变其氧化能力。此外，多柔比星倾向于在细胞核和线粒体而不是血浆中累积[24]。所有这些都需要解释多柔比星为何或如何选择性地靶向非癌组织而不是癌组织中的线粒体。一个原因是癌症会改变细胞的代谢活化。健康细胞通过线粒体中的氧化磷酸化产生能量，而癌细胞通过糖酵解途径合成其能量，称为 Warburg 效应。增强糖酵解活性可能是多因素的，依赖于线粒体 DNA 损伤，氧化磷酸化缺陷，线粒体功能障碍等[25]。另一个原因可能是多柔比星对非癌细胞中的线粒体毒性比对癌细胞的毒性更大。

蒽环类药物引起的心脏毒性与线粒体网络的破坏和线粒体的分裂有关。线粒体的转移是由大的 GTPase 运动蛋白相关蛋白 1（Drp1）调控的。Drp1 基础条件下位于胞质，但可发生移位与线粒体外膜（OMM）结合，促进线粒体裂解。最近研究表明，多柔比星的心脏毒性与线粒体的裂解增加有关,因为在 Drp1 失活时,心脏毒性降低。线粒体分裂抑制剂(mdivi-1)在与 Drp1 抑制剂的联合治疗中,减弱了线粒体的裂解和多柔比星对心肌细胞的线粒体去极化和过度收缩的不利影响。

五、线粒体呼吸障碍

除了氧化和抗氧化平衡受到干扰外,线粒体呼吸的缺陷也可以触发 ROS 生成[26]。调节线粒体膜电位和 ATP 产生的解偶联蛋白(UCP)最近被证明可以通过阻止线粒体膜间隙中过量质子的堆积来保护线粒体。因此,多柔比星治疗后,心肌 UCP2 和 UCP3 水平的下降可能使线粒体发生氧化应激损伤。

研究证明 Bnip3 的线粒体靶向性与严重的线粒体异常有关,这种异常在体外和体内都损害了呼吸。呼吸链复合物Ⅳ亚基 1(COX1)与线粒体解偶联蛋白 3(UCP3)之间的相互作用在正常的再生心肌细胞中大量存在,但在多柔比星处理的心肌细胞中完全中断,导致呼吸功能受损。Bnip3 基因切除的小鼠心脏对多柔比星诱导的线粒体呼吸缺陷和坏死具有抵抗性,表现为 LDH 和肌钙蛋白 - T 释放降低,死亡率降低。除了 UCP 在正常呼吸和 ATP 合成中的作用外,它还保护心肌细胞免受外源性和线粒体 ROS 的产生;UCP2 和 UCP3 的下降使线粒体对氧化应激敏感,并增加了 ROS 生成。

蒽环类药物还通过影响糖酵解和氧化代谢中的几个基因改变细胞代谢。实验证明,线粒体 ATP 的减少和细胞死亡与多柔比星诱导的心肌细胞糖酵解酶、α - 烯醇化酶表达增加有关。重要的是,多柔比星诱导的线粒体功能障碍、ATP 产生缺陷和细胞凋亡在 α - 烯醇化酶剥夺的细胞和心脏中被抑制。改变磷脂的代谢,例如心肌磷脂也可能导致线粒体功能和能量代谢的缺陷。心肌磷脂是线粒体内膜中的主要脂类,在氧化磷酸化复合物线粒体内膜蛋白的组装和功能中起着关键作用。

六、蒽环类药物心脏毒性中的自噬作用

自噬是一种高度调节的分解代谢过程,它对去除受损的蛋白质和大分子结构至关重要,并可作为细胞内稳态和细胞存活的质量控制。自噬也可能涉及伴侣蛋白,该蛋白通过与热休克同源蛋白(HSC)结合来促进受损蛋白的去除。自噬和蛋白酶机制的缺陷导致受损和折叠错误的蛋白质以及细胞器的积累,对细胞代谢和功能产生负面影响。自噬是一个非常平衡的过程,被认为是细胞生存的关键。然而,自噬也是一把双刃剑,因为在某些情况下,过度或不适当的自噬可能促进细胞死亡,后者也被称为第二型程序性细胞死亡。

也有与自噬可能导致细胞死亡或心力衰竭的观点不一致的报道,一些研究发现事实恰恰相反。例如,多柔比星诱导的线粒体缺陷、ROS 生成和细胞死亡被 mTOR 抑制剂雷帕霉素抑制,这可能会促进自噬。此外,自噬量受损和多泛素化蛋白积累被认为是氧化应激增加、心肌细胞坏死和心肌功能障碍的潜在原因。具有较低自噬水平的 Nrf2 敲除小鼠对多柔比星细胞毒性更敏感,Nrf2 过表达恢复了自噬通量,减少了蛋白聚集和多柔比星心脏毒性的积累。在另一项研究中[27],胞质 p53 与多柔比星治疗后的自噬受损、线粒体功能障碍和心力衰竭有关。根据这项研究,胞质 p53 与 Parkin 结合,Parkin 是一种 e3 连接酶,对线粒体周

转和质量控制至关重要。在 p53 缺陷小鼠中,p53 对有丝分裂的负调控被进一步证实,这表明有丝分裂的增加,线粒体完整性得到保护,心脏功能也得到保护。然而,自噬是自适应的、不适应的,还是多柔比星治疗后心脏的稳态反应,可能取决于细胞类型和环境特异性自噬的空间和时间激活。

七、蒽环类药物心脏毒性的分子调控途径

蒽环类引起的心肌损伤还与一些关键基因和信号通路的表达改变有关。这些改变会影响线粒体功能,氧化应激,细胞凋亡、坏死或自噬。例如,通过 Bcl-2 和 Beclin-1 之间失去平衡,下调 GATA4 可导致心肌细胞自噬,细胞死亡。此外,p53 蛋白在 K379 残基上的乙酰化被证明对 Bax 的诱导、细胞色素 C 的释放和 caspase 3 和 9 的激活至关重要。重要的是,p53 的乙酰化和凋亡细胞的死亡是由 p53 与 sirtuin 1(SIRT1)相互作用调控的[9]。值得注意的是,p53 通过抑制 GATA4 启动子中与 CCAAT 盒结合的 CBF/NF-Y(CCAAT-bind factor/nuclear factor-y)抑制 GATA4 转录,从而抑制 GATA4 激活转录的能力;这可能会导致 Bcl-2 和其他依赖于 gata4 的基因丢失,而这些基因是细胞存活所必需的。

蒽环类药物治疗可以改变心肌细胞上神经调节蛋白-1(RG-1)、ErbB 信号途径及其下游,如磷脂酰肌醇 3 激酶(PI3K)、丝氨酸/苏氨酸特异性蛋白激酶 Akt、丝裂原活化蛋白激酶(MAPK)和细胞外信号调节激酶(ERK1/2)信号的转导。通过阻断 NRG-1/ErbB1/ErbB2,影响心脏旁分泌通路——血管内皮生长因子/血管内皮生长因子受体和血小板源性生长因子/血小板衍生生长因子受体通路,是抗肿瘤药物诱导心衰的另一重要机制。NRG-1 可激活 ErbB 信号途径,减轻阿霉素诱导的心肌损害。

八、抑制拓扑异构酶 II

目前,拓扑异构酶 II(topoisomerase II,TOP2)通常被认为是蒽环类抗肿瘤作用的主要分子靶标。

右丙亚胺(Dexrazoxane,DEX)是唯一临床批准的心脏保护剂。DEX 的心脏保护作用归因于其水解产物 ADR-925,与众所周知的金属螯合剂 EDTA 惊人相似。在将 DEX 代谢为 ADR-925 后,该产品可以螯合游离和氧化还原活性的细胞内 Fe 和/或取代 ANT-Fe 复合物中的 Fe,从而防止位点特异性羟基形成和对心脏组织的氧化损伤[28]。然而,DEX 也是 TOP2 的催化抑制剂[29],因此,不能排除 DEX 可能通过干扰心脏中 ANT 诱导的 TOP2 中毒而发挥保护作用[30-31]。实际上,最近的一项研究报道,TOP2β 同种型(Top2b 基因)的缺失保护心肌细胞免受 DNA 双链断裂和急性体内 DOX 处理诱导的转录组变化,随后预防有缺陷的线粒体发生和 ROS 形成。此外,Top2b 的心肌细胞特异性缺失基因保护小鼠免于反复 DOX 治疗诱导的进行性心力衰竭的发展,提示 DOX 诱导的心脏毒性主要由心肌细胞 TOP2B 介导。以上信息提示我们去研究 TOP2 在 ANT 心脏毒性中的作用,并评估其他 TOP2 催化抑制剂作为潜在的心脏保护剂。

研究显示,心肌细胞上的同工酶 Top2β 也合成 ROS。Top2α 和 Top2β 均是蒽环类药物作用靶点,前者在增殖的肿瘤组织高表达,后者在成年哺乳动物心肌细胞表达。研究发现,敲

除心肌细胞 Top2β 可阻止蒽环类介导的小鼠心脏毒性。基于这些分子学机制，有作者建议目前应发展一系列新的措施来防止这类药物介导的心脏毒性反应，开发 Top2α 特异性蒽环类药物，在使用蒽环类药物前检测 Top2β 生物学标志物，以预测其心脏毒性反应的危险程度，抑制或敲除心脏 Top2β 也可作为主要的预防策略。

九、蒽环类药物与心脏重塑

越来越多的研究人员正在研究蒽环类化疗相关的心血管事件中的心脏细胞外基质（ECM）重塑。心脏是一种有效的肌肉泵，心脏中的心肌细胞和壁内冠状血管系统和 ECM 紧密连接，ECM 由纤维状结构蛋白质网络组成，主要是胶原蛋白。越来越多的证据表明 ECM 在由蒽环类药物引发的过程中起着复杂和多样化的作用，导致心脏损伤。

用多柔比星处理的动物心肌的电子显微照片和组织学分析显示严重的空泡化，间质性纤维化，肌球蛋白丧失，病理性心脏重塑。在此病理基础上，心肌成纤维细胞大量增殖，分化成肌成纤维细胞，分泌胶原和纤维连接蛋白，由此导致的心室壁僵硬最终导致心律失常和收缩功能障碍。损伤可能发展为心肌细胞死亡，随后是纤维化。左心室（LV）壁和室间隔特别容易受到蒽环类慢性心脏毒性的损害，而据报道右心室（RV）心肌受到的影响明显减小。但尚缺乏对这种明显不对称性的合理生物学解释。

已经证明多柔比星可抑制肌肉和心脏特异性蛋白质（主要是几种肌节蛋白）的表达。这些变化归因于肌原纤维的丧失，这是蒽环类毒性的一个突出特征。几个体外研究还表明，蒽环类诱导的基本心脏转录因子 GATA-4 和心脏锚蛋白重复结构域（CARP, Ankrd1）表达受损。这些事件可显著促成肌节蛋白和肌原纤维混乱/丢失的受损平衡。蒽环类心脏毒性的分子和功能重塑还涉及其他心肌细胞和细胞外基质。

TGF-β/SMAD3 信号通路是启动心肌纤维化和重塑的关键。多柔比星处理心肌细胞时，TGF-β 和 SMAD2/4 水平升高。SIRT3 的激活降低了多柔比星诱导的小鼠 TGF-β/SMAD3 信号转导，从而降低了纤维化和心肌重塑。然而，目前尚不清楚 TGF-β/SMAD3 信号通路中特异性蛋白 SIRT3 的靶向性。基质金属蛋白酶（MMPs）负责降解细胞外基质成分，也涉及多柔比星治疗后的不良心脏重塑。多柔比星心脏毒性与广泛的肌节混乱和肌丝损失有关。心肌锚重复蛋白（CARP，ANKRD1）已被证明与肌丝基因的转录调控有关。多柔比星处理导致 CARP 的枯竭与肌节混乱一致，而 CARP 的恢复恢复了肌节结构，证实在维持肌节结构中的作用。值得注意的是，CARP 是由 GATA4 调节的，它结合近端 CARP 启动子来激活它。

十、损害心脏干细胞

成人心脏包含在正常条件下有助于组织稳态的原始细胞群，可在病理状态介导心肌再生。成人心脏祖细胞（cardiac progenitor cells，CPC）表达 c-kit，具有自我更新、克隆等多种功能，产生心肌细胞、平滑肌细胞和内皮细胞。干细胞群的衰老导致心脏衰竭的发作和进展。蒽环类诱导的心力衰竭模型中，DOX 抑制 CPC 增殖，结合氧化性 DNA 损伤的累积，生长停滞，细胞衰老和细胞凋亡导致 CPC 池几乎完全消耗。在肌细胞死亡和衰老的情况下，CPC 的激活缺乏干扰心肌细胞的更新。这些发现的临床相关性是通过对尸检患者进行的研究确定的，该研究是在蒽环类抗生素治疗后死于心力衰竭的肿瘤患者中进行的。与死于非心血管原因的年龄匹配的对照组相比，蒽环类心肌病患者的心脏含有较高比例的衰老人类CPC（hCPCs）。

多柔比星可严重影响CPCs增殖，抑制CPCs对病理的应激和损伤后修复，永久性损害其功能。CPCs及其分化细胞的过早衰老表明心脏再生能力的下降，反映阿霉素诱导的人类心肌病的细胞机制[32]。

十一、心脏毒性的性别差异

多柔比星诱导的心肌损伤的敏感性也存在一定的性别差异，男性比女性更易受多柔比星心脏毒性的影响。这种两性差异的机制尚不清楚，但被认为与男性和女性之间的线粒体代谢不同有关。例如，心内磷脂是线粒体内膜的一个主要组成部分，心肌磷脂在线粒体膜蛋白的组装和功能中起着关键的作用。改变的心磷脂代谢也导致线粒体功能障碍和能量代谢受损。研究发现，多柔比星治疗后男性心磷脂的含量比女性明显减少，女性具有更长酰基链的心磷脂比男性显著增高。提示女性心磷脂酰基链的重塑可能为蒽环类药物毒性提供更好的保护。

十二、蒽环类药物心脏保护策略

迄今为止，研究者们已经使用一系列策略来试图减少或预防蒽环类抗生素对心脏的有害影响。基于药代动力学的方法包括通过用缓慢输注替代推注，并从常规制剂转换为脂质体制剂来改变给药方案。另一种策略是利用心脏毒性较小的蒽环类衍生物，如表柔比星，但其更高的安全性尚未被证明。其他措施旨在通过干扰蒽环类药物改变的分子和细胞机制来预防心脏毒性。右丙亚胺是唯一被批准的用于暴露于蒽环类抗生素患者的心脏保护剂，作为铁螯合剂，它会干扰铁依赖性氧化还原反应，从而减少活性氧（ROS）的产生和作为自由基清除剂的组织损伤。还被证明可以抑制DNA拓扑异构酶Ⅱβ，从而防止蒽环类药物与酶结合并导致DNA双链断裂。目前，没有具体的临床实践指南和治疗，对于所有心力衰竭患者，包括β受体阻滞剂、ACE抑制剂、血管紧张素受体阻滞剂、利尿剂、硝酸盐和肼苯哒嗪都是可能的选项。

十三、小结

蒽环类药物在抗肿瘤治疗中不可或缺，了解蒽环类药物毒性的机制，对于肿瘤-心脏学这一新兴领域的发展至关重要，其最终目标是在不影响治疗效果的前提下，减少其心脏毒性作用。辅助治疗的发展可以减轻多柔比星对线粒体功能和呼吸功能的非肿瘤靶向作用，这对降低癌症患者治疗相关的心血管疾病发病率和死亡率大有裨益。目前对心脏毒性的认识已从早期临床和病理观察逐渐拓展到分子生物学研究，用生物学标志物进行转化医学研究。这给心血管专家与肿瘤学专家提供了大量的机会，去合作探索这些疾病之间的联系，及早发现最佳的癌症治疗新途径、新策略。

（孙琼 孟静）

参考文献

[1] Di Marco A, Cassinelli G, Arcamone F. The discovery of daunorubicin [J]. Cancer Treat Rep, 1981, 4 (65 Suppl): 3-8.

[2] Tan C, Tasaka H, Yu KP, et al. Daunomycin an antitumor antibiotic, in the treatment of neoplastic disease Clinical evaluation with special reference to childhood leukemia [J]. Cancer, 1967, 20 (3): 333-353.

[3] Takimoto CH, Calvo E. Principles of Oncologic Pharmacotherapy. In: Pazdur R, Wagman LD, Camphausen KA, et al. Eds. Cancer Management: A Multidisciplinary Approach. 11th ed. 2008.

[4] Eukaryotic ON. Topoisomerase II: characterisation of enzyme turnover [J]. J Biol Chem, 1986, 261 (21): 9944-9950.

[5] Jensen PB, Sørensen BS, Sehested M, et al. Different modes of anthracycline interaction with topoisomerase II: Separate structures critical for DNA - cleavage, and for overcoming topoisomerase II - related drug resistance [J]. Biochem Pharmacol, 1993, 45 (10): 2025-2035.

[6] Swain SM, Whaley FS, Ewer MS. Congestive heart failure in patients treated with doxorubicin: a retrospective analysis of three trials [J]. Cancer, 2003, 97 (11): 2869-2879.

[7] Minotti G, Menna P, Salvatorelli E, et al. Anthracyclines: molecular advances and pharmacologic developments in antitumor activity and cardiotoxicity [J]. Pharmacol Rev, 2004, 56 (2): 185-229.

[8] Davies KJ, Doroshow JH. Redox cycling of anthracyclines by cardiac mitochondria. I. Anthracycline radical formation by NADH dehydrogenase [J]. J Biol Chem, 1986, 261 (7): 3060-3067.

[9] Berthiaume JM, Wallace KB. Adriamycin - induced oxidative mitochondrial cardiotoxicity [J]. Cell Biol Toxicol, 2007, 23: 15-25.

[10] Ichikawa Y, Ghanefar M, Bayeva M, et al. Cardiotoxicity of doxorubicin is mediated through mitochondrial iron accumulation [J]. J Clin Invest, 2014, 124: 617-630.

[11] Hahn VS, Lenihan DJ, Ky B. Cancer therapy - induced cardiotoxicity: basic mechanisms and potential cardioprotective therapies [J]. J Am Heart Assoc. 2014, 3: e000665.

[12] Berthiaume JM, Wallace KB. Adriamycin - induced oxidative mitochondrial cardiotoxicity [J]. Cell Biol Toxicol, 2007, 23 (1): 15-25.

[13] Myers C. The role of iron in doxorubicin - induced cardiomyopathy [J]. Semi Oncol, 1998, 25 (4 suppl 10): 10-14.

[14] Keizer HG, Pinedo HM, Schuurhuis GJ, et al. Doxorubicin (adriamycin): a critical review of free radical - dependent mechanisms of cytotoxicity [J]. Pharmacol Ther, 1990, 47 (2): 219-231.

[15] Myers CE, Gianni L, Simone CB, et al. Oxidative destruction of erythrocyte ghost membranes catalyzed by the doxorubicin - iron complex [J]. Biochemistry, 1982, 21 (8): 1707-1712.

[16] Xu X, Persson HL, Richardson DR. Molecular pharmacology of the interaction of anthracyclines with iron [J]. Mol Pharmacol, 2005, 68 (2): 261-271.

[17] Panjrath GS, Patel V, Valdiviezo CI, et al. Potentiation of Doxorubicin cardiotoxicity by iron loading in a rodent model [J]. J Am Coll Cardiol, 2007, 49 (25): 2457-2464.

[18] Miranda CJ1, Makui H, Soares RJ, et al. Hfe deficiency increases susceptibility to cardiotoxicity and exacerbates changes in iron metabolism induced by doxorubicin [J]. Blood, 2003, 102 (7): 2574-2580.

[19] Kalivendi SV, Konorev EA, Cunningham S, et al. Doxorubicin activates nuclear factor of activated T-lymphocytes and Fas ligand transcription: role of mitochondrial reactive oxygen species and calcium [J]. Biochem J, 2005; 389: 527-539.

[20] Holmberg SR, Williams AJ. Patterns of interaction between anthraquinone drugs and the calcium-release channel from cardiac sarcoplasmic reticulum [J]. Circ Res, 1990, 67: 272-283.

[21] Caroni P, Villani F, Carafoli E. The cardiotoxic antibiotic doxorubicin inhibits the Na^+/Ca^{2+} exchange of dog heart sarcolemmal vesicles [J]. FEBS Lett, 1981, 130: 184-186.

[22] Keung EC, Toll L, Ellis M, et al. L-type cardiac calcium channels in doxorubicin cardiomyopathy in rats morphological, biochemical, and functional correlations [J]. J Clin Invest, 1991, 87: 2108-2113.

[23] Lim CC, Zuppinger C, Guo X, et al. Anthracyclines induce calpain-dependent titin proteolysis and necrosis in cardiomyocytes [J]. J Biol Chem, 2004, 27: 8290-8299.

[24] Tokarska-Schlattner M, Wallimann T, Schlattner U. Alterations in myocardial energy metabolism induced by the anti-cancer drug doxorubicin [J]. Comptes Rendus Biologies, 2006, 329 (9): 657-668.

[25] Alam SR, Wallrabe H, Svindrych Z, et al. Investigation of mitochondrial metabolic response to doxorubicin in prostate cancer cells: An NADH, FAD and tryptophan FLIM assay [J]. Scientific Reports, 2017, 7 (1): 10451.

[26] Dhingra R, Margulets V, Chowdhury SR, et al. Bnip3 mediates doxorubicin-induced cardiac myocyte necrosis and mortality through changes in mitochondrial signaling [J]. Proc Natl Acad Sci USA, 2014, 111 (51): E5537-5544.

[27] Hoshino A, Mita Y, Okawa Y, et al. Cytosolic p53 inhibits Parkin-mediated mitophagy and promotes mitochondrial dysfunction in the mouse heart [J]. Nat Commun, 2013, 4: 2308.

[28] Hasinoff BB, Hellmann K, Herman EH, et al. Chemical, biological and clinical aspects of dexrazoxane and other bisdioxopiperazines [J]. Curr Med Chem, 1998, 5: 1-28.

[29] Tanabe K, Ikegami Y, Ishida R, et al. Inhibition of topoisomerase II by antitumor agents bis (2, 6-dioxopiperazine) derivatives [J]. Cancer Res, 1991, 51: 4903-4908.

[30] Hasinoff BB, Herman EH. Dexrazoxane: how it works in cardiac and tumor cells. Is it a prodrug or is it a drug [J]? Cardiovasc Toxicol, 2007, 7: 140-144.

[31] Zhang S, Liu X, Bawa-Khalfe T, et al. Identification of the molecular basis of doxorubicin-induced cardiotoxicity [J]. Nat Med, 2012, 18: 1639-1642.

[32] Piegari E, De Angelis A, Cappetta D, et al. Doxorubicin induces senescence and impairs function of human cardiac progenitor cells [J]. Basic Res Cardiol, 2013, 108: 334.

第五章

肿瘤靶向药物的心脏毒性作用

随着分子靶向治疗的快速发展，肿瘤患者的远期预后得到了极大的改善。理论上讲以肿瘤细胞中关键基因或信号蛋白为靶点的靶向治疗可以减少或避免毒副作用，然而，它们产生的近远期心血管毒性作用正日益引起国际临床学家的重视。本章旨在讨论靶向药物（单克隆抗体、小分子 TKI）和免疫检查点抑制剂的心脏毒性作用机制。

一、血管生成抑制剂的心血管毒性

血管生成抑制剂在多种实体瘤的治疗中得以使用，也验证了 Judah Folkman[1] 博士的开创性愿景，即新血管形成对肿瘤的生长至关重要，抗血管生成疗法是消退肿瘤的关键。贝伐单抗（Bevacizumab）是一种针对血管内皮生长因子（VEGF）-A 的人源化单克隆抗体，是第一个被开发的靶向血管生成抑制剂。自 2004 年在美国获得批准以来，它已成为有史以来十大最畅销药物之一。在患有结直肠癌和非鳞状细胞肺癌的患者中，血管生成抑制剂贝伐单抗的添加延长了无进展生存期。同样，在转移性肾细胞癌患者中，舒尼替尼比之前的治疗延长总生存期 1 倍以上[2]。以上两种治疗分别代表靶向药物的两种不同形式：单克隆抗体和小分子酪氨酸激酶抑制剂（TKI）。

同时，由于 VEGF 对血管系统的发育和功能完整性以及脉管系统对心脏功能的重要性的关键作用，血管生成抑制剂可能导致的心血管毒性已经引起重视。本章回顾了血管生成抑制剂的心脏毒性发生率、风险因素、机制和临床管理。涉及内容包括高血压、动脉粥样硬化、动脉血栓形成事件和心力衰竭。

血管生成抑制剂可以在配体水平或 VEGF 受体的细胞外/内结构域抑制 VEGF 信号通路[3-5]。药理学上可以使用两种方法来实现这一目的。第一种方法是针对胞外 VSP 组分的单克隆抗体：VEGF（VEGF-A：贝伐单抗和 VEGF-A/VEGF-B/胎盘生长因子：阿柏西普）和 VEGF 受体 2（ramucirumab）。第二种方法包括 VEGF 受体细胞内结构域的酪氨酸激酶活性的抑制剂，然而，由于这种抑制剂不是特异性的，可能导致（主要是受体）酪氨酸激酶的多靶点抑制。

心血管并发症包括心力衰竭（HF）、高血压、冠状动脉痉挛、急性冠脉综合征、QT 间期延长、无临床症状或少见的症状性左室射血分数（LVEF）降低和急性心肌梗死（MI）。

最常见的是高血压，这与 VEGF/VEGFR 通路的抑制密切相关。当 TKI 抑制信号转导时，最终的作用是显著减少 NO 的合成，从而导致血管收缩（如高血压）和内皮功能障碍（微血管损伤）。有证据证实，减少 VEGF-A 的产生会导致 HF 的发生，部分原因是由于微血管生长的改变和毛细血管密度的降低。正常情况下，血管内皮生长因子有助于减轻高血压，但抗血管内皮生长因子的治疗会削弱这种作用。不加控制的高血压将导致左室肥厚，病理性心脏重塑的特征是心肌细胞肥大，而毛细血管密度的增加并不能与此相匹配。动物模型的研究确实表明 VEGF 基因缺失后微血管密度受损，心室壁变薄，收缩功能降低，这些改变有利于从心肌肥厚到心衰的演变[4]。虽然其他因素，如心肌细胞内钙稳态受损、间质纤维化和能量代谢改变也与心肌病理学改变有关，但是 NO 的减少不仅引起血管收缩和内皮功能障碍，同时也改变了肾钠的处理方式，导致高血压和肾血管损伤的长期持续存在。

TKIs 引起的另一个重要的心血管不良反应是血栓栓塞。VEGF 与 VEGFR 的相互作用激活了 MAPK 通路，上调内皮细胞中的促生存因子 Bcl-2。相关蛋白 Bcl-XL 是一种抗凋亡因子，能促进内皮细胞和血小板中 VEGF-A 的产生，促进微血管的稳定。VEGF-A/VEGFR 2 对细胞间连接复合物的蛋白表达也有调节作用。血管内皮生长因子-A 通过增加血管通透性，上调尿激酶、组织纤溶酶原激活剂和血管细胞黏附分子（VCAM）来改变内皮细胞。TKI 治疗过程中 VEGFR 的阻断降低了 Bcl-XL 和 Bcl-2 水平，导致细胞凋亡。内皮细胞凋亡暴露了内皮下层的基底膜，激活了凝血级联反应，是血栓栓塞事件发生的导火索。此外，血小板释放血管内皮生长因子，激活纤溶系统，进一步促进了血栓栓塞事件的发生。最后，肿瘤本身通过释放促凝因子对 TKI 治疗做出反应，从而导致形成血栓前状态。在啮齿动物模型中，用 pan-VEGF 受体 TKI 观察到明显的动脉粥样硬化加速[5]。

（一）靶向 VEGF 抗体的心血管毒性

贝伐单抗是一种人源化重组单克隆抗体，可与 VEGF 结合并抑制下游信号传导，可用于治疗几种晚期实体瘤，包括乳腺癌、肺癌、结肠直肠癌和肾癌。VEGF 在血管稳态中起重要作用，其中贝伐单抗继发的破坏可导致高血压（HTN）。一项 meta 分析纳入了 12 949 例接受或不接受贝伐单抗治疗的晚期实体瘤患者，贝伐单抗治疗患者发生"显著增加"的血压的 RR 为 5.38（95% CI 3.63~7.97）。"显著增加"的血压（3 级或 4 级）定义为需要一种以上药物治疗，或需要接受比之前强度更大的强化治疗，或出现了危及生命的后果（如高血压危象）[6]。在接受贝伐单抗治疗的患者中，所有血压升高事件的总体发病率为 24%（95% CI 20%~29%），而血压显著升高的发病率为 8%（95% CI 6%~10%）。高血压风险呈剂量依赖性：给药剂量为每周 5mg/kg 和每周 2.5mg/kg 时，重度高血压的 RR 分别为 7.17（95% CI 3.91~13.13）和 4.11（95% CI 2.49~6.78）。此外，该分析还报道了与脑病和蛛网膜下腔出血相关的高血压危象。高血压的风险是剂量依赖性的，接受更高剂量治疗的患者发生高血压的概率增加 7.5 倍[7]。

与贝伐单抗治疗相关的其他不良心脏事件包括 CHF 和动脉血栓栓塞事件。据报道，CHF 的患病率为 2.0%~4.0%，接受蒽环类预处理的患者或先前接受纵隔放射治疗的患者发生率更高[8]。在 Miller 等[9] 2008 年的一项研究中，接受辅助治疗的乳腺癌患者被随机分配接受贝伐单抗同时或序贯接受蒽环类药物治疗。在 226 名患者中，共有 9 名患者发生 CHF，LVEF <40%，但只有 2.0%（n = 2）患者有症状。接受贝伐单抗治疗的患者卒中、心肌梗死、冠心病和心脏病死亡的风险也增加。

(二) VEGFR TKI 的心血管毒性

1. 舒尼替尼（sunitinib） 舒尼替尼是一种多靶点酪氨酸激酶受体抑制剂，它对调节血管生成、存活和细胞增殖的不同靶点均有抑制作用，其中还包括 VEGFR 1～3、PDGFRα 和 PDGFRβ、c‑kit、FMS 样酪氨酸激酶‑3（FLT 3）、CFS‑1 受体（CSF1R）和人类 RET 基因产物等不同靶物质。舒尼替尼抑制肿瘤的血管生成和血液供应。高度依赖能量的心脏通常更容易受到血液供应改变造成的损害，心血管系统对舒尼替尼损伤的敏感性高于其他器官。在心血管疾病中，舒尼替尼的酪氨酸激酶抑制会损害细胞信号转导、细胞周期调控代谢以及转录，从而导致癌症患者心脏事件的风险增加。更具体地说，冠状微血管已被认为是毒性的主要目标。

研究人员发现，舒尼替尼可显著改变冠状动脉微循环的完整性，明显降低冠状动脉血流储备（CFR）并损害心脏功能[10]。而抑制血小板衍生生长因子（PDGF）信号通路似乎是造成这些现象的原因。PDGF 导致周细胞群的消耗，从而使内皮细胞不稳定，引起冠状微循环损害和最终的心脏功能障碍[10]。目前已经认识到周细胞‑内皮‑心肌偶联的概念和血管生成抑制剂治疗的"心脏毒性"的血管性质（图 5‑1）。

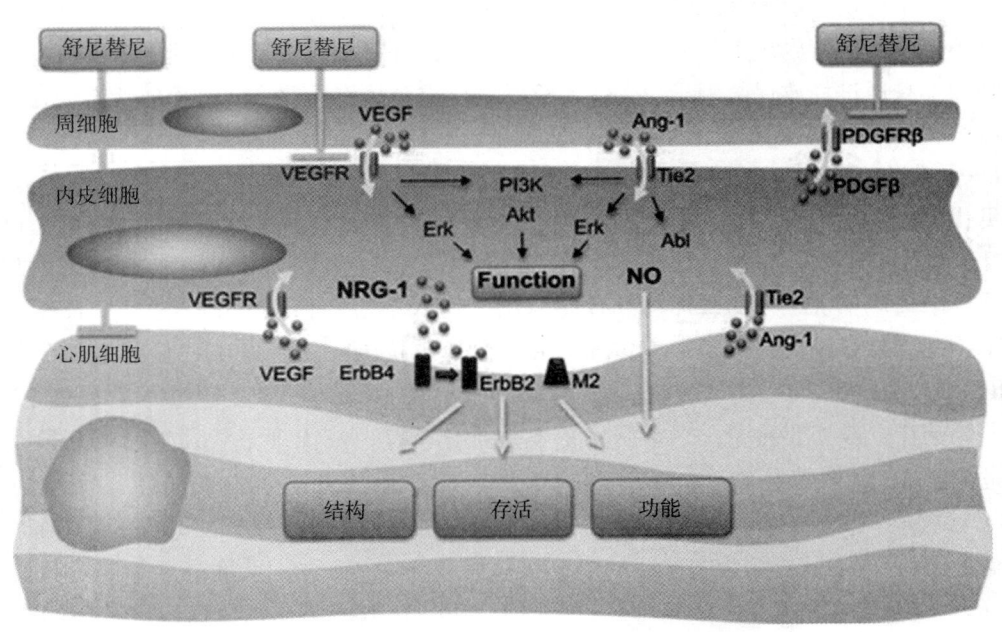

图 5‑1 周细胞‑内皮细胞‑心肌细胞偶联

周细胞‑内皮‑心肌偶联的例证显示，这些细胞中没有一个在心肌中单独存在，它们在多个水平上存在相互作用。因此，心肌细胞可受到对内皮/周细胞水平的初始作用的影响。舒尼替尼的作用已经证实上述关联，它会影响所有三种细胞类型

舒尼替尼常见的心血管副作用包括高血压、QT 间期延长、LVD 和心力衰竭，有心血管病史或既往有心脏毒物暴露史的患者风险更高。在临床观察中，高达 20% 的患者 LVEF 显著下降，47% 的患者出现高血压，8% 患有充血性心力衰竭。也有舒尼替尼治疗引起急性主动

脉夹层的单独病例报道[11]。

2. 索拉非尼（sorafenib） 索拉非尼和舒尼替尼类似，也是一种口服的多靶点酪氨酸和丝氨酸/苏氨酸激酶抑制剂，包括 VEGFR 2、VEGFR 3、PDGFRα 和 PDGFRβ、c-kit 和 FLT3，被批准用于治疗晚期肝细胞癌（HCC）、肾细胞癌（RCC）和放射性碘难治性分化型甲状腺癌。在Ⅲ期随机 SHARP 试验中，晚期 HCC 患者被随机分配到索拉非尼与安慰剂组，索拉非尼组 5% 的患者出现高血压，7% 发生出血。血压升高可能与索拉非尼减少血管形成数目、破坏内皮细胞功能有关。降压治疗最好选用血管紧张素转换酶抑制剂，避免采用钙离子拮抗剂，因后者能抑制 CYP3A4 代谢通路，从而增加索拉非尼在体内的蓄积。

3. 瑞戈非尼（regorafenib） 瑞戈非尼主要由于其对 VEGF 的抑制作用而与高血压的发展有关。尽管尚未明确高血压发生的确切原因，但已提出多种机制：血管生成受损导致微血管密度降低；内皮功能障碍伴有一氧化氮减少，导致氧化应激增加；或神经激素因子和/或肾素-血管紧张素-醛固酮系统的变化。瑞戈非尼治疗转移性结直肠癌的 CORRECT 和 CONCUR 研究中，高血压 > G2 者分别为 7% 和 11%，疲劳 > G2 者分别为 9% 和 3%。此外，ACCER 研究也报道了 1 例房颤、1 例肠系膜缺血和 1 例呼吸困难。

4. 阿西替尼（axitinib） 阿西替尼是第三代选择性血管内皮生长因子受体 1~3 抑制剂，被认为是晚期肾癌患者在使用舒尼替尼或细胞因子治疗失败后的首选药物。最近对 Abdel-Rahman 的分析表明，使用阿西替尼治疗组的高血压 RR（所有级别）为 2.63；该值与其他药物（舒尼替尼 RR 3.48；西地尼布 RR 2.26）没有显著差异。但是，舒尼替尼治疗显著增加了出血（舒尼替尼 RR 2.80，阿西替尼 RR 1.02，西地尼布 RR 1.11）和静脉血栓栓塞症的风险（舒尼替尼 RR 2.05，阿西替尼 RR 0.53，西地尼布 RR 0.51）。AXIS 研究将阿西替尼与索拉非尼进行了比较，作者报告了 40% 的不同程度高血压和 16% 的高血压 > G2 的发生率；停药的原因是疲劳（1%）和短暂性脑缺血发作（<1%）。

5. 尼达尼布（nintedanib） 尼达尼布可同时抑制三个与肿瘤血管生成有关的受体：VEGFR、PDGFR 和 FGFR。比较特殊的是尼达尼布还获批用于治疗特发性肺纤维化，可减慢特发性肺纤维化的恶化速度。与其他 TKI 分子不同的是，有报道称尼达尼布不引起 QTc 间期延长。在 Lume-lung-1 Ⅲ期随机双盲试验中，对一线治疗失败后局部进展期/转移性非小细胞肺癌患者进行了研究，比较了尼达尼布加多西紫杉醇与多西他赛加安慰剂的疗效。研究报告的唯一心脏不良事件是试验组有 15.4% 的患者出现低于 2 级的高血压。

6. 凡德他尼（vandetanib） 凡德他尼是另一种口服小分子 TKI，对 VEGFR 1、VEGFR 2、VEGFR 3、EGFR、RET、PDGFRβ 等受体具有多靶点作用。Zang 等人分析了患者的 QTc 间期变化，观察到非甲状腺癌患者和髓样癌患者高级别 QTc 间期延长的发生率分别为 3.7% 和 12.0%。一项包括 11 项试验 3000 多名晚期非小细胞肺癌和晚期甲状腺癌患者的 Meta 分析发现，肺癌（7.6%，RR 10.22）和甲状腺癌（8.8%）中高血压 > G2 的发病率增加，但其他肿瘤患者的发病率较低（3.4%）。提示高血压的发生可能受肿瘤类型的影响。这表明，所有接受凡德他尼治疗的患者都应接受血压监测，在严重或持续高血压的情况下，尽管开始了抗高血压治疗，但可能有必要减少剂量或中断治疗。另一项 Meta 分析显示，与对照组相比，凡德他尼导致高血压风险显著增加（RR=5.58），QTc 间期延长（RR=7.90）。

7. 帕唑帕尼（pazopanib） 帕唑帕尼是一种有效的选择性多靶点受体酪氨酸激酶抑制剂，抑制 c-KIT、FGFR、PDGFR 和 VEGFR 等，阻断肿瘤生长并抑制血管生成。Meta 分析显示，帕唑帕尼显著增加高血压 > G2（RR 2.87）的风险，在晚期 RCC 患者中的发生率为 6.8%，在其他恶性肿瘤中的发生率为 6.2%，但在组间无显著差异。AmPick 等建议，由于尖端扭转（<2%）发病率的增加，应对现有心脏病或 QT 间期延长患者的心电图和心肌酶进行密切监测，避免使用直接作用于同一心脏心动周期的其他药物。帕唑帕尼也与血栓栓塞事件有关，其心肌梗死和脑血管意外发生率约为 3%，而安慰剂组为 0。在晚期软组织肉瘤的治疗中，帕唑帕尼与疲劳（疲劳 > G2 13%）和高血压（> G2 7%）的发病率增加有关，与安慰剂（5% 比 3%）相比，LVEF 显著降低。

8. 卡博替尼（cabozantinib） 卡博替尼是一种经批准用于治疗进展性转移性甲状腺髓样癌（MMTC）的 TKI。在晚期前列腺癌和晚期肾癌中也进行了研究。研究表明，它能抑制多种激酶的活性，包括 RET, MET, VEGFR-1、-2 和-3, KIT, TrkB, Flt-3, AXL 和 TIT-2。METEOR 试验比较了卡博替尼和依维莫司在 658 例 RCC 患者中的疗效及 VEGFR 靶向治疗后疾病的进展情况。患者每日服用卡博替尼 60mg（330 例）或依维莫司 10mg。心血管副反应为疲劳、高血压、乏力、呼吸困难和周围水肿。各类疲劳 186 例（56%），高血压 122 例（37%），呼吸困难 62 例（19%），周围水肿 31 例（9%）。与安慰剂相比，卡博替尼组的血栓事件发生率更高，静脉血栓栓塞的发生率为 6% 比 3%，动脉血栓栓塞的发生率为 2% 比 0。对 MMTC 患者的研究评估了该药物对 QTc 间期的影响，治疗 4 周后 QTcF 轻度延长 10~15ms，但无一例 QTcF > 500ms。

9. 乐伐替尼（lenvatinib） 乐伐替尼最新的适应证是晚期肝细胞癌，此前它已先后被批准用于治疗局部复发或转移的放射性碘难治性分化甲状腺癌和肾癌。乐伐替尼具有不同于其他酪氨酸激酶抑制剂（TKI）的有效的选择性和结合模式，能同时抑制几种不同分子包括 VEGFR、FGFR、RET、KIT 和 PDGFR 的活性。这可能使得乐伐替尼成为同时抑制 FGFR1~4 以及 VEGFR1~3 的激酶活性的第一种酪氨酸激酶抑制剂（TKI）。SELECT 试验是一项随机、双盲、多中心的Ⅲ期研究，评估了 612 例对碘-131 治疗无效的进展性甲状腺癌患者，其中 392 名患者被随机分为两组，在 28 天周期里每天接受 24mg 的乐伐替尼治疗（261 名患者）和安慰剂治疗（131 名患者）。作者观察到 67.8% 的患者有不同程度的高血压，41.8% 的患者有 3~4 级高血压；各类疲劳或乏力占 59%，3~4 级占 9.2%；各级周围水肿 11.1%，3~4 级 0.4%；各级肺栓塞占 2.7%，3~4 级占 2.7%。这项研究显示，与安慰剂相比，尽管服用乐伐替尼的患者有更多的副作用，但乐伐替尼在无进展生存率和肿瘤反应率方面有所改善。

10. 阿帕替尼（apatinib） 阿帕替尼是在胃癌领域首个获得成功的小分子抗血管生成抑制剂。血管生成是肿瘤生长和增殖的重要过程，阿帕替尼选择性地抑制介导肿瘤血管生成的主要通路 VEGFR2，抑制血管生成。阿帕替尼的上市临床最终试验共纳入二线或二线以上全身化疗失败的晚期转移性胃癌（mGC）患者 273 例，按照 2:1 比例，随机分为试验组 181 例和安慰剂对照组 92 例，分别采用阿帕替尼或安慰剂，850mg po，qd；28 天为一个周期。在阿帕替尼治疗胃癌的Ⅲ期临床研究中，试验组共 62 例（35.23%）患者出现血压升高，其中 8 例为 3 级血压升高，未发生 4 级血压升高；安慰剂组有 5 例出现血压升高（5.49%），均为 1/2 级，无 3/4 级血压升高发生，两组均未出现高血压危象。发生血压升高的患者大多在服药后 2 周左右发生，多数患者通过合并使用降压药使血压得到良好控制。

11. 呋喹替尼（fruquintinib） 呋喹替尼是新近上市的国产小分子抗血管生成抑制剂，获批适用于既往接受过氟尿嘧啶、奥沙利铂和伊立替康为基础的化疗，以及既往接受过或不适合接受抗血管内皮生长因子（VEGF）治疗、抗表皮生长因子受体（EGFR）治疗（RAS 野生型）的转移性结直肠癌患者。作为喹唑啉类小分子血管生成抑制剂，该药品主要作用靶点是 VEGFR 激酶家族（VEGFR1、2 和 3），通过抑制血管内皮细胞表面的 VEGFR 磷酸化及下游信号转导，抑制血管内皮细胞的增殖、迁移和管腔形成，从而抑制肿瘤新生血管的形成，最终发挥肿瘤生长抑制效应。最显著的毒性反应是手足综合征（HFS）、声音嘶哑、蛋白尿、高血压和疲劳。最常见的 3~4 级不良反应为高血压（21.2%）。

二、抗 HER2 药物的心脏毒性作用

抗 HER2 的代表药物是曲妥珠单抗。早期临床试验注意到曲妥珠单抗治疗过程中出现的 CHF 和 LVEF 降低病例。5% 的曲妥珠单抗患者在接受单药治疗时表现出心脏毒性，13% 的患者接受紫杉醇联合治疗，27% 的患者接受蒽环类药物联合治疗。曲妥珠单抗相关心脏毒性的危险因素包括血脂异常，糖尿病，年龄 ≥ 50 岁，$BMI > 30kg/m^2$，顺序给予 ChT，治疗前 LVEF 减少，以及先前用蒽环类药物治疗（累积剂量 $> 300mg/m^2$）。与 AAC 不同，曲妥珠单抗相关的心脏毒性是可逆的。当与蒽环类药物联合给药时，发生曲妥珠单抗相关心脏毒性的风险最大，因此尽量优选具有相似治疗功效的非蒽环类组合方案。涉及曲妥珠单抗的心血管事件包括心功能减退、高血压、心律不齐、心力衰竭、心肌梗死和死亡，应在开始前和治疗期间监测患者的心脏功能。

曲妥珠单抗的长半衰期（取决于剂量大小，范围为 2~12 天）可能导致患者在停药后心脏症状并不能改善。曲妥珠单抗不破坏心肌细胞，看起来正常，仅通过电子显微镜观察到变化。曲妥珠单抗通过与 HER2/neu 受体的细胞外部分结合而引起左心室收缩功能障碍（LVSD）。这被称为 Ⅱ 型 ChT 相关心功能不全（CRCD），通常是可逆的，恢复期为 2~4 个月。Ⅱ 型 CRCD 与剂量无关，不会引起超微结构异常。蒽环类抗生素诱导 Ⅰ 型心肌损伤，这是永久性和累积剂量相关的，并且可能会复发，这取决于额外的心脏危险因素。对于表现出 LVEF 从初始水平降低 ≥ 16% 的患者，应停用曲妥珠单抗；如果 LVEF 低于正常标准化水平且从初始水平降低 ≥ 10%，则应停止治疗；如果 LVEF 恢复正常并且没有从初始水平降低，则可在 4~8 周内重新开始治疗；患有持续性心肌病 3 次或 LVEF 持续 > 8 周的患者应停用曲妥珠单抗[12,13]。

帕妥珠单抗（pertuzumab）是一种人源化单克隆抗体，其抑制 HER 异二聚体，结合 HER2 二聚化结构域，从而阻止 HER2 与其他 HER 家族成员的相互作用。双抗体治疗在 HER2 阳性乳腺癌患者的 Ⅱ 期研究中显示出有希望的活性。在 Baselga 等 2012 年的一项研究中，HER2 阳性转移性乳腺癌患者被随机分为双抗体治疗加多西他赛与曲妥珠单抗和安慰剂加多西紫杉醇组。添加帕妥珠单抗似乎不影响曲妥珠单抗加多西紫杉醇方案的心脏毒性。对

照组左心室收缩功能障碍实际上高于帕妥珠单抗组（8.3% vs 4.4%），3 级或更高左心室收缩功能障碍的发生率对照组为 2.8%，帕妥珠单抗组为 1.2%。此外，在对 LVEF 进行基线评估的患者中，接受帕妥珠单抗治疗的患者中只有 3.8% 的患者从基线下降 >10%，导致左室射血分数 <50%，而对照组为 6.6%。

三、免疫检查点抑制剂的心血管毒性

美国 FDA 已经批准了 6 种免疫检查点抑制剂（ICIs）用于治疗多种实体瘤和霍奇金淋巴瘤。伊匹单抗（Ipilimumab）阻断细胞毒性 T 淋巴细胞抗原 4（CTLA4），是 2011 年被批准的第一种 ICI。派姆单抗（Pembrolizumab）和纳武单抗（Nivolumab）均是通过阻断程序性死亡蛋白 1（PD-1）来调节 T 细胞活化的重组 IgG4 单克隆抗体，用于晚期黑色素瘤患者。阿特珠单抗（Atezolizumab）、度伐单抗（Durvalumab）和阿维单抗（Avelumab）均为针对程序性死亡配体蛋白 1（PD-L1）的抗体，前两者用于 NSCLC 和尿路上皮癌，后者用于 Merkel 细胞癌和尿路上皮癌。

ICIs 的毒性作用已经日益引起人们重视。免疫治疗继发的心血管毒性证据最初出现在会议上报告一些 ICI 的 Ⅱ 期和 Ⅲ 期临床试验中出现的个案。2016 年，Johnson 及其同事[14]报告了 ICI 治疗后 2 例致命性暴发性心肌炎，均在首次治疗后发生。2017 年的荟萃分析，接受纳武单抗（Nivolumab）和伊匹单抗（ipilimumab）联合治疗的患者（0.27%）心肌炎发病率高于仅接受纳武单抗（Nivolumab）治疗的患者（0.06%）。值得关注的是，50% 的 ICI 相关性心肌炎是致命的[15]。

Heinzerling 等[16]报道了 8 例 ICI 介导的心脏毒性的细节，其中包括心肌炎，左心室功能不全的心力衰竭但活检时无心肌炎，尸检时发现心肌炎或纤维化，继发于 Takotsubo 综合征的心脏骤停。长期关注肿瘤药物心脏毒性的 Moslehi 及其同事[17]从 WHO 的 Vigibase（一个药物个案安全性报告数据库）审查了 101 例 ICI 引发的心肌炎病例，其中 64%（59 例有剂量详情的病例中有 38 例）在第一次或第二次 ICI 剂量后发生，33 例有时间数据的病例中有 76%（25 例）在治疗的前 6 周内发生。

免疫检查点抑制剂治疗开始后不久会导致严重和致残的炎症心血管免疫相关不良事件（IrAEs）。研究人员在 VigiBase 中识别出接受免疫检查点抑制剂患者的 31 321 例不良事件和任何药物（全部数据库）治疗患者的 16 343 451 例不良事件[18]。同全部数据库相比，ICI 治疗与较高的心肌炎［全部数据库 5515 例 vs 免疫检查点抑制剂 122 例，ROR 11.21（95% CI 9.36～13.43）；IC025 3.20］、心包疾病［12800 vs 95，3.80（3.08～4.62）；IC025 1.63］和血管炎［33289 vs 82，1.56（1.25～1.94）；IC025 0.03］报道相关，血管炎包括颞动脉炎［696 vs 18，12.99（8.12～20.77）；IC025 2.59］和风湿性多肌痛［1709 vs 16，5.13（3.13～8.40）；IC025 1.33］。心包疾病多见于肺癌患者［87 名患者中 49 名（56%）］，然而心肌炎［103 名患者中 42 名（41%）］和血管炎［70 名患者中 42 名（60%）］更常见于黑色素瘤患者（所有亚组对比的 χ^2 检验，$P<0.0001$）。18 名颞动脉炎患者中 5 名（28%）视力受损。大多数病例中心血管 IrAEs 是严重的（>80%），122 名心肌炎病例中有 61 例死亡（50%），95 例心包疾病病例中有 20 例死亡（21%），82 例血管炎病例中有 5 例死亡（6%）

（心包疾病、心肌炎和血管炎之间整体对比的 χ^2 检验，$P<0.0001$）。

2018 年加拿大安大略癌症治疗中心（CCO）制定了 ICIs 毒性管理临床实践指南，2017 年 11 月，美国癌症免疫治疗协会、ASCO、NCCN 共同制定了《ICIs 相关毒性管理共识建议》，主要内容如下：ICIs 与独特的 IrAEs 相关，可以影响几乎所有器官系统。ICIs 单药治疗导致的任何级别的 IrAEs 的发生率报道高达 90%，但 meta 分析显示伊匹单抗的总发生率 <75%，抗 PD1/PDL1 药物 ≤30%。伊匹单抗 ≥3 级的 IrAEs 发生率高达 43%，PD1/PDL1 的发生率 ≤20%。伊匹单抗和帕博利珠单抗发生的 IrAEs 是剂量依赖性的。免疫毒性的确切发病机制尚不清楚，大部分 IrAEs 为轻微至中等，亦有严重结肠炎、肺炎、脑炎、中毒性表皮坏死松解症、心肌炎和 I 型糖尿病，死亡率高达 2%。IrAEs 具有迟发和持续时间长的特点，甚至在停药后数月甚至数年出现。建议早期识别、合理监测并及时采取适当的免疫抑制和/或免疫调节策略。

四、小结

血管生成机制涉及血管内皮生长因子（VEGF）和相应受体（VEGFR）等关键分子，它们对实体肿瘤的发展和扩散起着至关重要的作用。TKI 通过抑制配体及其受体调控肿瘤增殖的信号转导，特别是与血管生成相关的微环境，发挥其抗癌活性。

但是其所产生的心血管毒副作用常常迫使减少剂量和/或停止治疗，从而限制了抗癌疗效。试验报告的主要事件包括高血压，其发生率因癌症类型的不同而有显著差异，例如肾透明细胞癌（RCC）与非 RCC 分别为 25.9% 和 20.4%。对舒尼替尼而言，RCC 的患者 RR 为 8.20，而 GIST 的患者 RR 仅为 1.42（95%CI：0.81~4.2）。虽然高血压是接受 TKI 患者最常见的副作用，但是发生高血压可以预测疗效，并可能有助于选择最有可能受益于该疗法的患者亚组。这表明抗肿瘤效应和心血管副作用可能是不可分割的，因此心血管毒性不应成为限制这些靶向药物的使用的理由。

靶向治疗已成为肿瘤治疗的重要部分，如何在提高疗效的同时最大限度地降低心血管毒性已成为临床的重心。由于这些患者心血管并发症包括终末期心脏病的风险增加，因此对心血管毒性的早期检测和积极治疗非常有意义。超声心动图组织速度成像（TVI）、心脏核磁共振等先进影像技术可能有助于早期发现左室收缩功能障碍，从而减少或避免更严重的心血管事件发生。

心血管事件发生的风险与高血压、糖尿病、肾脏疾病或心血管疾病等慢性病有关，因此在使用 TKI 之前必须对这些情况进行积极的管理。除了密切监测血压外，治疗方法包括使用血管紧张素转换酶（ACE）抑制剂、血管紧张素 II 受体阻滞剂（ARB）、利尿剂、α 受体阻滞剂和 β 受体阻滞剂。应避免使用非二氢吡啶类钙通道阻滞剂和干扰 CYP3A4 的药物。

免疫检查点抑制剂是肿瘤治疗领域近年来的"明星"，对其毒性的了解和处理正处于初期阶段，尤其心血管毒性，由于其危害性大，正受到临床医生和患者的日益重视，需要及时发现并积极处理。

（杜思成　赵　晓　杨　波）

参考文献

[1] Folkman J. Tumor angiogenesis: therapeutic implications [J]. N Engl J Med 1971, 285 (21): 1182 - 1186.

[2] Motzer RJ. Overall survival and updated results for sunitinib compared with interferon alfa in patients with metastatic renal cell carcinoma [J]. J Clin Oncol, 2009, 27: 3584 - 3590.

[3] Nazer B, Humphreys BD, Moslehi J. Effects of novel angiogenesis inhibitors for the treatment of cancer on the cardiovascular system: focus on hypertension [J]. Circulation, 2011, 124: 1687 - 1691.

[4] Giordano FJ, Gerber HP, Williams SP. Cardiac myocyte vascular endothelial growth factor paracrine pathway is required to maintain cardiac function [J]. Proc Natl Acad Sci USA, 2001, 98 (10): 5780 - 5785.

[5] Winnik S. Systemic VEGF inhibition accelerates experimental atherosclerosis and disrupts endothelial homeostasis—implications for cardiovascular safety [J]. Int J Cardiol, 2013, 168: 2453 - 2461.

[6] An MM, Zou Z, Shen H, et al. Incidence and risk of significantly raised blood pressure in cancer patients treated with bevacizumab: an updated meta - analysis [J]. Eur J Clin Pharmacol, 2010, 66 (8): 813 - 821.

[7] Zhu X, Wu S, Dahut WL, et al. Risks of proteinuria and hypertension with bevacizumab, an antibody against vascular endothelial growth factor: systematic review and meta - analysis [J]. Am J Kidney Dis, 2007, 49: 186 - 193.

[8] Yeh ET, Tong AT, Lenihan DJ, et al. Cardiovascular complications of cancer therapy: diagnosis, pathogenesis, and management [J]. Circulation, 2004, 109: 1322 - 1331.

[9] Miller KD, O'Neill A, Perez EA, et al. A phase II pilot trial incorporating bevacizumab into dose - dense doxorubicin and cyclophosphamide followed by paclitaxel in patients with lymph node positive breast cancer: a trial coordinated by the Eastern Cooperative Oncology Group [J]. Ann Oncol, 2012, 23: 331 - 337

[10] Chintalgattu V, Rees ML, Culver JC, et al. Coronary microvascular pericytes are the cellular target of sunitinib malate - induced cardiotoxicity [J]. Sci Transl Med, 2013, 5: 187 - 212.

[11] FormigaMN, FanelliFM. Aortic dissection during antiangiogenic therapy with sunitinib. A case report [J]. Sao Paulo Med J, 2015; 133 (3): 275 - 277.

[12] Hudis CA. Trastuzumab—mechanism of action and use in clinical practice [J]. N Engl J Med, 2007, 357: 39 - 51.

[13] Jones AL, Barlow M, Barrett - Lee PJ, et al. Management of cardiac health in trastuzumab - treated patients with breast cancer: updated United Kingdom National Cancer Research Institute recommendations for monitoring [J]. Br J Cancer, 2009, 100: 684 - 692.

[14] Johnson DB, Balko JM, Compton ML, et al. Fulminant myocarditis with combination immune checkpoint blockade [J]. N Engl J Med, 2016, 375: 1749 - 1755.

[15] Hu YB, Zhang Q, Li HJ, et al. Evaluation of rare but severe immune related adverse effects in PD - 1 and PD - L1 inhibitors in non - small cell lung cancer: a meta - analysis [J]. Transl Lung Cancer Res, 2017, 6: S8 - S20.

[16] Heinzerling L, Ott PA, Hodi FS, et al. Cardiotoxicity associated with CTLA4 and PD1 blocking immunotherapy [J]. J Immunother Cancer, 2016, 4: 50.

[17] Moslehi JJ, Salem JE, Sosman JA, et al. Increased reporting of fatal immune checkpoint inhibitor - associ-

ated myocarditis [J]. Lancet, 2018, 391: 933.

[18] Salem JE, Manouchehri A, Moey M, et al. Cardiovascular toxicities associated with immune checkpoint inhibitors: an observational, retrospective, pharmacovigilance study [J]. Lancet Oncol, 2018, 19 (12): 1579-1589.

第六章

生物标志物与心脏毒性监测

近些年来，恶性肿瘤在世界乃至中国人口中的发生率、死亡率逐年提高。国家癌症中心2019年全国最新癌症报告显示，2015年全国新发恶性肿瘤392.9万例，发病率为285.83/10万。我国东部、中部、西部地区的恶性肿瘤新发病例数分别为163.1万例、130.8万例和99.0万例，发病率分别为316.03/10万、283.33/10万和249.51/10万。从各地区恶性肿瘤从患病年龄看，发病率趋势相似。常见恶性肿瘤为肺癌、结直肠癌、胃癌、肝癌、食管癌和乳腺癌。全国恶性肿瘤死亡病例233.8万例，死亡率为170.05/10万。从各地区恶性肿瘤年龄类别看，发病率、死亡率趋势相似。肺癌、肝癌、胃癌、结直肠癌、食管癌和乳腺癌也是各地区常见的恶性肿瘤死亡原因。

目前除了手术切除外，包括靶向治疗在内的药物化疗也是恶性肿瘤的主要治疗手段。适当的化疗方案可以显著提高肿瘤患者的生存时间，改善肿瘤患者预后。然而，随着对肿瘤治疗的深入研究发现，常规和新型抗癌药物常常对心脏造成损害，并最终影响患者的生存和生活质量。有报道显示，由抗癌药物的心脏毒性（cardiotoxicity，CTX）引起的各种心脏损伤可占到接受化疗肿瘤患者死亡病因的1/3左右。因此，化疗药物所导致的心脏毒性越来越受到重视。

目前，对于抗肿瘤药物所引起的心脏毒性的定义尚不一致。一般认为，在没有心脏基础疾病接受药物治疗的肿瘤患者，在治疗过程中或治疗后短期内任何不良心脏事件的发生，或原有心脏基础疾病，在化疗中或化疗后出现病情加重、恶化，都应高度怀疑为化疗药物的心脏毒性表现。如心功能不全和心衰、心律失常、血压升高、急性心肌损伤表现和血栓栓塞事件，都可视为是心脏毒性的表现。

一、常见抗癌药物的心脏毒性表现

（一）心功能不全和心衰

从现有文献报道可见，心脏毒性最常见的心脏损伤后果是心肌病、心功能不全。早期常没有临床症状，表现为从左心室舒张期或收缩期功能障碍开始，最终可能发展至充血性心力衰竭，甚至死亡。最近的研究结果表明，化疗药物诱导的心脏毒性呈连续性进展过程，从心肌细胞损伤、凋亡、死亡开始，渐进性发展为左室功能障碍，如果未予干预治疗，则会导致明显的心力衰竭[1]。

蒽环类抗生素（如阿霉素、道诺霉素和表柔比星）是用于治疗恶性肿瘤的最普遍且有效的化疗药物，但有可能引起迟发性严重心力衰竭，其主要病理生理机制可能与氧化应激反应有关[2]。导致心脏毒性事件增加的危险因素有女性、老年人、小于18岁、有肾功能不全、同时联合使用涉及心脏区域的放疗、使用烷化剂或免疫和靶向治疗等。

在接受免疫和靶向治疗的患者中出现心脏毒性，导致心功能不全和心衰的事件也越来越常见。曲妥珠单抗（赫赛汀）是常用于乳腺癌治疗的抗HER2制剂，如果与蒽环类药物同时使用或之前使用过蒽环类药物化疗者，其心脏毒性事件会增加。其临床特点是，赫赛汀相关的心脏毒性与累积剂量没有直接关系；并且在停药和/或抗心衰治疗后，其导致的心功能不全和心衰常常是可逆的。

贝伐单抗（Bevacizumab，商品名Avastin）是一种可抑制血管内皮生长因子的单克隆抗体，有研究表明，在常规化疗后使用贝伐单抗者，有2%的患者出现左室功能不全和1%的患者出现心衰（NYHA Ⅲ级或Ⅳ级）。同样，以表皮生长因子受体为靶点的酪氨酸激酶抑制剂（tyrosine kinase inhibitors，TKIs）如吉非替尼、厄洛替尼、舒尼替尼、索拉非尼、帕唑帕尼等药物，也会导致各级充血性心力衰竭恶化的风险增加。

除此之外，其他如环磷酰胺、顺铂、异环磷酰胺和紫杉醇等化疗药物均可导致心肌损害，继而出现心功能不全和心衰。治疗骨髓瘤的蛋白酶抑制剂如硼替佐米、卡非佐米，在发挥治疗作用的同时，也会损害心功能。卡非佐米引起心衰的发生率要高于硼替佐米。有报道显示，应用卡非佐米的患者心衰发生率可能高达25%。

（二）其他心血管毒性

接受化疗的肿瘤患者常并发多种心律失常，如窦性心动过速、窦性心动过缓、其他快速性心律失常以及各种传导障碍。比较常见的是房颤，尤其是在肺部肿瘤手术后。紫杉醇和沙利度胺可导致窦房结功能障碍和窦性心动过缓以及心脏传导阻滞。使用三氧化二砷治疗者QT间期延长发生率可达26%~93%，酪氨酸激酶抑制剂凡德他尼导致QT间期延长也很常见。

化疗药物治疗期间，常引起新发高血压或者原来已控制的高血压病出现血压波动。患者的年龄、原有高血压或冠心病病史、肿瘤类型、化疗药物种类和剂量、联合治疗方案决定了血压升高的发生率和升高程度。

动脉血栓栓塞在肿瘤患者中比较少见，而血管内皮生长因子抑制剂可能增加动脉血栓栓塞事件。接受内分泌激素治疗的乳腺癌患者中，使用芳香酶抑制剂他莫昔芬者，血栓栓塞的发生率更高。相对于动脉血栓形成而造成的栓塞，抗肿瘤治疗过程中静脉血栓形成和栓塞更常见。多达20%的住院肿瘤患者可能发生静脉血栓形成和栓塞。

一些肿瘤治疗药物可能诱发心肌缺血，甚至导致心肌梗死。氟尿嘧啶类药物引起冠脉损伤的几率比较高，其机制在于氟尿嘧啶类药物可以诱发冠脉痉挛和内皮损伤。顺铂可能诱发动脉血栓形成，导致心肌和脑血管性缺血，原因在于顺铂促凝并有直接的内皮毒性作用。血管内皮生长因子抑制剂是一类常见的免疫和靶向治疗药物，这种抑制作用也可以导致内皮损伤，从而引起动脉血栓形成。

二、抗肿瘤治疗的心脏毒性相关生物标志物

抗肿瘤治疗药物的使用可能诱发各种心脏相关毒性，如果不能提前做出预判，未能早期

发现心脏损伤迹象而予以积极干预处理，可能会造成患者的预后不良。及早发现心脏有关损伤迹象并采取适当、积极的治疗措施，对于改善接受肿瘤药物治疗患者的预后及其后续存活期间的生活质量至关重要。目前，经典的识别心肌损伤的检测手段集中在心脏相关的生物标志物。心脏生物标志物有助于早期鉴定、评估和监测药物诱导的心脏毒性。它客观、费效比好、可重复，对患者没有直接损伤，受临床医生的主观意识判断影响较小。

目前常用的心肌相关标志物主要包括：①心肌损伤标志物，如 cTnT、cTnI 以及 CK-MB 等指标；②心肌张力标志物，如脑钠肽、脑利钠肽前体 N 末端片段等指标。肌钙蛋白 T、肌钙蛋白 I 是心肌细胞内高度特异性蛋白组分；肌酸激酶同工酶属于心肌细胞内具有相对特异性的酶类；脑钠肽、脑利钠肽前体 N 末端片段是有助于早期识别心功能不全的灵敏指标。

（一）肌钙蛋白

心肌肌钙蛋白（cardiac troponin，cTn）绝大多数以复合物的形式存在于心肌细胞内。由三个亚单位构成，包括肌钙蛋白 C（TnC）、肌钙蛋白 T（TnT）和肌钙蛋白 I（TnI）。TnC 也可存在于骨骼肌中，因此心肌 TnC 不具有心肌组织特异性；TnT 和 TnI 主要存在于心肌细胞，有较高的特异性。当缺血性损伤发生时，肌细胞膜完整性发生改变，肌钙蛋白持续地释放到循环中。因此，心肌肌钙蛋白 I 和 T 是早期发现心肌损伤的良好生物标志物。

在研究与抗癌药物相关的心脏毒性损伤时，也观察到肌钙蛋白水平升高。肌钙蛋白的测定不仅有助于监测高剂量化疗所引起的心脏毒性，而且还有助于预测和监测标准剂量化疗引起的心脏损伤。在临床诊治过程中，过去数十年进行的大量研究表明，心脏肌钙蛋白（TnT 和/或 TnI）的升高是评估接受潜在心脏毒性药物治疗患者心肌损伤的有用工具。

基于动物模型的研究表明，TnT 升高的原因是由于蒽环类抗肿瘤药物破坏心肌细胞而导致 TnT 释放入血，TnT 的血清浓度与所接受药物的剂量以及心肌损伤的组织学程度相关[3]。研究还显示，TnI 的增加预示着化疗结束后的 1 个月内左心室功能障碍的发生及其严重程度。

在临床实践中，早期观察到这种现象的是学者 Lipshultz。他发现大约 1/3 接受化疗的年轻患者出现了血浆肌钙蛋白水平升高，并首次提出心肌损伤与抗癌治疗之间可能存在相互关系[4]。他对同一人群在抗肿瘤治疗结束后又随访了 5 年，发现在肿瘤治疗期间 TnT 水平曾有升高的儿童，超声心动图检查会出现心脏功能异常[5]。

随后，Cardinale 等证实 cTns 水平的升高可以反映采用高剂量抗癌药物治疗不同恶性肿瘤时出现的心脏功能不全[6-8]。他们发现，cTnI 可以作为药物诱导的心肌损伤的敏感和特异性检测指标，在用高剂量药物化疗的患者中，能够在非常早期阶段预测左心功能不全的发生及其严重程度。cTnI 大多升高为正常上限值的 1~4 倍，这与不太严重的心肌炎或小灶心肌梗死患者的情况非常相近。在 cTnI 升高的患者中，3 个月后左室射血分数显著降低，并且持续很长时间后仍未能恢复。而另一方面，cTnI 值正常的患者在 3 个月后短暂性的左室射血分数降低，但随后恢复到正常水平[7]。

这个现象也被其他研究证实。Dolci 等[9]分析了 1500 例肿瘤患者的 cTnI 或 cTnT，发现肿瘤化疗后 cTn 阳性率高达 30%~34%，提示化疗可能导致心脏毒性损伤；另一方面，cTn

持续阴性者出现心脏毒性损伤的可能性很低，而且在化疗结束后 1 年内发生心脏事件概率极低，其阴性预测值达 99%[9]。

随着新型靶向治疗药物的普及、推广，其导致心肌损伤的心脏毒性不良反应也逐渐明显。通过对使用群司珠单抗治疗 251 例乳腺癌患者的观察发现，在大多数患者中，cTnI 第一次增加大多出现在使用第一疗程群司珠单抗后不久。在所有心脏毒性损伤的患者中，约 60% 的患者于停药后心脏功能恢复。其中，cTnI 阴性的患者心脏功能全都恢复，且预后较好，心脏功能未恢复正常的人群常常伴有早期 cTnI 升高，该类人群心脏事件的发生率较高。

同样的情况也在接受以 EGFR 为靶点的酪氨酸激酶抑制剂如舒尼替尼或索拉非尼治疗的转移性肾癌患者中出现。大约有 10% 的患者出现 cTnT 增加，其中有 90% 随后出现超声心动图检查的异常（如左室射血分数减少或左室壁节段性收缩异常）[10]。Morris 等[11]的研究显示，接受蒽环类药物治疗后，序贯使用群司珠单抗和拉帕替尼患者的血清 cTnI 增加，cTnI 升高的时间出现在左室射血分数降低最明显之前。

基于上述数据，欧洲医学肿瘤学会（ESMO）2012 年的指导原则建议，对接受心脏毒性药物化疗的患者应进行监测[12]。另一方面，上述的高阴性预测值可以安全地识别低风险的患者，这些患者可以被排除在长期的心脏监测项目之外，相应降低医疗成本。

为了进一步提高抗肿瘤药物治疗过程中心脏毒性的早期检出率，人们发现高敏心肌肌钙蛋白（hs – cTn）具有更高的灵敏度。检测 hs – cTn 是一项改进传统 cTn 检测性能的方法，它能够检测到血清中极低含量的肌钙蛋白。事实上，在大多数接受抗肿瘤药物治疗的心脏毒性患者中 cTn 值的增加都只是略高于临界值。

Salvatici 等比较了标准肌钙蛋白检测和 HS 检测方法在抗肿瘤治疗过程心脏毒性反应的相关性。此前在化疗期间和化疗之后已经通过肌钙蛋白评估和超声评估的癌症患者的血清样本用 hs – cTn 重新测试。结果，标准肌钙蛋白和高敏肌钙蛋白检测之间有良好的相关性，检测结果一致[13]。

通过检测接受蒽环类药物、紫杉烷和曲妥珠单抗治疗患者的 hs – cTn 和超声心动图各项参数，Sawaya 等[14]较早期开展了 hs – cTn 检测应用研究。通过组织多普勒和应变率显像，结合 hs – cTnI 评估心脏整体和局部心肌功能。他们发现，在蒽环类药物治疗结束时，hs – cTn 浓度的增加预示随后可能出现左心功能不全。hs – cTnI 升高的灵敏度和特异性更高。值得注意的是，在相同的时间点，他们通过检测左室射血分数、左室舒张功能或 N 末端前脑利钠肽（NT – proBNP）水平的变化来发现潜在的心脏功能损伤者，均未能预测左室功能不全的发生。

（二）心肌酶谱

作为较早期出现的检测心肌损伤的标志物，心肌酶谱包括血清门冬氨酸转移酶酶（aspartate aminotransferase，AST）、血清乳酸脱氢酶（lactic dehydrogenase，LDH）、肌酸激酶（creatine kinase，CK）及肌酸激酶同工酶（creatine kinase – MB，CK – MB）等一系列酶类物质。AST 主要存在于肝脏、骨骼肌、肾脏和心肌中。血清乳酸脱氢酶包括五种同工酶，心脏中以 LDH1、LDH2 为主。这两种酶在出现心肌损伤时会升高，但受其他因素影响较大，特异性、敏感性不高，临床上用作检测特异性心肌损伤的特异性低，因此临床参考价值有限。CK 是一种存在于心肌、骨骼肌中的酶类，有三种亚型，其中 CK-MB 主要存在于心肌中，是目前应用最广泛的心肌损伤标志酶。

重组人血管内皮抑素（恩度）是一种血管内皮抑素抗癌药物，在临床应用中已证实有确切的抗肿瘤作用。覃晶等[15]通过对 48 例应用不同治疗方案的多种晚期肿瘤患者进行 CK-MB、cTnT 和 NT-proBNP 测定，探讨 3 种标志物反映心肌损伤的生化标志物在预测恩度心脏毒性的临床意义。他们发现，使用恩度联合化疗的大多数患者治疗后 CK-MB、cTnT 和 NT-proBNP 均有轻度升高，心电图也多见窦性心动过速、ST-T 改变，与单纯化疗对照组相比较有统计学差异。提示恩度存在一定的心脏毒性，并且这 3 种标志物和心电图可作为其心脏毒性早期预测指标。其中，CK-MB 出现的异常率最高。一方面，可能是由于 CK-MB 的敏感度较高，另一方面可能与其组织特异性较 cTnT 和 NT-proBNP 差有关。但 CK-MB 升高多不超过 2 倍正常值，也说明恩度的心脏毒性较轻微。

此外，管丽君等在蒽环类药物治疗过程中，通过检测 CK-MB、cTnT 和 BNP 评价它们对心脏毒性的诊断价值。结果发现，CK-MB 及 cTnT 仅有个别病例升高，而 BNP 在所有治疗病例中都有升高。

（三）脑利钠肽及其 N-末端氨基酸片段

利钠肽（NPs）是由心肌细胞产生的激素，并随着室壁应力和压力负荷而释放到循环中。研究最广泛的 NP 家族成员是心房利钠肽（ANP）和脑利钠肽（BNP）及两者的无生物活性 N-末端氨基酸片段（NT-proANP 和 NT-proBNP）。尤其是 BNP 和 NT-proBNP 被认为是心功能不全和心衰患者诊断和预后分层极具价值的生物标志物。利钠肽在维持心血管稳态中起着关键作用，事实上，它们参与了许多生理功能，包括血管舒张、尿钠排泄、尿钾排泄、肾素-血管紧张素-醛固酮系统的抑制和交感神经张力的抑制。有大量资料提示，BNP 和 NT-proBNP 在抗肿瘤药物治疗过程中心脏毒性所致心功能不全和心衰的检测及预测中有很好的相关性。在一项非常早期的 27 例接受 AC 治疗的恶性血液病患者的研究中，Suzuki 观察到 BNP 持续升高与不良预后相关，并且反映了舒张功能障碍，表明 BNP 增加和对心脏毒性剂的心脏耐受性降低之间存在相关性。

以后的许多研究发现，不同恶性肿瘤患者、不同年龄（儿童和成人人群）和不同肿瘤药物和化疗方案治疗后，BNP 和/或 NTproNP 持续升高的水平与心肌功能障碍的超声检查参数相关[16]。

脑钠肽能够早期预测阿霉素诱发的心功能不全。Kittiwarawut 等[17]报道了乳腺癌患者使用阿霉素化疗 3 周后心脏毒性组血清 NT-proBNP 显著升高，其水平与左室短轴缩短率、左室舒张末径、左室收缩末径密切相关；并且 50 岁以下患者化疗 1 个周期后 NT-proBNP > 45pg/ml 能够预测化疗 4 个周期后无症状患者的左室射血分数下降，其灵敏度为 100%，特异度为 67%。研究显示，NT-proBNP 持续升高者左室受损程度比 NT-proBNP 正常或一过性升高者更明显，且 NT-proBNP 水平的变化能很好地预测左心室受损情况[18]。

BNP 和 NT-proBNP 在新靶向药物治疗的心脏毒性检测中的作用尚不太清楚。对少数人群的研究（主要是用群司珠单抗治疗的乳腺癌患者）结果相互矛盾。事实上，尽管一些作者已经将 NT-proBNP 用于新疗法治疗患者的监测，但也有人发现 NT-proBNP 预测靶向治疗的心脏毒性作用价值有限。

（四）其他有潜在价值的生物标志物

除了上述三种经典、有效的用于检测和监测癌症患者药物治疗的潜在心脏毒性生物标志物以外，越来越多的循环生物标志物引起了研究者的兴趣。由于心肌细胞中大量的线粒体以及氧化代谢与心肌活力的紧密连接关系，线粒体功能障碍被认为是心脏毒性的特征之一。因此，可以将与线粒体功能障碍有关的生物标志物用于监测心脏损伤的发生和程度，以发现抗癌药物的心脏毒性作用。其中，细胞色素 C、线粒体 DNA 和氧化白蛋白似乎是早期和可靠的线粒体功能障碍标志物[19]。蒽环类抗肿瘤药物通过产生氧化应激和氧化还原状态的改变，导致电压依赖性通道的开放，线粒体膜通透性改变，并从线粒体释放促凋亡蛋白。

1. 肌红蛋白（myohemoglbin，MYO） MYO 是一种氧结合蛋白，位于细胞质中，相对分子量小于 cTnI、cTnT 以及 CK-MB，更利于游离出细胞。它也是早期发现心肌损伤的有价值指标之一。但是其检测时间窗口期短，易出现假阴性。

2. 细胞色素 C 是一种可以在线粒体中作为线粒体功能失调标志物测量的蛋白质，它可以预测细胞坏死。有初步数据证实，在含蒽环类药物的化疗期间，18% 的患者中血清细胞色素 C 可能增加，并且在肌钙蛋白增加之前暂时升高，这提示细胞色素 C 的释放可能是心脏毒性的一个新的早期标志物，它可能是细胞坏死和随后肌钙蛋白释放的先兆。

3. 髓过氧化物酶（MPO） MPO 是由多形核白细胞分泌的酶。它具有促动脉粥样硬化和促氧化作用，被认为是氧化应激的标志物，可引起脂质过氧化，清除一氧化氮和抑制一氧化氮合酶。氧化应激被认为是蒽环类抗肿瘤药物介导的心脏毒性的重要机制。Ky 等首次观察到 MPO 水平的早期变化与随后的心脏毒性有关。另有研究发现，MPO 和 cTnI 结合可用于筛选心脏毒性风险增加的患者亚组。相反，心脏毒性与其他生物标志物之间没有相关性[20]。MPO 水平的增加还与心脏毒性的预后密切相关。

4. 心脏型脂肪酸结合蛋白（H-FABP） H-FABP 是一种相对较小的细胞质蛋白，可反映脂肪酸氧化，有良好的心肌特异性，可用于心肌缺血的早期检测。它会迅速从心肌释放到血液中，以应对缺血性损伤，并在 18~30 小时内恢复正常。在急性冠脉综合征中，H-FABP 被认为是急性心肌缺血损伤的早期指标。H-FABP 在接受蒽环类抗肿瘤药物化疗的血液病患者中的可能作用有争议。ElGhandour 等[21]对 40 例非霍奇金淋巴瘤化疗患者的研究发现，第一个疗程有 10 例患者 H-FABP 升高，其中 8 例患者在 6 个疗程结束后 LVEF 显著降低（<50%），H-FABP 水平与左室射血分数及血浆 BNP 水平显著相关。但 Turan 等[22]认为，H-FABP 并不能预测接受 5-氟尿嘧啶治疗患者的心脏毒性损伤风险。

尽管这些标志物在急性心肌缺血后高度敏感并迅速释放，但它们与肌钙蛋白相比，用于检测不同于缺血性损伤的心脏毒性损伤的特异性较低，需要在更多例数的患者中做进一步研究，以更好地确定其在早期发现心脏毒性中的潜力。

三、心肌生物标志物与心脏保护药物应用决策及监测

目前，β 受体阻滞剂、血管紧张素受体拮抗剂、他汀类药物和醛固酮拮抗剂等四组药物已被一些试验证明具有心脏保护作用。但是，对所有接受化疗的肿瘤患者均采用药物预防会

导致成本较高,因此,通过心脏生物标志物识别高风险患者,有针对性预防心脏功能障碍及其晚期并发症可能更为合理。

Lipshultz 等[5,23]选择 TnT 作为生物标志物,用于监测 206 例儿童急性淋巴细胞白血病患者中右雷佐生的心脏保护作用。与安慰剂相比,右雷佐生组 TnT 升高者少见。对相同的人群在治疗后随访 5 年发现,化疗过程中至少有一次 TnT 增加的儿童,其超声心动图出现显著的迟发性心脏功能异常。

Akpek 等[24]对既往没有心血管疾病的癌症患者使用表柔比星治疗,经过 18 个月的随访,在 24 例单独使用表柔比星的患者中,超声心动图心肌形变指数显著下降,ROS 或白细胞介素 -6 增加,而在表柔比星之前数天开始预防服用替米沙坦的患者,上述改变均未出现。

Cadeddu 等[25]的研究包括 83 例同时服用螺内酯和接受 AC 化疗的患者,化疗结束后 3 周,螺内酯组肌钙蛋白 I 和 NT - proBNP 的增加减少,LVEF 和舒张功能保持正常。Cardinale 等[13]研究了肌钙蛋白在预防性心脏保护中的作用,114 例早期 TnI 升高患者被随机分为依那普利组和对照组。前者在依那普利治疗 1 个月后开始化疗,持续 1 年,LVEF 在随访期间没有改变;而对照组患者 LVEF 逐渐减少,心室舒张和收缩期内径明显增加。此外,ACEI 组患者的不良心脏事件发生率较对照组低。

在用分子靶向治疗的患者中也观察到类似的结果。Ederhy 等[26]随机选择新型抗 VEGF 单克隆抗体和酪氨酸激酶抑制剂治疗后基线 TnI 增加的实体转移瘤患者。结果显示,用 β 受体阻滞剂和阿司匹林组的 TnI 值恢复正常,TnI 正常化后,所有患者再次使用相同化疗药物,没有患者出现新的 TnI 增加,并且在随后的观察期间没有发生心脏事件。提示肌钙蛋白对于确定有心脏毒性风险的患者可能有价值,这些患者应该接受预防性治疗,没有风险的患者应该继续抗肿瘤治疗。

国际肿瘤心脏病学会的 ICOS - ONE 试验是唯一的一项大型随机研究,用于比较全部进行初级预防方法与针对 AC 高危者进行预防的效果差异。273 例患者随访 1 年的结果显示,依那普利在 AC 治疗开始前常规服用,与肌钙蛋白已经增加后再服用相比,两者防止心脏毒性的有效性无差异,两组肌钙蛋白升高比例分别为 23% 和 26%,提示用肌钙蛋白作为指导预防服药的标志更为合理[27]。

四、小结

抗癌治疗引起的心脏毒性已经逐渐引起肿瘤心脏病学家与癌症患者的关注,目前最有效的减少心脏毒性的方法是早期发现和及时开始预防性治疗。在过去 10 余年间出现了血清心脏特异性生物标志物,为早期识别更易发生心脏毒性的患者提供了一种经济有效的诊断工具。2016 年 ESC 发布的《癌症治疗与心血管毒性的意见》建议采用 cTns 和 BNP 或 NT - proBNP 等标志物来筛查和检测抗癌相关的心脏毒性损伤。其他生物标志物用于抗癌治疗相关的心脏毒性损伤检测尚缺乏长期随访数据,有待临床多中心协作研究提供循证医学证据。

(高伟 吴兴利 周长喜)

参考文献

[1] Cardinale D, Colombo A, Bacchiani G, et al. Early detection of anthracycline cardiotoxicity and improvement with heart failure therapy [J]. Circulation, 2015, 131 (22): 1981-1988.

[2] Zamorano JL, Lancellotti P, Rodriguez MD, et al. 2016 ESC Position Paper on cancer treatments and cardiovascular toxicity developed under the auspices of the ESC Committee for Practice Guidelines: The Task Force for cancer treatments and cardiovascular toxicity of the European Society of Cardiology (ESC) [J]. Eur Heart J, 2016, 37 (36): 2768-2801.

[3] Herman EH, Zhang J, Lipshultz SE, et al. Correlation between serum levels of cardiac troponin-T and the severity of the chronic cardiomyopathy induced by doxorubicin [J]. J Clin Oncol, 1999, 17: 2237-2243.

[4] Lipshultz SE, Rifai N, Sallan SE, et al. Predictive value of cardiac troponin T in pediatric patients at risk for myocardial injury [J]. Circulation, 1997, 96: 2641-2648.

[5] Lipshultz SE, Rifai N, Dalton VM, et al. The effects of dexrazoxane on myocardial injury in doxorubicin-treated children with acute lymphoblastic leukemia [J]. N Engl J Med, 2004, 351: 1451-1452.

[6] Cardinale D, Sandri MT, Martinoni A, et al. Myocardial injury revealed by plasma troponina I in breast cancer treated with high-dose chemotherapy [J]. Ann Oncol, 2002, 13: 710-715.

[7] Cardinale D, Sandri MT, Martinoni A, et al. Left ventricular dysfunction predicted by early troponin I release after high-dose chemotherapy [J]. J Am Coll Cardiol, 2000, 36: 517-522.

[8] Cardinale D, Colombo A, Torrisi R, et al. Trastuzumab-induced cardiotoxicity: clinical and prognostic implications of troponin I evaluation [J]. J Clin Oncol, 2010, 28: 3910-3916.

[9] Dolci A, Dominici R, Cardinale D, et al. Biochemical markers for prediction of chemotherapy-induced cardiotoxicity: systematic review of the literature and recommendations for use [J]. Am J Clin Pathol, 2008, 130 (5): 688-695.

[10] Schmidinger M, Zielinski CC, Vogl UM, et al. Cardiac toxicity of sunitinib and sorafenib in patients with metastatic renal cell carcinoma [J]. J Clin Oncol, 2008, 26 (32): 5204-5212.

[11] Morris PG, Chen C, Steingart R, et al. C-reactive protein are commonly detected in patients with breast cancer treated with dose-dense chemotherapy incorporating trastuzumab and lapatinib [J]. Clin Cancer Res, 2011, 17: 3490-3499.

[12] Curigliano G, Cardinale D, Suter T, et al. ESMO Guidelines Working Group. Cardiovascular toxicity induced by chemotherapy, targeted agents and radiotherapy: ESMO Clinical Practice Guidelines [J]. Ann Oncol, 2012, 23 (Suppl 7): vii155-166.

[13] Cardinale D, Colombo A, Sandri MT, et al. Prevention of high-dose chemotherapy-induced cardiotoxicity in high-risk patients by angiotensin-converting enzyme inhibition [J]. Circulation, 2006, 114: 2474-2481.

[14] Sawaya H, Sebag IA, Plana JC, et al. Assessment of echocardiography and biomarkers for the extended prediction of cardiotoxicity in patients treated with anthracyclines, taxanes, and trastuzumab [J]. Circ Cardiovasc Imaging, 2012, 5 (5): 596-603.

[15] 覃晶,张鹏海,钱新宇,等.心肌生化标志物联合检测评价重组人血管内皮抑素心脏毒性[J].南方医科大学学报,2008,28(6):930-937.

[16] Romano S, Fratini S, Ricevuto E, et al. Serial measurements of NT‐proBNP are predictive of not‐high‐dose anthracycline cardiotoxicity in breast cancer patients [J]. Br J Cancer, 2011, 105: 1663‐2168.

[17] Kittiwarawut A, Vorasettakarnkij Y, Tanasanvimon S, et al. Serum NTproBNP in the early detection of doxorubicin‐induced cardiac dysfunction [J]. Asia Pac J Clin Oncol, 2013, 9 (2): 155‐161.

[18] Romano S, Fratini S, Ricevuto E, et al. Serial measurements of NTproBNP are predictive of not‐high‐dose anthracycline cardiotoxicity in breast cancer patients [J]. Br J Cancer, 2011, 105 (11): 1663‐1668.

[19] Force T, Krause DS, Van Etten RA. Molecular mechanisms of cardiotoxicity of tyrosine kinase inhibition [J]. Nat Rev Cancer, 2007, 7: 332‐344.

[20] Ky B, Putt M, Sawaya H, et al. Early increases in multiple biomarkers predict subsequent cardiotoxicity in patients with breast cancer treated with doxorubicin, taxanes, and trastuzumab [J]. J Am Coll Cardiol, 2014, 63 (8): 809‐816.

[21] ElGhandour AH, El Sorady M, Azab S, et al. Human heart‐type fatty acid‐binding protein as an early diagnostic marker of doxorubicin cardiac toxicity [J]. Hematol Rev, 2009, 1 (1): e6.

[22] Turan T, Agac MT, Akyüz AR, et al. Usefulness of heart‐type fatty acid binding protein and echocardiography in the early detection 5‐fluorouracil cardiotoxicity [J]. J Am Coll Cardiol, 2013, 62 (18): C51.

[23] Lipshultz SE, Scully RE, Lipsitz SR, et al. Assessment of dexrazoxane as a cardioprotectant in doxorubicintreated children with high‐risk acute lymphoblastic leukaemia: long‐term follow‐up of a prospective, randomised, multicentre trial [J]. Lancet Oncol, 2010, 11 (10): 950‐961.

[24] Akpek M, Ozdogru I, Sahin O, et al. Protective effects of spironolactone against anthracycline‐induced cardiomyopathy [J]. Eur J Heart Fail, 2015, 17 (1): 81‐89.

[25] Cadeddu C, Piras A, Mantovani G, et al. Protective effects of the angiotensin II receptor blocker telmisartan on epirubicin‐induced inflammation, oxidative stress, and early ventricular impairment [J]. Am Heart, 2010, 160 (3): 487. e1‐7.

[26] Ederhy S, Massard C, Dufaitre G, et al. Frequency and management of troponin I elevation in patients treated with molecular targeted therapies in Phase 1 trials [J]. Investig New Drugs, 2010, 30 (2): 611‐615.

[27] Cardinale D, Ciceri F, Latini R, et al. ICOS‐ONE Study Investigators. Anthracycline‐induced cardiotoxicity: A multicenter randomised trial comparing two strategies for guiding prevention with enalapril: The International Cardio‐Oncology Society‐one trial [J]. Eur J Cancer, 2018, 94: 126‐137.

第七章 超声心动图检测放化疗所致心脏毒性

肿瘤治疗手段的进步极大地改善了许多恶性肿瘤的预后,但是由于治疗手段的副作用,癌症幸存者的心血管疾病发病率和死亡率也显著增加。儿童癌症、乳腺癌和淋巴瘤的幸存者最有可能经历从心肌功能的亚临床变化到明显心力衰竭的心脏毒性后果。癌症治疗相关的心功能损伤(cancer therapeutics – related cardiac dysfunction,CTRCD)一方面可因治疗手段直接作用于心脏结构产生,另一方面也可通过加速心血管疾病的发生和进展而导致。目前,癌症治疗所致的心脏毒性定义为左室射血分数(LVEF)相对于基线水平超过绝对值10个百分点的减少,导致 LVEF 低于正常低值53%。超声心动图技术包括有常规二维、M型、多普勒超声心动图、组织多普勒、应变及应变率成像、三维超声心动图、负荷超声心动图及斑点追踪技术等,相对于心脏磁共振及核素心血池显像检查等,超声心动图是一种无创性评估心脏结构和功能的方法,应用广泛且无辐射,可以全面评估整体收缩和舒张功能、局部室壁运动异常、瓣膜功能以及心包病变,对于早期发现心肌功能的亚临床变化有积极意义。

一、标准超声心动图观察平面

标准的超声心动图检查始于胸骨旁长轴切面(PLAX,图7-1),在此平面上,心脏的长轴平分主动脉瓣和二尖瓣。PLAX 视图平面顺时针旋转 70°~110° 产生胸骨旁短轴视图,从基底部到心尖部进行心脏评估。探头放置在心尖部,心脏的所有四个腔室都在一个观察平面中,为心尖四腔心切面。在这个平面上,左心室似乎是一个椭圆形,并且室间隔、心尖、LV 游离壁和 RV 游离壁都可见。将探头定位在前方和顺时针方向旋转可以包括左心室流出道、左右主动脉瓣叶和升主动脉,产生心尖五腔图。逆时针旋转从该平面前角可以显示左心室流出道、前中隔、主动脉瓣小叶和升主动脉。

对于能够仰卧并在完全吸气状态下屏气的患者,换能器可放置在剑突下方。剑下四腔图可以评估从基底部到心尖部、室间隔下部和 LV 游离壁的右心室(RV),也可用于评估心包、心包积液和下腔静脉。最后,将探头放置在胸骨上窝可以评估大血管和主动脉。

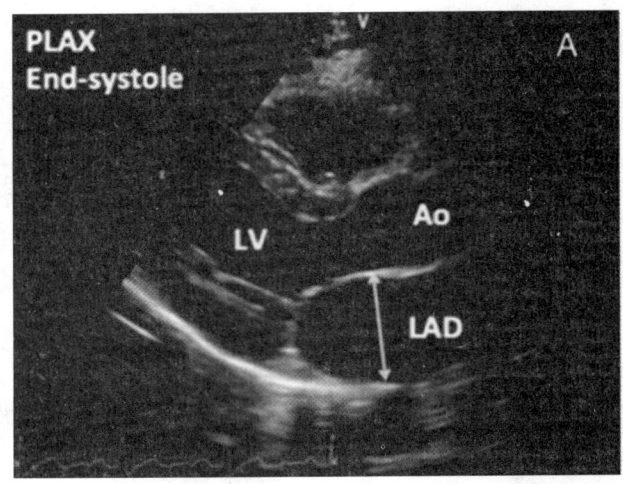

图 7-1 超声心动图 PLAX 平面
LV：左心室；AO：主动脉瓣；LAD：左房内径

二、左心室收缩功能评估

肿瘤药物的心脏毒性已引起越来越多的关注，尤其是蒽环类等Ⅰ型药物导致的不可逆心脏损伤，对患者的预后生存有极差的影响。然而，在 CTRCD 早期患者中，相当比例的患者是无症状心功能减低。有报道在蒽环类药物和曲妥珠单抗治疗的乳腺癌患者中比例可达28%。此外，有研究显示尽早进行抗心衰治疗可逆转心功能减低和心脏事件的发生。因此，监测左室功能的改变对于接受肿瘤治疗的患者具有重要临床意义。

LVEF 定义为每搏输出量与舒张末容积的比值，是左室收缩功能评估中使用最多的指标。采用如下公式计算：LVEF =（LVEDV – LVESV）/LVEDV。其中 LVEDV 和 LVESV 分别为左室舒张末容积和左室收缩末容积。ASE/EACI 指南的二维超声 LVEF 正常值标准为男性52%~72%，女性54%~74%。而近来的许多临床和药物试验的标准中也以50%或53%作为 LVEF 正常低限。

LVEF 作为预测心血管疾病预后最重要的预测因子，亦是目前唯一被用来定义心脏毒性的指标。ESC（欧洲）2016 年 CTRCD 指南建议，当心内膜可以清晰显示时，三维超声心动图是测量 LVEF 更佳的技术，因其具有较高的准确性及可重复性。除此之外，二维超声通过双平面辛普森法（biplane Simpson's technique）也被指南推荐用于 LVEF 和左室容积的计算。该指南延续了 2014 年美国超声心动图协会（ASE）和欧洲心血管成像协会（EACVI）共同制定的 CTRCD 的诊断标准，不再以心衰症状存在与否作为依据，而是仅以 LVEF 降低超过10 个百分点，并且 LVEF 低于正常低值53%作为唯一标准，需在初次诊断 2~3 周后再次检查以确诊。如果观察到 LVEF 的显著减低，但仍未低于正常低限时，则应缩短复查间隔。LVEF 的监测间期尚无定论，但原则上应在随访中持续监测，以明确病情改善，或已有不可逆的心脏损伤。

然而以 LVEF 作为诊断 CTRCD 的标准仍然有其局限性。LVEF 的测量依赖于图像质量、左心室解剖形态的显示，并会受到图像角度偏斜以及心脏负荷条件的影响。不同的测量方法、不同的操作者及不同时间重复测量均可带来不可忽视的变异率，甚至高于 CTRCD 定义的 10% 差异。此外，由于心脏整体 LVEF 的减低多反映了心脏进展期的损伤，作为提示心毒性的指标可能为时已晚。为预防不可逆的心脏损伤，早期检测肿瘤治疗的心毒性仍需探索其他心源性指标。LVEF 联合其他影像学指标及心脏生物标志物的多元化标准可能是未来 CTRCD 诊断标准的发展趋势。

三、实时三维超声心动图（real-time 3D echocardiography，RT-3DE）

三维超声心动图（3D echocardiography，3DE）是超声技术的重要进展，3DE 具有可以比拟核磁成像的优势。在蒽环类药物治疗后的患者中，三维超声相比二维超声对心脏测得的 LVEF 减低，具有更高的敏感性。因为 3DE 技术可以直接采集实时的心脏全容积数据，不受左室解剖形态的建模假设以及心尖图像偏斜（apical for shortening）的影响。相比于 2DE，3DE 结果的操作者间变异率和重复测量变异率均减低。并且对于 LVEF 的微小变化，3DE 具有更高的敏感性，这在当患者的 LVEF 值趋于正常低限时尤为关键，能够更早发现患者心功能的异常。另外，应用 3DE 的自动化描记分析也使得 LVEF 结果的可重复性更高。因此指南推荐使用 3DE 作为更佳的技术选择来监测肿瘤治疗患者的 LVEF。

RT-3DE 测量的左心室不同步指标能有效评估长期阿霉素治疗和心脏放疗后的心脏损伤[1]。可清楚直接地显示瓣膜，排除球囊扩张术后瓣膜连接点融合的缺失。RT-3DE 与 TDI 结合而发展的实时三平面组织同步成像技术、与 STI 结合产生的 3D-STI，能在同一心动周期对心肌进行定量分析，可早期客观地评估心肌的局部和整体运动功能。

ASE 和 EAVCI 建议三维超声作为心脏-肿瘤患者的"选择试验"，但缺乏广泛的推广应用和需要进行高级训练限制了其在临床实践中的应用[2]。但要注意的是，3DE 技术仍在发展之中；目前，患者图像质量、采图方法规范以及操作者训练经验的积累均是能否获得可靠 LVEF 结果的限制因素。各个超声工作站可建立符合自身条件的技术规范，系统评估并努力降低各种因素导致测量变异，以满足临床对 LVEF 变化的解读。

四、左心室舒张功能评估

舒张功能评估包括左心室壁厚度、左心房容积、肺动脉压力、二尖瓣血流速度和肺静脉多普勒血流模式。经二尖瓣多普勒血流评估的脉冲波多普勒横跨二尖瓣小叶的尖端，早期快速充盈产生 E 波，后期心房收缩产生 A 波。由于心房收缩是必需的，心房纤颤者不适宜舒张功能评估。在无舒张功能障碍的患者中，E 波迅速上升（加速时间，AT）和下降（减速时间，DT）。当患者开始出现舒张功能障碍时，左室充盈变得越来越依赖于心房收缩，这会影响等容舒张时间（IVRT）、AT 和 DT。这些变化导致二尖瓣流入模式的三种改变：舒张功能受损的患者表现为 E 速度降低，E/A<1，等容舒张时间延长，减速时间延长；随着舒张功能障碍恶化，左心房压力增加，E/A 比值恢复到>1。这种"假正常模式"将改变为 Valsalva 减弱的放松模式；随着左心房压力继续上升，等容和 DT 缩短，E/A 比率增加到>2。

使用心尖四腔观，右上肺静脉通常可以在标准的经胸超声上显示。在正常人，舒张期的主要血流方向是前向的，这种模式的逆转意味着左心房压力升高和舒张功能障碍。

放化疗对左心室舒张功能的影响已经有报道，Heidenreich 等研究 282 例霍奇金淋巴瘤放疗（剂量 >35Gy）患者，其中左心室舒张功能轻度异常 26 例（9%），中等异常 14 例（5%）。左心室舒张功能障碍患者出现负荷诱导的心肌缺血的几率约为 23%，高于左心室舒张功能正常者（11%）。Adams 等评价 37 例霍奇金淋巴瘤患者放疗后的左心室舒张功能，发现 22% 的患者出现明确的左心室舒张功能降低。

舒张功能在预测早期左室功能障碍中的作用尚不清楚。Stoddard 等的研究表明，等容舒张时间增加 >37% 对预测多柔比星最终剂量 3 个月后的收缩功能障碍具有 78% 的敏感性和 88% 的特异性。相反，Lange 等[3]的研究没有发现使用曲妥珠单抗治疗患者的舒张参数有任何显著变化。这些不一致的发现可能与心脏负荷条件不同有关，例如化疗相关的呕吐、腹泻引起体液容量的变化。鉴于癌症存活者舒张功能障碍的不确定性，目前还不能用于预测是否进展为明显的左室功能障碍或预测左室功能障碍的预后。

五、右心室功能评估

化疗药物和放射治疗对右心室（RV）的心脏毒性作用尚未得到充分研究。与左室一样，右室也可能受到原发恶性肿瘤、肿瘤扩散或治疗药物的影响。一项研究发现，37 例患者在使用环磷酰胺 + 阿霉素或环磷酰胺 + 阿霉素 + 5 - 氟尿嘧啶的方案后，RV 的收缩和舒张功能均出现亚临床性下降，但大多数指标仍在正常范围内[4]。

目前的指南建议在超声心动图检查期间对 RV 进行全面评估。标准检查应包括评估右心房大小、右心室大小、三尖瓣环平面收缩期偏移（TAPSE）、三尖瓣环脉动 DTI 获得的收缩期峰值速度、右室部分面积缩短分数（RVFAC）和肺动脉压力评估。三尖瓣环收缩期位移是评价右心室收缩功能较敏感的指标，但对于心脏手术后、右心室局部收缩功能异常或三尖瓣大量反流者，三尖瓣环收缩期位移的可重复性较差[5]。

六、肺动脉压力评估

超声心动图是无创评估右心压力的基本方法。肺动脉收缩压的计算采用常用的三尖瓣反流（TR）并根据下腔静脉呼吸流量的变化估计右心房压力。另外，在收缩期和右室肥厚期间，肺动脉高压（PH）的其他超声征象是室间隔向左室扩张。RV 压力的长期升高导致进行性右室功能不全，表现为右心室扩张、室间隔变平、TR 恶化和右心房增大。基于 TTE，如果 PASP > 50mmHg 且 TR 峰值速度（TRV） > 3.4m/s，则肺动脉高压被分类为可能。当 PASP < 36mmHg，TRV < 2.8m/s 时，PH 被认为不太可能[6]。

TTE 评估右心室功能的主要局限性包括心室形状不规则，心内膜确定受限，依赖前负荷，以及对 TR 射流的高估。

组织多普勒、应变和实时三维超声心动图都是克服这些局限性的有用技术。通过组织多普勒检测，右室游离壁基底部 S´< 10cm/s 是 RV 功能障碍的标志。二尖瓣环外侧速度与 PCWP 相关，可无创性评价左心疾病的病因。二维应变成像已被证明对于评估 PH 患者的预后

有益。Haeck 等的研究表明，RV 纵向收缩期峰值应变 ≥ -19% 是纽约心脏协会评定的功能等级更差、TAPSE 较低的风险。三维超声心动图消除了确定 RV 容积时对几何假设的需求外，还可以全面评估 PH 患者的 RV 重塑和功能[7]。

酪氨酸激酶抑制剂伊马替尼、达沙替尼和尼罗替尼已用于治疗 CML，与其他药物相比，达沙替尼具有较低的特异性目标特征。一项法国 PH 注册研究报告，应用达沙替尼治疗的患者肺动脉高压的发生率增加，在研究中确定的患者中没有发现其他原因或 PH 的危险因素，并且在停药后大部分患者临床改善。

七、应变超声用于心脏毒性监测

应变超声心动图已经成为临床医生评估和监测接受癌症治疗的患者左室功能的重要工具。应变超声心动图分析的是心动周期内心肌收缩和舒张的形变，可直接反映心脏整体和节段性收缩功能。应变（strain）定义为一节段心肌相对原有长度的变化，单位是百分率。公式为 Strain (%) = (Lt - L0)/L0，其中 Lt 为时刻 t 的长度，L0 是它在时刻 0 的原长。而应变率（strain rate）则为应变随时间的变化率。

应变或应变率可以通过组织多普勒成像（Tissue Doppler Imaging，TDI）或斑点追踪技术来实现。组织多普勒是最先应用于应变的技术，它利用左室壁运动的速度梯度来首先获得心肌的应变率，进而计算导出应变值。这一技术和多普勒同源，同样具有角度依赖的局限性，只能准确测出与超声声束方向一致的运动形变，所以垂直于超声波束的结构，例如心尖四腔视图中的顶点心尖部心肌，将不会被很好地测量。而后来出现的斑点追踪技术，是通过对多个相干超声的背反射斑点的识别和运动追踪，得到心肌的应变。在心动周期内，心肌内某两个斑点间的相向和相背运动提示心肌的缩短和伸长，将任意长度内心肌的斑点进行分析，可获得心肌局部乃至整体的应变值。由于斑点在二维图像中的各个方向运动均可被追踪，不再具有角度依赖性，因而认为斑点追踪更优于组织多普勒的应变技术。

1. **组织多普勒成像** 基于组织多普勒与斑点追踪的应变超声均被报道可用于检测化疗患者的早期心脏损伤。对于组织多普勒技术，室间隔的长轴应变率是其最佳的指标，在报道的癌症治疗研究中减低程度达 9%～20%。放疗相关心脏毒性研究表明，节段心肌放射剂量超过 3Gy，放疗结束时和放疗结束 2 个月后，乳腺癌患者节段心肌应变值均降低；接受左侧胸部放疗的乳腺癌患者，心尖节段的应变值较基底段及中间段降低明显。

2. **斑点追踪超声心动图（speckle tracking echocardiography，STE）** 在临床最可靠的预测心毒性的指标仍是基于斑点追踪的应变。它可分别观察在长轴、短轴和环向的应变，更好地描述心脏的收缩功能。放疗相关心脏毒性研究表明，节段心肌放射剂量超过 3Gy，放疗结束时和放疗结束 2 个月后，乳腺癌患者节段心肌应变值均降低；接受左侧胸部放疗的乳腺癌患者，心尖节段的应变值较基底段及中间段降低明显。但由于 TDI 的应变速率与角度有关，所以垂直于超声波束的结构，例如心尖四腔视图中的顶点，无法被很好地测量。另外，TDI 是一种半定量的测量方法，并且会受到来自血液池的噪音的影响，因此很难解释，从而限制了它的临床应用。

（1）二维斑点追踪（2D - speckle tracking imaging，2D - STI）：在心脏收缩时，心肌在

长轴（longitudinal）和环向（circumferential）上缩短，呈现负应变值，而在短轴平面（radial）增厚，呈正应变值。在舒张时心肌的形变相反，应变亦相反。由于在描述左室收缩功能增加和降低时最常用的应变指标整体长轴应变（global longitudinal strain，GLS）总为负值，很容易造成混淆。因此，在2015超声指南建议统一用应变绝对值的大小变化来描述应变值的增加和减低。以GLS为例，GLS的测量应在三个心尖标准切面进行，并且需要优化图像质量、最大化帧频并最小化图像切面的偏斜，这些都是降低测量误差的关键。此外，由于测量心肌的位置、分析软件供应商和版本的不同，不同研究结果的差异仍很大，尚无法定义统一的正常值标准。一般认为，GLS在 −20% 左右考虑为正常值范围。

GLS是目前唯一被认为能可靠预测CTRCD的指标。将GLS与其他成像方式（如MRI）进行比较，发现它在评估区域和整体功能方面是准确的[8-10]。在对1504例癌症治疗患者的系统分析研究表明，GLS的早期相对降低达到10%~15%可预测治疗后的心脏毒性[11]。而ESC2016指南也指出，GLS较基线水平相对降低15%可考虑为异常而作为早期亚临床左室功能减低的指标，而GLS相对性降低在8%以内则可能不足以说明有明显差异。

众多研究也报道了GLS在CTRCD中的预测价值[12-15]。它对普通人群和癌症治疗患者中的全因死亡率的预测优于EF值[12]。化疗开始前的异常应变对治疗后的未来心脏事件有很大的预测作用[16]。有研究表明，在LVEF下降之前或早期，在蒽环类药物治疗的过程中，出现的应变减少，而峰值收缩期GLS是最敏感的[17]。GLS值的相对平均误差在观察者内和观察者间的变化范围为4.9%~8.6%，小于LVEF的误差[13]。在心力衰竭患者的观察研究中，应变已经显示出优于左室射血分数的预后价值[14]。Mornos等[18]联合应用GLS与LVEF作为预测指标，对74名患者和37名对照者进行了研究，这些患者包括乳腺癌、淋巴瘤、ALL、AML和骨肉瘤。在 52±2 周的随访期内，联合指标GLS+LVEF是预测晚期心脏毒性（曲线下面积为0.93）的最佳指标。随访6周时，GLS的变化率为2.8%，对52周心脏毒性的敏感性为79%，特异性为73%。放疗也影响心肌应变，Tsai报告接受过蒽环类药物和胸部RT的患者比仅接受了放疗的患者其GLS明显减少。

在临床实践中，对应变成像的一大限制是供应商间的可变性。Farsalinos比较了9个不同供应商的GLS测量。主要发现是平均GLS的绝对值变化在18.0%（3.4）~21.5%（4.0）。作者认为，在GLS中，一个 >3.7% 的绝对变化将产生一个很有可能显示收缩功能的变化。系列研究应采用相同的机器和软件版本。另一个应变成像缺陷是这种测量的负荷依赖性。一些研究表明，后负荷会影响应变和应变率，但有争议。来自乳腺癌患者的初步数据显示，GLS在2年随访中没有受到前负荷和后负荷参数的影响。

作为可能比LVEF更敏感的应变指标，GLS已被期待能应用于临床[19,20]。为了验证GLS是否能指导临床及时进行心脏保护治疗，从而逆转CTRCD的进展、改善心功能预后，并且优于现行的临床策略，目前，一项大规模的多中心临床随机对照试验SUCCOUR Trial正在进行中。它的结果很可能将会指导下一步CTRCD指南的修改，以加入GLS作为新的监测指标。

（2）三维斑点追踪技术（three-dimensional speckle tracking imaging，3D-STI）：3D-STI是在2D-STI的基础上结合实时三维超声，在立体空间对心肌组织进行追踪的新技术，具有较准确的空间结构定位特征。采用 3D-STI 测量的左心室舒张末期容积、收缩末期容积与心脏 MRI 测量值的相关性较 2D-STI 测量值好,基于 3D-STI 的应变参数与左心室收缩功能参数相关性好,观察者内变异和观察者之间变异低[21]。Fontana 等认为,相比于 TDI,STI 切实可行、重复性高,可成为临床随访患者的重要手段。

八、监测频度推荐

尽管开始心力衰竭治疗的确切时间仍未确定,但及时监测对于指导临床医生了解心脏药物、适当启动时间,以保留心脏功能,并减少心血管事件可能有益。

目前 ASE/EACI 的建议指出,一般来说,接受已知心脏毒性副作用治疗的患者应在开始治疗前、治疗期间每 3 个月或如果出现心力衰竭症状时进行超声心动图检查。治疗结束后,应在 6 个月或随着症状的发展进行超声心动图随访。

在开始化疗方案的患者中,建议使用 GLS 显像的基线超声来评估 LVEF。除了基础 LVEF 外,先前未诊断的心脏解剖异常也需要在开始化疗之前进行评估。

对于 LVEF < 53% 或 GLS 低于正常下限或肌钙蛋白阳性的患者,建议进行心脏病咨询,并考虑进行心脏 MRI 检查以进一步评估 LVEF。

对于 LVEF > 54%,GLS 大于正常下限或肌钙蛋白 I 阴性,并且蒽环类药物剂量 < 240mg/m^2 者,建议在化疗完成时随访超声。如果超过 240mg/m^2 的剂量,应在每次增加 50mg/m^2 蒽环类药物剂量前检查 GLS、肌钙蛋白和超声。

接受曲妥珠单抗治疗的患者的诊断方法与此相似。而 LVEF > 53%,GLS 大于正常的下限,肌钙蛋白 I 阴性的患者需要在治疗期间每 3 个月重复这些检查。如果患者在接受与 I 型毒性相关的方案后接受曲妥珠单抗治疗,筛查策略保持不变,但是治疗结束后 6 个月要重复检查。

生物标志物检测亚临床左室功能障碍:在化疗前对肌钙蛋白 I 和左室射血分数进行基线评估,然后每个周期结束时检测。肌钙蛋白 I 阳性的患者在化疗结束后 6 个月应去找心脏病学专家会诊,而肌钙蛋白 I 阴性的患者应在化疗结束后 6 个月再次接受超声心动图检查。

Negishi 等发现,8% 的 GLS 差异不太可能具有临床意义,而 15% 的 GLS 变化很可能是显著的。一旦停止治疗并开始标准的心力衰竭治疗,药物治疗(例如曲妥珠单抗)导致的 LVEF 降低通常可以逆转和改善。然而,心脏毒性的真实发生率和可逆性还没有得到充分证实。此外,在随机试验中没有预防损伤的治疗方法,也没有对应变成像异常逆转的价值进行研究。未来研究的重点是以预防该人群心功能不全为目标的治疗方案,以期提高存活率。

九、经食管超声心动图

与经胸超声心动图(TTE)相比,用经食管超声心动图(TEE)检测时,食管与后内侧心脏接近,可以提供更好的心脏后部结构改变。目前,TEE 在心脏毒性标准检查中并未显示出超过 TTE 的更高的价值。虽然标准的 TEE 成像平面显示了大部分的左心室,但其顶点通常被缩短,这种截断可能导致使用 Simpson 方法低估左室容积和射血分数。此外,心尖部显示不佳也降低了 TEE 对室壁运动异常和心尖血栓的敏感性。

正在接受化疗或化疗后的患者免疫抑制和医院获得性感染的风险增加。对于有心内膜炎临床症状或体征的患者，TEE 可作为进一步评价心脏瓣膜病理的指标。TEE 可用于评估左心耳、急性主动脉病变，人工瓣膜功能障碍或病因不明的 50 岁以下栓塞患者[22]。与 TTE 方法相比，TEE 方式的缺点包括对患者禁食的需求、对多个医务人员的需求以及患者镇静的要求。

十、负荷超声心动图

负荷超声心动图是指在标准超声心动图检查中增加运动或多巴酚丁胺，以评估心脏功能和收缩储备。负荷超声心动图可以检测到新的压力诱发的室壁运动异常，也可以检测到静息室壁运动异常的恶化，提示心肌缺血。此外，多巴酚丁胺负荷超声心动图可以显示异常但尚存活的心肌。在功能不全但仍然存活的部分，小剂量多巴酚丁胺的注入增加了收缩性。目前，在中到高风险的冠状动脉粥样硬化性疾病患者使用与缺血相关的化疗药物之前，推荐检测负荷超声心动图。研究表明，收缩性储备的下降预示着 LVEF 最终会降低到 <50%。相反，在已知心脏毒性导致收缩功能降低的患者中，收缩储备的改善可能预示整体更好的疗效[23]。临床研究显示，纵隔放疗（放射总剂量 >35Gy）后无症状霍奇金淋巴瘤患者中，室壁中至重度运动功能减退发生率约为 17%，三支或者左主干冠状动脉严重病变的发生率约为 2.7%，7.5% 的患者狭窄率 >50%。平均随访 6.5 年后，23 例发展为典型的冠心病，其中急性心肌梗死 10 例。

十一、瓣膜功能障碍

超声心动图非常适合评估化疗和放射治疗常见的并发症——瓣膜功能障碍。从病理生理学角度看，瓣膜功能障碍从放疗后纤维化缓慢发展为瓣膜退缩和钙化。此外，接受化疗的患者往往发生免疫抑制，感染风险增加，可能导致需要瓣膜置换。在留置导管进行化疗药物输注的患者或先前存在瓣膜病变的患者中，发生心内膜炎的风险进一步增加。

在淋巴瘤幸存者中，已经研究了与瓣膜功能障碍相关的患病率和危险因素。反流性病变最常见，随着心脏毒性负荷的增加，功能障碍的风险也相应增加。在有反流性病变的患者中，主动脉瓣反流和 TR 的发生率明显高于对照组，而治疗组二尖瓣反流的发生率和对照组相似。大多数瓣膜病的患者分级为中度。瓣膜功能障碍的其他危险因素包括：女性，诊断时年龄 >50 岁，自体 HCT 前 >3 次化疗，心脏放疗 >30Gy[24]。

十二、心包疾病

心包最常见的转移瘤包括肺癌、乳腺癌、黑色素瘤、白血病和淋巴瘤[25]。化疗药物和放射治疗也可诱发心包炎，伴有或不伴有渗出，导致血液动力学不稳定。

在心包炎患者中，超声心动图可显示心包积液、高回声心包或心包增厚，以及其他结构和多普勒特征。正常人心包和心外膜超声图像表现为围绕心脏的强回声带。正常的心包腔含有 20~30ml 的液体；然而，随着肿瘤扩散到心包、纵隔放疗或炎症状态后，积液可能会增加。心包积液表现为脏层和壁层分离，心包壁运动减少或心脏运动减少。由于心包积液和浸润性肿瘤开始通常聚集在左室后壁后面，所以胸骨旁长轴视图是主要成像平面。肿瘤浸润的区域似乎比周围区域反光强，扭曲了原本光滑的心包。

十三、造影剂在超声心动图检查中的应用

超声心动图的固有局限性表现为，在大约20%的患者检测时定义心内膜边界的能力有限。对比超声心动图通常是为了更好地描绘左心室内膜，从而更好地评估室壁运动。目前美国超声学会的指南建议使用对比超声心动图评估节段性室壁运动异常。造影剂的使用可能特别适用于接受了乳房切除术或植入的乳腺癌患者。

已被批准的超声造影剂包括 Levovist、Optison、Definity、SonoVue、CARDIOsphere 和 Imagify。这些试剂的共同结构为填充有高分子量气体的微泡。这些静脉注射剂不影响左室功能、血流动力学或气体交换[26]。许多研究已经评估了这些造影剂的安全性。不常见且轻微的不适包括头痛、虚弱和疲劳。对造影剂的过敏反应是一种严重的罕见不良反应，见于1/10000的患者中。

值得注意的是，对比超声心动图在已知存在心脏分流的患者中是禁忌的。应当在使用造影剂前利用搅动的生理盐水进行发泡试验（bubble），确定可疑房间隔缺损或卵圆孔未闭患者的心脏分流。随着活动性恶性肿瘤患者血栓形成风险的增加，分流的早期识别可以指导抗凝治疗的管理。

十四、超声心动图的限制

二维超声心动图计算的射血分数受判读者间可变性的影响。另外，可以检测到的 EF 最小视觉变化是11%[27]。超声图像质量既取决于操作者又取决于患者。由于没有经验的操作人员无法实现良好的成像平面，而肥胖和慢性阻塞性肺病等患者因素会干扰声波窗口，导致技术质量和可解释性下降。

十五、小结

鉴于肿瘤治疗的心血管并发症的发病率和死亡率很高，需要采取早期发现和预防心脏毒性的策略。虽然超声心动图有局限性，但它无创、无辐射、相对便宜，至今仍然是检测化疗所致心功能不全的标准成像方法。许多专业中心已经开展斑点追踪应变成像来检测射血分数明显下降之前的亚临床左室功能障碍，越来越多的人认识到 GLS 可作为左心室功能不全的标志，在预测心脏毒性方面优于射血分数。期待不久的将来，随着超声心动图新技术的广泛应用，一些新的临床证据给 CTRCD 的随访监测和治疗带来新的方法。

（刘翠　张舜欣　卢宏泉）

参考文献

[1] Ylänen K, Eerola A, Vettenranta K, et al. Three-dimensional echocardiography and cardiac magnetic resonance imaging in the screening of long-term survivors of childhood cancer after cardiotoxic therapy [J].

Am J Cardiol, 2014, 113 (11): 1886-1892.

[2] Plana JC, Galderisi M, Barac A, et al. Expert consensus for multimodality imaging evaluation of adult patients during and after cancer therapy: a report from the American Society of Echocardiography and the European Association of Cardiovascular Imaging [J]. J Am Soc Echocardiogr, 2014, 27 (9): 911-939.

[3] Lange SA, Ebner B, Wess A, et al. Echocardiography signs of early cardiac impairment in patients with breast cancer and trastuzumab therapy [J]. Clin Res Cardiol, 2012, 101 (6): 415-426.

[4] Tanindi A, Demirci U, Tacoy G, et al. Assessment of right ventricular functions during cancer chemotherapy [J]. Eur J Echocardiogr, 2011, 12 (11): 834-840.

[5] Sato T, Tsujino I, Ohira H, et al. Validation study on the accuracy of echocardiographic measurements of right ventricular systolic function in pulmonary hypertension [J]. J Am Soc Echocardiogr, 2012, 25 (3): 280-286.

[6] Montani D, Bergot E, Gunther S, et al. Pulmonary arterial hypertension in patients treated by dasatinib [J]. Circulation, 2012, 125 (17): 2128-2137.

[7] Bossone E, D'Andrea A, D'Alto M, et al. Echocardiography in pulmonary arterial hypertension: from diagnosis to prognosis [J]. J Am Soc Echocardiogr, 2013, 26 (1): 1-14.

[8] 姜志荣, 李大海, 张小花. 组织多普勒评价胸部放疗对肿瘤患者心脏功能影响的临床研究 [J]. 中国临床医学影像杂志, 2007, 18 (1): 22-25.

[9] 郭建锋, 黄敏, 吴锦昌, 等. Tei 指数和组织多普勒联合 N 端 B 型钠尿肽前体评价右心早期放射性损伤 [J]. 中国医学影像技术, 2012, 28 (8): 1504-1508.

[10] Toro-Salazar OH, Ferranti J, Lorenzoni R, et al. Feasibility of echocardiographic techniques to detect subclinical cancer therapeutics-related cardiac dysfunction among high-dose patients when compared with cardiac magnetic resonance imaging [J]. J Am Soc Echocardiogr, 2016, 29 (2): 119-131.

[11] Thavendiranathan P, Poulin F, Lim KD, et al. Use of myocardial strain imaging by echocardiography for the early detection of cardiotoxicity in patients during and after cancer chemotherapy: a systematic review [J]. J Am Coll Cardiol, 2014, 63 (25 Pt. A): 2751-2768.

[12] Negishi K, Negishi T, Hare JL, et al. Independent and incremental value of deformation indices for prediction of trastuzumab-induced cardiotoxicity [J]. J Am Soc Echocardiogr, 2013, 26 (5): 493-498.

[13] Poterucha JT, Kutty S, Lindquist RK, et al. Changes in left ventricular longitudinal strain with anthracycline chemotherapy in adolescents precede subsequent decreased left ventricular ejection fraction [J]. J Am Soc Echocardiogr, 2012, 25 (7): 733-740.

[14] Shah AM, Claggett B, Sweitzer NK, et al. Prognostic importance of impaired systolic function in heart failure with preserved ejection fraction and the impact of spironolactone [J]. Circulation, 2015, 132 (5): 402-414.

[15] Mavinkurve-Groothuis AMC, Groot-Loonen J, Marcus KA, et al. Myocardial strain and strain rate in monitoring subclinical heart failure in a symptomatic long-term survivors of childhood cancer [J]. Ultrasound Med Biol, 2010, 36 (11): 1783-1791.

[16] Ali MT, Yucel E, Bouras S, et al. Myocardial strain is associated with adverse clinical cardiac events in patients treated with anthracyclines [J]. J Am Soc Echocardiogr, 2016, 29 (6): 522-527.

[17] Stoodley PW, Richards DAB, Boyd A, et al. Left ventricular systolic function in HER2/neu negative breast cancer patients treated with anthracycline chemotherapy: a comparative analysis of left ventricular ejection

fraction and myocardial strain imaging over 12 months [J]. Eur J Cancer, 2013, 49 (16): 3396 – 3403.

[18] Mornos C, Petrescu L. Early detection of anthracycline – mediated cardiotoxicity: the value of considering both global longitudinal left ventricular strain and twist [J]. Can J Physiol Pharmacol, 2013, 91 (8): 601 – 607.

[19] Seicean S, Seicean A, Alan N, et al. Cardioprotective effect of beta – adrenoceptor blockade in patients with breast cancer undergoing chemotherapy: follow – up study of heart failure [J]. Circ Heart Fail, 2013, 6 (3): 420 – 426.

[20] Gulati G, Heck SL, Ree AH, et al. Prevention of cardiac dysfunction during adjuvant breast cancer therapy (PRADA): a 2 × 2 factorial, randomized, placebo – controlled, double – blind clinical trial of candesartan and metoprolol [J]. Eur Heart J, 2016, 37 (21): 1671 – 1680.

[21] Luis SA, Yamada A, Khandheria BK, et al. Use of threedimensional speckle – tracking echocardiography for quantitative assessment of global left ventricular function: a comparative study to three – dimensional echocardiography [J]. J Am Soc Echocardiogr, 2014, 27 (8): 880 – 887.

[22] Hahn RT, Abraham T, Adams MS, et al. Guidelines for performing a comprehensive transesophageal echocardiographic examination: recommendations from the American Society of Echocardiography and the Society of Cardiovascular Anesthesiologists [J]. J Am Soc Echocardiogr, 2013, 26 (9): 921 – 964.

[23] Grosu A, Bombardini T, Senni M, et al. End – systolic pressure/volumerelationship during dobutamine stress echo: a prognostically useful non – invasive index of left ventricular contractility [J]. Eur Heart J, 2005, 26 (22): 2404 – 2412.

[24] Murbraech K, Wethal T, Smeland KB, et al. Valvular dysfunction in lymphoma survivors treated with autologous stem cell transplantation: a national cross – sectional study [J]. JACC Cardiovasc Imaging, 2016, 9 (3): 230 – 239.

[25] Bussani R, De – Giorgio F, Abbate A, et al. Cardiac metastases [J]. J Clin Pathol, 2007, 60 (1): 27 – 34.

[26] Mulvagh SL, Rakowski H, Vannan MA, et al. American Society of Echocardiography Consensus Statement on the clinical applications of ultrasonic contrast agents in echocardiography [J]. J Am Soc Echocardiogr, 2008, 21 (11): 1179 – 1201; quiz 1281.

[27] Marwick TH, Narula J. Why, when, and how often: The next steps after defining the right tools for noninvasive imaging of cardiotoxicity [J]. JACC Cardiovasc Imaging, 2014, 7 (8): 851 – 853.

第八章

心脏磁共振与核素检测放化疗所致心脏毒性

根据美国癌症学会的报道，美国的癌症幸存者在 2014 年 1 月大约有 1450 万，预计到 2024 年 1 月，这个数字将增长到 1900 万。由于化疗或放射治疗可能会产生广泛的心脏毒性效应，癌症幸存者的近远期风险评估也越来越迫切。化疗是癌症治疗的主要方法，通常包括 HER2/NEU 受体拮抗剂、环磷酰胺和蒽环类药物，它们可能导致不可逆（Ⅰ型）或可逆（Ⅱ型）化疗相关的心功能不全（CRCD）。化疗后心脏毒性的大部分效应可在数月、数年甚至数十年内首次被检测到。此外，放射治疗乳腺癌、淋巴瘤、食管癌和某些类型的肺癌，也可能导致心肌、冠状动脉和心脏瓣膜的损伤，这些损伤进展有时非常缓慢，可能在治疗后的几十年内才显现出来。因此，心脏毒性的早期诊断非常重要，能避免不可逆性改变的发生。

对化疗和放疗引起的心血管疾病的早期检测日益受到重视，美国心脏协会（AHA）、欧洲心血管成像协会（EACVI）、美国超声心动图协会（ASE）和美国临床肿瘤学会（ASCO）提出了一些成像和指南。ASE 建议在化疗前、化疗期间和化疗后测量左心室射血分数（LVEF）[1,2]。由于放射性核素多栅采集（MUGA）扫描所做的 LVEF 测量在观察者之间高度一致，心脏 MRI（CMR）测量心室容积和 LVEF 的准确性很高。AHA 建议在蒽环类药物化疗期间监测心脏功能，但是没有指定 LVEF 需要测量的时间间隔[3]。对于儿童癌症幸存者，研究者已经设计出基于风险的指导方针来追踪晚期效应[4,5]。《心肌病磁共振成像临床应用中国专家共识 2016》推荐通过心肌组织学特征的评价，协助扩张型心肌病患者的病因学诊断和预后风险的综合评估[6]。

核磁共振（MRI）的持续快速发展及不断改进，使一次心脏 MRI 检查即可提供心脏解剖、功能、大血管、心肌灌注、心肌活性、心脏瓣膜及室壁运动、心肌代谢和冠状动脉等信息。MRI 方法可靠、重复性好，能够早期检测收缩功能的亚临床降低，对于测量 LVEF 的微小变化优于二维（2D）超声心动图，有利于根据指南更改剂量和疗程。

心血管系统在癌症治疗后发生的变化不仅仅限于左心室收缩功能。新的分子成像方法能帮助早期发现心肌损伤和探究心脏毒性机制，这可能影响到心脏保护和临床治疗方案的制订。本章重点介绍放射性核素及 MRI 在检测癌症治疗相关心脏毒性中的新应用。

一、放射性核素显像

放射性核素显像测量左室功能在 20 世纪 70 年代首次使用，又被称为平衡放射性核素血管造影（ErRNA）、门控血池单光子发射计算机断层扫描（SPECT）或 MUGA 扫描。准确性和可重复性高。通过使用小剂量的 20mCi（740MBq）锝 –99m（^{99m}Tc）标记少量的患者红细胞，标记后的血液被重新注入并使用心脏 ECG 门控和伽玛照相机进行多平面成像，扫描大约需要 20 分钟。心室容积的计算是基于包含左心室的目的区域（ROI）内的发射能量（基于计数的）。ROI 用于计算 LVEF、局部射血分数和各种其他功能参数。

这种成像方法操作相对简单，不受人体体积或植入装置的限制，应用广泛。作为三维（3D）成像技术，其测量精度和可重复性优于标准 2D 超声心动图。缺点包括室性早搏（PVCS）必须 <10%，有电离辐射，以及不能提供瓣膜和心包等其他心脏结构的信息。多项研究已经证实 MUGA 可用于识别蒽环类药物患者的 LVEF 无症状下降[7]（表 8-1）。

除了计算左心室容积、右心室容积和射血分数外，MUGA 还可测量区域室壁运动、心室同步性，产生舒张功能指标，包括峰值充盈率、舒张末期前 1/3 的平均充盈率和从收缩末期到峰值的充盈时间。研究表明，MUGA 可用于舒张功能障碍的早期检测，并可用于评价 CRCD[8] 的患者。

表 8-1 蒽环类药物治疗期间监测 LVEF 的指南

基线 LVEF > 50%
1. 总累积剂量达到 250~300mg/m^2 时测量
2. 达到 450mg/m^2 时测量
3. 在 450mg/m^2 以上时，每疗程用药前测量
4. 如果 LVEF 从基线下降 ≥10%，LVEF ≤50%，停止治疗
基线 LVEF < 50%
1. 如果 LVEF < 30%，不治疗
2. 每次增加剂量前连续测量
3. 如果 LVEF 从基线下降 ≥10% 或 LVEF ≤30%，停止治疗

MUGA 最常用于化疗前和化疗期间评估，被认为是早期检测心室功能衰退的一种非常可靠的方法。由于观察者之间高度一致以及检测 EF 微小变化的能力，MUGA 一直是 LVEF 系列测量的首选临床研究工具。然而，MUGA 有 5~10mSv 的电离辐射剂量。因此，超声心动图仍然是临床最广泛使用的非侵入性心脏评估工具，可以作为癌症治疗前后的测试方法（表 8-2）[5]。对于声窗较差的受试者，超声心动图的可靠性下降，可考虑使用 MUGA。应该注意的是，这两种方法不能互换，应当使用同一种成像技术进行心室功能的系列评价。

表 8-2 用于监测心脏毒性的成像技术的比较

超声心动图	容易获得，因此被广泛使用
	使用几何假设来量化 LVEF，在扩张的心室中不太可靠
	基于增益的边缘检测可能导致错误
	与 CMR 相比，非对比二维超声心动图的偏差为 0.8%，LOA 为 -15% ~ 10%
	与 CMR 相比，造影增强的二维超声心动图的偏差为 4.6%，LOA 为 -12.4% ~ 21.6%
	非对比三维超声心动图比非对比二维超声心动图与 CMR 的一致性好
	2D 超声心动图的正常值下限：55%（男性和女性）
	3D 超声心动图的正常值下限：47% ~ 53%（男性）和 51% ~ 55%（女性）
放射性核素血管造影术	与超声心动图和 CMR 相比，分辨率较低，有辐射
	需要背景校正
	重叠结构发出的信号可能引起误差
	重复性低于 CMR
	放射性核素血管造影的正常值下限：50%（男性和女性）
心脏核磁共振	不需几何假设
	各种影像技术中可重复性最大
	CMR 的正常值下限：55% ~ 57%（男性）和 54% ~ 58%（女性）
	价格昂贵，而且没有广泛使用

CMR：心脏磁共振成像；LOA：一致性水平；LVEF：左心室射血分数

二、心脏磁共振成像（CMR）

（一）一般注意事项

CMR 已广泛用于临床，其优点包括没有声窗的限制，在任何想要的平面上提供高分辨率图像、可重复的容积测量和在分子水平展示组织构成，可以在一次成像过程中评估左心室（体积、射血分数、质量、收缩力）、心肌组织特征、主动脉脉搏波速度或扩张。与放射性核素成像和 CT 相比，CMR 提供了多用途的横截面成像且没有电离辐射，可以进行连续多次成像。大多数临床 CMR 研究使用了 1.5 特斯拉（T）场强度磁铁和标准的商业可用脉冲序列。3.0 T 场强的设备已变得越来越普遍，能增强信号，减少伪影。接受钆（Gd）增强对比检查的患者应检查肾功能，透析患者肾小球滤过率（eGFR）< 30ml/（min·1.73m^2），而非透析者 eGFR < 40ml/（min·1.73m^2）者禁用。植入永久起搏器和除颤器是相对禁忌证，了解清楚材料磁兼容性后少数也可进行 CMR。幽闭恐怖症患者如果必须做 CMR，可以通过镇静或麻醉来辅助检查。

临床 CMR 扫描需要 1 小时，图像后处理后获得测量结果。CMR 评估可疑 CRCD 的常规方法包括结合电影成像、使用对比剂前后的心肌组织特征和可能用专门的序列来评估舒张期松弛。对可能的转移性疾病，包括心脏或中央纵隔血管结构的评估将以不同的方式进行，因为成像时间将集中在肿瘤组织的鉴别。CMR 成像与临床问题高度相关，图像质量的优化有赖于操作者的水平。

（二）准确量化左心室射血分数

CMR 是一种不受声窗限制的 3D 模态，优于标准二维超声心动图，能够更早期、更灵敏地检测 CRCD。CMR 在无创影像学检查中被作为评估心室功能和体积的金标准[9]。在一项对儿童时期接受过蒽环类药物和辐射的无症状成人的研究中发现，虽然超声心动图比 CMR 更广泛，但 CMR 更适用于对 LVEF（50%～59%）的患者进行更精确的量化。与 CMR 相比，2D 经胸超声心动图（TTE）高估了 EF，低估了 LV 收缩末期和舒张末期体积；3D TTE 和 2D TTE 分别将 6 名和 11 名 LVEF≥50% 的患者进行了错误分类。

LVEF 的测量基于 ESV 和 EDV 的计算。LVEF 的下降可能来自 EDV 的潜在减少或 ESV 的增加。这些体积变化的确定有助于做出是否因为 LVEF 下降而停止治疗的临床决定。EDV 的减少可能是由于口服摄入不足和恶心而导致的低血容量减少，或者早期的舒张功能障碍。心脏毒性对心肌细胞收缩力和收缩功能的影响可以表现为 ESV 的增加。因此当 LVEF 在癌症治疗者中下降时，需要重点评估其指标的构成（EDV 和 ESV），分析其相关原因。例如，由于 EDV 的减少导致 LVEF 下降的个体可能需要恢复血容量，而不是怀疑心脏毒性而停止化疗。

用 CMR 测量的 LV 质量下降可能与心肌细胞的丢失和肌细胞体积减少有关。在蒽环类药物治疗的癌症患者中，LV 萎缩重塑和质量降低可能是由于心肌细胞体积缩小或弥漫性细胞死亡及纤维化[10]。虽然在多项研究中观察到 LV 质量指数的早期短暂性增加，但在大多数肿瘤患者完成标准的 CV 监测后，在癌症治疗后可能会出现 LV 质量下降以及与累积的蒽环类药物剂量无关的心脏疾病风险增加。

CMR 成像中还可完成 CMR 应变成像，它是用位移编码或受激回声的 CMR 或空间调制的磁化来测量欧拉环向应变（Eulerian circumferential strain）。研究发现在阿霉素治疗后 3 个月的心肌应变发生了显著变化。此外，在使用低到中剂量的蒽环类药物的个体中也发现了明显的周向应变增加（收缩性丧失）。在接受了蒽环类药物化疗后，心脏毒性早期可表现为心肌细胞损伤引起的细胞内外的心肌水肿。如果损伤进展，肌细胞死亡引起胶原沉积增加、收缩性能降低以及 LV 的重塑，进而导致 LVEF 的下降。超声心动图和核素心室测量（RVN）不能对心肌损伤与细胞内外水肿及心肌纤维化进行早期检测[11]。CMR 技术基于磁场中氢质子共振行为进行的成像，具有鉴别心肌组织的能力。在蒽环类药物化疗后对比增强 T1 加权影像上信号强度增加，且相对信号强度增加 5 倍以上，则预测 LVEF 下降 16%。

（三）CMR 对 LV 体积和 LVEF 的评价

当需要考虑心室容积和功能的连续测量的准确性时，可以考虑使用电影成像技术。电影成像覆盖从二尖瓣至心尖的整个 LV（通常是 8mm 层厚，2mm 层间距）。图像平行于心室短轴方向，便于区域节段室壁运动的描述。另外，通常也会获得额外的长轴图像（双腔和四腔）。高时间和空间分辨率需要使用心电门控、呼吸门控或在成像时屏气。因此，图像质量依赖于患者配合呼吸控制指令的能力和正常的心律。

图像的后处理软件分割工具的精度不高,图像质量差,主要用来定义心内膜和心外膜边界。测量心室容积的一个主要误差与心脏周期内二尖瓣平面的向下运动有关。在计算心室容积时,最新版软件试图通过包含长轴视图和二尖瓣平面跟踪使误差最小化。影响观察的另一个因素是乳头肌的分割,乳头肌是包括在左室体积内或心肌重量内。乳头肌体积的处理需要在整个心脏周期和序列测量之间保持一致性,以避免测量的误差。

(四) CMR 电影成像的进展

硬件和软件的发展促进了成像序列的不断发展,图像质量提高,成像时间减少,并能对心脏进行实时三维立体评估。目前前沿研究主要集中在图像采集与重建、心脏和呼吸运动校正、减少图像采集时间和降低后处理的复杂性等方面。

1. **CMR 评价心室的张力和舒张** 许多心肌病患者最主要的表现是舒张功能障碍,收缩期的失代偿性在疾病的后期才被观察到[12]。约 50% 的心力衰竭为射血分数正常的心力衰竭(HFpEF)。

使用 CMR 测量舒张功能的方法很多,最常规的是通过平行短轴平面屏气获得 LV 腔的时间 - 体积关系;还可以用长轴平面的径向叠加来评估舒张期的 LV 充盈,测量达峰值充盈率、峰值充盈率和心房充盈率。该技术已被 CMR 中组织标记采用的应变分析所取代。

2. **标记成像方法** 心肌在空间选择性饱和脉冲中无信号。在舒张末期应用无信号模式,并持续至整个心动周期,进而获得图像[13]。通过观察标记线或网格是否变形来帮助评估结构之间的关系,例如观察心外膜运动与心包之间的关系;也可以通过对图像强度、标记分割的时间和空间变化的评估来量化标记线的运动获得,或通过基于调和相位(HARP)的分析来计算应变和松弛指标。通过采用同时获取灵敏度编码(SENSE)和空间谐波(SMASH)等并行成像技术可以获得高时间分辨率图像。扫描时间的大幅缩减会减少屏气的持续时间,增加图像的空间分辨率。

标记 CMR 已应用于多种心脏疾病的功能障碍诊断和预后判断。在缺血性心脏病患者中,心肌标记可以识别梗死心肌与评估梗死区的功能。研究证实,多巴酚丁胺 CMR 联合心肌标记比标准的多巴酚丁胺 CMR 能检测到更多的心室壁异常。心肌标记也用于研究肥厚型心肌病(HCM)区域功能障碍与心肌灌注异常。心肌标记还提高了对主要不良心脏事件(MACE)患者和可能无风险的患者的区分能力。在接受高剂量化疗的患者和预测 MACE 中,心肌标记对观察心肌形变的早期变化有一定的价值。

3. **CMR 特征跟踪(CMR - FT)** CMR - FT 用于研究心肌形变和心脏舒张功能,并使心肌形变直接从标准稳态自由旋进(SSFP)电影图像中进行测量。它涉及到组织立体运动的离线追踪,其周向、纵向和径向心肌形变可以量化。在一项对成人患者的研究中,整体环向应变显示,斑点追踪超声心动图与 CMR - FT 之间的一致性最高[14]。在一项对 LV 不同步的患者的研究中,斑点追踪超声心动图和 CMR - FT 的结果相似。研究还表明,CMR - FT 可作为心肌活力和功能的可靠标记。用衍生的节段应变测量显示,无瘢痕负荷的患者心肌节段有较少的改善,而有透壁瘢痕的患者则没有任何改善[14]。

4. **T1 和 T2 加权图像和映射** CMR 是一种独特的成像方式,它利用人体的自然磁性特性,在临床成像方面,氢核(或单个质子)因其富含水和脂肪而被使用,可以通过在磁场中受到射频脉冲刺激时不同组织类型的质子的不同行为来揭示组织构成。在核磁共振现象中，弛豫是指原子核发生共振且处在高能状态时，当射频脉冲停止后，将迅速恢复到原来低能状态的现象。恢复的过程即称为弛豫过程，它是一个能量转换过程，需要一定的时间反映质子系统中质子之间和质子周围环境之间的相互作用。T1 表示纵向弛豫，是 90°射频脉冲后纵向磁化矢量由零增长到它的最大值的 63% 所需要的时间。T2 弛豫时间是横向磁矩衰减到 37% 的时间。不同组织中的质子具有不同的弛豫时间，如脂肪和水。不同的成像序列用于增强或降低在特定组织的成像。例如，脂肪抑制序列去除了脂肪组织的信号，而与无脂肪抑制的图像进行比较，可用来评估任何结构的脂肪含量。

正常心肌的 T1 和 T2 弛豫时间已经被确定。在心肌的不同区域，T1 和 T2 的值可能略有不同，并受红细胞压积和一般水合状态的影响。T1 弛豫时间会随着基于钆的造影剂的增加而显著缩短。心肌 T1 和 T2 的值会被广泛的病理过程改变，其异常有助于确定新诊断的心肌病的心室功能障碍的原因。值得注意的是，在弥漫性心肌纤维化的背景下（如慢性心肌病或长期心肌损伤），常规 T1 值显著增加。在其他过程中，也可以看到增加的 T1 值，例如心肌水肿或淀粉样变性。而其他如脂质或铁等物质的浸润则会导致 T1 值的降低。常规 T2 值因心肌水肿而增加，在急性心肌梗死、急性心肌炎和急性缺血性损伤后可观察到该变化。

"晚期钆增强（LGE）"或延迟增强 CMR 已被广泛用于检测急性和慢性心肌梗死。Gd 通过静脉注射后扩散到全身。在正常的组织和区域，通过肾排泄从细胞外空间排出 Gd。当心肌细胞受伤、死亡以及发生纤维化的区域，Gd 会聚集在心脏受损的细胞膜区域。而 Gd 聚集缩短了 T1 弛豫时间。在 Gd 应用后 5 分钟进行的梯度回波反转恢复图像中，Gd 聚集区域呈现出"明亮"或相对于健康心肌区域的高信号强度。

这种成像加大了正常组织和异常组织之间的信号差异。非缺血性晚期增强模式已在各种心肌病中被描述，如心肌炎、HCM、心脏肌瘤和心脏淀粉样变性（图 8 - 1）。小样本研究发现，在辅助的蒽环类药物或曲妥珠单抗化疗患者中，LGE 主要发生在侧壁和下侧壁的心肌，信号强度大于远端健康心肌。

T1 映射技术的发展使心脏衰竭患者检测和量化弥漫性心肌纤维化成为可能。早期研究结果显示，心肌组织的 T1 值与纤维化相关，与对照组相比，心力衰竭的患者 T1 值相对减少。而淀粉样变性、HCM 和严重主动脉瓣狭窄患者体内的 T1 映射值增加。Anderson – Fabry 疾病（AFD）中的原生 T1（native T1）减少。减少的原生 T1 是 AFD 特有的，是心肌细胞内储存糖鞘脂增加的结果。因此，原生 T1 值和映射可以用来区分 AFD 和其他导致左心室肥厚的疾病。

T2 映射在对心脏运动的敏感性和在信号变化方面较标准 T2 加权图像有优势。在心脏移植领域中，有人建议使用 T2 映射序列检测 T2 的改变来提供早期无创的排斥证据，以及发现治疗过程中异常。初步的小样本人体研究使用 T2 加权成像序列显示心肌水肿的存在。

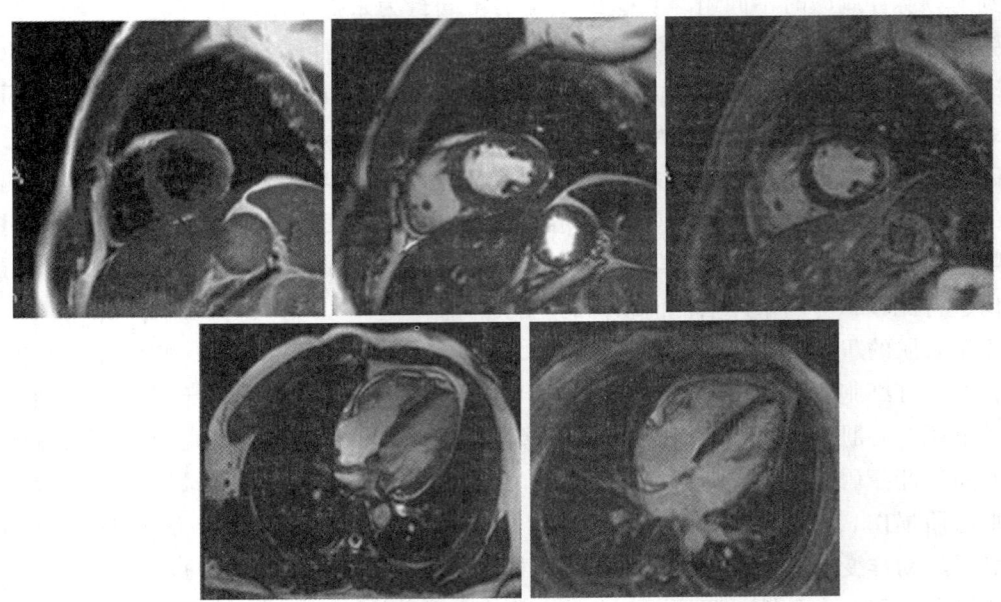

图 8-1　左室心肌下侧壁、侧壁心肌炎图像

左上显示 T2 黑血图像，中上显示电影短轴位图像，右上为延迟强化图像；左下为电影四腔心图像；中下为延迟强化四腔心图像

5. 评估心脏毒性的 T1 和 T2 测量　T1 和 T2 测量能够发现与化疗相关的心脏毒性的心肌组织异常。在早期阿霉素心脏毒性的动物模型中，发现慢性毒性导致心肌原始 T1 升高，在明显的心脏衰竭情况下最为显著，但是没有观察到心肌 T2 的增加。在评价低剂量阿霉素早期效应的动物模型中，原始 T1 和 T2 的弛豫时间增加与冠状动脉血流减少、心肌含水量增加有关。

T1 和 T2 加权 CMR 已广泛应用于鉴别缺血性和非缺血性心肌病。最近，对一组接受心脏毒性药物化疗的成人恶性肿瘤患者（女性占 86%，包括 51 例乳腺肿瘤和 4 例血液系统肿瘤）的心肌组织特征和心室功能进行了纵向评估。在使用蒽环类药物（55%）、单克隆抗体（38%）或抗微管剂（6%）的治疗前和 3 个月后进行 CMR 成像[14]。由于左室收缩末容积的增加，LVEF 从 $(57\pm6)\%$ 下降到 $(54\pm7)\%$（$P<0.001$）。通过测量相对信号强度（心肌对骨骼肌的比值），以及根据 voxels≥2 的数量计算的水肿百分比进行评估，发现化疗后 3 个月 T2 值没有明显的差异。原始和使用对比剂后 T1 都被量化，通过测量节段信号强度，显示所有受试者后期的钆增强图像信号强度明显增加，没有观察到瘢痕。

6. 细胞外的体积分数　心肌细胞损伤会导致心肌细胞外空间的纤维化。通过对 T1 映像的评估，可以更准确地量化细胞外空间的体积及估计细胞外纤维化的程度。在 ECV 的映射中，通过对红细胞压积值进行使用对比剂前后 T1 映射，以去除动力学依赖项来计算心肌 ECV[15]。

计算公式如下：

$$ECV = (1 - \text{hematocrit}) \frac{\left(\frac{1}{T1_{\text{myo post}}} - \frac{1}{T1_{\text{myo pre}}}\right)}{\left(\frac{1}{T1_{\text{blood post}}} - \frac{1}{T1_{\text{blood pre}}}\right)}$$

T1 心肌（myo）的值根据基于对照组的钆基造影剂使用前（pre）和使用后（post）稳态的血池 T1 进行校正。

影响 T1 测量的因素包括 MRI 系统场强度、用于映射的序列和对比类型。ECV 分数估计包括基于钆造影剂直接对细胞外空间大小的测量。该方法试图将心肌分为细胞（心肌质量）和细胞外间隙，并以体积分数或百分数表示。这些隔室的改变发生于不同的生理和病理生理过程。此外，间质扩张可能是可逆的，可作为潜在的治疗靶点。

心肌组织活检是细胞和细胞外体积评价的金标准。一项研究中包括 6 名接受移植患者的移植心脏的组织样本，这些患者在手术前 29 天的中位时间接受了 CMR 检查，发现 ECV 与组织学胶原体积分数之间存在显著的线性关系（$P < 0.001$）。ECV 在心肌区域间差异显著，在室间隔最高和侧壁最低；而女性 ECV 明显高于男性。

有研究将 ECV 的增加作为独立于 LVEF 的预后指标。一项 793 例 HCM 或无淀粉样变的患者的 CMR 研究发现，ECV 与全因死亡率、心脏移植、死亡、左心室辅助设备植入的复合终点有关。糖尿病患者的 ECV 较非糖尿病患者增加，并且和 CV 事件相关。此外，接受药物阻断肾素 – 血管紧张素 – 醛固酮系统的患者的 ECV 相对较低。

这种成像方法已经证明了长期使用蒽环类药物治疗的患者中弥漫性心肌间质纤维化的存在。在无症状的儿童期癌症幸存者中，接受蒽环类药物治疗的累积剂量达到 200mg/m^2，在 5/27 受试者中发现异常升高的 ECV。在一项研究中 30 例患者（年龄 15 ± 3 岁）接受超声心动图、CMR 和心肺运动试验评估，他们接受蒽环类药物治疗达 2 年以上，发现 LVEF 表现正常，但 VO$_2$ 最大峰值低于年龄预计正常值 17%，且其减少与蒽环类药物剂量呈正相关。ECV 与心肌质量的 CMR 指数降低、VO$_2$ 的降低和累积剂量的升高有关。ECV 被认为可能是蒽环类药物治疗后 EF 正常儿童的一种早期组织重塑标志物，并与心肌壁变薄、运动能力、累积剂量有关。

另一项研究对 30 例无症状的儿童幸存者使用 1.5 T 西门子 CMR 扫描仪进行 ECV 变化的评估，这些受试者均曾长期使用蒽环类药物，研究显示，ECV 均在年轻人的正常范围内（20.7 ± 6%）。但是，ECV 的增加与蒽环类药物累积剂量的增加、运动能力（峰值 VO$_2$）的降低和 LV 的重构指标有显著的相关性。近期的一项癌症及治疗的横断面研究发现，即使是在考虑了心血管危险因素、脑卒中和其他心肌重构的标志物之后，在 3 年之前治疗的患者中也有较高的 ECV[16]。研究表明，升高的 ECV 与蒽环类药物的化疗有关。因此，治疗相关的纤维化可能是癌症幸存者中 CV 事件发生率较高的一个因素。初步研究表明，CMR 可以识别出与癌症治疗的病理生理学相关的心肌组织特征变化。

此外，在广泛的临床应用之前需要对 T1、T2 映射和 ECV 分数计算这些成像技术进行优化。在图像采集方面，T1 和 T2 的参数是不同的，不同供应商提供的脉冲序列也是独特的。因此，正常范围也各不相同。由于非共振效应或生理运动引起的图像伪影也可能会降低图像质量，高达 15% 的获得图像可能不适合做分析。因此，有必要对成像方法进行标准化，以促进不同研究间的比较。

7. 主动脉硬化的 CMR 评价　心肌功能障碍导致心力衰竭的发展是癌症治疗的一个非常重要的潜在并发症，癌症治疗时可能通过血管损伤更广泛地影响心血管系统。

在对 96 例儿童期癌症幸存者进行的一项研究中，与 72 例体重和血压匹配的对照组相比，发现了蒽环类药物与晚期亚临床血管内皮功能障碍和主动脉壁硬度增加相关。在其他健康的个体中，主动脉壁硬度增加是 40 岁以上成人收缩压和脉压升高的最重要原因。在蒽环类药物的动物和临床研究中也证实了类似的急性主动脉僵硬的变化。

相位对比 CMR（PC – CMR）可用于测量顺应性、扩张性以及主动脉脉搏波的速度（PWV）。随着年龄的增长，主动脉逐渐僵硬，其依从性和膨胀性逐渐降低，从而增加了从左心室流出的血液的脉搏波速度。主动脉硬化可能会导致 CV 事件的发生。在开始抗癌药物化疗后 1~6 个月，CMR 可以测量脉搏波速度和膨胀率[17]。然而，在其他疾病过程中，需要进行更大样本的多中心研究，以确定这些结果是否可重现、可逆，或与接受癌症治疗的患者的不良 CV 事件相关。

CMR 能很好地评价主动脉扩张性和脉搏波速度。在 40 名使用蒽环类药物治疗乳腺癌或血液恶性肿瘤的妇女中，观察到 PWV 的扩张性整体降低，提示主动脉僵硬度增加。另一项研究中，29 名接受蒽环类药物和曲妥珠单抗治疗乳腺癌患者在治疗 4 个月后 PWV 和升主动脉的膨胀性发生了显著的变化。在接受化疗的患者中，治疗后 14 个月近端降主动脉的扩张性持续降低，而在单纯接受蒽环类药物化疗的患者中变化最大。

8. CMR 观察冠状动脉的近段　CT 冠状动脉成像或介入性冠状动脉造影是冠状动脉成像的首选方法。两者都需要使用碘对比剂造影，因而存在少量电离辐射。CMR 是一种非侵入性的冠状动脉成像方法，不存在电离辐射，不使用对比剂就可以用来排除近端冠状动脉的狭窄。

冠状动脉磁共振血管造影术（MRA）通常不需要造影剂进行成像。冠状动脉比周围的心肌信号更亮，它是通过磁化转移对比前脉冲、脂肪饱和前脉冲或 T2 预备脉冲增强的。静脉造影剂可用于改善因血池的 T1 弛豫时间缩短而产生的对比噪声。呼吸运动和心脏运动是影响冠状动脉 MRA 成像质量的关键因素。

为了减少心脏运动的影响，图像通常在舒张中期获得。在图像采集过程中屏气可以抑制呼吸运动，然而这取决于患者是否有能力维持足够长的屏气时间。导航仪的回声是用来追踪患者横膈运动的，因此只有当横膈位于其呼气末位置的 3~5mm 处时，才会获得 MRA 图像。这样可以获得完整的心脏图像而不会引起患者的不适。另外，因为只有当横膈的呼气末期位置与冠状动脉的舒张期重合时才采集图像，故图像采集需要相对较长的时间。与冠状动脉 CTA 相似，冠状动脉 MRA 也是通过多次心跳获得的。每个心动周期的数据收集大约 100ms，这可能导致成像质量欠佳。目前，全心冠状动脉 MRA 方法已被广泛应用于冠状动脉的评估[18]。

稳态自由旋进（SSFP）是冠状动脉成像的另一种方法。这种技术能在不需要造影剂的情况下获得高信号强度的图像，并在血管结构和心肌之间形成强烈对比。采用自由呼吸的

SSFP 成像可以获得更高的血管清晰度。但是，前述的 MRA 方案对于排除放射诱发的冠脉开口或近端冠状动脉狭窄更有价值。

（五）新兴技术

1. 碘-123-MIBG　心肌突触后肾上腺素能传出神经元的改变被认为是一种抵消心脏衰竭引起的交感神经冲动上调的补偿机制。碘-123-间碘苯胍（^{123}I-MIBG）是一种去甲肾上腺素的类似物，可由突触后神经元吸收。它因不能被儿茶酚-O-甲基转移酶代谢而被保留，并可作为突触后神经支配的替代标记。随后可利用平面伽玛相机成像技术对放射性示踪剂的分布进行表征。在使用蒽环类药物化疗的患者中，^{123}I-MIBG 已被证实减少。还有研究发现，由于神经分布可能存在区域差异，导致心内膜和心外膜之间的 ^{123}I-MIBG 摄取存在差异。

2. ^{99m}Tc-膜联蛋白 V　阿霉素加速细胞凋亡已被认为是其导致心肌损伤的机制之一。凋亡细胞表达的磷脂酰丝氨酸残基可作为一种膜联蛋白 V 结合位点。因此，^{99m}Tc-膜联蛋白 V 可以作为一种合适的配体用于鉴别凋亡细胞。在阿霉素心脏毒性的动物模型中，发现了 ^{99m}Tc-膜联蛋白 V 的摄取增加。^{99m}Tc-膜联蛋白 V 也被发现为剂量依赖性，其摄取与心肌细胞凋亡有关。

3. 铟-111 曲妥珠单抗　现在可以使用铟-111 标记的曲妥珠单抗来实现在乳腺癌细胞中过度表达的表皮生长因子受体（EGFR）2 的直接成像。这使得在治疗时可以观察到乳腺组织和心肌内的 EGFR 密度变化。目前曲妥珠单抗引起心肌功能障碍的机制尚不清楚，但蒽环类药物与 HER2/neu 受体抗体联合用药的不良反应已被广泛报道。一项研究旨在探讨心肌 HER2 的表达是否因蒽环类诱导的心脏应激而增加，10 名接受了蒽环类药物治疗的患者与 10 例非蒽环类药物相关心脏衰竭的对照组分别接受 ^{111}In-曲妥珠单抗扫描，发现在 5 例无症状的蒽环类药物治疗患者中出现了心肌 ^{111}In-曲妥珠单抗，而 10 例心力衰竭患者均未出现心肌摄取。

4. PET-CMR　正电子发射断层 CMR（PET-CMR）可以使 CMR 与 PET 同时进行心肌成像，高度敏感并定量地检测到选择的分子或代谢物，用来评估心脏的解剖、功能、组织特征和灌注，具有良好的时间和空间分辨率。氟脱氧葡萄糖 PET（FDGPET）已经被证实能识别远离心肌梗死部位的心肌炎症。近年来，PET-CMR 被应用于评估心肌活力，其结果与 PETFDG 摄取成像和 CMR 晚期钆增强都具有较好的一致性[19]。这些研究也证实了基于 PET-CMR 的评估对区域壁运动改善的预测能力。目前，PET-CMR 还没有专门用于检测 CRCD，但 PET-CMR 联合成像的优越性和价值是毋庸置疑的。PET-CMR 通过新型分子成像 PET 示踪剂，结合用于识别水肿、炎症和纤维化的 MR 脉冲序列，大大提高了对炎症或凋亡造成的心肌损伤检测的准确性。这可能有助于对化疗导致的心肌改变的早期发现，并提高我们对心脏毒性机制的理解。

5. 新兴的非对比剂显像　CMR 技术能够对心血管结构和功能进行精确可靠的测量和评估，主要的测量指标包括质量、EF、LV 体积、应变以及主动脉僵硬度测量。此外，CMR 检查中的组织表征技术（T1，T2，ECV 映射）能够识别心肌的本质变化。新兴的非对比剂显像，如 T1-rho 和磁化转移图谱，可能有助于确定肾功能障碍患者的损伤原因。癌症治疗也可能损害心脏或肌细胞线粒体能量学的微循环,未来的 CMR 研究可以通过定量评估压力或灌注的效用,从而评估癌症患者的线粒体生物能和微循环。

6. 研究重点　CMR 新兴技术的发展促进了对癌症治疗引起心脏损伤机制的新认识,CMR 也用于监测接受化疗患者的潜在心脏毒性。未来应进一步确定用于选择成像和血清生物标志物测试的合适方法,快速获得最具临床意义的心脏毒性的 CMR 标志物结果,并降低临床中使用 CMR 等新兴技术的成本,从而对肿瘤治疗心脏毒性患者进行最优的监测和治疗[20-22]。

四、小结

目前用于评估心脏毒性的方法包括超声心动图、CMR 和生物标志物血清学检测等。大多数接受有潜在心脏毒性药物进行化疗的患者,都要通过 MUGA 或超声心动图对 LV 功能进行评估。然而,对于临床诊断和超声心动图诊断为心脏功能障碍而考虑停止化疗的患者,EACVI 和 ASE 均建议使用相同的 CMR 成像方式来评估 LV 和 RV 的体积和功能。为评估亚临床的 LV 功能障碍,指南建议使用超声心动图的应变成像,然而基于 CMR 的组织特征可能在检测亚临床的 LV 功能障碍中发挥重要作用。

但是这些方法检测到的心肌结构或功能的变化是否应该指导抗癌治疗方案的改变,目前还无法确定。在接受化疗或放疗的患者中,心肌 T1 和 T2 等基于 CMR 的参数在预后价值方面尚未得到证实。此外,尽管小样本患者的数据显示了肌钙蛋白升高的预后价值,整体纵向应变的减少,或 LVEF 减少,但在其他大样本研究中并没有得到证实。然而,CMR 监测化疗和放疗引起的早期心肌改变仍然有很大潜力。需要大量的数据来证实基于 CMR 的炎症、水肿和纤维化的评估,以及它与化疗的类型、剂量和持续时间,以及它与长期临床结果的关系。进一步研究需要确定诸如 LVEF、应变、质量、主动脉硬化和心肌组织变化这些指标对癌症患者的重要性,并确定新开展的 CMR 技术(<10 分钟)评估当前和新兴疗法治疗癌症的心脏毒性作用的价值。因此,未来需要对接受癌症治疗的患者进行大量的进一步综合研究,评估这些成像方法和指标指导临床治疗的可行性和必要性。

(张啸波　孟亮亮　肖越勇　李雪)

参考文献

[1] Lancellotti P, Nkomo VT, Badano LP, et al. European Society of Cardiology Working Groups on Nuclear Cardiology and Cardiac Computed Tomographyand Cardiovascular Magnetic Resonance; American Society of Nuclear Cardiology, Society for Cardiovascular Magnetic Resonance, and Society of Cardiovascular Computed Tomography [J]. J Am Soc Echocardiogr, 2013, 26 (9): 1013-1032.

[2] Plana JC, Galderisi M, Barac A, et al. Expert consensus for multimodality imaging evaluation of adult patients during and after cancer therapy: a report from the American Society of Echocardiography and the European Association of Cardiovascular Imaging [J]. J Am Soc Echocardiogr, 2014, 27 (9): 911-939.

[3] Hunt SA, Abraham WT, Chin MH, et al. ACC/AHA 2005 guideline update for the diagnosis and management of chronic heart failure in the adult: a report of the American College of Cardiology/American Heart

Association Task Force on Practice Guidelines (Writing Committee to Update the 2001 Guidelines for the Evaluation and Management of Heart Failure): developed in collaboration with the American College of Chest Physicians and the International Society for Heart and Lung Transplantation: endorsed by the Heart Rhythm Society [J]. Circulation, 2005, 112 (12): e154 - 235.

[4] Armenian SH, Hudson MM, Mulder RL, et al. Recommendations for cardiomyopathy surveillance for survivors of childhood cancer: a report from the International Late Effects of Childhood Cancer Guideline Harmonization Group [J]. Lancet Oncol, 2015, 16 (3): e123 - 136.

[5] Landier W, Bhatia S, Eshelman DA, et al. Development of risk - based guidelines for pediatric cancer survivors: the Children's Oncology Group Long - Term Follow - Up Guidelines from the Children's Oncology Group Late Effects Committee and Nursing Discipline [J]. J Clin Oncol, 2004, 22 (24): 4979 - 4990.

[6] 中华医学会心血管病学分会, 中国医师协会心血管内科医师分会, 中华心血管病杂志编辑委员会. 心肌病磁共振成像临床应用中国专家共识 [J]. 中华心血管病杂志, 2015, 43 (8): 673 - 681.

[7] Schwartz RG, Jain D, Storozynsky E. Traditional and novel methods to assess and prevent chemotherapy - related cardiac dysfunction noninvasively [J]. J Nucl Cardiol, 2013, 20 (3): 443 - 464.

[8] Reuvekamp EJ, Bulten BF, Nieuwenhuis AA, et al. Does diastolic dysfunction precede systolic dysfunction in trastuzumab - induced cardiotoxicity? Assessment with multigated radionuclide angiography (MUGA) [J]. J Nucl Cardiol, 2016, 23 (4): 824 - 832.

[9] Hundley WG, Bluemke DA, Finn JP, et al. ACCF/ACR/AHA/NASCI/SCMR 2010 expert consensus document on cardiovascular magnetic resonance: a report of the American College of Cardiology Foundation Task Force on Expert Consensus Documents [J]. J Am Coll Cardiol, 2010, 55 (23): 2614 - 2662.

[10] Zhang S, Liu X, Bawa - Khalfe T, et al. Identification of the molecular basis of doxorubicin - induced cardiotoxicity [J]. Nat Med, 2012, 18 (11): 1639 - 1642.

[11] Neilan TG, Coelho - Filho OR, Pena - Herrera D, et al. Left ventricular mass in patients with a cardiomyopathy after treatment with anthracyclines [J]. Am J Cardiol, 2012, 110 (11): 1679 - 1686.

[12] Devita V, Hellman S, Rosenberg S, eds. Cancer, principles & practice of oncology [M]. 7th ed. Philadelphia: Lippincott Williams & Wilkins, 2005.

[13] Owan TE, Hodge DO, Herges RM, et al. Trends in prevalence and outcome of heart failure with preserved ejection fraction [J]. N Engl J Med, 2006, 355 (3): 251 - 259.

[14] Del - Canto I, López - Lereu MP, Monmeneu JV, et al. Characterization of normal regional myocardial function by MRI cardiac tagging [J]. J Magn Reson Imaging, 2015, 41 (1): 83 - 92.

[15] Jordan JH, D'Agostino RB, Hamilton CA, et al. Longitudinal assessment of concurrent changes in left ventricular ejection fraction and left ventricular myocardial tissue characteristics after administration of cardiotoxic chemotherapies using T1 - weighted and T2 - weighted cardiovascular magnetic resonance [J]. Circ Cardiovasc Imaging, 2014, 7 (6): 872 - 879.

[16] Ambale - Venkatesh B, Lima JA. Cardiac MRI: a central prognostic tool in myocardial fibrosis [J]. Nat Rev Cardiol, 2015, 12 (1): 18 - 29.

[17] Jordan JH, Vasu S, Morgan TM, et al. Anthracycline - associated T1 mapping characteristics are elevated independent of the presence of cardiovascular comorbidities in cancer survivors [J]. Circ Cardiovasc Imaging, 2016, 9 (8): e004325.

[18] Grover S, Lou PW, Bradbrook C, et al. Early and late changes in markers of aortic stiffness with breast

cancer therapy [J]. Intern Med J, 2015; 45 (2): 140-7.

[19] Piccini D, Monney P, Sierro C, et al. Respiratory self-navigated postcontrast whole-heart coronary MR angiography: initial experience in patients [J]. Radiology, 2014, 270 (2): 378-386.

[20] Rischpler C, Langwieser N, Souvatzoglou M, et al. PET/MRI early after myocardial infarction: evaluation of viability with late gadolinium enhancement transmurality vs 18F-FDG uptake [J]. Eur Heart J Cardiovasc Imaging, 2015, 16 (6): 661-669.

[21] Stromp TA, Leung SW, Andres KN, et al. Gadolinium free cardiovascularmagnetic resonancewith 2-point Cine balanced steady state free precession [J]. J Cardiovasc Magn Reson, 2015, 17: 90.

[22] Eckman DM, Stacey RB, Rowe R, et al. Weekly doxorubicin increases coronaryarteriolar wall and adventitial thickness [J]. PLoS One, 2013, 8 (2): e57554.

第九章

心脏毒性相关危险因素及评估

近年来，癌症患者的生存率得到了显著改善，这得益于早期诊断和治疗方法的进展，癌症在许多情况下成为慢性疾病[1,2]。然而，一些抗肿瘤药物的心血管副作用不仅限制了癌症的治疗效果，甚至造成患者出现严重的心血管系统并发症或死亡[3]。统计数据显示，从1935—2010年，心血管疾病和癌症是美国最主要的死亡原因[4]。2013年，心脏病和癌症几乎占美国所有死亡人数的一半[5]。2006—2010年期间，463/10万人被诊断出癌症，5年生存率（65.8%）较前几年显著改善[6]。2014年美国约有1450万癌症患者（预计到2024年将增至1900万人），约2/3患者至少生存5年[6]。由此可见，从长远来看，因心血管疾病引起的死亡风险超过了许多癌症的复发风险[7-10]。

癌症相关心血管疾病的发病率和死亡率归因于放疗和化疗，其增加心血管病的风险可能持续45年之久[11]。值得注意的是，长期生存癌症患者的高血压、血脂异常、急性冠状动脉综合征和中风的发病率较普通人群高[12]。2/3年龄超过50岁的癌症患者有很高的心血管疾病风险，其中25%患有心脏病。需要注意的是，与没有心脏病的癌症患者比较，有心脏病的癌症患者的预后较差，对癌症的治疗更难取得好的疗效。事实上，这两种疾病的共存使得其各自的治疗有效性均降低。尽早识别癌症患者中的冠心病高危人群以及潜在的合并症，对于避免癌症长期治疗期间的心血管疾病与死亡至关重要[13]。

本章将讨论如何识别有癌症治疗相关心血管副作用风险的患者，以及如何评估心血管事件风险的可能性，如何预警心血管事件的出现，完善和优化癌症的治疗。本章中将癌症治疗中观察到的主要心脏毒性（cardiotoxicity）称为心肌病（cardiomyopathy）。

一、癌症和心血管病的共同危险因素

癌症和心血管疾病的危险因素相互重叠（例如吸烟、肥胖、不健康饮食、缺乏运动和衰老）。与普通人群比较，心脏病患者发生癌症的风险更高。

1. **超重** 超重和肥胖增加心血管疾病风险[14]，代谢综合征以超重和肥胖为特征。尽管确切机制和相互作用尚未完全了解，一般认为可能与激素代谢变化有关，包括胰岛素、胰岛素样生长因子、性激素和脂肪因子等。

2. **吸烟** 长期吸烟、轻度和间歇性吸烟以及吸二手烟均可不同程度增加心血管疾病的风险。吸烟不仅是肺癌的主要危险因素之一，也能导致动脉粥样硬化斑块的形成，促进高凝状态和冠状动脉血栓的形成。

3. 运动缺乏和饮食不合理　缺乏运动是心血管疾病、癌症（尤其是结直肠癌、乳腺癌和子宫内膜癌）死亡和复发的一个危险因素。在对 14 篇文章（包括 7873 个病例）的荟萃分析中，运动与结肠癌之间呈负相关。对结肠癌和直肠癌的观察性研究的荟萃分析也发现类似的结果[15]。

4. 炎症　炎性因子与心血管疾病相关，也是癌症发生和发展的主要因素。IL-1、IL-6、C-反应蛋白（CRP）、肿瘤坏死因子（TNF）和血清淀粉样蛋白 A（SAA）与肿瘤生长相关，并且是许多实体瘤不良预后的指标。与癌症和心血管疾病危险因素相关的炎性因子可能是一种标志物，某种程度上也可能被认为是致病因素[16]。

二、心血管风险的早期识别

目前临床常用二维超声心动图左心室射血分数（LVEF）评估心功能，但其准确性和重复性有限，检测左室功能微小变化的敏感性较低。早期发现癌症治疗相关心脏毒性作用（心脏收缩和舒张功能）的主要方法分为三大类：心肌应变成像、心肌生化标志物及上述两者的组合。

（一）评估左室舒张功能

在某些病理过程中，左室舒张功能障碍可能发生在收缩功能障碍之前。有研究应用组织多普勒显像（TDI）评价 20 例患者左室基底部侧壁和后壁的舒张功能，其中 16 例在化疗结束后 1~3 个月，16 例在化疗后 3.5±0.6 年重新评估。在治疗期间或早期随访中，患者的 LVEF 没有变化，但经过 3.5 年的随访，LVEF 下降 16%。值得注意的是，尽管舒张早期参数发生了变化，随后左心室射血分数也发生了变化，但在随访期间患者没有发生任何心衰事件。

（二）斑点追踪超声心动图检测心肌应变能力

斑点追踪超声心动图（STE）检测左室心肌应变能力是超声心动图评价心脏功能的一种新技术。其通过测量左室区域和整体纵向应变能力评估收缩和舒张功能。通常，左室应变力的变化先于 LVEF 的变化，在接受化疗的癌症患者中，是一个非常特异的预测心脏功能障碍的指标[17]。在 Stoodley 等[18]的研究中，经蒽环类药物（蒽环霉素或表柔比星）治疗 6 个月后，获得的整体长轴应变值（GLS）为 17.2%，对 1 年随访的异常 GLS 有预测作用，敏感性 100%，特异性 80%。GLS 变化与较高（可耐受）剂量的蒽环类药物有相关性。

与其他心脏成像方式比较，心肌 GLS 值具有较高的观察者一致性和可重复性。心肌 GLS 值与心脏磁共振（CMR）检测结果具有高度的相关性，CMR 被誉为评估左室功能障碍的金标准。与 MUGA 扫描、心血管造影或心导管不同，GLS 值检测不会给患者带来任何辐射风险，而且由于心肌 GLS 检测不使用静脉对比，无造影剂引起的肾病和肾损害。GLS 拥有更强大的临床数据支持，已成为风险分析的有用工具，特别是在化疗患者中。包括周向应变和径向应变在内的其他应变成像方式正处于研究阶段。

（三）心脏磁共振

目前很多研究利用 CMR 来识别化疗期间或化疗后早期心肌改变。将 CMR 延迟钆增强（LGE）作为心脏毒性的标志目前的研究结果尚不一致。一项研究显示，用蒽环类药物治疗的患者有心肌纤维化，使用 T1 加权成像测量细胞外基质容积，结果显示细胞外基质容积扩张引起的舒张功能障碍与超声心动图测量值有相关性。另一项使用 T1 加权技术的研究中，应用蒽环类药物治疗 28 天，行 LGE 检查，钆注射后早期心肌增强与 LVEF 降低有相关性，大部分患者上述情况持续至用药后 6 个月。目前，联合应用 CMR、生化标志物和左室应变力等指标预测癌症治疗患者发生心血管疾病风险的价值尚在研究中。

（四）心肌生化标志物

几项研究评估了心肌生化标志物，特别是脑钠肽（BNP）和心肌肌钙蛋白 - I，能准确反映心肌损伤，在评估与癌症治疗有关的心脏毒性方面有重要作用。

1. 肌钙蛋白　肌钙蛋白 - I 是一种成熟的、高度敏感的、特异性的心肌损伤标志物，具有广泛的诊断窗口和可靠的化学检测方法。Cardinale 等[19]的一项研究结果显示，应用蒽环类药物化疗后大约 3 天内肌钙蛋白 - I 升高预示 LVEF 降低，对未来左室收缩功能障碍有 99% 的阴性预测价值。Sawaya 等[20]的研究结果表明，肌钙蛋白 - I 显示 90% 的阴性预测值，可以排除蒽环类药物引起的收缩功能障碍的可能性。肌钙蛋白 - I 还可以鉴别与曲妥珠单抗化疗相关的可逆和不可逆的左室功能障碍，以及在接受各种类型和联合大剂量化疗的患者中识别心血管事件或危及生命的心律失常。Morris 等[21]的研究结果显示，肌钙蛋白 - I 升高在接受曲妥珠单抗和拉帕替尼治疗的患者中较常见，但 MUGA 扫描结果显示其与左室功能障碍无关。

肌钙蛋白 - T 也被证明可以预测儿童和成人化疗诱导的心肌病，但其特异性低于肌钙蛋白 - I，但也有报道肌钙蛋白 - T 与左室射血分数降低无关。

2. 利钠肽　用于预测和诊断癌症治疗引起的收缩功能障碍的指标中，利钠肽（BNP 和 NT - pro - BNP）似乎是最有用的。在儿童人群中进行的一项类似研究发现，ANP、BNP、pro - BNP 均与收缩和舒张功能障碍显著相关。但对于上述观点尚有一些争议。Sawaya 等[20]的研究表明，NT - Pro - BNP 不能预测心脏毒性。Daugaard 等[22]发现，NT - ANP/BNP 与左室收缩功能障碍之间仅有微弱的相关性。需要注意的是，利钠肽预测作用的缺陷包括其具有生物变异性，以及受患者年龄、肾功能和体重指数（BMI）的影响。因而在应用这些血清标记分析时，需要慎重考虑上述影响。

联合应用肌钙蛋白 - I 和 BNP（或 pro - BNP）有助于识别应用大剂量蒽环类药物患者发生左室功能障碍的风险。因而，对于 1 个或 2 个心肌生物标志物升高的患者，应建议进行心内科随访，有助于尽早识别心脏毒性。

3. 新型心肌损伤生化标志物　目前研究的生物标志物包括血清半乳糖凝集素 - 3、- 2（ST - 3，ST - 2），糖原磷酸化酶 BB（GPBB），心脏型脂肪酸结合蛋白（H - FABP）和 hs - CR，但尚不清楚这些指标是否能预测癌症治疗相关的心脏功能障碍或心血管事件。在一项研究中，心脏和炎症标志物，包括 NT - Pro - BNP、MR - Pro - ANP、中区域心钠肽前体（MR - Pro - ADM）、C - 端前内皮素 - 1（CT - proET - 1）、铜蛋白、hs - 肌钙蛋白 - T、IL - 6、CRP、SAA、结合珠蛋白和纤维连接蛋白，均与癌症患者的全因死亡相关。在儿童人群中，NT - pro - BNP 是预测左室收缩功能障碍的有用指标，但是 Dodos 等[23]的研究中，BNP 和肌钙蛋白 - T 都不能用于鉴定化疗相关的左室收缩或舒张功能障碍。此外，有研究应用一组生物标志物，包括肌钙蛋白-I、CRP、BNP前体、生长分化因子-15（GDF-15）、髓过氧化物酶（MPO）、胎盘生长因子（PIGF）、可溶性FMS样酪氨酸激酶受体（sFlt-1）和GAL-3，对78例接受蒽环类药物和曲妥珠单抗化疗的乳腺癌患者进行观察发现，仅有肌钙蛋白-I和MPO对化疗所致心脏毒性风险有预测价值。在一项对相同患者长达15个月的纵向研究中，只有MPO仍然是预测因子。另外，包括NT-proBNP、肿瘤坏死因子-α、半连接蛋白-3、IL-6、肌钙蛋白I、ST2和sFlt-1等的另一组研究显示，只有NT-pro-BNP能预测蒽环类药物治疗后的亚临床心脏毒性[24]。

到目前为止，关于哪些生物标志物的组合最能预测与癌症治疗相关的心脏毒性，尚无定论。

（五）影像学检查与生化标志物的联合应用

联合应用心肌力学或生化标志物有助于预测癌症治疗相关的心肌损伤。Sawaya等[20]的研究结果显示，蒽环类药物化疗后3个月，纵向应变和肌钙蛋白I的变化可以预测6个月随访时的心脏毒性，将纵向应变减少10%与肌钙蛋白-I相结合，可以预测蒽环类药物治疗后的心脏毒性，特异性为97%，而这两项指标检测心脏毒性的敏感性和阴性预测值分别为89%和97%。因此，这些数据表明，在确定化疗后心脏毒性风险的人群时，使用多种风险标志物的组合更有价值。

（六）遗传学检测

预测化疗所致心肌病的研究中，遗传学的作用有限。NRG1/erbB通路对于成人心肌结构的保护修复和维持至关重要，NRG1信号通路受损会加重蒽环类药物介导的心脏毒性。NRG1缺陷的患者应用蒽环类药物容易通过泛素-蛋白酶体系统失调而导致心肌细胞空泡变性。一项研究发现，2100个与新发心血管疾病相关的基因中，透明质酸合成酶3（HAS3）基因中常见的单核苷酸多态性（SNP）与蒽环类药物剂量依赖性心肌病风险增加有相关性。与GG基因型相比，rs2232228AA基因型增加心肌病风险8.9倍（95% CI 2.1～37.5）。HAS3产生的透明质酸可以减少活性氧引起的心肌损伤[25]。另一项对儿童220个关键药物生物转化基因中的2977个SNPs的研究发现，SLC28A3和其他转运体（ABCB1、ABCB4和ABCC1）基因中与蒽环类药物心脏毒性相关的多个基因变异的阳性预测值和阴性预测值分别为75%和95%[26]。

"候选基因"方法可以用来更具体地确定哪些患者有可能发生化疗所致的心脏毒性[27]。由于曲妥珠单抗的累积剂量与发生心脏毒性的可能性之间没有明确的关系，大量的不良反应发生在没有心脏危险因素的患者身上，表明可能存在遗传倾向。研究表明，ErbB2多态性（Ile655Val）赋予肿瘤细胞增殖的潜力，并增加用曲妥珠单抗治疗的患者发生心脏毒性的倾向。候选基因方法的局限性是通过在动物模型中分离选择的SNP，用于推导人类与蒽环类药物相关的心肌损伤，其预测效果具有明显的局限性。

三、代表性化疗药物的心脏毒性

许多化疗药物与两种心脏毒性有关。在包括乳腺癌、淋巴瘤、白血病、子宫内膜癌和卵巢癌以及肉瘤在内的使用蒽环类药物化疗的所有患者中，超过50%患者在化疗后10～20年

（或更长时间）内会出现一定程度的心功能不全，5%患者会出现症状性心力衰竭，死亡率高达60%，40%患者会出现心律失常。其他与心脏毒性和心力衰竭有关的常用化疗药物包括酪氨酸激酶抑制剂，如曲妥珠单抗、贝伐单抗、舒尼替尼、索拉非尼、伊马替尼、达沙替尼和尼罗替尼。曲妥珠单抗是靶向人表皮生长因子受体2蛋白（HER-2）的单克隆抗体，并导致大部分可逆的ErbB2信号介导的Ⅱ型心脏功能障碍。曲妥珠单抗合并心功能不全的发生率为5%~10%，临床心力衰竭的发生率为2%~3%。然而，与阿霉素联合使用，曲妥珠单抗导致心力衰竭的风险增加7倍以上。

（一）蒽环类药物

蒽环类药物的典型副作用是心脏毒性，表现为左室收缩功能降低的心肌病。蒽环类药物引起的心肌病是通过多种途径发生的，包括抑制拓扑异构酶Ⅱ，引起DNA损伤和细胞凋亡的自由基的产生，以及DNA插入。由于心脏需氧代谢的需要，心肌细胞对氧化应激特别敏感。ESC指南及Silver等汇总了容易产生蒽环类药物毒性的危险因素（表9-1）。

表9-1 蒽环类药物致心脏毒性的危险因素、证据强度和注意事项

危险因素	特别说明	显著增加风险
累积剂量	剂量超过500mg/m^{2}时风险明显增加	550mg/m^2：7.5%~26%；300mg/m^2：1.7%；400mg/m^2：3.0%~5.0%；每增加50mg/m^2，风险增加9%
年龄	双峰年龄分布：年龄<4岁或年龄>65岁年龄段的风险较高	年龄<4岁32%，年龄>65岁125%；每增加5岁风险增加7%
化疗后持续时间	化疗后发病率逐渐增加	心脏毒性化疗后的中位时间是3.5个月
共同心脏危险因素	尤其是高血压、糖尿病、冠心病、肥胖症、肾功能不全、肺疾病、电生理异常、感染和妊娠	高血压45%~58%，糖尿病27%~74%，冠心病58%
同时应用其他心脏毒性药物	紫杉烷、曲妥珠单抗、环磷酰胺，增加风险或重叠毒性	剂量和药物依赖性
胸壁照射	高剂量辐射治疗左侧乳腺癌、肺癌、纵隔淋巴瘤或联合先前的蒽环类药物疗法	高剂量辐射比低剂量辐射的风险增加23%
女性	尤其是在儿科人群中	在儿科患者中，在一定剂量下，女性的风险比男性高100%；并且所有年龄的女性都是61%
左室射血分数	与基线相比，化疗后左室射血分数的基线下降	化疗结束时左心室射血分数每下降1%，心脏毒性的风险增加37%
输液速度	持续输液的心脏毒性较小	连续输液9.5%，静脉注射组46.6%

在开始化疗前应对患者进行心脏评估。人们最关心的问题是心脏功能受损，尤其是含有蒽环类药物的化疗方案对心脏功能的影响。在成人人群中，需要筛查的其他危险因素包括心血管疾病和危险因素，尤其是高血压。在进行蒽环类药物化疗前，应该对心脏功能进行基线评估。2011年美国心脏病学院基金会推荐二维超声心动图作为首选成像技术[28]。

放射性核素或CMR可以克服超声心动图的技术局限，进行心脏基线评估，筛查无症状的左心室功能障碍。此外，尽管没有广泛报道，但有作者建议，有明显的二尖瓣或主动脉反流的患者，甚至在没有明显的心衰的情况下，也有可能发生蒽环类药物毒性。在这种情况下决定是否使用蒽环类药物应该由肿瘤和心脏病专科医生决定，应全面考虑癌症的阶段，蒽环类药物潜在治疗受益大小，非蒽环类药物替代方案可行性，以及积极治疗心血管异常和其他并发症，并需要尊重患者的选择。

1. 累积剂量　蒽环类药物累积剂量是诱发心脏毒性的一个主要因素。回顾性研究发现，630例患者接受蒽环霉素治疗，其中约26%服用550 mg/m^2 后发生心衰，50%以上患者LVEF低于30%。另一项回顾性研究共选择4018例接受蒽环霉素治疗的患者，服用剂量为400 mg/m^2 时，总心衰发生率为0.14%；550 mg/m^2 时为7%。因此，推测400 mg/m^2 以上蒽环类药物可引起心衰，500 mg/m^2 以上的剂量引起心衰的作用非常显著。

有多种方法可降低蒽环类药物的心脏毒性。一般建议成人蒽环类药物的最大剂量为450～500 mg/m^2。与传统的一次性注射方法比较，延长输液方案也可降低心脏毒性的发生率。应用Cochrane数据库回顾6个随机对照试验结果发现，使用不同的蒽环类药物剂量表，延长输注（≥6小时）与短期输注相比，心衰的发生率显著降低。这一策略并没有对癌症的治疗反应率或整体存活率产生负面影响。使用脂质体胶囊制剂是降低心脏毒性的一种策略，对乳腺癌、卵巢癌和多发性骨髓瘤的治疗是有效的[29]。美国食品和药物管理局（FDA）批准脂质体阿霉素用于治疗卵巢癌和多发性神经鞘瘤。右雷佐生（Dexrazoxane）是唯一经FDA批准的用于治疗蒽环类药物心脏毒性的药物。一项分析显示，在肿瘤反应率、无进展生存率、不良反应或继发恶性疾病中，均无显著差异[30]。右雷佐生仅获FDA批准用于转移性乳腺癌患者，美国临床肿瘤学协会发布的使用右雷佐生的指导原则也表明，在接受300 mg/m^2 或更多的阿霉素治疗的非乳腺恶性肿瘤患者中，应该考虑使用右雷佐生。

2. 年龄　蒽环类药物诱发心肌病风险的年龄呈双峰型分布，较低剂量的蒽环类药物对老年和年轻患者都有影响。与65岁以下比较，65岁以上应用400 mg/m^2 蒽环类药物的相对危险是2.25。表明年龄越大，对累积剂量的敏感性越高。Lipshultz等[31]通过超声心动图等对治疗后大约6年的儿童白血病患者心脏毒性风险进行评估，发现累积剂量是心脏毒性的最重要危险因素，小于4岁患者心脏毒性风险增加，在这个年龄的患者中，32%服用蒽环类药物后出现左心室功能障碍，累积剂量与左室收缩功能降低和室壁厚度降低有关。作者认为，由于药物破坏心肌细胞，婴儿的心脏不能适应身体的成长，从而导致扩张型心肌病。

3. 化疗联合放疗　胸壁辐射放疗通常与蒽环类药物一起用于乳腺癌、肺癌和纵隔淋巴瘤的治疗，增加了心脏毒性的风险。单是高剂量的辐射就已经被证明会增加心脏毒性，当与大剂量蒽环类药物一起使用时，会进一步增加患者的风险。Shapiro等[32]根据对心脏的辐射剂量，回顾性分析299例患者心肌病的风险。大剂量蒽环类药物组心脏事件发生率12%。

与无或低剂量辐射组比较,接受中等或高剂量心脏照射的患者发生心脏事件的风险增加。

4. **女性** 女性患者心脏毒性的风险似乎也会增加。Lipshultz 等[31]的研究入选 120 例接受蒽环霉素（244～550mg/m²）治疗的白血病或肉瘤儿童患者,与 296 例正常对照者比较发现,女性患者患心肌病的风险几乎是男性的 2 倍。女性患蒽环类药物诱发心肌病的风险较高的机制尚不清楚,但可能与女性体脂百分比较高致蒽环类药物浓度增加有关。

5. **基础的心血管危险因素** 在接受蒽环类药物治疗的患者中,先前存在的心脏危险因素增加心衰的发生率。值得注意的是,高血压与蒽环类药物的协同作用最大,发生心衰的风险增加高达 58%。糖尿病显著增加 27% 的心衰风险。一项大型队列研究评估 43 338 例乳腺癌患者,结果显示,高血压、糖尿病和冠心病分别使蒽环类药物引起的心脏毒性风险增加 45%、74% 和 58%。

6. **其他伴随化疗药物** 同时使用非蒽环类药物（包括曲妥珠单抗、紫杉烷和环磷酰胺）也增加药物的心脏毒性风险。紫杉烷的药代动力学降低了蒽环类化合物的代谢,导致蒽环类化合物的浓度增加。对紫杉烷+蒽环类药物的 II 期研究表明,较高剂量的蒽环类药物会增加心力衰竭的发生率。420mg/m² 的蒽环霉素联合紫杉醇治疗后心力衰竭的发生率为 50%,明显高于 360mg/m² 蒽环霉素的患者（5.4%）。因此,建议接受辅助紫杉烷治疗的患者,蒽环类药物剂量不要超过 360mg/m²。

曲妥珠单抗是 HER2 阳性乳腺癌的单克隆抗体,已用于转移性疾病的辅助治疗。Chen 等[33]对 45 537 名乳腺癌妇女进行的一项大规模队列研究显示,曲妥珠单抗联合蒽环类药物导致心衰的 3 年发生率 23.8%,而单用曲妥珠单抗的发生率 14.0%。Slamon 等[34]随机分配 138 例女性患者接受环磷酰胺加蒽环类药物,而对照组加曲妥珠单抗。研究结果发现,曲妥珠单抗、蒽环类药物加环磷酰胺组严重心力衰竭的发生率 27%,而蒽环类药物加环磷酰胺组为 8%。表明蒽环类药物增强了曲妥珠单抗的毒性。

与紫杉烷或曲妥珠单抗-蒽环类药物联合应用相比,蒽环类药物与环磷酰胺联合使用时心脏毒性风险适度增加。Perez 等[35]报告 1576 例接受累积剂量 240mg/m² 蒽环霉素+2400mg/m² 环磷酰胺患者给药前后的 LVEF 值,2.5% 患者 LVEF 下降超过 15%。

另外,蒽环类药物的给药途径和速度也与心脏毒性轻重有关,长时间持续输注优于静脉推注,可以在一定程度上减轻心脏毒性[36]。

（二）曲妥珠单抗

曲妥珠单抗是 20 世纪 80 年代发展起来的一种单克隆抗体,与 His2 的胞外区结合,通过抑制过度表达 His2 蛋白的细胞增殖来介导抗体依赖的细胞毒性。曲妥珠单抗引起的心脏毒性的病理生理学尚不完全清楚,可能与抑制 HER2 对心肌细胞和心肌干细胞的正常生理作用的影响有关。曲妥珠单抗于 1998 年首次被批准用于治疗 HER2 阳性转移性乳腺癌,该肿瘤约占所有乳腺癌的 25%。

曲妥珠单抗的心脏毒性作用已得到充分研究。最值得注意的是,Cochrane 数据库 10 000 名曲妥珠单抗治疗组患者心脏毒性发生率与对照组比较,结果显示,症状性心衰的风险显著增加,LVEF 降低[37]。

ESC 指南及 Okwuosa 等总结的曲妥珠单抗心脏毒性的重要危险因素包括：同时或既往使

用蒽环类药物、放疗、老年（>65岁）、肥胖、高血压、糖尿病、冠心病、心律失常和基线 LVEF 值降低等（表 9-2）。

表 9-2 曲妥珠单抗致心脏毒性的危险因素和注意事项

危险因素	临床表现
基线左心室功能障碍	1. 曲妥珠单抗治疗 >1 年的转移性肿瘤患者的左心室射血分数下降到 <50%，左心室射血分数降低到基线的 20% 以下，或出现心衰症状 2. 通常暂时下降，治疗 1 个月后重新评估左室射血分数
冠状动脉疾病	1. 早期乳腺癌应用曲妥珠单抗增加症状性心力衰竭的风险 2. 冠心病同等风险（如糖尿病）增加老年患者心脏毒性风险 3. 增加 I～III 期乳腺癌患者接受曲妥珠单抗治疗的心脏毒性风险
高血压	在早期乳腺癌患者中辅助使用曲妥珠单抗增加症状性心力衰竭的风险
老年	1. 60 岁以上且接受曲妥珠单抗辅助治疗的患者心血管风险增加，曲妥珠单抗心脏毒性风险更高 2. 80 岁以上风险更高
吸烟	接受曲妥珠单抗辅助治疗的吸烟者心脏收缩功能障碍风险增加
酗酒	曲妥珠单抗治疗过程中每周饮酒 10 次以上增加心脏毒性的风险
肾功能不全	1. $Gr < 78 ml/(min \cdot 1.73 m^2)$ 是曲妥珠单抗心脏毒性的最强预测因子，不依赖曲妥珠单抗治疗和基线左室射血分数 2. 对接受曲妥珠单抗辅助治疗的早期乳腺癌患者进行 12 个月随访发现，发生肾功能不全风险较高
遗传多态性	与 lle/lle 基因多态性相比，HER2 lle/Val 载体状态与心脏毒性的更高风险相关

1. **先前或同时使用蒽环类药物** 曲妥珠单抗所致心脏毒性的最主要危险因素似乎是伴随使用蒽环类药物和曲妥珠单抗的累积效应。Seidman 等[38]对曲妥珠单抗 II 期和 III 期临床试验的回顾性分析发现，联合应用曲妥珠单抗、蒽环类药物加环磷酰胺的患者心肌病发生率最高（27%），仅接受紫杉醇和曲妥珠单抗（13%）或单用曲妥珠单抗（3%～7%）的患者风险相对较低。大多数曲妥珠单抗治疗的患者出现心功能不全症状（75%），但在使用心衰的标准治疗（79%）后可获得最大改善。Farolfi 等[39]的回顾性研究发现，179 例曲妥珠单抗所致心脏毒性和心力衰竭患者中，78 例（44%）发生心脏毒性。但关于曲妥珠单抗所致心脏毒性的风险与以前接触表表柔比星的相关数据一直是矛盾的。Rissio 等[40]没有观察到曲妥珠单抗所致心脏毒性与表柔比星有显著的相关性，但再次证明了蒽环类药物使曲妥珠单抗所致心脏毒性增加 3 倍。相反，Cochet 等[41]采用表柔比星剂量为 0、300 和 600 mg/m² 对患者进行分层，未使用表柔比星者中 9% 发生曲妥珠单抗所致的心脏毒性，使用 600 mg/m² 表柔比星的患者中 35% 发生明显的心脏毒性。有作者建议，对有症状的心衰患者和/或中度到重度的左心室收缩功能障碍（LVEF<40%）患者，禁用曲妥珠单抗治疗。对于无症状的轻度左心室收缩功能障碍患者（LVEF≥40%），应考虑治疗的风险和益处。有研究认为，有多种

危险因素和相对低风险的 HER2 阳性乳腺癌女性应避免使用含有蒽环的治疗方案。然而，在大多数患者中，仍然不能准确地预测哪些患者将会产生心脏毒性，只能借助可替代的生化标志物或整体纵向应变和 CMR 决策。

2. **基线左室舒张功能障碍**　治疗前左室舒张功能受损是曲妥珠单抗介导的心脏毒性的独立预后因子。一项前瞻性研究包括 118 例 HER2 阳性早期浸润性乳腺癌的女性患者，在发生心肌病的患者中，LVEF 值和峰值射血率与基线无显著差异。相反，基线峰值充盈率 > 180ms 的患者更有可能发生显著的临床心室舒张功能减退。

3. **冠心病和风险因素**　冠心病是曲妥珠单抗所致心脏毒性的独立预后因子，其最有力的证据来自于一项小型回顾性研究。该研究入选 45 例患者，评估曲妥珠单抗在老年乳腺癌患者中的心脏安全性。与无心血管危险因素者相比，与曲妥珠单抗相关的心脏毒性更易出现在有心血管危险因素的患者中，如心脏病史（33% vs 9.1%，$P = 0.017$）和糖尿病（33.3% vs 6.1%，$P = 0.010$）[42]。

对于有高脂血症的癌症患者，可以考虑应用他汀类药物，但应考虑药物相互作用。有研究表明，在估计寿命为 1 个月至 1 年的患者和最近功能状态恶化的患者中，停用他汀类药物可改善生活质量，而不影响死亡率[43]。

许多研究支持与高龄相关的合并症与曲妥珠单抗心脏毒性风险增加相关，很少有研究表明年龄是独立的影响因素。对 499 例 HER2 阳性早期乳腺癌妇女的一项研究发现，60 岁以上患者发生临床心力衰竭的可能性是年轻人的 3 倍，射血分数下降 10% 以上者发生率大于 10%。在他们的研究中，32% 的 HER2 阳性早期乳腺癌患者接受了佐剂曲妥珠单抗治疗，这些患者年龄 >60 岁，心血管风险增加，并且普遍出现曲妥珠单抗心脏毒性[44]。SEER 注册中心对 >66 岁的 2000 多名患者进行的回顾中发现，年龄 >80 岁、冠心病、高血压和每周服用曲妥珠单抗增加了使用曲妥珠单抗治疗后发生心衰的风险。

4. **曲妥珠单抗心脏毒性的其他危险因素**　大量饮酒似乎是曲妥珠单抗治疗乳腺癌患者心脏毒性的危险因素。Lemieux 等[45]在一项回顾性队列研究中指出，在曲妥珠单抗治疗期间，每周饮用 10 种或更多酒精饮料与心脏毒性显著相关。有研究认为，酒精摄入量与曲妥珠单抗诱导的心脏毒性之间的关系与高血压有关，可能是由于乙醇增加潜在的氧化应激，并在蒽环类药物或曲妥珠单抗暴露的情况下促进持续的心脏损害。

肾功能不全可能增加心肌对蒽环类药物、紫杉烷类药物和曲妥珠单抗的敏感性。为此，肾小球滤过率 <78ml/（min·1.73m²）被证明是早期 HER2 阳性乳腺癌以曲妥珠单抗为主的辅助化疗 1 年后心脏毒性的一个强独立预测因子。

（三）化疗所致心脏毒性的风险预测模型

目前临床对于蒽环类药物和曲妥珠单抗化疗造成的心血管合并症仍限于监测而不是预防，因而增加风险预测对于预防心血管毒性损伤是必要的。为此，Oikonomou 等[46]研究了童年期和青春期癌症患者心血管分数（CHACS-CV）的预测价值，研究中高危组（CHACS-CV ≥6）患者 30 年累积心血管疾病发病率为 6.0%〔95% CI：4.3% ~ 8.1%〕，中风险组（CHACS-CV 4~5）发病率 2.6%〔95% CI：1.8% ~ 3.7%〕，低风险组（CHACS-CV ≤3）发病率 0.7%〔95% CI：0.5% ~ 1.0%〕。

Romond 等[47]提出将一个统计模型用于评估入选美国国家外科手术辅助乳房和肠道项目（NASBP）B-31 方案Ⅲ期辅助试验的患者发生严重心衰的风险。在回归分析中，只有年龄和基线射血分数有统计学意义。利用这些基线危险因素，研究者开发了一种预测模型，用于计算环磷酰胺治疗后 5 年的心脏事件累积概率。在对特定原因的亚分布危险进行参数回归的基础上，心脏危险评分（CRS）计算公式如下：

$$\frac{7.0 + (0.04 \times 年龄) - (0.1 \times 基线左室射血分数百分比)}{4.76} \times 100$$

虽然模型与从 B-31 方案收集的数据非常接近，但该公式还应该由实施类似化疗方案的其他研究验证。该模型可用于在个体化基础上指导化疗。

（四）血管内皮生长因子抑制剂

约 60% 以上的肿瘤表达和分泌血管内皮生长因子（VEGF）。VEGF 抑制剂可以通过改善血管功能来提高化疗效果。贝伐单抗可能是最著名的血管内皮生长因子抑制剂，在标准化疗中加入贝伐单抗可以使转移性结肠癌的总生存率平均提高 4 个月，其于 2004 年被批准应用于临床。

但血管内皮生长因子抑制剂有明显的心血管副作用，30%~80% 患者用药后发生高血压。其他已知不良反应包括蛋白尿（35%）、胃肠道穿孔（5%~7%）和动脉栓塞（0.5%~1%）。与 VEGF 抑制剂相关的高血压的发生机制为血管内皮平滑肌细胞的一氧化氮依赖性松弛反应被损害，类似于先兆子痫的病理生理学。

在实验模型中，VEGF 抑制剂可引起左室功能障碍。在动物模型中发现，VEGF 水平在心肌损伤后升高，并促进心脏重构。许多临床试验表明，贝伐单抗和舒尼替尼可能与蒽环类药物协同作用，导致心功能不全。左室功能障碍可能部分由心肌细胞的直接毒性所致，并因高血压而加重。有冠心病史和心衰病史的患者最容易发生由多重激酶抑制剂引起的主要不良心脏事件。据报道，各种多靶点激酶抑制剂可延长 QT 间期（QTc 男性 >450ms，女性 >470ms）。临床医生应在采用 VEGF 或多靶点激酶抑制剂治疗之前获得患者的基线心电图，以便在治疗期间进行密切监测。Bagnes 等[48]证实 QTc 增加超过基线 60ms 或 >500ms，抗 VEGFs 和多靶点激酶抑制剂导致心律失常的风险显著增加。

四、放射治疗的危险因素

放疗可显著降低癌症复发率和死亡率。但除肿瘤区域外，放疗也会造成周围器官被照射。肺癌、淋巴瘤、食管癌和乳腺癌患者的胸壁辐射会波及心脏，特别是当局限于左胸壁时（左侧乳腺癌）。在放射治疗最初 5 年内，放射治疗会诱发炎症，导致 50% 患者发生辐射诱发的心脏疾病。在放疗后 20~30 年，可出现瓣膜性心脏病、心包疾病（心包炎、心包积液和缩窄）、传导障碍和心律失常、心肌病等。一项研究纳入 294 例年轻的非霍奇金淋巴瘤患者（平均年龄 42 岁），放疗后 15 年发现动脉粥样硬化。其中 40 例患者（14%）心脏负荷试验异常，55% 有明显冠心病，16% 有严重三支血管或左主干病变，或左主干冠状动脉需要冠状动脉搭桥术。这些放疗心脏并发症最终会导致更高的心脏病发病率和死亡率，当同时存在以下因素时，其心脏毒性更加显著：高龄，先前存在的心脏病（心力衰竭或冠心病），伴随的化疗,有心血管危险因素(高血压和糖尿病),较高的累积放疗剂量,肿瘤在前或左侧胸壁位置(如霍奇金淋巴瘤和左侧乳腺癌)等。

(一)辐射剂量

Darby 等[49]研究接受放射治疗的乳腺癌女性发现,随着辐射剂量增加,冠脉事件风险增加。这种风险在放疗后的头 5 年内开始,并持续到放疗后 30 年。传统放射治疗对霍奇金病最常见的副作用是外周炎,随着近年来对放疗剂量的限制,每日剂量较低,辐射的强度不同以及封闭区域,现已经将发生率从 20% 降至 2.5%。

(二)放射线照射时的年龄

与一般人群相比,35 岁以下的患者发生辐射性心脏毒性的相对风险高 6.5%,霍奇金淋巴瘤也有类似的观察结果。一项研究显示,年龄加上心血管危险因素会显著增加患缺血性心脏病的风险,随着年龄的增长,风险呈指数增长[47]。一项研究发现,与放射治疗相关的急性心肌梗死的风险似乎在年轻时最高,20 岁之前的放疗风险随着治疗年龄的增加而降低。

(三)伴随化疗

如前所述,放疗加化疗引起的心脏毒性(特别是心肌病)似乎更高,主要是蒽环类药物总累积剂量。

(四)生物标志物的应用

一些研究评估放疗患者的生物标志物的预测作用,但结果相互矛盾。一项对 50 名乳腺癌妇女的早期研究发现,在总剂量为 45~46Gy 的放疗后,血清肌钙蛋白没有发现任何变化。同样,另一项对 30 例接受放疗患者的研究显示,放疗后心肌肌酸激酶同工酶(CK-MB)、肌钙蛋白或 NT-Pro BNP 水平没有明显升高。相反,最近的一项研究发现,尽管 CK-MB 绝对数值和平均值保持在相对较低的水平,但肌钙蛋白和脑钠肽都随着放疗而显著增加。然而,在最近另一项针对 58 例左侧乳腺癌放疗患者的研究中,12 例患者(21%)在放疗过程中出现 hsTnT 升高,hsTnT 值随着整个心脏和左心室的放疗剂量增加而显著增高。同样,另一项对 43 例左侧乳腺癌患者的研究显示,标准化的 BNP(目前的 BNP 除以基线 BNP)与 V20、V25、V30、V45(放疗剂量≥20Gy,≥25Gy,≥30Gy,≥45Gy)、平均剂量和中位心脏剂量显著相关。在唯一出现心肌梗死的受试者中,V20、V25、V30 和 V45 是最高的,BNP 从化疗后 1 个月开始升高,甚至在 12 个月时仍然居高不下[50]。因此,心脏生化标志物可能有助于评估辐射诱发的心脏毒性,但仍然是处于研究阶段。2018AHA 心血管疾病和乳腺癌科学声明以及 Okwuosa 等学者对乳腺癌患者心脏毒性相关生化指标进行了推荐(表 9-3)[51,52]。目前的经验表明,这些生物标志物的标准化值可能比绝对值升高更有助于监测与放射治疗有关的亚临床心血管疾病。

表 9-3 乳腺癌患者心脏毒性相关指标及证据强度

标记	放疗的证据强度(a)	化疗的证据强度(b)	整体证据的强度(c)
GLS(d)	+++++(5)	+++++(6)	+++++
肌钙蛋白-I(e)	+++(5)	+++(20)	+++

续表

标记	放疗的证据强度（a）	化疗的证据强度（b）	整体证据的强度（c）
肌钙蛋白-T（e）	++（3）	+++（18）	+++
BNP（e）	+++++（5）	++++（8）	+++++
NT-pro-BNP（e）	++++（3）	++++（25）	++++

括号内的数字代表提供每一证据的文章数目。(a) 研究包括单纯放疗，或放疗加蒽环类药物化疗；(b) 蒽环类药物（主要是蒽环霉素）化疗；(c) 化疗和放疗；(d) 化疗或放射治疗引起的应变数值减少（不是 LV 参数）；(e) 证据强度是根据显示标志物与 LV 功能障碍参数呈显著相关性的研究文章的比例计算。

五、小结

目前仍缺乏高级别证据来指导癌症治疗相关心脏毒性的预防、检测和管理。没有明确一致的指南或建议来监测或识别有可能受到化疗所致心脏毒性的风险人群。部分原因是测量的最佳时间尚未确定，关于新的生化标志物与癌症治疗相关的心脏毒性之间联系的数据有限。

为早期识别治疗期间乃至生存期早期的心脏毒性风险，可根据患者原有心血管疾病/风险因素，联合应用整体长轴应变、左室斑点追踪超声心动图和生化标志物（主要是肌钙蛋白和 BNP/Pro-BNP）进行分析，这方面的应用很有前景。遗传学用于确定癌症治疗相关心脏毒性危险人群的价值亟待进一步研究。随着对病理生理和遗传途径的深入了解，基因底物的筛选可以与特定的临床情况和人口因素相结合，以减少与癌症治疗相关的心脏毒性风险。

（陈琪　刘庆辉　吴天然）

参考文献

[1] Hamo CE, Bloom MW, Cardinale D, et al. Cancer therapy-related cardiac dysfunction and heart failure: Part 2: Prevention, treatment, guidelines, and future directions [J]. Circ Heart Fail, 2016, 9 (2): e002843.

[2] Bloom MW, Hamo CE, Cardinale D, et al. Cancer therapy-related cardiac dysfunction and heart failure: Part 1: Definitions, pathophysiology, risk factors, and imaging [J]. Circ Heart Fail, 2016, 9 (1): e002661.

[3] Patnaik JL, Byers T, DiGuiseppi C, et al. Cardiovascular disease competes with breast cancer as the leading cause of death for older females diagnosed with breast cancer: a retrospective cohort study [J]. Breast Cancer Res, 2011, 13 (3): R64.

[4] Kochanek KD, Murphy SL, Xu J, et al. Mortality in the United States [J]. NCHS Data Brief, 2013, 2014 (178): 1-8.

[5] Howlader NA, Krapcho M, Garshell J, et al. SEER Cancer Statistics Review, 1975-2010. Bethesda, MD: National Cancer Institute; 2015. Based on November 2012 SEER data submission.

[6] Hoyert DL. 75 years of mortality in the United States. NCHS Data Brief, 1935-2010; 2012: 1-8.

[7] Carver JR, Shapiro CL, Ng A, et al. ASCO Cancer Survivorship Expert Panel. American Society of Clini-

cal Oncology clinical evidence review on the ongoing care of adult cancer survivors: cardiac and pulmonary late effects [J]. J Clin Oncol, 2007, 25: 3991-4008.

[8] Silber JH, Cnaan A, Clark BJ, et al. Enalapril to prevent cardiac function decline in long-term survivors of pediatric cancer exposed to anthracyclines [J]. J Clin Oncol, 2004, 22: 820-828.

[9] Oeffinger KC, Mertens AC, Sklar CA, et al. Chronic health conditions in adultsurvivors of childhood cancer [J]. New Engl J Med, 2006, 355 (15): 1572-1582.

[10] Menna P, Salvatorelli E, Minotti G. Cardiotoxicity of antitumor drugs [J]. Chem Res Toxicol, 2008, 21 (5): 978-989.

[11] Reulen RC, Winter DL, Frobisher C, et al. British Childhood Cancer Survivor Study Steering G. Long-term cause-specific mortality among survivors of childhood cancer [J]. JAMA, 2010, 304 (2): 172-179.

[12] Cardinale D, Bacchiani G, Beggiato M, et al. Strategies to prevent and treat cardiovascular risk in cancer patients [J]. Semin Oncol, 2013, 40: 186-198.

[13] Lal H, Kolaja KL, Force T. Cancer genetics and the cardiotoxicity of the therapeutics [J]. J Am Coll Cardiol, 2013, 61: 267-274.

[14] Lloyd-Jones DM, Liu K, Colangelo LA, et al. Consistently stable or decreased body mass index in young adulthood and longitudinal changes in metabolic syndrome components: The Coronary Artery Risk Development in Young Adults Study [J]. Circulation, 2007, 115: 1004-1011.

[15] Cong YJ, Gan Y, Sun HL, et al. Association of sedentary behavior with colon and rectal cancer: a meta-analysis of observational studies [J]. Br J Cancer, 2014, 110 (3): 817-826.

[16] Grivennikov SI, Greten FR, Karin M. Immunity, inflammation, and cancer [J]. Cell, 2010, 140 (6): 883-899.

[17] Sawaya H, Sebag IA, Plana JC, et al. Assessment of echocardiography and biomarkers for the extended prediction of cardiotoxicity in patients treated with anthracyclines, taxanes, and trastuzumab [J]. Circ Cardiovasc Imaging, 2012, 5 (5): 596-603.

[18] Stoodley PW, Richards DA, Boyd A, et al. Altered left ventricular longitudinal diastolic function correlates with reduced systolic function immediately after anthracycline chemotherapy. Eur Heart J Cardiovasc Imaging, 2013, 14 (3): 228-234.

[19] Cardinale D, Sandri MT, Martinoni A, et al. Left ventricular dysfunction predicted by early troponin I release after high-dose chemotherapy [J]. J Am Coll Cardiol, 2000, 36 (2): 517-522.

[20] Sawaya H, Sebag IA, Plana JC, et al. Early detection and prediction of cardiotoxicity in chemotherapy-treated patients [J]. Am J Cardiol, 2011, 107 (9): 1375-1380.

[21] Morris PG, Chen C, Steingart R, et al. Troponin I and C-reactive protein are commonly detected in patients with breast cancer treated with dose-dense chemotherapy incorporating trastuzumab and lapatinib [J]. Clin Cancer Res, 2011, 17 (10): 3490-3499.

[22] Daugaard G, Lassen U, Bie P, et al. Natriuretic peptides in the monitoring of anthracycline induced reduction in left ventricular ejection fraction [J]. Eur J Heart Fail, 2005, 7 (1): 87-93.

[23] Dodos F, Halbsguth T, Erdmann E, et al. Usefulness of myocardial performance index and biochemical markers for early detection of anthracycline-induced cardiotoxicity in adults [J]. Clin Res Cardiol, 2008, 97 (5): 318-326.

[24] Horacek JM, Vasatova M, Pudil R, et al. Biomarkers for the early detection of anthracycline – induced cardiotoxicity: current status. Olomouc, Czechoslovakia: Biomedical papers of the Medical Faculty of the University Palacky, 2014, 158 (4): 511 – 517.

[25] Wang X, Liu W, Sun CL, Armenian SH, et al. Hyaluronan synthase 3 variant and anthracycline – related cardiomyopathy: a report from the children's oncology group [J]. J Clin Oncol, 2014, 32: 647 – 653.

[26] Visscher H, Ross CJ, Rassekh SR, et al. Canadian Pharmacogenomics Network for Drug Safety Consortium. Pharmacogenomic prediction of anthracycline – induced cardiotoxicity in children [J]. J Clin Oncol, 2012, 30: 1422 – 1428.

[27] Jensen BC, McLeod HL. Pharmacogenomics as a risk mitigation strategy for chemotherapeutic cardiotoxicity [J]. Pharmacogenomics, 2013, 14 (2): 205 – 213.

[28] American College of Cardiology Foundation Appropriate Use Criteria Task Force, American Society of Echocardiography, American Heart Association, et al. ACCF/ASE/AHA/ASNC/HFSA/HRS/SCAI/SCCM/SCCT/SCMR 2011 Appropriate use criteria for echocardiography [J]. J Am Coll Cardiol, 2011, 24 (3): 229 – 267.

[29] O'Brien ME, Wigler N, Inbar M, et al. Reduced cardiotoxicity and comparable efficacy in a phase III trial of pegylated liposomal doxorubicin HCl (CAELYX/Doxil) versus conventional doxorubicin for first – line treatment of metastatic breast cancer [J]. Ann Oncol, 2004, 15: 440 – 449.

[30] Tahover E, Segal A, Isacson R, et al. Dexrazoxane added to doxorubicin – based adjuvant chemotherapy of breast cancer: a retrospective cohort study with a comparative analysis of toxicity and survival [J]. Anticancer Drugs, 2017, 28 (7): 787 – 794.

[31] Lipshultz SE, Miller TL, Scully RE, et al. Changes in cardiac biomarkers during doxorubicin treatment of pediatric patients with high – risk acute lymphoblastic leukemia: associations with long – term echocardiographic outcomes [J]. J Clin Oncol, 2012, 30 (10): 1042 – 1049.

[32] Shapiro R, Barsuk D, Segev L, et al. Pre – operative cardiac workup after anthracycline – based neoadjuvant chemotherapy. Is it really necessary [J]? Ann R Coll Surg Engl, 2011, 93 (2): 127 – 129.

[33] Liu L, Chen F, Zhao J, Yu H. Correlation between overall survival and other endpoints in metastatic breast cancer with second – or third – line chemotherapy: Literature – based analysis of 24 randomized trials [J]. Bull Cancer, 2016, 103 (4): 336 – 344.

[34] Slamon D, Eiermann W, Robert N, et al. Breast Cancer International Research Group. Adjuvant trastuzumab in HER2 – positive breast cancer [J]. N Engl J Med, 2011, 365 (14): 1273 – 1283.

[35] Perez EA, Suman VJ, Davidson NE, et al. Effect of doxorubicin plus cyclophosphamide on left ventricular ejection fraction in patients with breast cancer in the North Central Cancer Treatment Group N9831 Intergroup Adjuvant Trial [J]. J Clin Oncol, 2004, 22 (18): 3700 – 3704.

[36] Cardinale D, Colombo A, Lamantia G, et al. Anthracycline – induced cardiomyopathy: clinical relevance and response to pharmacologic therapy [J]. J Am Coll Cardiol, 2010, 55 (3): 213 – 220.

[37] Moja L, Tagliabue L, Balduzzi S, et al. Trastuzumab containing regimens for early breast cancer [J]. Cochrane Database Syst Rev, 2012, (4): CD006243.

[38] Seidman A, Hudis C, Pierri MK, et al. Cardiac dysfunction in the trastuzumab clinical trials experience [J]. J Clin Oncol, 2002, 20 (5): 1215 – 1221.

[39] Farolfi A, Melegari E, Aquilina M, et al. Trastuzumab – induced cardiotoxicity in early breast cancer pa-

tients: a retrospective study of possible risk and protective factors [J]. Heart, 2013, 99 (9): 634 – 639.

[40] Riccio G, Antonucci S, Coppola C, et al. Ranolazine attenuates trastuzumab – induced heart dysfunction by modulating ROS production [J]. Front Physiol, 2018, 9: 38.

[41] Cochet A, Quilichini G, Dygai – Cochet I, et al. Baseline diastolic dysfunction as a predictive factor of trastuzumab – mediated cardiotoxicity after adjuvant anthracycline therapy in breast cancer [J]. Breast Cancer Res Treat, 2011, 130 (3): 845 – 854.

[42] van Dalen EC, Caron HN, Dickinson HO, et al. Cardioprotective interventions for cancer patients receiving anthracyclines [J]. Cochrane Database Syst Rev, 2011, 6: CD003917.

[43] Kutner JS, Blatchford PJ, Taylor DH Jr, et al. Safety and benefit of discontinuing statin therapy in the setting of advanced, life – limiting illness: a randomized clinical trial [J]. JAMA Intern Med, 2015, 175 (5): 691 – 700.

[44] Tarantini L, Gori S, Faggiano P, et al. Adjuvant trastuzumab cardiotoxicity in patients over 60 years of age with early breast cancer: a multicenter cohort analysis [J]. Ann Oncol, 2012, 23 (12): 3058 – 3063.

[45] Lemieux J, Diorio C, Côté MA, et al. Alcohol and HER2 polymorphisms as risk factor for cardiotoxicity in breast cancer treated with trastuzumab [J]. Anticancer Res, 2013, 33 (6): 2569 – 2576.

[46] Oikonomou EK1, Athanasopoulou SG, Kampaktsis PN, et al. Development and validation of a clinical score for cardiovascular risk stratification of long – term childhood cancer survivors [J]. Oncologist, 2018, 23 (8): 965 – 973.

[47] Romond EH, Jeong JH, Rastogi P, et al. Seven – year follow – up assessment of cardiac function in NSABP B – 31, a randomized trial comparing doxorubicin and cyclophosphamide followed by paclitaxel (ACP) with ACP plus trastuzumab as adjuvant therapy for patients with node – positive, human epidermal growth factor receptor 2 – positive breast cancer [J]. J Clin Oncol, 2012, 30 (31): 3792 – 3799.

[48] Bagnes C, Panchuk PN, Recondo G. Antineoplastic chemotherapy induced QTc prolongation [J]. Curr Drug Saf, 2010, 5 (1): 93 – 96.

[49] Darby SC, Ewertz M, Hall P. Ischemic heart disease after breast cancerradiotherapy [J]. New Engl J Med, 2013, 368 (26): 2527.

[50] Palumbo I, Palumbo B, Fravolini ML, et al. Brain natriuretic peptide as a cardiac marker of transient radiotherapy – related damage in left – sided breast cancer patients: A prospective study [J]. Breast, 2016, 25: 45 – 50.

[51] Mehta LS, Watson KE, Barac A, et al. American Heart Association Cardiovascular Disease in Women and Special Populations Committee of the Council on Clinical Cardiology; Council on Cardiovascular and Stroke Nursing; and Council on Quality of Care and Outcomes Research. Cardiovascular Disease and Breast Cancer: Where These Entities Intersect: A Scientific Statement From the American Heart Association [J]. Circulation, 2018, 137 (8): e30 – e66.

[52] Okwuosa TM, Prabhu N, Patel H, et al. The Cardiologist and the Cancer Patient: Challenges to Cardio – Oncology (or Onco – Cardiology) and Call to Action [J]. J Am Coll Cardiol, 2018, 72 (2): 228 – 232.

第十章

化疗所致心脏毒性的监测及预防

许多接受化疗的癌症患者可能会因化疗所致心脏毒性而损伤心血管。目前有两个降低这一风险的策略：观察到亚临床心血管病出现后予以心脏保护性治疗[1]；针对高危人群实施预防性治疗[2]。目前认为，对潜在心脏毒性风险的患者应用心脏保护治疗要优于出现亚临床心血管损害后再启动治疗，特别是在接受可能会引起心肌坏死并出现潜在不可逆心肌损伤的抗癌治疗时，例如使用蒽环类药物。

心肌损伤普遍存在于抗癌治疗中。然而哪些患者将会在抗癌治疗中或治疗后发展为与治疗相关的心血管疾病，目前并不存在相关的风险预测模型或预测系统。基于临床观察后再给予治疗的策略，属于对已存在亚临床心脏损害患者进行二级预防治疗，然而此时大多患者已处于疾病终末阶段。心脏亚临床损伤出现后启动治疗并预防随后可能发生的心血管疾病，目前还缺乏前瞻性试验的证据。与此相反，已有一些多中心 RCT 研究显示，对具有心脏毒性危险因素的患者进行预防性治疗是有效的[2-5]。如果患者同时有癌症和心血管病，加之抗癌治疗后增加的心血管病危险因素，意味着接受心脏毒性化疗药物的患者具有极高的心血管病发病风险，需要进行一级预防治疗。本章详细介绍目前相对被认可的几个观点，并展开讨论。

一、抗癌治疗后心肌损伤的普遍性

人们对抗癌治疗相关的心脏毒性的认识，已由简单的"一次打击模型"学说演变到更加复杂的假说。目前假说认为，大多数癌症存活者在"多次打击"后，逐渐发展为心血管疾病[6]。具有心脏毒性的治疗能够降低患者的心血管贮备能力，在未来很可能进展为冠心病。目前抗癌治疗后的心血管损伤发生率很可能被低估了，其发生率数据主要来自于两类研究：①应用敏感的测量方法进行短期随访（如肌钙蛋白、影像学）[7]；②应用更加实用的心血管病检查手段来进行长期随访（通常来源于管理性数据）[8]。这两类试验设计仅仅发现了"冰山的一角"，因为两者都不能发现无症状的亚临床心血管病，而这种情况已被证实与长期多个打击相关。癌症治疗对心血管系统的损伤具有一定特异性，包括直接损伤及间接损伤。直接损伤包括前文所述的心脏毒性、缺血、高血压、心律失常等，而间接损伤则是因为不良的生活方式参与，具体的损伤机制在前文已提及，这里不再赘述。

以影像学为观察手段的研究，经常依赖于影像学所提供的充血性心衰或降低的左心室射血分数（LVEF）作为终点事件，然而这都是相对较晚期的心脏损伤表现。以蒽环类药物为例，临床试验与动物实验发现了一致的病理学改变，这一点在接受蒽环类药物的患者的心内膜活检中同样被证实[9,10]。大约 1/3 接受蒽环类药物的患者肌钙蛋白都会升高。另外，应变成像提示有 13% ~32% 患者在化疗后 12 个月内就已出现结果异常[11]。这些都是早期出现亚临床心脏损伤的表现。很明显，仅在心肌损伤终末期采取治疗，将严重影响患者的生活质量及生存率。这就使早发现、早干预，尽量减少心脏毒性引发的不良后果的理念显得尤为重要。

二、个体化预测心脏毒性

目前预测哪一组患者具有潜在的心脏毒性风险已成为可能，因为这一风险是由使用的药物与患者特点相互作用所决定的；但尚缺乏针对癌症患者个体水平的风险预测模型。现已提出了两个风险预测模型，但两者都缺乏广泛认可，而且仅适用于乳腺癌患者接受曲妥珠单抗治疗时使用[12,13]。许多出现心脏毒性的患者与无心脏毒性患者之间并没有显著特征差别。加拿大无心血管病的乳腺癌女性患者接受抗癌治疗，治疗相关的心脏毒性风险在老年及青年人群间是相似的[14]。在另外一项队列研究里，62% 出现心脏毒性的患者 <55 岁，37% 的患者接受蒽环霉素的累积剂量低于 300mg/m^2，94% 的患者无糖尿病，发生心脏毒性的患者吸烟率、高血压患病率与无心脏毒性的患者相当[15]。上述无差别的临床特征，使得难以精确预测心脏毒性风险，目前只能尽力优化观察策略，以求及早发现亚临床心脏毒性，并早期干预。

三、目前观察策略的局限性

目前尚无 RCT 研究结果支持"通过观察发现异常后再启动心脏保护的治疗策略"有效。启动心脏保护治疗并使患者从蒽环类药物所致的心脏毒性中恢复的治疗时间窗是在化疗后的 6 个月内，超过这一时间窗，心脏毒性将转变为不可逆的心脏功能障碍[16]。现行的观察策略建议进行化疗后的 3 个月或更长时间为观察间期，这源于一些影像学研究的数据[1]。因此最佳的启动心脏保护治疗时机可能已错过。不及时就诊及延迟的心脏专科转诊，都可能导致错失这一宝贵的治疗时间窗。Cardinale 等[15]报道了 226 例出现心脏毒性的患者，尽管他们严格按照每 3 个月接受一次观察随访，但当发现心脏损伤后启动治疗，仅有 11% 的观察对象经治疗后 LVEF 恢复正常。出现心脏毒性的平均时间为完成化疗后 3.5 个月。因此，应用目前所推荐的观察策略，很难及时发现大多数完成化疗后出现心脏毒性的患者。主要的观察策略见表 10-1。

用于支持观察策略的研究大多来源于知名的肿瘤心脏学中心，但每一种观察策略具有其局限性。应用超声心动进行连续 LVEF 评价是最常用的策略[16]。LVEF 在试验内的变化可达到 10%，也就是通常用来定义心脏毒性的 LVEF 变化量[17]。肌钙蛋白可以预测心脏毒性，但具体的风险预测界值尚不明确。最近发表的文章均倡议在观察期间使用整体纵向应变（GLS）监测患者心脏功能[1]。比较 GLS 与 LVEF 超出一个标准差的变化时，GLS 的变化比 LVEF 的下降反映了更高的死亡及心脏不良事件发生风险。然而，是否可以依据 GLS 出现变化作为心脏保护性治疗的起点并改变长期预后，仍需要观察。

表 10-1 使用心脏毒性抗癌药物患者的监测策略[19-21]

机构	基线	化疗期	化疗后
欧洲心脏病学会心衰分会（2011）	心血管并发症	定期心血管评估	随访检测，尤其是接受大剂量蒽环类药物治疗的患者
欧洲临床肿瘤学会（2012）	评估心血管疾病危险因素及并发症（包括心电图、超声心动图、生物标志物、BNP、cTn）。对已有心脏病进行治疗	对于接受蒽环类药物、曲妥珠单抗化疗的患者采用连续心脏功能监测（化疗开始第3、6、9、12、18个月）并且每个化疗周期均监测生物标志物	若存在临床症状，应进行监控；对无症状者，15岁以下接受表柔比星总量>240mg/m²或15岁以上总量>360mg/m²者，第4年及第10年进行心脏评估
欧洲心血管影像协会及美国超声心动图协会（2014）	心脏评估（包括病史、查体、超声心动图、整体纵向应变、TnI）	蒽环霉素：每周监测cTn；若剂量超过240mg/m²，建议每增加50mg/m²前检查LVEF、GLS及cTn；曲妥珠单抗：每3个月监测LVEF、GLS、cTn，化疗结束后6个月再次复查	每年进行一次心血管系统评估

观察策略的费用问题也是应关注的问题。而在这一策略的效果被证实前，评价费用问题可能为时尚早。在近期的一个效价分析里，应用 Markov 法对不同的心脏保护策略进行建模，发现预防性心脏治疗在所有 LVEF 观察策略中占主导地位，这可以增加质量调整生命年及5年生存率，同时伴有费用的降低。在这个分析里，应用 GLS 指导进行心脏保护治疗比常规手段具有更高的效价比[18]。

四、对具有潜在心脏毒性风险的患者进行预防性治疗

相比缺乏证据支持的基于观察法的治疗，已有充分证据支持心脏毒性的一级预防治疗有效[2-4]。尽管不同化疗药物所致的心脏损伤是共同的结局，但其潜在的机制却是多样的。例如，拓扑异构酶-2β 是蒽环类药物相关的心脏毒性的发病机制核心，这种毒性可以被右丙亚胺所拮抗[22]。这些机制也会遇到病理生理学瓶颈，那就是活化的信使可以产生短期代偿性的反应，但以长期的凋亡及纤维化为代价。应用血管紧张素拮抗剂及 β 受体阻滞剂可以作用于这一神经内分泌靶点，在化疗期间起到心脏保护作用。

在有关心脏保护策略的 CRT 结果公布之前，大多数指南均推荐应用影像技术进行观察。初期的临床试验大多是研究转移性癌症接受大剂量蒽环类药物时应用右丙亚胺治疗的效果。在一个包含7项子研究的汇总研究里（共计1162例患者），实验组使用右丙亚胺，对照组使用安慰剂。其中33%对照组患者出现心脏不良事件。右丙亚胺组相对危险度（RR）降低

65%，且需治疗人数（NNT）为4.7。神经内分泌调节剂的研究（包括血管紧张素拮抗药物及β受体阻滞剂）主要涉及非转移癌或使用低剂量蒽环类药物治疗的患者。一项关于血管紧张素拮抗药物的汇总研究报告，对照组心脏事件的发生率为30%，而实验组的相对风险降低89%，并且NNT为3.6。与此相似的是，一项关于β受体阻滞剂的汇总研究报告，对照组的心脏事件发生率为15.2%，而实验组相对风险降低69%，NNT为9.9[2]。

2018年JAMA杂志发表了卡维地洛预防化疗相关心脏毒性试验（CECC试验）结果，该试验是一项前瞻性、随机、双盲、安慰剂对照研究。作者随机抽取200例HER2阴性乳腺癌肿瘤且左室射血分数（LVEF）正常的患者，在化疗（蒽环霉素240mg/m^2）同时，接受卡维地洛或安慰剂治疗。结果6个月后卡维地洛组14例（14.5%）和安慰剂组13例（13.5%）发生LVEF减少≥10%，两组间LVEF和B型利钠肽变化无差异。卡维地洛组肌钙蛋白I水平较低（$P=0.003$），舒张功能障碍发生率较低（$P=0.039$）。该试验为卡维地洛用于预防化疗相关心脏毒性提供了较有力的证据[23]。

近期的PRADA研究招募了126例乳腺癌接受蒽环类药物化疗的患者（22%患者应用了曲妥珠单抗）。受试对象随机分为坎地沙坦治疗组、美托洛尔治疗组、联合治疗组及安慰剂组。坎地沙坦组LVEF降低幅度（0.8%）显著小于安慰剂组（2.6%），而美托洛尔组与安慰剂组LVEF降低的幅度相当[24]。

来自心脏毒性一级预防的RCT研究数据显示，一级预防能更加显著地降低心脏毒性的绝对风险。

但有学者对这些数据持批判态度，认为每项研究入选患者数量少，部分试验为阴性结果。然而，这些实验却很好地证实了无症状的左心室功能不全预示着不良的预后。例如，近期一项包含了11项队列研究的荟萃分析显示，在无症状左心室功能不全患者中，平均随访7.9年，心衰风险为8.4/100人·年。这相当于无左心室功能不全患者的5倍[25]。无症状的左心室功能不全同样预示着较高的死亡风险。弗明翰心脏研究报道，LVEF在40%~50%的患者死亡风险是LVEF>50%患者的3倍，如图10-1[26]。近期一项荟萃分析报告了每偏离正常LVEF 1个标准差，就会增加23%的死亡风险[27]。

五、选择高效低毒复方多机制抗肿瘤药物

替吉奥（gimeracil and oteracil porassium）是一种氟尿嘧啶衍生物，为口服抗癌剂[28]。它包括主体成分替加氟（tegafur，FT）、吉美嘧啶（gimeracil，CDHP）和奥替拉西（oteracil，Oxo），三者按摩尔比1∶0.4∶1制成口服胶囊制剂，是氟尿嘧啶（5-Fu）的增效减毒改良制剂。其三种组分的作用如下：FT是5-Fu的前体药物，具有良好的口服生物利用度，能在活体内转化为5-Fu，干扰和阻断DNA、RNA及蛋白质合成；CDHP能够抑制在二氢嘧啶脱氢酶（DPD）作用下从FT释放出来的5-Fu的分解代谢，有助于长时间维持血中和肿瘤组织中5-Fu有效浓度，从而取得与5-Fu持续静脉输注类似的疗效；Oxo能够阻断5-Fu的磷酸化，口服给药之后，Oxo在胃组织中具有很高的分布浓度，影响5-Fu在胃肠道的分布，进而降低5-Fu的毒性。替吉奥胶囊已作为胃癌、食管癌、头颈部癌、结直肠癌和多种晚期转移癌的一线治疗药物，并与铂类等抗肿瘤药物联合应用治疗多种癌症有显著疗效。

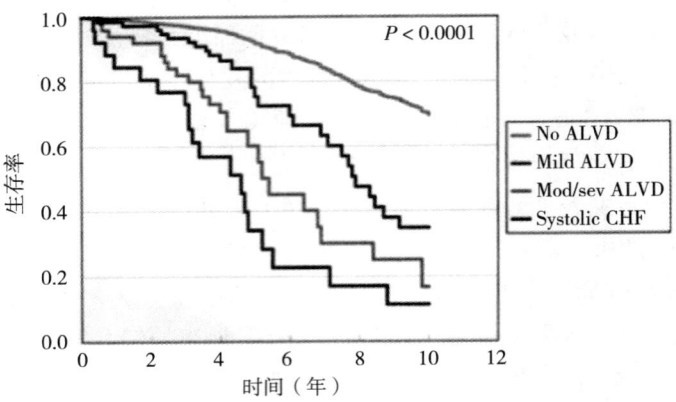

图 10-1　Kaplan-Meir 曲线

Kaplan-Meir 曲线来自于 Framingham 研究，显示了左室收缩功能障碍与死亡率之间的关系。No ALVD：不存在无症状左室收缩功能障碍；Mild ALVD：无症状左室收缩功能障碍，LVEF 40%～50%；Mod/sev ALVD：中重度；ALVD：左室收缩功能障碍，LVEF < 40%；Systolic CHF：心衰症状存在伴 LVEF < 50%

维康达为鲁南制药生产的首仿替吉奥，是国内替吉奥质量检测标准的制定者，质量控制标准比日本的 S-1 更严格。与卡培他滨比较，维康达手足综合征发生率低于卡培他滨。与 5-Fu 比较，维康达能维持较高血药浓度并提高抗癌活性，减少药物毒性，而且临床给药方便，提高了患者的生活质量。维康达的高效低毒性作用，提示多机制药物联合模式将是未来减少包括心脏毒性在内的各种毒副作用的发展方向之一。

盐酸表柔比星（epirubicin hydrochloride）是在第二代蒽环类化合物阿霉素基础上将氨基糖第四位的 -OH 由顺式改为反式的半合成衍生物，属第三代蒽环类化合物。其抗瘤谱广，临床上应用广泛。但由于其心脏毒性，使临床使用剂量受到限制。据报道，表柔比星化疗后全血黏度、血浆黏度、血沉、血沉方程 K 值、红细胞聚集指数均有明显降低。骆楚君等[29]进行的荟萃分析显示，多柔比星和表柔比星均能有效治疗转移性乳腺癌，但多柔比星的心脏毒性高于表柔比星，不建议用于患有心脏疾病的转移性乳腺癌患者。国内鲁南制药等生产的盐酸表柔比星（商品名力创）疗效与安全性好，很可能成为多柔比星的替代产品。

六、基于心血管风险评估进行一级预防治疗

抗癌治疗相关的心血管不良事件谱已超出了单一化疗相关的心肌病的范畴，还包括增高的动脉粥样硬化性心血管病风险，因其拥有共同的危险因素（老龄、吸烟、肥胖、不恰当的饮食）、激素的波动，胸部、头颈的放射治疗。因此，临床医生应当考虑对接受抗癌治疗的患者进行心血管病一级预防。

目前已证实，接受有心脏毒性药物化疗的肿瘤患者应降低他汀类药物的使用门槛。因为他汀类药物可以降低心衰发病率，并且具有潜在的抵抗心脏毒性作用[3,30]。《加拿大高血压

教育计划》建议，收缩压超过 140mmHg 或舒张压超过 90mmHg 的患者应启动降压治疗，而接受了具有心脏毒性药物化疗的患者必须启动降压治疗并要求血压达标[31]。若启动降压治疗，应使用血管紧张素拮抗药物，因为该类药物可以有效保护心脏并对抗心脏毒性，同时可以降低无症状左心室功能不全患者的死亡率[32]。

七、小结

尽管理想的心脏保护策略是仅仅针对那些具有较高心脏毒性风险的患者，但目前临床医师仍缺乏证实有效的模型来评估这一风险，很多时候，在应用观察策略来识别已经发生心脏功能不全的患者时，很可能已出现了潜在心脏不可逆损害。另外，许多 RCT 研究已显示出对具有危险因素的人群进行预防性心脏保护治疗的益处。因此，在我们找到更好的危险分层模型之前，最佳的心脏保护策略是预防性治疗癌症患者的所有潜在心脏毒性风险。

（马铮 于爽 李玉 杨新春）

参考文献

[1] Plana JC, Galderisi M, Barac A, et al. Expert consensus for multimodality imaging evaluation of adult patients during and after cancer therapy: A report from the American Society of Echocardiography and the European Association of Cardiovascular Imaging [J]. J Am Soc Echocardiogr, 2014, 27: 911-939.

[2] Kalam K, Marwick TH. Role of cardioprotective therapy for prevention of cardiotoxicity with chemotherapy: A systematic review and meta-analysis [J]. Eur J Cancer, 2013, 49: 2900-2999.

[3] Acar Z, Kale A, Turgut M, et al. Efficiency of Atorvastatin in the protection of anthracycline-induced cardiomyopathy [J]. J Am Coll Cardiol, 2011, 58 (9): 988-989.

[4] Cardinale D, Colomb A, Sandri MT, et al. Prevention of high-dose chemotherapy-induced cardiotoxicity in high-risk patients by angiotensin-converting enzyme inhibition [J]. Circulation, 2006, 114: 2474-2481.

[5] Van Dalen EC, Caron HN, Dickinson HO, et al. Cardioprotective interventions for cancer patients receiving anthracyclines [J]. Cochrane Database Syst Rew, 2011: CD003917.

[6] Jones LW, Haykowsky MJ, Swartz JJ, et al. Early breast cancer therapy and cardiovascular injure [J]. J Am Coll Cardiol, 2007, 50: 1435-1441.

[7] Swain SM, Whaley FS, Ewer MS. Congestive heart failure in patients treated with doxorubicin: a retrospective analysis of three trials [J]. Cancer, 2003, 97: 2869-2879.

[8] Chen j, Long JB, Hurria A, et al. Incidence of heart failure or cardiomyopathy after adjuvant trastuzumab therapy for breast cancer [J]. J Am Coll Cardiol, 2012, 60: 2504-2512.

[9] Zhang S, Liu X, Bawa-Khalfe T, et al. Identification of the molecular basis of doxorubicin-induced cardiotoxicity [J]. Nat Med, 2012, 18: 1639-1642.

[10] Tortio FM, Bristow MM, Lum BL, et al. Cardiotoxicity of epirubicin and doxorubicin: assessment by endomyocardial biopsy [J]. Cancer Res, 1986, 46: 3722-3777.

[11] Thavendiranathan P, Poulin F, Lim KD, et al. Use of myocardial strain imaging by echocardiography for the early detection of cardiotoxicity in patients during and after cancer chemotherapy: a systematic review [J].

J Am Coll Cardiol, 2014, 63: 2751 - 2768.

[12] Romond EH, Jeong JH, Rastogi P, et al. Seven - year follow - up assessment of cardiac function in NSABP B - 31, a randomized trial comparing doxorubicin an cyclophosphamide followed by paclitaxel (ACP) with ACP plus trastuzumab as adjuvant therapy for patients with node - positive, human epidermal growth factor receptor 2 - positive breast cancer [J]. J Clin Oncol 2012, 30: 3792 - 3799.

[13] Ezaz G, Long JB, Gross CP, et al. Risk prediction model for heart failure and cardiomyopathy after adjuvant trastuzumab therapy for breast cancer [J]. JAMA, 2014, 3: e000472.

[14] Thavendiranathan P, Abdel - Qadir H, Fischer H, et al. Breast cancer therapy - related cardiac dysfunction in adult women treated in routine clinical practice: a population - based cohort study [J]. J Clin Oncol, 2016, 32 (10) 194 - 195.

[15] Cardinale D, Colombo A, Bacchinani G, et al. Early detection of anthracycline cardiotoxicity and improvement with heart failure therapy [J]. Circulation, 2015, 131: 1981 - 1988.

[16] Cardinale D, Colombo A, Lamantia G, et al. anthracycline - induced cardiomyopathy: clinical relevance and response to pharmacologic therapy [J]. J Am Coll Cardiol, 2010, 55: 213 - 220.

[16] Chavez - MacGregor M, Niu j, Zhang N, et al. Cardiac monitoring during adjuvant trastuzumab - based chemotherapy among older patients with breast cancer [J]. J Clin Oncol, 2015, 33: 2176 - 2183.

[17] Thavendiranathan P, Grant AD, Negishi T, et al. Reproducibility of echocardiographic techniques for sequential assessment of left ventricular ejection fraction and volumes: application to patients undergoing cancer chemotherapy [J]. J Am Coll Cardiol, 2013, 61: 77 - 84.

[18] Nolan MT, Plana JC, Thavendiranathan P, et al. Cost - effectiveness of strain - targeted cardioprotection for prevention of chemotherapy - induced cardiotoxicity [J]. Int J Cardiol, 2016, 212: 336 - 345.

[19] McDonagh TA, Blue L, Clark AL, et al. European Society of Cardiology Heart Failure Association Standards for delivering heart failure care [J]. Eur J Heart Failure, 2011, 13 (3): 235 - 241.

[20] Curigliano G, Cardinale D, Suter T, et al. Cardiovascular toxicity induced by chemotherapy, targeted agents and radiotherapy: ESMO Clinical Practice Guidelines [J]. Ann Oncol, 2012, 23 (7): 155 - 166.

[21] Plana JC, Galderisi M, Barac A, et al. Expert consensus for multimodality imaging evaluation of adult patients during and after cancer therapy: a report from the American Society of Echocardiography and the European Association of Cardiovascular Imaging [J]. J Am Soc Echocardiogr, 2014, 27 (9): 911 - 939.

[22] Zhang S, Liu X, Brawa - Khalfe T, et al. Cardiotoxicity of epirubicin and doxorubicin - induced cardiotoxicity [J]. Nat Med, 2012, 18: 1639 - 1642.

[23] Avila MS, Ayun - Ferreira SM, de Barros Wanderley MRJr, et al. Carvedilol for prevention of chemotherapy - related cardiotoxicity: the CECCY trial [J]. J Am Coll Cardiol, 2018, 71: 2281 - 2290.

[24] Gulati G, Heck SL, Ree AH, et al. Prevention of Cardiac Dysfunction During Adjuvant Breast Cancer Therapy (PRADA): a 2 × 2 factorial, randomized, placebo - controlled, double - blind clinical trial of candesartan and metoprolol [J]. Eur Heart J, 2016, 37 (21): 1671 - 1680.

[25] Echouffo - Tcheugui JB, Ergou S, Butler J, et al. Assessing the risks of progression form asymptomatic left ventricular dysfunction to overt heart failure: a symptomatic overview and meta - analysis [J]. JACC Heart Fail, 2016, 4: 237 - 248.

[26] Wang TJ, Evans JC, Benjamin EJ, et al. Natural history of asymptomatic left ventricular systolic dysfunction in the community [J]. Circulation, 2003, 108: 977 - 982.

[27] Kalam K, Otahal P, Marwick TH. Prognostic implications of global LV dysfunction: a systematic review and meta-analysis of global longitudinal strain and ejection fraction [J]. Heart, 2014, 100: 1673-1680.

[28] 高波, 李兴华. 替吉奥抗癌治疗的临床研究进展 [J]. 中国新药与临床杂志, 2014, 33 (12): 853-858.

[29] 骆楚君, 钟黛云, 张建萍. 多柔比星和表柔比星治疗转移性乳腺癌的系统评价 [J]. 中国药学杂志, 2016, 51 (4): 321-325.

[30] Preiss D, Campbell RT, Murray HM, et al. The effect of statin therapy on heart failure events: a collaborative meta-analysis of unpublished data from major randomized trials [J]. Eur Heart J, 2015, 36: 1536-1546.

[31] Daskalopoulou SS, Rabi DM, Zarnke KB, et al. The 2015 Canadian Hypertension Education Program recommendation for blood pressure measurement, diagnosis, assessment of risk, prevention, and treatment of hypertension [J]. Can J Cardiol, 2015, 31: 549-568.

[32] Jong P, Yusuf S, Rousseau MF, et al. Effect of enalapril on 12-year survival and life expectance in patients with left ventricular systolic dysfunction: a follow-up study [J]. Lancet, 2003, 361: 1843-1848.

第十一章 化疗相关心肌病

随着肿瘤早期诊断技术及治疗手段的不断发展，肿瘤患者的生存期得以延长，美国预测 2020 年本国的肿瘤存活患者将达到 1800 万。由于伴有心血管危险因素接受化疗药物治疗的老年癌症患者比例越来越高，未来将有大量肿瘤患者因化疗相关的副作用而就诊[1]。因此，化疗药物引发的心血管系统副作用也越来越引起人们的重视。化疗相关心肌病（chemotherapy – related cardiomyopathy，CCMP），是化疗药物的心脏毒性诱发的心肌病，这些化疗药物包括蒽环类药物、曲妥珠单抗、酪氨酸激酶抑制剂。在引发 CCMP 的化疗药物中，蒽环类药物引起终末期心衰（AHA C – D 期心衰）的毒性作用尤为突出[2]。来自心脏移植注册研究的数据显示，2.5% 的终末期心衰与化疗相关[3]。但因缺乏大规模临床研究，实际的 CCMP 发病率却难以为人所知。在一项心脏移植的研究中，Oliveira 等发现，在心衰病因中，非缺血性心肌病（NICM）的比例较稳定，而 CCMP 的比例不断增加。本章将对 CCMP 患者早期发现、优化治疗以及心衰终末期的高级治疗手段展开讨论，这些治疗手段包括药物治疗、心脏再同步化治疗及终末期介入治疗（机械循环辅助、心脏移植）。

一、化疗药物的心脏毒性及机制

众所周知，部分化疗药物存在短期或长期的心脏毒性，其实大多数化疗药物可能都具有一定的心脏毒性，只是临床上并不表现为明显的心衰或心肌病而已。目前主要关注诱发 CCMP 或严重心衰的化疗药物，包括蒽环类药物、曲妥珠单抗、酪氨酸激酶抑制剂等。另外一些药物，如氟尿嘧啶，虽然很少引起 CCMP，但也曾有相关的报道。每种化疗药物的心脏毒性机制各有不同，需要建立一个分类系统将不同药物进行归类，以指导临床工作。

目前根据心肌的病理学改变，将化疗药物导致 CCPM 的心脏毒性分两型，即 1 型和 2 型。尽管这样的分类系统可能过于简单并且无法恰当地归类所有潜在的心脏毒性的药物，却可根据其损伤可逆性、心脏毒性所需随访时间的不同，对患者进行优化管理。这种分类系统为：1 型心脏毒性涉及心肌细胞超微结构的组织病理学改变，包括空泡化、肌纤维紊乱和萎缩、坏死。这些改变可能导致不可逆的损伤及心功能障碍，且多出现在化疗后数年，代表药物为蒽环类药物。2 型心脏毒性并不引起心肌超微结构改变，因此心脏功能可能会在停止化疗 2~4 个月后恢复至基线水平，代表药物是曲妥珠单抗[4]。早期发现且优化治疗，可能会阻断 1 型心脏毒性引起的左心室重构及心衰进程。但若未及早发现，即便积极治疗，仍会导致潜在不可逆的心功能障碍[5]。所有的化疗药物不可能完全严格地按照上述分类系统进行分类，例如酪氨酸激酶抑制剂——舒尼替尼，该药物可引起心肌细胞肥大及空泡变性，具有1型毒性特点，但其对心脏的毒性却是可逆的，也具有2型药物特点[6]。因此，临床应用上述分类时，要进行全面分析，不可武断套用。每一类化疗药物有相似的心脏毒性，但每一种药物又各具特点，因此在使用蒽环类药物、烷化剂、抗代谢药物、抗微管药物、生物治疗、靶向治疗等方案时，应注意其自身心脏毒性特点，化疗前后严密监测心脏毒性表现。

有学者提出了基因易感性学说，认为部分患者使用化疗药物后出现心脏毒性诱发心衰可能与此相关。基因多态性或许可以解释 CCMP 患者的异质性。总之，目前尚未明确化疗药物导致 CCMP 的真正机制，未来仍需要大量基础研究来揭秘。

二、化疗导致心肌病的临床表现

心衰是化疗药物导致心脏毒性的最常见表现，其发病率根据化疗药物的不同波动在 0.5%~28%。患者在出现呼吸困难、胸痛、外周水肿、心源性哮喘等心衰症状之前就已存在亚临床心功能不全[7]。冠心病可表现为无症状的 T 波改变、胸痛、急性冠脉综合征或心肌梗死，主要与使用抗代谢药物（5-氟尿嘧啶）相关。紫杉醇引起组胺释放，这可能加剧传导障碍并导致心律失常。接受酪氨酸激酶抑制剂治疗的患者应进行心电图（EKG）评估 QT 间期延长[8]。贝伐单抗、舒尼替尼、索拉非尼常见的副作用为高血压，而动脉血压升高可导致冠心病、心衰等疾病。血栓事件高发是癌症患者的一大特点，一方面基于癌症本身导致的凝血异常，另一方面，部分化疗药物可引发血栓形成，如顺铂、沙利度胺[9]。

三、早期识别 CCMP——生物标志物

早期识别 CCMP 并开始合理的治疗，是目前公认的 CCMP 最有效的治疗策略。识别化疗后亚临床心功能不全患者的意义重大，目前主要依赖生物标志物和影像学异常改变来对 CCMP 高危患者进行筛查及监控。相比传统的影像学监测技术，生物标志物可以早期识别那些接受化疗且具有心脏毒性高风险的癌症患者。生物标志物出现异常的时间早于超声心动异常发现，而早期识别及时治疗是降低心肌不可逆损伤及终末期心衰风险的主要策略，这就奠定了生物标志物应用的重要地位。

肌钙蛋白（cTn）是一种心肌损伤标志物，已被广泛用于临床。目前认为，cTn 也是化疗导致心肌损伤监测的最佳标志物。大多数临床数据来源于蒽环类药物导致心肌损伤的研究。2004 年专家会议就向美国 FDA 推荐，cTn 作为一种敏感性、特异性均很强的生物标志物，可用于新药物的临床评价，识别并量化药物所致心肌损伤及死亡。在一些血液系统肿瘤患者中，开始化疗前检测 cTnI 水平已有升高，提示心肌损伤在治疗前已存在[10]。这提示肿瘤本身可能也会对心脏产生损伤，而并非完全归因于化疗药物。大量的血液肿瘤及乳腺癌患者参与的临床试验显示，cTn 在患者接受化疗时开始升高，并与增高的左心室功能不全风险相关[11,12]。大量临床试验已证实，cTn 升高早于超声心动检查异常，且 cTn 升高的水平与随后出现的超声心动所示左心室功能不全改变的严重程度呈相关性[13]。若未检测到 cTn 升高，尤其是 cTnI，则无需对化疗患者有无心血管并发症进行长期随访[14]。证实 cTn 的升高与化疗及左心室功能不全相关的临床试验，多是基于接受大剂量蒽环类药物的患者所进行的临床

观察。大约有 1/3 的患者可以观察到 cTn 的升高。也有部分试验认为轻度升高的 cTn 与化疗并无明确的相关性，得出阴性结果[15,16]。但值得我们关注的是，这些阴性结果试验大多使用了初级的 cTn 检测方法及早期不合理的界值，且部分为小样本试验。cTnI 较 cTnT 在筛选化疗相关的心脏损伤时具有更高的敏感性，尤其是对白血病接受化疗的患者。尽管 cTn 用于 CCMP 患者的筛选前景光明，但仍需要进一步试验来确定检测化疗相关心脏损伤的合理界值。

钠尿肽由心房、心室合成，当心房、心室受到压力牵拉时释放，通过 cGMP 介导的信号传导通路激活，产生利钠、利尿、扩张血管的作用。钠尿肽在心衰诊断、预测及指导治疗方面的价值已得到充分肯定。已有部分试验将钠尿肽用于化疗导致的左心室功能不全的预测。开始化疗前或第一次化疗后便出现钠尿肽升高的非霍奇金淋巴瘤或非高剂量化疗的乳腺癌患者，预示着未来可能产生心脏毒性。正是因为钠尿肽这一特点，可用其筛查易于产生化疗相关心脏毒性的肿瘤患者[17]。已有试验证实，钠尿肽与接受蒽环类药物患者出现心力衰竭呈明显的相关性[18,19]。钠尿肽水平的升高同样早于心衰的出现，因此可作为心衰的预测因子。在使用蒽环类药物期间持续监测脑钠肽（BNP），其水平的持续升高比一过性升高对随后可能发生的心功能不全有更好的预测价值[20]。有试验监测阿霉素化疗期间心房钠尿肽（ANP）水平，发现其升高水平低于正常上限 3 倍时，很少发生心脏不良反应。儿童急性淋巴细胞白血病患者的 BNP 基线水平较高，当在化疗方案中加入右丙亚胺保护治疗时，随访中会发现 BNP 水平逐渐降低，因此可将其用于化疗全程的监测及治疗调整的参考[21]。当然钠尿肽在化疗患者中预测心衰也存在争议，有人认为钠尿肽的升高可能与蒽环类药物本身相关，并非完全因药物对心脏产生损伤所致。需要进一步研究钠尿肽水平在接受化疗人群中升高的原因。

其他生物标志物包括高敏 C 反应蛋白（hsCRP）、糖原磷酸化酶同工酶 BB（GPBB）、髓过氧化物酶（MPO）、总抗氧化状态（TAOS）、环状微小 RNA 等。这些标志物对化疗引起的心肌损伤的预测价值仍存在很大争议，均需进一步大规模临床研究来验证它们的应用价值[22]。

四、影像技术的应用

影像技术是发现及监测化疗药物所致心脏毒性的有力工具，既有传统的二维超声心动图检查，还包括近期研究热门的三维超声心动图、斑点追踪技术及心脏磁共振等。

（一）LVEF 监测方法

超声心动 LVEF 检查是目前临床最常用的心脏毒性监测手段。目前诊断心脏毒性的标准也主要依赖于超声心动检查所提供的 LVEF 值：存在心衰症状，LVEF 下降至少 5%，并且 LVEF < 55%；不伴有临床症状，则需 LVEF 下降至少 10%，并且 LVEF < 55%[23]。但对于接受化疗的患者来说，出现 LVEF 降低往往已是病理生理学的晚期表现。所以目前仍在寻求早期检测心脏毒性的超声检查技术，包括斑点追踪技术在内的检查方法也在临床研究验证中。LVEF 的测量方式也在不断改进。由早期的心脏二维超声到实时三维超声心动，后者对容量的测量更加精确，因此可获得更加准确的 LVEF，测量数据更加稳定，更容易检测到参

数微小的变化。心脏超声造影可以克服声窗条件不良的影响，更加准确地测量容量及LVEF。核医学影像技术也是一种传统的检测心功能手段，但受放射影响，目前已较少用于临床检测LVEF。近年，心脏核磁可完成左室质量及容量检查。核磁对于心腔的测量不再受几何假设及声窗的影响，对于弥漫及局限的心功能障碍评估更加准确。已有临床试验发现，儿童时期接受蒽环类药物化疗的患者，存活至成年且无临床症状时，核磁检查可发现其他检查手段未能发现的LVEF及左室质量的减低。尽管核磁技术具备上述优势，但在临床应用中仍有许多限制，如便捷程度低、费用高昂、体内金属植入物、心律失常等。

（二）评价心功能的新手段

化疗药物导致的心功能障碍，往往表现为舒张功能障碍早于收缩功能障碍出现[24]。二维心脏超声是检测心脏舒张功能的最佳手段，可得到E/A、E'/A'、E/E'等反映舒张功能的指标，但临床研究显示，这些并不能预测患者未来是否会发生化疗相关的心脏毒性[25]。有研究表示，组织多普勒检查中侧壁的二尖瓣环运动速度可在化疗开始后3个月内出现明显降低，降低≥0.6cm/s的患者后期均出现左心室功能障碍[26]。但有些试验却得出了阴性结果。因组织多普勒受回声等诸多因素影响，目前已基本被斑点追踪超声心动图所替代。二维斑点追踪超声心动图（2D-STE）是通过对特定斑点进行二维追踪，追踪得到的回声及干扰波形而形成图像，因此称其为"斑点"。利用软件可精确评价心室肌整体性形变，进而评估心功能。还可利用应变及应变率对局部心肌收缩功能进行评价，且已有试验应用应变来检测心脏毒性。整体纵向应变（GLS）是检测心脏早期收缩功能不全最敏感的参数。GLS百分比变化是心脏毒性的强预测因子（曲线下面积0.84），减低>11%是可能的界值（敏感度65%，特异性94%）[27]。有类似结果出现在使用表柔比星3疗程化疗后的GLS检查中[28]。还有试验发现GLS的降低与蒽环类药物累积剂量呈相关性。试验中GLS变化范围在10%~15%，可能是化疗后预测未来心脏毒性最好的因子[29]。基于上述研究发现，美国超声心动图学会/欧洲心血管影像学会（ASE/EACVI）将GLS变化>15%认定为心脏毒性的强预测因子，而变化<8%则无预测价值[28]。三维斑点追踪超声心动图（3DSTE）是目前最为先进的评价心肌运动的检查，三维技术较二维评估更为准确。Mornos等[30]的研究发现，应用3DSTE评价GLS来预测未来心脏毒性，要优于生物标志物及LVEF。相比2DSTE，3DSTE具有更加良好的可重复性，测量者自身及不同测量者之间的多次测值变异性小。但该技术目前仍未在临床普及，需进一步大规模临床研究来检验其预测价值。在使用可能诱发心肌缺血的化疗药物前，负荷超声心动图用于评估患者是否存在冠心病[31]。心脏核磁（CMR）被影像学界所广泛认同，是用以评估心脏容量、左心室质量及功能的金标准。ACC/AHA认定其为筛选化疗相关心脏毒性的方法。已有小样本试验表明，CMR检查LVEF的可重复性优于二维超声心动。CMR的测量变异性小，因此，对于微小的LVEF变化更加敏感而易于发现。研究表明，当LVEF仅仅发生微小变化时（<10%），应变及应变率、生物标志物也已发生变化，证实此时已存在心脏毒性。因此，CMR能够通过检测LVEF微小变化更早发现化疗药物导致的心脏毒性。心脏核磁还可显示心肌组织的特点，识别纤维化及水肿。利用上述特点，心脏核磁可以识别化疗患者早期及晚期心脏功能障碍。化疗后早期钆延迟强化反映纤维化已存在，纤维化往往与预后不佳相关。已有研究显示，化疗患者早期检查CMR出现延迟强化，提示

未来可能出现 LVEF 降低。可以用左心质量降低来反映化疗晚期的心脏毒性，心脏核磁可提供可靠的左室质量指数来评估晚期心脏毒性。CMR 应变成像可以更好地检测收缩期心肌螺旋层的复合形变及缩短，并将功能障碍区心肌的被动牵拉从主动收缩中分辨出来。在一项儿童期癌症幸存者进行的心肌应变检查中发现，相比正常儿童，CMR 测得的应变峰值明显降低。CMR 中 T1 及 T2 描记技术可以通过检测纤维化及水肿来对心肌进行定量评估，但该技术应用于心脏毒性检测仍需进一步临床试验验证。

未来上述技术仍会不断应用于临床并接受检验，相信随着对心脏毒性机制的深入研究，也会有新技术问世，为预测及筛查心脏毒性提供更为经济、便捷、有效的手段。

五、化疗相关心肌病的药物治疗

（一）总体策略

心力衰竭合并癌症患者的 5 年死亡率远高于单纯癌症患者或单纯心力衰竭患者。因此，对同时存在肿瘤及心衰的特殊患者进行细致个体化的管理是至关重要的。化疗可能诱发或加重心衰，因此需谨慎权衡治疗方案。以一位早期前列腺癌患者合并心衰（NYHA Ⅳ 级）为例，合理的做法是推迟癌症治疗，因为抗癌治疗会干扰心衰治疗并加重心衰，直到患者心衰控制，病情稳定后再启动抗癌治疗；而对急性危及生命的恶性肿瘤患者（如急变期的白血病），化疗必须优先于慢性心力衰竭治疗。

（二）一级预防

CCMP 预防策略包括识别危险因素，应用影像学及生物标志物发现早期的亚临床毒性，研发低心脏毒性化疗药物、靶向的心脏保护及抗心衰药物，如应用血管紧张素转化酶抑制剂、血管紧张素受体阻滞剂、β 受体阻滞剂进行一级预防。

蒽环类药物导致 CCMP 的发生率并不明确。在一项阿霉素治疗的研究中，当累积剂量达到 550mg/m^2 时，药物所致心衰的发生率在 26%，其中年龄是其独立危险因素。而有些研究发现，阿霉素累积剂量 <400mg/m^2 时也可发展为 CCMP，发生率在 3%~5%。通过对大型心衰注册研究的分析估测，CCMP 的发生率在 0.5%~2.5%，其主要的风险为蒽环类药物的使用及累积剂量，且无绝对安全的累积剂量阈值[32,33]。

蒽环类药物导致 CCMP 的一级预防策略包括：通过药物持续静脉输注来减少毒性；脂质体包裹技术的应用；应用低毒性的衍生物（表阿霉素、去甲氧柔红霉素）；化疗同时联合应用心脏保护药物（右丙亚胺）。评估蒽环类药物的化疗方案也很重要，如比较每 3 周给予一次负荷剂量、每周分 3 次给药及每 3 周为周期分 3 次在连续的 3 天里给药哪种更加合理。有试验表明，在成人用药中分次给药比负荷量给药具有更低的心脏毒性作用[34]。而在一项小儿心脏保护研究中，并未发现负荷剂量和持续静脉给药的区别[35]。另一个预防策略是药物的脂质体包裹技术，可以改变药代动力学，在毛细血管连接紧密的器官（如心脏），药物局限在血管壁内而限制其分布，同时易于穿透肿瘤的毛细血管而不会降低其药效。心脏保护药物右丙亚胺，成为美国 FDA 唯一批准，在阿霉素累积量 ≥300mg/m^2 或同等强度其他药物治疗转移性乳腺癌女性患者时，用于降低心脏毒性的药物。一项针对右丙亚胺的多中心随机 Ⅲ 期临床试验显示，在进展或转移性乳腺癌患者中，使用以蒽环类药物为基础的化疗方案，同时使用右丙亚胺可显著降低心脏事件发生率（39% vs 13%；$P<0.001$），降低心衰发病率并减轻心衰程度（11% vs 1%；$P<0.05$）[36]。因该药物潜在致儿童髓系白血病及骨髓增生异常综合征风险，美国 FDA 未通过其在儿童中使用。但最新的研究表明，在新诊断 T 细胞性急性淋巴细胞白血病或非霍奇金淋巴瘤的儿童中应用右丙亚胺，显示出心脏保护作用的同时，并不伴有降低化疗药物效果及增加继发恶性肿瘤的风险[37]。此前认为，右丙亚胺在细胞内可以转变为开环螯合物，置换阿霉素－铁复合物中的铁，减少自由基的产生及氧化损伤，还可减弱免疫细胞引发的免疫损伤[38]。最近发现其心脏保护机制可能是通过干扰拓扑异构酶 2β，通过影响双链 DNA 剪切而发挥作用[39]。然而，一项包含 8 个临床试验的荟萃分析虽然未达到统计学差异，但可以见到右丙亚胺有降低患者对蒽环类药物临床反应率的趋势（RR 0.89，95% CI 0.78～1.02）[40]。

CCMP 的一级预防策略还包括神经内分泌激素拮抗剂的使用——血管紧张素转化酶抑制剂、血管紧张素受体阻滞剂、β 受体阻滞剂。几个小型的临床试验发现，接受蒽环类药物或其他化疗药物的患者应用上述药物与安慰剂对比，可防止左室射血分数（LVEF）的减低。Kaya 等[41]将 50 例诊断淋巴瘤或乳腺癌并接受蒽环类药物化疗的患者随机分组，分别予以卡维地洛 12.5mg 1 次/日或安慰剂。6 个月后，卡维地洛组无 LVEF 降低，但安慰剂组有 17% 患者出现明显的 LVEF 下降。

神经内分泌拮抗剂联合使用对心脏的保护作用可能具有协同性，但对这一论点仍未达成一致。在一项前瞻性研究中可以看到，急性白血病或其他恶性肿瘤患者在接受蒽环类药物治疗时可从卡维地洛联合依那普利中获益。最近的一项 2×2 析因设计的试验中，入选 120 名乳腺癌早期患者。相比安慰剂组患者 LVEF 显著下降，应用每日 32mg 坎地沙坦组，从入组的基线开始到化疗结束，仅有轻微的 LVEF 降低，具有统计学差异（$P=0.03$）；而每日接受琥珀酸美托洛尔 100mg 的治疗组与安慰剂组却无差异[42]。

有研究显示，过氧化物增殖因子活性受体 γ（PPARγ）可以起到心肌保护作用，对抗多柔比星导致的心肌病。调控 miRNA 的表达，是一种阻止心脏毒性的可行方式。近期研究聚焦在通过调控 miRNA 进而上调 PPARγ 的转录水平来控制多柔比星诱发的心肌病。目前筛选出 miR-130a 作为干预靶点，未来将有更多关于抗 miR-130a 药物的临床研究，为预防及治疗 CCMP 提供可靠证据[43]。但这些试验规模小，观察时间相对较短（最长 6 个月），因此未来需要更有说服力的大规模、前瞻性的临床试验来评估这种治疗方式的有效性。

（三）药物二级治疗

如果患者已存在化疗药物心脏毒性所致的 LVEF 下降的证据，无论是否伴有心衰症状，停止使用化疗药物是至关重要的。同时心衰指南建议早期启动抗心衰治疗，可有效改善 LVEF。鉴于目前暂无化疗所致心衰的专门指南，肿瘤与心血管专科之间的协作尤为重要，应根据患者实际情况制定合理的个体化治疗方案。如果启动心脏保护治疗后左心室功能改善，可在严密监测的情况下，继续重启化疗。其中在化疗导致心衰的治疗中，以卡维地洛和依那普利进行治疗的研究居多，大多数效果满意。

一项非盲单中心临床试验纳入 114 例肿瘤患者，均伴有心脏高危因素，发现使用大剂量的蒽环类药物后肌钙蛋白 I（TnI）升高。患者随机分为 2 组，试验组接受依那普利 2.5mg/d

起始，若能耐受可逐渐增至 20mg/d；对照组接受安慰剂，治疗期均为 1 年。依那普利组（平均剂量 16 ± 6mg/d）未见 LVEF 降低，对照组 25 名患者（43%）出现 LVEF 明显降低。另外，依那普利组存在显著降低的心脏事件发生率，这可能与心衰的发生率降低相关[44]。

Cardinale 等[45]连续观察 201 例各种肿瘤患者伴有蒽环类药物导致心肌病——定义为 LVEF≤45%，当启动卡维地洛联合依那普利并逐渐滴定至靶剂量的治疗后，连续评估 LVEF 变化。然而，因卡维地洛的副作用，有 36% 的患者只采用依那普利抗心衰。大多数患者（74%）表现为心功能 NYHA I~II 级，26% 患者表现为 NYHA III~IV 级。接受抗心衰治疗的患者中，42% 患者对治疗有反应（LVEF 恢复至≥50%），13% 的患者对治疗仅有部分反应（LVEF 提高≥10%，但未超过 50%），剩余患者对治疗无反应（LVEF 提高 <10%，且未超过 50%）。在化疗结束 6 个月后开始抗心衰治疗的患者，无一例能够改善 LVEF。治疗有反应的患者相比部分反应或无反应者，具有更低的累积心脏事件发生率（分别为 5%，31%，29%；$P < 0.001$）。

Cardinale 等[46]随后进行了一项单中心前瞻性研究，纳入 2625 例各种肿瘤患者，均接受蒽环类药物化疗，平均随访 5.2 年并连续测量 LVEF。定义心脏毒性为 LVEF 下降 >10% 且降至 LVEF <50%。研究发现，心脏毒性总体发生率 9%，包括 9.7% 的乳腺癌患者及 6.2% 的非霍奇金淋巴瘤患者。从化疗结束至出现心脏毒性的平均时间为 0~3.5 个月。在心脏毒性诊断后启动抗心衰治疗，然而分别仅有 8% 和 1.3% 的患者能耐受单一的依那普利和 β 受体阻滞剂治疗。98% 患者的心脏毒性均出现在第 1 年；其中 11% 患者 LVEF 可以完全恢复至基线水平，平均恢复时间为 8 个月；71% 患者部分恢复，LVEF 改善 >5% 并恢复至 >50%；剩余患者无恢复。该试验结果提示，早期及时诊断心脏毒性并即刻开始治疗，对患者 LVEF 恢复至关重要。

一系列前瞻性研究显示了 ACEI 对罹患转移性乳腺癌的女性患者心脏保护的价值。每 8 例接受 ACEI 治疗的患者中，可以观察到有 7 例 LVEF 持续升高≥15%。而 33 例接受洋地黄联合利尿剂治疗的患者中，仅有 1 例有上述反应[47]。尽管病例数有限，但结果却支持 ACEI 成为无症状心功能不全及伴有明显心衰症状且 LVEF 降低患者的一线治疗药物。但在启动 ACEI 治疗时应谨慎从低剂量开始，尽可能降低低血压、肾功能不全等风险，在出现咳嗽等不良反应时，可考虑更换为 ARB 类药物。

其他抗心衰药物的使用也值得考虑。化疗导致 EF 减低的心力衰竭患者，若 LVEF <35%，可考虑使用醛固酮受体拮抗剂，同时监测血钾及肾功能。地高辛、利尿剂等抗心衰药物也可依照心衰指南推荐进行使用，但仅限于改善症状、减少住院天数，对长期预后无改善。

目前仍缺乏药物治疗 CCMP 的多中心随机临床试验，而现有的大规模临床试验很少涉及药物对非缺血病因导致的心衰的治疗评价。同样也可以考虑使用新型药物，如沙库曲班-缬沙坦、伊伐布雷定。抗心衰药物是否可使 CCMP 与其他病因所致心衰患者可以同等程度获益，仍需进一步论证。同时还需要研究抗心衰药物是否具备对抗化疗药物心脏毒性作用及其具体机制。

(四) 合理选择抗肿瘤方案

化疗方案的选择至关重要。在癌症治疗时，对于有潜在心力衰竭风险的患者应限制使用具有心脏毒性化疗方案。对于收缩期心力衰竭的患者，需要避免使用具有心肌毒性的蒽环类药物，特别是存在其他相同疗效的低毒性化疗方案替代时。目前认为，蒽环类药物能抑制拓扑异构酶Ⅱ，导致剂量依赖性的心肌细胞死亡，并伴有典型的永久性收缩功能障碍。在 EF <30% 的患者中，它们是禁忌的。如果 LVEF <50% 的患者需要使用蒽环类药物，则必须对潜在的心功能恶化进行定期监测。在需要蒽环类药物治疗以维持生存的患者中，还应该限制总剂量，以尽量减少血浆峰值水平。曲妥珠单抗和帕妥珠单抗是阻断 HER2 受体的单克隆抗体，HER2 受体在一些乳腺癌中有表达，同时也是心肌细胞信号通路的一部分。HER2 靶向药物对心脏毒性的病理生理学机制尚不清楚，但在 HER2 基因敲除小鼠可发生扩张型心肌病，并增加了对蒽环类药物诱导的心肌细胞毒性的敏感性。停止使用后，心脏功能通常会恢复，因为它不会直接损害心肌细胞；但在先前接触过蒽环类药物或潜在心功能不全的患者中使用时风险更高，因此对心力衰竭患者是禁忌的。抗代谢物 5-氟尿嘧啶的心脏毒性包括冠状动脉血管痉挛的发生率低，但应避免在缺血性心脏病和易发生心律失常的患者中使用。紫杉烷引起组胺释放，这可能加剧传导障碍和心律失常。使用酪氨酸激酶抑制剂患者应进行心电图（EKG）评估 QT 延长。需要严密监测继发于血管内皮生长因子（VEGF）配体和酪氨酸激酶抑制剂的高血压，尤其是对于 EF 保留心力衰竭患者，应谨慎调整抗高血压治疗方案，以减少心力衰竭加重风险。另一方面，化疗期间患者可能因恶心和呕吐而出现血容量减少，因此需要适当减少利尿剂的剂量。

所有患者应尽可能限制辐射剂量，但对于潜在心脏病患者，在权衡放疗的肿瘤治疗获益时，应考虑到患者心血管系统进一步受到放射损害的风险，治疗决定必须由放射肿瘤医师、肿瘤医师和心脏病医师会诊作出。所有接受胸部放射治疗的患者都应该监测心脏瓣膜疾病、心包疾病、心肌疾病和冠心病，并进行年度病史和体格检查。患者应在胸部放疗结束后 5~10 年进行一次负荷试验，并每 5 年重新评估一次，以评估是否存在冠状动脉疾病。对于基线无冠状动脉粥样硬化的患者，如那些有 NICM 的患者，可以用冠状动脉钙化扫描代替负荷试验来评估放疗诱发的冠状动脉疾病。超声心动图检查应在接触照射后 5~10 年进行，以评估心脏瓣膜病、心肌受限或心包狭窄的发生情况。

六、心脏再同步化治疗

尽管药物治疗慢性心衰的基础地位毋庸置疑，但仍有心衰患者需要心脏再同步化治疗（CRT），以改善房室间、左右心室间及左心室内各部分心肌的不同步，减少二尖瓣反流，逆转心脏重构，减少神经、体液因子的过度激活，改善心血管自主神经的调节，从而提高左室心肌机械收缩效率及改善临床症状，降低心衰的发病率及死亡率。CRT 已广泛应用于终末期心衰伴有明显心脏运动不同步证据的患者。ACC/AHA 心肌病的治疗指南中指出，LVEF <35% 并且 QRS 时限 >120ms，是 CRT 植入的Ⅰ类适应证[48]。CRT 同样是 CCMP 这一特殊患者群体的一种治疗选择。若 CCMP 患者符合 CRT 植入指征，安放 CRT 后效果良好。Jones 等曾发表了第一篇急性髓系白血病患者接受蒽环类药物治疗后导致 CCMP 并植入 CRT 的案例报道。另一篇报道是关于46岁乳腺癌女性患者，超声心动存在心室非同步证据，但QRS时限无增宽，植入CRT效果良好的案例。Ajijola等[49]报道了4例患者因使用蒽环类药物导致CCMP，所有患者的QRS时限延长>120ms。这4例患者植入CRT 1个月后，平均LVEF由（21±4.7）%改善到（34±5）%，到6个月时进一步改善达到（46±7.5）%，同时得到改善的还有左心室舒张末容积、直径及纽约心功能分级。有趣的是，不管心肌病出现到CRT治疗之间时间长短（0.9~8年），CCMP患者对CRT反应良好，推断在CCMP人群中CRT效果与启动治疗时间无关。Rickard等[50]进行的一项研究中，18例因使用蒽环类药物导致CCMP的患者植入CRT与其他189例其他病因引发的非缺血性心肌病患者进行比较。患者对CRT植入反应良好，LVEF、左室内径、二尖瓣反流、NYHA分级均显著改善。CCMP与其他非缺血性心肌病患者心指数均得到显著改善。

尽管CCMP患者植入CRT的试验数据有限，但应注意到CRT对于超声心动或心电图提示心室非同步的CCMP患者有重要影响。尽管许多问题尚未明确，但有理由相信CCMP患者植入CRT后可能获益。尚不清楚是否能将蒽环类药物导致的CCMP患者植入CRT后的获益延伸到非蒽环类化疗药物或所有伴有心肌病的癌症患者。对于上述人群的心律失常及除颤治疗的获益也不明确。诸如此类问题，需要大规模随机对照研究来解答。MADIT-CHIC研究是一项以LVEF改善为主要终点事件，以全因死亡率、左室容积/内径和NYHA心功能分级为次要终点的临床研究，发现大量的CCMP患者最终并未植入ICD。Oliveira等[51]评价IN-TERMACS注册研究，相较其他患者77%的ICD植入率，CCMP患者植入比例较低，仅为66%。因此强调，需要对既往应用心脏毒性化疗药物的肿瘤存活者进行积极的超声心动筛查，以发现适合ICD植入的患者。综上所述，CRT给CCMP患者治疗带来希望，但若将适应证放宽到不伴QRS延长的心肌病患者，仍需进一步探讨研究。如何筛选出那些植入CRT后反应良好的患者，以达到最大的效价比，也亟待解决。

七、机械循环支持

机械循环支持（MCS）适用于晚期心衰患者等待心脏移植手术前的桥接治疗或是非心脏移植术适应患者的终末期治疗。单纯作为恶性肿瘤患者的终末期治疗时，若患者预期寿命超过2年，可考虑成为MCS植入的候选者；若预期寿命少于2年，则不建议植入MCS。但患者为挽救生命而进行的具有心脏毒性的化疗且预后良好时，可考虑植入临时性的MCS（如ECMO），以应对短期的血流动力学不稳定。作为终末期治疗，自2012年起在美国MCS已用于半数晚期心衰患者，且仍在不断增长。目前MCS也已应用于存在上述情况的CCMP患者。

（一）CCMP患者接受MCS的人口统计学结果

INTERMACS注册研究作为美国全国性的注册研究，可以较好地用来对CCMP患者植入MCS进行评估。自2006年6月至2011年3月间，3821例患者中的75例（2%）为CCMP且接受左心室辅助装置（LVAD）植入。CCMP患者的存活率与缺血性心肌病及非缺血性心肌病相似，1，2，3年分别为73%，63%，47%。另外，这类人群作为终末期治疗和心脏移植过渡两种情况的效果相似[52]。在UNOS注册研究的分析中，化疗诱发的心肌病与其他非缺血性心肌病之间对比，在 LVAD 使用率上相似（$P=0.935$）。但 CCMP 患者中右心室辅助装置使用较多（5.6 vs 2.3%；$P=0.002$）。

（二）体外膜肺氧合

体外膜肺氧合（ECMO）是一种短期的心肺支持装置，以满足机体自身心肺生理功能的不足。例如在严重的心力衰竭、心源性休克伴有氧合障碍时使用。目前已有系列研究对心衰患者植入 ECMO 进行评估。其中一项临床试验显示植入 ECMO 后 5 年生存率为 24%。大多数的临床试验入选患者为心脏手术后、急性心肌梗死、失代偿性心衰，尚无针对 CCMP 导致终末期心衰患者植入 ECMO 的研究。Oliveira 等[3]的一项调查发现，仅有不到 1% 的 CCMP 患者为心脏移植过渡而使用 ECMO。心脏移植及机械循环支持后再使用 ECMO 效果不佳，且早期死亡率显著升高，因而需要对那些心脏移植或体外循环支持术后的患者植入 ECMO 加以严格控制。

（三）左心室辅助

左心室辅助（LVAD）是通过机械手段将左心室血液输送至升主动脉根部，因此可替代自身左心室收缩并将血液从左心室泵入到主动脉灌注体循环，从而改善严重受损的左心功能。有案例报道，对蒽环类药物导致心肌病并出现急性失代偿心衰的患者应用 LVAD 过渡至心功能恢复（BTR）。LVAD 联合神经内分泌阻断药物治疗的模式，最早应用于渡过心力衰竭急性失代偿期，并最终恢复。在出现凋亡、瘢痕等不可逆改变之前早期应用介入治疗方式，可降低终末期心脏重构的几率并成为确保成功 BTR 的关键。尽管已有稍大规模的临床研究很好地阐释 CCMP 患者急性心室功能障碍及逆转重构的机制，但定期左心室功能评价联合像 LVAD 一样的干预，对于成功 BTR 仍是非常关键的。近期有小规模临床试验，参与患者有蒽环类药物接触史并接受 LVAD 治疗，发现组织病理学改变的严重程度与患者心衰发作时的症状及持续时间并无相关性。但组织病理学改变越严重，越倾向于需要更持久的 LVAD 治疗；而轻者倾向于植入 LVAD 后心功能恢复。Oliveira 等进行的一项队列研究发现，以心衰终末期治疗为目的的 LVAD 治疗组，较以过渡至心脏移植为目的的 LVAD 治疗组具有更低的生存率，这一现象也值得我们深思其背后的原因。

（四）右室功能不良

患者右室功能对于 LVAD 植入成功与否至关重要，右心室功能良好可减少双心室辅助的使用。CCMP 可累及右室功能，这一点对患者 MCS 植入有重要的影响。在 INTERMACS 研究中，相比其他原因引起的非缺血性心肌病，右室功能不全在 CCMP 患者中更常见。CCMP 与缺血性心肌病、非缺血性心肌病相比，右房压更高（16.5 vs 13.5 vs 12.5mmHg；$P=0.01$），肺动脉收缩压更低（43.9 vs 49.4 vs 51.2mmHg；$P=0.0015$），中至重度三尖瓣反流更常见（62% vs 43% vs 49%；$P=0.0037$）。CCMP 患者植入 LVAD 后出现右室功能障碍比较常见（发生率约 20%），相比缺血性心肌病与非缺血性心肌病，CCMP 植入右心室辅助（RVAD）的比例显著增高（19% vs 11% vs 6%；$P=0.006$）。但植入 LVAD 后出现的右室功能不全与显著升高的死亡率相关（33% 的死亡患者安放了双心室辅助）[53]。

心肺移植国际学会注册研究中同样观察到右心功能不全的发生率升高。研究期间，19.6% CCMP 患者因等待心脏移植而植入 LVAD，其中 5.6% 患者需要 RVAD。其 LVAD 的使用率与其他非缺血性心肌病相似（19.4%；$P=0.935$）；而 RVAD 的使用率却是其他非缺血性心肌病患者（2.3%；$P=0.002$）的 2 倍[3]。这一现象可能的原因如下：蒽环类药物导致的心肌病往往是左右心室功能均降低，这明显有别于其他病因引起的左心室功能降低的心肌病。而在 MCS 治疗中出现右心室功能衰竭，往往需要推迟更进一步的高级支持治疗。另一方面，右心室功能不全可能还与癌症患者既往肺栓塞病史相关。但在 Oliveira 的研究中并未发现 CCMO 组患者与对照组之间肺动脉阻力存在明显差别。尽管在 CCMP 患者植入 MCS 后右心室功能衰竭明显升高，但研究中并未发现该组患者与其他病因患者的生存率存在明显差异。

鉴于 CCMP 患者较高的右心衰发生率，在 LVAD 植入前对右心室功能进行仔细评估是非常重要的（表 11-1）。到目前，长期使用 RVAD 的观点仍缺乏证据支持。双心室辅助仅仅适用于等待心脏移植的患者，近期个案报道可将全人工心脏用于等待心脏移植患者的过渡治疗，但用于终末期心衰的治疗仍在研究论证中。还有其他尚未被 FDA 通过的双心室辅助装置，如 Thoratec PVAD、Heartware HVAD，仍需进一步评价。

表 11-1 CCMP 患者接受高级别抗心衰治疗的一些建议

	术前对患者的考虑因素	术后注意事项
ICD	LVEF ≤35% 预期寿命 >12 个月	常规术后随访
CRT	LVEF ≤35% QRS 时限 ≥120ms NYHA 心功能 ≥ I 级 若安放 CRT-D，预期寿命 >12 个月 若安放 CRT-P，预期寿命 >6 个月	常规随访，包括优化 CRT 参数
OHT	移植前的无肿瘤时间需咨询肿瘤学专家	继发肿瘤的筛查（皮肤癌） 长期口服免疫抑制剂时，警惕恶性肿瘤复发
MCS	近期治疗的或活动期肿瘤患者，在心血管及肿瘤学专家共同评估下，预期寿命 >2 年 植入器械相关的感染，当预期寿命 <2 年，不建议为心脏移植过渡或进行终末期治疗而植入 MCS 右心室功能衰竭 血液系统危险因素（高凝状态、血细胞减少）	出血 右心室功能衰竭 血栓形成 卒中

（五）全人工心脏

对于 CCMP 患者出现终末期心衰时，可以使用全人工心脏（TAH）进行心衰治疗。TAH 是一种气动双心室脉冲式血液泵，可完全代替自身心室及瓣膜作用。适用于存在心律失常、不可逆双心室功能障碍等需要较高的心输出量的患者，这在 CCMP 患者中较为常见，此时植入 LVAD 或双心室辅助（BiVAD）有禁忌，而使用 TAH 却可能有效。目前应用最多的气动泵是 Syn Cardia，而 Carmat 属于电动泵。在合适的心脏移植候选者中，TAH 可提高移植前的生存率，同时相比那些移植术后存在不可逆双心室功能衰竭而未行 MCS 者，TAH 明显改善移植术后的生存率[54]。TAH 已在少数等待心脏移植的患者中完全替代自身心脏功能，并进行长时间的双心室辅助。个案报道中可见 TAH 应用于罕见的原发心脏恶性肿瘤或伴双心室功能衰竭的 CCMP 患者等待心脏移植的情况。尽管只是极少的案例报道，但随着未来 TAH 无线传输信息及能量技术、智能调节及远程监控技术的发展，机器的微型化，相信会有更多 CCMP 患者从中受益。

（六）心脏移植

原位心脏移植（OHT）目前仍是治疗终末期心衰最为有效的手段，术后 11 年的存活率最高可达 50%。CCMP 患者终末期心衰行心脏移植手术后理论上有原发肿瘤复发的风险，可能会影响长期的生存率。相比肾脏移植，心脏移植后需要更高强度的免疫抑制来预防移植物抗宿主反应[55]。此前的心脏移植术对候选者存在明确要求，5 年内活跃增生或新近出现的实体器官或血液恶性肿瘤属于心脏移植的绝对禁忌[56]。5 年的无肿瘤期，可以防止患者因 CCMP 而成为移植候选者。尤其是乳腺癌和血液恶性肿瘤患者，这类患者在就诊时可以通过肿瘤分期来评估预后及复发概率。CCMP 患者心脏移植后的肿瘤累积发生率与非缺血性心肌病心脏移植术后患者相似。最新的心脏移植排除标准有所放宽，手术已经可以接受多种肿瘤患者，但需要与肿瘤专家协作，对移植术后肿瘤复发进行个体化危险分层[57]。当肿瘤复发率低或对治疗反应良好的无转移患者，可考虑 MCS 或 HT。因此 HT 标准中不再有武断的无肿瘤时限的限制。

前面所提及的 UNOS 和 INTERMACS 试验，CCPM 患者占到所有心脏移植患者的 0.8%~2.5%。超过半数接受心脏移植术的 CCMP 患者为女性。在 INTERMACS 试验中 0.5% 的患者因 CCMP 而植入 MCS。1/5 的 CCMP 患者接受双心室辅助治疗。这一数字远高于缺血性心肌病和非缺血性心肌病（19% vs 6% vs 11%；$P = 0.006$）。1/3 的 CCMP 患者植入 LVAD 作为心衰终末期治疗手段，这一比例也高于其他两组（14% vs 23%；$P < 0.0001$）。UNOS（2000 – 2008）研究中 232 例 CCMP 患者行心脏移植术，其 1，2，5 年的生存率与非缺血性心肌病患者接受心脏移植术相比类似（86% vs 87%，79% vs 81%，71% vs 74%；$P = 0.19$）。接受心脏移植的 CCMP 患者相对年轻，女性居多，移植前植入 MCS 比例较高。第 1 年的心脏移植排斥反应，在 CCMP 组低于非缺血性心肌病组（28% vs 38%；$P = 0.03$），这可能归因于化疗药物延迟的免疫下调作用。与此假说相一致的是，移植后第 1 年内 CCMP 组患者感染率高于非缺血性心肌病组（22% vs 14%；$P = 0.04$）。皮肤癌患者是 CCMP 接受心脏移植的主要群体。CCMP 患者年轻化与低并发症呈现线性关系。CCMP 受者心脏移植术后有着更低的肾功能障碍发生率（24% vs 29%；$P = 0.02$），与其他病因患者相比，无一例患者需要肾脏替代治疗或肾脏移植。鉴于移植后的免疫抑制治疗可能引起肿瘤复发或进展的风险，试验也对此进行观察，发现 232 例 CCMP 患者心脏移植后，肿瘤发病率的确高于对照组，但主要为非致命性的皮肤肿瘤，只有 1 例患者因原发肿瘤复发而死亡[3]。在 UNOS（1987 – 2011）研究中共纳入 435 例 CCMP 患者。其数据分析显示，尽管 CCMP 引发心衰患

者接受心脏移植后的肿瘤发病率增高，其短期及长期生存率与其他病因却相似。但在对年龄、性别、肿瘤史等变量进行调整后，显示其生存率超过其他病因患者（HR = 1.28，95% CI 1.03 ~ 1.59；$P = 0.026$）。相似的结果也在儿童 CCMP 患者中被观察到。Oliveira 等的研究还发现，接受 OHT 的 CCMP 患者具有较少的合并症。接受心脏移植的 CCMP 患者 1987—2011 年间在非缺血性心脏病患者中的占比增长了 3 倍（从 0.5% 到 > 1.5%；$P < 0.001$），这也提示 CCMP 患者占心脏移植候选者的比重呈增加趋势[58]。

并非所有 CCMP 患者接受心脏移植后都有相似的结果。美国器官共享网络的 35 例因化疗联合放疗而引发的限制性心肌病患者相比其他因素引起的限制性心肌病患者有着更低的生存率（1，5，10 年生存率分别为 71%、47% 和 32%）。一项更小规模的研究中，12 例患者（4%）因放射治疗导致心肌病，1，5，10 年生存率分别为 91.7%、75% 和 46.7%，与接受心脏移植的总体人群生存率无异[59]。

八、小结

在总体人群中评估 CCMP 引起的 AHA Ⅲ ~ Ⅳ 类心肌病的发生率非常困难，因而限制了对 CCMP 的认识。许多患者具有多年前放化疗史，并不能被识别出来，可能会发展成为心衰，这就大大低估了 CCMP 的发病率。对于需要 MCS 或 HT 的人群，也低估了需要高级支持和或心脏移植的患者数量，尤其是那些老年人，合并其他混杂因素，如合并冠心病等，均会影响对心肌病机制的阐释。同样也很难弄清不同化疗药物所引起心衰的严重程度，因为每一种化疗药引发心衰的发生率都不明确。另外，诊断 CCMP 的临床、影像、组织病理学标准仍需进一步研究。

接触化疗药物数年内，当患者出现急性心衰症状发作时，需要对这些因化疗药物所致的心衰患者进行准确的评估。明确终末期心衰和 CCMP 在肿瘤存活者中的发病率同样困难和复杂。识别这部分患者并严密监测心衰、预防性治疗，可使患者最终获益。尽管 Oliveira 等的报告显示 CCMP 引起心衰的群体以年轻且既往健康的女性为主，但却没有计算儿童期癌症幸存者的相关数据。因此可能会低估真正的 CCMP 发病率及其死亡率。

评价 MCS 效果的研究数量较少。因为许多方法的限制，导致很难对 CCMP 到终末心衰的时间、可行的介入治疗方法进行研究，并达到统计学上的显著性。这些方法的限制是因为由放化疗导致终末期心衰的发生率较低，且这部分患者受适应证限制而接受高级辅助支持治疗的比例较低。因此需要开展国际范围的大规模、多中心、随机设计的研究，需要心内科与肿瘤科专家的合作，来对肿瘤存活者进行详细的研究。

当抗肿瘤治疗不断改进并延长肿瘤患者生命时，某些特殊种类化疗药物固有的心脏毒性和肿瘤患者自身的心脏危险因素，使患者承受着或长期或短期的 CCMP 风险。小型临床试验显示，化疗期间应用心脏保护药物可使患者获益，然而那些未及时发现并干预的患者对药物治疗效果不佳。当存在严重的终末期心衰时，高级心脏支持治疗成为可选方案。目前已有临床试验对 CCMP 患者植入 CRT 或心脏移植进行评价，而 VAD 的应用及右心室功能障碍的高发生率与右心室辅助需求增加密切相关，且死亡率较高。心脏高级治疗手段可以对终末期心衰病理生理改变进行针对性治疗，但受限于高级治疗手段的适应证，并未使大多数肿瘤患者受益。对使用特殊化疗药物的肿瘤患者进行长期的观察研究，可以准确量化总体人群中长期心脏毒性引起后遗症的发病率。CCMP 患者终末期心衰可选择药物联合介入治疗手段，更重要的是需要心内科与肿瘤科的合作，对肿瘤患者进行长时间的观察评估。有效的监测及治疗亚临床和早期心脏功能障碍的患者，可减少心衰进展至终末期的发生率或减少 MCS 及 HT 治疗需求。未来仍需要对 CCMP 的发生、发展进行更加深入的研究，为 CCMP 及终末期心衰的治疗提供可靠依据。

（马铮　陈萍　梁海峰　杨明）

参考文献

[1] Monsuez JJ, Charniot JC, Vignat N, et al. Cardiac side-effects of cancer chemotherapy [J]. Int J Cardiol, 2010, 144: 3-15.

[2] Oliveira GH, Qattan MY, Al-Kindi S, et al. Advanced heart failure therapies for patients with chemotherapy-induced cardiomyopathy [J]. Circ Heart Fail, 2014, 7: 1050-1058.

[3] Oliveira GH, Hardaway BW, Kucheryavaya AY, et al. Characteristics and survival of patients with chemotherapy-induced cardiomyopathy undergoing heart transplantation [J]. J Heart Lung Transplant, 2012, 31: 805-810.

[4] Ewer MS, Lippman SM. Type II chemotherapy-related cardiac dysfunction: time to recognize a new entity [J]. J Clin Oncol, 2005, 23: 2900-2902.

[5] Plana JC, Galderisi M, Barac A, et al. Expert consensus for multimodality imaging evaluation of adult patients during and after cancer therapy: a report from the American Society of Echocardiography and the European Association of Cardiovascular Imaging [J]. J Am Soc Echocardiogr, 2014, 27: 911-939.

[6] Herrmann J, Lerman A, Sandhu NP, et al. Evaluation and management of patients with heart disease and cancer: cardio-oncology [J]. Mayo Clin Proc, 2014, 89: 1287-1306.

[7] Yeh ETH, Bickford CL. Cardiovascular complications of cancer therapy: incidence, pathogenesis, diagnosis, and management [J]. J Am Coll Cardiol, 2009, 53 (24): 2231-2247.

[8] deForni M. Cardiotoxicity of high-dose continuous infusion fluorouracil: a prospective clinical study [J]. J Clin Oncol, 1992, 10 (11): 1795-1801.

[9] Carrier M, Le Gal G, Tay J, et al. Rates of venous thromboembolism in multiple myeloma patients undergoing immunomodulatory therapy with thalidomide or lenalidomide: a systematic review and meta-analysis [J]. J Thromb Haemost 2011, 9 (4): 653-663.

[10] Misov E, Calzolari C, Davy JM, et al. Cardiac troponin I in patients with hematology malignancies [J]. Coron Artery Dis, 1997, 8 (8-9): 537-541.

[11] Cardinal D, Sandri MT, Colombo N, et al. Prognostic value of troponin I in cardiac risk stratification of cancer patient undergoing high-dose chemotherapy [J]. Circulation, 2004, 109 (22): 2749-2754.

[12] Kilickap S, Barista I, Akgul E, et al. cTnT can be a useful marker for early detection of anthracycline cardiotoxicity [J]. Ann Oncol, 2005, 16 (5): 798-804.

[13] Ruggiero A, De Rosa G, Leo A, et al. Biochemical markers for prediction of chemotherapy-induced cardiotoxicity [J]. Am J Clin Pathol, 2008, 130 (5): 688-695.

[14] Mornos C, Petrescu I. Early detection of anthracycline – mediated cardiotoxicity: the value of considering both global longitudinal left ventricular strain and twist [J]. Can J Physiol Phamacol, 2013, 91 (8): 601 – 607.

[15] Fink FM, Genser N, Falk M, et al. Cardiac troponin T and creatine kinase MB mass concentrations in children receiving anthracycline chemotherapy [J]. Med Pediatr Oncol, 1995, 25 (3): 185 – 189.

[16] Kismet E, Varan A, Ayabakan C, et al. Serum troponin T levels and echocardiographic evaluation in children treated with doxorubicin [J]. Pediatr Blood Cancer, 2004, 42 (3): 220 – 224.

[17] Gimeno E, Gomez M, Gonzalez JR, et al. NT – proBNP: a cardiac biomarker to assess prognosis in non – Hodgkin lymphoma [J]. Leuk Res, 2011, 35 (6): 715 – 720.

[18] Lee HS, Son CB, Shin SH, et al. Clinical correlation between brain natriuretic peptide and anthracycline – induced cardiac toxicity [J]. Cancer Res Treat J Korean Cancer Assoc, 2008, 40 (3): 121 – 126.

[19] Aggarwal S, Pettersen MD, Bhambhani K, et al. B – type natriuretic peptide as a marker for cardiac dysfunction in anthracycline – treated children. Pediatr Blood Cancer, 2007, 49 (6): 812 – 816.

[20] Suzuki T, Hayashi D, Yamazaki T, et al. Elevated B – type natriuretic peptide levels after anthracycline administration [J]. Am Hear J, 1998, 136 (2): 362 – 363.

[21] Lipshutz SE, Miller TL, Scully RE, et al. Changes in cardiac biomarkers during doxrubin treatment of pediatric patients with high risk acute lymphoblastic leukemia: associations with long – term echocardiographic outcome [J]. J Clin Oncol, 2012, 30 (10): 1042 – 1049.

[22] Eric S, Theodore J, Vineet A, et al. Use of biomarkers for the assessment of chemotherapy – induced cardiac toxicity [J]. Clin Biochem, 2015, 48 (3): 223 – 235.

[23] Seidman A, Hudis C, Pierri M. et al. Cardiac dysfunction in the trastuzumab clinical trials experience [J]. J Clin Oncol, 2002, 20 (5): 1215 – 1221.

[24] Stoodley W, Richards DAB, Boyd A, et al. Altered left ventricular longitudinal diastolic function correlates with reduced systolic function immediately after anthracycline chemotherapy [J]. Eur Heart J Cardiovasc Imag, 2013, 14 (3): 228 – 234.

[25] Tassan – Mangina S, Codorean D, Metivier M, et al. Tissue Doppler imaging and conventional echocardiography after anthracycline treatment in adults: early and late alterations of left ventricular function during a prospective study [J]. Eur J Echocardiograp, 2006, 7 (2): 141 – 146.

[26] Fallah – Rad N, Walker JR, Wassef A, et al. The utility of cardiac biomarkers, tissue velocity and strain imaging, and cardiac magnetic resonance imaging in predicting early left ventricular dysfunction in patients with human epidermal growth factor receptor iipositive breast cancer treated with adjuvant trastuzumab therapy [J]. J Am Coll Cardiol, 2011, 57 (22): 2263 – 2270.

[27] Negishi K, Negishi T, Hare JL, et al. Independent and incremental value of deformation indices for prediction of trastuzumab – induced cardiotoxicity [J]. J Am Soc Echocardiograp, 2013, 26 (5): 493 – 498.

[28] Plana JC, Galderisi M, Barac A, et al. Expert consensus for multimodality imaging evaluation of adult patients during and after cancer therapy: a report from the American Society of Echocardiography and the European Association of Cardiovascular Imaging [J]. Am Soc Echocardiograp, 2014, 27 (9P): 911 – 939.

[29] Thavendiranathan P, Poulin F, Lim KD, et al. Use of myocardial strain imaging by echocardiography for the early detection of cardiotoxicity in patients during and after cancer chemotherapy: a systematic review [J].

J Am Coll Cardiol, 2014, 63 (25): 2751-2768.

[30] Mornos C, Manolis AJ, Cozma D, et al. The value of left ventricular global longitudinal strain assessed by three-dimensional strain imaging in the early detection of anthracycline-mediated cardiotoxicity [J]. Hellenic J Cardiol, 2014, 55 (3): 235-244.

[31] Yeh ETH, Tong AT, Lenihan DJ, et al. Cardiovascular complications of cancer therapy: diagnosis, pathogenesis, and management [J]. Circulation, 2004, 109 (25): 3122-3131.

[32] Swain SM, Whaley FS, Ewer MS. Congestive heart failure in patients treated with doxorubicin [J]. Cancer, 2003, 97: 2869-2879.

[33] Wouters KA, Kremer LC, Miller TL, et al. Protecting against anthracycline-induced myocardial damage: a review of the most promising strategies [J]. Br J Haematol, 2005, 131: 561-578.

[34] Valdivieso M, Burgess MA, Ewer MS, et al. Increased therapeutic index of weekly doxorubicin in the therapy of non-small cell lung cancer: a prospective, randomized study [J]. J Clin Oncol, 1984, 2: 207-214.

[35] Lipshutz SE, Giantris AL, Lipsitz SR, et al. Doxorubicin administration by continuous infusion is not cardioprotective: the Dana-Farber 91-01 Acute Lymphoblastic Leukemia protocol [J]. J Clin Oncol, 2002, 20: 1677-1682.

[36] Marty M, Espie M, Lombart A, et al. Multicenter randomized phase III study of the cardioprotective effect of dexrazoxane (Cardioxane) in advanced/metastatic breast cancer patients treated with anthracycline-based chemotherapy [J]. Ann Oncol, 2006, 17: 614-622.

[37] Asselin BL, Devidas M, Chen L, et al. Cardioprotection and safety of dexrazoxane in patients treated for newly diagnosed T-cell acute lymphoblastic leukemia or advanced-stage lymphoblastic non-Hodgkin lymphoma: a report of the Children's Oncology Group Randomized Trial Pediatric Oncology Group 9404 [J]. J Clin Oncol, 2016, 34: 854-862.

[38] Trajkoviy S, Dobry S, Jayeviy V, et al. Tissue—protective effects of fullerenol C60 (OH) 24 and amifostine in irradiated rats [J]. Colloids Surf B Biointerfaces, 2007, 58 (1): 39-43.

[39] Lyu YL, Kerrigan JE, Lin CP, et al. Topoisomerase IIβ-mediated DNA double-strand breaks: implications in doxorubicin cardiotoxicity and prevention by dexrazoxane [J]. Cancer Res, 2007, 67: 8839-8846.

[40] van Dalen EC, Caron NH, Dickinson HO, et al. Cardioprotective interventions for cancer patients receiving anthracyclines [J]. Cochrane Database Syst Rev, 2011, (6): CD003917.

[41] Kaya MG, Ozkan M, Gunebakmaz O, et al. Protective effects of nebivolol against anthracycline-induced cardiomyopathy: a randomized control study [J]. Int J Cardiol, 2013, 167: 2306-2310.

[42] Gulati G, Heck SL, Ree AH, et al. Prevention of Cardiac Dysfunction During Adjuvant Breast Cancer Therapy (PRADA): a 2 × 2 factorial, randomized, placebocontrolled, double-blind clinical trial of candesartan and metoprolol [J]. Eur Heart J, 2016, 37 (21): 1671-1680.

[43] Golnaz P, Foroughmand A, Mohammad A, et al. Downregulation of miR-130a, antagonized doxorubicin-induced cardiotoxicity via increasing the PPARgamma expression in mESCs-derived cardiac cells [J]. Cell Death & Disease, 2018, 9: 751-758.

[44] Cardinale D, Colombo A, Sandri MT, et al. Prevention of high-dose chemotherapy-induced cardiotoxicity in high-risk patients by angiotensin-converting enzyme inhibition [J]. Circulation, 2006, 114: 2474

-2481.

[45] Cardinale D, Colombo A, Lamantia G, et al. Anthracycline - induced cardiomyopathy: clinical relevance and response to pharmacologic therapy [J]. J Am Coll Cardiol, 2010, 55: 213-220.

[46] Cardinal D, Colombo A, Bacchiani G, et al. Early detection of anthracycline cardiotoxicity and improvement with heart failure therapy [J]. Circulation, 2015, 131: 1981-1988.

[47] Jensen BV, Skovsgaard T, Nielsen SL. Functional monitoring of anthracycline cardiotoxicity: a prospective, blinded, long-term observational study of outcome in 120 patients [J]. Ann Oncol, 2002, 13: 699-709.

[48] Yancy CW, Jessup M, Bozkurt B, et al. 2013ACCF/AHAguideline for the management of heart failure: a report of the American College of Cardiology Foundation/American Heart Association Task Force on Practice Guidelines [J]. Circulation, 2013, 128: e240-327.

[49] Ajijola OA, Nandigam KV, Chabner BA, et al. Usefulness of cardiac resynchronization therapy in the management of doxorubicin - induced cardiomyopathy [J]. Am J Cardiol, 2008, 101: 1371-1372.

[50] Rickard J, Kumbhani DJ, Baranowski B, et al. Usefulness of cardiac resynchronization therapy in patients with adriamycin - induced cardiomyopathy [J]. Am J Cardiol, 2010, 105: 522-526.

[51] Oliveira GH, Qattan MY, Al-Kindi S, et al. Advanced heart failure therapies for patients with chemotherapy - induced cardiomyopathy [J]. Circ Heart Fail, 2014, 7: 1050-1058.

[52] Oliveira GH, Dupont M, Naftel D, et al. Increased need for right ventricular support in patients with chemotherapy - induced cardiomyopathy undergoing mechanical circulatory support: outcomes from the INTERMACS registry (Interagency Registry for Mechanically Assisted Circulatory Support) [J]. J Am Coll Cardiol, 2014, 63: 240-248.

[53] Oliveira GH, Dupont M, Naftel D, et al. Increased need for right ventricular support in patients with chemotherapy - induced cardiomyopathy undergoing mechanical circulatory support: outcomes from the INTERMACS registry (Interagency Registry for Mechanically Assisted Circulatory Support) [J]. J Am Coll Cardiol, 2014, 63: 240-248.

[54] Copeland JG, Smith RG, Arabia FA, et al. Cardiac replacement with a total artifcial heart as a bridge to transplantation [J]. N Engl J Med, 2004, 351: 859-867.

[55] Opelz G, Henderson R. Incidence of non - Hodgkin lymphoma in kidney and heart transplant recipients [J]. Lancet, 1993, 342: 1514-1516.

[56] Mancini D, Lietz K. Selection of cardiac transplantation candidates in 2010 [J]. Circulation, 2010, 122: 173-183.

[57] Mehra MR, Canter CE, Hannan MM, et al. The 2016 ISHLT listing criteria for heart transplantation: a 10 - year update [J]. J Heart Lung Transplant, 2016, 35: 1-23.

[58] Lenneman AJ, Wang L, Wigger M, et al. Heart transplant survival outcomes for adriamycin - dilated cardiomyopathy [J]. Am J Cardiol, 2013, 111: 609-612.

[59] Saxena P, Joyce LD, Daly RC, et al. Cardiac transplantation for radiation - induced cardiomyopathy: the Mayo Clinic experience [J]. Ann Thorac Surg, 2014, 98: 2115-2121.

[60] Feldman D, Pamboukian SV, Jeffrey J, et al. The 2013 International Society for Heart and Lung Transplantation Guidelines for mechanical circulatory support: executive summary [J]. J Heart Lung Transplant, 2013, 32: 157-187.

第十二章

化疗与冠心病

一、概论

冠心病和恶性肿瘤之间存在相关联的病理生理学机制和治疗相关的影响，呈现出独特的临床特征。关于同时治疗两种疾病的文献较少，目前对这部分患者主要按照经验治疗，但是可能相互影响导致不良的预后。随着肿瘤学和心脏病学研究和教育的展开，"肿瘤心脏病学"迅速发展成为一个重要的分支学科，最近创建的美国心脏病学会肿瘤心脏学分会，正在加强对癌症合并冠心病患者的管理。

迄今为止，主要根据癌症治疗相关心肌病的风险来评估，以降低风险、识别早期亚临床心脏功能障碍，并控制癌症患者的晚期心血管疾病的恶化[1]。越来越多的学者在亚临床和临床阶段研究肿瘤治疗对于血管和代谢的影响[2]。抗肿瘤药物导致心肌缺血的机制多种多样，从直接血管痉挛到内皮损伤和急性动脉血栓形成，乃至脂质代谢的长期变化和随后的早期动脉硬化。尽管恶性肿瘤被认为是造成支架血栓形成的危险因素，但仍缺乏关于癌症患者进行介入治疗缺血性心脏病的前瞻性数据加以证实，难以评价它们之间的相互影响。

二、病因和发病机制

冠心病和癌症有着相似的发病人群和危险因素。随着年龄的增长，这两种疾病的患病率均呈上升趋势。心血管疾病（尤其冠心病）和癌症是成年人死亡原因最多的两种疾病[3]。冠状动脉粥样硬化的病因尚未完全明确，研究表明其是一种多种危险因素作用于不同环节所致的疾病。除了年龄之外，冠状动脉粥样硬化的危险因素还包括血脂异常、高血压、吸烟、糖尿病、肥胖以及家族史等因素，而这其中的大部分也是癌症的危险因素。因此，对癌症患者的治疗因冠心病的存在而变得复杂，冠心病患者的治疗因癌症的存在而变得困难。此外，某些抗癌药物与血管内皮之间存在密切的相互作用，特别是5-氟尿嘧啶及其前体药物卡培他滨，会在治疗时或长时间潜伏期后导致动脉粥样硬化和心脏事件的发生[4,5]。

对于冠状动脉粥样硬化的发病机制，学者们曾提出过多种学说来阐释，目前多数支持"内皮损伤反应学说"，即多种危险因素都会损伤动脉内膜，炎症-纤维增生性反应会导致动脉粥样硬化的形成。在长期多种危险因素的作用下，低密度脂蛋白通过受损的内皮进入管腔内膜，并氧化修饰为氧化低密度脂蛋白；单核细胞和淋巴细胞通过受损的内皮转移到内膜下转变成巨噬细胞，其吞噬氧化低密度脂蛋白成为泡沫细胞，并能分泌许多生长因子和促炎介质；泡沫细胞能够形成早期粥样硬化病变脂质条纹，脂质条纹在生长因子和促炎介质的作用下变为纤维斑块。斑块的存在会使冠状动脉管腔狭窄或闭塞，导致心肌缺血缺氧或坏死而引起冠心病。动脉粥样硬化的斑块大体可以分为两类：一类是稳定型，即纤维帽较厚而脂质池较小的斑块；另一类是不稳定型（又称为易损型）斑块，纤维帽较薄而脂质池较大，易于破裂。不稳定型斑块的破裂会导致急性心血管事件。

许多化疗药物与心肌缺血甚至心肌梗死相关[6]。目前已提出多种假说来阐释其机制，包括血管痉挛现象，内皮细胞和线粒体细胞毒性，心脏内皮细胞的细胞周期停滞，以及细胞因子释放导致的斑块破裂和血小板活化[7-9]。5-氟尿嘧啶及其前体药物卡培他滨是继蒽环类药物后最常见的引起心脏毒性的药物[10]，心脏毒性主要表现为心肌缺血。其引起心脏毒性的机制尚不完全清楚，但血管痉挛可能在心绞痛中起重要作用。冠状动脉造影在大多数情况下都是正常的，血管扩张剂、硝酸盐和钙通道阻滞剂的有效性在一定程度上与此假说一致[11,12]。另外，5-氟尿嘧啶还能够通过细胞毒性和活性氧等途径来损伤内皮细胞。除了上述两种化疗药物外，很多其他药物也会引起心绞痛、急性冠状动脉综合征和心肌梗死。有研究发现紫杉醇与这些并发症相关[13]。顺铂与内皮损伤、血小板活化和血小板聚集相关[14]，并引发冠状动脉痉挛导致缺血[15]。化疗药物导致缺血发作的时间也有很大差异。不管患者有无心脏病史，氟尿嘧啶引起的缺血发作时间自输液开始[16]至开始治疗数分钟[17]，乃至给药后的数天[17,18]均可能发生。利妥昔单抗在输注时至输注后几天也可能出现心肌梗死[8,19]。另外，支架血栓形成与自身血管出现急性冠脉综合征在发生机制上并不相同，并发现与多种药物相关。恶性肿瘤导致的促炎性和高凝状态在其中起着作用，另外，某些恶性肿瘤特异性机制，如白血病细胞浸润冠状动脉和心血管组织也可能是导致心肌缺血的原因[20]。

三、临床表现

一般来说，肿瘤患者的冠心病临床表现和诊断与普通冠心病患者无明显差别。值得一提的是，Yusuf 等[21]的一项回顾性研究纳入了 456 名合并 ACS 的癌症患者（其中约 85% 的患者为非 ST 段抬高心肌梗死，其余 15% 则为 ST 段抬高心肌梗死，1/3 的患者诊断为血液肿瘤），发现即使在 ST 段抬高心肌梗死患者中，呼吸困难也是最常见的症状，而不是胸痛。这可能是由于癌症相关的疼痛治疗掩盖了典型的心绞痛，这对于该群体中冠状动脉缺血的临床评估是一个重要的警示。

四、治疗

（一）治疗目标

心脏病专家需要了解癌症治疗的目标。大部分的癌症患者需要进行手术治疗以及术前或术后化疗（通常持续 3~6 个月的固定期）。对于这些患者来说，及时接受癌症治疗非常重要，因此应选择合适的 CAD 干预措施以尽量减少延迟或干扰癌症治疗。有些癌症患者（通常是转移性癌症或Ⅳ期病变）无法进行抗癌治疗，此类患者的目标可能仅限于缓解症状和改善生活质量，并且使早期风险最小和功能恢复时间最短[22]。因此，患者的非心脏预后必须是选择适当心脏治疗决定的一部分。

(二)控制危险因素

在任何情况下,均需要对高血压、糖尿病、血脂异常、吸烟和肥胖等危险因素进行干预。戒烟、控制高血压和糖尿病都可以减少内皮细胞的炎症应激反应,延缓动脉粥样硬化的进展。无论冠心病的一级预防还是二级预防,最有效的治疗是他汀类药物。他汀类药物已被证明能改善高胆固醇血症和冠心病患者的预后,临床事件明显减少。它可能会使易破裂的富含脂质病变趋于稳定,或通过与解剖改变无关的其他机制来影响动脉粥样硬化。他汀类药物的代谢途径不完全相同。辛伐他汀和阿托伐他汀通过细胞色素 P450 3A4 途径代谢,会与一些抗癌药物出现相互作用;普伐他汀和瑞舒伐他汀被细胞色素 P450 3A4 代谢的程度很低,不与其他药物产生相关作用,而普伐他汀降低低密度脂蛋白胆固醇的作用较弱,故瑞舒伐他汀可能是最有效的降低胆固醇的药物。

(三)慢性稳定型心绞痛(SAP)

一般可以在短期内对 SAP 进行药物治疗而无需进行血运重建。大多数此类患者的主要目标是症状缓解,没有必要通过再血管化治疗来使患者免受不良心脏事件的影响。目前的证据表明,冠脉介入虽然可以降低心绞痛的发生率,但并不能提高患者的生存率;另外,它可能会增加心肌梗死的短期风险,也不会降低心梗的长期风险。因此,在慢性稳定型心绞痛或潜在的无症状性缺血患者中,应考虑积极的药物治疗直到患者病情稳定,避免在化疗期间进行冠脉介入或搭桥手术治疗。

(四)急性冠脉综合征与 PCI

急性冠脉综合征(ACS)的情况不同于 SAP,心肌梗死是一种紧急情况。将梗死相关的动脉快速打开,使心肌恢复氧供的患者预后更好。目前还没有研究能明确应该如何治疗癌症合并 ACS 患者,只有少数小型回顾性研究分析了常规治疗的结果。有研究调查了一所癌症专科医院 70 名患有急性心肌梗死的恶性肿瘤患者使用阿司匹林的情况[23]。其中 27 例为血小板减少症,中位血小板计数为 $32 \times 10^9/L$。在这些患者中,未接受阿司匹林治疗患者的 7 天生存率为 6%,而在接受阿司匹林治疗的患者为 90%($P < 0.0001$),未发生严重的出血并发症。血小板计数正常患者经给予阿司匹林治疗,预后也更好($P < 0.0096$)。一个大型回顾性分析对 456 例出院时诊断为心肌梗死的癌症患者的预后进行了为期 1 年的研究,这些患者中有 70 例患有 ST 段抬高性心肌梗死,只有 15 例患者接受了介入治疗[21],整体 1 年生存率较差(26%;95% CI:0.22~0.30)。β 受体阻滞剂、阿司匹林和溶栓治疗的使用频率在 ST 段抬高性心肌梗死患者中更高,并且在局限性癌症和晚期癌症患者中没有差异。多变量生存分析发现,阿司匹林[风险比(HR):0.77;95% CI:0.6~0.98]和 β 受体阻滞剂(HR:0.64;95% CI:0.51~0.81)的使用在 1 年时具有保护作用,而他汀类和血管紧张素转换酶抑制剂没有保护作用。基于这些研究可以得出结论,除有明显禁忌证外,阿司匹林和 β 受体阻滞剂应该用于癌症合并 ACS 的普通患者。

关于恶性肿瘤患者合并 ACS 治疗引起出血的数据仍较少。理想的药物组合可以减少继发于 ACS 和恶性肿瘤的高凝状态引起的血栓形成,同时还可以最大限度地降低与化疗相关或造血生成受损引起的出血风险,而这种药物组合方式尚不清楚。化疗的常见结果之一是黏膜屏障功能减弱,另外,骨髓和肝功能的继发性改变可能不仅导致血小板减少,还会导致血小板和凝血因子功能障碍。尽管现有的研究样本量较小，但研究结果显示即使在血小板减少的 ACS 患者中，使用阿司匹林治疗也是有益的。Yusuf 等[24]通过若干系列研究来观察恶性肿瘤合并血小板减少患者使用抗血小板治疗的安全性和出血风险。他们的研究表明，除了血小板计数之外，血小板减少症的原因可能会影响抗血小板治疗的出血风险。具体而言，在伴有和不伴有血小板减少症 ACS 的癌症患者中，使用阿司匹林可提高短期存活率而没有使出血增加。心脏血管造影和介入协会最近公布了一份专家共识声明，他们建议减少心血管治疗的血小板计数阈值，建议血小板计数 > 10×10^9/L 的患者开始服用阿司匹林，如果血小板计数 > 30×10^9/L 则推荐双联抗血小板治疗（服用阿司匹林和氯吡格雷）。目前尚未有研究报道普拉格雷、替卡格雷和 GP Ⅱ b – GP Ⅲ a 受体拮抗剂在血小板计数 < 50×10^9/L 患者的使用情况[25]。关于癌症患者血小板输注，美国肿瘤临床肿瘤学会建议在以下两种情况下进行心导管术前预防性输血：一种是血小板计数 < 20×10^9/L 伴高热、白细胞增多、血小板计数急剧下降或其他凝血异常的患者，另一种是接受化疗后血小板计数 < 20×10^9/L 的膀胱癌、妇科恶性肿瘤、结直肠肿瘤、黑色素瘤或坏死性肿瘤患者[26]。

荷兰支架血栓形成研究是为数不多的大型研究之一，用以评估缺血性心脏病治疗与恶性肿瘤之间的相互作用[27]。在接受金属裸支架和药物洗脱支架的 21 000 多名患者中，与活动性恶性肿瘤（HR：4.50；$P < 0.0001$）相比，双抗停用时间在 30 天（HR：36.35；$P < 0.0001$），30～180 天（HR：4.63；$P < 0.0122$），180～365 天（HR：5.87；$P < 0.0043$）和支架尺寸过小（HR：13.39；$P < 0.0001$）是支架血栓形成更强的独立危险因素（图 12 - 1）。作者没有解释清楚其中的关联，这也说明了这个问题的复杂性。最近发表的一项前瞻性随机双抗试验将 PCI 术后使用 30 个月的双抗与常规 12 个月治疗方案进行对比[28]，该试验表明，长期治疗组患者的支架内血栓形成、心肌梗死、主要不良心血管和脑血管事件明显减少，而全因死亡率升高（2.0% 比 1.5%；$P = 0.05$），由于两组的心脏病死亡率几乎相同（死亡人数 48 例比 22 例，$P = 0.002$），因此死亡率增加是非心血管因素导致，因癌症导致死亡者占比最大。这一结果引发了一系列的讨论，包括试验设计、随机化和噻吩吡啶安全性等问题，特别是大多数癌症相关死亡的患者使用了氯吡格雷。然而，这一发现并不完全令人惊讶，因为过去的多项随机试验也同样显示了接受长期噻吩吡啶治疗的癌症患者中非心血管死亡人数增加。

在考虑了其他数据并经过详细审查后，美国食品和药物管理局得出结论，由于研究设计、注册和缺失数据等方面的原因，无法得出双抗对恶性肿瘤影响的确切结论。此外，他们指出，虽然氯吡格雷［相对风险（RR）= 1.2］和普拉格雷（RR = 1.3）都与癌症事件相关，但由于该研究的设计不足以检测出这种差异，故风险的增加并不显著。他们还发现，非心血管死亡组的癌症事件发生率与疾病预防控制中心的人口普查数据一致，显示癌症是相似年龄组中死亡的主要原因（49%）。根据目前获得的信息，不能修改抗血小板治疗的建议，因为许多大样本研究并未明确证明噻吩吡啶的使用与恶性肿瘤风险相关。这仍然是一个完全没有答案的问题，并且是从机制和临床两方面均需要进一步研究的新领域。

（五）冠状动脉内放射疗法

虽然放射治疗一般用于恶性肿瘤，但是冠状动脉内放射疗法（IRT）治疗缺血性心脏病

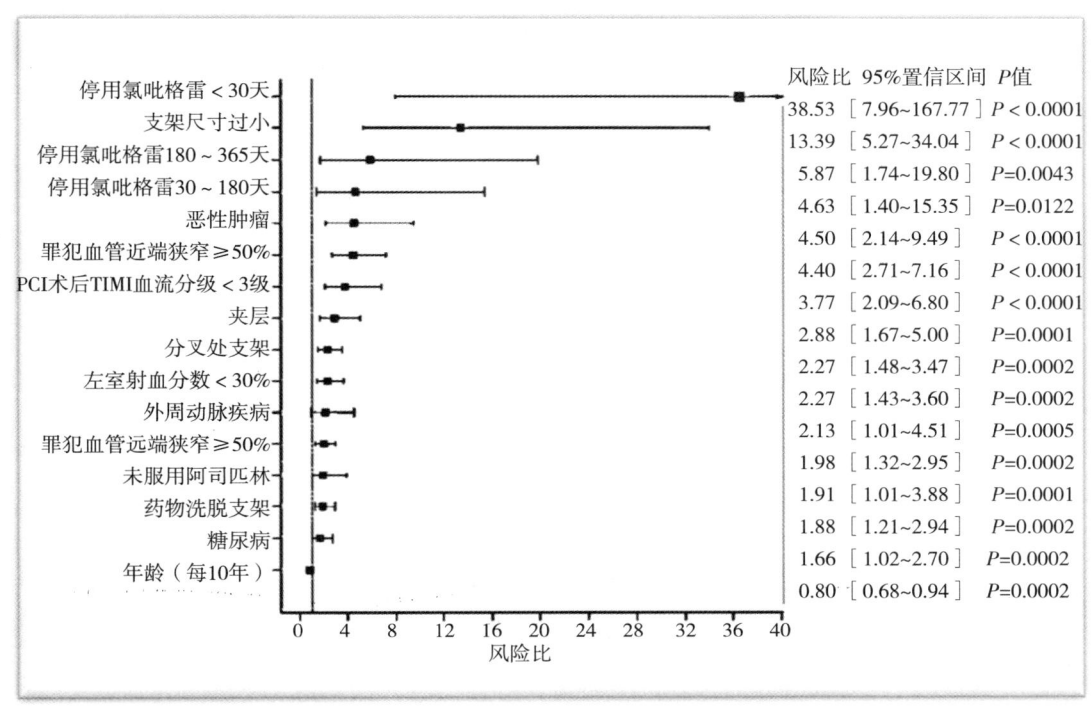

图 12-1 支架血栓形成的独立危险因素
支架血栓形成的全部患者与控制组之间的比较，以风险比和 95% 可信区间为有意义

的可能性得到了广泛的关注。PCI 后支架内再狭窄（ISR）是一个比较棘手的问题，据报道复发率为 7%~37%，ISR 经过治疗后的复发率＞30%。用于 ISR 的 IRT 是用 β-发射或 γ-发射辐射源通过临时留置的冠状动脉导管或放射性支架平台治疗整个病变部位。哪种辐射源疗效更大仍有争议。然而，多数研究数据表明，β-发射能够使血管内导管或支架留置时间更短，并降低对患者和医生的辐射[29]。目前美国心脏协会不支持使用 IRT 治疗再狭窄，而是将药物洗脱支架置入作为最佳选择[30]。安慰剂对照试验显示，IRT 的短期（＜6 个月）血管再狭窄率降低，再次血运重建率和主要心脏不良事件也减少。然而，长期随访（6~48 个月）显示，IRT 导致更多的靶病变血运重建、靶血管血运重建和血栓形成[31]。此外，还会出现晚期血栓和边缘再狭窄等并发症，可能是由于治疗时未将再狭窄段完全覆盖，也可能由于内皮化延迟，病变处未愈合，抗血小板治疗不足，以及额外支架的使用所诱发。目前没有在急性冠脉缺血合并恶性肿瘤患者中使用该技术的相关推荐。然而，IRT 提醒我们有可能在这种貌似无关的病理相交处研究出新的治疗方法。

（六）生物可吸收支架和药物涂层球囊

近十年来，一直在研究生物可吸收支架（BRS）和药物涂层球囊（DCB）作为晚期管腔狭窄、与支架材料相关的血栓事件和双抗时间延长的解决方案。BRS 已在欧洲使用了大约 7 年，DCB 已用于外周血管的治疗。ABSORB Ⅱ 是第一个直接比较生物降解支架和标准药物洗脱支架的随机对照试验。该研究纳入了 501 名心肌缺血患者，随机接受 Absorb 依维莫司洗脱 BRS 或 Xience 依维莫司洗脱钴铬支架。Absorb BRS 在不良心脏事件、心肌梗死和靶病变血运重建的复合终点显示非劣效性[32]。接下来的 ABSORB Ⅲ 试验是一项纳入 2008 名患有更复杂和多血管疾病患者的更大规模研究，再次证明了 Absorb BRS 在上述复合终点上的非劣效性[33]。这是 2016 年 7 月 5 日 FDA 批准 BRS 的根本原因。值得注意的是，两项研究均排除了恶性肿瘤患者。然而，正如上述案例所显示，有理由认为这对患有活动性恶性肿瘤和接受化疗的患者具有相当大的潜力，特别是当这些患者使用双抗具有较高的出血风险时。这些新发现对 ACS 新型管理方法的安全性和有效性有所启发，特别是对于抗血小板治疗经常造成出血和血栓困境的癌症患者。例如，在心梗急性期，可以仅使用 DCB 血管成形术来治疗正在接受化疗的患者，并在化疗结束后进行更持久的支架相关的治疗。当然，在这一领域需要进行更多的研究。最近的两项荟萃分析表明 BRS 会增加支架血栓形成的风险[34,35]，目前正在进行更大的 ABSORB Ⅳ 试验来评估包括症状和生活质量在内的预后情况。

（七）冠状动脉搭桥术（CABG）

CABG 是另一种血运重建的方法。如果癌症治疗将会导致严重的血小板减少症，或者计划在不久的将来进行非心脏手术，那么 CABG 也许是另一种选择。因为它与放置药物洗脱支架后需要双抗治疗相比，可能出现的问题更少。如果患者需要手术切除肿瘤，还可能在同一台手术中进行或分两阶段进行 CABG 和肿瘤手术，使肿瘤手术的延迟时间最短[36]。但从 CABG 中恢复至少需要 2~4 周的时间，考虑到肿瘤患者的身体状况可能需要更多的时间来恢复；CABG 术后为了得到满意的伤口愈合程度也会推迟化疗开始的时间；肿瘤或者化疗药物引起的免疫抑制使患者有不愈合以及术后感染的风险。

五、典型案例

患者是一名 54 岁的男性，4 个月内在同一冠状动脉部位发生了三次急性心肌梗死，可能是由于在冠状动脉内放置金属裸支架后进行积极化疗的不可预料后果。

患者在 4 个月之前开始出现非 ST 段抬高心肌梗死。当时诊断为有单个淋巴结阳性局部浸润的 2 期膀胱癌，并且正在接受紫杉醇和吉西他滨为基础的化疗方案。冠状动脉造影显示右侧冠状动脉中段有血栓形成，采用抽吸治疗而没有进行支架植入术。选择这种治疗方法是为了避免出血和血栓风险，因为考虑到化疗诱导的骨髓抑制会出现血小板减少症，而恶性肿瘤相关的高凝状态可能引起肺栓塞。由于他合并血小板减少症而没有启动抗凝治疗。

在最初的心肌梗死 2 个月后，患者再次在右冠状动脉的同一部位出现急性血栓性梗死。在慎重考虑之后决定放置金属裸支架以减少该血管部位再狭窄或血栓形成的可能性，同时避免长时间的双联抗血小板治疗。不幸的是，患者在随后住院期间的便潜血检验呈阳性，考虑行结肠镜检查以确定出血部位以及评估转移情况。然而，由于正电子发射型计算机断层扫描没有发现出血并且血红蛋白水平保持在 110g/L 而不需要输血治疗，因此决定在患者完成至少 1 个月的阿司匹林和氯吡格雷双抗治疗后进行结肠镜检查更安全，继续化疗。

第二次心肌梗死的 2 个月后，在患者计划进行结肠镜检查并停用氯吡格雷 5 天时，出现了下壁 ST 段抬高心肌梗死。急诊冠脉造影显示金属裸支架上有新鲜血栓，行血栓切除术而没有置入新支架。由于患者存在低血压和持续性胸痛，在主动脉内球囊反搏的支持下转到重症监护室。

癌症患者的缺血性心脏病的治疗比较复杂，仍然是一个知之甚少的领域。通常情况下，患者接受氯吡格雷的持续时间足以使金属裸支架完全再内皮化并防止急性支架血栓形成。然而，癌症患者所服用的化疗药物产生抗增殖作用可能干扰了金属裸支架预期的正常内皮化过程。停用氯吡格雷治疗后，支架处容易形成血栓，图12-2进一步说明了这一假设。除了经验性证据和小型回顾性研究，仍没有大型研究来证实不同支架材质、抗血小板或抗血栓治疗的选择和持续时间以及癌症或癌症治疗对内皮修复机制的影响。众所周知，心血管疾病和恶性肿瘤是世界许多国家发病率和死亡率高的首要原因。虽然关于癌症患者ACS确切患病率的数据很少，但人口老龄化可能会导致两种疾病的患病率上升。迫切需要更多的数据来指导医生如何应对这两种疾病相互影响带来的挑战。

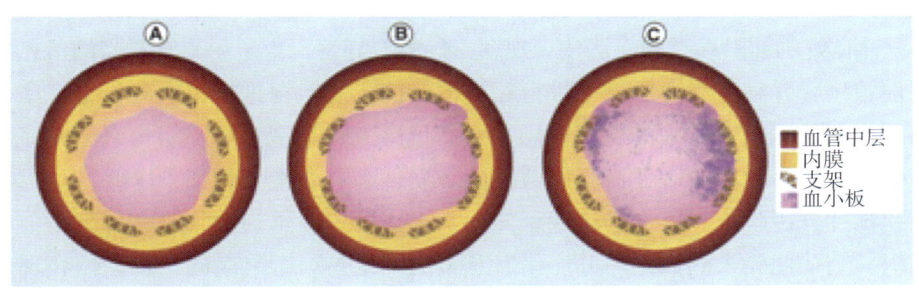

图12-2　三种冠状动脉支架植入6周后冠状动脉内皮化的横截面示意图
（A）植入金属裸支架未进行化疗，使用双抗治疗4周后，预期再内皮化完成。（B）植入药物洗脱支架未进行化疗，持续双抗治疗，再内皮化不完整。（C）植入金属裸支架进行化疗以及双抗治疗4周后，由于化疗降低双抗的疗效可能会促进早期血栓形成，造成不完全再内皮化。

六、现状与展望

癌症患者中急性缺血性心脏病的治疗仍然是一个研究较少的领域。疾病预防控制中心目前将心脏病和癌症列为死亡的两个主要原因。由于这两种疾病的共同患病率越来越高，其严峻性得到社会和临床关注只是时间问题。癌症患者一般会被排除在ACS的临床试验之外，因为其对结果具有固有的混杂效应，这使癌症合并ACS的治疗成为难点。然而，通过科学的方法来证明如何治疗这些患者确实需要时间，特别是在其发病率超过综合治疗这种疾病的能力之前。欧洲心脏病学学会（ESC）于2016年撰写了此领域首部权威性文件，其中关于冠心病提出以下几点：（1）冠心病的评估应基于患者的病史、年龄和性别，将化疗药物作为冠心病的危险因素。（2）临床评估以及必要时心肌缺血的检测是识别潜在冠心病患者的关键。这可能会影响选择癌症治疗的方式。（3）应使用常规心电图密切监测接受嘧啶类药物治疗患者的心肌缺血，如心肌缺血应停止化疗。（4）在没有其他检查方法时再行冠状动脉痉挛后药物再激发试验，并且仅在密切监测下进行，可以考虑用硝酸盐和/或钙通道阻滞剂预处理。（5）长期临床随访以及在需要时检测冠心病的存在可能有助于识别出会发生化疗和放疗长期并发症的心脏病患者[37]。另外，对于冠心病要尽可能做到充分预测、全面评估、谨慎处理、密切随访。评估患者的冠心病时,需综合考虑患者既往史,同时将化疗史和放疗史考虑在内,尽可能做到早发现、早治疗。硝酸酯类药物和钙通道拮抗剂对于抗肿瘤治疗引起的初次血管痉挛疗效较好;但是对于再发患者需谨慎用药,用药期间应做好防护和监护措施;对于确诊冠心病的患者在长期服药基础上,同时要做到长期随访和检测。

目前没有大型随机实验研究来告诉我们如何能使活动性恶性肿瘤伴缺血性心脏病的患者得到最佳治疗方案。许多因素使设计这一研究变得极其困难。恶性肿瘤会由于部位、器官或器官系统、进展程度以及遗传和环境相互作用等因素形成其独特的生理过程。目前没有办法证实恶性肿瘤对系统性高凝状态、肿瘤特异性生化介质、内皮功能或斑块完整性和心肌缺血全身反应的影响,以及用于心肌缺血治疗的抗血小板和抗凝药物与肿瘤治疗的相互作用。从直接冠脉植入支架的角度来看,不同支架材料的临床反应也会因恶性肿瘤有所不同,包括药物释放、支架结构和材料、可操作性、血管生成细胞因子和血栓形成或再狭窄的相互作用。具有明确的标准和参数并设计良好的前瞻性试验无法发现观察指标的变异性,也未得出有意义的信息。

对恶性肿瘤合并缺血性心脏病并进行积极治疗的患者数据进行记录分析也许是一种重要的临床模式。大数据是近年来的新兴概念,指体量巨大、类型多样、结构繁杂的海量数据集合,它不仅仅意味着数据量大,而且以数据的异质性和有效性为特征,这些特点为数据的存储、处理和统计分析带来了巨大的挑战,然而其丰富的资源也为相关研究带来了前所未有的机遇。组织一个如此庞大的数据库并产生有意义的结果是一个复杂的工程,但在现代信息系统的处理能力下仍然是有可能的。医疗大数据应该可以从这些海量真实数据源中为患者、医生和研究者提取出有效信息,总结规律,制定更为合理的诊疗标准。之前阿司匹林和β受体阻滞剂的回顾性研究尽管样本很小,并受到很多混杂因素的影响,但它们是对患者信息进行归纳总结的基本尝试,为进一步研究提供了方向。与癌症专科医院的心血管专家进行合作无疑将促进这项研究的发展。

作为一个各学科合作的领域,肿瘤心脏病学将随着研究中心和专家的增多而持续发展。期待通过心脏病学专家、肿瘤学专家、药剂师、基础科学家、医疗设备工程师、统计学家、临床试验者和各行业专家之间的合作,能够得到基于化疗类型、恶性肿瘤的类型和药物之间相互作用的治疗冠心病的可行方法。应该给出针对患者个体获得最佳预后的推荐,而不应僵化地严格按照或不按照统一的血栓管理和介入策略建议。

(丁存涛 孙希鹏 诸国华 华琦)

参考文献

[1] Armstrong GT, Joshi VM, Ness KK, et al. Comprehensive echocardiographic detection of treatment-related cardiac dysfunction in adult survivors of childhood cancer: results from the St. Jude Lifetime Cohort Study [J]. J Am Coll Cardiol, 2015, 65 (23): 2511-2522.

[2] Li W, Croce K, Steensma DP, et al. Vascular and metabolic implications of novel targeted cancer therapies: focus on kinase inhibitors [J]. J Am Coll Cardiol, 2015, 66 (10): 1160-1178.

[3] Murphy SL, Xu J, Kochanek KD. Deaths: final data for 2010 [J]. Natl Vital Stat Rep, 2013 (61): 1

-117.

[4] Mulrooney DA, Ness KK, Huang S, et al. Pilot study of vascular health in survivors of osteosarcoma [J]. Pediatr Blood Cancer, 2013, 60 (10): 1703-1708.

[5] Tzonevska A, Chakarova A, Tzvetkov K. GSPECT-CT myocardial scintigraphy plus calcium scores as screening tool for prevention of cardiac side effects in leftsided breast cancer radiotherapy [J]. J BUON, 2014, 19 (3): 667-672.

[6] Curigliano G, Mayer EL, Burstein HJ, et al. Cardiac toxicity from systemic cancer therapy: a comprehensive review [J]. Prog Cardiovasc Dis, 2010, 53 (2): 94-104.

[7] Brauchli YB, Wais T, Gratwohl A, et al. Fatal myocardial infarction during nilotinib treatment in a 60-year-old male patient [J]. Acta Oncol, 2010, 49 (4): 523-525.

[8] Roy A, Khanna N, Senguttuvan NB. Rituximab-vincristine chemotherapy-induced acute anterior wall myocardial infarction with cardiogenic shock [J]. Tex Heart Inst J, 2014, 41 (1): 80-82.

[9] Paiva CE, Paiva BS, Garita R, et al. Acute coronary syndrome associated with continuous 5-fluorouracil infusion in a patient with metastatic colorectal cancer - a case report with a discussion on this clinical dilemma [J]. J Gastrointest Cancer, 2009, 40 (3-4): 133-137.

[10] Sorrentino MF, Kim J, Foderaro AE, et al. 5-fluorouracil induced cardiotoxicity: review of the literature [J]. Cardiol J, 2012, 19 (5): 453-458.

[11] Senturk T, Kanat O, Evrensel T, et al. Capecitabine-induced cardiotoxicity mimicking myocardial infarction [J]. Neth Heart J, 2009, 17 (7-8): 277-280.

[12] Farina A, Malafronte C, Valsecchi MA, et al. Capecitabine-induced cardiotoxicity: when to suspect? How to manage? A case report [J]. J Cardiovasc Med (Hagerstown), 2009, 10 (9): 722-726.

[13] Shah K, Gupta S, Ghosh J, et al. Acute non-ST elevation myocardial infarction following paclitaxel administration for ovarian carcinoma: a case report and review of literature [J]. J Cancer Res Ther, 2012, 8 (3): 442-444.

[14] Jafri M, Protheroe A. Cisplatin-associated thrombosis [J]. Anticancer Drugs, 2008, 19 (9): 927-929.

[15] Berliner S, Rahima M, Sidi Y, et al. Acute coronary events following cisplatin-based chemotherapy [J]. Cancer Investig, 1990, 8 (6): 583-586.

[16] Abou El Fadl MH, Bagai RK, Spiro TP, et al. 5-Fluorouracil-induced cardiotoxicity during chemotherapy for adenocarcinoma of the small bowe. [J]. Gastrointest. Cancer Res, 2009, 3 (4): 167-170.

[17] Keefe DL, Roistacher N, Pierri MK. Clinical cardiotoxicity of 5-fluorouracil [J]. J Clin Pharmacol, 1993, 33 (11): 1060-1070.

[18] Keswani AN, Williams C, Fuloria J, et al. Rituximab-induced acute ST elevation myocardial infarction [J]. Ochsner J, 2015, 15 (2): 187-190.

[19] Renard D, Cornillet L, Castelnovo G. Myocardial infarction after rituximab infusion [J]. Neuromuscul Disord, 2013, 23 (7): 599-601.

[20] Cheng H, Feldman T, Butt Y, et al. T-cell prolymphocytic leukemia with extensive cardiovascular infiltrate leading to multiple myocardial infarctions and cardiac death [J]. Tex Heart Inst J, 2014, 41 (6): 626-630.

[21] Yusuf SW, Daraban N, Abbasi N, et al. Treatment and outcomes of acute coronary syndrome in the cancer

[22] Teo KK, Cohen E, Buller C, et al. Canadian Cardiovascular Society/Canadian Association of Interventional Cardiology/Canadian Society of Cardiac Surgery position statement on revascularization – multivessel coronary artery disease [J]. Can J Cardiol, 2014, 30 (12): 1482 – 1491.

[23] Sarkiss MG, Yusuf SW, Warneke CL, et al. Impact of aspirin therapy in cancer patients with thrombocytopenia and acute coronary syndromes [J]. Cancer, 2007, 109 (3): 621 – 627.

[24] Yusuf SW, Iliescu C, Bathina JD, et al. Antiplatelet therapy and percutaneous coronary intervention in patients with acute coronary syndrome and thrombocytopenia [J]. Tex Heart Inst J, 2010, 37 (3): 340 – 366.

[25] Iliescu CA, Grines CL, Herrmann J, et al. SCAI Expert consensus statement: evaluation, management, and special considerations of cardio – oncology patients in the cardiac catheterization laboratory (Endorsed by the Cardiological Society of India, and Sociedad Latino Americana de Cardiologia Intervencionista) [J]. Catheter Cardiovasc Interv, 2016, 87 (5): E202 – E223.

[26] Schiffer CA, Anderson KC, Bennett CL, et al. Platelet transfusion for patients with cancer: clinical practice guidelines of the American Society of Clinical Oncology [J]. J Clin Oncol, 2001, 19 (5): 1519 – 1538.

[27] van Werkum JW, Heestermans AA, Zomer AC, et al. Predictors of coronary stent thrombosis: the Dutch stent thrombosis registry [J]. J Am Coll Cardiol, 2009, 53 (16): 1399 – 1409.

[28] Mauri L, Kereiakes DJ, Yeh RW, et al. Twelve or 30 months of dual antiplatelet therapy after drug – eluting stents [J]. N Engl J Med, 2014, 371 (23): 2155 – 2166.

[29] Uchida T, Bakhai A, Almonacid A, et al. A meta – analysis of randomized controlled trials of intracoronary gamma – and beta – radiation therapy for in – stent restenosis [J]. Heart Vessels, 2006, 21 (6): 368 – 374.

[30] Wolfram R, Cheneau E, Mintz GS, et al. Angiographic and clinical outcomes of late total occlusion versus treatment failure without late total occlusion in patients after intracoronary radiation therapy for in – stent restenosis [J]. Am J Cardiol, 2004, 94 (12): 1551 – 1554.

[31] Lew R, Ajani A, Waksman R. Review of intracoronary radiation for in – stent restenosis [J]. J Invasive Cardiol, 2003, 15 (Suppl. A): 2A – 8A.

[32] Serruys PW, Chevalier B, Dudek D, et al. A bioresorbable everolimus – eluting scaffold versus a metallic everolimus – eluting stent for ischaemic heart disease caused by de – novo native coronary artery lesions (ABSORB II): an interim 1 – year analysis of clinical and procedural secondary outcomes from a randomised controlled trial [J]. Lancet, 2015, 385 (9962): 43 – 54.

[33] Ellis SG, Kereiakes DJ, Metzger DC, et al. Everolimus – eluting bioresorbable scaffolds for coronary artery disease [J]. N Engl J Med, 2015, 373 (20): 1905 – 1915.

[34] Kang SH, Chae IH, Park JJ, et al. Stent thrombosis with drug – eluting stents and bioresorbable scaffolds: evidence from a network meta – analysis of 147 trials [J]. JACC Cardiovasc Interv, 2016, 9 (12): 1203 – 1212.

[35] Mukete BN, Van der Heijden LC, Tandjung K, et al. Safety and efficacy of everolimus – eluting bioresorbable vascular scaffolds versus durable polymer everolimus – eluting metallic stents assessed at 1 – year follow – up: a systematic review and meta – analysis of studies [J]. Int J Cardiol, 2016, 221: 1087 – 1094.

[36] Tsuji Y, Morimoto N, Tanaka H, et al. Surgery for gastric cancer combined with cardiac and aortic surgery

[J]. Arch Surg, 2005: 1109-1114.

[37] Zamorano JL, Lancellotti P, Rodriguez Muñoz D, et al. 2016 ESC Position Paper on cancer treatments and cardiovascular toxicity developed under the auspices of the ESC Committee for Practice Guidelines [J]. Eur Heart J, 2016, 37 (36): 2768-2801.

第十三章

肿瘤患者的心脏病介入治疗

肿瘤心脏病学是一门新兴学科，主要以肿瘤治疗相关心脏毒性、肿瘤合并心脏病、心脏肿瘤等为研究内容。2009年国际肿瘤心脏病学会（ICOS）成立，在该学会推动下，肿瘤治疗相关心血管毒性的早期预防、识别和管理得到越来越多临床医生的重视。目前合并活动性癌症的心血管病患者的管理是对介入心脏病学的一个特殊挑战。癌症患者往往合并血小板减少、凝血障碍、高凝状态等，这些情况使介入性操作复杂化且伴有心血管并发症风险的增高；同时抗癌治疗又可引起血管内皮及心肌损伤，加重心脏疾病。随着各种癌症的诊断及治疗手段不断改进，癌症患者生存率大大提高，但其合并的心血管疾病可能严重威胁患者的生命。到目前为止，尚不明确这一特殊患者群体如何管理才算恰当，因为大量癌症患者被排除在经皮冠状动脉介入治疗（PCI）相关的随机对照研究及注册研究之外。本章探讨心血管创伤性诊疗前及操作中的不同安全策略，以及血管内影像技术在癌症伴心血管病高危人群中的应用价值。

一、肿瘤与冠心病的关系

据估算，在2016年美国有超过160万新诊断癌症患者，并有将近60万患者死于癌症。尽管数字巨大，但美国每年癌症死亡率却在持续下降。因为各种恶性肿瘤的早期诊断及治疗技术不断提高，使得癌症患者罹患心血管病的死亡率高于肿瘤复发的死亡率。

恶性肿瘤患者的心血管病管理是当前面临的一个挑战。癌症患者往往非常脆弱，尤其是那些高龄和抗肿瘤效果不佳的患者。为了保证癌症患者的心血管系统健康，合并症必须得到恰当评估并正确处理。癌症患者经常在抗肿瘤治疗上有严格的时间约束，如按疗程放化疗，因而心血管病治疗需要配合不同癌症的治疗方案及进程。除了癌症急性进展的特殊情况，所有年龄组的癌症幸存者都伴有不断增加的心血管病风险[1]。癌症自身通过多种机制与冠心病形成联系，这些机制包括：共同的危险因素、慢性炎症状态、抗癌治疗所产生的心脏及血管毒性。

（一）冠心病（CAD）

研究发现，罹患冠心病及肿瘤成为25岁以上成年人最主要的两个死因。Framingham危险评分可作为冠心病预测模型，而且它还能提示结肠癌的发病风险。这是因为心血管疾病与癌症有相似的危险因素，包括不断增加的年龄、吸烟、肥胖、糖尿病、高血压、高脂血症及缺乏体育锻炼[2]。这些危险因素增加了癌症患者短期及长期的心血管疾病死亡率。患者诊断癌症时经常已伴有心脏疾病，而不得不使用的抗肿瘤药物又会加剧心脏疾病。在癌症和心血管病的病因及病程上，共同存在增高的炎症状态。而炎症反应及内皮损伤又是动脉粥样硬化及血小板血栓形成的关键因素。同时，癌症细胞产生的促炎症因子及趋化因子对内皮产生损伤并增加微血管的通透性，这就使得低密度脂蛋白胆固醇颗粒易于侵袭到损伤的血管内膜，产生促动脉粥样硬化作用，最终导致斑块形成，增加癌症患者冠心病风险。因为两种疾病之间的治疗可能会相互影响，所以当两种疾病同时存在时，应当精细化管理，积极进行学科间合作。

抗癌药物经常导致心血管并发症，因其可直接对血管内皮及心肌产生毒性作用。这些并发症包括心绞痛、高血压、急性冠脉综合征、卒中、动脉血栓所致的肢端缺血、静脉血栓、心律失常及心力衰竭。化疗所产生的心脏毒性与许多因素相关，包括药物的选择、药物的用量、用药间隔、累积剂量、用药途径及是否联合使用放疗[3]。老人、儿童以及存在心血管疾病危险因素或已明确诊断心血管疾病、曾接受胸部放疗的患者，化疗药物所引起的心脏毒性风险更高。

包括化疗、激素治疗、放疗在内的多种抗肿瘤治疗都与增高的动脉粥样硬化、冠心病、心脏缺血风险相关。癌症引发冠心病的机制可能是多种多样的，目前尚未完全确定。包括索拉非尼、5-氟尿嘧啶、卡培他滨、依托泊苷、博来霉素、贝伐单抗、长春新碱在内的化疗药物可引起内皮细胞凋亡，进而引发血管痉挛性心绞痛和心肌梗死。尤其是贝伐单抗，通过阻滞血管内皮生长因子（VEGF），增加促炎因子的基因表达并减少内皮细胞产生的舒血管物质一氧化氮，活化血小板。一项关于贝伐单抗的研究发现，贝伐单抗组动脉血栓栓塞事件比对照组明显增加（5.5 vs 3.1/100人·年）[4]。近期的荟萃分析发现，使用高剂量的贝伐单抗治疗会增加癌症患者包括心肌缺血、脑缺血、静脉血栓、肺栓塞、高血压在内的动脉不良事件风险[5]。来那度胺是一种免疫调节药物，可用于治疗多发性骨髓瘤，同样可增加动脉和静脉血栓栓塞事件风险，如出现心肌梗死或脑血管意外[6]。包括尼洛替尼在内的络氨酸激酶抑制剂也会导致冠心病病情恶化。

长期接受促性腺激素释放激素激动剂或芳香化酶阻滞剂（阿那曲唑、来曲唑、依西美坦）进行激素剥夺疗法，可加速癌症存活患者动脉粥样硬化进程并增加缺血事件风险[7]。他莫西芬是一种选择性雌激素受体调节药物，随机对照试验表明其虽然不会增加心血管病风险，但相比安慰剂，却增加了血栓栓塞风险[7,8]。

很多抗癌药物通过多种不同的机制引起冠心病。一个无心血管临床症状的癌症患者，在启动抗癌治疗后处于应激状态，血管痉挛、血栓形成、血小板活化、内皮损伤均可以导致急性冠脉综合征的发作；也可能因为手术创伤、感染等因素导致继发性心肌缺血，甚至导致Ⅱ型心肌梗死。癌症患者冠心病并发症发生率更高、程度更重。因此，在化疗前应充分评估冠心病风险。

现已证实，放疗会加速癌症患者动脉粥样硬化。癌症幸存者在接受化疗5年后就已表现出较高的缺血性心脏病风险。主要不良事件风险与放射治疗剂量有关，每戈瑞放射剂量可增加7.4%不良事件风险。暴露于放射治疗中并不存在绝对零风险的安全阈值剂量[9]。放射线对心脏的作用是通过直接损伤内皮细胞导致炎性改变（如增加单核细胞黏附），同时伴有胆固醇升高，启动脂纹的形成并最终导致动脉粥样硬化而实现的[10]。放射线同样可损伤微血管，引起炎症反应及血栓形成，血栓阻塞微循环，最终导致缺血、纤维化和细胞坏死[11]。因此，建议接受过化疗或心脏放射的癌症患者每5年进行一次全面筛查，包括踝肱指数、心脏超声、运动试验、冠脉CT，以寻找冠脉病变及外周动脉硬化的证据。

最近发表的一篇文章入选了 279 719 例新诊断癌症及对照患者进行配对试验。试验发现，癌症组6个月累积动脉血栓栓塞发生率为4.7%，对照组仅为2.2%。而且随访1年后确定了癌症患者较高的血栓栓塞风险并与癌症分期相关[12]。癌症患者一经诊断就说明具有较高的血栓事件风险。额外需要引起心脏－肿瘤学界关注的是如何去平衡抗血小板、抗凝、他汀等药物治疗与患者潜在的出血风险及癌症复发风险。我们汇总的增加冠心病发病风险的抗癌治疗见表13-1。

表13-1 抗癌治疗的心血管副作用

治疗方法	心血管不良反应	可能机制
抗代谢药物		
5-氟尿嘧啶	心绞痛、冠脉痉挛、MI、SC	血管痉挛
卡培他滨	心绞痛、冠脉痉挛、MI、SC	血管痉挛
吉西他滨	心绞痛、冠脉痉挛、MI	血管痉挛
有丝分裂抑制剂		
紫杉醇	心绞痛、冠脉痉挛、MI	血管痉挛
长春新碱	心绞痛、MI	内皮损伤
抗VEGF单克隆抗体		
贝伐单抗	心绞痛、MI、SC	内皮损伤
小分子酪氨酸激酶抑制剂		
索拉非尼	心绞痛、冠脉痉挛、MI	血管痉挛
舒尼替尼	心绞痛、MI、SC	不明
Bcr-Abl酪氨酸激酶抑制剂		
尼罗替尼	心绞痛、MI、PAD	不明
帕纳替尼	心绞痛、MI	不明
激素治疗		
芳香化酶抑制剂	心绞痛、MI	不明
促性腺激素释放激素激动剂	心绞痛、MI	不明
放疗	心绞痛、MI、PAD	内皮损伤

MI：心肌梗死；SC：应激性心肌病；PAD：外周动脉疾病

（二）血小板减少症

癌症患者出现血小板减少症比较常见，实体肿瘤及急性白血病、淋巴瘤、骨髓增生异常综合征、多发骨髓瘤患者接受强化化学药物治疗时其发生率在 10%～25%。15%～25% 的血小板减少患者属于输血难以纠正的顽固性血小板减少，即予以适当剂量血小板输注后血小板增长也不会超过 10×10^9/L 或每单位血小板输注后使血小板计数增加不超过 3×10^9/L[13]。临床研究表明，血小板功能比血小板计数更加重要。并不建议住院患者为保证血小板计数超过 10×10^9/L 而预防性的输注血小板[14]。对于那些接受泌尿系统、妇科、结肠肿瘤，黑色素瘤，坏死性肿瘤治疗的患者，当血小板计数降低至 20×10^9/L 以下时可考虑输血治疗[15]。输血后，必须复查血小板计数，以评估是否达到期望的水平。对于接受创伤性操作的患者，常规备血，一旦患者发生出血，应立即输血小板治疗。许多癌症患者有较长的输血史，对于已具有异体免疫的患者，必须使用组织相容的血小板。

当癌症患者伴有血小板减少症，且必须进行创伤性操作抢救生命时，许多医学中心会使用血栓弹力图（TEG）进行血小板功能评价。TEG 是一种通过测量血液凝固过程中黏弹性变化来评估血小板及凝血功能的检查手段。TEG 或许可以用来判断血小板计数低于 30×10^9/L 患者行心包穿刺术的安全性[16]，但目前仍缺乏充分的数据支持。如果在创伤操作前存在 TEG 结果异常，需要输注血小板或其他血制品来纠正。令人失望的是，目前仍缺乏相关的数据来支持 TEG 在 PCI 中的应用价值，有限的临床经验来源于麻醉、心血管手术和肝脏移植术的文献报道中。这也使得血小板减少这一特殊患者群需要 PCI 治疗时困难重重。

过去认为血小板减少症是心包积液行心包穿刺术的相对禁忌证[17]。然而最近的研究显示，在恶性肿瘤与血小板减少症同时存在时，行心包穿刺术是安全有效的[16]。对血小板减少症患者行心包穿刺，可在超声或透视引导下进行。在一些合适的患者中，选择肋间作为穿刺入路比剑突下更加安全，因为这样可以避免对肝脏可能的创伤。但必须注意穿刺针要置于肋骨上缘，以避免对肋间血管神经的损伤。推荐选择微型的穿刺针及小号的鞘管，可以将操作风险最小化。

对血小板减少症患者行创伤性冠心病诊疗时，建议采用桡动脉穿刺入路，这样，发生出血并发症（如腹膜后出血、假性动脉瘤、动静脉瘘、大出血）的风险较低。这些患者在经桡动脉介入检查时，往往还需要使用抗凝药物。当癌症患者血小板计数低于 50×10^9/L 并接受经桡动脉介入诊疗时，可经静脉或动脉减量给予普通肝素抗凝治疗（50U/kg 或 3000U）。避免使用糖蛋白Ⅱb/Ⅲa 受体拮抗剂对减少出血风险同样重要。通过上述措施，既可使血小板减少的患者接受抗血小板抗凝治疗，同时还可适当降低出血并发症发生率。同时，经桡动脉穿刺的介入诊疗术后，允许患者早期活动，以减少静脉血栓等并发症风险。

对于血小板减少症患者植入支架并接受双联抗血小板治疗（DAPT），目前仍缺乏证据支持。但考虑到癌症患者的高凝状态，接受支架植入的血小板减少患者应当接受 DAPT。对于普通人群，ACC/AHA 双联抗血小板治疗指南聚焦 DAPT 使用时间，推荐具有出血高风险或严重出血并发症的 ACS 患者植入 DES 后接受 DAPT，其中 P2Y12 治疗 6 个月后停用是合理的（推荐等级Ⅱb）[18]。

二、应激性心肌病（SC）

应激性心肌病（SC），也就是大家熟知的 Takotsubo 心肌病，临床症状包括胸痛、呼吸困难、低血压等类似急性心肌梗死的表现，并且心电图改变与 STEMI 及 NSTEMI 类似。接受介入诊疗的 ACS 患者中，SC 的发生率大概为 1%。在普通人群中，SC 被分类到心肌病中，且相对少见。而癌症患者的发生率显著升高，大概在 10%~20%[19]。因此肿瘤心脏病学专家们更有机会碰到 SC 患者。在 SC 患者发作时，由嗜铬细胞及交感神经末梢释放至循环中的肾上腺素及去甲肾上腺素增多，这也提示其是由过量儿茶酚胺刺激心肌细胞导致的[20]。然而目前还没有关于这种心肌病病因的清晰解释，所涉及的机制是多种多样的。可能的机制主要包括：当患者得知癌症诊断后的精神压力、儿茶酚胺介导的微血管痉挛、异常升高的交感神经兴奋性、被恶性肿瘤所调控的心肌细胞肾上腺素受体及雌激素的减少[21]。5－氟尿嘧啶、舒尼替尼、阿糖胞苷等抗肿瘤药物可能会引起 SC，在 SC 发病 2~4 周后，可以继续抗肿瘤治疗。长期使用 β 受体阻滞剂可降低交感神经对心脏的刺激。总体来说，没有合并其他疾病的 SC 患者预后相对良好。

三、冠状动脉内影像技术（光学相干断层扫描）

在肿瘤心脏学中，光学相干断层扫描（OCT）是一种重要的冠脉内影像技术。OCT 可用于斑块的危险分层，因为斑块结构会造成血栓形成的风险。那些纤维帽薄而脂质核心大的易损斑块易于破裂而导致血栓形成。植入药物涂层支架（DES）12 个月内行非心脏手术是一种特殊情况，发生率在 5% 左右[22]。最新的指南推荐除外 ACS，植入新一代 DES 后 DAPT 可减少至 6 个月[18]。近期研究数据表明，新一代 DES 植入后中断 DAPT 3~6 个月，并不增加早期心脑血管不良事件发生率[23]。在新近诊断或已存在癌症的患者中，DAPT 可能因诊断性活检、手术、启动抗癌治疗等因素而需要过早停用。此外，因为癌症患者的血栓前状态而使血栓风险增加。癌症患者植入支架围手术期使用 DAPT 最优时长尚不明确。癌症患者新近植入支架若需紧急停用 DAPT 还主要依靠个人经验。

OCT 可用于识别支架治疗充分与否以及根据临床判断停用 DAPT 是否合理。考虑到特殊情况下早期停用 DAPT 的可能，癌症患者在支架植入时应用血管内超声（IVUS）、OCT 等血管内影像技术以确保支架达到最佳膨胀、并接、无并发症。最近发布的单中心前瞻性研究选择植入 DES 且需要过早停用 DAPT 的癌症患者，总结出正确停用 DAPT 的策略及方法。试验共入选 40 例患者，通过 OCT 评价出 27 例低危患者并临时停用 DAPT。支架恰当覆盖病变、膨胀、并接、无支架内再狭窄为低风险的患者，允许上述低危患者暂时停用 DAPT 并继续癌症相关治疗。其余 13 例患者，OCT 检查发现 1~2 个阳性结果，视为高危患者，予以低分子肝素桥接治疗后进一步治疗血管病变。从支架植入到 OCT 检查的平均时间为 5.2 个月，40% 的患者在支架植入 3 个月内进行了随访。停用 DAPT 的平均时长为 6 天，38.5% 的患者停用时间超过 7 天。分别在术后及 12 个月对心血管不良事件发生率进行评估。最终低危者没有发生心血管事件，但高危组有 1 例患者发生心肌梗死。试验中无患者死于心血管病，但有 14 例患者因癌症进展或癌症治疗而死亡[24]。上述试验提示，前面所提及的各种抗肿瘤药物的血管毒性可引起支架内皮化延迟。应用冠脉支架实时成像技术来判断支架位置是否合理，为的是决定合理停用 DAPT 而不是延长其使用时间。

然而要早期停用 DAPT，还需要进一步的证据来评估其安全性及有效性。应用 OCT 做指导,有望识别出哪些接受 DES 的癌症患者可以早期停用 DAPT,并继续癌症相关的手术及操作。

四、血流储备分数指导下经皮冠状动脉介入治疗

血流储备分数(FFR)是一种在冠脉造影中量化冠状动脉狭窄的功能性评判方法。静脉注射腺苷诱发冠脉扩张充血,记录冠脉内血流及血压关系。比较冠脉远端压力与主动脉平均压,进而对血管供血范围、侧支循环血流、心肌活性等多项血流动力学参数提供功能性评估。FFR 可对传统冠脉造影发现的解剖学病变进行功能评估。

DEFER 试验显示,FFR > 0.75 的患者,延迟经皮冠状动脉介入治疗(PCI)是安全的,与即刻接受 PCI 的患者有着相同的无事件生存率及症状复发率。随访 15 年发现,延期 PCI 的患者比即刻植入支架的患者心肌梗死的发生率更低[25]。FAME 研究显示,PCI 时常规测量 FFR,可降低 1 年内死亡、心肌梗死及再血管化发生率[26]。基于 FFR 指导的策略,既可以减少不必要的支架植入,还不会减低患者冠脉的功能状态和生活质量。近年其他多项研究也已确定了 FFR 指导 PCI 策略的安全性及可靠性。

美国心脏病学院(ACC)关于冠状动脉再血管化的指南指出,对于中度冠脉病变,即管腔直径狭窄范围在 50%~70%,使用 FFR 进行评估并指导冠心病患者再血管化治疗的策略是合理的(推荐等级Ⅱa,证据水平 A)[27]。最新版本的《FFR 在冠脉再血管化中合理应用》,肯定了其在冠状动脉病变功能评估中的地位,同时也扩大了冠状动脉内生理测试的应用范围[28]。

瞬时无波形比率(iFR)是一种无需使用血管扩张药物即可对冠脉狭窄进行功能评估的生理性方法。它可在静息状态下检测跨病变压力梯度变化。iFR 是在没有波形的舒张期进行测量的,这一时期也是心脏循环中对冠脉狭窄所产生的血流动力学影响进行压力测量的最佳时期[29]。iFR 可以使 60%~70% 的患者免于使用腺苷,因为腺苷可能会引起心动过缓和房室传导阻滞等严重副作用。多中心的研究表明,iFR 指导的 PCI 一年内全因死亡率、非致死性心肌梗死、再血管化治疗率并不次于 FFR[30]。多项试验也已显示,iFR 在对非 ACS 患者 PCI 进行指导时也不次于 FFR。相比 FFR,iFR 在缩短操作时间、降低患者不适、评估严重病变方面更具优势。

目前缺乏在癌症患者中应用 FFR 和 iFR 对 PCI 进行指导的临床数据。但考虑其在普通人群中的应用价值,相信在癌症人群中也是一种非常重要的冠脉评估手段。伴有多种合并症的高危癌症患者,若冠脉生理学检查未发现显著的冠脉狭窄,就可以避免进一步的创伤性诊断或不必要的冠脉操作及治疗。考虑到癌症患者使用抗血小板治疗的风险和癌症治疗的复杂性,延迟或避免不必要的支架植入可以降低围手术期或化疗相关出血并发症。一旦支架植入,就会存在支架内血栓风险,势必需要患者接受 DAPT,这样又会增加出血风险。

五、血运重建术

PCI 自 1977 年用于实践以来,技术不断革新,目前已广泛应用于冠心病的治疗。新技术的问世,不断克服种种复杂病变的挑战,抗血小板药物的使用和更新换代,药物洗

脱支架（DES）的产生，大大降低了支架植入后早期及晚期血栓的形成及再狭窄，保证了PCI的安全有效。前面讲到的血管内影像技术是确保支架植入最优化的监测手段，减少了术后相关的并发症。但对于癌症合并冠心病这类特殊患者群体，PCI治疗后仍存在许多难题亟待解决。DAPT的持续时间如前所述，因癌症患者PCI术后可能存在过早停用DAPT的问题，因此未来安全有效的最短的DAPT时间将会成为研究的热点。

癌症患者PCI术后存在非心脏手术可能，因此支架类型的选择和手术时机的把握至关重要。多例患者在早期金属裸支架（BMS）植入后短期内接受手术治疗而死亡，引发了学者们的关注。传统上，建议PCI术后择期手术尽量在1年后进行，限期手术建议术后延迟6个月[31]。此后ESC指南也沿用了此前保守的推荐，建议择期手术应在DES植入术后1年或BMS植入术后4~12个月进行。欧洲指南建议，新一代DES植入术后6个月可行非心脏手术[32]，而美国指南仍坚持所有DES植入术后1年才可行择期手术[33]。目前BMS植入1年内再狭窄率高达50%，但却仅需要4~6周DAPT；DES支架内再狭窄率明显降低，但DAPT需维持6~12个月。新一代DES可以更早内皮化，以便尽早停用DAPT，但目前尚未有癌症患者相关试验数据。抗癌治疗的目的在于抑制细胞生长，理论上这会使内皮化延迟，导致无法过早停用DAPT。

冠状动脉旁路移植术（CABG）是另一种有效的血运重建技术。在临床中往往需选择CABG还是PCI，孰优孰劣，此前争论未停。SYNTAX评分量化了冠状动脉解剖结构的复杂性，证实在病变相对不复杂的患者中，CABG与PCI治疗效果相当；但当存在复杂而弥漫的冠脉病变时，CABG效果明显优于PCI。复杂病变可能需要多次PCI，这会导致肾功能不全风险明显增加，也需要个体化进行分析，此时选用CABG可能更加合理。CABG对于DAPT的要求较低，对于近期需要非心脏手术或伴有血小板减少的癌症患者是一个治疗选择。

当冠心病与癌症同时存在时，需要心血管医生与肿瘤医生合作，全面评估两种疾病的严重程度及急性程度，决定以哪种疾病治疗为主，并且相互配合，密切监测，从而制订最优的个体化治疗方案。

六、经导管主动脉瓣置换术

经导管主动脉瓣置换术（TAVR）最早用于治疗无法承受外科手术风险的重度主动脉瓣狭窄（AS）患者。最近，TAVR被证实是那些具有中等外科手术风险患者可选择的安全、有效的主动脉瓣置换手术方式[34]。然而几个新的临床试验仍在进行中，还没有关于癌症患者接受TAVR治疗的充足数据资料，因为大多数涉及TAVR的临床研究都将癌症患者排除在外。而且因为外科医师顾及癌症的存在，降低了重度主动脉瓣狭窄的手术治疗率。还有一点也会导致手术率的下降，那就是癌症患者因纵隔纤维化、严重的肺病、陶瓷主动脉、开胸手术史及胸部放射治疗等引起解剖结构变化，因此承受着巨大的主动脉瓣置换术风险。但如果不考虑患者癌症情况，严重AS患者接受主动脉瓣置换是可以改善生存率的。这时就产生了癌症伴AS患者是否应该手术治疗瓣膜病的问题。一个病例分析报道了6例癌症患者，接受主动脉球囊成形术作为外科主动脉瓣置换术或TAVR的过渡治疗，或此后仅仅非手术治疗。

结果发现，主动脉球囊成形术是严重 AS 的癌症患者可行的治疗选择[35]。近期的专家共识建议主动脉瓣球囊成形术和 TAVR 可作为伴有症状的重度 AS 癌症患者缓解症状的治疗方式[35]。但是，与外科主动脉瓣置换术相比，TAVR 增加了亚临床瓣叶血栓的发生率并降低了瓣叶的移动，特别是对于已处于高凝状态的癌症患者。增加的短暂性脑缺血发作（TIA）发病率与亚临床瓣叶血栓相关，因此抗凝治疗是解决这一问题的重要手段。在上述临床发现的意义尚未清楚之前，TAVR 已产生了良好的治疗结果。未来需要更多机制的探究，让 TAVR 充分发挥其临床价值，降低血栓及栓塞发生率。

七、小结

介入性心脏-肿瘤学正在一个全新领域里探索，寻求与传统大规模、随机心血管研究价值相当的个体化靶向治疗。未来，在心脏病介入治疗不断应用于癌症患者的趋势下，将会指引该领域发展。第三代 DES 具有更加安全的特性，可以更好地解决冠脉解剖学的挑战，改善患者预后。生物可降解支架与药物球囊的出现是一个革命性的进步，虽然还缺乏数据支持，但其应用到癌症患者中的前景是光明的。在肿瘤心脏学领域，未来必将广泛应用介入治疗来解决此前的诸多挑战。

（马铮　朱小刚　徐先增）

参考文献

[1] Oeffinger KC, Mertens AC, Sklar CA, et al. Chronic health conditions in adult survivors of childhood cancer [J]. N Engl J Med, 2006, 355 (15)：1572-1582.

[2] Weaver KE, Foraker RE, Alfano CM, et al. Cardiovascular risk factors among long-term survivors of breast, prostate, colorectal, and gynecologic cancers: a gap in survivorship care [J]? J Cancer Surviv, 2013, 7f (2)：253-261.

[3] Suter TM, Ewer MS. Cancer drugs and the heart: importance and management [J]. Eur Heart J, 2013, 34 (15)：1102-1111.

[4] Scappaticci FA, Skillings JR, Holden SN, et al. Arterial thromboembolic events in patients with metastatic carcinoma treated with chemotherapy and bevacizumab [J]. J Natl Cancer Inst, 2007, 99 (16)：1232-1239.

[5] Totzeck M, Mincu RI, Rassaf T. Cardiovascular adverse events in patients with cancer treated with bevacizumab: A meta-analysis of more than 20000 patients [J]. J Am Heart Assoc, 2017, 6 (8)：006278.

[6] Cesarman-Maus G, Braggio E, Fonseca R. Thrombosis in multiple myeloma（MM）[J]. Hematology, 2012, 17 (1)：177-180.

[7] Amir E, Seruga B, Niraula S, et al. Toxicity of adjuvant endocrine therapy in postmenopausal breast cancer patients: a systematic review and meta-analysis [J]. J Natl Cancer Inst, 2011, 103 (17)：1299-1309.

[8] Goss PE, Ingle JN, Martino S, et al. A randomized trial of letrozole in postmenopausal women after five years of tamoxifen therapy for early-stage breast cancer [J]. N Engl J Med, 2003, 349 (19)：1793-1802.

[9] Darby SC, Ewertz M, Mcgale P, et al. Risk of ischemic heart disease in women after radiotherapy for breast cancer [J]. N Engl J Med, 2013, 368 (11): 987-998.

[10] Stewart FA, Hoving S, Russell NS. Vascular damage as an underlying mechanism of cardiac and cerebral toxicity in irradiated cancer patients [J]. Radiat Res, 2010, 174 (6): 865-869.

[11] Schultz-Hector S, Trott KR. Radiation-induced cardiovascular diseases: is the epidemiologic evidence compatible with the radiobiologic data [J]? Int J Radiat Oncol Biol Phys, 2007, 67 (1): 10-18.

[12] Navi BB, Reiner AS, Kamel H, et al. Risk of arterial thromboembolism in patients with cancer [J]. J Am Coll Cardiol, 2017, 70 (8): 926-938.

[13] Iliescu C, Khair T, Marmagkiolis K, et al. Echocardiography and fluoroscopy-guided pericardiocentesis for cancer patients with cardiac tamponade and thrombocytopenia [J]. J Am Coll Cardiol, 2016, 68 (7): 771-773.

[14] Kaufman RM, Djulbegovic B, Gernsheimer T, et al. Platelet transfusion: a clinical practice guideline from the AABB [J]. Ann Intern Med, 2015, 162 (3): 205-213.

[15] Iliescu CA, Grines CL, Herrmann J, et al. SCAI Expert consensus statement: evaluation, management, and special considerations of cardio-oncology patients in the cardiac catheterization laboratory (endorsed by the cardiological society of india, and sociedad Latino Americana de Cardiologia intervencionista) [J]. Catheter Cardiovasc Interv, 2016, 87 (5): E202-223.

[16] Iliescu C, Khair T, Marmagkiolis K, et al. Echocardiography and fluoroscopy-guided pericardiocentesis for cancer patients with cardiac tamponade and thrombocytopenia [J]. J Am Coll Cardiol, 2016, 68 (7): 771-773.

[17] Maisch B, Seferovi PM, Risti AD, et al. Guidelines on the diagnosis and management of pericardial diseases executive summary; The Task force on the diagnosis and management of pericardial diseases of the European Society of Cardiology [J]. Eur Heart J, 2004, 25 (7): 587-610.

[18] Levine GN, Bates ER, Bittl JA, et al. 2016 ACC/AHA guideline focused update on duration of dual antiplatelet therapy in patients with coronary artery disease: a report of the American College of Cardiology/American Heart Association Task Force on clinical practice guidelines: an update of the 2011 ACCF/AHA/SCAI guideline for percutaneous coronary intervention, 2011 ACCF/AHAguideline for coronary artery bypass graft surgery, 2012 ACC/AHA/ACP/AATS/PCNA/SCAI/STS guideline for the diagnosis and management of patients with stable ischemic heart disease, 2013 ACCF/AHA guideline for the management of ST-Elevation myocardial infarction, 2014 AHA/ACC guideline for the management of patients with non-ST-Elevation acute coronary syndromes, and 2014 ACC/AHA guideline on perioperative cardiovascular evaluation and management of patients undergoing noncardiac surgery [J]. Circulation, 2016, 134 (10): e123-155.

[19] Prasad A, Lerman A, Rihal CS. Apical ballooning syndrome (Tako-Tsubo or stress cardiomyopathy): a mimic of acute myocardial infarction [J]. Am Heart J, 2008, 155 (3): 408-417.

[20] Pelliccia F, Kaski JC, Crea F, et al. pathophysiology of Takotsubo syndrome [J]. Circulation, 2017, 135 (24): 2426-2441.

[21] Komamura K, Fukui M, Iwasaku T, et al. Takotsubo cardiomyopathy: pathophysiology, diagnosis and treatment [J]. World J Cardiol, 2014, 6 (7): 602-609.

[22] Berger PB, Kleiman NS, Pencina MJ, et al. Frequency of major noncardiac surgery and subsequent adverse

events in the year after drug-eluting stent placement results from the EVENT (Evaluation of Drug-Eluting Stents and Ischemic Events) Registry [J]. JACC Cardiovasc Interv, 2010, 3 (9): 920-927.

[23] Piccolo R, Feres F, Abizaid A, et al. Risk of early adverse events after clopidogrel discontinuation in patients undergoing short-term dual antiplatelet therapy: an individual participant data analysis [J]. JACC Cardiovasc Interv, 2017, 10 (16): 1621-1630.

[24] Iliescu CA, Cilingiroglu M, Giza DE, et al. "Bringingon the light" in a complex clinical scenario: optical coherence tomography-guided discontinuation of antiplatelet therapy in cancer patients with coronary artery disease (PROTECT-OCT registry) [J]. Am Heart J, 2017, 194: 83-91.

[25] Pijls NH, van Schaardenburgh P, Manoharan G, et al. Percutaneous coronary intervention of functionally nonsignificant stenosis: 5-year follow-up of the DEFER Study [J]. J Am Coll Cardiol, 2007, 49 (21): 2105-2111.

[26] Tonino PA, De Bruyne B, Pijls NH, et al. Fractional flow reserve versus angiography for guiding percutaneous coronary intervention [J]. N Engl J Med, 2009, 360 (3): 213-224.

[27] Levine GN, Bates ER, Blankenship JC, et al. 2011 ACCF/AHA/SCAI Guideline for Percutaneous Coronary Intervention: a report of the American College of Cardiology Foundation/American Heart Association Task Force on Practice Guidelines and the Society for Cardiovascular Angiography and Interventions [J]. Circulation, 2011, 124 (23): e574-651.

[28] Patel MR, Calhoon JH, Dehmer GJ, et al. ACC/AATS/AHA/ASE/ASNC/SCAI/SCCT/STS 2017 appropriate use criteria for coronary revascularization in patients with stable ischemic heart disease: a report of the American College of Cardiology Appropriate Use Criteria Task Force, American Association for Thoracic Surgery, American Heart Association, American Society of Echocardiography, American Society of Nuclear Cardiology, Society for Cardiovascular Angiography and Interventions, Society of Cardiovascular Computed Tomography, and Society of Thoracic Surgeons [J]. J Am Coll Cardiol, 2017, 69 (17): 2212-2241.

[29] Sen S, Escaned J, Malik IS, et al. Development and validation of a new adenosine-independentindex of stenosis severity from coronary wave-intensity analysis: results of the ADVISE (A Denosine Vasodilator Independent Stenosis Evaluation) study [J]. J Am Coll Cardiol, 2012, 59 (15): 1392-1402.

[30] Davies JE, Sen S, Dehbi HM, et al. Use of the instantaneous wave-free ratio or fractional flow reserve in PCI [J]. N Engl J Med, 2017, 376 (19): 1824-1834.

[31] Montalescot G, Sechtem U, Achenbach S, et al. 2013 ESC guidelines on the management of stable coronary artery disease: the Task Force on the management of stable coronary artery disease of the European Society of Cardiology [J]. Eur Heart J, 2013, 34: 2949-3003.

[32] Kristensen SD, Knuuti J, Saraste A, et al. 2014 ESC/ESA guidelines on non-cardiac surgery cardiovascular assessment and management: the Joint Task Force on non-cardiac surgery cardiovascular assessment and management of the European Society of Cardiology and the European Society of Anaesthesiology [J]. Eur Heart J, 2014, 35: 2383-2431.

[33] Fleisher LA, Fleischmann KE, Auerbach AD, et al. 2014 ACC/AHA guideline on perioperative cardiovascular evaluation and management of patients undergoing noncardiac surgery: a report of the American College of Cardiology/American Heart Association Task Force on Practice Guidelines [J]. J Am Coll Cardiol, 2014, 64: 77-137.

[34] Reardon MJ, Van Mieghem NM, Popma JJ, et al. Surgical or Transcatheter Aortic-Valve Replacement in

Intermediate – Risk Patients [J]. N Engl J Med, 2017, 376 (14): 1321-1331.

[35] Kogoj P, Devjak R, Bunc M. Balloon aortic valvuloplasty (BAV) as a bridge to aortic valve replacement in cancer patients who require urgent non-cardiac surgery [J]. Radiol Oncol, 2014, 48 (1): 62-66.

第十四章

心血管疾病和癌症共同的危险因素

目前，在我国心血管疾病和癌症分别占据死亡率的前两位，在加拿大和美国，心脏病和癌症的死亡率占所有死亡人数的半数[1]。越来越多的证据表明，心脏病和癌症有许多共同的危险因素，这些危险因素与不健康的生活方式有关。2004年美国糖尿病协会、美国癌症协会和美国心脏协会发表了一份科学声明，针对这三种重要疾病的共同危险因素，呼吁给予更有效的预防[2]。由于不健康的生活方式——高热量食物摄入多，运动少，导致肥胖的患病率增高。近二十多年来，我国成人腰围平均每年增加0.5cm；高血压的发病率每年增加1%，每年新增约1000万，已经接近3亿人；血脂异常也有相似的发病趋势；近半数成年人是糖尿病和糖尿病前期患者。对于血压、血脂、血糖正常和不吸烟的人，一般要到70岁以后出现心血管事件，但若有其中一项异常，即可使发病提前10年。肥胖和吸烟导致炎症、高凝低纤溶、高氧化应激状态和免疫功能降低[3]。近90%的心脑血管疾病和近半数的癌症与上述危险因素有关。

由于癌症和心脏病有上述共同的危险因素，共同的危险因素增加了短期和长期的心脏风险和癌症风险。许多癌症患者在确诊时已经患有亚临床或临床心脏病，为了避免癌症治疗期间的心脏毒性，可能导致癌症治疗中断或停止，而导致更糟糕的肿瘤结局，通过改变癌症和心血管疾病共有的不健康生活方式等危险因素，有可能减少这两种主要的死亡原因。本章的重点不是回顾与特定癌症治疗相关的心脏毒性，而是总结支持癌症和心脏疾病的共同生活方式相关危险因素的证据，以及危险因素对肿瘤治疗和预后的影响，并探讨基于危险因素的心脏毒性的风险评估。

一、导致癌症和心血管疾病共同的生活方式危险因素

（一）吸烟

众所周知，吸烟是导致癌症和心血管疾病的一个共同的危险因素。与不吸烟者相比，吸烟者的死亡风险增加了2~3倍[4]，其中死亡原因大部分是癌症和心血管疾病。在全球范围内内，大约有1/3的首次心肌梗死是由吸烟引起的，特别是青年人心肌梗死。吸烟会引起血管内皮功能异常、高凝状态、血管痉挛和基因突变。除了冠心病，吸烟还会增加慢性阻塞性肺疾病、中风、主动脉瘤、消化性溃疡和肠缺血等疾病的风险。吸烟增加了14个不同部位的癌症风险，有新的证据表明，吸烟与乳腺癌和前列腺癌有关。在北美，自20世纪60年代以来，吸烟率一直在下降，最近的数据显示只有18%的加拿大人吸烟。自2001年以来，美

国的数据显示，在过去10年中，香烟总消费量下降了33%，吸烟的减少导致肺癌的发病率下降，这种趋势在北美和北欧的男性烟民中已经很明显了[5,6]。尽管吸烟的人数在下降，但是美国和加拿大肺癌以外的恶性肿瘤的发病率却在上升，原因是肥胖、不合理饮食和久坐不动的人群比例在上升。得益于血压和血脂的有效控制，目前在许多西方国家，心脏病的发病率有下降趋势。随着加拿大和美国吸烟率的下降，烟草行业正瞄准中国和非洲等国家，导致全球香烟消费量上升，对未来全球心脏病和癌症，特别是肺癌的发病率将产生严重影响。

（二）肥胖

近20多年来，中国成人超重和肥胖发生率迅速增加。截至2013年，全球超过1/3的成年人超重或肥胖，10%左右的儿童肥胖，每个国家的肥胖发生率都有所上升，有7个国家一半的女性肥胖。在加拿大，1/5的成年人和1/8的儿童肥胖，预计到2031年，加拿大1/3的人口将会发生肥胖。采用体重指数衡量的均匀肥胖和以腰围或腰臀比衡量的向心性肥胖都与心血管疾病死亡的增加有关。除了心血管疾病外，肥胖还会增加癌症的发病率和死亡率。临床流行病学调查发现，部分恶性肿瘤的发生与肥胖显著相关，越肥胖，肿瘤发生概率越大。队列研究和病例对照研究表明，降体重可有效预防癌症发生，包括食管腺癌、贲门癌、结直肠癌、肝癌、胆囊癌、胰腺癌、乳腺癌、子宫体恶性肿瘤、卵巢癌、肾细胞癌、恶性脑膜瘤、甲状腺癌、多发性骨髓瘤。有研究表明，肥胖是导致癌症死亡增加的一个危险因素，在男性和女性中，人群归因风险分别高达14%和20%。女性的可归因风险高可能与肥胖女性的雌二醇增加有关，它导致了雌激素敏感的乳腺癌和卵巢癌的死亡率增加。在加拿大，至少有8%的癌症是由肥胖引起的。肥胖会增加男性9个不同部位和女性11个不同部位发生癌症的风险。每超重1kg/m²会增加21%患癌症的风险。成年后体重的变化与癌症风险有关。成年期体重每增加5kg，患乳腺癌的风险就会增加5%，而通过胃旁路手术后体重明显下降，可使癌症死亡率降低60%[7,8]。这表明成年人保持理想的体重对预防肿瘤的发生有重要的作用。代谢综合征通常与肥胖有关，可能是肥胖者患癌症风险增加的原因。代谢危险因素如高体重指数、高血糖和血脂异常与癌症发病率和死亡率的增加有关[9]。来自脂肪组织的促炎性细胞因子会增加心血管疾病的风险，也会刺激肿瘤生长并促进肿瘤侵袭，几种脂肪因子与癌症发病率增加和不良的预后有关。最近发表的一些关于肥胖、代谢综合征和癌症之间的生化机制的文献综述表明，肥胖患者除潜在的生物介质[5,10,11]和癌症死亡率增加相关外，还可能通过损害心血管系统，间接增加癌症的死亡率。动物和人类的数据表明，生长激素、性激素、脂肪因子瘦素和脂联素可能介导肥胖和癌症之间的关系（表14-1）。肥胖患者有罹患心脏疾病的风险，可能降低了心脏储备，使癌症治疗更容易产生心脏毒性，如果心脏毒性影响肥胖癌症患者的治疗，癌症的死亡率可能会增加。通过合理的饮食和锻炼消耗热量，使肥大的功能异常的脂肪细胞凋亡，有利于缓解精神压力，明显增加胰岛素的敏感性。肥胖伴高血压的患者体重每下降1kg，血压下降1/0.8mmHg，体重下降的同时伴有血脂、血糖、促炎高凝异常状态的明显改善和血管事件的降低，可预防或减少骨质疏松症、哮喘和脂肪肝的发生，还能增强机体免疫力，降低感染性疾病和肿瘤的发生率。

表 14-1 肥胖与癌症之间潜在的生物学介质

生物介质	基础科学证据	流行病学证据
IGF-1	与肥胖症、代谢综合征相关,肿瘤细胞中存在 IGF-1 受体	与乳腺癌、结直肠癌和前列腺癌有关
雌激素	与肥胖症、代谢综合征相关,参与肿瘤生长和侵袭	与乳腺癌和子宫内膜癌有关
IL-6 和 TNF-α	参与肿瘤生长与转移	与乳腺癌、卵巢癌、前列腺癌、肝癌有关
瘦素	与肥胖相关,参与肿瘤生长与转移	与肝癌、前列腺癌有关
脂联素	与肥胖负相关,与肿瘤生长、转移负相关	与子宫内膜癌、乳腺癌、前列腺癌、结肠癌、胃癌负相关

IGF-1:胰岛素样生长因子-1;IL-6:白细胞介素 6;TNF-α:肿瘤坏死因子-α

(三) 饮食

据估计,只有 5% 的美国成年人饮食是合理的,而全球 78% 人口的水果和蔬菜摄入量比推荐的要少。当对饮食模式进行评估时,饮食与健康结果之间的密切联系就会显现出来,这反映了影响人群饮食的复杂的社会和经济因素。由于不合理的饮食习惯,导致心脏病的风险增加,这在西方国家很常见,其特点是食物中饱和脂肪、红肉和糖含量高,包括加工食品中常用的反式脂肪酸,而新鲜水果和蔬菜少[12-14]。地中海饮食控制高血压 (DASH) 饮食模式,其中水果、蔬菜、全谷物和不饱和脂肪酸含量较高,与心血管疾病的改善有关[12-16]。随机前瞻性一级和二级临床预防试验证实,地中海式饮食可以减少大约 1/3 的心脏事件。除了有利于心血管健康外,地中海饮食模式与结肠直肠癌和胃癌等特殊的恶性肿瘤发病率较低有关,并且与整体癌症的发病率较低有关[13,15,17,18]。随机心脏事件预防试验的主要和次要随访终点已经证实,地中海饮食降低了癌症的发病率。除了降低癌症发病率,一项队列研究的荟萃分析表明,地中海饮食使癌症死亡率降低 10%。理想的饮食模式降低癌症发病率和死亡率的机制仍有待充分解释,可能与减少肥胖和代谢综合征有关,对细胞因子和脂肪因子产生有利的影响。用更合理的饮食模式来取代西方饮食模式的有效策略应该是一项重要的工作,因为它具有预防心脏病和癌症的潜力。

30 年前,我国肥胖、高血压、血脂异常、高血糖的发生率在 7% 以下,而近 20 多年代谢综合征呈直线上升趋势。基因变异一般要经过近 10 代人,其迅速的增加主要与不健康的生活方式有关,包括不合理的饮食、锻炼少、精神压力大和吸烟。西方饮食文化向中国渗入,致营养失衡,高热量的油脂类和含糖高的碳水化合物、高胆固醇、高钠食品摄入太多,而富含纤维素和矿物质高的食物摄入不足,热量的摄入超过机体的利用便转成脂肪引发肥胖。在中国由南向北,心脑血管事件和肿瘤的发生率呈现递增趋势,主要与越向北方人们越吃盐、肉蛋类的摄入越多,天气越寒冷,室外活动越少有关。种族和国民收入相似的澳大利亚和英国,肥胖也有相似的发生趋势,主要与环境和不良生活方式有关。强化生活方式干预能够预防代谢综合征的发生和进展,改善患者促炎、高凝、高氧化应激、免疫力低下状态和预后。饮食应强调三低一高:低脂、低热量、低盐,高维生素、矿物质和纤维素的膳食。每日减少500kcal热量的摄入，体重10天左右可下降0.5kg。饭店的油腻食物，特别是晚餐过量，容易使人肥胖，因此晚餐后要进行适量的活动。平衡膳食结构，应该选择低脂、低热量、低盐、高纤维素和矿物质的食品，要减少下列三类食品：① 高脂肪（肥肉和黄油）和高胆固醇的食物（动物内脏和蛋黄含量最高）。② 高热量和含糖高食物：包括油类、各种酒类和大部分肉类，如汉堡、炸鸡和冰激凌，特别是含反式脂肪酸的快餐垃圾食品，零食（干果、花生和瓜子），含糖高的碳酸饮料（可乐）、甜食、淀粉和糖类。含糖的碳酸饮料不能补充营养素，反而会消耗营养元素，糖的代谢过程需消耗维生素和矿物质，碳酸与钙结合形成碳酸钙，可影响钙吸收，引发骨质疏松。③高盐食物：可以引起钠水潴留，血压升高，每天多吃2g盐，血压会增高2/1.2mmHg。目前北京市民日均摄入盐约15g（小号牙膏一瓶盖约1g），高出需要量的3倍。还要注意酱油、酱类、熟食和腌制食品中所含的盐。应多选择健康食品，包括纤维素、维生素、钾和钙等矿物质含量高，热量低的水果蔬菜类，低脂肪、高蛋白、高不饱和脂肪酸的深海鱼、豆制品和少油低糖的食物。全麦（如燕麦）、谷类、豆类和绿叶蔬菜及水果等含有不可吸收的膳食纤维，食品的加工应以蒸、煮和凉拌为主，凉拌更能够保留食物中的维生素等成分。尽量不用煎、炸、炒，油炸可使食物热量增加1倍，破坏必需氨基酸及维生素；食物在高温下（如炸油条和炸鸡等）还可产生具有神经毒性以及致癌作用的物质。粥类升高血糖较快，精制面粉有多种营养物质的丢失，应少吃细粮。代谢综合征患者缺乏亚油酸等必需脂肪酸和钙、镁、铁、锌等矿物质和维生素，应该更多选择低热量的食物。每50g食物所含的热量（kcal）由低至高分别为：①鱼类60；②馒头和米饭60，油条185；③肥瘦猪肉和桃酥250，火腿260；④花生和葵花子300，白酒类350；⑤食用油450。膳食金字塔：每日热量的摄入因劳动强度而异，对脑力或轻体力劳动的成人而言，每日热量需1600~1800kcal，一般需要：①每日蔬菜和水果0.5~1kg、主食（粗杂粮为主）<250g、豆制品<100g（高尿酸血症患者除外）、脱脂牛奶<200ml、油<25g和盐5g，饮白酒者每日应<1两。②每周0.5~1kg清蒸深海鱼和海鲜类（高尿酸血症患者除外）。③每月0.5~1kg其他肉蛋类，肥胖者摄入的热量还要减少，应当<1500kcal。

（四）久坐不动的行为

早锻炼早获益，即使在体重正常的情况下，也应坚持锻炼。久坐不动的行为会增加心脏死亡率[19,20]。荟萃分析表明，锻炼可降低冠心病的死亡率，并且与对心脏的保护作用存在量效关系。

与久坐相比，每周150分钟和每周300分钟的适度运动能够分别减少14%和20%的总死亡率，女性比男性更能从正常的体力活动中获益。在预防心力衰竭的研究中，也发现了类似的量效反应关系，高强度的锻炼能够减少30%发生心力衰竭的风险。因为一些抗癌疗法会引起左心室功能障碍，导致心脏衰竭，在心电图运动测试中获得的健康状况数据能够强有力地反映心脏预后，每一个代谢当量（MET）的运动能力的提高都能使心血管死亡率降低15%，如果运动能够达到至少8MET，则心脏病患者的预后良好[21,22]。通过运动平板心电图测试的良好的健康状况，可能会降低甚至消除与肥胖相关的过高的心脏死亡率，而瘦人也只有在身体健康状况良好的情况下才能减少心血管事件发生。

除了心血管保护外，运动还能降低癌症的发病率。尽管不运动的肥胖者患心脏病和癌症的风险最高，但是体重正常的人如果不运动，患癌症的风险也会增加。体力活动少与几种特定癌症之间有一定的联系（表14-2）。增加锻炼与减少乳腺癌和子宫内膜癌的发病率之间存在量效关系。例如，一个久坐不动的女性如果每周运动150分钟，可以将乳腺癌的风险降低6%。除了减少癌症发病率外，运动还可以降低癌症的死亡率，每天增加15分钟的日常体育活动，癌症死亡率就会降低1%。与久坐不动相比，少量的适度运动或长时间的低强度运动，如每周步行数小时，也可以降低癌症的死亡率。运动与降低癌症发病率和死亡率之间的联系机制，至少在一定程度上与肥胖和代谢综合征的减少有关。坚持运动的患者癌症死亡率的降低可能与较好的心血管健康状况、更好的心脏储备、癌症治疗更低的心脏毒性损害有关。

表14-2 运动对癌症发病率的影响：队列研究荟萃分析

癌症部位	肿瘤病例	相对危险度（95%置信区间）	作者	年度
前列腺	88 294	0.9（0.84~0.95）	Liu[23]	2011
乳腺	63 786	0.88（0.85~0.91）	Wu[24]	2012
膀胱	27 784	0.85（0.74~0.98）	Kiemling[25]	2014
食管	15 745	0.79（0.66~0.94）	Behrens[26]	2014
肾	10 756	0.88（0.79~0.97）	Behrens[27]	2013
子宫内膜	NA	0.82（0.75~0.9）	Keum[28]	2014

*队列研究的荟萃分析表明，锻炼使几种常见癌症的发病率降低

最近，许多小型电子产品被用于记录身体活动量。新近在加拿大进行的一项使用这种技术的调查显示，69%加拿大人清醒的时间处于久坐状态，只有15%的人每周至少活动150分钟。直接测量身体活动量的设备可以帮助我们制定、评估和实施增加锻炼的策略，以促进心脏健康和预防癌症[29]。

二、心血管疾病及危险因素对肿瘤预后的影响

癌症和心脏病有许多共同的危险因素，在一项针对超过1500名乳腺癌、前列腺癌、大肠癌和妇科癌症幸存者的研究中，心血管危险因素如肥胖、缺乏运动、高胆固醇血症、高血压和糖尿病比年龄匹配的对照组更常见。最常见的危险因素是超重/肥胖（62%）、高血压（55%）和糖尿病（21%）。对儿童期癌症幸存者的临床研究表明，他们比他们的兄弟姐妹更有可能患高血压、血脂异常或糖尿病，而那些接受胸部照射的人更有可能过早患上冠状动脉疾病[30,31]。与对照组相比，绝经后乳腺癌幸存者更容易出现动脉粥样硬化，表现为肥胖和血清葡萄糖、低密度脂蛋白胆固醇和高敏C反应蛋白水平升高，许多幸存者患有代谢综合征。最近对动脉粥样硬化（MESA）队列的多种族研究表明，癌症幸存者在10年的跟踪调查中更有可能出现新的冠状动脉钙化现象[32]。癌症幸存者是一类有较高心血管疾病风险因素的人群。

虽然癌症幸存者心血管发病率和死亡率的增加很大程度上与癌症治疗的毒性反应有关，但癌症患者在确诊后，接受治疗之前，心脏病患病率已经增加。一项针对荷兰乳腺癌患者的研究表明，癌症患者冠状动脉钙化评分高于年龄匹配的对照组，这表明癌症患者的亚临床冠心病发病率高于对照组[33]。接受雄激素剥夺疗法治疗的高危前列腺癌患者比一般人群有更多的危险因素和心脏病发病率，包括高血压（58%）、血脂异常（51%）、糖尿病或糖耐量受损（24%）和心脏病（25%）。在一些癌症组群研究中，癌症患者代谢综合征的发生率高于对照组[34,35]。癌症和心脏病共同的危险因素可能是癌症患者在诊断时心脏病发病率高的原因。

三、合并心血管疾病对癌症患者预后的影响

有证据表明，癌症患者合并心血管疾病对预后有明显影响。共同的危险因素和代谢综合征导致恶性肿瘤患者预后不良[10,11,32,33]。此外，有心脏病和危险因素的癌症患者可能会接受消极的癌症治疗，这通常是由心脏毒性引起的，超过17000名患者接受各种癌症治疗，不论癌症的分期，共病的严重程度与癌症患者的不良预后呈正相关[10]。

四、并发症对癌症患者预后的影响

并发症对癌症患者影响的队列研究荟萃分析表明，运动能够降低几种常见癌症的发病率。在老年前列腺癌患者中，合并症的存在是接受与不接受治疗的重要预测因素，直接影响癌症患者的预后。老年霍奇金淋巴瘤合并心血管疾病、高血压和糖尿病患者接受化疗的时间比没有合并血管病的老年患者减少50%。很明显，肿瘤专家在心血管共病的情况下修正了肿瘤治疗方案，这可能导致癌症预后不佳。

心血管疾病及其危险因素是与癌症治疗相关的心脏毒性发生的重要预测因素。冠状动脉疾病（CAD）、高血压和糖尿病是接受蒽环类化疗患者发生左心室功能障碍的最强预测因子，而接受曲妥珠单抗的乳腺癌患者，冠心病、高血压和肥胖增加了左心室功能障碍发生的风险[36,37]。多种恶性肿瘤在接受抗血管生成靶向药物时，已有的高血压是因严重高血压需要中断癌症治疗的最强的预测因素。CAD增加了接受5-氟尿嘧啶或卡培他滨治疗的胃肠癌患者发生冠状动脉血管痉挛的风险。因为这些副作用可能会限制完成整个癌症治疗方案，由此可见，没有控制的心血管疾病或心血管危险因素可能会削弱癌症的强化治疗，并且带来不良后果。心脏病或肿瘤专家必须了解各种类型肿瘤治疗的心脏毒性，特别是有危险因素和心脏疾病的患者[38,39]。心脏疾病和危险因素的优化治疗方案应当由心脏病专家和肿瘤专家联合制定，并且与适当的监测相结合，以确保心脏病患者在可接受的风险下接受他们需要的癌症治疗。

五、癌症治疗心脏毒性的预测

在开始癌症治疗之前，对患者的心脏毒性风险进行分层，可使临床医生能够将预防性治疗个性化，并加强心脏监测，以减少癌症治疗对心血管健康的短期和长期的不利影响。准确地识别出发生心脏并发症风险较低的患者，可能会减少这类人群中不必要的心脏监测，提高

患者的生活质量，并将卫生保健资源重新定向到风险较高的个体。应用数学模型结合患者特定的因素来获得个性化的心脏风险评分，已被用于预测癌症治疗的心脏毒性风险。这项研究的主要对象是接受蒽环类化疗和曲妥珠单抗等靶向药物治疗的乳腺癌患者，这两种药物均可引起左心室功能障碍。早期的数学模型证实了易发心脏毒性的几个危险因素，包括年龄＞50岁，初始体重＞70kg，累积接触暴露蒽环霉素基线＞100mg/m^2，东部肿瘤合作中心表现评分≤1分，当前治疗周期数[40]。高危患者发生左心室射血分数（LVEF）下降、心力衰竭或转诊到专门的心脏肿瘤科治疗的可能性更大，敏感性和特异性分别为41.9%和85.4%[40,41]。另外两个模型使用风险因素来预测接受曲妥珠单抗治疗的乳腺癌患者的心脏毒性[42]。Romond模型结合了患者年龄和基线LVEF来预测5年后的心脏事件[42]。Ezaz模型结合基线化疗、年龄、冠心病史、房颤/房扑、肾功能衰竭、糖尿病和高血压来预测3年的心脏事件。虽然这些模型已经在乳腺癌患者中得到了推广和评估，但许多其他癌症人群由于癌症治疗，特别是靶向药物治疗，心脏毒性风险增加。应对患者有针对性地进行监测和风险因素干预，从而改善合并心脏病癌症患者的预后，同时优化卫生保健资源的使用。

六、小结

常用的癌症治疗方法，如蒽环类药物和胸部放射有众所周知的短期和长期心血管毒性。当代抗癌治疗中的靶向治疗改善了患者的预后，但与各种心血管毒性相关。心脏毒性限制了抗癌治疗，对癌症患者预后有严重影响。在为癌症患者选择最佳治疗方案时需要考虑共同的危险因素，确定合并心脏病和危险因素，以预测癌症治疗的心脏毒性。对于癌症幸存者来说，应意识到锻炼、合理饮食、戒烟、缓解精神压力和保持正常体重的重要性，让其成为健康护理计划的一部分。

（杨一桢　樊晓寒　杨中苏）

参考文献

[1] Xu J, Murphy SL, Kochanek KD, et al. Deaths: final data for 2013. National Vital Statistics Reports Volume 64, No. 2, Feb 16, 2016. Available at http://www.cdc.gov/nchs/data/nvsr/nvsr64/nvsr64_02.pdf. Accessed June 6, 2016.

[2] Eyre H, Kahn R, Robertson RM. Preventing cancer, cardiovascular disease, and diabetes. A Common Agenda for the American Cancer Society, the American Diabetes Association, and the American Heart Association [J]. Circulation, 2004, 109: 3244-3255.

[3] Hanefeld M, Marx N, Pfutzner A, et al. Anti-inflammatory effects of pioglitazone and/or simvastatin in high cardiovascular risk patients with elevated high sensitivity C-reactive protein: the PIOSTAT Study, Management issues in the metabolic syndrome [J]. J Assoc Physicians India, 2006, 54: 797-810.

[4] Carter BD, Abnet CC, Feskanich D, et al. Smoking and mortality beyond established causes [J]. N Engl J Med, 2015, 327: 631-640.

[5] Centers for Disease Control and Prevention (CDC). Consumption of cigarettes and combustible tobacco in United States, 2000-2011 [J]. MMWR Morb Mortal Wkly Rep, 2012, 61: 565-569.

[6] WHO Global Report on Trends in Prevalence of Tobacco Smoking 2015. World Health Organization, 2015. Available at: http://apps.who.int/iris/bitstream/10665/156262/1/9789241564922_eng.pdf. Accessed November 30, 2015.

[7] Eliassen AH, Colditz GA, Rosner B, et al. Adult weight change and risk of postmenopausal breast cancer [J]. JAMA, 2006, 296: 193-201.

[8] Tee MC, Cao Y, Warnock GL, et al. Effect of bariatric surgeryon oncologic outcomes: a systematic review and meta-analysis [J]. Surg Endosc, 2013, 27: 4449-4456.

[9] Stocks T, Bjorge T, Ulmer H, et al. Metabolic risk score and cancer risk: pooled analysis of seven cohorts [J]. Int J Epidemiol, 2015, 44: 353-363.

[10] Gallagher EJ, LeRoith D. Epidemiology and molecular mechanisms tying obesity, diabetes, and the metabolic syndrome with cancer [J]. Diabetes Care, 2013, 36 (suppl 2): S233-239.

[11] VanSaun MN. Molecular pathways: adiponectin and leptin signaling in cancer [J]. Clin Cancer Res, 2013, 19: 1926-1932.

[12] Li Y, Hruby A, Bernstein AM, et al. Saturated fats compared with unsaturated fats and sources of carbohydrates in relation to risk of cor-onary heart disease. A prospective cohort study [J]. J Am Coll Cardiol, 2015, 66: 1538-1548.

[13] Wang X, Ouyang Y, Liu J, et al. Fruit and vegetable consumption and mortality from all causes, cardiovascular disease, and cancer: systematic review and dose-response meta-analysis of prospective cohort studies [J]. BMJ, 2014, 349: g4490.

[14] Yang Q, Zhang Z, Gregg EW, et al. Added sugar intake and cardio-vascular diseases mortality among US adults [J]. JAMA Intern Med, 2014, 174: 516-524.

[15] Trichopoulou A, Costacou T, Bamia C, et al. Adherence to a Mediter-ranean diet and survival in a Greek population [J]. N Engl J Med, 2003, 348: 2599-2608.

[16] Dehghan M, Mente A, Teo TT, et al. Relationship between healthy diet and risk of cardiovascular disease among patients on drug therapies for secondary prevention. A prospective cohort study of 31 546 high-risk individuals from 40 countries [J]. Circulation, 2012, 126: 2705-2712.

[17] Slattery ML, Boucher KM, Caan BJ, et al. Eating patterns and risk of colon cancer [J]. Am J Epidemiol, 1998, 148: 4-16.

[18] Buckland G, Agudo A, Luján L, et al. Adherence to a Mediterranean diet and risk of gastric adenocarcinoma within the European Prospective Investigation into Cancer and Nutrition (EPIC) cohort study1-3 [J]. Am J Clin Nutr, 2010, 91: 381-390.

[19] Li TY, Rana JS, Manson JE, et al. Obesity as compared with physical activity in predicting risk of coronary heart disease in women [J]. Circulation, 2006, 113: 499-506.

[20] Held C, Iqbal R, Lear SA, et al. Physical activity levels, ownership of goods promoting sedentary behaviour and risk of myocardial infarction: results of the INTERHEART study [J]. Eur Heart J, 2012, 33: 452-466.

[21] Kodama S, Saito K, Tanaka S, et al. Cardiorespiratory fitness as a quantitative predictor of all-cause mortality and cardiovascular events in healthy men and women. A meta-analysis [J]. JAMA, 2009, 301: 2024-2035.

[22] Meyers J, Prakash M, Froelicher V, et al. Exercise capacity and mortality among men referred for exercise

testing [J]. N Engl J Med, 2002, 346: 793-801.

[23] Liu Y, Hu F, Li D, et al. Does physical activity reduce the risk of prostate cancer? A systematic review and meta-analysis [J]. Eur Urol, 2011, 60: 1029-1043.

[24] Wu Y, Zhang D, Kang S. Physical activity and risk of breast cancer: a meta-analysis of prospective studies [J]. Breast Cancer Res Treat, 2013, 137: 869-882.

[25] Kiemling M, Behrens G, Schmid D, et al. The association between physical activity and bladder cancer: systematic review and meta-analysis [J]. Br J Cancer, 2014, 110: 1862-1870.

[26] Behrens G, Jochem C, Keimling M, et al. The association between physical activity and gastroesophageal cancer: systematic review and meta-analysis [J]. Eur J Epidemiol, 2014; 29: 151-1170.

[27] Behrens G, Leitzmann MF. The association between physical activity and renal cancer: systematic review and meta-analysis [J]. Br J Cancer, 2013, 108: 798-811.

[28] Keum NN, Ju W, Lee DH, et al. Leisure-time physical activity and endometrial cancer risk: dose-response meta-analysis of epidemiological studies [J]. Int J Cancer, 2014, 135: 682-94.

[29] Colley RC, Garriguet D, Janssen I, et al. Physical activity of Canadian adults: accelerometer results from the 2007 to 2009 Canadian Health Measures Survey [J]. Health Rep, 2011, 22: 7-14.

[30] Meacham LR, Chow EJ, Ness KK, et al. Cardiovascular risk factors in adult survivors of pediatric cancer: a report from the childhood cancer survivor study [J]. Cancer Epidemiol Biomarkers Prev, 2010, 19: 170-181.

[31] Rademaker J, Schöder H, Ariaratnam NS, et al. Coronary artery disease after radiation therapy for Hodgkin's lymphoma: coronary CT angiography findings and calcium scores in nine asymptomatic patients [J]. Am J Roentgenol, 2008, 191: 32-37.

[32] Whitlock MC, Yeboah J, Burke GL, et al. Cancer and its associationwith the development of coronary artery calcification: an assessment from the Multi-Ethnic Study of Atherosclerosis [J]. J Am Heart Assoc, 2015, 4: e002533.

[33] Mast ME, Heijenbrok MW, Petoukhova AL, et al. Preradiotherapy calcium scores of the coronary arteries in a cohort of women with early-stage breast cancer: a comparison with a cohort of healthy women [J]. Int J Radiat Oncol Biol Phys, 2012, 83: 853-858.

[34] Morote J, Gómez-Caamaño A, Alvarez-Ossorio JL, et al. Themetabolic syndrome and its components in patients with prostate cancer on androgen deprivation therapy [J]. J Urol, 2015, 193: 1963-1969.

[35] Healy LA, Howard JM, Ryan AM, et al. Metabolic syndrome and leptin are associated with adverse pathological features in male colorectal cancer patients [J]. Colorectal Dis, 2012, 14: 157-165.

[36] Lotrionte M, Biondi-Zoccai G, Abbate A, et al. Review and meta-analysis of incidence and clinical predictors of anthracycline cardiotoxicity [J]. Am J Cardiol, 2013, 112: 1980-1984.

[37] Gunaldi M, Duman BB, Afsar CU, et al. Risk factors for developing cardiotoxicity of trastuzumab in breast cancer patients: an observational single-centre study [J]. J Oncol Pharm Pract, 2016, 22: 242-247.

[38] The Emerging Risk Factors Collaboration. Association of cardiometabolic multimorbidity with mortality [J]. JAMA, 2015, 314: 52-60.

[39] Ligibel J. Lifestyle factors in cancer survivorship [J]. J Clin Oncol, 2012, 30: 3697-3704.

[40] Sulpher J, Dattilo F, Law A, et al. Development of a predictive model to estimate cardiotoxic risk associated with anthracyclines and trastuzumab. San Antonio Breast Cancer Symposium, December 9-13, 2014;

San Antonio, TX.

[41] Gauthier JM, T Nguyen, Johnson C, et al. Validation of anovel trastuzumab – induced cardiotoxicity prediction scale for breast cancer patients. Global Cardio – Oncology Summit, October 15 – 16, 2015, Nashville TN.

[42] Romond EH, Jeong JH, Rastogi P, et al. Seven year follow – up assessment of cardiac function in nsabp – 31, a randomized trial comparing doxorubicin and cyclophosphamide followed by paclitaxel (acp) with acp plus trastuzumab as adjuvant therapy for patients with node – positive, human epidermal growth factor 2 – positive breast cancer [J]. J Clin Oncol, 2012, 30: 3792 – 3799.

第十五章

抗肿瘤治疗的长期动脉并发症

近几十年来，癌症幸存者的数量在逐渐增加，癌症患者无论采取手术、放射治疗或是全身治疗，都存在一定的风险。心血管并发症如心肌梗死，是癌症治疗常见的并发症，心血管损害可发生在治疗后的数月至数年间。目前，对发生心血管损害的病理生理机制尚未完全了解，心血管并发症形成的原因推测是抗癌药物对血管内皮细胞的结构和功能产生损害的结果。由于这些毒副作用可能有较高的发病率和致死率，在癌症患者治疗过程中应优先考虑如何预防和治疗心血管并发症。本章总结了癌症幸存者长期动脉化疗的并发症的流行病学和病理生理学，以及相关心血管风险的预防、管理、评估和治疗。

对美国癌症患者生存率的相关研究表明，2014 年美国有将近 1450 万名癌症幸存者[1]，到 2024 年，癌症幸存者的数量预计将增加 31%，接近 1900 万。癌症幸存者数量的增加反映了癌症生存率的提高，这是癌症早期检测发现、治疗手段不断提高以及更多有效治疗的结果。癌症发病率随着年龄的增长而增加，人口的迅速老龄化也是癌症高发病率的重要原因之一[1,2]。癌症幸存者初始合并疾病的早期诊断和对应治疗带来的风险降低，也是其生存率提高的重要因素。心血管并发症是癌症患者手术、全身治疗或放射治疗的常见毒副反应[3-5]。在一项大规模的临床研究中，10 397 名癌症幸存者患充血性心力衰竭的相对风险为 15.1（95% CI 4.8~47.9），第二恶性肿瘤的相对风险为 14.8（7.2~30.4），冠状动脉疾病（CAD）的相对风险为 10.4（4.1~25.9），而一般人群脑血管疾病相对风险为 9.3（4.1~21.2）[3]。

癌症患者的心血管并发症可在抗癌治疗后不久发生[6,7]，也可以在初始治疗后数月至数年发生，并对癌症的预后产生不良的影响。这些毒副反应的病理生理学机制尚未完全明了，抗肿瘤药物对内皮细胞结构和功能的影响被认为是产生并发症的主要原因[8,9]。血管内皮功能受损可引起动脉粥样硬化和动脉血栓栓塞（包括 CAD 和脑血管疾病）、高血压和静脉血栓栓塞。因为这些并发症有很高的发病率和死亡率，如何提高相应的血管疾病的预防、识别和治疗是癌症幸存者诊治中的一个重要部分[6,7]。血管内皮功能障碍的评估有助于识别心血管事件高风险的无症状患者，以及已确诊心血管疾病患者的危险分层。

癌症治疗的心脏毒性一直备受关注，本章重点阐述癌症患者长期治疗过程中动脉血管并发症的防治，总结长期化疗血管并发症的流行病学，以及化疗药物的某些成分对血管内皮细胞的病理生理学影响，加强对相应的心血管风险的早期识别、预防、评估和治疗。

一、癌症患者的生存率趋势

近年来癌症患者的生存率明显提高,欧洲最大的癌症存活率研究机构(EUROCARE)的分析表明,1999-2001年至2005-2007年间,5年生存率增幅依次为前列腺癌[73.4%(95% CI 72.9~73.9) vs 81.7% (81.3~82.1)]、非霍奇金淋巴瘤[53.8% (53.3~54.4) vs 60.4% (60.0~60.9)]、直肠癌[52.1% (51.6~52.6) vs 57.6% (57.1~58.1)]。对于2000-2007年诊断出的癌症患者,5年生存率最高的是睾丸癌(88.6%,95% CI 87.4~89.7),其余依次为甲状腺癌(86.5%,86.1~87.0)、前列腺癌(83.4%,83.1~83.6)、皮肤黑色素瘤(83.2%,82.9~83.6)、乳腺癌(仅限女性;81.8%,81.6~82.0)和霍奇金淋巴瘤(80.8%,80.2~81.4)[1]。目前在世界范围内,生存趋势存在区域差异,但欧洲国家的数据与大多数发达国家的数据是一致的。患有癌症的儿童的存活率也在提高,所有癌症患者的5年生存率从1999-2001年的76.1% (74.4~77.7)上升至2005-2007年的79.1% (77.3~80.7)[10]。

男性中最常见的三种癌症是前列腺癌(43%)、大肠癌(9%)以及黑色素瘤(8%),而女性是乳腺癌(41%)、子宫内膜癌(8%)以及结肠和直肠癌(8%)[1]。

二、化疗相关的血管并发症

抗癌治疗血管并发症风险的增加在许多研究中都得到了证实,在对20 483名儿童和青少年癌症幸存者进行的5年临床研究中,因第二种癌症死亡的标准化死亡率比为15.2 (95% CI 13.9~16.6),心脏性死亡率比为7.0 (5.9~8.2)。睾丸癌通常是在相对年轻时(18~35岁)诊断出来,但存活下来的患者患心血管疾病的长期风险增加。

在荷兰睾丸癌存活者队列的晚期不良治疗效果研究中,包括2707例年龄相对年轻的精原性或非精原性睾丸癌存活者[11],冠心病标准化发病率比(SIR)为1.17 (95% CI 1.04~1.31)。该研究表明,心血管疾病过早出现在年龄更小的幸存者中,年龄在45岁以下的非精原细胞瘤幸存者心肌梗死的标准化发病率比为2.06,而年龄在45~54岁的幸存者为1.86。与年龄和性别匹配的对照组相比,分化型甲状腺癌幸存者心血管事件的风险比(HR)增加了3.35 (1.66~6.74)[12]。

心血管疾病的风险取决于癌症的类型、抗癌治疗方式和剂量。例如,在接受纵隔放射治疗的患者中,冠状动脉疾病的风险极高[11,13]。对于同时接受放疗和化疗的早期霍奇金淋巴瘤患者,20年后心血管事件的风险超过癌症复发的风险。同样,在乳腺癌幸存者中,接受环磷酰胺与阿霉素化疗的女性心脏疾病的发生率较高[14]。

三、血管并发症与心血管危险因素

在癌症患者治疗开始时,心血管病的危险因素如高血压和高胆固醇血症的存在是癌症幸存者心血管事件增加的决定性因素。在儿童癌症幸存者研究中,相比没有危险因素的患者,有1个、2个、3个或4个心血管疾病危险因素(高血压、糖尿病、肥胖症和血脂异常)患者的CAD相对风险分别为4.0 (95% CI 2.5~6.4),10.4 (6.1~17.7),13.7 (6.7~27.8)

和 17.6（5.3～58.3）[15]。而且，冠心病、心力衰竭、瓣膜病和心律失常的额外风险是通过心血管病的危险因素与治疗毒性作用的相互影响而产生的。一项基于病例对照研究显示：相比其他癌症患者，2168 名接受乳腺癌放射治疗的妇女中，主要的冠状动脉事件（心肌梗死、冠状动脉血运重建术或心源性猝死）发生的风险非常高[16]。此外，最近从 SEER 数据库对 91 612 名乳腺癌患者的分析显示，对于有心血管疾病史或存在一种或多种心血管危险因素的女性，相比没有这些合并症的女性，在确诊后 6 和 24 个月内因心血管事件而住院或死亡的风险增加（HR 1.42，95% CI 1.19～1.67）[17]。

四、病理生理与临床疗效

正规的强化抗癌治疗，包括经典单独药物化疗或结合放射治疗或分子血管生成抑制剂治疗，都会影响心血管系统。这些疗法致血管损伤的确切病理生理学机制尚未完全阐明，目前认为化疗产生的心血管影响是治疗药物的毒副作用以及心血管危险因素共同作用的结果。

特异性细胞毒性药物通过对血管内皮细胞和平滑肌细胞的直接作用，导致内皮细胞活化、功能紊乱和细胞凋亡，血管壁通透性增加，血栓形成，最终导致血管壁增生和纤维化。临床治疗期间产生的血管反应会影响临床预后，动脉内皮损伤、血栓形成和血栓栓塞事件促成了亚临床和临床动脉粥样硬化性心脑血管事件的发生。高血压可能与血管壁一氧化氮合酶（NOS）活性降低及管壁纤维化有关，并能导致血管壁和心肌肥厚等靶器官损害，以及心力衰竭和脑血管事件等并发症的发生。

内皮细胞的细胞毒性作用可能是药物直接毒性或内皮细胞活化的结果。①内皮细胞活化与炎症细胞黏附和内皮细胞损伤有关。活化的内皮细胞上黏附分子表达增加，如 E-选择素、P-选择素、细胞间和血管细胞黏附分子，会导致血液中白细胞黏附到内皮细胞。②炎性细胞通过血管壁迁移至下层组织，导致血管周围水肿和出血并引起炎症介质的释放，如一氧化氮（NO）、细胞因子和应急蛋白。活化的内皮细胞增强促凝血活性，破坏凝血和纤溶的平衡，导致血栓形成。③在持续的内皮活化过程中，血小板和白细胞的黏附导致进一步形成促炎因子，并与循环中的内皮细胞、血小板和白细胞形成膜颗粒（MPS）。持续的氧化还原信号可能导致内皮细胞的凋亡或坏死。平滑肌细胞（SMC）在被膜介质中的破坏和坏死是随着结构蛋白（如 a-actin）的释放而发生的。④晚期病变表现为内皮细胞和平滑肌增生，主要为成纤维细胞和肌细胞增生。这些细胞群的增殖与细胞因子有关，如转化生长因子 β（TGF-β）和血管内皮生长因子（VEGF），最终导致血管的纤维化。

五、经典细胞毒性药物

许多细胞毒性药物被认为对内皮有影响，主要有以下几类。

（一）烷化剂

1. 环磷酰胺　环磷酰胺是乳腺癌和非霍奇金淋巴瘤化疗的常用药物，其通过与 DNA 的直接作用诱导血管内皮细胞凋亡。

环磷酰胺治疗毒性导致的血管内皮损伤可进一步导致器官的功能受损，尤其是对心脏和肺。相关研究已经证实，环磷酰胺的毒性代谢产物可明显地诱导具有浓度依赖性肺动脉内皮细胞的损伤[18]及心肌毛细血管内皮细胞的损伤[19,20]。环磷酰胺导致的血管并发症包括高血压、心肌缺血和梗死以及心力衰竭。这种药物的副作用最常见于与其他有潜在心血管性毒性药物联合应用时，其心脏和肺的毒性在治疗多年后变得更加明显。

2. 顺铂　以铂类为基础的化疗药（顺铂、卡铂、奥沙利铂）是睾丸癌治疗的一个重要组成部分，也是其他恶性肿瘤，如头颈部癌和宫颈癌治疗的常用药物。铂类化合物通过DNA交联诱导的细胞凋亡发挥其抗肿瘤作用。

病理生理学：血管并发症的潜在机制包括内皮细胞直接损伤和细胞凋亡。顺铂导致的内皮细胞激活和炎症反应在多个研究中已得到证实。以顺铂为基础的治疗方案显示，患者化疗后微量白蛋白尿的患病率很高，因此可将其作为睾丸癌患者内皮细胞损伤的标志物[8]。另外，顺铂治疗会使睾丸癌患者颈动脉内膜-中膜厚度增加[22,23]。顺铂诱导的内皮细胞毒性也与高凝状态有关，通过增加凝血酶的生成而引发血栓生成[31]；同时，内皮细胞炎症标志物［包括von Willebrand（vWF）因子］的活性升高[8,21,22]。据报道，这些标志物的升高也会导致动脉血栓形成[24-27]。顺铂相关神经病变可能起源于血管，因为它与血管内皮细胞的凋亡有关，导致与缺血相关的神经病变的发生。

临床副作用：铂类给药后最常见的心血管事件是高血压、动脉粥样硬化、动脉和静脉血栓形成。在短期和长期的治疗过程中，高血压是化疗引起的血管毒性反应的一个指标。179例睾丸癌患者中有14例（8%）在顺铂联合化疗期间或之后不久发生血栓栓塞事件[22]。脑血管并发症归因于血管内皮细胞损伤导致的血栓形成或直接血栓栓塞事件[28-30]。在治疗过程中，顺铂的长期副作用可能与心血管损害有关。铂类对内皮细胞有持续的毒性作用已在研究中得以证实：在顺铂联合化疗的20年后，仍可检测出循环中铂含量的升高。顺铂可以引发血管退行性变和管壁增厚，长期使用造成闭塞性血管疾病。一项对非小细胞肺癌（NSCLC）患者进行顺铂化疗的研究显示：1年后血管事件的累积概率为22%。铂类与高血压的发生明显相关，据报道，21例接受顺铂化疗的卵巢癌患者中有14%合并高血压，24%的患者检出微量白蛋白尿[34]，而年龄相似的女性对照组检出率则仅为3.2%。白蛋白尿是全身内皮损伤的标志，也是心血管事件的重要预测因子。动脉粥样硬化的起始和进展以及长期血管事件的风险增加可能是由高血压引发的。高胆固醇血症伴低密度脂蛋白（LDL）胆固醇升高也与长期暴露于铂类物质有关[31-34]。

（二）抗代谢物

抗代谢物5-氟尿嘧啶（5-FU）及其前体卡培他滨被广泛用于乳腺癌、头颈部癌和结直肠癌患者的化疗。5-FU是嘧啶的类似物，通过干扰DNA和RNA的合成和功能发挥抗肿瘤作用。

病理生理学：5-氟尿嘧啶产生血管毒性的潜在机制是多因素的。实验研究表明，5-氟尿嘧啶对内皮细胞有直接的细胞毒性作用，促进氧自由基的生成从而破坏内皮细胞，促进血栓的形成。5-氟尿嘧啶可以诱导内皮细胞（冠状动脉内皮在内）的结构改变。Basaki等[35]的研究表明，5-氟尿嘧啶通过阻断血管内皮生长因子（VEGF）对内皮细胞有丝分裂时DNA合成的刺激作用，抑制了血管生成过程。5-氟尿嘧啶诱导血管反应的研究表明，通过对NO合成酶的直接作用，并通过蛋白激酶C的内皮非依赖性血管收缩导致冠状动脉痉挛和血管收缩[36-38]。

临床副作用：5-氟尿嘧啶对血管的影响大多是短暂的，关于5-FU治疗的长期血管效应的信息很少。在治疗过程中，5-FU已被证明会引起心绞痛样胸痛，在罕见的情况下，会引起心肌梗死、心律失常、左室（LV）功能障碍和猝死[39]。在对1350名患者的研究中，心脏毒性的发生率为1.2%。除2例患者外，其余患者均因停止5-FU治疗而完全康复[40]。随访1年发现，心脏缺血和冠状动脉血管痉挛引起的左心室功能下降似乎是短暂可逆的，血压可能在整个治疗期间保持不变。

（三）抗肿瘤抗生素——蒽环类药物

1. 阿霉素 阿霉素通过与DNA相关酶结合从而抑制DNA增殖，或嵌入DNA，从而终止DNA复制和RNA转录，导致细胞凋亡，以此发挥抗肿瘤作用。可用于不同的治疗方案治疗非霍奇金淋巴瘤和乳腺癌。

病理生理学：阿霉素可通过与血浆蛋白中阿霉素还原酶结合而直接影响细胞膜，导致酶的电子还原，产生自由基。这个过程会导致DNA损伤，并且使参与氧化应激反应的自由基增加，从而诱导细胞凋亡[41-43]。氧化应激反应可能是蒽环引起内皮功能障碍的主要原因，也是其导致心脏毒性的主要机制[44]。

临床副作用：在治疗期间，阿霉素与肱动脉血流介导的扩张（FMD）明显减弱有关（6.5±1.0% vs 2.5±1.1%，$P=0.0004$）[45]。在一项对20年儿童急性淋巴细胞白血病幸存者的长期随访研究发现，接受化疗的患者与对照组相比FMD反应明显受损（9.5±2.9%，$P<0.0001$）。这种效应与颅内放射治疗无关，并且排除了平滑肌收缩力的缺陷[46]，从而提示阿霉素可以导致内皮功能长期紊乱。药物的心脏毒性特征为剂量依赖性心肌病[13,47]。Steinherz等[48]在对儿童期癌症幸存者的研究中报道，亚临床心脏毒性发生率为23%，且随着随访时间的延长而增加。

2. 博来霉素 博莱霉素通过形成活性氧复合物诱导DNA链断裂而发挥其抗肿瘤作用[49]。

病理生理学：博莱霉素具有多种内皮细胞毒性作用[50]。内皮损伤的发展过程尚不清楚，可能通过细胞刺激因子（肿瘤坏死因子TNF-α，白介素IL-1β，IL-8）和黏附分子细胞间黏附分子（ICAM-1，E-选择素）在内皮中的表达[68,69]和自由基产生的增加而发挥主要的作用。

临床副作用：博莱霉素单独使用，或与长春碱、顺铂或依托泊苷的联合治疗，可诱发雷诺现象[51,52]、心肌缺血和心肌梗死、血栓形成和血栓栓塞事件。博莱霉素相关的间质性肺炎也与该药物的血管毒性有关[53]。在长期的随访研究中，有大约1/3接受博莱霉素的患者出现雷诺现象[51,52]。在使用博莱霉素的患者中，可以通过毛细管显微镜观察到甲襞毛细血管的损伤，也可在无症状患者中观察到。已经发现，作为内皮损伤标志物的微量白蛋白尿，存在于22%的顺铂-博莱霉素联合化疗的睾丸癌患者中。

（四）微管损伤剂

微管损伤剂，如紫杉烷类和长春花碱，分别通过与微管蛋白特定结合域结合而发挥其抗肿瘤作用。该过程阻止了有丝分裂纺锤体的形成，最终导致有丝分裂的终止及细胞凋亡。

1. 紫杉烷（紫杉醇、多西紫杉醇）　紫杉烷类药物，包括紫杉醇及其衍生物多西他赛，已成为各种类型的实体肿瘤，如乳腺癌、肺癌、卵巢癌和前列腺癌的标准治疗药物。

病理生理学：紫杉烷通过抑制内皮细胞的增殖、迁移和侵袭而影响血管生成[54,55]。紫杉醇能够影响微管系统的完整性，从而干扰膜信号转导通路，并影响膜蛋白的转运功能[55,56]。紫杉醇通过血栓前效应增加内皮组织因子表达，具有促血栓形成的作用[56]。

临床副作用：多西他赛的血管毒性可导致剂量依赖性的毛细血管渗透性增高。

2. 长春花生物碱　长春花碱用于治疗生殖细胞肿瘤和非霍奇金淋巴瘤。

临床副作用：长春花碱相关血管毒性从血栓栓塞到心肌梗死，在临床上均有报道。两项关于睾丸癌患者的临床研究证实了长春碱为基础的化疗引起的长期毒副作用。Bokemeyer 等[28]报道，与非长春碱化疗的患者相比，经长春碱化疗的患者血管毒性更大。Stoter 等观察了 91 名接受顺铂、长春花碱、博来霉素诱导和维持化疗的患者，在治疗期间有 2 例发生心血管相关死亡。其他主要的心血管毒性有高血压（18%）和雷诺现象（23%）[33]。

六、放射治疗

辐射诱导的损伤是由血管效应介导的[16]，如心脏损伤。放射治疗导致毛细血管密度降低，可能会降低潜在的侧支循环血流量，其可能发生在放疗后不久，但这些变化主要是亚临床的。放疗还可以加速大血管的动脉粥样硬化，这种作用可能需要数年时间才能出现明显的临床表现[16]。心脏事件的高风险在接受高剂量心脏放射治疗的患者中尤为显著[16]。放射治疗相关的心脏损伤几十年来一直被认为是导致死亡率上升的原因之一。Cuzick 等[57]的分析表明，术后加入放化疗方案与更差的总体生存率趋势相关（7% 的绝对差异，$P=0.21$），在 10~15 年的放射治疗后，有大量与心血管疾病相关的死亡发生。

七、分子靶向血管生成抑制剂

分子靶向血管生成抑制剂可用于癌症的治疗，包括 VEGF 配体抑制药物（贝伐单抗，阿柏西普，雷莫芦单抗）和酪氨酸激酶抑制剂（TKIs），以及通过阻断 VEGF 信号传导，靶向抑制血管生成的药物（舒尼替尼、索拉非尼、奥扎替尼、帕佐帕尼、利凡替尼和万乃他尼）。

临床副作用：通过抑制 VEGF 信号传导，抑制新生血管的产生，减少了 NO 合成使血管阻力增加，可能是导致高血压的主要机制，所有可用的血管生成抑制剂都与高血压的发生有关。各种程度的高血压总体发病率为 22%~25%，严重高血压的发病率为 7%~8%[58]。此外，血管生成抑制剂舒尼替尼可增加高血压和肾功能发生异常的风险[59]。动脉血栓栓塞事件（包括卒中和心肌梗死）的风险增加与应用贝伐单抗等药物有关。

八、远期临床副作用的评估

文献表明，只有一小部分接受某种抗癌药物治疗的患者会出现心血管损害和远期副作用，风险有明显的个体差异。抗肿瘤治疗对心血管的毒副作用是由遗传和环境因素共同决定的。早期识别可能发生血管毒副作用的高危患者，对制定个性化抗癌策略尤为重要。

九、风险预测模型对患者的早期识别的临床评价

对合并心血管危险因素患者的心血管疾病发病及死亡风险的分析表明，早期治疗对于延长患者寿命及预防心血管的事件具有重要意义[60,61]。

目前，心血管疾病一级预防治疗指南中，评估心血管风险的常用模型是Framingham风险评分（FRS）和欧洲SCORE模型[62,63]。然而，这些模型都有局限性。例如，其时间跨度仅为10年，没有考虑到终生风险；也没有考虑到超重等重要的心血管危险因素，亦未提及癌症治疗给患者带来的心血管风险的增加。荷兰的心血管风险评估指南基于SCORE评分，适用于荷兰人群。在这些指南的最新版本中，在存在超重或肾功能不全的情况下，10年的心血管风险估计可能会增加。对存在糖尿病或类风湿性关节炎的患者进行风险评估时，应该将患者的实际年龄增加15岁，指南中心血管高风险的癌症幸存者没有纳入此类纠正措施。在临床化疗前存在的血管损伤和其他涉及内皮激活的治疗中，血管受累和组织病理学表现似乎存在重叠[64]。因此，在风险评估中考虑癌症合并症及危险因素的治疗是必要的，但仍需要大型预测模型来估计癌症治疗的心血管风险。

十、筛查与随访

目前关于抗癌相关的心血管毒副作用的筛查和监测的研究有限。美国国家癌症研究所心血管毒性小组建议在基线时对患者进行心血管风险筛查评估[65]，包括治疗开始前、治疗期间、治疗后及长期护理过程中。

表15-1概述了心血管并发症筛查的建议。在基线资料收集时即应获取患者心血管危险因素的信息。患者病史应包括家族史、吸烟状况、工作状况以及心血管疾病的相关症状。体格检查应包括血压和和体重指数的测量。建议实验室测量血脂和肾功能。对于接受放疗或化疗时可能有心肌细胞损害（如蒽环类药物治疗）的患者，需要对左心室功能进行基线评估。此外，建议在老年人和既往心血管疾病患者中进行左心室功能和心电图评估。

患者治疗期间，病史应包括对心血管疾病的评估。建议积极监测血压，在治疗的第1周进行多次测量。由于化疗与蛋白尿的发生有关，建议将尿液分析作为筛查试验[8]。如果检测到蛋白尿，应该量化蛋白尿，并可将选定的患者转诊给肾病专科医生进一步评估和治疗。对于治疗有诱发心肌病风险的个体，可以考虑对左心室功能的治疗预后进行评估。在随访中，建议每年进行一次以上的筛查。

表 15-1　心血管危险因素的筛查与管理

		基线期间	治疗期间	随访期间	可能的干预
病史	家族史	√	√	√	戒烟计划
	心血管病史				
	吸烟	√	√	√	
	一般状况	√	√	√	建议公共卫生指南
	体力活动	√	√	√	给患者相关的信息
	心血管疾病相关症状	√	√	√	
体检	BMI<25kg/m²	√	√	√	饮食建议，咨询抗高血压治疗
实验室检测	脂质谱	√	√	√	他汀类药物治疗
	肾功能	√	√	√	抗高血压治疗，改善肾功能
	蛋白尿	√	√	√	咨询肾病专家
LV 评估	超声心动图	√	√	√	ACE 抑制剂，β 受体阻滞剂，他汀类药物治疗
	心电图	√	√	√	

十一、血浆生物标志物

内皮损伤相关的生化指标可能是早期发现心血管毒性的有用指标。生化标志物的重要性在于在患者器官功能障碍出现前及早识别出心血管疾病的风险。组织病理学改变是研究血管损伤生物标志物的基础。包括黏附分子、炎症标志物、促凝剂和纤溶因子等影响血管内皮的血管活性因子可被用作标志物。几种黏附分子参与了白细胞与内皮细胞之间的黏附过程，如血管细胞黏附分子（VCAMs）和内皮细胞黏附分子（ICAM）的表达，E-选择素和P-选择素的表达是内皮细胞活化的标志物。在 Vaughn 等[24]的一项研究中，与未接受化疗的睾丸癌幸存者相比，化疗 5 年后的患者血清中 ICAM-1 浓度升高。在药物引起的血管损伤中，炎症因子水平升高[64]，C-反应蛋白、白介素、单核细胞趋化蛋白 1（MCP-1）等参与了炎症反应的过程。

众所周知，血管内皮损伤会影响止血相关因子，内皮细胞的损伤和活化可以将内皮细胞储存的血管性血友病因子（vWF）释放到血浆和内皮基质中[66]。在 45 例接受顺铂和博来霉素治疗的睾丸癌患者中，与基线资料相比，治疗 10 周后患者血清 vWF 浓度增加[23]，vWF 在血小板和血管内皮的黏附过程中起着桥梁作用。因子Ⅷ已被证实是癌症患者静脉血栓栓塞事件的预测因子[67]。组织因子（TF）的促凝作用是内皮细胞活化的标志[68]。炎性因子激活内皮细胞的过程改变了血浆纤溶酶、组织型纤溶酶原激活物（tPA）和促纤溶酶原激活物抑制剂（PAI-1）之间的动态平衡[66]。一项微血管内皮细胞相关的研究显示，博莱霉素和顺铂诱导内皮细胞活化和凋亡的过程伴随 tPA 和 PAI-1 的上调和失衡[21]。在睾丸癌治疗 7 年后的幸存者中，仍可检测出 PAI-1/tPA 比例的失衡[8]。

参与收缩复合体结构的组织蛋白可作为平滑肌坏死的标志物，如 α-肌动蛋白。循环微粒（MPs）是具有促凝和促炎特性的膜囊胞结构。在内皮细胞激活和凋亡过程中，白细胞、血小板、内皮细胞和平滑肌细胞可以释放循环微粒。在一项前瞻性研究中，18名患者在使用顺铂治疗期间出现MPs血清浓度升高[69]。

虽然几种内皮损伤的血清生物标志物水平的升高与化疗相关，但目前在临床中的应用有限。这些标志物并不是化疗诱导的内皮细胞损伤的特异性标志物，因为许多标志物不是仅仅由内皮细胞释放的，而且内皮细胞可以被药物毒性以外的条件激活，如炎症或感染性疾病[68]。此外，这些标志物对临床事件的预测作用尚不明确。我们需要发现针对内皮激活的特异标志物，并研究特定标志物对事件的预测作用，以应用在临床筛查中。

十二、个体对药物毒性的敏感程度

通过更好地了解抗癌药物的代谢途径并结合临床危险因素，可以提高化疗药物的疗效和安全性。药物的个体事件和反应的差异可能受到年龄、药代动力学以及共病医疗条件和对多药治疗耐受性等多种因素的影响。此外，药物代谢酶的基因多态性也与药物的个体作用差异相关。例如，在SLC28A3中RARG的遗传变异的携带者，与蒽环类药诱导的心脏毒性的敏感性增加有关[70,71]。遗传风险分析可用于识别高风险患者，并且能够提供更安全的治疗方案。

十三、心血管危险因素的管理

对于癌症幸存者心血管危险因素的管理，目前尚无基于证据的指南或具体研究[72-74]，并且心血管危险因素或亚临床心血管损害的评估尚未纳入癌症患者的长期护理。鉴于癌症幸存者与一般人群相比心血管疾病风险增加，因此有必要严格控制心血管危险因素。

应该鼓励癌症幸存者将健康实践融入他们的生活方式中，以降低发生并发症的风险。参加有规律的体育活动，每周150分钟以上的适度锻炼，可以帮助幸存者增强体质，改善预后。对于吸烟者，建议实施戒烟计划。应该给肥胖患者提供咨询和饮食建议。在治疗全程，医生应向患者告知心血管方面的副作用，不要忽视出现的心血管临床症状。

十四、心血管药物治疗

在抗癌治疗开始之前进行积极的高血压管理非常重要，最近美国国家癌症研究所心血管毒性专业组为所有应用血管生成抑制剂的高血压患者设定了<140/90mmHg（慢性肾病或糖尿病患者<130/80mmHg）的目标值[65]，这也是接受化疗的所有患者的目标值。血管紧张素转换酶抑制剂在没有禁忌证的情况下被用作高血压患者的一线治疗用药，因为这些药物可有效降低血压和蛋白尿[65]。考虑到高血压常与NO分泌受抑制相关，理论上也可以应用长效硝酸盐或磷酸二酯酶抑制剂。其他方面：他汀类药物治疗应当将低密度脂蛋白胆固醇水平降至70~100mg/dl（有冠心病病史和发生心血管事件高危的患者）[75]。对于已患有动脉粥样硬化心血管疾病的患者应用阿司匹林（一般为80~100mg/d），如果有糖尿病应进一步降糖治疗达到指南推荐的水平[75]。

适当应用β受体阻滞剂、ACE抑制剂、醛固酮受体拮抗剂或联合治疗，控制血压达标，按照患者的心血管事件危险分层应用他汀类药物，可有效减少左心室功能障碍的发生和发展。目前还缺少对癌症幸存者长期心血管风险的干预试验。在一项对628名接受蒽环类药物治疗的乳腺癌患者的研究中，在平均随访2.2年后，使用他汀类药物治疗的患者中，心力衰竭发生率降低了70%（HR 0.3，95% CI 0.1~0.9，$P=0.03$）[76]。

未来进一步研究的目标是研发新的抗氧化剂及内皮或心肌细胞保护剂，以减少抗癌治疗的心血管毒副作用。

十五、多学科联合

抗癌治疗潜在的心血管毒性的管理应当由多学科联合实施，包括肿瘤科医师、护士以及心脏病医师、血管科医师或神经科领域的医师。理想的情况下，患者的护理人员应全程参与治疗。通常，肿瘤专家在完成与癌症相关的治疗后应随访患者数年。当随访期结束时，应总结治疗过程和危险因素，并推测晚期心血管副作用，以提供给初级保健单位。

十六、小结

抗癌治疗的心血管毒副作用是对癌症患者生存的主要威胁，特别是在癌症晚期。化疗、放疗、个体心血管危险因素和遗传易感性均在心血管疾病的发生和发展中起着关键作用，抗癌治疗对血管内皮功能的损伤是产生心血管并发症的重要环节。

为了实施干预策略，包括心血管疾病的一级预防和早期发现，应在治疗前确定风险较高的患者。然而，目前的筛选方法缺乏足够的预测能力。特异性反映血管内皮损伤的生物标志物的发现可以识别血管并发症发生的高风险患者，这有助于提高预测能力。

目前尚缺乏关于癌症患者治疗中心血管风险评估及治疗的相关指南，应当重视癌症治疗的心血管毒副作用对患者预后产生的不良影响，需要进行大规模的临床研究制定相关的指南，提高对相关并发症和心血管危险因素的认识和管理。对癌症患者治疗开始和治疗完成后1年进行心血管风险评估，同时评估终生的心血管风险，并实施有效的心血管风险的管理，是癌症幸存者心血管危险因素干预的重要措施。

（杨一桢　樊晓寒　杨中苏）

参考文献

[1] Desantis CE, Lin CC, Mariotto AB, et al. Cancer Treatment and Survivorship Statistics2014 [J]. CA Cancer J Clin, 2014, 64: 252-271.

[2] http://cancercontrol.cancer.gov/ocs/statistics/graphs.html.

[3] Van Laar M, Feltbower RG, Gale CP, et al. Cardiovascular sequelae in long-term survivors of young peoples' cancer: a linked cohort study [J]. Br J Cancer, 2014, 110: 1338-1341.

[4] Mertens AC, Liu Q, Neglia JP, et al. Cause-specific late mortality among 5-year survivors of childhood cancer: The childhood cancer survivor study [J]. J Natl Cancer Inst, 2008, 100: 1368-1379.

[5] de Haas EC, Oosting SF, Lefrandt JD, et al. The metabolic syndrome in cancer survivors [J]. Lancet Oncol, 2010, 11: 193-203.

[6] Altena R, Perik PJ, van Veldhuisen DJ, et al. Cardiovascular toxicity caused by cancer treatment: strategies for early detection [J]. Lancet Oncol, 2009, 10: 391-399.

[7] Nuver J, Smit AJ, Sleijfer DT, et al. Microalbuminuria, decreased fibrinolysis, and inflammation as early signs of atherosclerosis in long-term survivors of disseminated testicular cancer [J]. Eur J Cancer, 2004, 40: 701-706.

[8] Lennernas B, AlbertssonP, Lennernas H, et al. Chemotherapy and Antiangiogenesis-drug-specific, dose-related effects [J]. Acta Oncol, 2003, 42 (4): 294-303.

[9] Allemani C, Weir HK, Carreira H, et al. CONCORD Working Group. Global surveillance of cancer survival 1995-2009: analysis of individual data for 25, 676, 887 patients from 279 population-based registries in 67 countries (CONCORD-2) [J]. Lancet, 2015, 385: 977-1010.

[10] Klein Hesselink EN, Klein Hesselink MS, de Bock GH, et al. Long-term cardiovascular mortality in patients with differentiated thyroid carcinoma: an observational study [J]. J Clin Oncol, 2013, 31: 4046-4053.

[11] Zagar TM, Cardinale DM, Marks LB. Breast cancer therapy-associated cardiovascular disease [J]. Nat Rev Clin Oncol, 2016, 13: 172-184.

[12] Armitage JO. Early-Stage Hodgkin's Lymphoma [J]. N Engl J Med, 2010, 363: 653-662.

[13] Shapiro CL, Hardenbergh PH, Gelman R, et al. Cardiac effects of adjuvant doxorubicin and radiation therapy in breast cancer patients [J]. J Clin Oncol, 1998, 16: 3493-3501.

[14] Darby SC, Ewertz M, McGale P, et al. Risk of ischemic heart disease in women after radiotherapy for breast cancer [J]. N Engl J Med, 2013, 368: 987-998.

[15] Onwudiwe NC, Kwok Y, Onukwugha E, et al. Cardiovascular event-free survival after adjuvant radiation therapy in breast cancer patients stratified by cardiovascular risk [J]. Cancer Med, 2014, 3: 1-11.

[16] McCarroll N, Keshava N, Cimino M, et al. An evaluation of the mode of action framework for mutagenic carcinogens case study: Cyclophosphamide [J]. Environental Mol Mutagen, 2008, 49: 117-131.

[17] Kachel DL, Martin WJ. Cyclophosphamide-induced lung toxicity: mechanism of endothelial cell injury [J]. J Pharmacol Exp Ther, 1994, 268: 42-46.

[18] Yeh ET, Tong AT, Lenihan DJ, et al. Cardiovascular complications of cancer therapy: diagnosis, pathogenesis, and management [J]. Circulation, 2004, 109: 3122-3131.

[19] Meinardi MT, Gietema JA, van Veldhuisen DJ, et al. Long-term chemotherapy-related cardiovascular morbidity [J]. Cancer Treat Rev, 2000, 26: 429-447.

[20] Galea AM, Murray V. The interaction of cisplatin and analogues with DNA in reconstituted chromatin [J]. Biochim Biophys Acta, 2002, 1579: 142-152.

[21] Lechner D, Kollars M, Gleiss A, et al. Chemotherapy-induced thrombin generation via procoagulant endothelial microparticles is independent of tissue factor activity [J]. J Thromb Haemost, 2007, 5: 2445-2452.

[22] LicciardelloJT, Moake JL, Rudy CK, et al. Elevated plasma von Willebrand factor levels and arterial occlusive complications associated with cisplatin-based chemotherapy [J]. Oncology, 1985, 42: 296-300.

[23] Oppelt P, Betbadal A, Nayak L. Approach to chemotherapy - associated thrombosis [J]. Vasc Med, 2015, 20: 153-161.

[24] Vaughn DJ, Palmer SC, Carver JR, et al. Cardiovascular risk in long - term survivors of testicular cancer [J]. Cancer, 2008, 112: 1949-1953.

[25] Kirchmair R, Walter DH, Ii M, et al. Antiangiogenesis mediates cisplatin - induced peripheral neuropathy: attenuation or reversal by local vascular endothelial growth factor gene therapy without augmenting tumor growth [J]. Circulation, 2005, 111: 2662-270.

[26] Shahab N, Haider S, Doll DC. Vascular toxicity of antineoplastic agents [J]. Semin Oncol, 2006, 33: 121-138.

[27] Meinardi MT, Gietema JA, Van Veldhuisen DJ, et al. Cardiovascular morbidity in long - term survivors of metastatic testicular cancer [J]. J Clin Oncol, 2000, 18: 1725-1732.

[28] Bokemeyer C, Berger CC, Kuczyk MA, et al. Evaluation of long - term toxicity after chemotherapy for testicular cancer [J]. J Clin Oncol, 1996, 14: 2923-2932.

[29] Numico G, Garrone O, Dongiovanni V, et al. Prospective evaluation of major vascular events in patients with nonsmall cell lung carcinoma treated with cisplatin and gemcitabine [J]. Cancer, 2005, 103: 994-999.

[30] Stoter G, Koopman A, Vendrik CP, et al. Ten - year survival and late sequelae in testicular cancer patients treated with cisplatin, vinblastine, and bleomycin [J]. J Clin Oncol, 1989, 7: 1099-1104.

[31] De VosFY, Willemse PH, de Vries EG, et al. Endothelial cell effects of cytotoxics: balance between desired and unwanted effects [J]. Cancer Treat Rev, 2004, 30: 495-513.

[32] Focaccetti C, Bruno A, Magnani E, et al. Effects of 5 - fluorouracil on morphology, cell cycle, proliferation, apoptosis, autophagy and ROS production in endothelial cells and cardiomyocytes [J]. PLoS One, 2015, 10: e0115686.

[33] Cwikiel M, Zhang B, Eskilsson J, et al. The influence of 5 - fluorouracil on the endothelium in small arteries. An electron microscopic study in rabbits [J]. Scanning Microsc, 1995, 9: 561-576.

[34] Cwikiel M, Eskilsson J, Albertsson M, et al. The influence of 5 - fluorouracil and methotrexate on vascular endothelium. An experimental study using endothelial cells in the culture [J]. Ann Oncol, 1996, 7: 731-773.

[35] Basaki Y, Chikahisa L, Aoyagi K, et al. Gamma - Hydroxybutyric acid and 5 - fluorouracil, metabolites of UFT, inhibit the angiogenesis induced by vascular endothelial growth factor [J]. Angiogenesis, 2001, 4: 163-173.

[36] Tsibiribi P, Descotes J, Lombard - Bohas C, et al. Cardiotoxicity of 5 - fluorouracil in 1350 patients with no prior history of heart disease [J]. Bull Cancer, 2006, 93: E27-30.

[37] Südhoff T, Enderle MD, Pahlke M, et al. 5 - Fluorouracil induces arterial vasocontractions [J]. Ann Oncol, 2004, 15 (4): 661-664.

[38] Alter P, Herzum M, Soufi M, et al. Cardiotoxicity of 5 - fluorouracil [J]. Cardiovasc Hematol Agents Med Chem, 2006, 4: 1-5.

[39] Meyer CC, Calis KA, Burke LB, et al. Symptomatic cardio - toxicity associated with 5 - fluorouracil [J]. Pharmacotherapy, 1997, 17: 729-736.

[40] Tsibiribi P, Descotes J, Lombard - Bohas C, et al. Cardiotoxicity of 5 - fluorouracil in 1350 patients with

no prior history of heart disease [J]. Bull Cancer, 2006, 93: E27 - 30.

[41] Kalivendi SV, Kotamraju S, Zhao H, et al. Doxorubicin - induced apoptosis is associated with increased transcription of endothelial nitric - oxide synthase: effect of antiapoptotic antioxidants and calcium [J]. J Biol Chem, 2001, 276: 47266 - 47276.

[42] Wu S, Ko YS, Teng MS, et al. Adriamycin - induced cardiomyocyte and endothelial cell apoptosis: in vitro and in vivo studies [J]. J Mol Cell Cardiol, 2002, 34: 1595 - 1607.

[43] Kotamraju S, Konorev EA, Joseph J, et al. Doxorubicin - induced apoptosis in endothelial cells and cardiomyocytes is ameliorated by nitrone spin traps and ebselen: role of reactive oxygen and nitrogen species [J]. J Biol Chem, 2000, 275: 33585 - 33592.

[44] Sawyer DB, Fukazawa R, Arstall MA, et al. Daunorubicin - induced apoptosis in rat cardiac myocytes is inhibited by dexrazoxane [J]. Circ Res, 1999, 84: 257 - 265.

[45] Duquaine D, Hirsch GA, Chakrabarti A, et al. Rapid - onset endothelial dysfunction with adriamycin: evidence for a dysfunctional nitric oxide synthase [J]. Vasc Med, 2003, 8 (2): 101 - 107.

[46] Dengel DR, Ness KK, Glasser SP, et al. Endothelial function in young adult survivors of childhood acute lymphoblastic leukemia [J]. J Am Soc Pediatr Hematol, 2008, 30: 20 - 25.

[47] Singal PK, Iliskovic N. Doxorubicin - induced cardiomyopathy [J]. N Engl J Med, 1998, 339: 900 - 905.

[48] Steinherz LJ, Steinherz PG, Tan CT, et al. Cardiac toxicity 4 to 20 years after completing anthracycline therapy [J]. JAMA, 1991, 266: 1672 - 1677.

[49] Sikic BI. Biochemical and cellular determinants of bleomycin cytotoxicity [J]. Cancer Surv, 1986, 5: 81 - 91.

[50] Dirix LY, Libura M, Libura J, et al. In vitro toxicity studies with mitomycins and bleomycin on endothelial cells [J]. Anticancer Drugs, 1997, 8: 859 - 868.

[51] Berger CC, Bokemeyer C, Schneider M, et al. Secondary Raynaud's phenomenon and other late vascular complications following chemotherapy for testicular cancer [J]. Eur J Cancer, 1995, 31A: 2229 - 2238.

[52] Glendenning JL, Barbachano Y, Norman AR, et al. Long - term neurologic and peripheral vascular toxicity after chemotherapy treatment of testicular cancer [J]. Cancer, 2010, 116: 2322 - 2331.

[53] Sleijfer S. Bleomycin - Induced Pneumonitis [J]. Chest, 2001, 120: 617 - 624.

[54] Verweij J, Clavel M, Chevalier B. Paclitaxel (Taxol) and docetaxel (Taxotere): not simply two of a kind [J]. Ann Oncol, 1994, 5: 495 - 505.

[55] Schwartz EL. Antivascular actions of microtubule - binding drugs [J]. Clin Cancer Res, 2009, 15: 2594 - 2601.

[56] Hotchkiss KA, AshtonAW, Mahmood R, et al. Inhibition of endothelial cell function in vitro and angiogenesis in vivo by docetaxel (Taxotere): association with impaired repositioning of the microtubule organizing center [J]. Mol Cancer Ther, 2002, 1: 1191 - 1200.

[57] Cuzick BJ, Stewart H, Rutqvist L, et al. Cause - specific mortality in long - term survivors of breast cancer who participated in trials of radiotherapy [J]. J Clin Oncol, 1994, 12: 447 - 453.

[58] An MM, Zou Z, Shen H, LiuP, et al. Incidence and risk of significantly raised blood pressure in cancer patients treated with bevacizumab: an updated meta - analysis [J]. Eur J Clin Pharmacol, 2010, 66: 813 - 821.

[59] Zhu X, Stergiopoulos K, Wu S. Risk of hypertension and renal dysfunction with an angiogenesis inhibitor

[60] sunitinib: systematic review and meta-analysis [J]. Acta Oncol, 2009, 48: 9-17.
[60] Berry JD, Dyer A, Cai X, et al. Lifetime risks of cardiovascular disease [J]. N Engl J Med, 2012, 366: 321-329.
[61] Wilkins JT, Ning H, Berry J, et al. Lifetime risk and years lived free of total cardiovascular disease [J]. JAMA, 2012, 308: 1795-1801.
[62] WilsonPW, D'Agostino RB, Levy D, et al. Prediction of coronary heart disease using risk factor categories [J]. Circulation, 1998, 97: 1837-1847.
[63] Conroy RM, Pyörälä K, Fitzgerald AP, et al. SCORE project group. Estimation of ten-year risk of fatal cardiovascular disease in Europe: The SCORE project [J]. Eur Heart J, 2003, 24: 987-1003.
[64] Bendjama K, Guionaud S, Aras G, et al. Translation strategy for the qualification of drug-induced vascular injury biomarkers [J]. Toxicol Pathol, 2014, 42: 658-671.
[65] http://www.cancer.gov/about-nci/organization/ccct/steering-committees/investigational-drug.
[66] Ballermann BJ. Endothelial cell activation [J]. Kidney Int, 1998, 56: 1810-1826.
[67] Vormittag R, Simanek R, Ay C, et al. High factor Ⅷ levels independently predict venous thromboembolism in cancer patients: the cancer and thrombosis study [J]. Arterioscler Thromb Vasc Biol, 2009, 29: 2176-2181.
[68] KernsW, Schwartz L, Blanchard K, et al. Expert Working Group on Drug-Induced Vascular Injury. Drug-induced vascular injury—a quest for biomarkers [J]. Toxicol Appl Pharmacol Pharmacol, 2005, 203: 62-87.
[69] Periard D, Boulanger CM, Eyer S, et al. Are circulating endothelial-derived and platelet-derived microparticles a pathogenic factor in the cisplatin-induced stroke [J]? Stroke, 2007, 38: 1636-1638.
[70] Aminkeng F, Bhavsar AP, Visscher H, et al. Canadian pharmacogenomics network for drug safety consortium. A coding variant in RARG confers susceptibility to anthracycline-induced cardiotoxicity in childhood cancer [J]. Nat Genet, 2015, 47: 1079-1084.
[71] Visscher H, Ross CJ, Rassekh SR, et al. Canadian Pharmacogenomics Network for Drug Safety Consortium. Pharmacogenomic prediction of anthracycline-induced cardiotoxicity in children [J]. J Clin Oncol, 2012, 30: 1422-1428.
[72] Cardinale D, Bacchiani G, Beggiato M, et al. Strategies to prevent and treat cardiovascular risk in cancer patients [J]. Semin Oncol, 2013, 40: 186-198.
[73] LancellottiP, Nkomo VT. European Society of Cardiology Working Groups on Nuclear Cardiology and Cardiac Computed Tomography and Cardiovascular Magnetic Resonance; American Society of Nuclear Cardiology, Society for Cardiovascular Magnetic Resonance, and Society of Cardiovascular Computed Tomography. Expert consensus for multi-modality imaging evaluation of cardiovascular complications of radiotherapy in adults: a report from the European Association of Cardiovascular Imaging and the American Society of Echocardiography [J]. Eur Heart J Cardiovasc Imaging, 2013, 14: 721-740.
[74] Albini A, Pennesi G, DonatelliF, et al. Cardiotoxicity of anticancer drugs: The need for cardio-oncology and cardio-oncological prevention [J]. J Natl Cancer Inst, 2010, 102: 14-25.
[75] Levine GN, D'Amico AV, Berger P, et al. American Heart Association Council on Clinical Cardiology and Council on Epidemiology and Prevention, the American Cancer Society, and the American Urological Association. Androgen deprivation therapy in prostate cancer and cardiovascular risk: a science advisory

from the American Heart Association, American Cancer Society, and American Urological Association: endorsed by the American Society for Radiation Oncology [J]. CA Cancer J Clin, 2011, 60: 194-201.

[76] Acar Z, Kale A, Turgut M, et al. Efficiency of Atorvastatin in the protection of anthracycline-induced cardiomyopathy [J]. J Am Coll Cardiol, 2011, 58: 988-989.

第十六章

癌症与高血压

在我国心血管疾病仍然是死亡和残疾的最常见原因。高血压（HTN）是心血管疾病最重要的可改变风险因素之一，它影响到我国3亿人、美国约5千万人和全球约10余亿人。在临床试验中，抗高血压治疗已显示可降低中风、心肌梗死和心力衰竭的风险。高血压与癌症之间的关系是众所周知的，随着化学治疗、靶向治疗的更新及生存率的改善，两者之间的相互影响已备受关注。癌症患者中高血压的发病率与一般人群相似，但是一旦开始癌症治疗，高血压发生率会更高[1,2]。除受到导致高血压常见因素的影响外，癌症患者还受到癌症类型、化学疗法和放射疗法的影响。必须深入了解癌症患者高血压发展或恶化的机制，包括癌症类型，如儿茶酚胺分泌内分泌肿瘤，或化疗类型等，以指导高血压的治疗。早期诊断和治疗癌症患者的高血压非常重要，因为血压控制不良会加重化疗引起的心脏毒性，导致抗癌治疗受限或停药，甚至危及生命[3]。本章结合最新国际指南，简要阐述癌症患者高血压的流行病学、病理生理学、诊断和治疗。

一、流行病学

癌症患者常合并高血压，而高血压也是抗肿瘤药物主要的不良反应之一[4,5]。能引起明显高血压病的抗肿瘤药物主要是酪氨酸激酶抑制剂[6,7]。

癌症患者中高血压的患病率与普通人群相似（28%~29%）。新发高血压的发生率和严重程度取决于癌症的类型以及化疗的类型、剂量和持续时间。Fraeman 等[4]的一项大型的回顾性队列研究显示，在25 090例不同类型实体肿瘤患者中，1/3出现新发高血压。胃癌或卵巢癌患者的严重高血压［定义为收缩压（SBP）>160~180或舒张压（DBP）>110~120mmHg］或高危高血压（SBP>180或DBP>120mmHg）发病率最高（胃癌18.5%/人·年和5.65%/人·年；卵巢癌20.25%/人·年和4.8%/人·年）。肾细胞癌患者中度高血压发生率最高（SBP>150~160mmHg或DBP>100~110mmHg，46.7%/人·年），而乳腺癌和恶性黑色素瘤患者高血压发病率均最低。化疗的使用似乎与高血压风险增加2~3.5倍有关，不同种类的化疗药物发展为高血压的风险不同。

高血压是血管信号通路（VSP）抑制剂最常见的心血管毒性[8]。贝伐单抗（Bevacizumab）是2004年被批准用于治疗结肠癌第一种针对血管内皮生长因子（VEGF）的单克隆抗体。临床统计表明，贝伐单抗诱导的高血压发生率从4%~35%不等，其中3级高血压的发病率为11%~18%[9,10]。部分研究认为，高血压的发生主要与剂量有关，而与用药时间无关。很多患者在被确诊为高血压病后，常继续使用贝伐单抗，同时联合使用降压药来控制血压，但有1.7%的患者因血压过高而停止使用此类抗肿瘤药物。贝伐单抗还会引起罕见的脑部毛细血管溢漏综合征（RPLS），RPLS和高血压以及体液潴留，主要表现为头痛、癫痫、嗜睡、意识不清、失明和其他一些视觉与神经系统的疾患。

其他几种较新的VSP抑制剂，如酪氨酸激酶受体抑制剂（TKI）苏尼替尼（sunitinib）、索拉非尼（sorafenib）、帕唑帕尼（pazopanib）等也与高血压密切相关。其中索拉非尼的高血压发病率高达17%～43%，3～4级高血压病发病率为1.4%～38%[11-13]。最近的一项荟萃分析入选了4599例应用索拉非尼治疗的患者，总的高血压发病率也达23.4%，而3～4级高血压有2.1%～30.7%[14]。

Maitland等发现，口服索拉非尼400mg，2次/d，在治疗的第1天即可引起血压升高（收缩压升高8.2mmHg，舒张压升高6.5mmHg）。苏尼替尼能引起5%～24%的患者发病，其中3级及以上高血压的发病率为2%～8%，一般在用药4周后发生。

Meta分析显示，总体上VSP抑制剂的HTN发病率为19%～25%，但TKI的发病率似乎更高[14]。首次发生高血压的中位时间最早为4～5天，发生严重高血压的中位时间为11天。对68例应用索拉非尼治疗的晚期肾癌患者的研究发现，既往有高血压病史及肾癌病史的患者发生高血压的风险分别是无高血压病史及肾癌病史患者的4.49倍和2.54倍（$P < 0.05$）[15]。高血压病史及肾癌病史是接受抗血管生成药物治疗后发生高血压的独立预测因素。抗肿瘤治疗过程中，高血压患者发生左心室功能障碍的风险更高。

Robinson等[16]研究发现，在接受TKI、头孢地尼治疗的妇女中，87%在研究结束时患有高血压。用VSP抑制剂治疗的患者中，几乎100%的患者血压绝对值升高，尽管只有一小部分患者出现了真正的高血压[17]。在大多数情况下，血压升高是迅速的，建议在化疗的第一个周期每周监测一次，随后每2～3周监测一次。

环磷酰胺、异环磷酰胺、顺铂和甲磺酸丁酯（白消安，马里兰）的高血压发病率为6%，霉酚酸酯的高血压发病率为28%～80%，DNA甲基化剂的高血压发病率为8%～9%[18]。剂量和药物相互作用也可能有助于高血压的发展。

然而，研究高血压发病率的癌症试验的Meta分析很可能低估了它在现实世界中的发生率，因为普通人群中的患者可能有糖尿病、高龄、先前存在的高血压或其他心血管危险因素等合并疾病，这些患者常常被排除在临床试验之外。另外，某些化疗药物可能不会直接引起高血压，但是在预先存在的高血压环境中接触药物可能会增加其他心脏毒性的风险。例如，曲妥珠单抗治疗HER2（+）乳腺癌增加了伴发高血压患者发生心肌病的风险[19]。

还有一些报告将癌症发展与基础高血压或其治疗联系起来。美国盖洛普公司2008-2009年对超过35万名美国成年人进行调查，发现一些慢性疾病和癌症之间的关系密切。如高血压患者、高胆固醇患者、糖尿病患者及心脏病患者被诊断出癌症的比率分别为11.8%、11.7%、12.7%和18.1%。而没有患上述慢性疾病的人被诊断出癌症的比率分别为5.0%、5.3%、6.4%和6.5%。即高血压患者患癌症的概率是一般人的2.36倍。瑞典一项大型研究发现，高血压与癌症死亡风险增加有关，在男性中，高血压与癌症的发生风险增加有关[20]。Li等[21]的回顾性分析显示，在绝经后服用钙通道拮抗剂10年或更长时间的妇女中，侵袭性乳腺癌的发病率增加了 2.5 倍。这种关系并不因所使用的钙通道阻滞剂类型而异（短作用与长作用，二氢吡啶与非二氢吡啶）。该研究没有发现利尿剂、β 受体阻滞剂（BB）和血管紧张素 II 拮抗剂与癌症相关的风险，这将支持癌症风险与药物相关的观点，而不是由于存在高血压或伴发病。其他一些研究表明，血管紧张素受体阻滞剂（ARB）增加了癌症的风险，但是汇总 15 项试验的 Meta 分析并不支持这一观点[22]。

以往有关高血压与癌症之间联系的研究结论相左较明显，目前还不清楚高血压患者癌症风险的增加是由于特定的抗高血压治疗、高血压本身，还是导致高血压的潜在社会行为和遗传特征，而后者也可能导致癌症的发生。在更多的循证证据出现之前，目前没有关于抗高血压药物可能的癌症风险的明确建议。

二、诊断

目前，对于癌症患者的最佳血压标准或特定抗高血压药物尚无具体的指导方针，建议可以遵循下述高血压指南：应在开始化疗前测量基线血压，每日监测血压[23]，密切注意血压的任何显著变化，及时处理癌症治疗开始后可能出现的血压突然升高。

高血压的诊断和治疗界值通常遵循 JNC7 和 ESC 的建议，即 140/90mmHg[23,24]。糖尿病或慢性肾脏病（CKD）患者的治疗目标是血压 <130/80mmHg。

2017 年美国 JNC 将高血压的诊断界值由 140/90mmHg 下调至 130/80mmHg，将 130/80mmHg 作为大多数高血压患者的降压目标值，在学界引起争鸣[25]。2018 年欧洲高血压指南更新 2013 年指南，依旧沿用了 140/90mmHg 的诊断界值。我国 2018 年 9 月在 ISH 会议上发表的《2018 年中国高血压防治指南修订版（征求意见稿）》与 ESC 标准一致。

三、病理生理学

高血压在癌症患者中的发生发展涉及多种机制，可能与癌症治疗、癌症本身或患者的基础疾病有关。主要包括内皮功能障碍，一氧化氮生物利用度降低，交感神经系统活性增加，血管对循环血管活性物质的敏感性增加，保钠激素分泌过多，内皮素 -1 和血管紧张素 II 等血管收缩剂增加，血管舒缓素激肽系统表达减低，有效毛细血管床减少，继发性肾小球结构和功能改变等[18]。

四、化疗所致高血压

许多化疗药物会导致高血压，尤其是 VSP 抑制剂，其机制不明。实验研究发现，VEGF 激活 VEGFR-2，诱导内皮细胞表达一氧化氮合酶，增加血管通透性和血管舒张性。在缺血性心肌病模型中使用 VEGF 激动剂，能够促进血管生成，导致低血压。因此，抑制 VSP 途径会减少一氧化氮的产生和血管扩张，从而导致高血压。

血管内皮细胞中的 VEGF 信号通路与细胞生长、肥大、存活、血管扩张、迁移和黏附有关。抑制血管内皮生长因子的分泌可导致内皮细胞凋亡和毛细血管床的慢性重塑，这一过程被称为稀薄化（capillary rarefaction），即微循环的毛细血管数目减少。Mourad 等[26]证明，接受 VSP 抑制剂治疗的患者皮肤毛细血管密度显著降低，毛细血管扩张反应性降低。重要的是，在停止 VSP 抑制剂治疗后，毛细血管密度下降是可逆的，伴随的高血压也是可逆的。毛细血管稀薄也发生在心脏，可能是 VSP 相关心肌病的原因之一。此外，内皮素-1 也与 VSP 介导的高血压有关。

高血压可在给予 VSP 抑制剂后 24 小时内发生，但更常见的是在几周内发生，通常随着治疗时间的延长，高血压逐渐升高。停用化学治疗剂后，血压可以恢复正常。Rini 等[27]的回顾性分析纳入 5000 名肾细胞癌患者，结果显示，舒尼替尼相关高血压与生存率改善独立相关（30.9 *vs* 7.2 个月中位生存期）。尽管如此，将这些患者的高血压治疗水平调整到血压正常水平并不会降低疗效。

烷化剂如环磷酰胺和异环磷酰胺也可导致高血压及其他心脏毒性，可能与破坏内皮功能引起肾内皮损伤有关[28]。

钙调神经磷酸酶抑制剂：环孢素 A 相关高血压的特点是血压昼夜节律紊乱，失去正常夜间血压下降规律，或者出现夜间血压升高。脏器移植后早期，环孢素 A 一定程度地抑制 RAAS 活性，所以高血压患者在移植后早期单独使用 ACEI 的降压效好。他克莫司（tacrolimus）治疗后高血压的发生率较低，通常一种抗高血压药物即可控制，从环孢素转换为他克莫司后血压可能恢复正常[29]。肾移植患者环孢素诱导的新发高血压发病率在 11%~80%，发生率在成人与儿童相似，取决于治疗的剂量和持续时间。已经存在的高血压（OR 3.5）、肌酐 > 2mg/dl（OR 3.8）以及用类固醇维持治疗会增加环孢素诱导高血压的风险（OR 3.3）。骨髓移植患者环孢素诱导的高血压发生率特别高（57%），与年龄、性别或种族无关[30]。环孢素和他克莫引司起高血压的机制有：交感神经活性增强、近端肾小管吸收增加、血管扩张的前列腺素合成改变、直接血管效应和肾毒性导致体液潴留。

五、类固醇诱导的高血压

激素诱导的高血压呈剂量依赖性，发生率约为 20%，在老年人和有高血压家族史的患者中发生率更高[31]。其机制包括：增加血管对血管收缩剂的敏感性，如儿茶酚胺、加压素或血管紧张素 II；抑制血管舒张系统，如一氧化氮合酶、前列环素和激肽释放酶系统；激活盐皮质激素受体，增加糖皮质激素转化为盐皮质激素（如甘草糖），以及水钠潴留。甘草的体内代谢物能够抑制 11-β 羟基类固醇脱氢酶（可将皮质醇转化为无活性的皮质酮）活性，并可与盐皮质激素受体结合，蓄积的皮质醇起到盐皮质激素样作用，可作用于远曲肾小管，引起低钾血症、水钠潴留和高血压。甘草引起的高血压临床特点为，高血压伴低钾血症、低醛固酮水平和低肾素活性。

六、促红细胞生成素

心血管系统广泛分布着促红细胞生成素（EPO）受体，提示 EPO 可能存在造血功能之外的功能。重组人促红细胞生成素（EPO）常用于治疗贫血，贫血在癌症患者中很常见，尤其是慢性肾功能不全患者。高血压是 EPO 最常见的副作用，占 20%~30%，EPO 诱导高血压的机制尚不清楚。Vaziri 等提出了一些潜在的机制，包括内源性加压素产生增加，对血管扩张剂的反应性降低，血管细胞生长作用引起的动脉重塑，以及血黏度的增加。也有作者认为，EPO 导致高血压的主要机制为外周血管阻力增加，而其增加红细胞压积和血液黏滞度并非致高血压主要原因。基础研究认为，EPO 可促进内皮素 1 释放、血栓烷 B2 合成增加，前列腺素 I2 和血管内皮细胞一氧化氮合成下降，并使末梢血管异常反应性收缩，引起外周血管阻力增加，导致高血压。促红细胞生成素相关的高血压通常为轻度，偶有高血压危象发生。高血压似乎是剂量依赖性的，在开始治疗后 2 周至 4 个月可能变得明显。EPO 诱导高血压的危险因素包括原先存在的高血压、血细胞压积从低基线水平快速上升和静脉注射 EPO[32]。

新近临床试验显示，双重 mTOR 激酶/PI3K 抑制剂可能诱发高血压，其机制尚不清楚。应在开始用药前控制血压，并在用药期间常规监测血压，因为有些患者即使在第一次服药后也会出现血压快速上升。

七、非药物治疗诱导的高血压

除了化疗，涉及头部和颈部的手术或放射疗法可能造成压力反射机制损害，导致难治性、不稳定性高血压，甚至高血压危象。表现为血压骤然升高，持续数分钟至数小时，伴有心动过速、全身出汗、心悸、头晕和严重头痛等。这种不稳定的高血压治疗比较困难，通常需要联合可乐定等非常规抗高血压药物，或静脉用药。

八、肿瘤继发性高血压

癌症患者的高血压主要与所用化疗药物类型和剂量有关，然而也有一些肿瘤通过产生血管活性物质导致高血压。

嗜铬细胞瘤和交感神经/副交感神经神经节瘤可以合成和分泌肾上腺素（Epi）、去甲肾上腺素（NE）和多巴胺（DA）[33]。高血压患者中嗜铬细胞瘤占 0.2%～0.6%[34]，大约 90% 的嗜铬细胞瘤患者表现为持续性（50%）或阵发性（45%）高血压[35]。持续性高血压主要发生在产生 NE 的肿瘤中，而阵发性高血压主要见于伴 EPI 产生的肿瘤，如 MEN2 相关的嗜铬细胞瘤。主要产生多巴胺的肿瘤通常血压正常[36]。

库欣综合征是一种由促肾上腺皮质激素释放激素（CRH）/促肾上腺皮质激素（ACTH）产生或产生皮质醇的肿瘤引起的糖皮质激素过多综合征。成人多于儿童，女性多于男性。多发于 20～45 岁，男女比例为 1:3～1:8。幼儿腺癌较多，年龄较大的患儿则以增生多见。成年男性多为肾上腺增生，腺瘤较少，成年女性可患增生或腺瘤。约 80% 的库欣病患者和 95% 的异位库欣病患者存在高血压。高血压的严重程度不一，50% 以上患者舒张压超过 100mmHg，夜间血压下降规律消失。一般在疾病早期，血压只稍升高，病程长者，高血压的发生率增加，且严重程度也明显增加。高皮质醇引起高血压的机制包括皮质醇的盐皮质激素效应（皮质酮转化为皮质醇的减少），肾素血管紧张素系统的激活，中枢和外周血管紧张素 II 受体的上调，皮质醇对外周和全身血管的作用，一氧化氮合酶的产生减少，血管对儿茶酚胺的敏感性增加[37]。

原醛症指肾上腺皮质分泌过量醛固酮，导致体内潴钠排钾，血容量增多，肾素-血管紧张素系统活性受抑，临床主要表现为高血压伴低血钾。血压通常显著升高（收缩压 160～

180mmHg），与原发性高血压患者相比，这些患者的左心室质量测量值更大。一项回顾性研究显示，他们的卒中、心肌梗死和心房颤动的发生率也较高[38]。Mosso 等[39] 报道，在 1、2、3 级高血压患者中原醛症患病率分别为 1.99%、8.02% 和 13.2%；而在难治性高血压患者中，其患病率更高，为 17%~23%[40]。国内相关研究报道较少，在亚洲普通高血压人群中其患病率约为 5%[41]。2010 年由中华医学会内分泌分会牵头在全国 11 个省 19 个中心对 1656 例难治性高血压患者进行了原醛症的筛查，首次报道其患病率为 7.1%[42]。

九、治疗与管理

研究表明，高血压等合并症可能与肿瘤分期对总体预后的影响同样重要[43]。因此，在癌症患者中应积极防治高血压，目标是减少终末器官损害和死亡率，并提高患者耐受癌症治疗的能力。一般来说，在开始使用化疗药物之前应对血压进行最佳控制，并实施密切监测，同时进行适当的降压药物调整，以充分控制血压。如果做得恰当，由于高血压而需要停止癌症治疗的可能性很小。

2010 年，美国国家癌症研究所药物调查指导委员会的一个专家小组发表了关于优化风险分层、BP 监测和安全使用新化疗药物的建议。目前对高血压的治疗应遵循国际高血压防治指南，并参考 JNC 或 ESC 对普通人群的相同建议。

2018 年欧洲高血压指南新增建议，对很高危的高血压患者（心血管病，特别是冠心病患者），当血压超过 130/85mmHg 时即考虑药物治疗。将 <140/90mmHg 作为多数高血压患者的初步控制目标，将 140~150/90mmHg 作为老年人（无论 80 岁以上还是以下）的目标值。若患者耐受良好，可以进一步降低血压水平。

不同高血压患者降压目标值如下：<65 岁：120~130mmHg；≥65 岁：130~140mmHg；合并糖尿病：≤130mmHg；合并冠心病：≤130mmHg；合并慢性肾病：130~140mmHg；合并卒中或 TIA 后患者：120~130mmHg。指南对血压控制下限作出了更明确的规定，18~65 岁患者血压不低于 120/70mmHg，而慢性肾病患者与老年患者不低于 130/70mmHg。我国《2018 年中国高血压防治指南修订版》与 ESC 推荐基本一致。

然而，在选择抗高血压药物时，应该考虑到高血压的机制、药物-药物相互作用以及任何其他可能使用特定降压药物的情况。当患者在化疗前已经服用抗高血压药物时，应该注意化疗期间可能出现的体重下降，及时调整剂量，服用 ACEI 等药物的患者应监测其肾功能和钾。

目前尚缺乏在癌症患者中比较各种抗高血压药物的随机试验。Copur 等[44] 汇总临床数据，对 VEGF 抑制剂诱导的高血压提出如下建议，即：CCB 和 ACE 抑制剂（ACEI）或 ARB 可以有效控制 VEGF 抑制剂诱导的高血压。β 受体阻滞剂（BB）和利尿剂似乎也是安全的。服用非二氢吡啶 CCB（地尔硫䓬和维拉帕米）的患者应避免同时服用 TKI，如舒尼替尼和索拉非尼，因为前者抑制 CYP3A4 系统，而 TKI 通过 CYP3A4 系统代谢。Izzedine 等[45] 建议慎用硝苯地平，因为它可以诱导 VEGF 的分泌。一旦停止化疗，VSP 抑制剂诱导的高血压是可逆的，而恢复到基线血压通常与从化疗开始后发展到高血压所需的时间相同。

对于突发高血压，应当参照高血压指南处理：初始阶段（1 小时内）血压控制的目标为平均动脉压的降低幅度不超过治疗前水平的 25%。在随后的 2～6 小时内将血压降至较安全水平，一般为 160/100mmHg 左右。如果可耐受这样的血压水平，在以后 24～48 小时，逐步降压达到正常水平。常用静脉用药为硝普钠、乌拉地尔、艾司洛尔、酚妥拉明等。

钙调神经磷酸酶抑制剂（环孢素和他克莫司）影响细胞内钙离子，诱发高血压，因此，CCB 已成功用于防治环孢素诱导的高血压。例如在开始应用环孢素之前口服伊拉地平（CCB）可以控制高血压。然而，地尔硫䓬可以提高钙调神经磷酸酶抑制剂的水平，不推荐应用。ACEI 也被证明在控制钙调神经磷酸酶抑制剂患者的血压方面是有效的，但是由于后者的潜在肾毒性作用，使用 ACEI、ARB 或保钾利尿剂时应谨慎，必须密切关注高钾血症和肾功能。ARB 如氯沙坦可有效治疗由霉酚酸酯（麦考酚酸酯）所致的高血压[46]。治疗类固醇诱导的高血压包括限制液体和钠摄入，利尿剂是首选，ACEI 或盐皮质激素受体拮抗剂也有效，当然，停用类固醇是最好的方法。对于压力感受器损害，应考虑应用可乐定。在高血压的管理中，应与非癌症患者一样考虑族裔、种族和合并症。例如，心力衰竭患者中使用 BB 和 ACEI，糖尿病患者或 CKD 患者中选择 ACEI 或 ARB，非洲裔美国人中优选噻嗪类利尿剂或 CCB 等。

嗜铬细胞瘤的治疗方法是手术切除肿瘤，应在手术前控制血压[46]。酚苄明是一种非选择性的 α1 和 α2 受体阻滞剂，可减少血压波动，减轻血管收缩，并有助于预防术中大量儿茶酚胺释放到血液循环中导致的高血压危象。α1 受体阻滞剂，如哌唑嗪或特拉唑嗪作用时间较短，有助于减少术后低血压。CCBS 和 BBS 有助于预防酚苄明引起的反射性心动过速。β 受体阻滞剂只能在 α 受体阻滞剂后使用，因为无对抗的 β 受体阻滞可导致血压显著升高。

库欣综合征肿瘤相关 HTN 的治疗方法是手术切除 ACTH 或皮质醇分泌肿瘤，术后皮质醇水平能够提示预后，如果高皮质醇血症得不到纠正，血压很难控制。即使充分手术切除，血液皮质醇正常后，仍然有近 1/3 的患者高血压持续存在，需要长期降压药物治疗[47]。ACEI 或 ARB 是首选药物，联合 CCB 或 BB 有助于最佳的血压控制。

对于继发于单侧肾上腺腺瘤或增生的原发性醛固酮增多症，单侧肾上腺切除术是首选。对于双侧疾病，建议采用药物治疗，首选盐皮质激素受体拮抗剂（螺内酯或依普利酮）[48]。一项随机试验显示，与依普利酮相比，螺内酯对 DBP 的降压作用更为显著[49]。对于不能耐受这些药物的人，推荐保钾利尿剂，如阿米洛利。如果高血压仍然存在，可以使用噻嗪类利尿剂或 ACEI。中华医学会内分泌学分会建议安体舒通作为一线用药，依普利酮为二线药物[50]。安体舒通起始治疗剂量为 20mg/d，如病情需要，可逐渐增加至最大剂量 100mg/d。依普利酮是一种选择性醛固酮受体拮抗剂，不拮抗雄激素和孕激素受体，不会导致严重的内分泌紊乱。研究报道，原发性醛固酮增多症患者长期使用依普利酮可在有效控制血压同时尽可能避免诸如男性乳房发育等不良反应[51]。依普利酮起始剂量 25mg/d，由于其半衰期短，建议一天给药 2 次。

十、小结

由于高效化疗靶向等药物的使用逐渐增加，癌症患者中新发高血压或已患高血压的加重均相当多见。因此，在癌症患者中及时诊断和恰当治疗高血压，对于避免过早中止挽救生命的化疗和严重的不良心血管事件极其重要。但是，目前尚缺乏针对癌症患者高血压的基础研究与临床防治大型 RCT 试验证据，有待多国家、多中心协作完成。

（朱梅　尹明　赵玉生　吴天然）

参考文献

[1] Piccirillo JF, Tierney RM, Costas I, et al. Prognostic importance of comorbidity in a hospital-based cancer registry [J]. JAMA, 2004, 291 (20): 2441-2447.

[2] Maitland ML, Bakris GL, Black HR, et al. Cardiovascular Toxicities Panel, convened by the Angiogenesis Task Force of the National Cancer Institute Investigational Drug Steering Committee. Initial assessment, surveillance, and management of blood pressure in patients receiving vascular endothelial growth factor signaling pathway inhibitors [J]. J Natl Cancer Inst, 2010, 102 (9): 596-604.

[3] Chu TF, Rupnick MA, Kerkela R, et al. Cardiotoxicity associated with tyrosine kinase inhibitor sunitinib [J]. Lancet, 2007, 370: 2011-2019.

[4] Fraeman K, Nordstrom B, Luo W, et al. Incidence of new-onset hypertension in cancer patients: a retrospective cohort study [J]. Int J Hypertens, 2013, 2013: 379252.

[5] Colt JS, Schwartz K, Graubard BI, et al. Hypertension and risk of renal cell carcinoma among white and black Americans [J]. Epidemiology, 2011, 22 (6): 797-804.

[6] Milan A, Puglisi E, Ferrari L, et al. Arterial hypertension and Cancer [J]. Int J Cancer, 2014, 134 (10): 2269-2277.

[7] Izzedine H, Ederhy S, Goldwasser F, et al. Management of hypertension in angiogenesis inhibitor-treated patients [J]. Ann Oncol, 2009, 20 (5): 807-815.

[8] Katavetin P. VEGF inhibition and renal thrombotic microangiopathy [J]. N Engl J Med, 2008, 359 (2): 205-206; author reply 206-207.

[9] Hurwitz H, Fehrenbacher L, Novotny W, et al. Bevacizumab plus irinotecan, fluorouracil, and leucovorin for metastatic colorectal cancer [J]. N Engl J Med, 2004, 350 (23): 2335-2342.

[10] Pande A, Lombardo J, Spangenthal E, et al. Hypertension secondary to anti-angiogenic therapy: experience with bevacizumab [J]. Anticancer Res, 2007, 27 (5B): 3465-3470.

[11] Scappaticci FA, Skillings JR, Holden SN, et al. Arterial thromboembolic events in patients with metastatic carcinoma treated with chemotherapy and bevacizumab [J]. J Natl Cancer Inst, 2007, 99 (16): 1232-1239.

[12] Furuse J, Ishii H, Nakachi K, et al. Phase I study of sorafenib in Japanese patients with hepatocellular carcinoma [J]. Cancer Sci, 2008, 99 (1): 159-165.

[13] Riechelmann RP, Chin S, Wang L, et al. Sorafenib for metastatic renal cancer: the Princess Margaret experience [J]. Am J Clin Oncol, 2008, 31 (2): 182-187.

[14] Wu S, Chen JJ, Kudelka A, et al. Incidence and risk of hypertension with sorafenib in patients with cancer: a systematic review and meta-analysis [J]. Lancet Oncol, 2008, 9 (2): 117-123.

[15] 杨柳青, 陈映霞, 秦叔逵. 肿瘤抗血管生成药物导致高血压的临床观察 [J]. 临床肿瘤学杂志, 2014, 18 (7): 603-607.

[16] Robinson ES, Khankin EV, Karumanchi SA, et al. Factor signaling pathway inhibition: mechanisms and

[17] Maitland ML, Kasza KE, Karrison T, et al. Ambulatory monitoring detects sorafenib – induced blood pressure elevations on the first day of treatment [J]. Clin Cancer Res, 2009, 15 (19): 6250 – 6257.

[18] ABi Aad S, Pierce M, Barmaimon G, et al. Hypertension induced by chemotherapeutic and immunosuppressive agents: A new challenge [J]. Crit Rev Oncol Hematol, 2015, 93 (1): 28 – 35.

[19] Jahanzeb M. Adjuvant Trastuzumab therapy for HER2 – positive breast cancer [J]. Clin Breast Cancer, 2008, 8 (4): 324 – 333.

[20] Stocks T, Van Hemelrijck M, Manjer J, et al. Blood pressure and risk of cancer incidence and mortality in the metabolic syndrome and cancer project [J]. Hypertension, 2012, 59 (4): 802 – 810.

[21] Li CI, Daling JR, Tang M – TC, et al. Use of antihypertensive medications and breast cancer risk among women aged 55 to 74 years [J]. JAMA Intern Med, 2013, 173 (17): 1629 – 1637.

[22] ARB Trialists Collaboration. Effects of telmisartan, irbesartan, valsartan, candesartan, and losartan on cancers in 15 trials enrolling 138, 769 individuals [J]. J Hypertens, 2011, 29 (4): 623 – 635.

[23] Mancia G, Fagard R, Narkiewicz K, et al. 2013 ESH/ESC Guidelines for the management of arterial hypertension: the Task Force for the management of arterial hypertension of the European Society of Hypertension (ESH) and of the European Society of Cardiology (ESC) [J]. J Hypertens, 2013, 31 (7): 1281 – 1357.

[24] Antza C, Doundoulakis I, Stabouli S, et al. Comparison Among Recommendations for the Management of Arterial Hypertension Issued by Last US [J]. Canadian, British and European Guidelines, 2018, 25 (1): 9 – 16.

[25] Yancy CW, Jessup M, Bozkurt B, et al. 2017 ACC/AHA/HFSA Focused Update of the 2013 ACCF/AHA Guideline for the Management of Heart Failure: A Report of the American College of Cardiology/American Heart Association Task Force on Clinical Practice Guidelines and the Heart Failure Society of America [J]. Circulation, 2017, 23 (8): 628 – 651.

[26] Mourad JJ, des Guetz G, Debbabi H, et al. Blood pressure rise following angiogenesis inhibition by bevacizumab. A crucial role for microcirculation [J]. Ann Oncol, 2008, 19 (5): 927 – 934.

[27] Rini BI, Cohen DP, Lu DR, et al. Hypertension as a biomarker of efficacy in patients with metastatic renal cell carcinoma treated with sunitinib [J]. J Natl Cancer Inst, 2011, 103 (9): 763 – 773.

[28] Daher IN, Yeh ET. Vascular complications of selected cancer therapies [J]. Nat Clin Pract Cardiovasc Med, 2008, 5 (12): 797 – 805.

[29] Morales JM, Andres A, Rengel M, et al. Influence of cyclosporin, tacrolimus and rapamycin on renal function and arterial hypertension after renal transplantation [J]. Nephrol Dial Transplant, 2001, 16 (Suppl. 1): 121 – 124.

[30] Grossman E, Messerli FH. Secondary hypertension: interfering substances [J]. J Clin Hypertens (Greenwich), 2008, 10 (7): 556 – 566.

[31] Grossman EMF. Management of drug – induced and iatrogenic hypertension. In: Hypertension primer [M]. 3rd ed. Dallas, TX: Lippincott Williams & Wilkins, 2003: 516 – 519.

[32] Luft FC. Erythropoietin and arterial hypertension [J]. Clin Nephrol, 2000, 53 (1 Suppl): S61 – 64.

[33] Zuber S, Kantorovich V, Pacak K. Hypertension in pheochromocytoma: characteristics and treatment [J]. Endocrinol Metab Clin North Am, 2011, 40 (2): 295 – 311, vii.

[34] Omura M, Saito J, Yamaguchi K, et al. Prospective study on the prevalence of secondary hypertension among hypertensive patients visiting a general outpatient clinic in Japan [J]. Hypertens Res, 2004, 27 (3): 193-202.

[35] Calhoun DA, Jones D, Textor S, et al. Resistant hypertension: diagnosis, evaluation, and treatment: a scientific statement from the American Heart Association Professional Education Committee of the Council for High Blood Pressure Research [J]. Hypertension, 2008, 51 (6): 1403-1419.

[36] Velasco A, Vongpatanasin W. The evaluation and treatment of endocrine forms of hypertension [J]. Curr Cardiol Rep, 2014, 16 (9): 528.

[37] Singh Y, Narendra K, Menon AS. Endocrine hypertension—Cushing's syndrome [J]. Indian J Endocrinol Metab, 2011, 15 (Suppl 4): S313-316.

[38] Milliez P, Girerd X, Plouin PF, et al. Evidence for an increased rate of cardiovascular events in patients with primary aldosteronism [J]. J Am Coll Cardiol, 2005, 45 (8): 1243-1248.

[39] Mosso L, Carvajal C, González A, et al. Primary aldosteronism and hypertensive disease [J]. Hypertension, 2003, 42 (2): 161-165.

[40] Calhoun DA. Is there an unrecognized epidemic of primary aldosteronism? [J]. Hypertension, 2007, 50 (3): 447-453, discussion 447-453.

[41] LohKC, Koay ES, Khaw MC, et al. Prevalence of primary aldosteronism among Asian hypertensive patients in Singapore [J]. J Clin Endocrinol Metab, 2000, 85 (8): 2854-2859.

[42] Sang X, Jiang Y, Wang W, et al. Prevalence of and risk factors for primary aldosteronism among patients with resistant hypertension in China [J]. J Hypertens, 2013, 31 (7): 1465-1471; discussion 1471-1472.

[43] Piccirillo JF, Tierney RM, Costas I, et al. Prognostic importance of comorbidity in a hospital-based cancer registry [J]. JAMA, 2004, 291 (20): 2441-2447.

[44] Copur MS, Obermiller A. An algorithm for the management of hypertension in the setting of vascular endothelial growth factor signaling inhibition [J]. Clin Colorectal Cancer, 2011, 10 (3): 151-156.

[45] Izzedine H, Ederhy S, Goldwasser F, et al. Management of hypertension in angiogenesis inhibitor-treated patients [J]. Ann Oncol, 2009, 20 (5): 807-815.

[46] Pappachan JM, Raskauskiene D, Sriraman R, et al. Diagnosis and management of pheochromocytoma: a practical guide to clinicians [J]. Curr Hypertens Rep, 2014, 16 (7): 442.

[47] Sharma ST, Niemen LK. Cushing's syndrome: all variants, detection, and treatment [J]. Endocrinol Metab Clin North Am, 2011, 40 (2): 379-391, viii-ix.

[48] Karagiannis A, Tziomalos K, Papageorgiou A, et al. Spironolactone versus eplerenone for the treatment of idiopathic hyperaldosteronism [J]. Expert Opin Pharmacother, 2008, 9 (4): 509-516.

[49] Parthasarathy HK, Ménard J, White WB, et al. A double-blind, randomized study comparing the antihypertensive effect of eplerenone and spironolactone in patients with hypertension and evidence of primary aldosteronism [J]. J Hypertens, 2011, 29 (5): 980-990.

[50] 中华医学会内分泌学分会肾上腺学组. 原发性醛固酮增多症诊断治疗的专家共识 [J]. 中华内分泌代谢杂志, 2016, 32 (03): 188-195.

[51] Karagiannis A, Tziomalos K, Papageorgiou A, et al. Spironolactone versus eplerenone for the treatment of idiopathic hyper aldosteronism [J]. Expert Opin Pharmacother, 2008, 9 (4): 509-515.

第十七章

癌症患者血脂异常与他汀类药物应用

目前,我国心血管病和肿瘤的发病率快速上升,主要与不健康的生活方式、热量摄入多、运动少导致的肥胖有关。近30年来,我国成人腰围平均每年增加约0.5cm,高血压的发病率每年增加1%,已经接近3亿人,血脂异常也有相似的发病趋势,脂肪组织具有内分泌功能,分泌过多有害的血管活性分子、炎症因子和促凝物质。肥胖者血浆中增高的甘油三酯能够激活脂蛋白酯酶和肝脂酶,分解甘油三酯,使脂蛋白颗粒变小,高密度脂蛋白代谢加快,小而密的低密度脂蛋白升高,与受体的亲和力下降,更容易沉积于血管内皮下形成动脉粥样硬化,是心血管事件高发的基础。肥胖者往往有多种动脉粥样硬化的危险因素,对于血压、血脂、血糖正常和不吸烟的人,发生心脑血管事件一般要到70岁以后,但是若有其中一项异常,即可使发病提前10年。在我国发病率前几位的疾病,心血管病、肿瘤、肺部疾病和骨质疏松大多与肥胖导致的内分泌紊乱有关。动脉粥样硬化是一种系统性的全身性疾病,可以导致多种严重的心血管疾病,其最主要的成因是血液中总胆固醇,尤其是低密度脂蛋白胆固醇(LDL-C)的增高[1]。癌症幸存者患心肌梗死和心力衰竭的风险升高,儿童期癌症幸存者患心肌梗死的风险增加5倍,因此应特别关注癌症患者发生心血管疾病的风险,改变患者不健康的生活方式,严格防控动脉粥样硬化相关的血脂异常等危险因素[2],减少心血管并发症,改善患者预后。2013年美国心脏病学会/美国心脏协会(ACC/AHA)评估10年和终生发生动脉粥样硬化性心血管事件的风险,与Framingham和Reynolds心血管疾病风险评分标准相似,包括传统的危险因素,如年龄、胆固醇水平、血压、糖尿病和吸烟,但没有包括与癌症化疗或放射治疗相关的心脏毒性(表17-1)[3-6]。2013年ACC/AHA指南没有涉及与癌症相关的心血管疾病风险。2015年美国血脂协会的专家小组推荐以患者为中心,按照危险分层制定血脂控制目标,也没有提到与癌症相关的心血管疾病风险,但是明确了调脂治疗与癌症的风险增加无关[7,8]。

本章对目前血脂异常防治的主要国际指南的有关推荐进行解读,并对他汀类药物与癌症的相互影响及潜在防治价值予以阐述。

表 17-1 估算 10 年心血管风险的准则中使用的变量

Framingham 评分	Reynolds 评分	ACC/AHA ASCVD
年龄（30~74岁）	年龄（45~80岁）	年龄（20~79岁）
性别	性别	性别
总胆固醇	总胆固醇	总胆固醇
高密度脂蛋白	高密度脂蛋白	高密度脂蛋白
现阶段吸烟者	现阶段吸烟者	现阶段吸烟者
收缩压	收缩压	收缩压
高血压的治疗	高敏 C 反应蛋白（hs-CRP）	高血压的治疗
糖尿病	父母 60 岁以前的心脏病史或中风史	糖尿病
		种族（白人，非裔美国人）

一、国际血脂异常防治指南解读

（一）《2013 ACC/AHA 控制血液胆固醇降低成人动脉粥样硬化性心血管疾病（ASCVD）风险指南》和《2018 年胆固醇管理指南》[5]

由美国心脏病学会（ACC）、美国心脏学会（AHA）与美国心肺血液研究所（NHLBI）联合制定的 2013 年指南，定义了可能受益于他汀类药物治疗的特定人群（表 17-2）。

表 17-2 2013 年 ACC/AHA 关于控制血胆固醇以降低成人动脉粥样硬化 CVD 风险的建议

四组他汀类药物受益群体
临床动脉粥样硬化性心血管疾病
（急性冠状动脉综合征，心肌梗死史，稳定或不稳定型心绞痛，冠状动脉或其他动脉血运重建，中风，短暂性脑缺血发作，或外周动脉疾病）
原发性高胆固醇血症
（年龄≥21 岁，低密度脂蛋白 >190mg/dl）
糖尿病
（年龄 40~75 岁，低密度脂蛋白 70~189mg/dl）
估计 10 年动脉粥样硬化 CVD 风险≥7.5%
（使用集合队列方程风险计算；无糖尿病，年龄 40~75 岁，低密度脂蛋白 70~189mg/dl）

2018 年 11 月美国心脏协会（AHA 2018）科学会议上发布了新版胆固醇管理指南强调了下列问题。

1. 所有人都应保持健康的生活方式，在 20~39 岁的年轻人中，终身风险评估有助于患者的个体化干预。

2. 一级预防：对于 40~75 岁成年人，应在启动他汀治疗前进行风险评估。包括主要危险因素，如吸烟、血压升高、LDL-C、糖尿病以及10年发生ASCVD事件的风险；是否存在风险增加的因素（下述第7条）；生活方式和他汀治疗的潜在获益；潜在的不良反应和药物间的相互作用；他汀类治疗的费用；以及患者的选择。

3. 在临床ASCVD患者中，使用高强度他汀治疗或最大耐受剂量的他汀治疗使LDL-C水平降低≥50%。

4. 对于极高风险的ASCVD患者（多个严重ASCVD事件病史或1个严重ASCVD事件史合并多个高风险因素），严重原发性高胆固醇血症患者［LDL-C≥190mg/dl（≥4.9mmol/L）］，如果使用最大耐受剂量的他汀治疗后，LDL-C水平仍≥1.8mmol/L，加用依折麦布；若仍不达标，加用PCSK9抑制剂。

5. 糖尿病患者：对于LDL-C≥1.8mmol/L的40~75岁患者，使用中等强度的他汀治疗使LDL-C水平降低30%~49%。对于风险较高的患者，特别是那些有多种危险因素或50~75岁的患者，使用高强度他汀治疗将LDL-C水平降低≥50%。

6. 无糖尿病患者：LDL-C水平≥1.8mmol/L，10年ASCVD风险≥7.5%的40~75岁成年人，使用中等强度的他汀治疗将LDL-C水平降低≥30%；如果10年风险≥20%，则将LDL-C水平降低≥50%。

7. 风险增加的因素：建议根据是否患有ASCVD的风险增强因素，制定个体化调脂方案，包括早发ASCVD的家族史；LDL-C水平持续升高≥160mg/dl（4.1mmol/L）；代谢综合征；慢性肾病；先兆子痫或过早绝经史（年龄<40岁）；慢性炎症性疾病，如类风湿关节炎、银屑病或慢性HIV；高危族群，如南亚人；甘油三酯持续升高≥1.97mmol/L；在特定人群中，载脂蛋白B≥130mg/dl、高敏C-反应蛋白≥2.0mg/L、踝肱指数<0.9、脂蛋白（a）≥50mg/dl。对于10年风险为5%~7.5%（临界风险）的患者，存在风险增强因素可能支持他汀治疗。

8. CAC测定：对于无糖尿病、LDL-C水平≥1.8~4.9mmol/L、10年患ASCVD风险≥7.5%~19.9%的40~75岁成年人，如果不能确定是否使用他汀治疗，可考虑测量CAC。如果CAC评分为0，除吸烟者、糖尿病患者和早发ASCVD家族史者外，可不用或延迟他汀治疗。CAC评分为1~99支持使用他汀治疗，特别是对于≥55岁的患者。对于任何患者，如果CAC评分≥100或≥75百分位，应进行他汀治疗。

（二）美国退伍军人事务部血脂管理临床实践指南

2016年美国退伍军人事务部循证实践工作组对2014之前的文献进行了综述，发布了血脂管理临床实践指南[9]，认为没有证据支持将LDL-C或非HDL-C水平作为治疗目标，建议取消血脂控制的目标值。中等强度的固定剂量他汀治疗可改善总死亡率，减少心血管事件，故与ACC/AHA指南不同，该指南推荐起始治疗给予中等强度（剂量）他汀类药物。该指南指出，应根据10年心血管事件发生的风险来决定是否开始他汀类药物治疗，并与患者讨论用药的潜在获益和危害。强有力的证据表明二级预防中等剂量的他汀类药物治疗（在合适的情况下滴定到大剂量）能够获益，关于大剂量他汀的获益证据并不一致，而且获益主要来自非致死性事件。

有关风险评估和分层，指南建议男性超过35岁、女性超过45岁应进行心血管疾病风险筛查，反对将 C 反应蛋白和冠状动脉钙化积分列入到传统的风险因素当中。10 年心血管疾病风险≥12%，用药的获益显著大于风险，强烈推荐他汀类药物治疗；10 年心血管疾病风险介于 6%~12%，应基于患者个体情况进行决策，对于这部分患者证据相当有限，风险评估有高估风险的倾向；10 年心血管疾病风险<6%，无获益证据。

指南认为没有必要进行空腹血脂检测，不支持他汀类药物治疗后常规监测血脂水平，除非存在依从性问题或者担忧大剂量他汀会导致 LDL-C 水平极低，因为他汀的疗效是基于目标剂量而不是血脂水平。

（三）《2016 年欧洲血脂异常管理指南》[10]

指南推荐采用 SCORE 系统进行危险分层，针对不同 LDL-C 水平及心血管风险选择干预措施，推荐 40 岁以上无心血管疾病、糖尿病、慢性肾脏病（CKD）或家族性高胆固醇血症，且无症状的人群使用 SCORE 等风险评估系统评估总风险。

推荐 LDL-C 作为筛查、风险评估、诊断和治疗的主要血脂分析指标，HDL-C、甘油三酯用于风险评估，非 HDL-C 属于强的独立危险因素，应作为危险标志物，尤其适用于高甘油三酯患者。

LDL-C 治疗目标：

对于心血管风险极高危患者，LDL-C 控制目标为<1.8mmol/L（70mg/dl）或降低至少>50%。

对于心血管风险高危患者，推荐 LDL-C 控制目标为<2.6mmol/L（100mg/dl）或降低至少>50%。

对于中低危人群，考虑 LDL-C 目标值为<3.0mmol/L（115mg/dl）。

高胆固醇血症药物治疗：推荐采用最大剂量或最大耐受剂量他汀治疗以达到治疗目标，对于他汀不耐受患者，建议使用依折麦布或胆酸螯合剂或两者联用。若治疗未达标，建议他汀联合胆固醇吸收抑制剂。对于极高危患者，经最大耐受剂量他汀联合依折麦布治疗后 LDL-C 仍高或存在他汀不耐受时，可考虑使用 PCSK9 抑制剂。

高甘油三酯药物治疗：健康的生活方式及控制体重对控制甘油三酯非常重要，建议甘油三酯>2.3mmol/L（200mg/dl）的高危患者服用药物治疗，推荐他汀作为高危高甘油三酯血症患者降低心血管风险首选药物，他汀治疗后甘油三酯仍>2.3mmol/L 的高危患者可考虑联合使用非诺贝特。

杂合子型家族性高胆固醇血症（FH）诊治推荐：男性 55 岁之前或女性 60 岁之前出现冠心病，伴有 LDL-C 明显升高（成年人>190mg/dl，儿童>150mg/dl），黄色瘤，以及早发冠心病家族史的患者，应怀疑患有家族性高胆固醇血症，根据临床标准及 DNA 检测做出诊断。一旦确诊，推荐筛查患者家属家族性高胆固醇血症的可能性，避免杂合子型家族性高胆固醇血症患者结婚，以免生出纯合子型家族性高胆固醇血症的患儿。推荐强化他汀联合依折麦布治疗家族性高胆固醇血症，建议治疗目标为 LDL<2.6mmol/L（100mg/dl）；合并心血管疾病时，治疗目标为<1.8mmol/L（70mg/dl）。建议合并心血管疾病的家族性高胆固醇血症或冠心病极高危患者使用 PCSK9 抑制剂治疗。

儿童家族性高胆固醇血症推荐 5 岁之后进行检测，若怀疑为纯合子型，推荐 5 岁之前进行检测。

老年心血管疾病患者同年轻患者一样需接受他汀治疗，推荐低剂量开始并逐渐加量至血脂水平达标。建议无心血管疾病，但存在高血压、吸烟和糖尿病的老年人群应当服用他汀治疗。

糖尿病合并血脂紊乱治疗：推荐所有出现微量白蛋白和/或肾脏疾病的 1 型糖尿病患者无论基线 LDL－C 水平首选他汀降低 LDL－C（至少降低 50%）。对于 2 型糖尿病合并心血管疾病或慢性肾脏病，或无心血管疾病但年龄 40 岁以上，合并一项及以上其他心血管危险因素或有靶器官损害的患者，推荐 LDL－C 目标为 <1.8mmol/L（70mg/dl），次要目标为非 HDL－C<2.6mmol/L（100mg/dl），apoB<80mg/dl（I，B），推荐所有无其他危险因素和靶器官损害的 2 型糖尿病患者 LDL－C 目标为 <2.6mmol/L（100mg/dl）。

急性冠脉综合征和 PCI 术后调脂治疗：所有无禁忌的急性冠脉综合征患者入院后早期启动高剂量他汀治疗，经过最大可耐受剂量他汀治疗后 LDL－C 仍未达标的患者联合依折麦布治疗，对于最大可耐受剂量他汀和/或依折麦布治疗后 LDL－C 仍未达标的患者，可加用 PCSK9 抑制剂；对于他汀不耐受或存在他汀禁忌的患者，PCSK9 抑制剂可单用或与依折麦布联用。建议择期 PCI 或非 ST 段抬高型 ACS 患者 PCI 术前常规短期大剂量他汀预处理或负荷剂量治疗（长期治疗基础上）。

心衰或心脏瓣膜疾病合并血脂紊乱治疗：不推荐无他汀适应证的心衰患者使用他汀降胆固醇治疗，心衰最佳药物治疗基础上可考虑加用 ω－3 多不饱和脂肪酸。不推荐无他汀适应证的主动脉瓣狭窄患者使用他汀药物。

中重度 CKD 患者血脂管理推荐：慢性肾脏病 3～5 期患者属于心血管高危或极高危患者，推荐非透析依赖性 CKD 患者使用他汀或他汀联合依折麦布。不推荐无动脉粥样硬化性心血管疾病的透析依赖性 CKD 患者使用他汀治疗。开始透析治疗时已经服用他汀、依折麦布或两者联用的患者应继续服用原有药物，尤其是合并心血管疾病的患者。

外周动脉疾病（包括颈动脉疾病）患者调脂药物治疗：建议对外周动脉疾病患者进行他汀治疗预防腹主动脉瘤进展。

卒中初级和二级预防：推荐心血管高危或极高危患者服用他汀，并使血脂降至目标值，推荐存在其他心血管疾病的患者服用他汀治疗，推荐既往有非心源性缺血性卒中或短暂性脑缺血发作病史患者接受强化他汀治疗。

（四）《中国成人血脂异常防治指南》[11]及《2014 年中国胆固醇教育计划血脂异常防治专家建议》

据调查，我国 2012 年成人血脂异常总体患病率高达 40.40%。近 30 年来，我国人群的血脂水平逐步升高，预计 2010－2030 年我国心血管事件（心肌梗死、猝死、不稳定型心绞痛、脑卒中等）约增加 920 万。我国以 LDL－C 达标作为终点的研究比较多，多数患者采用中等强度他汀即可使 LDL－C 达标。他汀类药物剂量倍增而疗效仅仅增加 6%，因此他汀不达标的患者，可以联合依折麦布治疗。

2016 年我国修订了 2007 年《中国成人血脂异常防治指南》，与 2016ESC 指南较一致[10]。推荐以 LDL－C 为首要干预靶点，而非 HDL－C 可作为次要干预靶点。调脂治疗需要设定目标值,以增加患者服用调脂药的依从性。

临床上诊断为 ASCVD（包括急性冠状动脉综合征、稳定型冠心病、血运重建术后、缺血性心肌病、缺血性卒中、短暂性脑缺血发作、外周动脉粥样硬化病等）的患者均属极高危人群。而在非 ASCVD 人群中,则需根据胆固醇水平和危险因素的严重程度及其数目多少进行危险评估,将其分为高危、中危或低危,以决定需要降低 LDL-C 的目标值。

ASCVD 总体危险评估全部来源于中国人的数据,不同危险人群需要达到的 LDL-C/非 HDL-C 目标值有很大不同。如果 LDL-C 基线值较高,现有调脂药物标准治疗 3 个月后难以使 LDL-C 降至目标值,则可考虑将 LDL-C 至少降低 50% 作为替代目标。

极高危患者定义为所有 ASCVD 患者,LDL-C 目标值为≤1.8mmol/L。

高危患者的定义：

糖尿病患者 LDL-C≥1.8mmol/L,并且年龄 ≥40 岁；

高血压患者 LDL-C≥2.6mmol/L,合并 2 个危险因素；

高血压患者合并 3 个危险因素。危险因素包括吸烟、低 HDL-C 及男性≥45 岁或女性≥55 岁。

高危患者的目标值是 LDL-C≤2.6mmol/L。

中低危患者目标值是 LDL-C≤3.4mmol/L。

关于调脂达标策略：他汀类药物在 ASCVD 一级和二级预防中均能显著降低心血管事件。临床上应首选他汀类调脂药物,ESC 指南推荐起始就使用高强度（相当于最大允许使用剂量）他汀,但在中国人群中,最大允许使用剂量他汀的获益及安全性尚未确定。他汀类药物调脂疗效的特点是每种他汀的起始剂量均有良好调脂疗效；而当剂量增倍时,药费成比例增加,而降低 LDL-C 的疗效只增加 6%（所谓他汀降脂疗效 6 原则）（表 17-3）。因此,建议依据患者血脂基线水平起始应用中等强度他汀,根据个体调脂疗效和耐受情况适当调整剂量,若胆固醇水平不达标,与其他调脂药物（如依折麦布）联合应用,可获得安全有效的调脂效果（表 17-4,表 17-5）。

治疗性生活方式改变：血脂异常与饮食和生活方式有密切关系,饮食治疗和改善生活方式是血脂异常治疗的基础措施。无论是否选择药物调脂治疗,都必须坚持控制饮食和锻炼改善生活方式。

表 17-3　不同低密度脂蛋白胆固醇降幅所需他汀类药物及其剂量（mg）

药物	低密度脂蛋白胆固醇降幅				
	30%	38%	41%	47%	55%
阿托伐他汀	—	10	20	40	80
氟伐他汀	40	80	—	—	—
匹伐他汀	1	2	4	—	—
洛伐他汀	20	40 或 80	80		

续表

药物	低密度脂蛋白胆固醇降幅				
	30%	38%	41%	47%	55%
普伐他汀	20	40	80	—	—
瑞舒伐他汀	—	—	5	10	20
辛伐他汀	10	20	40	80	—

注：数据摘自美国食品药品监督管理局（FDA）网站，表中数据并非来自直接药物对比研究，上述数据仅供临床参考。中国生产的血脂康（0.6g×2 次/d）可使 LDL-C 降低 28.5%。[引自：郭艺芳. 2014 年中国胆固醇教育计划血脂异常防治专家建议. 中华心脏与心律电子杂志，2014，2（3）：12-16.]

表 17-4 他汀类药物治疗的剂量强度

他汀类药物强度	他汀类药物
高强度（每日剂量可降低 LDL-C ≥ 50%）	阿托伐他汀 40（80）mg
	瑞舒伐他汀 20（40）mg
中等强度（每日剂量可降低 LDL-C 30%～50%）	阿托伐他汀 10（20）mg
	氟伐他汀 40mg×2 次/d
	氟伐他汀 XL 80mg
	洛伐他汀 40mg
	匹伐他汀 2～4mg
	普伐他汀 40（80mg）
	瑞舒伐他汀 5（10mg）
	辛伐他汀 20（40）mg
低强度（每日剂量可降低 LDL-C < 30%）	辛伐他汀 10mg
	氟伐他汀 20～40mg
	洛伐他汀 20mg
	匹伐他汀 1mg
	普伐他汀 10～20mg

表 17-5 动脉粥样硬化性心血管疾病一级预防与二级预防降胆固醇治疗的目标值

临床疾患和/或危险因素	目标 LDL-C（mmol/L）
动脉粥样硬化性心血管疾病	<1.8
糖尿病 + 高血压或其他危险因素	<1.8
糖尿病	<2.6
慢性肾病（3 或 4 期）	<2.6

续表

临床疾患和/或危险因素	目标 LDL-C（mmol/L）
高血压+1项其他危险因素	<2.6
高血压或3项其他危险因素	<2.6

注：LDL-C：低密度脂蛋白胆固醇；其他危险因素包括：年龄（男≥45岁，女≥55岁），吸烟，高密度脂蛋白胆固醇<1.04mmol/L，体质指数≥28kg/m²，早发缺血性心血管病

（五）其他指南

2017年1月，美国临床内分泌医师学会（AACE）联合美国内分泌学院（ACE）共同发布了《血脂异常的管理和心血管疾病的预防指南》。与其他指南不同的是，该指南提出超高危患者概念，超高危患者应降低LDL-C水平<55mg/dl。2017年《台湾高风险患者血脂指南》和近期《亚洲血脂异常防治指南》提出，对于合并糖尿病的有缺血症状的冠心病患者和ACS患者，应考虑降低LDL-C水平<55mg/dl，家族性高胆固醇血症患者应当联合用药将LDL-C尽量降低。上述两个指南的提出同样基于循证医学证据，一致推荐他汀与依折麦布联合降脂策略。

（六）不同指南对极高危及超高危的定义

不同指南关于极高危及超高危的定义有细微差别，详见表17-6，有利于制定合理的LDL-C目标值。

表17-6 不同指南对极高危及超高危的定义

指南	极高危人群的定义
2016年中国成人血脂异常防治指南	·确诊ASCVD的患者，包括ACS、稳定型冠心病、血运重建术后、缺血性心肌病、缺血性卒中、短暂性脑缺血发作（TIA）、外周动脉粥样硬化病等
2016年ESC血脂异常管理指南	·临床或影像学检查的CVD，包括既往心梗、ACS、冠状动脉血运重建术（PCI、CABG）和其他动脉血运重建术、卒中和TIA以及外周动脉疾病（PAD）等。影像学检查示明确的证实性CVD系指已证实显著诱发临床事件的检查结果，例如，冠状动脉造影或颈动脉超声提示显著斑块 ·糖尿病样靶器官损伤（如蛋白尿）或一个主要风险因素（如吸烟、高血压或血脂异常） ·重度CKD（GFR<30ml/min/1.73m²） ·致死性CVD 10年风险的估算SCORE≥10%。
2017年AACE血脂异常管理和动脉粥样硬化预防指南	超高危： ·进展中的ASCVD，包括达到LDL-C<70mg/dl后出现不稳定型心绞痛的患者 ·合并糖尿病、CKD 3/4期或家族性高胆固醇症（HeFH）的确诊临床心血管疾病患者 ·早发性ASCVD病史（男<55岁；女<65岁） 极高危： ·确诊的或近期因ACS，冠脉、颈动脉或外周血管疾病住院的患者，10年风险>20% ·伴有≥1个危险因素的糖尿病或CKD 3/4期患者 ·杂合子家族性高胆固醇血症（HeFH）患者

（七）他汀类与依折麦布联合降脂推荐（表17-7）

调脂药物联合应用是血脂异常干预的发展趋势，不但能够提高达标率，还能够降低不良反应的发生率。他汀类药物疗效肯定、不良反应少、可降低总死亡率，联合调脂方案应当以他汀类调脂药为基础，针对调脂药物的不同作用机制，有不同的药物联合方案。他汀类药物抑制胆固醇合成，人体会代偿性性增加胆固醇的吸收，对于不能耐受强效他汀的最大允许剂量，或 LDL-C 未达标时，可考虑加用依折麦布。依折麦布通过抑制肠黏膜胆固醇转运子的活性，减少肠道和经肠肝循环至肠道的胆固醇的吸收，单药剂量 10mg/d 可降低 LDL-C 约 18%，肝脏的重吸收减少会导致肝脏 LDL 受体代偿性增加，从而增加肝脏对循环 LDL-C 的摄取，与他汀类药物合用的耐受性好。高强度他汀加用依折麦布，可以使 LDL-C 下降≥60%~70%。人体胆固醇来源于合成和吸收，其中吸收途径约占总胆固醇来源的25%，联合治疗的副作用远低于大剂量他汀治疗，还能节约医疗费用。IMPROVE-IT 和 SHARP 研究分别显示 ASCVD 极高危患者和 CKD 患者采用他汀与依折麦布联用可降低心血管事件。

表17-7　他汀与依折麦布联合降脂幅度

低强度降脂治疗：降低 LDL-C <30%	中等强度降脂治疗：降低 LDL-C 50%~60%	高强度降脂治疗：降低 LDL-C 50%~60%	超高强度降脂治疗：降低 LDL-C >60%
辛伐他汀 10mg	阿托伐他汀 10~20mg	阿托伐他汀 40~80mg	阿托伐他汀 40~80mg + 依折麦布 10mg
普伐他汀 10~20mg	瑞舒伐他汀 5~10mg	瑞舒伐他汀 20~40mg	瑞舒伐他汀 20~40mg + 依折麦布 10mg
洛伐他汀 10~20mg	辛伐他汀 20~40mg	辛伐他汀 20~40mg + 依折麦布 10mg	
氟伐他汀 40mg	普伐他汀 40mg	普伐他汀 40mg + 依折麦布 10mg	
匹伐他汀 1mg	洛伐他汀 40mg	洛伐他汀 40mg + 依折麦布 10mg	
依折麦布 10mg	氟伐他汀缓释片 80mg	氟伐他汀 80mg + 依折麦布 10mg	
	匹伐他汀 2~4mg	匹伐他汀 2~4mg + 依折麦布 10mg	
	辛伐他汀 10mg + 依折麦布 10mg	阿托伐他汀 10~20mg + 依折麦布 10mg	
	普伐他汀 20mg + 依折麦布 10mg	瑞舒伐他汀 5~10mg + 依折麦布 10mg	
	洛伐他汀 20mg + 依折麦布 10mg		
	氟伐他汀 40mg + 依折麦布 10mg		
	匹伐他汀 1mg + 依折麦布 10mg		

通过生活方式干预，高强度他汀加用依折麦布治疗 LDL - C 仍然不达标，可以联合 PCSK9 抑制剂，使 LDL - C 进一步下降。PCSK9 抑制剂是一类单抗药物，靶标是一种名为前蛋白转化酶枯草溶菌素 9（PCSK9）的蛋白，该蛋白由肝脏分泌，与 LDL - C 受体结合，可降低肝脏从血液中清除低密度脂蛋白胆固醇（LDL - C）的能力。PCSK9 抑制剂提供了一种全新的治疗模式来对抗 LDL - C，被视为他汀类之后调脂领域取得的最大进步。

二、他汀类药理学概述

不健康的生活方式引起肥胖，有害激素的增加，往往是心血管疾病和肿瘤发生的共同危险因素。随着癌症早期发现和治疗方法的进步，肿瘤患者的生存率显著提高[10,11]。心血管系统并发症已成为癌症患者的主要关注点[12]。患者自身存在的心血管病危险因素，化疗或放疗产生的血管内皮功能损伤，以及肿瘤引起的高凝、炎症反应和氧化应激，使患者发生心脑血管疾病的风险显著增加。他汀类药物是动脉粥样硬化防治的一个里程碑，大约有近 1/4 的美国成年人服用他汀类药物。美国心脏病学会和美国心脏协会在 2013 年更新的高胆固醇血症指南中强调，他汀类药物除了减少内源性胆固醇合成的作用之外，还有调脂以外的多效性[13]。有关他汀类药物抗肿瘤、抗炎作用和生存获益一直备受关注。目前还没有使用他汀类药物治疗肿瘤的推荐指南，但是对他汀类药物预防和改善癌症患者预后的观察性研究结果充满希望。

（一）多效性分子机制

他汀类药物能够竞争性抑制肝脏胆固醇合成的限速酶 3 - 羟基 - 3 - 甲基戊二酰辅酶 A（HMG - CoA）还原酶，与受体亲和力较该酶强数千倍，使肝脏内源性胆固醇合成和输出减少，血浆 LDL - C 浓度下降，肝脏 LDL 受体上调，LDL 受体活性增加使得循环中 LDL - C 浓度进一步降低，广泛用于 ASCVD 的预防和治疗[13]。他汀类药物不仅具有调脂作用，还有改善血管内皮功能、稳定斑块、抗血小板抑制血栓形成、抗氧化、抗增殖、抗炎和免疫调节等药物多效性[14-19]。HMG - CoA 限速酶受抑制后，其下游的异戊二烯类物质合成减少，该物质与促炎、高凝和收缩血管等许多有害物质的产生有关。

他汀类药物抑制甲羟戊酸的合成，抑制 Rho/ROCK 信号通路，在血脂异常患者中辛伐他汀 40mg 可降低 Rho 相关卷曲螺旋蛋白激酶（ROCK）的活性，可抑制白细胞 ROCK 的活性约 46%，并可增加非 NO 介导的血管扩张（FMD），改善血管的内皮功能，患者 FMD 的改变与 ROCK 的活性变化明显相关。辛伐他汀可以增加冠状动脉平滑肌细胞的自噬作用，抑制其生长增殖。阿托伐他汀抑制 PPAR 信号通路，能显著降低 CRP 诱导的 MMP - 9 基因表达，并可通过上调 PPARγ 活性，延缓动脉粥样硬化的进程。我们的研究显示，阿托伐他汀能通过调节 PI3K、PTEN、PHLPP 信号通路影响血管平滑肌细胞和内皮细胞的生物学功能，改善血管内皮功能[20,21]。阿托伐他汀可明显降低炎症因子如 IL - 6 的水平，明显改善患者的血管内皮功能。在内皮细胞中，内皮源性一氧化氮（NO）和由 NO 介导的信号因子都是 RhoA/Rho 激酶途径的靶点，RhoA/Rho 激酶途径可对 NO 的产生起负调控作用，进而导致内皮功能受损，他汀对血管内皮功能的改善与其抑制 ROCK 的活性相关。

（二）药物特性和药代动力学

1976 年，首例分离的他汀类药物被称为美伐他汀，是一种来自青霉菌的新型抗真菌代谢产物[9]。大多数他汀类药物通过细胞色素 P450 途径（CYP）代谢[26]，根据组织选择性将他汀类分为亲水性和亲脂性，亲水性普伐他汀不通过细胞色素 P450 酶代谢，药物之间相互作用较小。

（三）他汀类药物的副作用

他汀类主要副作用为肝脏的毒性，表现为谷丙转氨酶（ALT）增高，增高超过正常 3 倍发生率约为 1%，且与剂量相关，发生后应立即停药，一般停药 2~3 个月后即可恢复。目前国内仍然建议开始用药前、用药后 6 周应测定 ALT，以后每隔半年测定一次，禁用于活动型肝病或失代偿性肝硬化患者。另一不良反应是骨骼肌损害，表现为类似流感样的肌痛无力和压痛，开始于手臂和大腿，血清肌酸激酶（CK）升高超过正常值 10 倍，应立即停药。若未发现或未及时停药，肌球蛋白阻塞肾小管可诱发急性肾衰竭。用药过程中有肌痛等症状者应测 CK，若超过正常 3 倍者应密切观察，并排除锻炼等引起；进行性增高者，应将药物减量或暂时停用。肌溶解的副作用罕见，往往见于合并多种疾病和多药联用的老年人，如阿托伐他汀与贝特类药物、大环内酯类、抗真菌药、洋地黄、钙拮抗剂等联用，上述药物均通过肝脏细胞色素 P450 3A4 同工酶代谢，使阿托伐他汀血药浓度增高。其他不良反应包括胃肠道反应、恶心、腹痛、腹胀、皮肤潮红和头痛、眩晕等，少见失眠，偶有白细胞、血小板减少，胆汁淤积和尿酸增加。是否引起维生素 D 缺乏症、性功能障碍、出生缺陷、皮疹和白内障等尚存在争议。对他汀类药物过敏者禁用，酗酒、儿童、孕妇和严重肾功能减退的患者慎用或禁用。

他汀类药物骨骼肌疾病发生的可能性升高 1.5 倍，常见的有肌痛、肌酸激酶升高的肌炎，罕见的有横纹肌溶解症。一项荟萃分析包括 135 项随机对照试验 246 955 名患者，比较了不同他汀类药物的肌肉疼痛和因为副作用停药的风险（表 17-8）[22]。

表 17-8 不同他汀类药物之间发生肌肉疼痛（表格上半部分数据）和因为副作用停药（表格下半部分数据）的风险比的头对头研究结果（OR，95%CI）

阿托伐他汀	0.97 (0.64, 1.47)	1.30 (0.87, 1.94)	1.46 (1.10, 1.92)	1.04 (0.85, 1.27)	1.34 (1.06, 1.69)	1.29 (0.62, 2.66)
1.08 (0.56, 2.17)	氟伐他汀	1.33 (0.83, 2.14)	1.50 (0.97, 2.33)	1.07 (0.69, 1.65)	1.37 (0.89, 2.14)	1.32 (0.57, 3.06)
0.87 (0.54, 1.46)	0.81 (0.37, 1.71)	洛伐他汀	1.13 (0.75, 1.7)	0.80 (0.52, 1.22)	1.03 (0.67, 1.57)	0.99 (0.43, 2.26)
1.1 (0.77, 1.53)	1.02 (0.48, 2.02)	1.26 (0.7, 2.15)	普伐他汀	0.71 (0.52, 0.97)	0.91 (0.67, 1.26)	0.88 (0.41, 1.89)
0.88 (0.71, 1.08)	0.82 (0.40, 1.58)	1.00 (0.58, 1.68)	0.80 (0.55, 1.19)	瑞舒伐他汀	1.28 (0.98, 1.69)	1.24 (0.59, 2.58)
1.28 (0.88, 1.80)	1.19 (0.56, 2.37)	1.46 (0.80, 2.54)	1.17 (0.74, 1.82)	1.46 (0.98, 2.14)	辛伐他汀	0.96 (0.46, 2.02)
0.49 (0.15, 1.42)	0.46 (0.12, 1.52)	0.57 (0.15, 1.79)	0.45 (0.13, 1.35)	0.56 (0.17, 1.64)	0.39 (0.12, 1.12)	匹伐他汀

注：他汀类药物之间的比较应该从左到右阅读，相邻两行和两列之间的数据为 OR 值。ORs<1 提示该列所示药物风险较小。

许多研究显示，他汀类药物使肌病相关事件的风险增加了1倍，而横纹肌溶解罕见，发生的风险与一般人群相似；与非糖尿病患者相比，糖尿病患者发生肌病的概率增加了1.5倍；他汀类药物诱导的坏死性自身免疫性肌炎和抗HMGCR抗体是两个重叠的事件，可能在他汀类药物暴露的患者中发生，无论他们目前是否正在使用他汀类药物[15]。西立伐他汀由于增加横纹肌溶解的风险，特别是和吉非贝齐联合应用时，所以被从市场上撤回。

他汀类药物有可逆性肝损害，停药后大多可以恢复，肝功能衰竭罕见，发生率约为每百万人年1例，西方国家1987-2000年间仅报道了30例他汀类药物引起的肝功能衰竭。有多项随机临床试验发现，接受他汀类药物治疗的患者肝转氨酶水平升高（>3倍正常上限）的发生率与安慰剂组相比无显著差异，因此，FDA于2012年取消了服用他汀类药物的患者定期检测肝功能的建议，2013年《ACC/AHA胆固醇治疗指南》也建议仅在怀疑有肝毒性时才检测肝功能。

他汀类药物引发糖尿病的争论受到越来越多的关注，有关他汀类药物与2型糖尿病发生相关的报道并不一致。JUPITER试验中瑞舒伐他汀组的糖尿病发病率高于安慰剂组，而WE-SCOP研究发现普伐他汀降低了糖尿病的风险。胰岛素和肝脏糖原合成、骨骼肌对葡萄糖的利用都会利用胆固醇，虽然有研究发现他汀类药物轻微增加糖尿病发病风险，但是，他汀类药物却明显减少了冠心病死亡、心肌梗死和中风的发病率。与中等剂量他汀类药物相比，强化剂量他汀类药物导致糖尿病发病率较高，然而，强化剂量他汀类药物使心血管事件下降更明显。一项网络荟萃分析包括135项随机对照试验246 955名参与者，比较不同他汀类药物的耐受性和危害性，结果统计学没有检测到他汀类药物之间糖尿病和癌症发病率的区别（表17-9）[22]。

另外，他汀类药物对糖尿病的有利影响也多见报道。阿托伐他汀可显著降低2型糖尿病患者血浆中CRP水平，同时对糖尿病周围感觉神经病变、足溃疡及血管病变的发展也起着保护作用。普伐他汀增强β细胞在葡萄糖的刺激下胰岛素的分泌，显著改善胰岛素抵抗。糖尿病患者低密度LDL-C增高，更容易发生严重的动脉粥样硬化，因此也更容易从强化他汀类药物治疗中获益。

表17-9 各种他汀类药物对糖尿病（表格上半部分数据）和癌症（表格下半部分数据）的头对头效应比较

阿托伐他汀	—	1.18 (0.71, 1.99)	1.12 (0.79, 1.62)	1.01 (0.69, 1.47)	1.06 (0.72, 1.57)
0.94 (0.95, 1.47)	氟伐他汀	—	—	—	—
0.86 (0.60, 1.20)	0.91 (0.58, 1.43)	洛伐他汀	0.95 (0.62, 1.46)	0.85 (0.54, 1.33)	0.90 (0.56, 1.41)
0.90 (0.60, 1.20)	0.97 (0.65, 1.45)	1.06 (0.81, 1.42)	普伐他汀	0.90 (0.70, 1.12)	0.94 (0.72, 1.21)
0.84 (0.62, 1.16)	0.90 (0.58, 1.39)	0.99 (0.73, 1.36)	0.94 (0.73, 1.19)	瑞舒伐他汀	1.05 (0.80, 1.40)
0.84 (0.66, 1.08)	0.90 (0.60, 1.37)	0.98 (0.75, 1.34)	0.93 (0.77, 1.15)	0.99 (0.78, 1.30)	辛伐他汀

注：他汀类药物之间的比较应该从左到右阅读，相邻两行和两列之间的数据为糖尿病和癌症的OR值。统计学没有检测到他汀类药物之间糖尿病和癌症发病率的区别。

三、他汀类药物和癌症

（一）他汀类药物与癌症患者 ASCVD

在美国，ASCVD 是癌症患者的主要合并症，在癌症确诊时常有一种或多种心脏疾病的危险因素，例如吸烟、糖尿病、高血压或血脂异常。约有 20% 的 70 岁以上癌症患者并存 ASCVD。有时癌症幸存者严重心脏事件的风险与其肿瘤的复发率相似或更高。此外，癌症的诊断可能间接导致生活方式的改变，进一步加剧血脂异常并增加心血管疾病的风险。

动脉粥样硬化的多民族研究（MESA）发现，应该接受他汀类药物的患者人群可能被低估，在 ASCVD 风险 < 7.5% 的成年人中观察到相当一部分比例的人发生了 ASCVD 事件。通过增加冠状动脉钙化积分（CAC）、高敏 C 反应蛋白、ASCVD 家族史和踝肱指数等检测，能够筛查出无症状人群，其 10 年风险 < 7.5%，但观察到 ASCVD 事件发生率 > 7.5%[23]。CAC、ABI 和 FH 是 MESA 研究中 ASCVD 事件的独立预测因子[24]。根据 ACC / AHA 估计，ASCVD 风险 < 7.5% 的癌症幸存者进一步检测上述项目，有助于确定可能需要他汀治疗的患者。但是美国新指南和 ESC 不建议将它们列入评估检查项目。

有几个特殊的患者群体，包括霍奇金病、乳腺癌患者、年轻癌症幸存者，接受心脏毒性化疗和接受纵隔放射治疗的患者，这些患者发生早期冠状动脉疾病的风险较高。癌症治疗与发生冠状动脉钙化的风险增加有关[25,26]。包括酪氨酸激酶抑制剂（TKIs）在内的新疗法可能会导致新发或原有高血压恶化，儿童期癌症幸存者更可能发生肥胖、葡萄糖耐量异常、高胰岛素血症和血脂异常。在儿童期癌症幸存者中观察到心血管疾病的高风险特征、自发性 GH 分泌显著降低以及代谢综合征的其他特征，包括收缩压和血糖以及血清甘油三酯水平的升高。因此，积极降低 ASCVD 风险在这些人群中特别重要。

（二）他汀类药物与癌症的关系

他汀类药物的抗肿瘤活性与其抑制甲羟戊酸途径有关，进而抑制癌细胞增殖。但由于实验结果交错，他汀类药物是否具有临床显著的抗癌活性存在争议。

几项研究表明他汀类药物在预防和治疗人类癌症方面有效。在临床前研究中，不同的他汀类药物对特定的癌细胞有抑制作用，与氟伐他汀相比，辛伐他汀和洛伐他汀对乳腺癌细胞的抑制作用更强，而阿伐他汀、辛伐他汀、洛伐他汀和西立伐他汀对骨髓瘤细胞的抑制作用更强。阿托伐他汀对阿霉素诱导的小鼠心脏毒性和生殖毒性同样具有保护作用。我们的实验显示，阿托伐他汀可以提高 PTEN 和 PHLPP2 活性，抑制心脏黏液瘤细胞的增殖[27]。

此外，辛伐他汀和洛伐他汀对卵巢癌细胞抑制作用更强。洛伐他汀也能诱导肿瘤亚群的凋亡，如幼年型单核细胞白血病、成神经管细胞瘤、横纹肌肉瘤、绒毛膜癌和宫颈、头部和颈部鳞状细胞癌。他汀类药物可减少食管癌风险，服用他汀类药物时间越长，其保护作用越强。

乙肝病毒（HBV）感染与肝细胞癌（HCC）的发病风险相关，他汀类药物的使用可能会降低 HBV 感染患者的肝癌发病风险，但需作进一步的机制探讨。使用他汀类药物或可降低 HCC 患者的死亡风险。他汀类药物与患乳腺癌的风险降低有关。回顾性研究结果显示，亲脂型他汀类药物可显著降低乳腺癌的复发风险，亲水性他汀类药物使乳腺癌患者的肿瘤生长更为缓慢。辛伐他汀和洛伐他汀与神经胶质瘤发生风险呈明显负相关。

目前的研究对于他汀类药物对消化道肿瘤有无预防作用存在争议。一项网络荟萃分析包括 135 项随机对照试验共 246 955 名参与者，结果统计学没有检测到他汀类药物之间癌症发病率的区别[22]。

（三）他汀类药物与放射性心血管毒性

放射治疗胸部恶性肿瘤可以显著改善疾病预后，然而，在接受辐射治疗的幸存者中，除了恶性肿瘤外，心血管毒性相关的并发症是患者最常见的死亡原因。毒性通常发生在治疗数年后，可表现为早发的冠状动脉疾病、瓣膜性心脏病、心律失常、心肌病、心包炎或心源性猝死。心血管死亡率与儿童癌症治疗期间接受的辐射剂量呈线性相关，幸存者发生致命性心血管事件的风险显著增加，并随着时间的延长而增加[28]。

辐射可通过促炎和促凝，增加血管通透性，促发动脉粥样硬化。与传统动脉粥样硬化斑块相比，辐射相关的斑块在形态和位置上都有不同。在一项对 16 名放疗相关性心脏病患者和 10 名对照受试者进行的尸检研究中发现，接受放射治疗的患者往往有更多的纤维斑块而不是脂质斑块，他汀类药物是否可以通过其多效性降低心血管事件风险有待探讨[28]。

辛伐他汀通过蛋白 C 非依赖性机制缓解辐射引起的肠道损伤，肠上皮与血管内皮具有相似的特性。放射性治疗可以出现血脂异常、心肌纤维化和心功能异常，辛伐他汀可改善血脂异常，减轻肝损伤和心功能异常的发生。他汀类药物能够减轻辐射诱导的损伤，除了减轻放射治疗的有害非靶效应外，还通过促进 DNA 修复而发挥保护作用。根治性盆腔放疗期间应用他汀类药物或他汀类药物联合 ACE 抑制剂降低了急性胃肠道症状，也提供了更长期的持续保护，但他汀类在放疗保护中的作用仍有待进一步研究和探讨。

（四）他汀类药物与化疗相关的心肌病

化疗相关的心脏毒性是使用蒽环类药物最主要的副作用之一，并且能够增加心脏疾病的发病率和死亡率，对左心室功能降低的早期检测和治疗可以阻止甚至逆转化疗引起的心脏毒性，建议在整个蒽环类药物使用期间进行监测以改善预后。他汀类药物通常用于治疗缺血性心肌病患者，以减少可能发生的心血管事件。虽然他汀不推荐单用于非缺血性扩张型心肌病，但在有症状的非缺血性扩张型心肌病患者应用辛伐他汀可以改善心脏功能，减少炎性细胞因子（肿瘤坏死因子 $-\alpha$ 和 IL-6）和脑利钠肽水平。

他汀类药物对化疗相关的心肌病有潜在的防护作用。除了抑制胆固醇合成外，还有其他非调脂作用，他汀类药物可能会减弱蒽环类药物的心脏毒性，洛伐他汀可以减轻人内皮细胞中的 DNA 损伤，减少肌钙蛋白 I 升高和减轻暴露于阿霉素后的心脏纤维化。有一些动物研究实验也发现氟伐他汀改善了左心室功能，硝基酪氨酸表达降低，线粒体超氧化物歧化酶表达增强，线粒体凋亡减弱以及心脏炎症反应减轻。

一些临床前和动物研究实验表明，在化疗前和化疗期间开始他汀类药物治疗具有心脏保护作用。新诊断为乳腺癌的相对年轻女性在化疗前和化疗同时开始的不间断他汀类药物治疗能够显著降低心力衰竭和心脏相关死亡风险。

一项 51 例接受蒽环类药物化疗的随机对照试验（14 例接受他汀类药物治疗）在化疗开始前和 6 个月后接受了心血管磁共振成像，结果他汀类药物组的 LVEF 恶化程度低于未使用过他汀类药物者[29]。接受预防性治疗的患者，使用右雷佐生、β 受体阻滞剂、血管紧张素拮抗剂或他汀类药物可降低心脏毒性，彼此间的疗效相似。

（五）他汀类药物和癌症患者的死亡率

尽管他汀类药物对患者有益，但对癌症相关死亡率的影响存在争议，并且存在相互矛盾的结果。70% 的他汀类药物使用者患有心血管疾病合并症，而 21% 的患者在癌症诊断前从未使用他汀类药物（图 17-1）[30]。

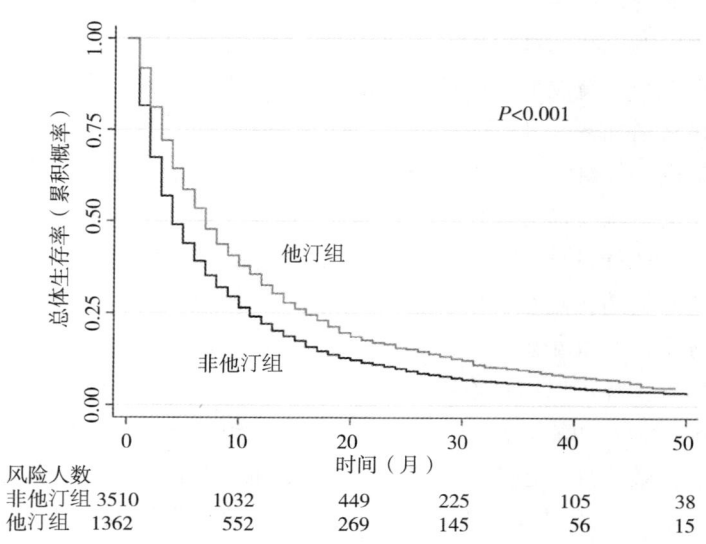

图 17-1　他汀类药物对患者的总体生存率的影响
与非他汀类药物组相比，他汀类药物组患者的总体生存率更高

有许多研究发现，在癌症诊断前后使用他汀类药物，癌症患者总体生存率和癌症特异性生存率均有提高，常见的结肠直肠癌、前列腺癌和乳腺癌均显示他汀类药物使用的益处，Ⅳ期肺癌患者的生存率也有所提高[31]。

最近对 13 项研究进行的荟萃分析总共有 100 536 名前列腺癌患者参与，发现在诊断前后使用他汀类药物可以显著降低所有原因的死亡率和前列腺相关的死亡率[32]。心脏移植患者使用他汀类药物可以明显减少恶性肿瘤的发生。

与上述研究的结果不同，也有多项研究显示接受他汀类药物治疗的患者对癌症相关的死亡率没有影响，他汀类药物对癌症相关死亡率的益处依据观察性研究仍存在争议，未来的研究应该进行大量的随机临床试验。

（六）他汀类药物在肿瘤人群中的应用

有心血管疾病危险因素的癌症患者由于多种原因不接受积极的他汀类药物治疗和一级、二级预防。首先，由于对心血管疾病预后不良的认识不足，他汀类药物治疗往往不会在化疗开始时应用，肿瘤学的快速发展使癌症患者的寿命明显延长，癌症的诊断并不一定代表预期寿命显著缩短，此外，这些患者可能存在主要心脏事件的高风险，因此，应在征求肿瘤学家意见时对心血管疾病的危险因素进行评估，包括是否应用他汀类药物治疗，同时积极随访最重要的是与肿瘤心脏病医生的团队密切合作，以减少 ASCVD 的风险。

由于重点关注癌症治疗本身和并发症，癌症患者往往忽略使用他汀类药物。化疗和放疗可导致机体内环境紊乱（呕吐、腹泻或饮食摄入减少）、心肺储备功能降低、贫血或血小板减少症发生。在积极治疗癌症期间，推迟他汀类药物治疗是合理的。然而，随着患者病情的改善，应该在与肿瘤心脏病医生协商后重新评估他汀类药物，以确定开始他汀类药物治疗是否会导致长期 ASCVD 风险降低。

一些抗肿瘤治疗可能与他汀类药物有显著的相互作用，它们可以有共同常见的副作用，如肌痛和肝酶升高，这可能会导致他汀类药物治疗的停止。有关他汀类药物相关肌痛的发现很容易，但在癌症患者中可能有些困难。他汀类药物停用数周，如果症状持续，那么肌痛更可能与化疗、抗生素或其他药物有关；如果症状改善，可能与他汀类药物相关，可以尝试低剂量副作用较小的不同药物。通常亲水性他汀（例如普伐他汀）副作用发生率较低，并且与肿瘤药物相互作用的可能性较小。

迄今为止，他汀类药物的临床前研究、观察性研究和肿瘤患者小型临床试验在减少临床事件方面显示出希望。他汀类药物可有效地降低 ASCVD 的风险，新近的一些重大研究报道他汀类药物亦有可能具有抗肿瘤和减少老年痴呆的作用。未来可以开发针对肿瘤患者 ASCVD 风险的评估工具，对患者使用或不使用他汀类药物治疗，各种类型癌症的发病率进行大型流行病学研究和大型随机对照试验，以评估他汀类药物是否可以作为抗癌症治疗的心脏保护剂。

为了对癌症患者提供全面的多学科照护，应当开设肿瘤心血管中心来解决癌症治疗导致的心血管损害，改善癌症幸存者的预后。专业心血管诊所将为接受化疗、放疗和新辅助治疗的癌症患者提供更合理的评估、治疗和护理。这些诊所的目标是为正在接受抗癌治疗或完成抗癌治疗的患者提供专家建议和指导，以帮助预防、监测和减少心血管毒性，使癌症幸存者不会成为心血管疾病患者。对于他汀类药物不耐受的患者，同时又有 ASCVD 或心肌梗死病史有明确的应用调脂药物的指征，可以由专业肿瘤心血管诊所提供治疗指导建议。

三、小结

在癌症诊断和治疗期间评估 ASCVD 风险很重要，因为该临床人群心血管事件的发病率和死亡风险可能与化疗和放疗引起的心脏毒性风险相互影响。他汀类药物的耐受性好，适当强度的治疗有助于降低 ASCVD 风险。他汀治疗有望抑制肿瘤的发生和发展，无论其实际的抗肿瘤活性如何，对有适应证的患者都应该积极应用，以减少癌症患者 ASCVD 事件发生的风险。同时，必须考虑到他汀类药物的安全性、毒性、与其他药物的相互作用以及患者的健康状况，进一步研究确定最可能从早期使用他汀类药物中受益的患者群，并通过大型随机临床试验研究他汀类药物对癌症患者的发展、生存和心血管疾病的影响。

（吴天然　杨中苏　金明磊）

参考文献

[1] Faxon DP, Creager MA, Smith SC Jr, et al. Atherosclerotic vascular disease conference: Executive summa-

ry: atherosclerotic vascular disease conference proceeding for healthcare professionals from a special writing group of the American Heart Association [J]. Circulation, 2004, 109: (21): 2595-2604.

[2] Mulrooney DA, Yeazel MW, Kawashima T, et al. Cardiac outcomes in a cohort of adult survivors of childhood and adolescent cancer: retrospective analysis of the Childhood Cancer Survivor Study cohort [J]. BMJ, 2009, 339: b4606.

[3] Ridker PM, Buring JE, Rifai N, et al. Development and validation of improved algorithms for the assessment of global cardiovascular risk in women: the Reynolds Risk Score [J]. JAMA, 2007, 297 (6): 611-619.

[4] D'Agostino RB Sr, Vasan RS, Pencina MJ, et al. General cardiovascular risk profile for use in primary care: the Framingham Heart Study [J]. Circulation, 2008, 117: 743-753.

[5] Stone NJ, Robinson JG, Lichtenstein AH, et al. 2013 ACC/AHA guideline on the treatment of blood cholesterol to reduce atherosclerotic cardiovascular risk in adults [J]. J Am Coll Cardiol, 2014, 63 (25 PtA): 2889-2934.

[6] Ridker PM, Paynter NP, Rifai N, et al. C-reactive protein and parental history improve global cardiovascular risk prediction: the Reynolds Risk Score for men [J]. Circulation, 2008, 118: 2243-2251.

[7] Jacobson TA, Ito MK, Maki KC, et al. National lipid association recommendations for patient-centered management of dyslipidemia: part 1—full report [J]. J Clin Lipidol, 2015, 9: 129-169.

[8] Jacobson TA, Maki KC, Orringer CE, et al. National Lipid Association Recommendations for Patient-Centered Management of Dyslipidemia: Part 2 [J]. J Clin Lipidol, 2015, 9: 112-122.

[9] Department of Veterans Affairs and U.S. Department of Defense Clinical Practice Guideline V States Department of Veterans Affairs Management of Dyslipidemia for Cardiovascular Disease Risk Reduction: Synopsis of the 2014 U.S. Ann Intern Med. Published online 23 June 2015.

[10] Catapano AL, Graham I, De Backer G, et al. 2016 ESC/EAS guidelines for the management of dyslipidaemias [J]. Kardiol Pol, 2016, 74 (11): 1234-1318.

[11] 中国成人血脂异常防治指南修订联合委员会. 中国成人血脂异常防治指南（2016修订版）[J]. 中华心血管病杂志, 2016, 44 (10): 833-853.

[12] Siegel R, DeSantis C, Virgo K, et al. Cancer treatment and survivorship statistics 2012 [J]. CA Cancer J Clin, 2012, 62 (4): 220-241.

[13] Stone NJ, Robinson JG, Lichtenstein AH, et al. 2013 ACC/AHA guideline on the treatment of blood cholesterol to reduce atherosclerotic cardiovascular risk in adults: a report of the American College of Cardiology/American Heart Association Task Force on Practice Guidelines [J]. Circulation, 2014, 129 (25 Suppl 2): S1-S45.

[14] 吴兴利, 王士雯. 他汀类药物的非降脂作用 [J]. 中华老年医学杂志, 2001, 2: 73-75.

[15] Sukpat S, Israsena N, Patumraj S. Pleiotropic Effects of Simvastatin on Wound Healing in Diabetic Mice [J]. J Med Assoc Thai, 2016, 99 (2): 213-219.

[16] Artola RT, Mihos CG, Santana O. Effects of statin therapy in patients with systemic lupus erythematosus [J]. South Med J, 2016, 109 (11): 705-711.

[17] Tun T, Kang YS. Effects of simvastatin on CAT-1-mediated arginine transport and NO level under high glucose conditions in conditionally immortalized rat inner blood-retinal barrier cell lines (TR-iBRB) [J]. Microvasc Res, 2017, 111: 60-66.

[18] Oesterle A, Laufs U, Liao JK. Pleiotropic effects of statins on the cardiovascular system [J]. Circ Res, 2017, 120 (1): 229-243.

[19] Kavalipati N, Shah J, Ramakrishan A, et al. Pleiotropic effects of statins [J]. Indian J Endocrinol Metab, 2015, 19 (5): 554-562.

[20] 吴兴利, 杨丁友, 颜伟, 等. 磷酸酶 PHLPP1 转基因对人脐静脉内皮细胞增殖的影响 [J]. 南方医科大学学报, 2010, 30 (06): 1298-1300.

[21] 吴兴利, 杨丁友, 杨中苏, 等. 阿托伐他汀对氧化低密度脂蛋白信号转导途径的影响 [J]. 中华老年多器官疾病杂志, 2003, (3): 207-210.

[22] Naci H, Brugts J, Ades T. Comparative tolerability and harms of individual statins: a study-level network meta-analysis of 246,955 participants from 135 randomized, controlled trials [J]. Circ Cardiovasc Qual Outcomes, 2013, 6: 390-399.

[23] Yeboah J, Polonsky TS, Young R, et al. Utility of nontraditional risk markers in individuals ineligible for statin therapy according to the 2013 American College of Cardiology/American Heart Association Cholesterol Guidelines [J]. Circulation, 2015, 132 (10): 916-922.

[24] Yeboah J, Young R, McClelland RL et al. Utility of nontraditional risk markers in atherosclerotic cardiovascular disease risk assessment [J]. J Am Coll Cardiol, 2016, 67 (2): 139-147.

[25] Pursnani A, Massaro JM, D'Agostino RB Sr, et al. Guideline-based statin eligibility, coronary artery calcification, and cardiovascular events [J]. JAMA, 2015, 314 (2): 134-141.

[26] Whitlock MC, Yeboah J, Burke GL, et al. Cancer and its association with the development of coronary artery calcification: an assessment from the multi-ethnic study of atherosclerosis [J]. J Am Heart Assoc, 2015, 4 (11). pii: e002533.

[27] Wu XL, Yang DY, Tan DJ, et al. Inhibitory effect of atorvastatin on the cell growth of cardiac myxomas via the PTEN and PHLPP2 phosphatase signaling pathway [J]. Oncol Rep, 2013, 30: 757-762.

[28] Lenarczyk M, Su J, Haworth ST, et al. Simvastatin mitigates increases in risk factors for and the occurrence of cardiac disease following 10 Gy total body irradiation [J]. Pharmacol Res Perspect, 2015, 3 (3): e00145.

[29] Chotenimitkhun R, D'Agostino R Jr, Lawrence JA, et al. Chronic statin administration may attenuate early anthracycline-associated declines in left ventricular ejection function [J]. Can J Cardiol, 2015, 31 (3): 302-307.

[30] Lin JJ, Ezer N, Sigel K, et al. The effect of statins on survival in patients with stage IV lung cancer [J]. Lung Cancer, 2016, 99: 137-142.

[31] Zhong S, Zhang X, Chen L, et al. Statin use and mortality in cancer patients: systematic review and meta-analysis of observational studies [J]. Cancer Treat Rev, 2015, 41 (6): 554-567.

[32] Meng Y, Liao YB, Xu P, et al. Statin use and mortality of patients with prostate cancer: a meta-analysis [J]. Onco Targets Ther, 2016, 9: 1689-1696.

第十八章

化疗药物的致心律失常作用

抗肿瘤药物引起心肌缺血、左心室功能障碍和心包并发症是其目前公认的心脏毒性作用。化疗药物可以导致心电图改变和广谱的缓慢性和快速性室性和室上性心律失常，此为化疗药物的致心律失常作用。药物的致心律失常作用定义为在应用不同剂量或者血浆药物浓度未达到毒性浓度的情况下，所触发新的心律失常或者加重了此前已经存在的心律失常。很多抗肿瘤药物可引起室上速或室速，其中马法兰引起室上速的风险较高，HDACI 致室性心律失常风险较高，VEGF TKI、三氧化二砷、HDACI 致 QT 间期延长作用最大。常见的化疗药物引起的心律失常主要包括窦性心动过缓、房室传导阻滞、室内传导阻滞、窦性心动过速、心房颤动、室上性心动过速、心电图 QT 间期延长、室性期前收缩、室性心动过速、心室颤动、尖端扭转型室速和心源性猝死等。然而这些尚未得到应有的重视且未被认为是重要的化疗药物引起的心脏毒性作用。正确认识、识别和处理化疗药物的致心律失常作用可明显改善癌症患者的预后。

本章主要概述有关癌症患者 QT 间期延长，房性和室性心律失常相关数据，以及化疗药物的促心律失常作用。

一、QT 间期延长

心电图 QT 间期的延长受多种因素影响，包括电解质异常和潜在的遗传因素，增加了严重室性心律失常（如尖端扭转型室速，TdP）和心源性猝死的发生率，但 TdP 的发生率不高。QT 间期延长是发生 TdP 的不良预测指标。QT 间期的延长常应用 Bazett 公式对 QT 间期的绝对值进行心率矫正（QTc）。

QT 间期延长致尖端扭转型室性心律失常可能是由于先天因素或者是后天获得性因素引起的，研究证实常见的因素有以下几个方面：①性别：女性较男性更容易因 QT 间期延长而出现 TdP；②年龄：>65 岁的老年人因 QT 间期延长而发生 TdP 的比例明显增加；③心血管疾病的影响：心动过缓（特别是最近发生的心率减慢）、二尖瓣脱垂、充血性心力衰竭或心肌肥大、心肌炎、房室传导阻滞等因素的影响下更容易发生 TdP；④内分泌疾病：甲状腺功能减退、甲状腺功能亢进、醛固酮增多症患者在 QT 延长的情况下更容易出现 TdP；⑤临床或亚临床先天性 LQTS 离子通道多态性；⑥基础心电图改变：QT 延长或 T 波的改变；⑦辐射后心电图表现：QT 间期延长，病理性 TU 形态学，显著的早搏后 QTU 变化；⑧药物：应用利尿药（与电解质浓度无关）和胺碘酮等药物诱发的心律失常；⑨电解质紊乱：低钾血症、低镁血症、低血钙症患者更易出现 TdP；⑩其他疾病：神经性厌食症，液体蛋白饮食，胃肠道旁路术，糖尿病，肝硬化，艾滋病；⑪神经系统损伤：蛛网膜下腔出血，中风，颅内创伤，嗜铬细胞瘤。

1997 年，美国食品和药物管理局（FDA）和国际药品注册协调会议（ICH）通过了一份指导性文件（ICH E14），这是第一个系统评价非心血管药物对人体心室复极和 QT 间期影响的指南[1]。早期的指南通常只包括一个单独的试验，用于评估药物对心脏复极的影响（完整的 QT/QTc 研究或 TQTS）。虽然 QT 间期延长并不是预测药物致心律失常风险的最佳指标，但它代表了用于评估一种药物致 TdP 的主要临床替代指标。

QT 间期是测量心室去极化和复极化的总时间。心肌细胞中的这些电子交换过程是通过离子通道介导的，后者调节离子进出心肌细胞的过程。离子通道的异常导致动作电位第四位相带正电的钠离子向内流动，或使钾离子向外流动，从而使 QT 间期延长。几乎所有延长 QT 间期的药物都被证明损害了 IKr 通道的功能。在分子水平上，一种药物对 IKr 电流的影响，是通过 KCNH2 基因编码 HERG 亚基进行的。癌症患者可能有 QT 延长的危险，因为可能存在电解质紊乱、基线心电图异常或同时服用能延长 QT 间期的药物。

QT 间期会随着心率的变化而受影响，故测量的 QT 间期必须对心率进行校正以使其标准化。文献显示，QTc 延长的定义各不相同，大多数研究者认为，男性、女性的正常 QTc 时间为 <400ms，男性 QTc 延长为 >450ms，女性 QTc 延长为 >470ms。研究证实，室性心律失常，尤其是 TdP，与 QTc >500ms 相关，但没有引发室性心律失常的 QTc 的阈值。

但是，排除所有基线 QTc 延长的患者是不合适的或不符合伦理的，这样的排除也会给研究人员、患者和家庭带来选择困惑，因为第一阶段研究提供的新药可能是疾病控制的唯一机会。更重要的是，QTc 延长的风险和频率与重大心律失常或其他不良临床结果的风险和频率并不相关。

在目前的实践中，QTc 间期在药物开始使用之前应该不超过 470ms，在治疗期间 QTc 间期不应超过 500ms。如果超过这个限度，治疗应被停止，但在正常化后可以恢复；若患者出现症状，治疗将永久停止。用药 2~4 周，8~12 周，之后每 3 个月应进行基线心电监测。在 2 周的剂量减少或治疗中断后，需要相同的心电图频率监测。为了检测这些变化，2017 年美国国家癌症研究所更新了 QTc 延长分级定义（表 18-1）[2]。

表 18-1　美国国家癌症研究所 QTc 延长分级定义（NCI CTCAE 5.0）

分级	定义
Ⅰ	QTc 450~480ms
Ⅱ	QTc 481~500ms
Ⅲ	QTc≥501ms；或较基线改变 >60ms
Ⅳ	尖端扭转型室速；阵发性室性心动过速；严重心律不齐体征/症状
Ⅴ	死亡

二、心房颤动

心脏肿瘤学是近来一门新兴的学科，其研究的内容主要是心血管疾病和癌症之间复杂的相互作用，对心脏毒性进行监测、早期发现、预防及治疗，并对已存在心血管疾病的患者的癌症治疗方案进行精细的规划，从而降低心脏毒性，减少心力衰竭的发生。心律失常，尤其是心房颤动（AF），是癌症患者接受治疗过程中非常常见的并发症。

房颤的发生是癌症患者治疗过程中一个比较棘手的问题，房颤患者的数量可占到因心律失常而住院患者总数的1/3，此外，房颤的发生可增加心血管并发症的发生，如心功能不全发生率增加3倍，中风的发生率增加5倍，并使死亡率翻倍。

越来越多的证据表明心房颤动与癌症和化疗药物有关，同时因为某些癌症患者的出血风险可能增加，给血栓栓塞风险评估管理和治疗带来挑战。化疗药物和抗心律失常药物（AAD）同时应用可能导致药物性心律失常的发生率增加，特别是在癌症患者常见的多药合用和电解质紊乱的情况下。

尽管房颤与癌症之间的直接联系尚未完全确定，但有限的流行病学数据确实表明癌症患者中房颤的发病率较高。一项对2339名癌症患者进行术前房颤筛查的研究表明，近半数的患者接受了非癌症手术，其余接受了近期诊断为结直肠癌或乳腺癌的手术。癌症患者的房颤发生率为3.6%，对照组为1.6%，相当于癌症患者的房颤风险增加2倍以上[3]。但这项研究的结论不能外推，因为患者仅仅是年龄匹配，并没有进行包括心血管危险因素的多变量对照研究。另一项包括头部和颈部、胃肠道、皮肤、淋巴、造血、乳房、泌尿生殖系统和其他癌症在内的新诊断为恶性肿瘤的24 125例患者的更大规模研究显示，基础房颤的患病率为2.4%，而另外新诊断的房颤发生率是1.8%。初发房颤患者与基础房颤患者的死亡率、血栓栓塞和心力衰竭发生率无明显差异[4]。此外，一项以人口为基础的大型队列研究共纳入28 333例患者，比较了有房颤和无房颤患者的结直肠癌患病率。结果显示，房颤患者的结直肠癌患病率为0.59%，而非房颤患者仅为0.05%（HR：11.8；95% CI 9.3~14.9）[5]。最后，一项丹麦队列研究评估了269 742例患者新诊断房颤后3个月内的癌症发病率。在这3个月内，新诊断癌症的绝对风险很低（2.5%；95% CI：2.4%~2.5%），但所谓的标准化发病率（SIR）是根据这一时期的全国癌症发病率，通过比较观察到的癌症发病率（6656个癌症）和预期发病率（1302个癌症）计算出来的，得出SIR值为5.11（95% CI，4.99~5.24）[6]。

多药并用，合并症与癌症相关的心理应激和压力因素如疼痛、缺氧、手术和化疗共存会掩盖癌症和房颤的相关性，因此需要进行高度控制的研究。目前，有证据表明全身炎症是房颤与癌症关系中的一个重要因素。10多年前，系统性炎症和房颤之间的联系首先表现为房颤患者的C反应蛋白（CRP）水平升高，并随着房颤病情加重而逐步升高。在单纯性难治性房颤患者的心房活检中发现了明显的炎症、心肌坏死和纤维化，而在接受手术的预激综合征（WPW）患者的对照活检中没有发现炎症性改变。同样，有证据显示心脏手术后有强烈的炎症刺激反应，白细胞介素（IL）-6水平在术后6小时达到高峰，随后出现第2次全身炎症反应，CRP升高，并在术后第2天达到高峰，与术后房性心律失常发生的高峰相一致。

目前，炎症在房颤中作为因果或继发因素仍不确定。鉴于所描述的全身炎症存在是许多特定癌症的表现或与化疗和并发症相关，这种关联在癌症患者中是重要的。在癌症患者接受手术的情况下，术后房颤患病率普遍增高，推测炎症可能起致病作用。但是，目前还没有直接的对比研究评估癌症患者术后房颤与接受类似手术的非癌症患者之间的差异。

抗癌药物引起房颤的机制包括电生理、氧化应激、细胞凋亡、炎症、心肌损伤、免疫反应等[7]。

化疗药物导致房颤的发生可通过电生理重构，包括短暂的外向性钾离子电流、钠离子电流和 L 型钙离子电流，这些电流的变化引起动作电位和有效不应期的缩短而引起房颤的发作。电生理重构还与肌浆网钙离子的维持和致心律失常性释放有关。钙离子和钙调蛋白依赖性蛋白激酶 II 在房颤的发生和维持过程中发挥重要的作用。

抗癌药物，如阿霉素、曲妥珠单抗、缩酚酸肽等可以通过不同类型的还原酶和 NADH 脱氢酶产生超氧阴离子（O_2^-）、过氧化氢（H_2O_2）和氢氧自由基（OH^-），这些自由基能够使线粒体和微粒体脂质过氧化，导致 mtDNA 损伤、一氧化氮缺失、基因表达异常和自噬功能的异常。

氧化应激可以使细胞处于一种脆弱状态并能提高致病原的细胞毒性。抗癌药物可以激活心肌细胞的氧化应激反应，导致内质网钙离子释放增加，细胞内钙离子浓度升高，损伤内质网膜，导致线粒体水肿，引起心肌细胞凋亡。

抗肿瘤治疗导致的房颤患者中炎症反应水平的改变非常常见，且炎症反应与房颤的发生密切相关，炎症因子水平反映出炎症反应水平。此外，肿瘤相关的炎症反应通过心房重构以及某些炎症反应因子（如 TNF - α、IL - β 等）的表达增加来促进房颤的发生和发展，抑制白细胞介素和 TNF - α 可以抑制和减轻房颤发作和进展。炎症反应在肿瘤的发生发展中发挥着重要的作用，由此或许我们可以推测，房颤可能是肿瘤治疗过程中的炎症反应并发症。

免疫因素：调节癌症房颤患者的免疫反应或许可以作为肿瘤治疗的一个潜在靶点。环磷酰胺可导致心肌纤维化、心肌肥厚，并改变白细胞介素（IL - 2、IL - 10、IL - 6）和 TNF - α 等多种细胞因子的水平，从而进一步促进房颤的发生和发展。房颤患者的 IL - β、淋巴细胞浸润和心肌纤维化水平亦出现升高。

无论房颤与癌症之间的关系如何，癌症患者房颤发病的普遍性是一个临床现实，但关于其最佳治疗策略的研究有限。2014 年美国心脏协会/美国心脏病学会指南没有提出特别的建议，也没有讨论癌症患者房颤的管理。虽然没有研究专门评估癌症患者房颤的血栓栓塞风险，但癌症被认为是血栓前状态。CHADS2 评分［心力衰竭，高血压，年龄，糖尿病和中风（加倍）］有助于确定中风风险增加的人群，并指导房颤的抗凝治疗。而 CHADS2 和 CHA2DS2 - VASc［充血性心力衰竭或左心室功能不全，高血压，年龄≥75 岁（加倍），糖尿病，中风（双倍）血管疾病，年龄 65 ~ 74 岁，性别（女性）］风险评分用于计算房颤血栓栓塞风险[8]。一些恶性肿瘤，主要是血液系统肿瘤和原发性或转移性颅内肿瘤与出血风险增加有关。用于深静脉血栓形成的华法林（维生素 K 拮抗剂）与癌症患者出血风险增加 6 倍有关。目前还没有充分数据支持在 AF 中使用新型抗凝药物（达比加群、利伐沙班和阿哌沙班）预防中风，因为在这些试验中癌症被列为排除标准。目前美国胸科医师学会的指南建议，在癌症患者静脉血栓栓塞后的前 3 个月内使用 LMWH 而不是维生素 K 拮抗剂[9]。LMWH 作为长期抗凝治疗在癌症患者中的应用研究较少，主要与癌症是否处于进展期有关。2018 年 NCCN 对栓塞高危癌症患者推荐 3～6 个月，甚至长期用药的建议[10]。

癌症患者使用 AAD 有时是必要的，因为有些症状明显的患者有血栓栓塞风险。但Ⅲ类 AAD 延迟心室复极，使患者面临校正的 QT（QTc）间期延长和室性心律失常的风险，例如 TdP；本章讨论的几种化疗药物也与 QTc 延长和药物所致室性心律失常的风险有关；在癌症患者中经常使用的抗生素、抗真菌药物和抗呕吐药物也会增加 TdP 的风险；最后，经常发生的电解质失衡，特别是钾和镁的失衡，进一步加剧了这一风险。基于上述原因，在癌症人群中使用 AAD 非常棘手，而且关于这些药物在癌症患者中使用的数据也有限。对 81 例使用伊布利特进行房颤或心房扑动复律的癌症患者的回顾性分析表明，75% 的患者使用该药有效，接受其他延长 QT 间期药物治疗的患者未见 QTc 间期改变。

在评估新发房颤或房性心动过速的癌症患者时，另一个需要考虑的重要因素是对心脏中心静脉通路位置的评估。有时候，导管在右心房（RA）"太深"，可能会刺激 RA 壁。为了消除这个问题，可能需要撤回导管。此外，一些癌症患者预先存在植入性心脏装置（起搏器和除颤器），患者通常需要中心静脉通路才能进行化疗，且经常采集血液也更容易。输液导管应置于患者植入式心脏装置的对侧，以避免任何对起搏或除颤器导联的损伤。

三、蒽环类化合物

蒽环类化合物的具体作用机制包括抑制拓扑异构酶Ⅱ和活性氧的形成。道诺霉素（danorubicin）和阿霉素（doxorubicin）是该类药物中第一次被分离出来的两种化合物。

（一）心脏毒性

蒽环类药物主要与心肌损伤和伴发的扩张型非缺血性心肌病有关。蒽环类药物引起的左心功能不全的发生率达 18%～48%[11]。

这是一种严重的迟发心脏毒性效应，与累积剂量密切相关，所以限制了这些药物的使用。依达霉素（idarubici）、表阿霉素（epirubicin）、戊柔比星（valrubicin）和第三代阿克拉霉素（aclarubicin）及其他蒽环类药物的开发，部分是为了改善它们与心脏不良反应相关的治疗安全指数。此外，通过包封（如脂质体阿霉素）进行分子修饰，以及开发新药（如米托蒽醌），可在减少心肌病发病率方面显示出一些益处。蒽环类药物的心脏毒性在儿童期癌症生存者中显著增加，接受蒽环类药物化疗和放疗的儿童癌症患者心脏毒性反应增加 62 倍。老年癌症患者幸存者中，随着年龄的增加，蒽环类药物的心脏毒性发生率显著增加。

阿霉素抑制心肌细胞拓扑异构酶Ⅱβ被证明是增加自由基形成以及随之而来的心肌毒性的主要机制。另外，蒽环类药物抑制促进心肌细胞存活的神经调节素/ErbB 信号通路，引起心肌细胞死亡，导致心律失常。

蒽环类药物所致的心脏损伤表现为从无症状的脑钠肽（BNP）升高，到射血分数保留的充血性心力衰竭，再到晚期扩张型心肌病。

（二）电生理毒性

心电图改变、心律失常和其他传导系统改变，以及心包炎－心肌炎综合征不太常见，并且大部分为急性发作（输注过程中，在药物施用的第 1 个 24 小时期间，或在治疗完成后的第 1 周）。

阿霉素治疗的患者主要表现为非特异性 ST 段改变和房性早搏（PACs），发生率为6%~40%。在注射阿霉素的第 1 个 24 小时内，室性早搏（PVCs）的发生率高达24%，但其发生率可能因特定的蒽环类药物而异。一项使用 Holter 监测仪的前瞻性研究只评估了 29 例阿霉素治疗的患者，主要表现为 PACs 和 PVCs，但也有报道称房颤的发生率为 10%。

罕见的病例报告也记录了接受阿霉素治疗的患者发生 Mobitz Ⅱ 型和完全性房室传导阻滞的情况。一项早期研究记录了 14% 接受阿霉素治疗的儿童校正 QT（QTc）间期 >480ms，但与 VT 发生率无明显关联。据报道，用蒽环类药物治疗的患者存在 TdP 和低钾血症。

综上所述，蒽环类药物是导致心肌损害和心肌病的主要危险因素。心肌损伤具有剂量依赖性。房颤在这些患者中的发病率不高，应高度个性化地使用 AAD 和抗凝策略。可以考虑严格避免低血钾并进行细致的心电图监测，特别是在同时使用致 QT 延长的药物情况下。阿霉素可能与 QT 间期延长和较高的 TdP 发生率有关。癌症患者合并动脉性高血压、糖尿病、吸烟和冠状动脉性心脏病会增加蒽环类药物的心脏毒性，监测血脂和管理可调控的危险因素对预防癌症化疗所引起的心脏毒性是有益的。但是，对癌症患者而言，标准化的治疗（如确定血脂的目标数值）目前仍没有确定。

四、抗代谢药

5-Fu 是氟嘧啶核苷类似物，广泛用于胃肠道、乳腺和头颈部肿瘤的治疗，是第三位最常用于实体恶性肿瘤的化疗药物。卡培他滨是 5-Fu 的口服前体药物，二者具有非常相似的心脏毒性特征。1975 年有学者首次报道 5-Fu 的心脏毒性副作用，其发生率为 1.2%~18%。5-Fu 的心脏毒性作用主要包括心悸、气短、胸痛、心绞痛、窦性心动过缓、室上性心动过速、QTc 延长、心包炎、心肌炎、心肌梗死、急性心力衰竭、应激性心肌病、冠状动脉痉挛、肺栓塞、房颤和室颤等。胸痛是最常见的症状，常伴有心电图 ST 段改变。但急性心肌梗死的生物标志物升高罕见，冠状动脉造影也未发现任何狭窄性冠状动脉病变，推测胸痛与冠状动脉痉挛有关。在两项研究中，5-Fu 与 QTc 延长有关，但没有 TdP 和室性心动过速或心室颤动（VT 或 VF）发作。

另有报道，吉西他滨对窦房结和房室传导系统有直接毒性，心律失常的发生率为 12.2%，包括心房扑动、心房颤动、室性心动过速和心脏停搏。阿糖胞苷的心脏毒性罕见，可导致心动过缓，有时需要终止化疗，并需要使用阿托品治疗。

总体而言，5-Fu 或卡培他滨的房性和室性心律失常或心源性猝死发生率较低，临床监测应重点关注心绞痛患者的心电图监测。如出现明显心脏毒性，应立即停止药物治疗，并给予硝酸盐治疗。

五、烷化剂

烷化剂是通过将烷基转移到 DNA，从而干扰 DNA 转录和细胞分裂而起作用的细胞毒性药物。这类药物包括马法兰、顺铂、环磷酰胺、苯丁酸氮芥和二甲磺酸丁酯。

(一) 环磷酰胺

高剂量环磷酰胺（cyclophosphamide）是公认的化疗后急性心脏毒性最为确定的原因，表现为急性心肌病伴左室功能不全和充血性心力衰竭的症状。据报道，在应用环磷酰胺治疗后72小时内，有8%~10%的患者可出现各种心律失常，包括房室传导阻滞、室上性心动过速、阵发性心房颤动、室性期前收缩、室性心动过速和心室颤动等，通常在1~7天内可自行消失。

环磷酰胺相关的心脏毒性与累积剂量无关，之前的心力衰竭、年龄较大、癌症类型（例如淋巴瘤）、药物剂量、给药方案以及同时使用其他细胞毒性药物均为危险因素。目前，在接受高剂量环磷酰胺治疗的患者中，仅有不到5%的患者出现了临床上显著的心脏并发症。关于环磷酰胺与心律失常并发症的关系的资料很少，只有一次房颤被记录，患者没有相关的心肌病。QT间期延长、TdP或VT/VF与环磷酰胺的使用无直接关系。

反应性氧族的生成增加、醛脱氢酶活性的降低和丙烯醛可能导致了环磷酰胺的心脏毒性作用，具有抗氧化作用的乙酰半胱氨酸可能具有预防环磷酰胺心脏毒性的作用。

(二) 异环磷酰胺

异环磷酰胺在结构上与环磷酰胺相似，大剂量可导致房性期前收缩、室上性心动过速、心房扑动、心房颤动、室性期前收缩和室性心动过速。

(三) 马法兰

在对40岁以上癌症患者的一些研究中，发现高剂量马法兰（一项研究中低至140mg/m²，其他研究中低至200mg/m²）与房颤的发生有关。一项针对年龄≥65岁患者接受马法兰治疗的研究中应用剂量为200mg/m²，房颤发生率为33%。所有研究中，出现房颤的患者都接受了普罗帕酮或胺碘酮的有效治疗，少数患者可自动恢复转为正常窦性心律。最引人注目的研究马法兰与房颤的关系的证据可能来自一项回顾性研究，该研究比较了用马法兰或其他烷化剂或抗微管剂治疗的骨髓移植受者的室上性心动过速（SVT）发生率。在纳入的1221例患者中，5.1%发展为SVT。马法兰治疗组房性心律失常的发生率高于其他所有组，发生率为11%。在这些房性心律失常中，70%是房颤。正如预期的那样，老年人伴有心脏疾病和/或左心房较大以及合并慢性肾病患者，房颤发病率更高。

(四) 顺铂

心房颤动为最常见的顺铂所导致的心律失常，发生率为8%。胸膜腔和心包腔内注射顺铂治疗转移癌，心房颤动的发生率为12%~32%，阵发性室性心动过速的发生率为8%。此外，尚有顺铂引起一度房室传导阻滞和心电图ST段压低的报道。实验研究证实，芦丁100mg/kg可显著减轻顺铂所导致的心脏毒性作用。

据报道，中药通脉养心颗粒可通过调控Nrf2和p-38 MAPK通路发挥抗氧化应激和减轻心肌细胞凋亡的作用，进而减轻顺铂引起的心脏毒性作用。乳杆菌可通过抑制炎症反应发挥对顺铂损伤心脏功能的保护作用。

(五) 苯丙酸氮芥和卡莫司汀

苯丙酸氮芥可导致心房颤动，卡莫司汀可导致显著心动过缓。

简言之，关于烷基化药物与房性心律失常联系的研究较少，但最有说服力的数据是房颤与马法兰的关联。应用马法兰治疗的患者应监测房颤的发生，尤其是在老年高血压、糖尿病和结构性心脏病等易患疾病的患者。环磷酰胺和异环磷酰胺的心脏毒性主要涉及急性心肌或心包疾病，这应该是临床监测的重点。严重的急性心肌病可能并发室性心律失常，需要标准化的治疗。烷基化制剂导致心肌缺血和直接损伤心肌是出现心律失常的主要原因。传导系统缺血导致缓慢性心律失常。极少出现的房室传导阻滞，可能是由于严重恶心、呕吐导致的迷走神经过度兴奋引起的。

六、HER2 靶向抑制剂

曲妥珠单抗主要与无症状的左心室功能障碍有关，尽管有些患者确实发展为有症状性心肌病。与蒽环类药物的毒性不同，曲妥珠单抗介导的心室损伤不依赖于累积剂量[12]，且在很大程度上是可逆的。同样以 HER2 为靶点的酪氨酸激酶抑制剂（TKI）与心肌毒性也有类似的关系，但有限的数据表明，与曲妥珠单抗相比，TKI 具有更安全的心脏毒性。曲妥珠单抗尚未被发现致严重心律失常作用。利妥昔单抗治疗相关的心律失常包括心动过缓、心房颤动、室性期前收缩和室性心动过速。总之，HER2 靶向药物的副作用主要与导致左心室功能障碍相关，不需要常规监测心律失常。基线 QTc 延长的患者可能受益于开始治疗后重复 ECG 以建立"新基线"，但基于目前的证据，不需要更严格的监测。

七、酪氨酸激酶抑制剂

酪氨酸激酶抑制剂（Tyrosine kinase inhibitors TKIs）包括靶向人表皮生长因子受体-2（HER2）（例如拉帕替尼）和血管内皮生长因子（VEGF）受体（凡德他尼、舒尼替尼、索拉非尼、乐伐替尼、普纳替尼）类的药物。

VEGF-TKIS 的心脏毒性主要与 QT 间期延长有关，并可能导致危及生命的室性心律失常，而不是心肌病。一项荟萃分析比较了 18 项 6548 名患者的随机对照试验，其中一项为 VEGFR TKI。在 VEGR TKI 治疗的患者中，观察到所有级别（>0.45s）和高级别（>0.50s）QTc 延长分别增加 4.4% 和 0.83%。亚组分析显示，只有舒尼他尼和凡德他尼与 QTc 延长风险显著相关；帕唑帕尼和阿西替尼治疗后相对风险增加无统计学意义。凡德他尼的作用是剂量依赖性的，但不依赖于治疗的持续时间。

目前，有近 30 个 TKIs 药物已经被批准用于肿瘤治疗，它们在目标激酶和药代动力学以及物质特异性的副作用方面存在差异，并被发现与心脏毒性有关。虽然 TKIs 临床证实可耐受，但是特殊类型的 TKI（拉帕替尼、尼罗替尼、舒尼替尼和凡德他尼）已被证实和心脏毒性有关。研究发现，与血管内皮生长因子受体或血小板源性生长因子信号通路有关的 TKIs 与高血压、血栓形成甚至少数情况下与心力衰竭亦相关。

实验研究发现，狗的心肌细胞暴露于 TKIs 和其他已知的药物，诱导的 QT 延长实际上是由于抑制磷脂酰肌醇 3-激酶（PI3K）信号通路，影响多种离子通道，而不仅仅是钾离子通道[13]。药物诱导的 PI3K 抑制导致动作电位持续时间（APD）延长，而 PI3K 通路产生的第二个信使促使 APD 正常。16 个 TKIs 中的 3 个（厄洛替尼、伊马替尼和瑞戈非尼）没有关于 QT 延长的数据。其他 13 个 TKIs 中有 9 个对其在临床使用过程中显示与 QTc 间期延长相关，其余 4 个（阿西替尼、吉非替尼、伯舒替尼和鲁索替尼）不明确。

抑制一种或多种酪氨酸激酶，可调节 HERG 功能（靶向效应）或与某一特定化学分子相关的效应（脱靶效应）。Rashmi 等[14]总结了目前已知的调节 HERG 通道活性的机制，特别是丝氨酸/苏氨酸磷酸化的调控机制，环腺苷酸（cAMP）依赖性蛋白激酶 A（PKA）和 PI3K/AKT/哺乳动物目标的雷帕霉素通路信号通路的调控等。

TKIs 的 QT 延长作用是否是抑制一个或多个酪氨酸激酶的效果，后者可调节 HERG 功能（靶效应），或与一个特定的化学分子有关（脱靶效应）尚不明确。

目前，已知舒尼替尼、凡德他尼、尼罗替尼和达沙替尼的 QT 延长作用发生率高。

1. 舒尼替尼（sunitinib） 一项对 75 名患者的研究发现，使用舒尼替尼后心力衰竭发生率为 8%，而 LVEF 下降的发生率为 28%，下降幅度超过 10%。32 个多中心研究分析也证实了舒尼替尼治疗后的心脏事件。舒尼替尼对 QTc 间期有剂量依赖性影响，TdP 发生率不到 0.1%。

2. 凡德他尼（vandetanib） 在一项随机、安慰剂对照的Ⅲ期临床研究中，评估凡德他尼和培美曲塞（pemetrexed）作为晚期 NSCLC 的二线治疗的效果。发现血压升高（收缩压>160mmHg 和/或舒张期<100mmHg 或从基线>20mmHg）在凡德他尼组（29% vs 13%）更为常见。

凡德他尼毒性作用是剂量依赖性的，但不依赖于治疗的持续时间。在一项荟萃分析中，包括 TdP 在内的室性心律失常的发生率在发生高级别 QTc 延长的患者中并不高。FDA 建议，不要在 QTc 间期>450ms 的患者中使用凡德他尼。此外，在给药前应常规行电解质检测以纠正低钙血症、低钾血症和/或低镁血症。凡德他尼的半衰期长达 19 天，因此建议行 ECG 进行基线心电监测，2~4 周和治疗开始后 8~12 周以及此后每 3 个月监测 QT 间期。建议按照相同的时间表进行电解质和 TSH 监测。应避免与已知的有延长 QTc 间期作用的药物同时给药。QTc 间期>500ms 的患者应停止治疗，当 QTc 恢复至<450ms 时可以较低剂量继续治疗。在低钙血症、低钾血症、低镁血症或 LQTS 患者中不应使用凡德他尼和尼洛替尼。

4. 尼洛替尼（nilotinib） 尼洛替尼主要用于治疗费城染色体阳性的慢性粒细胞白血病（CML）患者，前临床研究证实该药物影响心脏的复极，临床研究显示该药物亦存在潜在的 QT 间期延长作用。健康志愿者中 QTc 的改变为 18ms，然而 1.9% 的 CML 慢性阶段和 2.5% 的加速期患者 QTc 延长了 60ms[15,16]。

大约有 0.3% 的应用尼洛替尼的患者出现猝死，该现象与不正常的心室除极有关，因此尼洛替尼在 QTc 延长方面受到了黑盒警告。

4. 达沙替尼（dasatinib） 达沙替尼是一种口服的双 Src/Abl 激酶抑制剂。在Ⅱ期癌症研究中，QTcF 的平均变化为 3~6ms，只有 3 例患者出现>500ms 的 QTc，14 例患者 QTc 从基线延长超过 60ms。

5. 色瑞替尼（ceritinib） 8 例患者在色瑞替尼逐步加量的过程中出现无症状的 QTc 延长［2/10（20%），剂量水平为 600mg；1/5（20%），剂量水平为 700mg；5/81（6%），剂量水平为 750mg］。

6. 索拉非尼（sorafinib） 只对 QTc 间期有一定程度的影响，不太可能具有临床意义。

自 2015 年 4 月以来,又开发了 9 种用于临床的 TKI(阿法替尼、卡博替尼、色瑞替尼、达拉非尼、依鲁替尼、乐伐替尼、尼达尼布、普纳替尼和曲美替尼)。其中,卡博替尼和色瑞替尼已被证明能引起一定程度的 QTc 间期延长,但据报道,主要的心功能障碍发生在阿法替尼、达拉非尼、乐伐替尼、普纳替尼和曲美替尼[17]。

八、组蛋白脱乙酰酶抑制剂(HDIs)

HDIs 是一组分子靶向药物,通过灭活组蛋白脱乙酰酶(HDAC)的活性来调控蛋白质的转录后活性,异常组蛋白的积累,使 G_1 和 G_2 细胞周期阻滞导致细胞凋亡。近来的研究显示,HERG 和组蛋白去乙酰基-1 的药理作用十分相似,这也可能是 HDIs 延长 QT 作用的一个原因[18]。目前有三种 HDIs:用于治疗皮肤 T 细胞淋巴瘤的伏立诺他和缩酚酸肽(depsipeptide,也叫罗咪酯肽,romidepsin),以及被批准用于治疗难治性多发性骨髓瘤的帕比司他。

1. 缩酚酸肽(depsipeptide,romidepsin) 是一种环状肽 HDI,被用于包括 T 细胞淋巴瘤在内的多种恶性肿瘤。研究证实缩酚酸肽的应用与 QT 延长相关,数个研究均报道出现研究对象的猝死,猝死是否和 QT 间期的延长存在相关性尚不明确,因为大多数患者均存在猝死相关的其他危险因素。

42 例 T 细胞淋巴瘤患者在 282 个周期内共接受了 736 剂缩酚酸肽,评价其对心脏功能的影响,包括超过 2000 个 ECGs 和 161 个左心室射血分数(LVEF)。Ⅰ级(T 波低平)和Ⅱ级(ST 段压低)ECG 变化有一半以上,这些变化是可逆的,持续时间短,心肌酶没有升高,LVEF 没有明显变化。总的来说,与基线相比,治疗后的平均 Bazett HR 校正 QTc 间期延长 14ms。

在对 500 例接受 Fk228 治疗患者的回顾性分析中,5 例患者猝死。所有这些患者都伴有其他危险因素,如电解质异常、与 QTc 延长剂的联合用药或肥厚型心肌病。缩酚酸肽禁忌用于不稳定型心绞痛、近期心肌梗死史、QTc 间期>450ms 或有明显的 ST 段或 T 波异常的患者。

2. 伏立诺他(vorinostat) 是Ⅰ型和Ⅱ型 HDAC 酶的一种口服小分子抑制剂,用于治疗皮肤 T 细胞淋巴瘤(CTCL)。心脏节律和心电图改变被认为是 HDIs 的类效应。在 24 例晚期癌症患者的研究中,单次治疗 800mg 并没有延长 QTc 间期(24 小时监测),也未发现可以显著延长心室复极。

3. 帕比司他(panobinostat,LBH589) 是一种新型的肉桂酸羟氨酯,它抑制 HDAC。在用药物第 3 天观察到与剂量相关的 QT 间期延长最多达 20ms。

九、抗微管药物

抗微管剂通过稳定微管起作用,从而阻断细胞分裂。临床使用的药物包括长春碱类生物碱和紫杉烷类(如紫杉醇和多西紫杉醇)。紫杉醇的心脏毒性主要与无症状窦性心动过缓(29%)和一度房室传导阻滞(25%)有关。阵发性室性心动过速患者均发生于紫杉醇与顺铂联合治疗时。心律失常多发生在用药的最初 24 小时内,在用药 48~72 小时后消失,但也有患者在停药10天后出现室上性心动过速和室性期前收缩。美国国家癌症研究所的数据库显示几乎完全没有严重的传导阻滞或心律失常并发症，房性心律失常和室性心律失常的发生也很少，大约3400人中只有4人出现二度或三度房室传导阻滞。VT和VF的发生率仅为0.26%。只有与蒽环类药物联用时才观察到心肌病发生。其他紫杉烷也有类似的良性心脏特性。发生心动过缓的机制主要与组胺释放有关，组胺刺激H_1和H_2受体，导致房室结和浦氏纤维系统传导延迟。另外，刺激H_2受体会促进心室异位点激动，增加折返可能。紫杉醇导致自发的胞浆Ca^{2+}变化，促使室性期前收缩、室性心动过速、心室颤动的发生。

十、三氧化二砷

单独或联合使用三氧化二砷治疗急性早幼粒细胞白血病，被用于对维甲酸和蒽环类一线化疗治疗无反应或复发的患者。砷的心脏毒性机制包括：增加细胞内活性氧的生成，导致线粒体中断、MAP激酶激活和caspase活化，增加细胞凋亡。重要的是，三氧化二砷抑制延迟整流钾电流的快速相（IKr）或钾电流的缓慢成分（IKs）和三磷酸腺苷敏感钾电流（IKATP）的激活[19]。这可能导致心室复极的延长，从而导致QTc间期延长和TdP的风险。

砷中毒的心电图表现包括QTc间期延长、QRS增宽、ST段压低、T波变平。美国一项多中心研究表明，40%使用三氧化二砷的患者治疗期间QT间期>500ms，时间可达1~5周，治疗结束8周后心电图会回到基线。研究证明，QTc的延长和TdP的发生与低血钾、基础心肌病或单纯砷中毒有关，而不是化疗的结果。还有发生严重的心动过缓和完全性房室传导阻滞需要植入起搏器的报道。

TdP和心脏猝死的总体发生率较低，考虑到三氧化二砷在治疗复发的急性早幼粒细胞白血病方面的治疗效果，目前的建议是应用该化疗药物治疗的患者需要在治疗期间进行严密的心电图监测，如果QT间期延长至500ms或者出现症状提示室性心律失常，则应停用该药物，若停用后QT间期降低至460ms以内则可继续应用。此外，务必使血钾、血镁保持在较高水平。

十一、沙利度胺

沙利度胺主要与静脉血栓栓塞有关，但已有发生三度房室传导阻滞和持续性室性心动过速的病例报告。目前还没有关于这些患者监测心律失常的具体建议，治疗期间的Holter监测可能是未来确定心律失常风险的相关方法。

十二、成纤维细胞生长因子受体抑制剂

鉴于FGFR信号的多重生理功能，长期FGFR信号抑制的可行性尚不确定。虽然非选择性的FGFR抑制剂与VEGFR TKIs的毒性很接近，但选择性FGFR TKIs显示出与特定的FGFR信号抑制相关的类特异性毒性。迄今为止所观察到的与药物有关的主要不良事件都是轻度且可控的。

十三、血管破坏剂（vascular disrupting agents，VDAs）

康普瑞丁（combreatin）A4磷酸盐（CA4P）和普那布林（plinabulin）之类的VDAs是

一种快速发展的肿瘤疗法，这些药物主要针对 VEGF 通路来抑制肿瘤血管生成。CA4P 临床试验显示会引起心动过速或心动过缓，但没有进一步的 QT 间期延长效应或室性心律失常。

其他靶向药物，如蛋白激酶 C 抑制剂、新型靶向治疗 MDM2 和 PARP 抑制剂等的安全性正在进行临床验证。

十四、白细胞介素-2

大多数接受高剂量白细胞介素-2（IL-2）治疗的患者都会发生毛细血管渗漏综合征，导致低血压和心动过速。IL-2 可以引起 AF、SVT、VT 和心动过缓等心律失常。一项较大样本的研究分析了超过 300 名患者接受 423 个疗程的 IL-2 治疗情况。其中，8% 的房颤与药物疗程有关，1.7% 的房颤与低血压有关。鉴于此研究结果，潜在的冠心病患者和易发血流动力学不稳定的患者需要更密切的血流动力学和心电图监测。

十五、安吖啶

安吖啶（胺苯吖啶，amsacrine）用于治疗白血病，至少部分与蒽环类药物类似，通过拓扑异构酶 Ⅱ 发挥作用。安吖啶可阻滞心脏 hERG 开放或失活状态的钾离子通道，应用该药时，QTc 延长、房性和室性心律失常、心力衰竭和猝死病例均有报道，与该药影响心肌除极有关。心电图异常和心律失常在初次用药后数分钟至数小时内即出现，停药 24 小时后即可消失。37% 出现严重心律紊乱的患者伴有低血钾。一些患者在重复用药时再次出现心律失常。然而，总体上与安吖啶有关的心律失常的发生率可能较低。一项对 5340 名接受安吖啶治疗的患者的研究显示，心律失常的发生率仅为 0.7%。但其他作者报告这种化疗药物心律失常的发生率较高。

十六、小结

虽然有关化疗药物所致心律失常的发生率和危险因素的数据有限，但心律失常与许多药物的关系很明确。对心功能减低、结构性心脏病、原有传导异常和 QTc 间期延长的患者，应加强对 QTc 间期的监测。对抗癌治疗过程中出现心悸、先兆晕厥或晕厥的患者应保持高度重视，并应对此类病例进行密切的心电图监测。

在化疗开始前，要进行心脏毒性的评估并调整化疗方案。因为这些患者在化疗过程中并用多种延长 QTc 药物，可致电解质紊乱，临床需进行心脏毒性的监测，并对心脏毒性高危患者采取预防性措施，对存在抗凝、起搏器植入或心脏再同步化适应证的患者，应按照指南进一步处理。化疗结束后，要进行心脏毒性方面的随访，必要时采取降低心脏毒性的措施。

目前存在的主要问题是：虽然心电图改变证明大多数药物有心律失常风险，但心律失常与同时存在的其他易患疾病因素高度相关，并且严重室性心律失常的实际发病率很低。当务之急是，开展多中心临床随机对照研究，确定化疗与心律失常的因果关系，阐明心律失常的实际临床意义，以便确定高心律失常风险个体，制定有效的预防和监测策略，确保抗肿瘤治疗的同时减少或避免恶性心律失常的发生。

(孙颖　姚恒臣　仇玉民)

参考文献

[1] Food and Drug Administration, HHS. International Conference on Harmonisation; guidance on E14 clinical evaluation of QT/QTc interval prolongation and proarrhythmic potential fornon-antiarrhythmic drugs; availability [J]. Notice Fed Regist, 2005, 70: 61134-61135.

[2] National Cancer Institute: Cancer therapy evaluation program, Common terminology for adverse events, version 5.0, DCTD, NCI, NIH, DHHS. 2017.

[3] Guzzetti S, Costantino G, Sada S, et al. First diagnosis of colorectal or breast cancer and prevalence of atrial fibrillation [J]. Intern Emerg Med, 2008, 3 (3): 227-231.

[4] Hu YF, Liu CJ, Chang PM, et al. Incident thromboembolism and heart failure associated with new-onset atrial fibrillation in cancer patients [J]. Int J Cardiol, 2013, 165 (2): 355-357.

[5] Erichsen R, Christiansen CF, Mehnert F, et al. Colorectal cancer and risk of atrial fibrillation and flutter: a population-based case-control study [J]. Intern Emerg Med, 2012, 7 (5): 431-438.

[6] Ostenfeld EB, Erichsen R, Pedersen L, et al. Atrial fibrillation as a marker of occult cancer [J]. PLoS One, 2014, 9 (8): e102861.

[7] Yang X, Li X, Yuan M, et al. Anticancer therapy-induced atrial fibrillation: electrophysiology and related mechanisms [J]. Front Pharmacol, 2018, 9: 1058.

[8] January CT, Wann LS, Alpert JS, et al. 2014 AHA/ACC/HRS guideline for the management of patients with atrial fibrillation: executive summary: a report of the American College of Cardiology/American Heart Association Task Force on practice guidelines and the Heart Rhythm Society [J]. Circulation, 2014, 130 (23): 2071-2104.

[9] Kearon C, Kahn SR, Agnelli G, et al. Antithrombotic therapy for venous thromboembolic disease: American College of Chest Physicians Evidence-Based Clinical Practice Guidelines (8th Edition) [J]. Chest, 2008, 133 (6 Suppl): 454S-545S.

[10] NCCN Clinical Practical Guidelines in Oncology. Cancer associated venous thromboembolic disease version 1.2018: National Comprehensive Care Network. 2018.

[11] Michel L, Rassaf T, Totzeck M. Biomarkers for the detection of apparent and subclinical cancer therapy-related cardiotoxicity [J]. J Thorac Dis, 2018, 10 (Suppl 35): S4282-S4295.

[12] Kaji D, Miura Y, Takano T. Adjuvant trastuzumab in HER2-positive breast cancer [J]. N Engl J Med, 2012, 366 (7): 663-666.

[13] Lu Z, Wu CY, Jiang YP, et al. Suppression of phosphoinositide-3-kinase signalling and alteration of multiple ion currents in drug induced long QT syndrome [J]. Sci Transl Med, 2012, 4 (131): 131.

[14] Rashmi RS, Morganroth J, Devron RS. Cardiovascular safety of tyrosine kinase inhibitors: with a special focus on cardiac repolarisation (QT interval) [J]. Drug Safe, 2013, 36: 295-316.

[15] Locatelli M, Criscitiello C, Esposito A, et al. QT prolongation induced by targeted biotherapies used in clinical practice and under investigation: a comprehensive review. Target Oncol, 2015, 10 (1): 27-43.

[16] Tam CS, Kantarjian H, Garcia-Manero G, et al. Failure to achieve a major cytogenetic response by 12 months defines inadequate response in patients receiving nilotinib or dasatinib as second or subsequent line therapy for chronic myeloid leukemia [J]. Blood, 2008, 112 (3): 516-518.

[17] Shah RR, Morganroth J. Update on cardiovascular safety of tyrosine kinase inhibitors: with a special focus on QT interval, left ventricular dysfunction and overall risk/benefit [J]. Drug Saf, 2015, 38 (8): 693-710.

[18] Shultz MD, Cao X, Chen CH, et al. Optimization of the in vitro cardiac safety of hydroxamate-based histone deacetylase inhibitors [J]. J Med Chem, 2011, 54 (13): 4752-4772.

[19] Alamolhodaei NS, Shirani K, Karimi G. Arsenic cardiotoxicity: an overview [J]. Environ Toxicol Pharmacol, 2015, 40 (3): 1005-1014.

第十九章

癌症与肺动脉高压

癌症患者的肺动脉高压（pulmonary hypertension，PH）是由各种原因引起的以心功能不全和肺损害为主要表现的疾病。目前研究发现，癌症患者发生 PH 的主要原因包括以下几种：①癌症相关的肺血管疾病（PVD）：癌症侵袭，导致高压分流形成（心室，大动脉－肺），因肺动脉压力增高，使肺血管阻力维持在一个较高水平，同时伴有肺动脉中层肌肉肥厚和很多分支管腔的闭塞，成为 PVD；②癌症相关性动脉性肺动脉高压（pulmonary arterial hypertension，PAH）：是指癌症侵袭后，出现静息状态下右心导管所测平均肺动脉压升高（≥25mmHg），而肺毛细血管楔压正常（≤15mmHg）的一类毛细血管前肺动脉高压。

任何原因的 PH，无论是肿瘤自身因素，还是感染性因素、化疗药物相关性因素、放射毒性因素等，都会对患者造成损害，增加死亡率，当发现 PH 时，需要进行及时的诊断和干预治疗。

经过多年的研究发现，癌症相关性肺动脉高压（PAH）与癌症自身的发生发展有着惊人的相似之处。例如，二者的生长均不受大脑中枢调节，对生长抑制剂不敏感，可避免凋亡，细胞可自行进行增殖，二者均有新生血管不断形成，可改变代谢能量，有相似的炎症反应等。同时，研究发现，二者在分子途径方面也有异曲同工之处，例如平滑肌细胞和内皮细胞的过度增殖，凋亡受损，易感疾病基因表达异常（包括内皮损伤、内皮功能障碍，蛋白受体－2 基因突变，K^+ 通道表达减少，转录因子激活、存活表达增强、活性表达增强等）。这些异常构成一种类似癌症的增殖性、抗凋亡表型。

2015 年欧洲心脏病学会/欧洲呼吸学会（ESC/ERS）《肺动脉高压诊断和治疗指南》对定义、分类、诊断、治疗等进行了全面更新[1-4]。本章主要结合上述指南，重点阐述癌症患者 PAH 的诊断和治疗。

一、肺动脉高压的定义

肺动脉高压是指静息时经右心导管评估的平均肺动脉压≥25mmHg。具体分类如下。

（一）动脉性肺动脉高压

动脉性肺动脉高压是多种因素导致的平均肺动脉压≥25mmHg，而肺毛细血管楔压正常（≤15mmHg），可由肺血管自变异或其他因素导致血管损害，继而发生肺动脉压力变化。同时需要除外其他原因引起的肺动脉高压，如慢性阻塞性肺疾病、慢性血栓栓塞性肺动脉高压等。肺毛细血管楔压>15mmHg 意味着与毛细血管后疾病有关，例如左心相关性疾病。

在肺动脉高压患者的诊断中，区分动脉性肺动脉高压（PAH）与左心相关性肺动脉高压常用的指标为射血分数（EF）。心衰时多伴有射血分数下降，此时肺动脉压力增高考虑左心相关性；但随着研究人群扩展，目前发现，射血分数保留的心衰也是左心相关性肺动脉高压常见的原因。需进一步完善心导管检查，检查期间的容量或运动负荷可提示有无左心相关疾病存在。一般情况下，静止时正常的平均肺动脉压（mPAP）为 $14 \pm 3 mmHg$，正常的上限约为 20mmHg，当 mPAP>20mmHg，可诊断肺动脉高压。

（二）临界性肺动脉高压

是指 mPAP 在 21～24mmHg 之间的"灰区"，其临床意义尚不明确，并且 PAP 的测量值受到诸如情绪、温度、血流等多种因素影响。对于这类 PAP 轻度升高的人群，尤其是存在结缔组织疾病、家族肺动脉高压病史者，需密切随访。

（三）毛细血管前肺动脉高压与毛细血管后肺动脉高压

前者血流动力学表现为 mPAP≥25mmHg，同时肺动脉楔压（PAWP）≤15mmHg；后者指左心疾病患者肺静脉压力增高引起 PAP 被动性增高，除 mPAP≥25mmHg 外，表现为 PAWP>15mmHg。PAWP 值并不恒定，其测量值受液体负荷、胸内压变化等多种因素影响。

（四）跨肺压力梯度（TPG）

对于左心疾病所致肺动脉高压，既往指南应用跨肺压力梯度（TPG）区分其究竟是单纯肺静脉压力升高导致的被动性肺动脉高压或是合并有肺血管病变。TPG 是指 mPAP 与 PAWP 的差值，当 TPG 升高（>12mmHg）时，提示 PAP 升高是由左房压升高与肺血管本身病变共同引起的；反之，TPG≤12mmHg 则提示肺动脉高压单纯由左房压升高逆向传导至肺循环所致。理论上，作为反映肺循环的变量，受到左房的影响越小越好。研究表明，与肺动脉收缩压和 mPAP 相比，当每搏输出量不同时，PAWP 对肺动脉舒张压的影响较小。因此舒张压梯度（DPG，即肺动脉舒张压与 PAWP 的差值）作为判定肺血管疾病的指标，其价值优于 TPG。在正常人群，DPG 波动在 1～3mmHg，存在心脏疾患（排除分流）者 DPG 升高，但大多数病例 DPG 仍然≤5mmHg。有研究显示，DPG≥7mmHg 时预后较差，故以 7mmHg 作为 DPG 的界值。

二、肺动脉高压分类[1,2]

根据相似的临床表现、病理表现、血流动力学特点和治疗策略，第六次世界专题讨论会上更新了 PH 的分类，见表 19-1。

对于癌症患者而言，可发生任何类型的肺动脉高压，可同时有多种因素参与肺动脉高压的形成。例如：有 PAH（第 1 组）的患者，因长期肺瘀血，发生癌症几率增大，当患者合并癌症后，因接受相关治疗，如血管毒性药物、放疗、造血干细胞移植等，此时可并发 PVOD（肺静脉闭塞病）（第 1 组）；本身患有冠心病、心脏瓣膜病或继发于左心疾病的 PH（第 2 组），当同时合并有癌症后，因肿物增大，局部压迫、阻塞（第 5 组）或转移，侵及肺脏及血管，而导致 PH 恶化；癌症患者同样可能发展成与慢性血栓栓塞性疾病有关的肺动脉高压（第 4 组），其栓子成分可能是血栓，也可能是癌栓；慢性骨髓增生性疾病患者发生溶血性贫血时，可能有毛细血管前 PH（第 1 组）。

表 19-1　肺动脉高压的综合临床分类（2018 年第 6 届世界肺高血压大会）

1. 肺动脉高压（PAH）	3. 呼吸系统疾病和/或缺氧所致肺动脉高压
1.1　特发性 PAH	3.1　阻塞性肺疾病
1.3　急性肺血管扩张试验阳性 PAH	3.2　限制性肺疾病
1.4　药物和毒物相关 PAH	3.3　其他混合性限制/阻塞性肺疾病
1.5　相关因素所致 PAH	3.4　肺发育异常性疾病
1.5.1　结缔组织病	4. 肺动脉阻塞性疾病所致肺动脉高血压
1.5.2　人类免疫缺陷病毒（HIV）感染	4.1　慢性血栓栓塞性肺动脉高压（CTEPH）
1.5.3　门脉高压	4.2　其他肺动脉阻塞性病变所致肺高血压
1.5.4　先天性心脏病	4.2.1　肺动脉肉瘤或血管肉瘤
1.5.5　血吸虫病	4.2.2　其他恶性肿瘤
1.6　肺静脉闭塞病（PVOD）/肺毛细血管瘤（PCH）	4.2.3　非恶性肿瘤
1.7　新生儿持续性肺动脉高压（PPHN）	4.2.4　肺血管炎
2. 左心疾病所致肺动脉高压	4.2.5　先天性肺动脉狭窄
2.1　射血分数保留的心力衰竭（HFpEF）	4.2.6　寄生虫阻塞
2.2　射血分数降低的心力衰竭（FErEF）	5. 未知因素所致肺动脉高血压
2.3　心脏瓣膜病	5.1　血液系统疾病
2.4　先天性毛细血管后阻塞性病变	5.2　系统性疾病
	5.3　其他：慢性肾功能衰竭，纤维纵隔炎，节段性肺动脉高压
	5.4　复杂先天性心脏病

　　第一大类 PAH 属于毛细血管前肺动脉高压，是一类具有特征性肺动脉病变的疾病，主要累及肺小动脉（直径<500μm），其特点包括肺小动脉中层肥厚、内膜增殖与纤维化、外膜增厚等。PAH 包括特发性肺动脉高压（IPAH）、遗传性肺动脉高压、药物或毒素诱导的肺动脉高压、急性肺动脉扩张试验阳性 PAH、疾病相关性、PVOD、PPHN 7 个亚类。慢性血栓栓塞性肺动脉高压和其他肺动脉梗阻，包括慢性血栓栓塞性肺动脉高压、肺动脉肉瘤、其他血管内肿瘤、动脉炎、先天性肺动脉狭窄和寄生虫病。对于影像学上存在肺动脉充盈缺损的肺动脉高压患者，应注意仔细鉴别是血栓栓塞还是肺动脉肿瘤性疾病。另一方面，慢性溶血性贫血相关的肺动脉高压在病理表现上缺乏丛状病变，血流动力学特点上一般为低 PVR 和高心输出量，与第一大类 PAH 不同，而且对靶向治疗的反应上也与第一大类 PAH 明显不同。因此，新指南中，慢性溶血性贫血相关的肺动脉高压归为第 5 类（未明/多因素所致肺动脉高压）。

　　研究显示，对于门脉高压、脾脏切除、骨髓外造血或白血病浸润性肺病等患者，药物或者肝细胞移植也可诱发肺静脉闭塞病（PVOD），最终出现肺动脉高压。此外，对于骨髓增殖性疾病的患者，如红细胞增多症、血小板增多症，因为骨髓过度增殖，造血细胞过度活跃，导致血液中红细胞、巨核细胞及血小板数量明显增多，进而发生微血栓形成，导致肺毛细血管阻力增加，形成肺动脉高压。曾有临床报道，对1例血小板增多症患者应用羟基脲后，患者原发病得到纠正，同时肺动脉高压情况也有所改善，更加验证了这一临床理论。但是，同样有小量临床病例分析，对于骨髓增生症晚期患者，进一步的药物及化疗干预，对患者的肺动脉高压并无影响。目前需要随机、对照的大样本量研究进一步证实。

目前临床对于髓外淋巴增殖性疾病的研究发现，当肺内淋巴瘤累及肺血管时，表现为肺动脉压力增高，当此类患者明确诊断肺动脉高压时，影像学及实验室检查已经处于严重异常状态，处于晚期临床阶段。此外，由于副肿瘤机制或者化疗药物的作用（第2组或第3组），肿瘤相关的PH也可能由心脏和肺部本身的疾病引起。对于肿瘤性疾病，无论肺静脉闭塞病或动脉性肺动脉高压，均与应用抗肿瘤药物相关。例如，用酪氨酸激酶抑制剂达沙替尼（dasatinib）治疗慢性髓系白血病，可能导致罕见的PAH的发生。

三、癌症和PAH

对于癌症患者而言，肺动脉高压的发生发展与肿瘤呈相关性，当肿瘤发生转移或出现严重肺脏相关并发症时（如肺肿瘤血栓性微血管病变，PTTM），肺动脉高压可急性或隐匿性发展。尸解研究显示，因癌症死亡的患者中，有1.4%发生PTTM，其最终致死原因为右心衰竭和呼吸心跳停止。但是，PTTM在临床中难以诊断，常常发现时已经处于临床晚期状态，本病临床恶化速度过快，通常在患者出现喘憋，测量肺动脉压力增高后，几个小时至几天内发生死亡。分子生物学研究显示，血管内皮生长因子和组织因子在患有PTTM的癌症患者中表达明显增高。同样，血小板衍生生长因子（PDGF）在PTTM相关的癌细胞中也有较高的表达，可能与肺泡巨噬细胞和增殖性纤维肌内膜细胞中异常PDGF表达有关。此外，骨桥蛋白与PTTM也有相关性，但以上因素均无法完全解释PTTM的发病机制。

目前研究结果显示，癌症与肺动脉高压基因突变有相关性。如Cowden综合征，又称多发性错构瘤综合征，是一种少见的遗传性疾病，是由10号染色体磷酸酶和张力蛋白同源基因缺失（PTEN）的种系突变引起。在约70%的遗传性PAH患者和约25%的散发性特发性患者中发现了异常突变，他们的骨形态发生蛋白（BMP）受体2型（BMPR2）发生了杂合突变。

BMPs在细胞生长中起控制作用，BMPR2下游信号激活后可导致细胞增殖，同样的结论也适用于癌症患者。另外，PTEN是一种抑癌基因，当该基因发生突变后，可诱发多种癌症。突变后的基因导致细胞生长不可控，同时发生内皮细胞过度增生及血管重塑异常。

动物实验研究显示，PTEN与心肺血管重塑之间有明确相关性。一方面，当PTEN被激活后，可以调节心肌细胞的生长和凋亡，同时可参与肺平滑肌细胞的增殖和凋亡。另一方面，PTEN的失活与HIF-1α的AKT上调有关，PTEN通过增加SDF-1α浓度，进而促进肺动脉血管内侧平滑肌细胞增生，改善血管重塑，从而使组织病理学特性发生变化。

肺动脉高压也可能由物理性压迫引起，肿物直接压迫肺血管或侵犯肺动脉，引起肺动脉高压。

四、化疗药物与 PAH

目前，多项研究已明确，化疗药物可引起肺间质纤维化，或累及肺血管系统，进而导致肺动脉高压。例如，达沙替尼可导致远端肺动脉阻塞，烷化剂可引起肺静脉闭塞病。动物模型研究显示，环磷酰胺可诱发肺动脉高压的发生，其机制可能与血流动力学改变、生物学参数变化、形态学变异相关。在多数应用环磷酰胺所致的肺动脉高压的动物模型中，肺静脉闭塞病（PVOD）所占比例较高。

目前，影像学、血流动力学相关检查并无法确诊 PVOD，需要进行肺活检，明确组织学变化后才可确诊。但是对于大多数癌症患者而言，特别是晚期的危重症癌症患者，肺活检风险过高，其临床实施难度较大。目前法国的肺动脉高压联盟已经将可诱导发生肺静脉闭塞病的药物进行罗列，包括烷化剂植物生物碱和天然成分，抗代谢物和细胞毒性抗生素等。尤其是以下药物，诱发 PVOD 的风险极高，包括烷化剂或烷化剂样化疗药物（例如环磷酰胺，丝裂霉素，顺铂，卡莫司汀和丙卡巴肼）、细胞毒性药物（例如多柔比星，柔红霉素和博来霉素）、植物生物碱类（例如长春新碱，依托泊苷和多西他赛）及抗代谢药（例如阿糖胞苷和甲氨蝶呤）。目前研究显示，放疗及骨髓移植也可导致 PVOD 的发生和发展，但具体机制尚不明确。

基础研究显示，烷化剂导致 PVOD 的机制可能如下：烷化剂抑制内皮细胞 DNA 增殖，进而限制内皮细胞的修复能力，导致肺血管发生损伤。该模式与野百合碱吡咯（双功能烷化剂）诱导的肺动脉高压小鼠动物模型极其相似[5]。

（一）环磷酰胺

环磷酰胺（CP）是多药化疗方案的常用成分，该药具有很高的肺毒性，多起临床报道显示，环磷酰胺可造成急慢性肺损伤。肺中缺乏醛氧化酶、醛脱氢酶等解毒酶，导致环磷酰胺对肺组织有高选择性，进而损害肺组织。此外，研究显示，内皮细胞比其他细胞更容易受到环磷酰胺的影响。体外研究显示，环磷酰胺、布沙芬、硫唑嘌呤、野百合碱、达卡巴嗪等药物通过谷胱甘肽（GSH）耗竭靶向肝窦内皮细胞，引起肝静脉闭塞性疾病。环磷酰胺使大鼠肺 GSH 含量、葡萄糖 - 6 - 磷酸脱氢酶、GSH 还原酶、GSH 过氧化物酶和超氧化物歧化酶活性降低。综上所述，环磷酰胺的肺毒性机制之一可能是氧化应激损伤。

动物模型研究显示，环磷酰胺与肺动脉高压的发生呈明显剂量相关性，与性别也有明确相关性，女性比男性更容易发生肺血管损害。同时，PH 的发生与用药的时间长短、药物依赖性均相关，当大剂量应用环磷酰胺抑制免疫力时，可导致 5 - 羟色胺大量沉积。大鼠和家兔对环磷酰胺作用不尽相同，组织学改变略显差异。其他动物实验显示，应用环磷酰胺后，肺动脉高压的发生主要与肺静脉血管重塑有高度相关性。此外，环磷酰胺及多种化疗药物可导致肺间质纤维化，是此类药物严重并发症之一。

综上所述，肺静脉闭塞病发生的机制尚不明确，最新研究显示，PVOD 的发生可能与 EIF2AK4 基因的双等位基因突变有关，此基因可发生遗传效应。EIF2AK4 基因用于编码丝氨酸 - 苏氨酸激酶（GCN2），可诱导相应氨基酸缺失的基因表达变化。但目前人们尚不清楚 GCN2 的真正作用。只是可以明确 GCN2 活性降低时，氧化应激的易感性和炎性反应均增加。对小鼠的研究显示，与对照组相比，研究组小鼠（敲除 EIF2AK4 基因）对四氯化碳毒性反应更敏感，较对照组更容易出现肝脏损害，炎性浸润较对照组有明显差异性。现有临床资料显示，少数患者接受烷化剂治疗后会产生 PVOD，因此需要进一步大样本量的研究，明确遗传易感性和 GCN2 在人类化疗引起的 PVOD 中的作用。

目前也有发现环磷酰胺引起的肺血管损害可能与 KCNK3 蛋白突变或表达下降有关，该基因变异后会直接导致钾离子通道功能丧失和电流减少，通常对大剂量应用环磷酰胺的患者会常规予以美司钠（巯乙磺酸钠）和阿米福汀等保护性治疗，以减少细胞毒性的发生。目前大鼠研究显示，他米福汀可明显改善环磷酰胺诱导的肺动脉高压的发生发展，显著改善肺血管血流量，延长大鼠生存期。

（二）酪氨酸激酶抑制

达沙替尼是 PDGFR、BCR/ABL、c-Kit 和 Src 激酶的广泛抑制剂，能有效抑制 PASMCs 对生长因子的致有丝分裂反应，在动物模型中，主要用于延缓肺动脉血管重塑。达沙替尼的初步临床试验表明，部分患者可能出现心包积液和胸腔积液。法国药监局数据显示，达沙替尼治疗后可能出现严重的肺动脉高压。

五、具有治疗或预防 PAH 潜力的抗肿瘤药物

目前大多数化疗药物可导致肺动脉高压的发生和发展，但是仍有少数化疗药物可以减轻肺动脉高压的发生率。但是临床数据显示，即使是同一种化疗药物，在不同的患者会产生完全不同的结果。前面讲述了很多环磷酰胺可诱发肺动脉高压发生的机制，但对于正在发生明显自身免疫损害的患者，如系统性红斑狼疮多系统损害，或混合性结缔组织病，在应用环磷酰胺后，反而可以改善肺动脉压力过高的情况[6]，甚至可能会逆转肺动脉高压，此可能与原发疾病的缓解有关。

（一）酪氨酸激酶抑制剂（TKIs）在 PAH 中的作用

1. 伊马替尼　小分子伊马替尼（TKI Imatinib）最初是作为 PDGF 受体（PDGFR）的抑制剂而研发的，用于抑制 CML 中活性的 ABL1 激酶。伊马替尼是一种口服的 BCR/ABL、c-Kit 和 PDGFR 抑制剂，可逆转肺血管病理性重塑。伊马替尼Ⅲ期临床试验结果显示，用伊马替尼治疗的患者心血管事件发生率低于对照组患者，表明伊马替尼可能有潜在的保护心血管的作用。在肺动脉高压（IMPRES）多中心Ⅲ期试验中，伊马替尼可明显改善 6 分钟步行距离、心输出量、肺血管阻力和 BNP 水平。然而，伊马替尼组不良反应较多，出现了意料之外的硬膜下血肿。

2. 尼洛替尼　尼洛替尼（AMN 107）是第二代 TKI 口服制剂，其疗效是伊马替尼的 30 倍，用于治疗慢性粒细胞白血病。在实验性肺动脉高压动物模型中，尼洛替尼治疗几乎完全逆转肺血管重建，此药物目前昂贵，尚未入中国市场，需要更多的临床数据支持。

（二）表皮生长因子受体阻滞剂

丝氨酸弹力酶激活表皮生长因子受体（EGFR）信号，在肺动脉高压的发生发展中起着重要作用。EGFR TKIs，如吉非替尼、厄洛替尼和阿帕替尼对野百合碱诱导的大鼠 PH 有明

（三）成纤维细胞生长因子受体抑制剂

内皮 FGF2 在 IPAH 中过量产生并且导致 PASMC 增生。此外，使用针对 FGF2 的短干扰 RNA 或成纤维细胞生长因子受体 1 抑制药物（SU 5402）可逆转实验模型中的 PH。

（四）多激酶抑制剂

索拉非尼是一种多激酶抑制剂，可改善缺氧状态，改善模型大鼠肺动脉高压。同样，另一种多激酶抑制剂苏尼替尼在肺动脉高压的实验模型中具有明确的抗重塑效应。单中心临床试验表明，索拉非尼治疗可增加运动能力和右心室（RV）射血分数。

目前并没有安全性较高的治疗肺动脉高压的药物，吸入性 TKIs 可选择性逆转血管重塑，仍处于临床研究阶段。

七、PH 的诊断与临床评估[1-4]

2015 年 ESC/ERS 对药物治疗疗效临床评价、临床随访时机和策略等进行规范。因相关研究结果主要来源于动脉性 PH（PAH），所以所述内容主要适用于 PAH 患者。

（一）癌症患者的 PH 临床表现

PH 的症状并不特异，包括用力时的呼吸困难、疲劳、偶尔的心绞痛甚至晕厥。最终，可能有与进行性房室功能障碍和衰竭有关的症状，如水肿和腹水。PH 的体征包括左胸骨旁第二心音肺动脉成分增强、右室第三心音、三尖瓣反流的全收缩期杂音和肺循环反流的舒张期杂音。颈静脉压升高、肝肿大、腹水、周围水肿和四肢发冷是疾病晚期和右心衰患者的特征。

（二）世界卫生组织（WHO）功能分级评价

WHO 功能分级是 PH 患者重要的生存期预测指标，当分级恶化时，应该积极寻找原因，并重新调整治疗方案。

（三）心电图与胸部 X 线

可表现为肺心病、右室肥厚及不同程度右束支传导阻滞等异常。胸部 X 线可能显示中央肺动脉扩张和周围血管变细。右心房（RA）和右心室（RV）扩大可能出现在更晚期的病例中。胸部 X 线检查有助于肺部疾病的鉴别诊断，例如 WHO 组 3 或由于左心疾病或 WHO 组 2 导致的肺静脉充血。

（四）超声心动图

超声心动图是判断 PH 是否存在的筛选工具，尤其是三尖瓣反流（TR），在这种情况下，估计肺动脉收缩压相对容易。在没有 TR 的情况下，肺动脉瓣反流（PR）的存在也有助于估计平均肺动脉压和舒张期肺动脉压。在没有 TR 或 PR 时，肺动脉瓣（PV）/右心室流出道（RVOT）加速时间通常有帮助。目前，最常用的判断患者预后的超声指标为三尖瓣环收缩期位移（TAPSE），它是反映右心室收缩功能间接标志性指标，与患者预后密切相关。心肌做功指数（Tei 指数）是另一个提示预后的指标：Tei 指数每增加 0.1 单位，死亡风险增加 1.3 倍。此外，心包积液量也与预后密切相关，PH 患者病死率随心包积液量的增加而上升。最新指南认为需要综合多种参数全面评价右心功能。而静息情况下，通过三尖瓣反流压差法估测的肺动脉收缩压与患者的临床预后无关，也不能据此制定治疗方案。

（五）心脏磁共振成像（CMRI）

CMRI 是检测心腔大小、厚度和重量的金标准，还用于评估心输出量、每搏量、心室射血分数等心功能参数。CMRI 的右心室容量增加、右心室射血分数以及每搏量降低均可提示 PH 患者预后不良。

（六）右心导管术

右心导管术是诊断 PAH 的金标准，测得右心房压 >14mmHg、心指数 <2.0 L/（min·m^2）、混合静脉血氧饱和度 <60% 提示患者预后不佳，而肺动脉平均压与预后相关性不佳。右心导管和超声心动图均为重要的随访检查项目，在进行药物调整、决定是否进行肺移植时应该进行右心导管检查。值得注意的是，如果正在考虑用 PAH 特异性疗法（如磷酸二酯酶抑制剂、内皮素受体拮抗剂或前列腺素）治疗 PH，单凭超声心动图不足以支持治疗决定，需要右（有时是左）心导管。确定肺动脉高压的金标准是用 Swan-Ganz 导管进行右心导管检查。

（七）肺功能测试和动脉血气

肺功能测试和动脉血气分析有时可以帮助区分肺血管和气道或实质性肺部疾病。PAH 的肺容量通常仅轻度受损，DLCO 异常低（定义为 <45%）与预后不良有关。在动脉血气分析中，由于静息状态下肺泡过度通气，动脉血氧分压（PaO_2）保持正常或仅略低于正常值，动脉血二氧化碳分压（$PaCO_2$）轻度降低。

（八）通气/灌注（V/Q）肺扫描

PH 患者应进行通气/灌注（V/Q）肺扫描，以寻找慢性血栓栓塞性肺动脉高压（CTEPH）。与 CT 肺血管造影（CTPA）相比，V/Q 扫描具有较高的敏感性，特别是在缺乏经验的中心，已成为 CTEPH 筛查的首选方法。尽管仍建议将 V/Q 扫描作为选择的筛查试验，但 CT 在许多中心都是首选。

（九）新的成像技术

一些研究表明，单光子发射 CT（SPECT）可能优于 V/Q 平面扫描和 CTPA，但这些结果需要更广泛的评估。三维磁共振（MR）灌注成像已被证明与 CTEPH 筛查中的传统灌注显像一样灵敏。MR 也可以作为一种无辐射的方法来评估 CTEPH 的通气和灌注情况。

（十）运动耐力的评价

6 分钟步行距离（6MWD）和心肺运动试验（CPET）均可评估 PH 患者的运动耐力，是决定预后的重要因素。最新指南指出，6MWD ≥440m 提示预后较好，6MWD <165m 预示死亡风险提高。但 6MWD 受多种因素影响，通常推荐在完成 6 分钟步行试验后使用 Borg 呼吸困难评分评价患者的呼吸困难程度。6MWD 前后经皮血氧饱和度以及心率改变的价值有待进一步验证。

CPET 的峰值摄氧量（VO_{2max}）及二氧化碳通气当量斜率（VE/VCO_2 斜率）与患者预后密切相关，当 VO_{2max} <11ml/（min·kg）（35%~65% 预计值）、VE/VCO_2 斜率 ≥45 时，提示患者预后较差。

(十一) 生物标志物评价

血浆脑利钠肽 (BNP)、N末端脑利钠肽前体 (NT-proBNP) 水平升高提示心功能不全，是PH的重要预后标志物。尿酸升高与PH患者疾病的严重程度相关，高尿酸患者病死率较高。但是尿酸水平受年龄、性别、肾功能不全、利尿剂治疗等因素影响。

(十二) 整体预后危险分层

PH患者进行常规而全面的预后评估非常重要，评估应该至少包括WHO功能分级评定、运动耐力评估 (6MWD或CPET) 及右心功能评估 (BNP/NT-proBNP或超声心动图)。表19-2列举了PAH临床评估最常用的指标。根据评估结果，可以将患者分为低危、中危或高危。低危患者预测1年死亡率为5%，中危为5%~10%，高危为10%[1]。

表19-2 肺动脉高压危险因素评估[1]

预后决定因素 (预测的年死亡率)		低危 (<5%)	中危 (5%~10%)	高危 (>10%)
右心衰竭的临床症状		无	无	有
症状的进展		无	低	快
晕厥		无	偶尔晕厥	反复晕厥
WHO功能分级		Ⅰ级或Ⅱ级	Ⅲ级	Ⅳ级
6分钟步行距离 (m)		>440	165~440	<165
心肺运动耐力测试	峰值摄氧量 [ml/(min·kg)]	>15	11~15	<11
	二氧化碳通气当量斜率	<36	36~44.9	≥45
血浆脑利钠肽前体水平	血浆脑利钠肽 (ng/L)	<50	50~300	>300
	N末端脑利钠肽前体 (ng/L)	<300	300~1400	>1400
影像学 (超声心电图/心脏磁共振成像)	右心房面积 (cm^2)	<18	18~26	>26
	心包积液	无	无或少量	有
	右心房压力 (mmHg)	<8	8~14	>14
	心指数 [L/(min·m^2)]	≥2.5	2.0~2.4	<2.0
血流动力学	混合静脉血氧饱和度	>65%	60%~65%	<60%

注：WHO：世界卫生组织；1mmHg=0.133kPa

八、PH的随访与治疗[1-4]

目前尚无针对癌症患者PAH的治疗指南，按照一般原则，其治疗同样应当遵循各种病因PAH的治疗推荐，并个体化处理。以下指南内容仅适用于动脉高压性PAH。

首先，ESC/EAS针对PAH给予了相应的评估随访时间推荐 (表19-3)。

表 19-3　动脉性肺动脉高压患者的评估项目和随访时间推荐[1]

	初次	3~6个月[a]	6~12个月[a]	治疗改变后的3~6个月[a]	临床恶化
药物评价					
WHO 功能分级	+	+	+	+	+
心电图	+	+	+	+	+
6分钟步行距离/Borg 呼吸困难评分	+	+	+	+	+
心肺运动测试	+		+		+[b]
心脏超声	+		+	+	+
基础化验检查[c]	+	+	+	+	+
进一步化验检查[d]	+		+		+
血气分析[e]	+		+	+	+
右心导管	+		+	+[f]	+[b]

注：WHO：世界卫生组织；[a]：随访间期根据患者情况进行调整；[b]：可以考虑；[c]：基础的实验室检查包括血常规、血清肌酐、钠、钾、胆红素、血浆脑利钠肽、N末端脑利钠肽前体，服用维生素K拮抗剂患者需检测国际标准化比值，服用ET-1受体拮抗剂的患者检测血清丙氨酸氨基转移酶、血清天冬氨酸氨基转移酶；[d]：进一步实验室检查包括促甲状腺激素、肌钙蛋白、尿酸、铁贮备（铁、铁蛋白、可溶性转运受体）以及其他符合患者个体需要的检查；[e]：抽取动脉或者动脉化的毛细血管血液；对于病情稳定患者可用外周静脉血氧饱和度取代；[f]：一些中心在随访过程中常规右心导管检查。

建议根据评估的结果调整治疗方案，最终的目标是使患者达到低危状态，处于 WHO 功能分级 Ⅱ 级及以下，且 6MWD≥440m。临床评价可以指导医师合理使用新型靶向药物，明确是否需要进行肺移植手术等治疗。定期的患者随访可以及时发现患者的病情恶化并尽早给予合理处置，改善症状，提高患者的生活质量和5年存活率。

各种类型的肺动脉高压治疗方法不同，如对于疾病相关肺动脉高压主要以治疗原发病为主，CTEPH 首选肺动脉血栓内膜剥脱术。对于 PAH，由于对其发病机制的认识不断深入，开发了一系列针对不同作用机制的药物，因而，PAH 的治疗在十年间发生了很大变化，其治疗药物不断增加，治疗方案较为复杂。2015年 ESC/ERS 对 PAH 的治疗策略进行了详细的推荐。

关于 PAH 的治疗原则，国内杨媛华等[4]对 ESC 指南进行了系统解读。主要如下：①对于确诊的初治 PAH 患者，首先应予一般措施和支持治疗。②IPAH、遗传性和药物毒物相关性 PAH 患者需要进行急性血管反应试验。阳性者可给予大剂量 CCB 治疗，通常3~4个月后应再次评估。对 CCB 反应不佳者，应予以获批的 PAH 药物治疗。③急性血管反应试验阴性的低、中危患者可采用初始单药治疗或采用初始口服药的联合治疗。④初始单药治疗的药物选择主要依下列因素，包括药品适应证、使用方法、不良反应、与患者所用药物的潜在相互作用，患者的意愿、合并症、医生的经验及药品费用等。⑤安立生坦与他达拉非联合治疗在延缓临床恶化方面优于单一使用安立生坦或他达拉非，因而强烈推荐这一初始联合治疗方案。⑥对于急性血管反应试验阴性的高危初治患者，初始联合治疗方案中应优先考虑使用依前列醇联合其他药物。⑦一旦初始单药治疗或初始联合治疗的效果不佳,应考虑序贯两药或三药联合治疗。但利奥西呱禁忌与 PDE-5 抑制剂联合使用。⑧若序贯两药联合治疗疗效仍欠佳,可尝试三药联合治疗。⑨对于行最强内科治疗后病情仍继续恶化的患者,应考虑肺移植。移植前可予以 BAS 作为姑息或过渡治疗措施。

PAH 的治疗策略可分为三个主要步骤:①一般措施:包括患者的健康指导和支持治疗等;②个体化治疗:包括使用靶向药物治疗;③联合治疗或终末期治疗。

(一) 一般措施

主要包括体力活动和康复锻炼,妊娠、生育控制、绝经后激素替代治疗,选择性外科手术,感染的预防,社会心理支持,治疗的依从性,遗传咨询和旅行等各方面。简言之,PAH 患者应该在不引起症状的范围内多运动,可在指导下进行运动康复锻炼。妊娠是高死亡率相关的因素,需要告知患者妊娠的风险,一旦发生,还需要讨论终止妊娠等问题。PAH 患者进行手术的风险极大,确需手术时,采用硬膜外麻醉可能比全麻的安全性高。PAH 患者易于发生肺炎,推荐注射流感和肺炎链球菌疫苗。由于 PAH 治疗的复杂性,需要定期随访,监督患者治疗的依从性。

(二) 支持治疗

特发性肺动脉高压 (IPAH) 患者的尸检结果显示,血管内原位血栓形成的发生率较高,患者存在凝血纤溶的异常,同时存在静脉血栓的危险因素。因而,对于 IPAH、遗传性和减肥药引起的 PAH 患者建议口服抗凝药物。而癌症疾病相关肺动脉高压患者应用口服抗凝药物是否获益尚不明确。

右心衰竭失代偿期会导致体液潴留,利尿可明显改善症状。利尿剂的选择和剂量由医师根据病情及患者对利尿剂的反应决定,在使用利尿剂时需要注意维持水、电解质平衡。

氧疗可以降低 PAH 患者的肺血管阻力。基于慢性阻塞性肺疾病患者的证据,当动脉血氧分压持续 <60mmHg (1mmHg = 0.133 kPa) 或者血氧饱和度 <91% 时,建议吸氧使氧分压达到 60mmHg 以上。

地高辛能迅速提高 IPAH 的心输出量,但长期疗效不确切,可用于房性心动过速的 PAH 患者,以降低心室率。目前尚缺乏足够的证据证明血管紧张素转换酶抑制剂、血管紧张素 Ⅱ 受体拮抗剂、β 受体阻滞剂或伊伐布雷定在 PAH 患者应用的有效性和安全性。

前期数据表明,铁缺乏与运动能力下降有关,也可能与高死亡率相关,因此应对 PAH 患者常规监测铁状态,并适当补充。

(三) 特异性药物治疗

1. CCB　对于 IPAP 急性血管反应试验阳性的患者可以使用 CCB 治疗,包括硝苯地平、地尔硫䓬、氨氯地平。CCB 的选择需要根据基础心率情况决定,心动过缓者倾向于使用硝苯地平,心动过速者倾向于使用地尔硫䓬。建议从低剂量用起,逐渐增加至可耐受的最大剂量。研究显示 IPAH 患者使用这些药物时有效的每日剂量相对较大,如硝苯地平需要 120~240mg,地尔硫䓬需要 240~720mg,氨氯地平需要 20mg 以上。限制剂量增加的因素是低血压及下肢水肿。治疗 3~4 个月后需要用右心导管重新评估血管反应。

2. 内皮素受体拮抗剂 (ERA)　内皮素通过与肺血管平滑肌中的两种独立的受体亚型

结合发挥血管收缩及促进有丝分裂的作用。ERA 有两种类型，选择性内皮素受体 A 拮抗剂（如安立生坦）和双重 ERA（如波生坦和马西替坦），二者均可改善症状、运动耐力、血流动力学以及临床恶化时间。大约有 10% 的患者服用波生坦会出现剂量相关的转氨酶升高，因而服用波生坦的患者需要每月检查肝功能。

3. 磷酸二酯酶-5（PDE-5）抑制剂及可溶性鸟苷酸环化酶（sGC）激动剂　PDE-5 是环磷酸鸟苷（cGMP）的降解酶，通过抑制该酶的作用，可以使 NO/cGMP 通路中 cGMP 的浓度增加，从而使血管舒张。西地那非是口服 PDE-5 抑制剂，推荐剂量是 20mg，3 次/d。他达拉非为长效的 PDE-5 抑制剂，推荐剂量为 40mg，1 次/d。

利奥西呱属于 sGC 激动剂，通过刺激 sGC 以提高 cGMP 水平。一项纳入 443 例 PAH 患者的 RCT 研究表明，在使用利奥西呱 12 周后，患者的运动耐力、血流动力学、WHO 功能分级以及临床恶化时间方面都有所改善。

4. 前列环素类似物及前列环素受体激动剂　PAH 患者存在前列环素代谢途径调节异常。在 PAH 的临床治疗中，可以应用几种前列环素类似物，包括依前列醇、伊洛前列素、曲前列环素、贝前列素等。

依前列醇属于合成前列环素，半衰期短（3~5 分钟），并且仅在室温下稳定 8 小时，因而需要低温及持续管路泵入。依前列醇起始剂量 2~4ng/（kg·min），不同个体最佳剂量不同，在 20~40ng/（kg·min）范围。输注应避免突然中断，因为这样会导致患者肺动脉压力上升甚至猝死。

伊洛前列素是化学性质稳定的前列环素类似物，应用方式包括静脉注射及雾化吸入。在一些 PAH 及 CTEPH 患者中持续静脉泵入伊洛前列素与依前列醇同样有效。

曲前列环素是依前列醇三环联苯胺类似物，化学性质稳定，可在常温下储存。可以通过微小静脉泵及管路皮下给药。输注部位疼痛是最常见的不良反应。皮下给药的起始剂量是 1~2ng/（kg·min），个体之间最佳剂量不同，大多在 20~80ng/（kg·min）。

司来帕格（selexipag）是一种口服的选择性前列环素磷酸肌醇受体激动剂。虽然司来帕格（selexipag）及其代谢物与内源性前列环素作用方式类似，但其化学结构和药学机制均不同于前列环素。有研究证实，该药具有降低肺动脉压力、降低病死率等作用。

（四）药物的联合治疗

序贯联合治疗是广泛应用的治疗策略，即首选一种药物治疗，若临床改善不佳或者病情恶化，可以加用第二种或第三种药物。对于 WHO 功能Ⅲ或Ⅳ级的患者可以采用初始联合治疗的策略。

（五）房间隔造口术

球囊房间隔造口术（BAS）是通过建立心房间右到左的分流来降低右心腔的压力，并增加左室前负荷和心输出量。虽然房水平分流使得体循环血氧饱和度下降，但体循环的氧输送量会增加，同时会降低交感神经的过度兴奋，使患者的右心衰竭症状和体征减轻，活动能力得到改善。经充分的内科治疗后临床效果不佳、等待肺移植或内科治疗无效的患者可考虑BAS。而终末期患者右房压>20mmHg 且在静息状态下呼吸室内空气时血氧饱和度<80% 则不建议行 BAS。

(六) 进行性加重的右室衰竭

1. **重症监护管理** 肺动脉高压患者出现右心衰竭或有合并症 (如外科大手术) 或两者同时存在时, 建议在重症监护室 (ICU) 进行治疗。基本的监测包括生命体征、尿量、中心静脉压、中心静脉血氧饱和度和血乳酸水平, 必要时需要放置右心漂浮导管进行血流动力学监测。ICU 处理的基本原则为去除诱因 (如贫血、心律失常、感染等), 维持最佳的液体平衡 (通常静脉使用利尿剂), 降低右室后负荷 (通常使用胃肠外前列环素类药物, 也可使用其他 PAH 的药物), 使用强心和血管活性药改善心输出量 (首选多巴酚丁胺), 必要时用升压药维持体循环血压。右心衰竭的患者应避免气管插管, 因为此项操作可能会导致血流动力学恶化。

2. **右心室辅助** 对于某些肺动脉高压合并右心衰的患者应考虑使用静-动脉体外膜肺氧合 (ECMO) 治疗, 而不使用静脉-静脉 ECMO。对确实有恢复可能性的患者可应用 ECMO 作为病情恢复的过渡, 或者作为肺移植的桥接。

(七) 肺移植

肺移植是药物治疗失败和 WHO 功能持续 Ⅲ~Ⅳ 级患者的重要选择。目前 PAH 患者主要采用双肺移植的治疗方案。移植的适应证包括: 初始单药治疗临床效果不佳的患者; 采用最优化的联合治疗后临床效果仍不佳的患者; 肺静脉闭塞病和肺毛细血管瘤样增生症, 因这两类疾病缺乏有效的内科治疗方法, 所以一旦诊断即应考虑肺移植。

(八) 肺动脉高压并发症的处理

1. **心律失常** 心律失常是 PAH 患者常见的临床并发症, 多为房性心律失常。房扑和房颤均可导致病情恶化。恢复稳定的窦性节律有利于长期生存率。室上性心律失常是抗凝治疗的适应证。对难治性心律失常, 心脏电复律和射频消融治疗已证实有效。在心脏电复律后, 为了维持稳定的窦性节律, 应使用无负性肌力作用的抗心律失常药物进行预防, 如口服胺碘酮。

2. **咯血** 咯血在某些特殊类型的肺动脉高压中更为常见, 如遗传性 PAH, 结缔组织病相关性 PAH 和 CTEPH。支气管动脉栓塞术可作为严重咯血患者急症处理措施或作为频繁发作的轻至中度咯血患者的选择性干预方式。

3. **结构性并发症** 结构性并发症是指由于肺动脉高压引起肺动脉进行性扩张, 可导致肺动脉瘤、肺动脉破裂和肺动脉夹层, 并且压迫胸腔内其他器官, 如左主冠状动脉、肺静脉、主支气管和喉返神经而产生的异常。不同结构性并发症的症状和体征无特异性且存在变异, 包括胸痛、呼吸困难、局部肺水肿和猝死。增强 CT 和高分辨 CT 是诊断结构性并发症的最佳影像学方式。

目前对于肺动脉瘤、假性动脉瘤和肺动脉夹层尚无很好的治疗方法。手术治疗的适应证和疗效在肺动脉高压患者尚不明确, 且危险性相当高, 而经皮支架植入的技术难度较大。双肺或心肺移植可用于长期稳定的患者, 但尚缺乏明确的指征。对于冠状动脉受压的患者可行经皮支架植入治疗。

(九) 临终关怀和伦理问题

PAH 多呈现进行性恶化伴急性加重的过程。患者生命晚期需要频繁进行多学科评估,原则是应尽量减少患者的痛苦，选择合适的药物，避免不必要的药物使用。心理学、社会学和精神支持都是必不可少的。指南中指出，应该找机会与患者讨论预后的问题，应让患者认识到重度肺动脉高压行心肺复苏的预后较差，使其可选择不进行抢救复苏。

九、指南更新

2018 年，第 6 届世界肺动脉高压大会（WSPH）在法国尼斯举行，就 PH 的定义、分类和血流动力学标准进行了更新。

（一）肺动脉高压定义的两大更新

1. 平均肺动脉压的临界值　1973 年，在瑞士日内瓦召开的第 1 届 WSPH 大会确定了 PH 的定义：PH 是指静息状态下通过右心导管测得平均肺动脉压（mPAP）>25mmHg。该定义在随后的各届 WSPH 大会上一直延续至今。

新近的研究表明，mPAP 在 21~24mmHg 与死亡风险增加相关，因此，本次 WSPH 大会提出，将 mPAP>20mmHg（平均值+2SD）作为新的 PH 的定义。需要强调的是，mPAP>20mmHg 并不是定义疾病，仅表示压力的异常升高。在不同的情况下，如某些疾病（如左心疾病、间质性肺疾病、慢性阻塞性肺疾病等）mPAP>20mmHg，死亡风险增加，但目前并无研究证实降低此类患者的 mPAP 可改善患者预后，因此，mPAP 轻度升高可能仅是原发疾病严重程度的一个标志。

2. 毛细血管前 PH　重新定义毛细血管前 PH 十分重要，因为某些特异性靶向药物治疗可以改善部分患者的预后。如作用于前列环素、内皮素、一氧化氮（NO）途径的靶向药物可以改善动脉性肺动脉高压（PAH）的预后，肺动脉内膜剥脱术、鸟苷酸环化酶激动剂（利奥西胍）或肺动脉球囊扩张等可改善慢性血栓栓塞性肺动脉高压的预后，而针对第 2、3 和 5 类 PH，目前尚无可靠治疗方法。

（二）PH 临床分类更新

PH 临床分类更新在临床分类方面维持了原有分类的主要框架以及对成人和儿童的常见分类，将 52 个核心分类条目简化为 28 个，主要更新下述三项。

1. 急性血管反应性试验阳性的 PAH　急性血管反应试验持续阳性的 PAH 患者，对钙通道阻滞剂治疗长期有效（单用 CCB 至少 1 年），而且预后更佳。

2. 药物和毒素诱导的 PAH　以往的指南根据药物和毒素与 PAH 的相关性分为"绝对相关""很可能相关"和"可能相关"三种级别，本次简化为"绝对相关"和"可能相关"两种级别。有流行病学病理对照研究、大型多中心研究支持或有明确病理生理机制者为"绝对相关"，而只有个案报道或小型研究支持者为"可能相关"。随着新的研究发表，确定了达沙替尼和甲基苯丙胺（冰毒）与 PAH 的相关。

3. 肺静脉闭塞病和/或肺毛细血管瘤病　研究表明，遗传性及散发性 PVOD/PCH 患者和 PAH 患者尽管其临床表现和治疗手段不同，但均有相当程度的肺动脉重塑，有相似的形态学和生物学特征，所以将肺静脉闭塞病和/或肺毛细血管瘤病分为 PAH 的一个亚组。

十、小结

综上所述，癌症患者可由于多种因素导致肺动脉高压的发生，无论何种原因发生肺动脉高压，如药物性、肿物压迫性、放化疗相关性等，均需要第一时间就诊，明确诊断后予以积极干预治疗，及早的干预可明显改善患者的生活质量和预后。但目前市面上并没有完全安全有效的抗肺动脉高压的药物，许多药物在治疗的同时，因严重不良反应而停用，而且此类药物因为研发困难，价格高昂，普通家庭根本无法承受此类经济负担，所以，我们期待更多、更好、更安全的药物出现，来解决癌症相关肺动脉高压患者的问题，改善患者最终结局。

（朱航　卫玉　钱小顺）

参考文献

[1] Galiè N, Humbert M, Vachiery J, et al. 2015 ESC/ERS Guidelines for the diagnosis and treatment of pulmonary hypertension [J]. Eur Respir J, 2015, 46 (4): 903-975.

[2] 谢万木，黄可，张泽宇，等. ESC/ERS《肺动脉高压诊断和治疗指南》解读之定义与分类 [J]. 中华医学杂志, 2016, 96 (10): 827-829.

[3] 邝土光，张云霞，周霞，等.《肺动脉高压诊断和治疗指南》解读之功能评价与危险分层 [J]. 中华医学杂志, 2016, 96 (22): 1790-1792.

[4] 杨媛华，马晓瑞，庞文翼. ESC/ERS《肺动脉高压诊断和治疗指南》解读之治疗策略 [J]. 中华医学杂志, 2016, 96 (22): 1793-1795.

[5] Perros F, Cohen-Kaminsky S, Gambaryan N, et al. Cytotoxic cells and granulysin in pulmonary arterial hypertension and pulmonary veno-occlusive disease [J]. Am J Respir Crit Care Med, 2013, 187 (2): 189-196.

[6] Jais X, Launay D, Yaici A, et al. Immunosuppressive therapy in lupus- and mixed connective tissue disease-associated pulmonary arterial hypertension: a retrospective analysis of twenty-three cases [J]. Arthritis Rheum, 2008, 58 (2): 521-531.

第二十章

肿瘤患者血栓栓塞性疾病的诊断与一级预防

血栓栓塞性疾病主要分为动脉血栓栓塞性疾病和静脉血栓栓塞性疾病。前者包括急性冠脉综合征、心房颤动相关的卒中、动脉缺血发作、卒中等;后者包括深静脉血栓(deep venous thrombosis,DVT)和肺血栓栓塞症(pulmonary thromboembolism,PE),统称静脉血栓栓塞症(venous thromboembolism,VTE)。

静脉血栓栓塞症是肿瘤的重要并发症,也是导致肿瘤患者死亡的主要原因之一[1-5]。对癌症与血栓形成关系的研究已经有150年的历史。早在1865年Armand Trousseau即指出,癌症患者"血液的恶病质状态易于诱发血栓形成",并提出血栓性静脉炎是内脏恶性肿瘤的最早表现。自那时起,相当多的研究致力于探讨癌症和血栓形成之间的关系。与非癌症相关急性静脉血栓栓塞患者比较,癌症相关患者的血栓复发风险明显增高,死亡率增加[6]。静脉血栓栓塞症是晚期癌症患者肿瘤负荷重的标志,而且应用抗凝剂可能造成出血风险,使得这类患者的治疗相对较复杂。本章重点阐述癌症血栓栓塞性疾病的诊断与预防。

一、病理生理学

癌症患者血栓形成的机制可以用Virchow三角理论加以描述,即瘀血、血液成分改变和血管壁损伤。主要包括患者因素、肿瘤细胞促凝物质和抗肿瘤治疗等相关因素。患者因素主要包括:手术、创伤、长期卧床、淋巴结或肿瘤压迫静脉、机体对肿瘤产生应激反应,以及心房颤动、心功能不全等造成血液淤滞。抗肿瘤治疗相关因素包括:中心静脉置管、放疗、化疗药物、激素替代治疗、促红细胞生成素和糖皮质激素等损伤血管内皮细胞功能等,其中化疗是VTE的独立危险因素,化疗后VTE风险增加4~6倍[1-5]。

一般认为,肿瘤患者的凝血机制异常主要归因于肿瘤细胞有促凝的特性。肿瘤细胞释放促凝因子和炎性细胞因子,而后者亦可刺激肿瘤细胞释放更多的促凝因子,从而激活凝血级联反应,肿瘤细胞释放的主要促凝物质为组织因子、癌促凝物质(CP)和丝氨酸蛋白酶(Hepsin)。组织因子与凝血因子Ⅶa结合触发外源性凝血途径。黑色素瘤、非小细胞肺癌、乳腺癌、结肠癌等恶性肿瘤时,CP可独立激活凝血因子X。卵巢癌和前列腺癌时,Hepsin能激活凝血因子Ⅶ,催化凝血因子Xa,导致血栓形成。恶性肿瘤患者的凝血机制异常还表现为纤维蛋白降解产物(FDP)增高、血小板增多、血小板聚集功能亢进、纤维蛋白溶解低下和高血浆纤维蛋白原血症。肿瘤细胞释放的细胞因子包括白介素-1(IL-1)、肿瘤坏死因子-α(TNF-α)、白介素-8(IL-8)等,它们通过与组织因子、组织型PAI-1、细胞黏附分子、血小板激活因子等的级联反应，促进血管形成、肿瘤进展、免疫反应、高凝状态、血小板聚集等，最终导致血栓形成[7]。

止血系统具有独特的驱动血栓形成和肿瘤增长/转移作用。在实验模型中，血栓形成可以刺激肿瘤的生长和转移，而抗凝血剂可以起抑制作用。临床研究维生素 K 拮抗剂、普通肝素和低分子量肝素（LMWH）的抗癌作用，但其并未改善生存率。

二、流行病学

静脉血栓栓塞症是肿瘤形成及抗肿瘤治疗过程中最常见的并发症之一，其发生率为 4% ~ 20%[4,5,8]。一般人群中，VTE 的发病率为 1 ~ 2/1000 人年，1 年生存率 36%。与一般人群比较，肿瘤患者血栓形成风险升高 6.5 倍，肿瘤患者出现 VET 后 1 年生存率仅为 12%[9,10]。肿瘤伴 VTE 患者占全部 VTE 患者的 18%。

任何类型的癌症患者都可能发生血栓。解剖学研究证实转移性癌症患者的血栓形成发生率为 50%。血栓发生率也受到癌症的阶段、患者的功能状态和治疗手段等影响。因此，很难确切地了解整体流行病学，尤其是某一特定癌症类型的真实血栓形成率。

接受化疗的癌症患者血栓形成率 1% ~ 20% 不等。静脉血栓形成比动脉血栓形成更为常见。接受他莫西芬辅助治疗的早期乳腺癌者的血栓形成率为 1.5%，如果同时化疗，则高达 10%。据报道，在接受化疗的转移性乳腺癌患者中，血栓发生率 17.6%。

上海胸科医院陆舜教授观察 1001 例肺癌患者中 VTE 的发生率在手术后的 1、3、6、12 和 30 个月分别为 2%、3%、4%、5% 和 5.3%。COX 回归分析显示，不完全切除术与完全切除术患者发生 VTE 的风险比是 9.867，接受血管生成抑制药物治疗的风险比为 3.472，接受表皮生长因子受体酪氨酸激酶抑制剂（EGFR - TKI）治疗的风险比为 2.808，D - 二聚体增高的患者的风险比为 7.52[11]。

血栓形成很可能是化疗药物的共同效应，造血生长因子也与血栓形成有关。一项研究发现，接受顺铂和放疗的女性子宫颈癌患者应用促红细胞生成素后，血栓形成的风险从 2.7% 增加至 22.6%。在包括不同恶性肿瘤患者的一系列试验中，应用抗血管内皮生长因子制剂贝伐单抗后，动脉血栓形成率增加 1% ~ 4%，静脉血栓形成总体增加 1.4 倍，其中肾细胞癌患者的静脉血栓形成增加近 3 倍。在多发性骨髓瘤患者的临床研究中，萨力多胺联合地塞米松组的静脉血栓形成率是 19%，单用地塞米松患者的这一比例为 6%。

Trousseau 等首先描述了移动性血栓静脉炎和隐匿性癌症之间的关系。注册研究表明，急性静脉血栓栓塞患者的患癌风险增加，以诊断后第 1 年发病率最高，并持续增高数年。回顾性队列研究发现，在静脉血栓栓塞事件后，特发性血栓形成组的患者罹患癌症风险较继发血栓形成组的患者增加数倍。加拿大一项研究表明，对于无原因静脉血栓栓塞患者，在基础检查（X 线检查，常规的实验室测试，及乳腺癌、前列腺癌和宫颈癌筛查）基础上，增加胸部腹部和骨盆 CT 扫描，未能提高癌症检出率和癌症特异性生存率。Cochrane 对既往随机试验的综合分析结果显示，与常规治疗相比，开展包括 CT、PET 和内窥镜检查在内的大量检查，尽管能够早期检测出少量的隐匿性癌症患者，但是没有降低癌症相关的死亡率。

虽然有上述风险，但是报道并非一致，有关是否对特发性静脉血栓栓塞患者进行癌症筛查仍然存在争论。

2017 年 Nick 等[12]针对无诱因静脉血栓栓塞患者中筛查癌症的可行性进行了个体患者数据的系统评价和 Meta 分析。共确定了 10 项符合条件的研究，获得了 2316 例患者的个体数据。患者平均年龄 60 岁，58% 患者接受广泛筛查。VTE 诊断后 12 个月的癌症患病率为 5.2%。广泛筛查患者癌症患病率高于初期筛查较为有限的患者（OR = 2.0），但 12 个月时 OR = 1.4。癌症患病率随年龄呈线性增加，50 岁以上患者比年轻患者发病率高出 7 倍（OR = 7.1）。在诊断为无诱因静脉血栓栓塞 1 年内，平均每 20 例患者中有 1 例诊断为隐匿性癌症。但未能获得长期死亡率数据。研究者认为，年龄越大癌症患病率越高。与有限筛查比较，广泛筛选策略检测到癌症病例可能更多，但是否能改善患者的远期预后仍不清楚。总之，一般不建议对急性静脉血栓栓塞患者进行潜在的癌症筛查。

三、癌症相关静脉血栓栓塞的危险因素

静脉血栓和血栓栓塞经常发生在癌症患者，约 20% 住院患者有 VTE，且常未被临床识别[13]。其发生可能与化疗包括用药途径（使用留置静脉导管）、癌症本身和患者以前的静脉血栓形成风险相关。手术后静脉血栓栓塞是癌症最常见的死因。化疗期间，非限制运动的癌症患者（膀胱、结肠、卵巢、肺、胃和胰腺）静脉血栓栓塞很常见。如果合并 FV Leiden 突变或凝血素 20210A 突变，则其 VTE 风险更大。有研究认为，化疗联合 VEGF 抑制剂增加 VTE 风险 6 倍，增加复发性 VTE 风险 2 倍[14]。接受三苯氧胺治疗的乳腺癌患者，其 VET 发生率高于接受芳香化酶抑制剂治疗者。

癌症患者的静脉血栓栓塞风险升高，但尚未证实哪些危险因素可有效用于筛选适于血栓预防的门诊高危患者。目前，临床常用的风险预测模型包括 Khorana 评分和 Ottawa 评分。Ottawa 评分用于复发性癌症相关 VTE 评估，其标准为：女性 1 分，肺癌 1 分，乳腺癌 - 1 分，1 期 TNM - 2 分，既往 VTE 1 分。总分 - 3 ~ 0 为低危，1 ~ 3 分为高危。

Khorana 等[15]使用临床和实验室基线变量，开发了一个简单的模型预测化疗相关静脉血栓栓塞（表 20 - 1）。经过 2701 例门诊癌症患者的前瞻性研究和验证，共确定 5 个预测变量，平均随访 2.5 个月后，衍生组和验证组 VTE 比例分别为 0.8% 和 0.3%（低风险患者），1.8% 和 2%（中度风险）和 7.1% 和 6.7%（高风险）。这个模型可以识别具有近 7% 的短期症状性静脉血栓栓塞风险的患者，可用于选择门诊癌症患者的血栓预防研究。

表 20 - 1 化疗相关 VTE 的 Khorana 预测模型

患者特征	风险评分
• 原发肿瘤的部位	
▶非常高风险（胃、胰腺）	2
▶高风险（肺、淋巴瘤、妇科、膀胱、睾丸）	1
• 化疗前血小板计数 350×10^9/L 或以上	1
• 血红蛋白水平 < 100g/L 或使用促红细胞生长因子	1

续表

患者特征	风险评分
● 化疗前白细胞计数 >11×10^9/L	1
● BMI 35 kg/m^2 或以上	1

总分	风险类别	发生有症状 VTE 的风险
0	低	0.3%~1.5%
1,2	中	1.8%~4.8%
3 或 3 以上	高	6.7%~12.9%

2016 年 ESC 发表了欧洲肿瘤治疗与心脏毒性立场声明，并根据 Khorana 等的推荐，经补充更新后，列举危险因素如表 20-2[16]。激素类避孕药与发生 VTE 的风险增加相关：单纯孕激素注射剂和口服联合的激素类避孕药（含雌激素+孕激素），通过透皮贴剂或阴道环给药。口服单纯孕激素类避孕药或通过植入物或宫内节育器避孕，尚未明确显示会增加普通人群的 VTE 风险，但可能会对存在多种危险因素的患者造成 VTE 风险[16]。

ACCP10 采用了 2010 年开始的 Caprini 评分，评估手术的 VTE 风险。其中恶性肿瘤、肥胖、肺炎、肿瘤手术为中高危评分（表 20-3）。根据不同高危评分，手术患者 30 天内 VTE 发生率分别为：0~1 分 0，2 分 0.70%，3~4 分 0.97%，5~6 分 1.33%，7~8 分 2.58%，9 分及以上 6.51%[17]。

表 20-2 癌症相关静脉血栓栓塞的临床危险因素

1. 癌症相关的因素： 癌症原发部位（胰腺、大脑、胃、肾、肺、淋巴瘤、骨髓瘤） 组织学（特别是腺癌），晚期（转移性），癌症诊断初期
2. 人口学： 老年、女性、非洲种族；并存病（感染、慢性肾脏疾病、肺部疾病、动脉粥样化血栓形成疾病、肥胖），静脉血栓栓塞病史，遗传性血栓形成倾向，功能减退状态
3. 治疗相关的因素： 大手术，住院，化疗和抗血管生成药物，激素治疗，输血，中央静脉置管

表 20-3 VTE 高危评分（Caprini）

病史	实验室检查	手术	评分（分）
40~60岁；体重指数>25；不明原因死产，习惯性流产（≥3次），早产伴有新生儿毒血症或发育受限；妊娠期或产后（1个月内）；口服避孕药或激素替代治疗；卧床的内科患者；炎症性肠病史；肺功能异常，慢性阻塞性肺疾病；急性心肌梗死；充血性心力衰竭（1个月内）；败血症（1个月内）；大手术史（1个月内）；其他高危因素		计划小手术	1
60~75岁；石膏固定（1个月内）；需要卧床>3天；既往或现患恶性肿瘤			2
≥75岁；深静脉血栓或肺栓塞史；血栓家族病史；肝素诱导的血小板减少症（HIT）；未列出的先天或后天血栓形成	抗心磷脂抗体阳性；凝血酶原20210-A阳性；因子V leiden阳性；狼疮抗凝物阳性；血清同型半胱氨酸升高	中心静脉置管；腹腔镜手术（>45分钟）；大手术（>45分钟）；关节镜手术	3
卒中或急性脊髓损伤（瘫痪）1个月内		择期下肢关节置换术；髋关节、骨盆或下肢骨折；多发性创伤（1个月内）	4

四、急性静脉血栓栓塞的诊断

（一）深静脉血栓形成

癌症患者深静脉血栓形成（DVT）最常见的表现是肢体肿胀、疼痛，但并非特异性诊断指标。还应警惕小腿静脉血栓形成可能扩展到近端深静脉，以及脱落至肺循环。另外，大约50%的近端DVT患者可能发生无症状肺动脉栓塞。

无论临床表现典型与否，深静脉血栓形成的确诊必须依靠加压超声（compression ultrasound，CUS）或静脉造影术等客观检查。静脉造影术描记小腿和大腿深静脉系统，可以判断有无血栓，血栓部位、范围、形成时间和侧支循环情况，根据腘静脉、股浅静脉、髂外或髂内静脉等任何管腔内出现充盈缺损确诊静脉血栓。目前CUS已经基本取代了静脉造影术，诊断标准是腘静脉或股静脉不能被压缩，其敏感性和特异性是99%，但是对小腿静脉血栓及中央型髂静脉血栓诊断的准确率较低[18]。

Wells等[19]根据病史和体检制定了用于评估深静脉血栓形成风险的积分系统（表20-4）。临床可能性评价：≤0为低度；1~2分为中度；≥3分为高度，若双侧下肢均有症状，以症状严重的一侧为准。癌症本身即达到 1 分，已经归属中度深静脉血栓形成风险。

表 20-4 改良的 Wells 评分

临床特征	分值
1. 癌症活动期（近 6 个月内接受治疗或当前姑息治疗）	1
2. 偏瘫、轻瘫或最近下肢石膏固定	1
3. 近期卧床≥3 天或近 12 周内行大手术（全麻或局麻）	1
4. 沿深静脉走行有局限性压痛	1
5. 整个下肢肿胀	1
6. 肿胀小腿周径至少大于无症状侧 3cm（胫骨粗隆下 10cm 测量）	1
7. 凹陷性水肿（仅症状腿）	1
8. 浅静脉侧支（非静脉曲张）	1
9. 既往 DVT 史	1
10. 至少可能和 DVT 相当的其他病因诊断*	-2

*其他病因诊断包括：肌肉损伤、慢性水肿、浅静脉炎、血栓后综合征、关节炎、慢性静脉功能不全、蜂窝织炎、腘窝囊肿、骨盆肿瘤、术后肿胀、多种混杂因素。

注：1. 本量表用于 DVT 临床可能性评估，总分<2 分，不太可能发生 DVT；总分≥2 分，很有可能发生 DVT。2. Wells 评分联合 D-二聚体对 DVT 的诊断：总分<2 分且 D-二聚体阴性，可排除 DVT 诊断；总分≥2 分且 D-二聚体阳性，考虑 DVT 诊断。

D-二聚体可用于排除 DVT、特殊情况下 DVT 的诊断、疗效评估和 VTE 复发的危险程度评估。D-二聚体测试具有极高的阴性预测值价值，但是癌症患者假阳性结果较多，因为其他临床情况，如手术后、孕妇、合并感染和危重病等也会引起 D-二聚体升高。

建议 Wells 临床风险评分与 D-二聚体和加压超声联合使用。例如，在非癌症患者临床预测为低概率，并且 D-二聚体正常，可除外深静脉血栓形成。如果预测中度可能，即使 D-二聚体正常，通常需要加压超声检查。Wells 评分系统在癌症患者中的诊断价值尚不清楚，对于可疑 DVT 的患者需要进一步加压超声检查，如果正常，也应该在 7 天内重复。

CT 静脉成像主要用于下肢主干静脉或下腔静脉血栓的诊断。其准确性高，联合应用 CT 静脉成像及 CT 肺动脉造影检查可增加 VTE 的确诊率。核磁静脉成像能准确显示髂、股、腘静脉血栓，但不能很好地显示小腿静脉血栓。尤其适用于孕妇，且无需使用造影剂。

我国 2017 年外科 VTE 指南推荐，对于血栓发病因素明显、症状体征典型的患者，首选超声检查。当患者无明显血栓发生的诱因、症状体征不典型、Wells 评分为低度可能时，行血 D-二聚体检测，阴性排除血栓，阳性者应进一步行超声检查[20]。2015 年我国 CSCO 推荐的诊断流程如图 20-1 所示。

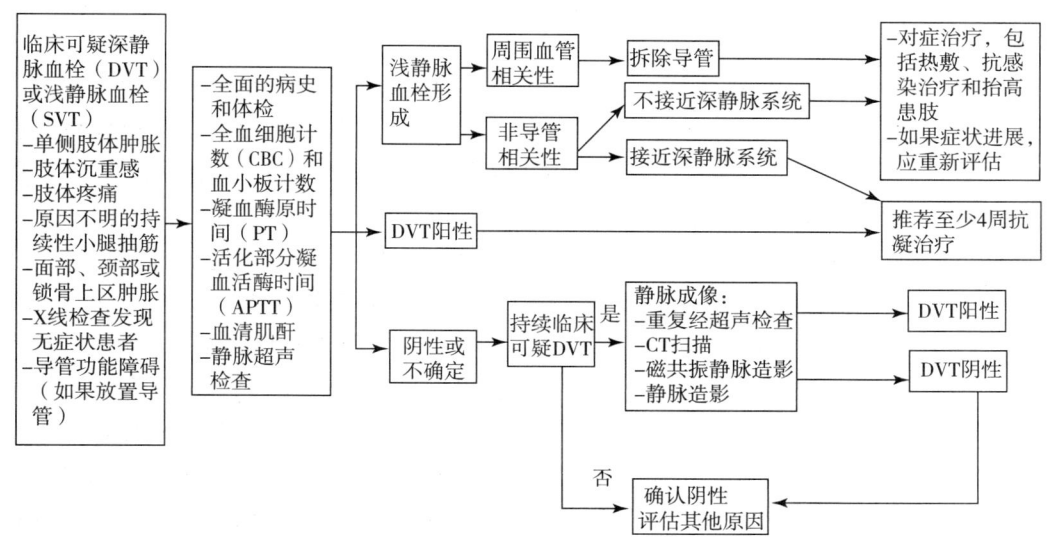

图 20-1 深静脉血栓形成的诊断流程

（二）肺栓塞

肺栓塞（PE）的症状和体征缺乏特异性，常见呼吸困难、胸部疼痛和心动过速，肺通气灌注扫描显示节段性不匹配支持肺栓塞的诊断，现在已被肺 CT 血管造影术和肺动脉造影术所取代。对癌症患者，临床风险评分和 D-二聚体测定的指导意义有限，需要 CT 血管造影术确诊。如果高度怀疑 PE 并且没有禁忌证，在等待影像检查结果的同时可以考虑启动早期抗凝。目前，临床通常采用 2015 年我国 CSCO 推荐的肺栓塞诊断流程（图 20-2）[4]。

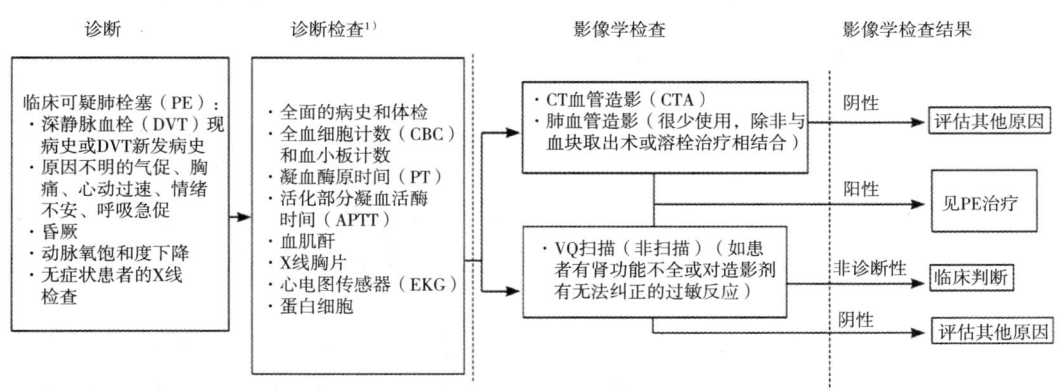

图 20-2 肺栓塞的诊断流程

（三）偶发肺栓塞

偶发肺栓塞（incidental pulmonary embolism, IPE）是指在诊断时临床未怀疑深静脉血栓或肺栓塞，而在常规 CT 等检查时偶然被发现。有近 2/3 的偶发肺栓塞患者有疲劳或气短等非特异性症状，常被认为是癌症或治疗的副作用。IPE 的发生率为 1%~4%，在医院住院患者和癌症患者中发生率更高[21,22]。

2015 年国际血栓与止血学会（ISTH/SSC）发布《肿瘤患者偶发性静脉血栓栓塞的诊断和治疗指南》，对偶发性静脉血栓栓塞症进行定义[23]。指出 CT 具有更高的敏感性和图形分辨率，在常规癌症分期和疗效评估期间，检出偶发性静脉血栓栓塞症的比例增加，在某些癌症中心其检出率约占全部静脉血栓栓塞的一半。

虽然胸部 CT 对于近端肺栓塞具有高灵敏度，可能接近 CT 肺血管造影，但对于偶然发现的周围型或亚段肺栓塞，应排除假阳性。一项回顾性单中心研究选择 70 例（癌症 45%）诊断为症状性孤立亚段肺栓塞患者的肺血管造影图像，经有经验的胸部放射学家进行二次审核后，仅 51% 病例被确定诊断，而 11% 被判定为假阳性。

目前的一些回顾性研究结果表明，IVTE 与症状性 VTE 在复发性静脉血栓栓塞、出血和症状性静脉血栓栓塞死亡方面几乎相同。此外，尸检研究提示，偶然发现的肺栓塞经常是癌症患者未被认识的死亡原因。因此，对于 IVTE，主要临床实践指南均推荐治疗方案与症状性 VTE 类似[24]。需要注意的是，应用抗凝药物增加出血风险，可能干扰抗肿瘤药治疗，影响患者的生活质量并增加成本。因而，在决定给予患者抗凝治疗之前，应考虑上述影响并取得患者的知情同意。

五、癌症相关血栓形成的一级预防

应针对癌症患者进行个体化血栓形成的一级预防，这些临床情况包括癌症术后，需要住院治疗（如疼痛危象、血钙过高、冠心病、心力衰竭、肺感染和败血症等），接受化疗、内分泌治疗、分子靶向治疗或放疗等抗癌治疗的门诊可走动患者，以及临终患者。化疗所致静脉血栓栓塞是可走动患者死亡的常见原因。目前，对于没有特别出血风险，接受抗血管生成化疗（多发性骨髓瘤或局部晚期或转移性胰腺癌和肺癌），可走动的栓塞高风险患者，主要使用 LMWH 进行初级预防[25]。

（一）癌症住院患者

一些指南建议癌症住院患者应进行血栓预防[26]。但最近的一项荟萃分析显示，未能找到任何整体受益或预防血栓风险的证据[27]。多数指南建议，基于个体风险评估考虑应用低分子肝素进行血栓预防。例如，对接受大型手术和因病情变化住院的癌症患者，应该接受药物预防血栓治疗；对于高风险的患者或出血高危情况，例如神经外科手术，通常单独使用机械预防。

关于预防性用药是否使低危患者获益仍存争议，指南对此并未予以明确推荐。与未使用抗凝药物的患者比较，在接受中心静脉插管的患者使用肝素能减少有症状深静脉血栓形成，而 VKA 能够减少无症状深静脉血栓形成。然而，与 VKA 比较，肝素类药物与血小板减少和无症状深静脉血栓形成相关，因此治疗决策应当个体化[28]。

（二）接受抗癌治疗的门诊可走动患者

门诊癌症患者，尤其是静脉血栓栓塞风险较低者，不推荐常规血栓预防。几项随机预防试验的结论并非一致。Levine 等进行了一项随机双盲安慰剂对照低剂量华法林预防试验，用于接受一、二线化疗的女性转移性乳腺癌患者。治疗组每天接受 1mg 的华法林治疗，连续 6 周，然后根据国际化比值（INR）达到 1.3~1.9 滴定华法林用量。结果，安慰剂组有 7 个事件，而华法林组只有一个（风险减少 85%，$P=0.03$），大出血发生率没有增加。

在 FAMOUS 试验中，385 例实体肿瘤患者被随机分为达肝素组或安慰剂组。静脉血栓形成率都很低，出血发生率没有显著差异。在 FAMOUS 研究中，对预后较好患者（生存超过 17 个月）的亚组分析结果提示，与接受安慰剂的患者相比，接受达肝素的患者 2 年和 3 年生存率更高。

在 TOPIC1 试验中，Ⅳ期乳腺癌患者随机接受舍托肝素（certoparin）或安慰剂，静脉血栓或出血没有差异。然而，在 TOPIC2 试验中，转移性非小细胞肺癌患者使用舍托肝素后，静脉血栓形成发生率从 8.3% 减少到 4.5%。

PROTECT 试验涵盖肺、胃肠、胰腺、乳腺、卵巢、头部和颈部癌症患者。治疗 4 个月后，那曲肝素（n=779）的静脉血栓栓塞发生率为 2%，安慰剂（n=387）组为 3.9%。在那曲肝素组有 5 例大出血（0.7%），安慰剂组没有。

NCCN2018 对于住院患者/门诊患者的预防性抗凝治疗方案见表 20-5。

表 20-5　住院患者/门诊患者的预防性抗凝治疗方案

药物	标准剂量	肥胖患者（BMI≥40 kg/m²）
达肝素	5000U，皮下注射，每日 1 次	考虑 7500U，皮下注射，每日 1 次
依诺肝素	40mg，皮下注射，每日 1 次	考虑 40mg，皮下注射，每 12 小时 1 次
磺达肝癸钠	2.5mg，皮下注射，每日 1 次	考虑 5mg，皮下注射，每日 1 次
UFH	5000U，皮下注射，每 8~12 小时 1 次	考虑 7500U，皮下注射，每 8 小时 1 次
阿司匹林	81~325mg，每日 1 次（仅适用于低风险多发性骨髓瘤门诊患者）	
华法林	调整至 INR 2~3	

Cochrane 荟萃分析和系统性综述显示，抗血栓形成药物能够将癌症化疗患者血栓形成的风险降低 50%，肝素似乎可改善癌症局限期患者的生存[29,30]，但是绝对益处不到 5%。

目前，美国临床肿瘤学会（ASCO）不建议常规对门诊癌症患者进行预防，但可考虑针对选择的高危患者[31,32]。有几项研究应用各种生物标志物，例如血小板计数，D-二聚体，选择素（p-selectin），F1+2 凝血酶原片段，组织因子（TF）微粒等识别高危患者。

（三）多发性骨髓瘤

一项随机试验入选 659 名多发性骨髓瘤患者，在萨力多胺治疗基础上，被随机分配应用阿司匹林（ASA）、华法林或 LMWH 预防。血栓形成率分别为 6.4%、8.2% 和 5%。另一项试验中，342 例接受以来那度胺为基础的化疗，被随机分配应用低剂量 ASA（100mg）或 LMWH。ASA 组血栓形成率为 2.3%，LMWH 组为 1.2%。

对于接受沙利度胺、来那度胺或泊马度胺治疗的多发性骨髓瘤患者，欧洲骨髓瘤网络等建议 VTE 评估，使用 LMWH 或全剂量华法林预防，持续至少 4 个月，其后可能改用阿司匹林[33,34]。

NCCN 2018 推荐了多发性骨髓瘤患者静脉血栓栓塞风险评估模型，以及治疗建议[35]，如表 20-6。

表 20-6 多发性骨髓瘤患者静脉血栓栓塞风险评估模型

危险因素	推荐处理

个体危险因素
• 肥胖（BMI ≥30 kg/m²）
• 先前有 VTE 的病史
• CVAD 或起搏器
• 相关的疾病
  ▶心脏病 ▶慢性肾病
  ▶糖尿病 ▶急性感染 ▶制动
• 外科
  ▶一般手术 ▶任何麻醉 ▶创伤
• 使用红细胞生成素
• 凝血障碍
	无风险因素或仅有一个个体/骨髓瘤危险因素：
	• 阿司匹林 81~325mg，每日 1 次
	≥2 个/骨髓瘤的危险因素：
	• LMWH（相当于依诺肝素 40mg，每日 1 次）；或者
	• 全剂量华法林（目标 INR 2~3）

骨髓瘤相关危险因素 • 骨髓瘤诊断本身 • 高黏滞血症	
骨髓瘤治疗 • IMiD 联合： ▶高剂量地塞米松（≥480mg/月） ▶多柔吡星 ▶多药化疗	如左列所述的治疗： • LMWH（相当于依诺肝素 40mg，每日 1 次）；或者 • 全剂量华法林（目标 INR 2~3）

（四）中央静脉导管

1990 年代后期，倡导预防癌症患者插入中央静脉导管后血栓形成。然而，近期随机试验显示，留置中心静脉导管患者的血栓形成率非常低，抗栓预防没有效果。因此，在 ASCO 指南，不推荐预防性使用华法林或 LMWH 防止导管相关静脉血栓形成[36]。

（五）脑转移患者

对接受外科治疗的恶性脑肿瘤患者，因为抗凝药物可能增加颅内出血的风险，其预防性使用备受争议。293 例癌症脑转移患者的回顾性队列研究中，与没有接受抗凝治疗的比较，接受治疗剂量伊诺肝素的患者明显颅内出血的 1 年累积发病率没有差异（21% vs 22%）。

PRODIGE 研究是评估这些患者使用 LMWH 预防栓塞疗效的最大随机试验。这项研究共纳入新诊断的恶性神经胶质瘤患者 186 例，随机分配为达肝素钠组和安慰剂组，在手术 4 周内分别每天皮下注射达肝素钠 LMWH 5000IU 或给予安慰剂总共 12 个月。在前 6 个月，安慰剂组有 14 个血栓事件，达肝素组有 11 个，但差异并无统计学意义。在完整的 12 个月研究中，LMWH组总共有5例发生大出血，而安慰剂组仅1例。

目前没有一致的临床证据支持在脑转移伴发静脉血栓栓塞患者人群中长期药物预防栓塞。ASCO和ICPG指出，抗凝血剂并非绝对禁忌用于脑肿瘤患者。然而，ISCS不推荐原发性脑部肿瘤门诊患者应用预防血栓药物[37]。

六、目前的问题

目前在考虑初级预防时还有许多问题有待解决。首先，确定开始预防用药的基础血栓形成发生率应该是多少？一般来说，在具体患者是很难预测的，况且风险随着时间的变化而变化。另外，LMWH需要皮下注射，华法林口服很难稳定达标，因出血副作用必须监控凝血指标等。虽然新型口服抗凝药物在非癌症患者中防治VTE已经得到广泛推荐，但是，该类药物预防癌症患者VTE的疗效与安全性尚有待大量随机试验数据支持。

（吴天然　周长喜　陈琪）

参考文献

[1] Ay C, Kamphuisen PW, Agnelli G. Antithrombotic therapy for prophylaxis and treatment of venous thromboembolism in patients with cancer: review of the literature on current practice and emerging options [J]. ESMO Open, 2017, 2: e000188.

[2] Virani SA, Dent S, Brezden-Masley C, et al. Canadian Cardiovascular Society Guidelines for Evaluation and Management of Cardiovascular Complications of Cancer Therapy [J]. Can J Cardiol, 2016, 32: 831-841.

[3] Zamorano JL, Lancellotti P, Rodriguez Muñoz D, et al. ESC Scientific Document Group. 2016 ESC Position Paper on cancer treatments and cardiovascular toxicity developed under the auspices of the ESC Committee for Practice Guidelines: The Task Force for cancer treatments and cardiovascular toxicity of the European Society of Cardiology (ESC) [J]. Eur Heart J, 2016, 37: 2768-2801.

[4] 马军，吴一龙，秦叔逵，等. 中国肿瘤相关静脉血栓栓塞症预防与治疗专家指南（2015版）[J]. 中国实用内科杂志, 2015, 35: 907-920.

[5] Giuseppe C, Daniela C, Susan D, et al. Cardiotoxicity of anticancer treatments: epidemiology, detection and management [J]. CA Cancer J Clin, 2016, 66: 309-325.

[6] Varki A. Trousseau's syndrome: multiple definitions and multiple mechanisms [J]. Blood, 2007, 110: 1723-1729.

[7] MoudgilR, Yeh ET. Mechanisms of cardiotoxicity of cancer chemotherapeutic agents: cardiomyopathy and beyond [J]. Can J Cardiol, 2016, 32: 863-870.

[8] Khorana A, Connolly GC. Assessing risk of venous thromboembolism in the patient with cancer [J]. J Clin Oncol, 2009, 27: 4839-4847.

[9] Goldhaber SZ. Venous thromboembolism: epidemiology and magnitude of the problem [J]. Best Pract Res Clin Haematol, 2012, 25: 235-242.

[10] Walker AJ, Card TR, West J, et al. Incidence of venous thromboembolism in patients with cancer - a cohort study using linked United Kingdom databases [J]. Eur J Cancer, 2013, 49: 1404-1413.

[11] 杨轶,周箴,艾星浩,等.肺癌术后并发静脉血栓栓塞症的临床分析[J].肿瘤,2012,32:361-367.

[12] Nick van Es, Le Gal G, Otten HM, et al. Screening for occult cancer in patients with unprovoked venous thromboembolism: a systematic review and meta-analysis of individual patient data [J]. Ann Intern Med, 2017, 19 (167): 410-417.

[13] Lecumberri R, Marques M, Panizo E, et al. High incidence of venous thromboembolism despite electronic alerts for thromboprophylaxis in hospitalised cancer patients [J]. Thromb Haemost, 2013, 110: 184-190.

[14] Moslehi JJ. Cardiovascular toxic effects of targeted cancer therapies [J]. N J Eng Med, 2016, 375: 1457-1467.

[15] Khorana AA, Kuderer NM, Culakova E, et al. Development and validation of a predictive model for chemotherapy-associated thrombosis [J]. Blood, 2008, 111: 4902-4907.

[16] Dragoman MV, Tepper NK, Fu R, et al. A systematic review and meta-analysis of venous thrombosis risk among users of combined oral contraception [J]. Int J Gynaecol Obstet, 2018, 141: 287-294.

[17] Caprini JA. Risk assessment as a guide to thrombosis prophylaxis [J]. Curr Opin Pulm Med, 2010, 16: 448-452.

[18] Kim H, Chung WB, Cho KI, et al. Diagnosis, treatment, and prevention of cardiovascular toxicity related to anti-cancer treatment in clinical practice: an opinion paper from the Working Group on Cardio-Oncology of the Korean Society of Echocardiography [J]. J Cardiovasc Ultrasound, 2018, 26: 1-25.

[19] Wells PS, Anderson DR, Bormanis J, et al. Value of assessment of pretest probability of deep-vein thrombosis in clinical management [J]. Lancet, 1997, 350: 1795-1798.

[20] 李晓强,张福先,王深明.深静脉血栓形成的诊断和治疗指南(第3版)[J].中国血管外科杂志(电子版),2017,9:250-257.

[21] O'Connell C. How I treat incidental pulmonary embolism [J]. Blood, 125: 1877-1882.

[22] Chiu V, O'Connell C. Management of the incidental pulmonary embolism [J]. AJR Am J Roentgenol, 2017, 208: 485-488.

[23] Di Nisio MI, Lee AY, Carrier M, et al. Subcommittee on haemostasisand alignancy. Diagnosis and treatment of incidental venous thromboembolism in cancer patients: guidance from the SSC of the ISTH [J]. J Thromb Haemost, 2015, 13: 880-883.

[24] O'Connell CL, Liebman HA. Approach to the management of incidental venous thromboembolic events in patients with cancer [J]. J Natl Compr Canc Netw, 2014, 12: 1557-1560.

[25] Khorana A, Francis D, Kuderer M, et al. Dalteparin thromboprophylaxis in cancer patients at high risk for venous thromboembolism: A randomized trial [J]. Thrombosis Res, 2017, 151: 89-95.

[26] Lyman GH, Bohlke K, Khorana AA, et al. American Society of Clinical Oncology. Venous Thromboembolism prophylaxis and treatment in patients with cancer: American Society of Clinical Oncology clinical practice guideline update 2014 [J]. J Clin Oncol, 2015, 33: 654-656.

[27] Carrier M, Khorana AA, Moretto P, et al. Lack of evidence cancer [J]. Am J Med, 2014, 127: 82-86, e81.

[28] Akl EA, Ramly EP, Kahale LA, et al. Anticoagulation for people with cancer and central venous catheters [J]. Cochrane Database Syst Rev, 2014, 10: CD006468.

[29] Di Nisio M, Porreca E, Otten HM, et al. Primary prophylaxis for venous thromboembolism in ambulatory cancer patients receiving chemotherapy [J]. Cochrane Database Syst Rev, 2014, 29: CD008500.

[30] Verso M, Gussoni G, Agnelli G. Prevention of venous thromboembolism in patients with advanced lung cancer receiving chemotherapy: a combined analysis of the PROTECHT and TOPIC-2 studies [J]. J Thromb Haemost, 2010, 8: 1649-1651.

[31] Lyman GH, Bohlke K, Falanga A. Venous thromboembolism prophylaxis and treatment in patients with cancer: American Society of Clinical Oncology clinical practice guideline update [J]. J Oncol Pract, 2015, 11: e442-444.

[32] Lyman GH, Khorana AA, Kuderer NM, et al. Venous thromboembolism prophylaxis and treatment in patients with cancer: American Society of Clinical Oncology clinical practice guideline update [J]. J Clin Oncol, 2013, 31: 2189-2204.

[33] Khorana AA, Otten HM, Zwicker JI, et al. Prevention of venous thromboembolism in cancer outpatients: guidance from the SSC of the ISTH [J]. J Thromb Haemost, 2014, 12: 1928-1931.

[34] Terpos E, Kleber M, Engelhardt M, et al. European Myeloma Network guidelines for the management of multiple myeloma-related complications [J]. Haematologica, 2015, 100: 1254-1266.

[35] NCCN Clinical Practical Guidelines in Oncology. Cancer associated venous thromboembolic disease version 1.2018: National Comprehensive Care Network. 2018.

[36] Schiffer CA, Mangu PB, Wade JC, et al. Central venous catheter care for the patient with cancer: American Society of Clinical Oncology Clinical Practice Guideline [J]. J Clin Oncol, 2013, 31: 1357-1370.

[37] Donato J, Campigotto F, Uhlmann EJ, et al. Intracranial hemorrhage in patients with brain metastases treated with therapeutic enoxaparin: a matched cohort study [J]. Blood, 2015, 126: 494-499.

第二十一章

肿瘤患者血栓栓塞性疾病的治疗

静脉血栓栓塞症（VTE）是肿瘤的重要并发症之一，也是导致恶性肿瘤患者死亡的第二位原因，仅次于恶性肿瘤本身。恶性肿瘤合并 VTE 者比不合并 VTE 者生存率低 2/3[1,2]。恶性肿瘤患者不仅 VTE 发生率高、危害大，在治疗上也具有挑战性，更难在预防 VTE 复发和减少出血并发症之间达到平衡。为此，一系列指南，包括美国胸科医师学会（ACCP）、美国临床肿瘤学会（ASMO）、美国英国血液学标准委员会（BCSH）、英国国家卓越癌症健康护理院（NICE）、欧洲医学肿瘤学会（ESMO）、国家综合癌症网络（NCCN）、加拿大心血管病学会（CCS）和国际临床实践指南（ICPG）等陆续颁布，对临床抗凝管理提供有益指导[3-13]。NCCN 每年制订更新《癌症相关性静脉血栓栓塞性疾病指南》，我国中华医学会外科学分会 2017 年发布了第三版《深静脉血栓形成的诊断和治疗指南》，中国临床肿瘤学会制定了《中国肿瘤相关静脉血栓栓塞症预防与治疗专家指南》。虽然现有诊疗指南较丰富，但是肿瘤相关 VTE 的建议尚缺少充分的直接证据。

一、凝血机制概述

目前的抗凝药物种类有很多，从最早口服的华法林、静脉用普通肝素到现在的 Xa 因子抑制剂（沙班类）、Ⅱa 因子抑制剂（达比加群）；静脉用药除肝素外还有低分子量肝素、磺达肝癸钠、比伐卢定。为正确选择和客观评价抗凝药物疗效，需要明确其抗凝机制，比如华法林抑制合成，故起效慢；了解给药方式，是静脉给药还是口服；明确起效时间，起效时间的长短决定了临床治疗是否需要低分子量肝素过渡；明确是否需要常规监测，给药后有没有达到有效剂量；明确能否常规监测，例如华法林，虽然有缺陷，但监测方便，而新型口服抗凝药物至今没有常规监测手段；了解药物有无拮抗剂等。

1. 凝血途径　现在已知的凝血途径有两种。第一种为内源性凝血途径，起因是异物激活Ⅻ因子；第二种为外源性凝血途径，起因是组织因子的释放激活了Ⅶa 因子。两种途径均需要通过 Xa 及Ⅱa 因子通路，使纤维蛋白原转化为纤维蛋白。内源性凝血途径中有若干关键的控速步骤，首先是Ⅸa 因子激活 Xa 因子时需要Ⅷa 因子参与，Ⅷa 因子参与可使该步骤速度加快 100 万倍；Ⅴa 因子可使 Xa 因子激活Ⅱa 因子的速度放大 30 万倍。Xa 与Ⅱa 因子的差异在于Ⅱa 因子有正反馈作用，一旦被激活，Ⅱa 因子能够反馈性激活 Xa、Ⅸa、Ⅷa 及Ⅴa 因子，因此抑制 Xa 激活Ⅱa 因子的途径更加容易。目前认为，上述两条途径是相互联系的。

2. 凝血机制检验的临床意义　凝血酶原时间（prothrombin time，PT）是检查外源性凝血因子（Ⅱ、Ⅴ、Ⅶ、Ⅹ）的一种筛查试验。正常参考值为 12～16 秒。

国际标准化比值（international normalized ratio，INR）是患者 PT 与正常对照 PT 之比（即 PT 比值，PTR）的 ISI 次方（ISI：国际敏感度指数，试剂出厂时由厂家标定），即 INR = PTR^{ISI}。

活化部分凝血活酶时间（activated partial thromboplatin time，APTT）是检查内源性凝血因子（Ⅷ、Ⅸ、Ⅺ）的一种筛查试验。正常参考值为 24～36 秒。APTT 是监测普通肝素（UFH）的首选指标。

D-二聚体（D-Dimer）：当纤溶系统被激活，降解交联纤维蛋白形成各种纤维蛋白降解产物（FDP）碎片。由于 γ 链的交联，便产生了由 γ 链相连的 2 个 D 片段，即 D-二聚体。D-二聚体测定是诊断活动性纤溶较好的指标，对血栓形成性疾病有重要的诊断价值。

抗凝血酶（antithrombin，AT）是凝血酶的主要抑制物，可以中和凝血途径的丝氨酸蛋白酶，如 Ｘa、Ⅸa、Ⅺa、Ⅻa 等。肝素是唯一能与 AT 结合的糖类。AT 活性或抗原测定是临床上评估高凝状态良好的指标。

蛋白 C（protein C，PC）系统由 PC、蛋白 S、凝血酶调节蛋白和 PC 抑制物等组成。PC 检测是易栓症诊断必不可少的指标。

二、急性期治疗

癌症患者急性静脉血栓栓塞的治疗是一项挑战，须谨慎平衡复发风险和治疗相关的出血风险。癌症患者静脉血栓栓塞复发的风险是非癌症静脉血栓栓塞患者的 2～3 倍，而同时又有 2 倍的出血风险。

（一）抗血栓治疗简史

急性肺栓塞（PE）患者使用抗血栓形成药物的目的是改善症状，预防肺动脉高压，并防止死亡。Barritt 和 Jordan 1960 年进行了第一个抗血栓形成的随机试验[14]。有急性症状的 35 例 PE 患者随机分配到抗凝组和安慰剂组，分别给予肝素 10 000U，每 6 小时一次，共用 6 次，同时用醋硝香豆素（又名新抗凝，nicoumalone）治疗 14 天或安慰剂治疗。结果抗凝组 16 例患者没有一例死亡，有 3 例小出血；安慰剂组 19 例患者有 5 例死亡，5 例 PE 复发。在这个具有里程碑意义的试验后，抗凝剂成为急性静脉血栓栓塞的标准治疗。

20 世纪 90 年代以前，急性静脉血栓栓塞患者需要住院接受大约 7 天的静脉注射普通肝素，继以口服维生素 K 拮抗剂抗凝治疗 3～6 个月。20 世纪 90 年代后，依诺肝素和达肝素先后被 FDA 批准用于静脉血栓栓塞性疾病的预防和癌症患者症状性静脉血栓栓塞的长期治疗。在住院静脉血栓栓塞患者进行的试验证明，低分子量肝素（LMWH）的血栓栓塞复发率不高于普通肝素（UFH），也没有增加出血的风险。Levine 等[15]的试验和另外两个随机试验均证明急性静脉血栓栓塞患者可以安全地在家中应用皮下 LMWH[16,17]。上述三个试验纳入 20% 的癌症患者，因此，其结果也适用于癌症患者的急性静脉血栓栓塞。当前比较新型口服抗凝药（NOACs）和维生素 K 拮抗剂（VKAs）的试验正在进行，NOACs 用于 VTE 的治疗指日可待。

目前国际国内指南中[1-13]，ACCP 主要针对非癌症的 VTE 患者提出建议[10]，NCCN 致力于对癌症相关 VTE 的诊疗，并推荐将 ACCP 10 作为主要参考[3]。其中 NCCN 内容最为详尽，年度更新最为及时，对临床的指导意义较大。2018 年 NCCN 更新颁布《癌症相关性静脉血栓栓塞性疾病指南》，对住院患者静脉血栓栓塞（VTE）的预防、急性浅静脉血栓（SPVT）形成、急性深静脉血栓（DVT）、急性肺栓塞（PE）、肝素诱导性血小板减少症（HIT）、内脏静脉血栓形成、癌症患者的静脉血栓栓塞的危险因素、预防性或治疗性抗凝治疗的禁忌证及机械预防的禁忌证、住院患者和门诊患者预防性抗凝治疗、抗凝治疗静脉血栓栓塞、逆转抗凝、考虑决定不予治疗的原则、临床需要考虑过滤器的放置、抗凝治疗失败、溶栓药物、溶栓治疗的适应证和禁忌证、围术期抗凝和抗血栓形成治疗等内容进行了更新。

（二）溶栓治疗

20 世纪 60 年代就开始利用尿激酶和链激酶进行静脉药物溶栓治疗，溶栓药物已经有 3 代。第一代为尿激酶（UK）和链激酶（SK）；第二代以组织型纤溶酶原激活剂（rt-PA）、尿激酶原（pro-UK）为代表；第三代为替奈普酶（tenecteplase）、瑞替普酶（reteplase）、阿替普酶（alteplase）等。临床上应尽早使原发血栓完全溶解，这不仅有利于组织的灌注和维持正常的瓣膜功能，也可以降低发生下肢深静脉血栓形成后综合征（PTS）的风险。

NCCN 推荐溶栓的适应证包括：肢体威胁/危及生命的急性近端 DVT，症状性髂-股血管血栓形成，大面积/危及生命的 PE，肠道 SPVT 伴缺血高风险。

溶栓的绝对禁忌证包括：出血性卒中或不明原因的卒中史，颅内肿瘤，先前 3 个月发生过缺血性脑卒中，先前 3 周有大的创伤、手术或头部创伤史，活动性出血，出血体质。NCCN 2018 不再将血小板计数低于 100×10^9/L 作为绝对禁忌证。

相对禁忌证包括：年龄 >75 岁，妊娠或产后第 1 周，不能压迫的穿刺部位，创伤性复苏，难治性高血压（收缩压 >180mmHg，舒张压 >100mmHg），晚期肝脏疾病，感染性心内膜炎，近期胃肠道出血（最近 3 个月），预期寿命≤1 年。

DVT 用阿替普酶（tPA）0.5~1.0mg/h，静脉给药，瑞替普酶 0.25~0.75U/h，静脉给药。DVT 的溶栓治疗一般通过基于导管的技术结合机械血栓清除术来进行，导管溶栓后推荐进行 X 线静脉造影来确定溶栓的结果。

肺栓塞用阿替普酶（tPA）100mg，静脉给药 2 小时。阿替普酶 50mg 可能适用于年龄 >75 岁的患者、近期做过手术（1 个月内）或有出血高风险的患者。替奈普酶用量为 0.25~0.5mg，静脉给药。

超声辅助导管溶栓推荐用于：一侧或双侧主肺动脉或大叶肺动脉凝块负荷≥50%，以及存在右心功能不全证据［基于右心压力（平均肺动脉压≥25mmHg）或超声心动图评估］的 PE 患者。每条药物输送导管以 1mg/h 的速度（双侧 PE 为 2mg/h）输注阿替普酶，总剂量为 24mg。用一条导管输注 24 小时，用两条导管则输注 12 小时。

ACCP 10[10]建议对非癌症肺栓塞合并低血压的患者（如收缩压 <90mmHg），或者开始抗凝治疗后出现心肺功能恶化（如症状、生命体征、组织灌注、气体交换、心脏标志物），进展至低血压者，建议全身溶栓治疗。若未进展至低血压，需要进行风险-获益评估，如果评估溶栓治疗优于单纯抗凝治疗，可进行溶栓治疗。尚没有确凿证据证实溶栓对血流动力学

不稳定的肺栓塞癌症患者有益。

欧洲心脏病学会（ESC）2016 年发布的立场性文件[5]建议：虽然溶栓治疗可能会增加出血的风险，但由于较高的肺栓塞相关早期死亡风险，在充分考虑到具体癌症相关的质量调整寿命基础上，仍可溶栓治疗。重要的是要牢记脑肿瘤或转移患者的溶栓治疗禁忌证。

目前国内最常用的是重组型 rt-PA 和 UK。中华医学会《深静脉血栓形成的诊断和治疗指南》[12]建议：溶栓 UK 首次剂量为 4000U/kg，30 分钟内静脉推注；维持剂量为 60 万 ~ 120 万 U/d，持续 48 ~ 72 小时，必要时持续 5 ~ 7 天。常见不良反应为出血，以穿刺点和泌尿系统为多，故必须在溶栓治疗过程中随时监测 PT、APTT 指标，疗程结束后，经彩色多普勒超声复查。

（三）抗凝治疗

1. 肝素与低分子量肝素（LUWH）治疗　NCCN[3]建议：急性期诊断或评估阶段，首选 LMWH，包括依诺肝素（每 12 小时 1mg/kg，皮下注射），达肝素 [200U/（kg·d），皮下注射]，磺达肝癸钠 [每天 5mg（<50 kg），7.5mg（50~100kg），10mg（>100kg），皮下注射，每日]，普通肝素静脉注射 [起始 80U/kg，之后 18U/（kg·h），目标控制 APTT 在 2 ~ 2.5 倍]，普通肝素皮下注射（起始 333U/kg，之后每 12 小时 250U/kg）。对于 LMWH 禁忌患者，建议使用直接口服抗凝药（DOAC）作为 VTE 急性期治疗的替代药物，选择抗凝剂须具体考虑。

中华医学会《深静脉血栓形成的诊断和治疗指南》[12]推荐：早期 DVT 肿瘤患者首选低分子量肝素抗凝，也可以使用维生素 K 拮抗剂或新型口服抗凝药物（NOAC）来改善症状，防止进展和血栓复发，以及静脉炎后综合征（postphlebitic syndrom，PTS）。

NCCN 2018 列出了抗凝预防或抗凝治疗禁忌证，并强调给药计划遵循医疗机构的标准化操作规程（SOPs），如果没有 SOPs 则依照美国胸科医师学会（ACCP）的建议。

绝对禁忌证：近期有过中枢神经系统出血、出血性中枢神经系统转移瘤、活动性出血（大出血）和 24 小时内输血超过 2U。

相对禁忌证：慢性的，有临床意义的、可测量的出血 > 48 小时；血小板减少症（血小板 < 50×10^9/L；严重的血小板功能障碍（尿毒症、药物、病态造血）；近期做过存在出血高风险的大手术；潜在出血的凝血功能障碍；跌倒的高风险（头部创伤）；硬脊膜外麻醉/腰椎穿刺；脊柱介入和疼痛介入；中枢神经系统转移瘤；长期抗血小板治疗。

在诊断或诊断评估期间，抗凝药的选择应考虑肾功能。首次肝素给药后，前 14 日至少每 2 ~ 3 日检测血红蛋白、血细胞比容和血小板计数；然后每 2 周 1 次或根据临床指示进行检测。

ASCO 指南[4]建议：对于肌酐清除率较低的患者，可以静脉应用普通肝素，根据活化部分凝血活酶时间（APTT）调整用量。只要估计肌酐清除率 > 30ml/min，抗凝药首选 LMWH。另一个重要问题是血小板减少症。如果血小板计数低于 20×10^9/L，禁用抗凝剂。对于血小板计数（20 ~ 50）× 10^9/L，抗凝药减半。如果血小板计数 > 50×10^9/L，可以考虑全剂量抗凝，但是应该考虑其他可能出血的危险因素。

2. 新型口服抗凝药（NOACs）　当前在 VTE 大型试验中比较新型口服抗凝药（NO-

ACs）和维生素 K 拮抗剂（VKAs）的数据，基本限于癌症患者的亚组分析[18,19]。因为潜在的药物间相互影响，和对肝脏或肾脏不全的敏感度不一，不同 NOACs 可能存在差异[20]。但总体来说，NOACs 和 VKAs 在 VTE 复发或出血风险方面没有差异。

2018 年 Raskob 等[21]在一项开放分组的非劣性试验中，将具有急性症状或偶发静脉血栓栓塞的癌症患者随机分组接受低分子量肝素治疗至少 5 天，然后口服 60mg 依度沙班，每日 1 次（依度沙班组）；或皮下注射达肝素钠，剂量为 200U/kg，每日 1 次，持续 1 个月，接着以每天 150U/kg 的剂量注射达肝素钠（达肝素钠组）。治疗至少 6～12 个月。该研究的主要终点是随机分组后 12 个月内复发性静脉血栓栓塞或大出血的复合终点。在 1050 例接受随机分组的患者中，1046 例患者被纳入改良的意向性治疗分析。依度沙班组 552 例患者中 67 例发生主要终点事件（12.8%），而达肝素钠组的 524 例患者中有 71 例（13.5%）（HR = 0.97，非劣效性 $P = 0.006$，优势 $P = 0.87$）。依度沙班组有 41 例（7.9%）和达肝素钠组有 59 例（11.3%）患者发生静脉血栓栓塞。依度沙班组有 36 例（6.9%）和达肝素钠组有 21 例（4.0%）患者发生大出血。由此可见，对于复发性静脉血栓栓塞或大出血的复合结局，口服依度沙班并不劣于皮下注射达肝素钠。依度沙班组静脉血栓栓塞复发率较低，但大出血发生率高于达肝素钠组。

2017 年国际血栓与止血学会（ISTH）科学和标准化委员会（SSC）与 2016 年"国际血栓形成和肿瘤创议"（ITAC - CME）明确指出，当前的指南更推荐 LMWH 用于肿瘤相关 VTE。然而真实世界的数据表明 NOAC 在肿瘤患者中的使用率在上升。

Dentali 等[22]汇总 6 项 NOAC Ⅲ 期随机对照研究（AMPLFY，EINSTESIN PE/DVT，HOKUSAI，RECOVER - Ⅰ & Ⅱ）进行 Meta 分析，旨在比较 NOAC 与 VKA 在肿瘤患者中治疗 VTE 的疗效及安全性。总共 27 178 名患者中，5.5% 处于肿瘤活动期（肿瘤复发或转移，或 6 个月内新诊断或进行抗肿瘤治疗），5.9% 有肿瘤病史。结果表明，在肿瘤活动期患者中，NOAC 较 VKA 显著降低 VTE 复发风险（RR = 0.62），且不增加大出血风险（RR = 0.64）。

MAGELLAN 试验[23]是在内科疾病住院患者中比较利伐沙班与依诺肝素预防静脉血栓栓塞有效性与安全性的多中心、随机化、平行对照研究。研究人员将年龄≥40 岁的急性疾病入院患者随机分配，分别接受依诺肝素皮下注射（40mg，每日 1 次）（10 ± 4）天和口服安慰剂（35 ± 4）天，或接受安慰剂皮下注射（10 ± 4）天和口服利伐沙班（10mg，每日 1 次）（35 ± 4）天。亚组分析显示，依诺肝素在活动性癌症患者中使用获得的疗效要优于利伐沙班。在高危患者中，在 35 天的治疗期间内，接受利伐沙班预防血栓 35 天与接受依诺肝素预防血栓 10 天的血栓发生率分别为 9.9% 和 7.4%。与肿瘤患者使用依诺肝素预防血栓相比，利伐沙班与重要部位及临床相关非重要部位出血的高发生率有统计学差异（5.4% vs 1.7%）。

2018 年一项回顾性队列研究[24]描述 DOACs 治疗癌症患者静脉血栓栓塞和/或房颤的安全性、耐受性和疗效。214 名患者中，71 名患者（33%）接受了 DOAC［阿哌沙班（n = 22），达比加群（n = 17），利伐沙班（n = 32）］治疗。与伊诺肝素相比，DOAC 组出血事件和/或中止治疗者少（13:27，$P = 0.022$）。DOAC、伊诺肝素和华法林三组间大小出血或血栓栓塞事件没有区别。作者认为，DOACs 可能代替华法林或肝素，用于减少癌症患者的静脉血栓栓塞和/或房颤卒中风险。

依从性调查显示，相比 LMWH，VKA 和利伐沙班的换药率更低，持续用药时间更长，依从性更佳。该回顾性队列研究纳入了 2941 名新诊断肿瘤相关 VTE 抗凝治疗患者现状分析，结果表明：47.7% 使用华法林，25% 使用 LMWH，24.1% 使用利伐沙班。LMWH 持续用药的中位时间为 3.3 个月，而华法林及利伐沙班则为 7.9 个月。1 年随访期内，22.9% 肿瘤相关 VTE 患者由 LMWH 转换成其他药物，而华法林及利伐沙班换药率仅为 7.9% 和 4.7%。

2016 年"国际血栓形成和肿瘤创议"（ITAC-CME）更新了法语国家《肿瘤相关 VTE 抗凝预防和治疗指南（含新型口服抗凝药）》，建议不需要化疗的肿瘤稳定期患者，可用 VKA，但不方便应用时可选择 NOAC 长期治疗 3 个月以上。

在治疗肿瘤相关 VTE 的研究方面已有 NOAC 对比 LMWH 的多项研究证据。Select-D 旨在比较利伐沙班与达肝素在肿瘤合并症状性 VTE 患者中的疗效和安全性，预计在英国 61 家中心纳入 530 例肿瘤相关 VTE 患者。CASTA-DIVA 研究旨在对比利伐沙班与达肝素治疗活动性肿瘤伴发高复发风险（使用 Louzada 评分进行判定）的症状性 VTE 患者的疗效和安全性。活动性肿瘤指肿瘤未去除或正在/计划进行化疗、放疗或靶向治疗。PRIORITY 研究在亚洲地区开展，对比利伐沙班和达肝素用于肿瘤相关 VTE 患者的疗效和安全性。其他许多临床研究及观察性研究如 CASSINI，Hokusai-VTE Cancer，COSIMO，CONKO-011，A-VERT，CARAVAGGIO，CAP 等均在进行中，这些头对头直接试验研究的结果有望为 NOAC 治疗肿瘤相关 VTE 的疗效和安全性带来更多的循证医学证据[25,26]。

（四）外科及导管介入治疗

1. **导管溶栓** 中华医学会《深静脉血栓形成的诊断和治疗指南》建议[12]，对于全身情况好、出血风险小、预期生存超过 1 年的急性中央型或混合型 DVT 患者，首选导管溶栓。NCCN 建议[3]：对于大面积的 PE，考虑取栓治疗，推荐基于各种临床参数的临床判断对 PE 患者的风险进行评估。失代偿或危及生命的 PE 的信号包括低氧血症、低血压、呼吸困难、心动过速和呼吸急促。

ACCP[10]建议：经外周动脉的系统性溶栓优于导管介入溶栓治疗（CDT），但是对于系统性溶栓出血风险高的患者，如能够获得进行 CDT 治疗的专家和资源，更可能选择 CDT 而非系统性溶栓治疗。对于合并低血压的急性 PE 患者，如果存在高出血风险，系统性溶栓治疗失败，或系统性溶栓治疗起效前（如数小时内）出现可能导致死亡的休克，在有适当专家和资源条件下，建议采取导管介入辅助清除血栓（包括机械干预，伴或不伴导管直接溶栓）。

2. **手术及支架治疗** 静脉取栓术能迅速通畅静脉，近期疗效良好，但单纯静脉取栓术治疗具有较高的复发率，并且静脉取栓只适用于发病 1 周以内的中央型或混合型 DVT 患者。目前临床上得到公认的手术适应证是具有严重髂股静脉血栓症状的患者，如股青肿、股白肿。急性 DVT 的手术治疗不是单纯手术取栓，而是在手术取栓基础上进行溶栓治疗。静脉血管成形术常适用于 DVT 溶栓后有残余血栓或血管狭窄，若球囊置入后不能改变狭窄两端的压力差，可以考虑支架置入，对于左髂静脉狭窄常需支架置入；但须严格选择与血管径相仿的球囊和支架，防止血管破裂等并发症的发生。

（五）具体部位及特殊情况血栓栓塞的治疗[3,10,12]

1. **亚段肺栓塞（SSPE）的治疗**　对于 SSPE（无近端肺动脉受累）且无下肢近端 DVT 的患者，若 VTE 复发风险低，建议临床观察而非抗凝治疗；若 VTE 复发风险高，建议初始抗凝治疗。应该进行双下肢深静脉超声检查以除外近端 DVT，及时发现进展性 DVT。如果心肺功能良好或出血风险较高，倾向于选择临床观察而不是抗凝治疗。

对于 SSPE，建议结合临床表现、D-二聚体、CT 和 V/Q 显像等检查进行综合评估。如果存在血栓进展危险因素，我们更建议积极抗凝治疗。

2. **急性上肢 DVT（UEDVT）患者的治疗**　累及腋静脉或更近端静脉的急性上肢 DVT 患者，建议单纯抗凝治疗，优于溶栓治疗。接受溶栓治疗的急性上肢 DVT 患者，推荐应用与未接受溶栓的类似患者相同强度和疗程的抗凝治疗。

3. **急性下肢近端 DVT 患者的溶栓**　急性下肢近端 DVT 患者，建议给予单纯抗凝治疗，而不是首选导管溶栓治疗（CDT）。相比于治疗的复杂性、操作、费用、出血的风险而言，更重视血栓后综合征预防的患者，如果其有可能从 CDT 治疗获益，更有可能选择 CDT 而不是抗凝治疗。

4. **远端孤立性 DVT 的抗凝治疗**　对于急性下肢远端孤立性 DVT 患者，如果无严重症状或血栓进展相关的危险因素，建议 2 周后动态影像学复查深静脉，可不给予抗凝治疗；如果血栓未见进展，推荐不应用抗凝药。如果血栓进展但仍局限于远端静脉者，或进展至近端静脉时，推荐应用抗凝药。如果有严重症状或血栓进展危险因素，建议应用抗凝药，治疗方案与急性近端 DVT 患者相同。

血栓进展相关的危险因素包括：年龄＞65 岁，出血病史，癌症，转移瘤，肾衰竭，肝衰竭，血小板减少，脑卒中病史，糖尿病，贫血，抗血小板治疗，抗凝治疗差，伴有合并症及功能减低，近期手术，频繁跌倒，嗜酒。

具有高出血风险的患者更能够从重复影像学检查中获益。如果患者不方便进行重复影像学检查，且出血风险较小，则更倾向于选择初始抗凝治疗，优于重复进行影像学检查。

5. **急性浅表性静脉血栓形成（SVT）的处理**　对于与经外周置入中心静脉导管（PICC）相关的 SVT 的患者，可能不需要移除导管，特别是如果患者接受抗凝治疗和/或症状消失。对症处理包括热敷、抗感染药物和抬高下肢。SVT 的抗凝应使用治疗剂量给药。浅静脉临近近端定义为大约 3cm 以内。对于有血凝块复发/进展危险因素的患者，推荐较长的抗凝持续时间。

血凝块复发/进展的危险因素包括：血块相关症状，特别是如果治疗无法解决；存在多个血凝块和/或不是导管相关的血凝块；在初始治疗（通过抗凝、移除导管）期间血凝块进展或未解决；进展期肿瘤；正在接受积极抗肿瘤治疗，特别是如果治疗与 VTE 的风险增加相关。

6. **内脏静脉血栓形成（SPVT）的处理**　NCCN 建议：内脏静脉血栓形成的处理与 DVT 相同。对于偶然发现的 SPVT，可以个体化衡量抗凝治疗的风险和获益；对于触发事件（如术后），抗凝持续时间至少为 6 个月；如果是活动性癌症、持续性血栓形成状态或自发的血栓形成事件，则无限期使用。

SPVT 的危险因素有：近期腹部手术（如脾切除术），腹部肿块，胰腺炎，肝硬化，血栓形成倾向，外源雌激素，阵发性夜间血红蛋白尿（PNH）与 JAK2 V617F 突变（最常见）或 CALR 突变（罕见）相关的骨髓增殖性肿瘤。

7. 复发性 VTE 的抗凝治疗 对复发性静脉血栓栓塞的治疗尚缺乏证据，目前往往是基于临床专业知识和经验。有人建议用抗 Xa 因子水平指导 LMWH 剂量，但是尚缺乏试验证据。ACCP 30 年来一直致力于制定和发布深静脉血栓和肺栓塞（统称为静脉血栓栓塞）的治疗指南。在使用 VKA 治疗（INR 处于治疗范围内）或使用达比加群、利伐沙班、阿哌沙班或依度沙班（依从性好）过程中出现 VTE 复发患者，建议转换为 LMWH 治疗至少 1 个月。建议重新评估是否确实是 VTE 复发，评价抗凝治疗的依从性，考虑潜在的恶性肿瘤。接受长期 LMWH 抗凝治疗的患者出现 VTE 复发，建议增加 LMWH 1/4～1/3 剂量。

8. 急性 PE 的院外治疗 低危 PE 患者，若家庭情况许可，建议在家庭治疗或早日出院。抗凝治疗 5 天一般情况下血栓基本稳定，INR 一般也会维持在 2～3 之间，患者出院相对安全，尤其是对低危 PE 患者。但是，首先应该判断哪些肺栓塞患者不能在家治疗。

2011 年赫斯提亚研究（Hestia study）制定了肺栓塞患者不能够在家治疗的赫斯提亚标准（Hestia criteria）。如果下列 11 个问题中 1 个回答为"是"，患者就不能在家治疗[27]。这 11 个问题具体是：患者血流动力学是否不稳定？必须进行溶栓或取栓术吗？有否活动性出血或出血高风险？是否为了维持氧饱和度 >90%，吸氧时间超过 24 小时？肺栓塞是在抗凝治疗中确诊的吗？是否因为剧烈疼痛，需要使用静脉止痛药的时间超过 24 小时？由于医疗或社会因素（感染，恶性肿瘤，没有支持体系），在医院治疗时间是否超过 24 小时；患者的肌酐清除率是否小于 30ml/min？是否有严重肝损害？是否怀孕？是否有明确的肝素诱导性血小板减少症的病史？

2013 年同一研究小组对门诊治疗 PE 患者（经赫斯提亚 11 项标准筛选）进行了一项开放标签、单组、多中心的临床试验[28]。不能接受门诊治疗的患者须住院接受治疗。研究终点事件为 3 个月内复发性静脉血栓栓塞、严重出血和各种原因所致死亡。总共纳入 530 例患者，其中 297 例在家中治疗。门诊组有 6 例患者（2.0%）发生复发性静脉血栓栓塞，而住院患者组则有 9 例（3.9%）。在 3 个月的随访过程中，门诊组死亡 3 例（1.0%），而住院患者组死亡 22 例（9.6%）。门诊组没有患者死于致命性 PE，而住院患者则有 5 例（2.2%）（$P<0.05$）。在门诊组，0.7% 的患者发生严重出血事件，住院患者组为 4.8%（$P<0.05$）。

多项研究表明，赫斯提亚标准可以区分 PE 患者发生不良临床结果的风险高低，低风险患者可以安全地在家进行治疗。此排除标准是否可用于门诊癌症患者，目前尚无试验证据，但是可以作为有益的参考。

9. 癌症患者动脉血栓事件 癌症患者的动脉血栓事件罕见，发病率不及 1%。大多发生在以蒽环类药物、紫杉烷和铂剂为基础化疗的转移性胰腺癌、乳腺癌、结肠癌和肺癌患者，其预后不良[29]。促凝血状态可能增加继发于心房纤颤的血栓栓塞事件。

一些癌症治疗，尤其是 VEGF 抑制剂，可能更易于发生血栓栓塞并发症（详见第 12 章）。在激素治疗基础上联合芳香化酶抑制剂（AIs），包括阿那曲唑、依西美坦和来曲唑的乳腺癌患者，其动脉血栓事件发生率比联合他莫昔芬的患者高。此可能与他莫昔芬具有雌激素受体激动剂作用，从而对脂质谱产生有利影响有关[30]。

管理策略不明确。使用抗栓治疗，溶栓和/或血管内介入应因人而异，尽可能在多学科讨论基础上制定。在反复复发的患者，应当控制心血管危险因素和寻找抗磷脂抗体[31]。

10. 偶发静脉血栓栓塞（IPE）[32,33]　对于有症状的偶发静脉血栓栓塞，国际临床实践指南推荐标准抗凝治疗。然而，这些推荐是从有症状的静脉血栓栓塞研究中推断的，因此可能不适于所有 IPE 病例，因为不确定血栓的时间（可能从数天到数月不等），孤立周围性血栓，如孤立性亚段肺栓塞（SSPE）的临床意义及偶发与症状性静脉血栓栓塞抗凝的风险和受获可能不同。

2015 年 2 月国际血栓与止血学会（ISTH）科学和标准化委员会（SSC）发布了《肿瘤患者偶发性静脉血栓栓塞的诊断和治疗指南》。考虑到相关出血风险增加、可能干扰抗肿瘤药治疗、影响患者的生活质量并增加成本，因此，决定开始抗凝治疗应适当考虑这些结果和患者的知情同意。

RIETE（Registro Informatizado de Enfermedad Trombo Embólica）注册登记研究[34]调查了具有偶发性肺栓塞的癌症患者中抗凝治疗的风险和获益。共纳入 715 名患者，在抗凝治疗期间（平均 235 天），大出血发生率高于症状性肺栓塞发生率（10.1% vs 3.17%），致死性出血的发生率高于致死性肺栓塞的发生率（2.66% vs 0.66%）。在停止抗凝治疗（平均随访 117 天）后，大出血发生率低于症状性肺栓塞发生率（每 100 例患者每年的事件为 3.00 vs 8.37）。因此，对于 IPE 的癌症患者抗凝治疗的风险和获益尚未明确，必须通过进一步的研究进行评估。

一项对 2009 年前发表研究的 Meta 分析表明[35]，IPE 最高发生率在住院患者为 4.0%，在癌症患者为 3.1%，年龄较大和有静脉血栓栓塞史也会增加风险。美国胸科医师协会指南推荐使用与疑似 PE 时相同的药物治疗策略去治疗 IPE。这是一个基于共识的推荐，很少有研究去调查未进行抗凝治疗的 IPE 患者的自然史。

文献表明，特发性 VTE 患者完成抗凝治疗后 5 年内复发率高达 30%。但是，还不清楚特发性 IPE 后复发率是否也这么高。华法林或阿哌沙班在长期预防 VTE 复发上都具有良好的疗效和安全性数据。

偶发远端血栓或栓子如孤立性亚段肺栓塞（SSPE）的抗凝仍有争议。SSPE 患者的病例对照与观察性研究报告，生存期与未抗凝治疗的非肺栓塞患者相似，而接受治疗的患者中多达 5% 发生严重的出血。这些发现提示，常规抗凝可能让一些患者不必要地暴露于抗凝有关的出血风险，而无获益。然而，最近一项 Meta 分析表明，在 SSPE 患者中，复发性症状性静脉血栓栓塞的风险类似于近端肺栓塞，因此认为，未治疗的 SSPE 具有高复发风险。

没有研究专门评估偶发远端深静脉血栓的处理。至于有症状的病例，所有患者均抗凝并连续超声以检出并治疗那些血栓延伸到近端静脉者。

内脏深静脉血栓包括一部分偶发的静脉血栓栓塞。关于这种血栓的自然史或抗凝需要知之甚少。在队列研究中，大约有一半未经治疗。一些医生支持对所有患者及时启动抗凝治疗，也有人认为只应治疗有急性症状或其他高危特征者。

抗凝方案同症状性癌症相关静脉血栓栓塞，低分子量肝素是首选，第1个月可给予足量治疗剂量，之后逐渐减少到全量的75%。如果低分子量肝素不能获得或患者不接受，或在癌症不活跃的患者中，华法林是一个选择。在缺乏癌症特异性研究的情况下，不能推荐新型口服抗凝药。过滤器置入应该避免，特别是在无症状和没有任何抗凝禁忌证的患者中。

最佳治疗时间尚未在合并血栓形成的癌症患者中研究，持续时间及给药方案变化相当大。调查显示，医师往往选择不治疗或短时间使用亚治疗性或预防剂量的低分子量肝素。在偶发远端深静脉血栓形成或SSPE而无深静脉血栓形成的癌症患者中，抗凝持续时间更短。

指南建议在偶发静脉血栓栓塞的癌症患者中，对于那些合并症状性静脉血栓栓塞者，建议用低分子量肝素标准抗凝。在偶发近端深静脉血栓形成或肺主动脉、肺叶肺动脉、肺段肺动脉或多个亚段肺动脉肺栓塞的患者中，推荐治疗性抗凝至少6个月。在SSPE合并近端深静脉血栓形成的患者中，推荐治疗性抗凝至少6个月。在有或没有远端深静脉血栓形成的SSPE患者中，建议视情况决定是否给予抗凝，应考虑出血风险、存在的复发性血栓形成危险因素、患者的一般情况及患者的意愿。如果决定不给予抗凝，在远端深静脉血栓形成患者中，建议临床监测和1周后双侧加压超声成像以发现血栓扩展。在偶发内脏静脉血栓形成患者中，对于表现为随时间进展或扩展、似乎是急性血栓形成的患者，以及那些既无活动性出血也无高危出血风险的患者，建议抗凝治疗。在有疾病证据或正在进行全身或局部区域治疗的癌症患者中，建议定期重新评估出血和静脉血栓栓塞复发风险及患者意愿以决定是否将低分子量肝素使用延长到6个月以上。

11. 化疗所致血小板减少症（HIT）患者 在血小板计数 $< 50 \times 10^9/L$ 的癌症患者中，>75%患者的血小板减少是由化疗引起的，确诊的HIT预计占血小板减少症发病的1%以下。多达24%的接受化疗的实体肿瘤患者发生明显的临床血小板减少症，这些患者在化疗期间大出血的风险增加。因此，掌握出血和血栓形成风险之间的平衡是具有挑战性的[36]。此外，由于缺乏大型随机研究证据，患者的治疗决策复杂。评估LMWH治疗静脉血栓栓塞疗效和安全性的临床试验中，如果血小板计数较低 [$< (30 \sim 100) \times 10^9/L$]，他们通常被除外或中断治疗。因此，在这些患者中使用抗凝药的证据主要来自小样本的回顾性研究和案例报告。在一个案例系列中，5例伴发血小板减少症患者的血液系统恶性肿瘤患者，应用依诺肝素治疗伴随的静脉血栓栓塞，血小板计数 $< 20 \times 10^9/L$ 时输注血小板治疗，当血小板计数 $< 50 \times 10^9/L$，依诺肝素剂量减少。共发生2例主要出血事件（1例致命）和1例小出血，没有复发或新VTE[37]。

相反，一项10例患者的回顾性研究未见主要出血事件，这些患者为正在化疗的血液系统恶性肿瘤和血小板减少症患者，接受伊诺肝素预防栓塞或导管相关中央静脉血栓形成，当然伊诺肝素剂量有所降低。在另一项研究中，4例接受化疗的白血病合并静脉血栓栓塞患者，平均血小板计数 $< 60 \times 10^9/L$，伊诺肝素没有相关的出血并发症，也没有复发性静脉血栓栓塞发生。目前由于缺乏直接证据，治疗决策的决定应个体化。

由于缺乏专门针对癌症患者发生血小板减少症的临床试验，现行指南通常基于临床试验采用的血小板计数除外阈值，后者常被用于评估癌症患者抗凝药治疗效果[32,38]。当血小板计数 $> 50 \times 10^9/L$，建议全量的抗凝药；当血小板计数 $< 50 \times 10^9/L$，应考虑出血和静脉血栓栓塞风险，在个案基础上使用抗凝药。然而 ASCO、BCSH 和 ISTH 建议[4,9]：抗凝治疗禁用于严重血小板减少症患者［血小板计数 $< 20 \times 10^9/L$（ASCO）或 $25 \times 10^9/L$（BCSH 和 ISTH）］。BCSH 和 ISTH 建议：对于血小板计数（25~50）$\times 10^9/L$ 者，可以输注血小板，以允许最大剂量抗凝或减少 50% 抗凝剂量。NCCN[3]仅对依诺肝素的剂量进行建议：血小板计数 $>50 \times 10^9/L$，全量依诺肝素 1mg/kg，每日 2 次，或 1.5mg/kg，每日 1 次。血小板计数 (25~50)$\times 10^9/L$ 者，半量依诺肝素 0.5mg/kg，每日 2 次。血小板计数 $< 25 \times 10^9/L$，暂时停用依诺肝素。对于存在 VTE 复发高风险和预期血小板减少症将持续很久的患者，通过输注血小板来维持血小板计数 $>25 \times 10^9/L$ 以允许继续使用依诺肝素，可能是适合的。这些指南仅针对依诺肝素进行了验证[39]。

12. 肝素诱导性血小板减少症（HIT）[3]

（1）HIT 的诊断：4T 评分在癌症患者中尚未得到验证[40]，因此运用价值可能较低，特别是正在接受化疗的患者可能具有血小板减少的其他原因。同时存在"低"试验前概率评分与抗体检测结果阴性，可用于排除 HIT 的诊断；阳性的检测结果增加对 HIT 的怀疑。在 4T 评分为 1~3 的非癌症患者中，HIT 的风险小但不是零，但在癌症患者中尚未得到验证。根据临床判断，进行 HIT 抗体检测和开始使用直接凝血酶抑制药（DTI）或磺达肝癸钠代替 UFH、LMWH 可能对于一些选择性患者是有必要的。"近期使用肝素"定义为在过去 30 天内（2 分）或 30~100 天（1 分）内使用过肝素。

（2）HIT 的治疗[3]

①直接凝血酶抑制药（首选）

· 阿加曲班（肝功能正常时半衰期 45 分钟；APTT 是初始基础值的 1.5~3 倍，数值不超过 100 秒）。肝功能正常，非 ICU 患者：2μg/（kg·min），根据 APTT 比率调整（首次检查在 4 小时内）。肝功能异常患者［总胆红素 1.8~3.6mg/dl；天冬氨酸氨基转移酶/丙氨酸氨基转移酶（AST/ALT）150~600U/L］或 ICU 患者、心脏或多器官功能衰竭患者：0.5μg/（kg·min）。严重的肝功能障碍患者（总胆红素 >3.6mg/dl 或 AST/ALT >600U/L）：使用比伐卢定或磺达肝癸钠。

· 比伐卢定（肝功能正常时半衰期 25 分钟；APTT 是初始基础值的 1.5~2.5 倍）：强烈推荐考虑用于同时存在肝功能不全和肾功能不全的患者。

剂量：估计肌酐清除率（Ccr）>60ml/min：0.15mg/（kg·h），根据 APTT 调整（首次检测在 2 小时内）。Ccr 为 45~60ml/min：0.1mg/（kg·h）；Ccr 为 31~44ml/min：0.075mg/（kg·h）；Ccr <30ml/min（无肾脏替代治疗）：0.05mg/（kg·h）；肾脏替代治疗或同时存在肝/肾衰竭：对于孤立肾衰竭考虑使用阿加曲班或使用 0.03mg/（kg·h）。

②Xa 因子间接抑制剂：磺达肝癸钠（肾功能正常时，半衰期 17~21 小时）。对于 Ccr 30~50ml/min（清除率降低 40%）的患者，考虑使用 DTI。对于 Ccr <30ml/min 的患者，避免使用。用量：体重 <50kg 者 5mg，50~100kg 者 7.5mg，>100kg 者 10mg，均每日 1 次皮下注射。

③华法林：一旦血小板计数≥$150×10^9$/L 或恢复到基础值开始使用。初始剂量 5mg，对于年龄>75 岁，同时应用 CYP2C9 抑制剂，口服摄入差，有肝脏疾病等患者考虑较低剂量。

DTI/磺达肝癸钠与华法林重叠应至少 5 天，继续使用华法林直至 INR 达到 2，并不少于 24 小时。阿加曲班和华法林协同治疗期间可大幅增加 INR。因此，在停用阿加曲班之前，应该达到更高的目标 INR（约 4.0）。比伐卢定在协同治疗期间略微延长 INR。DTI 停用后 2~6 小时内应复查 INR 和 APTT，以确保当 DTI 的作用不再存在时 INR 仍然在治疗范围。作为一种替代选择，检测凝血因子 X 活性的显色法，不受 DTIs 影响，可在合用治疗期间用来监测华法林。治疗至少 4 周（无血栓形成），如果有血栓形成事件应治疗至少 3 个月。

④输注血小板：适于活动性出血或需要有创操作和血小板计数<$50×10^9$/L 者。

三、长期治疗

多数指南推荐癌症相关 VTE 患者接受 3~6 个月的低分子量肝素治疗，活动性恶性肿瘤或正在接受治疗患者可能需要无限期抗凝；肾功能不全者可考虑普通肝素，肝素诱导血小板减少者考虑磺达肝癸钠[41]。ESC 强调，长期治疗过程中，在决定是否停止 LMWH，或转换为 VKAs 时，应该考虑抗癌治疗效果，静脉血栓栓塞复发和出血的风险及患者的意愿，在个体化的基础上讨论[42]。ACCP 10 建议，停止抗凝治疗的不明原因肢端 DVT 或 PE 患者，如无阿司匹林禁忌，应接受阿司匹林来降低 VTE 复发风险。

我国发布的相关指南[12,13]对伴有肿瘤的下肢 DVT 或 PE，推荐低分子量肝素抗凝治疗，抗凝 3 个月后，建议延长抗凝治疗。维生素 K 拮抗剂在整个治疗过程中应使 INR 维持在 2~3，需定期监测。

由于缺乏临床试验数据，大多数指南不推荐 DOACs 用于静脉血栓栓塞的急性和长期治疗。然而 ASCO 和 BCSH 指南建议[4,9]：基于患者的偏好或 LMWH 不可用时，可以考虑口服抗凝药长期治疗静脉血栓栓塞。国际临床实践指南（ICPG）建议，对于未在进行抗癌治疗的癌症稳定期患者，DOACs 可以考虑用于早期维持（10 天至 3 个月）和长期治疗静脉血栓栓塞患者（>3 个月）。在一般情况下，治疗指南推荐，只要有活跃性癌症临床证据和确定的 VTE，抗凝应持续至少 3~6 个月。

对于慢性期管理，NCCN 2018[3]建议：对肢端 DVT 或 PE 患者及晚期或转移性癌症患者预防复发性 VTE，首选 LMWH 作为前 6 个月的单药治疗方案（无华法林）。华法林起始剂量 2.5~5mg/d，后续剂量根据 INR 值调整，目标 INR 为 2~3。如果选择华法林长期抗凝，在紧急处理初始肠胃外给药的同时使用华法林，并且继续两种治疗至少 5 天，直到 INR≥2 达 24 小时。在向华法林单药治疗过渡期间，INR 应每周至少测量 2 次。一旦患者单独使用华法林，初始 INR 应至少每周测量 1 次。一旦患者使用稳定剂量的华法林（INR 在 2~3 之间），INR 检测频率可以逐渐减少到不低于每月 1 次。对于拒绝使用或 LMWH 禁忌患者，阿哌沙班、达比加群、依度沙班和利伐沙班等 DOAC 可作为二线替代方案。LMWH 过渡到阿哌沙班、达比加群、依度沙班或利伐沙班时，不推荐与胃肠外给药同步使用。

（一）目前指南推荐药物及其主要依据

1. 低分子量肝素（LMWH）　注射用抗凝药被推荐为治疗和预防活跃性癌症患者的静

脉血栓栓塞的一线药物。低分子量肝素的绝对禁忌证为急性HIT，相对禁忌证是既往有HIT的病史。肾功能不全患者谨慎使用。尽管可用于支持抗Xa水平与临床相关性的数据有限，监测低分子量肝素的抗Xa测定方法（峰值和谷值）已被推荐用于严重肾功能不全的患者。

（1）达肝素钠：在CLOT试验中[43]，癌症患者（多数有转移性疾病）的急性深静脉血栓形成和PE患者被随机分组。一组接受1个月的达肝素钠200U/kg，在随后的2~6个月剂量减少20%~25%；另一组接受1周的达肝素钠200U/kg，随后6个月的口服维生素K拮抗剂抗凝治疗，调整INR在2~3。结果显示，与口服抗凝剂相比，达肝素钠显著降低6个月研究期间静脉血栓栓塞复发的风险（RR=0.48），两组分别为9%和17%。在出血率方面这两组没有显著差异（5.6% vs 3.6%）。该研究结果支持在确诊为急性静脉血栓栓塞的转移性疾病患者中使用低分子量肝素作为长期抗凝治疗。CLOT研究的一些局限性包括无膝以下或导管相关的血栓形成患者，研究持续时间只有6个月，只对复发性深静脉血栓的发生观察到显著的疗效差异（而非肺栓塞），并且不确定这些结果是否可类推到除达肝素以外的低分子量肝素。

CLOT研究析因分析显示，接受长期达肝素或口服香豆素衍生物的转移性疾病患者组间1年生存率没有见到差异，而当与接受一种口服维生素K拮抗剂的没有转移性病灶的患者相比时，在接受达肝素的相同亚群患者亚组中1年生存率更高。

在达肝素钠用于癌症患者静脉血栓的长期治疗研究（DALTECAN）中[44]，334名新诊断静脉血栓栓塞的癌症患者接受达肝素治疗12个月。开始用[200U/（kg·d）]4周，然后剂量减少至大约150U/（kg·d），用2~12个月。在2~6个月和7~12个月时，静脉血栓栓塞新发或复发率相似（3.4% vs 4.1%），大出血发生率也相似（1.1% vs 0.7%）。

（2）亭扎肝素（tinzaparin）：该药未被FDA批准应用。CATCH试验[45]纳入了来自32个国家共计164个研究中心的900例合并急性静脉血栓栓塞的癌症患者。亭扎肝素组的449例患者接受175U/kg每日1次给药。华法林组的451例患者开始接受5~10天的亭扎肝素175U/kg每日1次给药，同时接受调整剂量后的华法林给药，此后继续接受华法林。亭扎肝素组和华法林组6个月累积事件发生率、重大出血事件和总死亡率均无显著差异。

（3）依诺肝素：与CATCH和CLOT试验结果相左的小型试验也有报道。在一项随机、标签开放试验（CANTHANOX试验）中，评估了146例癌症合并静脉血栓栓塞患者在低分子量肝素或普通肝素即时治疗后长期（3个月）使用依诺肝素（1.5mg/kg，每24小时）对比长期使用华法林（INR 2~3）。主要终点是复合事件包括3个月内严重的出血与复发性静脉血栓栓塞。依诺肝素和华法林组出血发生率分别为10.5%和21.1%（$P=0.09$），致命性出血分别为0和8%（$P=0.03$）。在ONCENOX试验中，活动性癌症合并急性静脉血栓栓塞的患者被随机分组，分别接受6个月的依诺肝素（1.5mg/kg或1mg/kg，每24小时）或立即依诺肝素治疗继之以华法林完成6个月的治疗，在出血或复发性静脉血栓栓塞方面没有观察到显著差异。

（4）特殊人群低分子量肝素的应用：在特殊人群如肾功能不全、体质指数（BMI）>30kg/m^2、体重<50kg、年龄≥70岁及癌症患者中，低分子量肝素安全性和有效性的证据有限。

①依诺肝素：在低分子量肝素中，对于严重肾功能不全（Ccr<30ml/min）患者推荐预防用依诺肝素 30mg 皮下注射，每日 1 次；对于静脉血栓栓塞治疗采用每 24 小时 1mg/kg 皮下注射。这些推荐被一项荟萃分析结果证实，当给予严重肾功能不全患者标准的、未调整的治疗剂量的依诺肝素时，与无严重肾功能不全的患者相比，出血风险增加 2~3 倍。在另一项研究中，依诺肝素的肾清除率在中度（30~60ml/min）和严重肾损害（<30ml/min）的患者中分别降低 31% 和 44%，因此研究者们建议对于 Ccr<50ml/min 的患者减少用量[46]。

②达肝素：在一项接受达肝素治疗患者（n=22）的研究中，肾损害患者（平均 Ccr 26ml/min）与肾功能正常者（Ccr>80ml/min）之间平均抗-Xa 活性相似。在一项达肝素预防性用于严重肾损害（Ccr<30ml/min）危重患者（n=138）的研究中，预防剂量达肝素（5000U，每天 1 次）中位给药 7 天以后没有检出生物积累，抗-Xa 峰值在 0.29~0.34U/ml 之间。对于 Ccr<30ml/min 正在接受达肝素长期治疗急性静脉血栓栓塞的肿瘤患者，推荐监测抗-Xa 峰值达到目标范围 0.5~1.5U/ml，建议在给药 4~6 小时后取标本检测抗-Xa 水平，且仅在接受 3~4 剂达肝素的患者中进行[47]。

③低分子量肝素安全性：NCCN 推荐，对 Ccr<50ml/min 的患者，低分子量肝素应该慎重使用。低分子量肝素在肾功能损害的癌症患者中的安全性不明。关于肥胖患者中抗凝剂治疗浓度的维持与监测同样重要。在一项研究中，BMI≥40kg/m² 的患者达肝素每天 5000 单位不能降低有症状静脉血栓栓塞与无症状深静脉血栓的发生率。住院的病态性肥胖肿瘤患者应考虑给予普通肝素，但在低体重和老年患者中应慎重，在肝素诱导血小板减少症患者中禁用，在具有肝素诱导血小板减少症病史的患者中也应慎重使用。

Posch 的荟萃分析表明[48]，总体而言，与 VKA 相比较，LMWH 可减少急性 VTE 癌症患者的静脉血栓栓塞复发风险（RR=0.60），对主要出血风险没有影响（RR=1.07）。

目前，ASCO[4] 指南建议 LMWH 为长期治疗的首选，急性静脉血栓栓塞初始治疗后至少使用 6 个月。ESMO[6,49] 推荐低分子量肝素用于癌症患者静脉血栓栓塞的长期抗凝治疗，使用初始剂量的 75%~80%。

总之，根据血栓状态制定个体化治疗策略是关键。应当充分评估接受化疗患者的原发瘤位置、疾病进展、活动评分及肿瘤类型。

2. 磺达肝素　磺达肝素（戊糖，磺达肝癸钠）是一种特异性 Xa 因子抑制剂，没有抑制接触性凝血的作用，不需要监测抗凝反应。NCCN 建议在严重肾功能不全（Ccr<30ml/min）患者中禁用，在体重不足 50kg、中度肾功能不全（Ccr 30~50ml/min）及老年（>75 岁）患者中慎用。

3. 普通肝素　1930 年普通肝素应用于临床，主要作用于 ATⅢ、Ⅸa 及 Ⅱa 因子。起效快是其最大的优点。肝素有诱导血小板减少的风险，同时普通肝素的药代动力学及药效动力学不稳定，受个体差异性影响，所以在使用普通肝素时需要监测 APTT（活化部分凝血活酶时间）及 ACT（激活全血凝血时间）。

普通肝素绝对禁忌证是近期/急性 HIT，相对禁忌证为既往有 HIT 病史。普通肝素用于静脉血栓栓塞的治疗一般为静滴给药。低剂量普通肝素（5000U）3 次/d（每 8 小时 1 次）给药在预防普外科患者深静脉血栓方面，比低剂量普通肝素每天给药 2 次更有效，因此 NC-

CN 推荐前者为癌症患者静脉血栓栓塞预防方案。但是，一项在普通内科患者中的临床试验 Meta 分析发现[50]，基于普通肝素预防剂量给药（5000U，每日 2 或 3 次），静脉血栓栓塞的总体发生率没有差异，尽管当普通肝素每日给药 3 次时在近端深静脉血栓与肺栓塞复合终点中观察到降低（$P=0.05$），然而严重出血风险显著升高（$P<0.001$）。

普通肝素的初始给药剂量是以体重为基础，推荐 80U/kg 快速注射后继之以 18U/（kg·h）输注。已有报道固定剂量、无监控、皮下注射普通肝素在急性静脉血栓栓塞治疗方面的安全性和有效性类似于低分子量肝素。专家组推荐普通肝素作为 Ccr<30ml/min 患者可选的药物，因为肝脏是主要生物转化部位，例外情况包括严重肾功能异常患者但是没有静脉注射通道以及尽管治疗剂量的普通肝素仍新发静脉血栓栓塞者。在肝素诱导血小板减少症患者中禁用普通肝素，在具有肝素诱导血小板减少症病史的患者中也应慎用。

4. 华法林（warfarin） 20 世纪 40 年代华法林应用于临床。华法林是口服的维生素 K 拮抗剂，主要干扰维生素 K 依赖性凝血因子 Ⅱ、Ⅶ、Ⅸ 及 Ⅹ 的羧化反应而达到抗凝目的。华法林的有效性已在静脉血栓的一级和二级预防、人工瓣膜或房颤中体循环栓子预防及脑梗死预防中得到证实，但其安全窗窄、与食物及药物相互作用大、药物依从性差及 INR 难以达标。用于长期治疗，其应该与普通肝素、低分子量肝素或磺达肝素同期给药至少 5 天，INR≥2 时停止肠道外抗凝药物。当治疗肝素诱导血小板减少症患者时，血小板计数恢复之前不用华法林。在转换至华法林单药治疗过程中，应至少每 2 周测定 1 次 INR，然后至少每周 1 次。华法林可安全给予肾功能不全患者，但是肝功能不全患者对华法林的反应增强[51]。华法林相对禁忌证为同时使用 CYP2C9、CYP1A2 或 CYP3A4 的抑制剂和诱导剂者。

5. 阿司匹林（aspirin） 只有在少数个体或特定危险因素的多发性骨髓瘤患者中，阿司匹林（81～325mg/d）预防静脉血栓栓塞是一种选择。在其他情况下阿司匹林不是有效的静脉血栓栓塞预防药物。在女性健康研究中，一项健康女性随机接受阿司匹林（100mg）或安慰剂隔日 1 次的 10 年研究，两组间没有观察到静脉血栓栓塞发生率的显著差异。阿司匹林（100mg/d；n=205）对比安慰剂（n=197）治疗首次无诱因静脉血栓栓塞患者的双盲、随机、对照研究中，在研究启动前患者口服抗凝治疗已经结束 6～12 个月，研究性治疗至少 2 年。研究期间，接受阿司匹林和安慰剂的患者 VTE 复发率分别为 14% 和 22%；阿司匹林显著降低 VTE 复发风险（RR=0.58），两组各发生 1 例严重出血事件[52,53]。在安慰剂随机对照的 ASPIRE 研究中发现相似的结果，即小剂量阿司匹林降低静脉血栓栓塞的每年发生率从 6.5% 降至 4.8%（HR=0.74，$P=0.09$）。尽管这些研究提示长期应用阿司匹林治疗在最初口服抗凝药之后预防静脉血栓栓塞复发方面是有益的，但是这些数据不能外推到具有静脉血栓栓塞的肿瘤患者，因为他们被排除参加该研究。

ACCP 10 推荐阿司匹林用于静脉血栓栓塞的延长治疗，对于无诱因的近端 DVT 或 PE 患者，停止抗凝治疗且没有阿司匹林禁忌证时，建议使用阿司匹林预防 VTE 复发，优于不使用阿司匹林。由于阿司匹林预防 VTE 复发的疗效远不及抗凝药物，对于想接受延长抗凝治疗的患者，不推荐阿司匹林作替代。但是，如果患者决定停用抗凝药物，预防复发性 VTE 使用阿司匹林可能获益，需要与阿司匹林的出血风险和使用不便进行权衡。患者停止抗凝治疗时，应重新评估是否使用阿司匹林，因为开始使用抗凝药物之前可能已经停用了阿司匹林。

6. 新型凝血酶和Xa因子抑制剂　近年来，有很多有关新型直接口服凝血酶抑制剂（DOACs，如达比加群酯）和直接口服抗Xa因子抑制剂，如利伐沙班（rivaroxaban）、阿哌沙班（apixaban）的研究。DOACs特征是起效快，抗凝作用确切，与药物或食物相互作用可能性小，这些药物药代动力学稳定，不需要常规实验室凝血功能检测，可以处方规定固定剂量，已经广泛用于房颤患者脑卒中和术后患者静脉血栓栓塞的预防。也有几个试验评估DOACs治疗急性静脉血栓栓塞，总体显示这一类药物疗效不次于华法林（复发性静脉血栓栓塞 RR = 0.65)，大出血不高于或比华法林少见（RR = 0.72）[48]。然而，这些试验纳入的癌症患者有限，并且多为既往癌症，只有大约6%的患者为活跃的癌症，定义癌症基线状态的标准不同于评估LMWH治疗癌症相关的静脉血栓栓塞的临床试验。此外，入选的癌症患者不能代表处于癌症相关的静脉血栓栓塞危险的患者（例如，只有大约15%转移性癌症，30%的人接受化疗）[19,54-58]。此外，新型口服抗凝药（NOACs）与一些抗癌药物有交互作用，因此LMWH仍然是急性静脉血栓栓塞的标准治疗。

NOACs的绝对禁忌证[3]包括严重肾功能不全，阿哌沙班为Ccr < 25ml/min，达比加群、依度沙班或利伐沙班为Ccr < 30ml/min。对于活动/有临床意义的肝病，阿哌沙班或依度沙班为ALT/AST > 2 × ULN，总胆红素 > 1.5 × ULN。达比加群或利伐沙班为ALT/AST > 3 × ULN，同时应用CYP3A4和P-糖蛋白（P-gp）的强双重抑制剂/诱导剂。

相对禁忌证包括：直接口服抗凝药（DOAC）与尿路和肠道出血有关，应避免用于有尿道或胃肠道病变的患者，及肾功能或肝功能受损的患者。注意考虑药物-药物相互作用。

（1）利伐沙班：主要经肾脏清除（66%肾排泄），较少比例经肝脏代谢清除（CYP450 3A4依赖性与非依赖性机制），血浆蛋白结合率高（92%~95%）。在20~45岁健康个体中半衰期是5~9小时，而在老年患者中延长至11~13小时，多次给药无蓄积。

利伐沙班爱因斯坦研究（EINSTEIN）包括三个子实验[56,59,60]：急性DVT早期治疗，延续治疗，急性PE的治疗（EINSTEIN-PE）。在标签开放、随机、Ⅲ期EINSTEIN-PE研究中，纳入了4832例急性PE患者。利伐沙班组（最初3周15mg，每日2次；然后20mg，每日1次）用于初始与长期治疗（3，6或12个月），标准治疗组给予低分子量肝素和维生素K拮抗剂标准治疗（依诺肝素1mg/kg，每日2次，至少5日）。利伐沙班组VTE复发率为2.1%，标准治疗组为1.8%，利伐沙班疗效不劣于标准治疗。两组患者出血事件的发生率相近（分别为10.3%和11.4%），但利伐沙班组大出血的发生率低于标准治疗组（分别为1.1%和2.2%，$P = 0.003$），特别是利伐沙班组有1例脑出血，而标准治疗组有10例。因此，此随机化研究提示用固定剂量的利伐沙班初始与长期治疗肺栓塞不次于标准的抗凝治疗。

对EINSTEIN-DVT和EINSTEIN-PE试验汇总分析显示，在活动性恶性肿瘤（定义为基线和治疗过程中被诊断为恶性肿瘤）人群中，利伐沙班预防VTE复发与依诺肝素/VKA（华法林和醋硝香豆素）同样有效（5.0% vs 7.0%），且显著减少大出血的发生率（2.0% vs 5.0%，$P = 0.047$）。总的来看，利伐沙班的临床净获益显著优于依诺肝素/VKA（$P = 0.018$，如图21-1）。

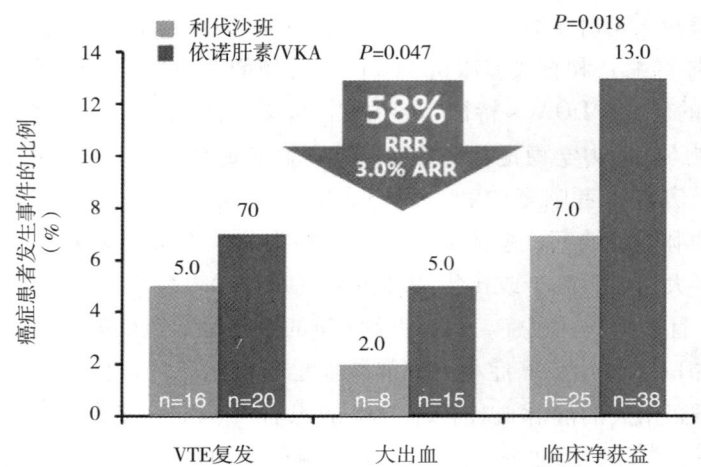

图 21-1 EINSTEIN-DVT/PE 试验汇总分析：利伐沙班用于肿瘤相关血栓患者的净获益显著优于依诺肝素/VKA

（2）阿哌沙班：阿哌沙班主要经肝脏代谢（CYP450 3A4），肾清除大约占 27%。生物利用度为 50%~85%，起效快，半衰期约 12 小时，每天 2 次给药可以稳定峰谷比。

AMPLIFY-EXT 研究[61]纳入已经抗凝治疗 6~12 个月的 2486 例 VTE 患者，受试者随机接受两种不同剂量的阿哌沙班（2.5mg/5mg，每日 2 次）或安慰剂治疗，共治疗 12 个月。主要复合终点包括有症状的复发性静脉血栓栓塞（致命性或非致命性肺栓塞或深静脉血栓）与任何原因的死亡。在 12 个月的治疗期间，2.5mg 阿哌沙班组 3.8% 的患者、5mg 阿哌沙班组 4.2% 的患者发生了主要终点，安慰剂组发生率为 11.6%（两者比较 P 均 <0.001）。3 组大出血发生率相似。然而，在本研究中癌症活跃的患者只有 1.7%。因此，使用阿哌沙班用于癌症患者静脉血栓栓塞的紧急治疗并延伸到长期治疗还有待于在将来的前瞻性试验中进一步研究。

一项初步研究第二阶段评估了阿哌沙班（5mg，10mg 或 20mg，每天 1 次）预防静脉血栓栓塞的安全性。共入选 125 例接受化疗的转移性癌症患者。阿哌沙班组复发性静脉血栓栓塞发病率为 1.1%，安慰剂组为 13.8%[62]。

（3）阿加曲班：是直接Ⅱa因子抑制剂，需要静脉用药。其分子量小，能进入血栓内部，对血栓中凝血酶抑制能力强于肝素，主要适用于急性期、HIT 及存在 HIT 风险的患者。

（4）达比加群：为Ⅱa因子直接抑制剂，2004 年用于临床。其快速起效，不需要监测 INR，从 LMWH 转换到达比加群很简单；与 VKA 相比，大出血风险大幅减少。除了抗凝作用外，其对炎症、促凝、细胞增殖等方面亦有作用。一个小型的包括 46 例患者的前瞻性研究评估达比加群预防静脉血栓栓塞的安全性（根据肌酐清除率调整剂量），与茴香豆醇（acenocumarol）相比，达比加群对于癌症患者深静脉血栓形成的二级预防安全性和耐受性更好，与那些大型临床试验报道一致[63]。

ACCP 10 推荐达比加群用于下肢 DVT 或 PE 且合并癌症的患者，长期（3 个月）抗凝治疗的推荐级别与 VKA、达比加群、利伐沙班、阿哌沙班或依度沙班相同。

（二）抗凝治疗失败

抗凝失败的定义为：在推荐抗凝治疗的治疗水平，出现 DVT 范围扩大或出现新的 DVT 或 PE。治疗水平的 APTT 范围基于医院标准操作规程（SOP）范围或 2.0~2.5 对照。低于一般体重的、肥胖的、肾衰竭的或有依从性担忧的患者可考虑检测抗-Xa 水平。抗-Xa 水平的检测应在给药（每天 2 次或每天 1 次的给药方案均适用）4 小时后的高峰检查。参考范围未经临床验证，可因设备而异。尽管数据有限，剂量一般增加 25%。

抗凝失败可能与部分患者采用 NOAC 抗凝治疗时未选择说明书推荐剂量有关。有研究汇总了来源于 RIETE 登记研究（2001 年启动的全球、多中心、前瞻性、VTE 登记研究）的数据，共 1635 例 VTE 患者使用 NOAC 起始抗凝，1725 例 VTE 患者使用 NOAC 长期抗凝。起始抗凝时，18% 未使用利伐沙班说明书推荐方案，50% 未使用阿哌沙班说明书推荐方案；长期抗凝时，14% 未使用利伐沙班说明书推荐方案，46% 未使用阿哌沙班说明书推荐方案。其中，高龄、合并肿瘤、肾功能不全的患者更多使用低剂量 NOAC 抗凝。结果表明，未使用 NOAC 说明书推荐方案显著增加 VTE 复发的风险达 10.5 倍，但是也未能降低大出血发生率和死亡率[64]。

（三）抗凝治疗持续时间

癌症患者抗凝治疗的持续时间尚无确切的答案。临床实践指南推荐用于活动性癌症（如转移性，有症状，接受化疗和长时间不动）。然而，事实上，这些指南是基于临床经验和非癌症患者的推断。在一个试验中，以 LMWH 治疗 3 个月后是否存在残余静脉血栓作为继续治疗持续时间的判定标准，但是结果并不确定[65,66]。DD 和 TF 微粒检测也在研究用于指导抗凝的持续时间[67,68]。

对于抗凝治疗持续时间，ACCP 建议至少 3 个月；ASCO 建议至少 6 个月，转移性癌症或接收化疗的患者可以超过 6 个月。NCCN 推荐至少 3 个月；对非导管相关的 DVT 或 PE，同时伴肿瘤活跃、处于治疗期或复发风险因素持续存在的患者，建议无限期抗凝；对导管相关的血栓形成，抗凝直至导管移除，整个疗程不少于 3 个月；并强调医生应根据病情变化及时与患者讨论抗凝方案的风险/收益比。

（四）机械装置预防

机械预防的绝对禁忌证包括急性深静脉血栓形成，严重动脉功能不全［仅适用于梯度压力弹力袜（graduated compression stocking，GCS）］。相对禁忌证包括大血肿，皮肤溃疡或伤口，血小板减少症（血小板 $< 20 \times 10^9/L$）或瘀点，轻度动脉不全（仅适用于 GCS），周围神经病变（仅适用于 GCS）。

1. 间歇充气压力泵装置（IPC）　该装置主要优势之一是没有相关的出血风险。但是，缺点包括可能妨碍走动并且需要保持该装置在适当位置，持续到患者完全不卧床为止。

2. 梯度压力弹力袜（GCS）　作为一个物理预防手段可联合使用 IPC 装置，急性下肢 DVT 患者不建议常规使用弹力袜预防血栓后综合征（PTS）。建议重点关注预防 PTS 的慢性并发症，而非治疗其症状。若患者有急性或慢性症状，试用梯度压力弹力袜通常是合理的。

3. 腔静脉滤器（vena cava filters）　对于抗凝治疗有禁忌证或并发症，或在充分抗凝治疗的情况下仍发生 PE 者，建议置入下腔静脉滤器。已接受抗凝治疗的急性 DVT 或 PE 患者，不推荐放置下腔静脉滤器。对单纯抗凝治疗的 DVT 患者，不推荐常规应用下腔静脉滤器，如果患者已经接受抗凝治疗且病情平稳，更不建议安装下腔静脉滤器，此时患者往往不存在抗凝禁忌，且对治疗有较好的反应。

下腔静脉滤器不能预防深静脉血栓，并且复发性深静脉血栓风险增加。一项随机对照试验评价了下腔静脉滤器联合抗凝，比较单纯抗凝治疗在治疗急性静脉血栓栓塞中的疗效和安全性。但是，该关键性试验没有研究临床常见情况下、未同期使用抗凝患者中应用下腔静脉滤器的疗效。还不清楚在没有髂－腘、下肢、下腔静脉或骨盆深静脉血栓的情况下放置下腔静脉滤器是否有益[69]。

下腔静脉滤器可用可回收的（"不是必需的"）或永久性滤器；然而，可回收滤器的回收时限是有限的。一项对 702 例放置下腔静脉滤器患者的回顾群组调查研究结果显示[70]，接受可回收滤器的患者只有 15.5% 试图取回滤器，而且只有 70% 的尝试成功。平均随访时间 11.5 个月期间，两种过滤方式的肺栓塞预防或并发症发生率未见显著差异。最近一项对接受 Bard G2 或回收型滤器的病例系列研究指出，在分别平均随访 24 和 50 个月后，高达 25% 的受者滤器撑杆断裂。仍不清楚该并发症的发生是否是装置特有的还是所有滤器的一个特征。该经验强调只有在收益超过风险的患者中才能放置滤器。

4. 合并髂静脉狭窄或闭塞的处理 成功行溶栓或切开取栓后，造影发现髂静脉狭窄 > 50%，建议首选球囊扩张、支架置入术，必要时采用外科手术解除髂静脉阻塞。

5. 肺动脉血栓内膜剥脱术 对于某些慢性血栓栓塞性肺动脉高压（CTEPH）患者，如经过经验丰富的肺动脉血栓内膜剥脱术团队确认，建议施行肺动脉血栓内膜剥脱术，常可以挽救生命和改变生活状态。

四、小结

癌症患者静脉血栓栓塞的临床管理已经有很大进步，但是即使使用包括 LMWH 的治疗方案，仍有高达 10% 的静脉血栓栓塞患者会复发。因为尚缺乏癌症患者中应用 DOACs 和 LMWH 之间的直接比较，DOACs 不能考虑常规用于治疗这些患者的静脉血栓栓塞。然而，目前正在进行头对头直接试验，用于评估 DOACs 和 LMWH 单一疗法治疗癌症患者静脉血栓栓塞的有效性和安全性。这些研究应该能够清晰说明 DOACs 在治疗癌症相关静脉血栓栓塞的作用。展望未来，随着精准医学与分子生物学的进步，有望提高消除抗血栓形成及复发风险的治疗水平，开发预测癌症患者静脉血栓栓塞的更好监测手段。

（周长喜　陈琪　吴天然）

参考文献

[1] Giuseppe C, Daniela C, Susan D, et al. Cardiotoxicity of anticancer treatments: epidemiology, detection, and management [J]. CA Cancer J Clin, 2016, 66: 309 – 325.

[2] Ay C, Kamphuisen PW, Agnelli G. Antithrombotic therapy for prophylaxis and treatment of venous throm-

boembolism in patients with cancer: review of the literature on current practice and emerging options [J]. ESMO Open, 2017, 2: e000188.

[3] National Comprehensive Care Network. Cancer – associated venous thromboembolic disease version 1. 2018. NCCN Clinical Practical Guidelines in Oncology. [EB/OL] [2018 – 03 – 11]. http: //www. nccn. org/professionals/physician_ gls/f_ guidelines. asp.

[4] Lyman GH, Bohlke K, Falanga A. Venous thromboembolism prophylaxis and treatment in patients with cancer: American Society of Clinical Oncology clinical practice guideline update [J]. J Oncol Pract, 2015, 11: e442 – 444.

[5] Zamorano JL, Lancellotti P, Rodriguez Muñoz D, et al. ESC Scientific Document Group. 2016 ESC Position Paper on cancer treatments and cardiovascular toxicity developed under the auspices of the ESC Committee for Practice Guidelines: The task force for cancer treatments and cardiovascular toxicity of the European Society of Cardiology (ESC) [J]. Eur Heart J, 2016, 37 (36): 2768 – 2801.

[6] Mandalà M, Labianca R. European Society for Medical Oncology. Venous thromboembolism (VTE) in cancer patients. ESMO clinical recommendations for prevention and management [J]. Thromb Res, 2010, 125: S117 – 119.

[7] Virani SA, Dent S, Brezden – Masley C, et al. Canadian Cardiovascular Society Guidelines for evaluation and management of cardiovascular complications of cancer therapy [J]. Canadian J Cardiol, 2016, 32 (7): 831 – 841.

[8] Farge D, Bounameaux H, Brenner B, et al. International clinical practice guidelines including guidance for direct oral anticoagulants in the treatment and prophylaxis of venous thromboembolism in patients with cancer [J]. Lancet Oncol, 2016, 17: e452 – 466.

[9] Watson HG, Keeling DM, Laffan M, et al. Guideline on aspects of cancer – relatedvenous thrombosis [J]. Br J Haematol, 2015, 170: 640 – 648.

[10] Kearon C, Akl EA, Ornelas J, et al. Antithrombotic therapy for VTE disease: chest guideline and expert panel report [J]. Chest, 2016, 149: 315 – 352.

[11] NICE guideline: management of venous thromboembolic diseases and role of thrombophilia testing [J]. Thorax, 2013, 68 (4): 391 – 393.

[12] 李晓强, 张福先, 王深明. 深静脉血栓形成的诊断和治疗指南（第三版）[J]. 中国血管外科杂志（电子版）, 2017, 9 (4): 250 – 257.

[13] 马军, 吴一龙, 秦叔逵, 等. 中国肿瘤相关静脉血栓栓塞症预防与治疗专家指南（2015版）[J]. 中国实用内科杂志, 2015, 35 (11): 907 – 920.

[14] Barritt DW, Jordan SC. Anticoagulant drugs in the treatment of pulmonary embolism: a controlled trial [J]. Lancet, 1960, 1 (7138): 1309 – 1312.

[15] Levine M, Gent M, Hirsh J, et al. A comparison of low – molecular – weight heparin administered primarily at home with unfractionated heparin administered in the hospital for proximal deep – vein thrombosis [J]. N Engl J Med, 1996, 334: 677 – 681.

[16] Koopman MMW, Prandoni P, Piovella F, et al. Treatment of venous thrombosis with intravenous unfractionated heparin administered in the hospital as compared with subcutaneous low – molecular weight heparin administered at home [J]. N Engl J Med, 1996, 334: 682 – 687.

[17] Columbus Investigators, Büller HR, Gent M, et al. Low molecular weight heparin in the treatment of pa-

tients with venous thromboembolism [J]. N Engl J Med, 1997, 337: 657-662.

[18] Prins MH, Lensing AW, Bauersachs R, et al. EINSTEIN Investigators. Oral rivaroxaban versus standard therapy for the treatment of symptomatic venous thromboembolism: a pooled analysis of the EINSTEIN - DVT and PE randomized studies [J]. Thromb J, 2013, 11: 21.

[19] Schulman S, Goldhaber SZ, Kearon C, et al. Treatment with dabigatran or warfarin in patients with venous thromboembolism and cancer [J]. Thromb Haemost, 2015, 114: 150-157.

[20] Gerotziafas GT, Mahe I, Elalamy I. New orally active anticoagulant agents for the prevention and treatment of venous thromboembolism in cancer patients [J]. Ther Clin Risk Manag, 2014, 10: 423-436.

[21] Raskob GE, van Es N, Verhamme P, et al. Hokusai VTE Cancer Investigators. Edoxaban for the treatment of cancer - associated venous thromboembolism [J]. N Engl J Med, 2018, 378 (7): 615-624.

[22] Di Minno MND, Ageno W, Lupoli R, et al. Direct oral anticoagulants for the treatment of acute venous thromboembolism in patients with cancer: a meta - analysis of randomised controlled trials [J]. Eur Respir J, 2017, 50 (3). pii: 1701097.

[23] Cohen AT, Spiro TE, Büller HR, et al. MAGELLAN Investigators. Rivaroxaban for thromboprophylaxis in acutely ill medical patients [J]. N Engl J Med, 2013, 368 (6): 513-523.

[24] Xiang E, Ahuja T, Raco V, et al. Anticoagulation prescribing patterns in patients with cancer [J]. J Thromb Thrombolysis, 2018, 45 (1): 89-98.

[25] van Es N, Di Nisio M, Bleker SM, et al. Edoxaban for treatment of venous thromboembolism in patients with cancer. Rationale and design of the Hokusai VTE - cancer study [J]. Thromb Haemost, 2015, 114: 1268-1276.

[26] Bach M, Bauersachs R. Spotlight on advances in VTE management: CALLISTO and EINSTEIN CHOICE [J]. Thromb Haemost, 2016, 116: S24-32.

[27] Zondag W, Mos IC, Creemers - Schild D, et al. Outpatient treatment in patients with acute pulmonary embolism: the Hestia Study [J]. J Thromb Haemost, 2011, 9: 1500-1507.

[28] Zondag W, Hiddinga BI, Caobach MJ, et al. Hestia criteria can discriminate high - from low risk patients with pulmonary embolism [J]. Eur Respir J, 2013, 41: 588-592.

[29] Di Nisio M, Ferrante N, Feragalli B, et al. Arterial thrombosis in ambulatory cancer patients treated with chemotherapy [J]. Thromb Res, 2011, 127: 382-383.

[30] Ewer MS, Gluck S. A woman's heart: the impact of adjuvant endocrine therapy on cardiovascular health [J]. Cancer, 2009, 115: 1813-1826.

[31] Villemur B, Payraud E, Seetha V, et al. Arterial bypass iterative thrombosis and cancer: three cases [J]. J Mal Vasc, 2014, 39: 14-17.

[32] van Esa N, Blekera SM, Di Nisio M. Cancer - associated unsuspected pulmonary embolism [J]. Thromb Res, 2014, 133 (Suppl 2): S172-178.

[33] Di Nisio M1, Lee AY, Carrier M, et al. Diagnosis and treatment of incidental venous thromboembolism in cancer patients: guidance from the SSC of the ISTH [J]. J Thromb Haemost, 2015, 13 (5): 880-883.

[34] Peris M, Jiménez D, Maestre A, et al. RIETE Investigators. Outcome during and after anticoagulant therapy in cancer patients with incidentally found pulmonary embolism [J]. Eur Respir J, 2016, 48 (5): 1360-1368.

[35] van der Hulle T, den Exter PL, Planquette B, et al. Risk of recurrent venous thromboembolism and major hemorrhage in cancer – associated incidental pulmonary embolism among treated and untreated patients: a pooled analysis of 926 patients [J]. J Thromb Haemost, 2016, 14 (1): 105 – 113.

[36] Ibrahim RB, Skewes MD, Kuriakose P. 'Sailing in troubled waters': a review of the use of anticoagulation in adult cancer patients with thrombocytopenia [J]. Blood Coagul Fibrinolysis, 2016, 27: 615 – 630.

[37] Lim MS, Enjeti AK. Safety of anticoagulation in the treatment of venous thromboembolism in patients with haematological malignancies and thrombocytopenia: report of 5 cases and literature review [J]. Crit Rev Oncol Hematol, 2016, 105: 92 – 99.

[38] Carrier M, Khorana AA, Zwicker J, et al. Management of challenging cases of patients with cancer – associated thrombosis including recurrent thrombosis and bleeding: guidance from the SSC of the ISTH [J]. J Thromb Haemost, 2013, 11: 1760 – 1765.

[39] Mantha S, Miao Y, Wills J, et al. Enoxaparin dose reduction for thrombocytopenia in patients with ancer: a quality assessment study [J]. J Thromb Thrombolysis, 2017, 43: 514 – 518.

[40] Warkentin TEW, Aird C, Rand JH. Platelet – Endothelial Interactions: Sepsis, HIT and Antiphospholipid Syndrome. ASH Education Program Book: 2003. The American Society of Hematology. Washington, DC. 2003.

[41] Lyman GH, Bohlke K, Khorana AA, et al. Venous thromboembolism prophylaxis and treatment in patients with cancer: American Society of Clinical Oncology Clinical Practice Guideline Update 2014 [J]. Clin Oncol, 2015, 33: 654 – 656.

[42] Konstantinides SV, Torbicki A, Agnelli G, et al. Task Force for the Diagnosis and Management of Acute Pulmonary Embolism of the European Society of Cardiology (ESC). 2014 ESC guidelines onthe diagnosis and management of acute pulmonary embolism [J]. Eur Heart J, 2014, 35: 3033 – 3069, 3069a – 3069k.

[43] Lee AY, Levine MN, Baker RI, et al. Low – molecular weight heparin versus a coumarin for the prevention of recurrent venous thromboembolism in patients with cancer [J]. N Engl J Med, 2003, 349: 146 – 153.

[44] Francis CW, Kessler CM, Goldhaber SZ, et al. Treatment of venous thromboembolism in cancer patients with dalteparin for up to 12 months: the DALTECAN study [J]. J Thromb Haemost, 2015, 13: 1028 – 1035.

[45] Lee AYY, Kamphuisen PW, Meyer G, et al. Tinzaparin vs warfarin for treatment of acute venous thromboembolism in patients with active cancer: A randomized clinical trial [J]. JAMA, 2015, 314 (7): 677 – 686.

[46] Lim W, Dentali F, Eikelboom JW, et al. Meta – analysis: low – molecular – weight heparin and bleeding in patients with severe renal insufficiency [J]. Ann Intern Med, 2006, 144: 673 – 684.

[47] Douketis J, Cook D, Meade M, et al. Prophylaxis against deep vein thrombosis in critically ill patients with severe renal insufficiency with the low – molecular – weight heparin dalteparin: an assessment of safety and pharmacodynamics: the DIRECT study [J]. Arch Intern Med, 2008, 168: 1805 – 1812.

[48] Posch F, Königsbrügge O, Zielinski C, et al. Treatment of venous thromboembolism in patients with cancer: a network meta – analysis comparing efficacy and safety of anticoagulants [J]. Thromb Res, 2015, 136: 582 – 589.

[49] Mandala M, Falanga A, Roila F. On behalf of the ESMO Guidelines Working Group. Management of ve-

nous thromboembolism (VTE) in cancer patients: ESMO Clinical Practice Guidelines [J]. Ann Oncol, 2011, 22 (Suppl 6): vi85-92.

[50] King CS, Holley AB, Jackson JL, et al. Twice vs three times daily heparin dosing for thromboembolism prophylaxis in the general medical population: A meta analysis [J]. Chest, 2007, 131: 507-516.

[51] Bristol-Myers Squibb. Prescribing information: COUMADIN ® TABLETS (Warfarin Sodium Tablets, USP); COUMADIN ® FORINJECTION (Warfarin Sodium for Injection, USP). 2010.

[52] Glynn RJ, Ridker PM, Goldhaber SZ, et al. Effect of low-dose aspirin on the occurrence of venous thromboembolism: a randomized trial [J]. Ann Intern Med, 2007, 147: 525-533.

[53] Becattini C, Agnelli G, Schenone A, et al. Aspirin for preventing the recurrence of venous thromboembolism [J]. N Engl J Med, 2012, 366: 1959-1967.

[54] van der Hulle T, Kooiman J, den Exter PL, et al. Effectiveness and safety of novel oral anticoagulants as compared with vitamin K antagonists in the treatment of acute symptomatic venous thromboembolism: a systematic review and meta-analysis [J]. J Thromb Haemost, 2014, 12: 320-328.

[55] van Es N, Coppens M, Schulman S, et al. Direct oral anticoagulants compared with vitamin K antagonists for acute venous thromboembolism: evidence from phase 3 trials [J]. Blood, 2014, 124: 1968-1975.

[56] Prins MH, Lensing AW, Brighton TA, et al. Oral rivaroxaban versus enoxaparin with vitamin K antagonist for the treatment of symptomatic venous thromboembolism in patients with cancer (EINSTEIN-DVT and EINSTEIN-PE): a pooled subgroup analysis of two randomised controlled trials [J]. Lancet Haematol, 2014, 1: e37-46.

[57] Agnelli G, Buller HR, Cohen A, et al. Oral apixaban for the treatment of venous thromboembolism in cancer patients: results from the AMPLIFY trial [J]. J Thromb Haemost, 2015, 13: 2187-2191.

[58] Raskob GE, van Es N, Segers A, et al. Hokusai-VTE Investigators. Edoxaban for venous thromboembolism in patients with cancer: results from a non-inferiority subgroup analysis of the Hokusai-VTE randomised, double-blind, double-dummy trial [J]. Lancet Haematol, 2016, 3: e379-387.

[59] Prins MH, Lensing AW, Bauersachs R, et al. EINSTEIN Investigators. Oral rivaroxaban versus standard therapy for the treatment of symptomatic venous thromboembolism: a pooled analysis of the EINSTEIN-DVT and PE randomized studies [J]. Thromb J, 2013, 11: 21.

[60] Levine MN, Gu C, Liebman HA, et al. A randomized phase II trial of apixaban for the prevention of thromboembolism in patients withmetastatic cancer [J]. J Thromb Haemost, 2012, 10: 807-814.

[61] Agnelli G, Buller HR, Cohen A, et al. Apixaban for extended treatment of venous hromboembolism [J]. N Engl J Med, 2013, 368: 699-708.

[62] Bach M, Bauersachs R. Spotlight on advances in VTE management: CALLISTO and EINSTEIN CHOICE [J]. Thromb Haemost, 2016, 116: S24-32.

[63] Mazilu L, Parepa IR, Suceveanu AI, et al. P221 venous thromboembolism: secondary revention with dabigatran vs. acenocumarol in patients with paraneoplastic deep vein thrombosis: Results from a small prospective study in Romania [J]. Cardiovasc Res, 2014, 103: S39.

[64] Trujillo-Santos J, Di Micco P, Dentali F, et al. RIETE Investigators. Real-life treatment of venous thromboembolism with direct oral anticoagulants: The influence of recommended dosing and regimens [J]. Thromb Haemost, 2017, 117 (2): 382-389.

[65] Napolitano M, Saccullo G, Malato A, et al. Optimal duration of low molecular weight heparin for the treat-

ment of cancer-related deep vein thrombosis: the Cancer-DACUS study [J]. J Clin Oncol, 2014, 32: 3607-3612.

[66] Rana P, Levine MN. How long to treat acute venous thrombosis in cancer: can treatment be personalized? [J]. J Clin Oncol, 2014, 32: 3586-3587.

[67] Palareti G, Cosmi B, Legnani C, et al. D-Dimer testing to determine the duration of anticoagulation therapy [J]. N Engl J Med, 2006, 355: 1780-1789.

[68] Zwicker JI, Trenor CC 3rd, Furie BC. Tissue factor-bearing microparticles and thrombuformation [J]. Arterioscler Thromb Vasc Biol, 2011, 31: 728-733.

[69] Barginear MF, Gralla RJ, Bradley TP, et al. Investigating the benefit of adding a vena cava filter to anticoagulation with fondaparinux sodium in patients with cancer and venous thromboembolism in a prospective randomized clinical trial [J]. Support Care Cancer, 2012, 20: 2865-2872.

[70] Kim HS, Young MJ, Narayan AK, et al. A comparison of clinical outcomes with retrievable and permanent inferior vena cava filters [J]. J Vasc Interv Radiol, 2008, 19: 393-399.

第二十二章

肿瘤患者围手术期抗凝管理

恶性肿瘤相关血栓形成具有较高的发病率及死亡率，目前治疗受到诸多限制，已成为临床上一个棘手的问题[1-8]。有研究显示，恶性肿瘤患者的静脉血栓栓塞症（VTE）风险是非恶性肿瘤人群的4~7倍，大约15%的恶性肿瘤患者会出现症状性DVT。一项纳入英国临床实践研究数据库中的139 467例恶性肿瘤患者的观察性研究，观察终点为恶性肿瘤确诊或治疗前后90天内的VTE发病率。总计有6592例新发VTE患者（4.73%），其中DVT患者占46.3%，PE伴或不伴DVT患者占53.7%。在发生VTE的患者中，位居前列的恶性肿瘤类型分别为前列腺癌（18.2%）、乳腺癌（16.7%）、肺癌（14.7%）、结肠癌（13.5%）。

外科切除目前仍然是恶性肿瘤的主要治疗手段之一。然而肺栓塞症（PE）和深静脉血栓形成（DVT）等，同样是外科手术患者常见的静脉血栓栓塞症（VTE）并发症。在任何无预防性措施下，DVT在普通外科手术患者中发生率为10%~40%，而在骨科大手术患者中发生率可高达40%~60%[4,7]。合理应用预防性措施可使DVT相对风险降低50%~60%，PE相对风险降低近2/3[7,8]。因此，在临床实践中，准确评估患者VTE和出血风险及程度，加强围手术期抗凝管理已成为降低DVT发病率的主要策略。

目前，癌症患者因癌症本身或其他疾病需要手术治疗的病例激增，但对癌症相关静脉血栓形成的围手术期管理仍缺乏临床证据支持。ACCP专注VTE防治，而NCCN则致力于癌症相关静脉血栓的诊疗[3]，对围手术期管理提出更为细致而全面的推荐。本章以上述两大指南为依据，结合2015年中国临床肿瘤学会（CSCO）制定的《中国肿瘤相关静脉血栓栓塞症预防与治疗专家指南》[8]，简述相关疾病的处理策略。

一、出血风险评估

对于出血风险的预防，需要从患者选择、药物和剂量选择以及处理可调整的出血危险因素三个方面来努力。依据2016年ACCP-10抗栓指南的临床推荐，在急性DVT或血流动力学稳定的非恶性肿瘤PE患者，初始抗凝治疗应优先选择新型口服抗凝剂（NOAC），如利伐沙班、阿哌沙班、依度沙班或达比加群，而不是LMWH/VKA（2B级推荐）[9]。ACCP-10抗栓指南的这一推荐是基于NOAC良好的安全性而做出的。其中，利伐沙班用于VTE的安全性不仅得到EINSTEIN-PE、EINSTEIN-DVT这些随机对照试验研究的证实[10]，也在XALIA研究中得到了进一步的验证[11-13]。XALIA-LEA是一项大型观察性研究，纳入急性DVT和/或PE患者1987例，其中包括1285例患者接受利伐沙班治疗，而402例患者则接受传统抗凝治疗（肝素/磺达肝癸钠单用或联合或"桥接"VKA），观察时间≥3个月。结果显示，利伐沙班组较传统抗凝组的大出血事件年发生率减少64%，VTE复发率减少68%，全因死亡率减少63%，且均存在显著的统计学差异。

在真实世界的研究中，VTE患者使用NOAC的比例逐渐增加。GARFIELD-VTE全球登记研究[14]共纳入10 878例VTE患者，其中DVT患者占61.7%，PE和/或DVT患者占38.3%。在VTE诊断30天内，分别有49.1% DVT患者及51.2% PE患者接受NOAC治疗。但在合并肿瘤活动期的人群中，更多患者接受肠外抗凝或"桥接"VKA。

NOAC的出血风险一直是棘手问题，随着用药患者比例的大幅度增加，加强出血预防及处理正在变得日益重要。NCCN的出血风险评估见表22-1及表22-2。

表22-1 各种手术操作的预计出血风险

出血风险等级	手术或操作类型
很高风险	• 神经外科手术（颅内或脊柱） • 泌尿外科手术 • 心脏手术
高风险	• 安置起搏器或自动置入式心律转复/除颤器（AICD） • 大的癌症手术 • 大血管手术［腹主动脉瘤（AAA）修复术，外周动脉旁路手术］ • 重建整形手术 • 肾活检或肝活检 • 肠切除术（如果是结肠镜检查的一部分） • 大型骨科手术 • 头颈部手术 • 大的腹腔内手术 • 大的胸腔内手术
低风险	• 腹腔镜胆囊切除术或疝修补术 • 冠状动脉造影 • 关节镜 • 活检（前列腺、膀胱、甲状腺、淋巴结） • 支气管镜检查 • 拔除中央静脉导管 • 胃肠道内镜检查和活检
很低风险	• 很小的皮肤病手术（基底细胞癌和鳞状细胞癌，光化性角化病，恶性痣或恶变前痣的切除） • 白内障摘除 • 电惊厥治疗（ECT） • 关节穿刺术 • 关节或软组织注射 • 单纯胃肠道内镜检查，不进行活检

表 22-2 各种牙科手术的预计出血风险[3]

预计出血风险	手术	建议
低风险	• 龈上洁治术标准清洁 • 简单的修复 • 局麻注射 • 遵循非常低风险的外科手术的建议	• 不需要中断华法林治疗 • 采取局部措施控制出血
中等风险	• 龈下洁治术 • 修复术和龈下准备 • 标准根管治疗 • 简单的拔牙 • 区域注射局麻药 • 遵循非常低风险的外科手术的建议	• 不需要中断华法林治疗 • 采取局部措施预防或控制出血 • 当不中断抗凝治疗时，请牙医会诊以协助采取局部措施来预防出血
高风险	• 大面积的手术 • 根尖切除术 • 牙槽外科手术（骨切除） • 拔多颗牙 • 遵循低风险的外科手术的建议	
建议		• 可能需要降低 INR 或恢复 INR 至正常水平来止血 • 使用局部措施预防或控制出血

防止或控制出血的局部措施，包括使用止血剂（如 5% 氨基己酸的口腔冲洗剂）。在进行手术之前，请务必与牙医/口腔外科医生讨论抗凝计划。

此外，用于非瓣膜病房颤患者出血风险评估的 HAS-BLED 评分也可供参考。评分危险因素包括：高血压（H），异常的肝、肾功能（各计 1 分）（A），卒中（S），出血（B），INR 值不稳定（L），老年 >65 岁（E），药物、饮酒（各计 1 分）（D）〔注：高血压指收缩压 >160mmHg；异常的肝功能指慢性肝病（如肝硬化）或显著的生化指标紊乱（如胆红素 >正常值上限的 2 倍，并且谷丙转氨酶/谷草转氨酶/碱性磷酸酶 >正常值上限的 3 倍等）；肾功能异常定义为慢性透析或肾移植或血清肌酐 ≥200μmol/L；出血指既往有出血病史和/或出血的诱因如出血体质、贫血等；INR 值不稳定指 INR 值易变/偏高或达不到治疗范围

（如<0.60）；药物/饮酒指合并用药，如抗血小板药、非甾体类抗炎药，嗜酒等］。根据上述评分对应每年大出血发生率分别为：1分1%，2分2%，3～4分6%，5～6分16%。评分≥3分提示"高危"，无论接受华法林还是阿司匹林治疗，均应谨慎并定期复查。应当处理可纠正的出血风险因素，如血压控制不良、口服维生素K拮抗剂INR波动、合用药物（阿司匹林，非甾体抗炎药等）、饮酒等。

二、动脉和静脉血栓栓塞疾病的血栓栓塞风险评估[3]

癌症患者的血栓栓塞事件发生率可能会更高。先前发生过肺栓塞的患者可能具有与血栓形成相关的其他VTE危险因素，包括蛋白C、蛋白S或抗凝血酶的缺陷，莱登凝血因子V或凝血酶原的基因突变，或抗磷脂综合征。这些风险因素对总体风险等级的影响应个体化评估（表22-3）。

表22-3 动脉和静脉血栓栓塞疾病的血栓栓塞风险评估表[3,15]

围手术期的血栓栓塞风险评估			
风险等级	事件发生率	心房颤动或机械心脏瓣膜患者动脉血栓形成危险因素	静脉血栓形成危险因素
高风险	>10%/年	• 人工二尖瓣 • 球形瓣（Starr-Edwards）或摆动瓣（Bjork-Shiley） • 人工主动脉瓣 • 6个月内卒中或短暂性脑缺血发作（TIA） • CHADS₂评分：5～6分	• 3个月内发生过DVT或PE • 亚治疗水平抗凝期间出现VTE复发的病史
中等风险	5%～10%/年	• 双叶主动脉瓣膜+存在以下情况： · 房颤 · 先前有卒中病史 · 先前有TIA病史 · 高血压 · 糖尿病 · 充血性心力衰竭（CHF） · 年龄≥75岁 · CHADS₂评分：3～4分	• 3～12个月内发生过DVT或PE • DVT或PE复发 • 癌症活动或6个月内接受过癌症治疗
低风险	<5%/年	• 双叶主动脉瓣膜，且无中风的其他危险因素 • CHADS₂评分：0～2分	• 先前（>12个月）发生单一VTE事件且无其他危险因素

$CHADS_2-VASc$评分系统是针对没有癌症的房颤患者制定的，对于癌症患者可能不适用。心房颤动的患者可能有其他的动脉血栓形成的危险因素，包括3个月内发生过中风或短暂性脑缺血发作和风湿性心脏瓣膜疾病。这些风险因素对总体风险等级的影响应在逐个研究

个案的基础上对癌症患者进行评估。

CHA_2DS_2 – VASc 评分系统中，CHA_2DS_2 分别代表心力衰竭、高血压、年龄 > 65 岁、糖尿病、既往有卒中或 TIA 病史，VASc 分别代表血管疾病（心肌梗死、复合型主动脉斑块以及外周动脉疾病）、年龄 ≥75 岁和女性。年龄 ≥75 岁和既往卒中或 TIA 病史分别计 2 分，其余几项各计 1 分，最高评分为 9 分。CHA_2DS_2 – VASc 评分 ≥2 者需口服抗凝药物；评分为 1 分者，口服抗凝药物或不进行抗栓治疗均可；无危险因素，即评分 0 分者无须抗栓治疗。

三、抗凝逆转方案

危及生命的出血事件或紧急手术情况下，抗凝的作用必须迅速逆转，但是所有逆转抗凝的方案与血栓栓塞风险相关。针对所有抗凝剂的逆转药物包括鱼精蛋白；口服维生素 K_1 和静脉给予因子溶液；新鲜冷冻血浆（FFP）；4-因子凝血酶原复合物浓缩物（4F-PCC）；3F-PCC；重组人凝血因子Ⅶa（rhFⅦa）；活化凝血酶原复合物浓缩物（APCC）；激活的凝血酶原复合物浓缩物抗抑制物因子复合物（AICC）；去氨加压素（DDAVP）；艾达司珠单抗；口服活性炭。

NCCN 制定的抗凝剂逆转方案如下：

1. 普通肝素（UFH）（半衰期 1 小时） 鱼精蛋白 1mg/100U 的 UFH，缓慢静脉滴注（速度不超过 5mg/min）。密切监测 APTT，鱼精蛋白最大剂量 50mg。

注意：如果给药过快，鱼精蛋白可导致过敏反应。对鱼过敏或对鱼精蛋白过敏的患者（如 NPH 胰岛素）、或切除过输精管的患者或不育男性，风险增加。鱼精蛋白过量（鱼精蛋白:肝素比 > 1.3:1mg/U）与血小板功能障碍和凝血酶活性降低有关，可导致出血。

2. 低分子量肝素（LMWH）（半衰期 3~7 小时） 鱼精蛋白可逆转低分子量肝素的大部分抗 – Xa 活性，但因不同 LMWH 而异（依诺肝素 54%，达肝素 74%）。

如果距离低分子量肝素给药时间 < 8 小时，每 1mg 依诺肝素给予鱼精蛋白 1mg 或每 100U 达肝素给予鱼精蛋白 1mg。

如果距离先前低分子量肝素给药时间 >8 小时，每 1mg 依诺肝素给予鱼精蛋白 0.5mg 或每 100U 达肝素给予鱼精蛋白 0.5mg。

如果距离低分子量肝素给药时间 > 12 小时，请考虑根据临床情况（例如 LMWH 剂量、肾功能、出血严重程度）决定是否使用鱼精蛋白。注意鱼精蛋白应缓慢静脉滴注（速度不超过 5mg/min），最大剂量 50mg。

3. 华法林（有效半衰期 20~60 小时）

（1）INR 4.5~10，无出血

- 停用华法林
- 寻找药物或饮食的相互作用，如有可能，尽量去除这些因素。
- 寻找急性肝功能障碍/损伤的证据。
- 密切监测 INR（住院患者，至少每天 1 次；门诊患者，每 1~2 天 1 次）。
- 当 INR 接近治疗范围（INR <4），如果诱发因素不明或不能被消除，可减量重新启用华法林（减少 10%~20% 的剂量）。

- 4~7天内复查INR。
- 根据每周INR调整华法林剂量,直至稳定。

(2) INR >10,无出血
- 停用华法林。
- 对存在出血高风险的患者,考虑口服小剂量的维生素K_1,1~2.5mg(如果INR持续升高,可在24小时重复给药)。
- 寻找药物或饮食的相互作用,如有可能,去除那些影响因素。
- 寻找急性肝功能障碍/损伤的证据。
- 密切监测INR(住院患者,至少每天1次;门诊患者,每1~2天1次)。
- 当INR接近治疗范围(INR<4),如果诱发因素不明或不能被消除,可减量重新启用华法林(减少20%以上的剂量)。
- 4~7天内复查INR。
- 根据每周INR调整华法林剂量,直至稳定。
- 与口服给药相比,皮下注射维生素K_1具有吸收不稳定和延迟起效的特点,应尽量避免采用该方法。
- 静脉注射维生素K_1比口服片剂吸收更快。

(3) 紧急手术的管理(24~48小时内)

需要24小时内完成的手术,停用华法林,维生素K 1~2.5mg,缓慢静脉给药(速度不超过1mg/min),术前复查INR以决定是否需要补充新鲜冷冻血浆(FFP)。

需要48小时内完成的手术,停用华法林,口服维生素K 2.5mg,在24小时和48小时复查INR,以评估补充维生素K或FFP的需要。

注意事项:由于病原体传播的感染[所有血浆制品;FFP与通过有机溶剂/去污剂灭活病毒的血浆(S/D处理血浆,3-F或4-F PCC、aPCC)相比,风险更大]。免疫反应包括变态反应/过敏反应、同种异体免疫反应[(维生素K_1和所有血浆制品;FFP与通过有机溶剂/去污剂灭活病毒的血浆(S/D处理血浆,3-F或4-F PCC、aPCC)相比,风险更大]。血容量过多(FFP),输血相关急性肺损伤(FFP),肺水肿(FFP),由于血型不相容而引起的凝集反应/溶血(FFP),输血相关移植物抗宿主病(如不对FFP进行照射),非溶血性发热性输血反应(FFP)。

(4) 危及生命的出血
- 停用华法林
- 维生素$K_1$10mg缓慢静脉注射给药(速度不超过1mg/min)
- 应用含4个因子的凝血酶原复合物浓缩剂(4-F PCC)
  - ▶ 4-F PCC给药[根据每公斤体重给予IX因子的用量(U/kg)]
    - ◇ 2≤INR<4:25 U/kg(最大剂量2500 U)
    - ◇ INR 4~6:35U/kg(最大剂量3500 U)
    - ◇ INR >6:50U/kg(最大剂量5000 U)
  - ▶ 如果4-F PCC难于获取或患者对肝素过敏和/或在过去12个月内有肝素诱导的

血小板减低（HIT）史：
◇ INR <4：3-F PCC 25U/kg + FFP 2-3 U
◇ INR >4：3-F PCC 50U/kg + FFP 2-3 U
- FFP 15ml/kg（当 PCC 无法获取，可考虑使用该方案）。
- 重组人凝血因子Ⅶ（rhFVII）25μg/kg（如果 PCC 无法获取或 PCC 无效，可考虑使用该方案）。

注意事项：密切监测 INR，维生素 K_1，缓慢静脉给药（滴速不超过 1mg/min）。可能需要 3 小时或者更长时间来停止或减慢活动性出血。维生素 K_1 静脉快速给药与更高的过敏反应风险相关，应密切监测生命体征。4-F PCC 以不超过 5ml/min 的速度静脉推注给药，3-F PCC 以不超过 10ml/min 的速度静脉推注给药，rhFⅦa 2~5 分钟静脉推注给药，对于具有 HIT 史的患者，使用不含肝素的 3-F PCC（Ⅸ因子复合物）。

4. 直接凝血酶抑制剂

（1）比伐卢定（肾功能正常者，半衰期 25 分钟）。首先停药，目前没有专门的拮抗药，但是下列处理曾经认为可以获益：

▶ 血液滤过和血液透析对去除比伐卢定有效。

▶ 动物模型和离体实验表明：活化的凝血酶原复合物（APCC）[用量 50~100U/kg，静脉输注速度 2U/（kg·min）] 或 rhFⅦa（用量 90μg/kg，2~5 分钟静脉输注）可能有效。

▶ 去氨加压素（DDAVP）以 0.3μg/kg 用量可以减少动物和离体模型的出血，且应该在 15~30 分钟内给药。

注意：对于支持逆转比伐卢定的所有策略，数据有限。DDAVP 的重复给药（超过 3 次或 4 次）与快速耐药和低钠血症有关。

（2）阿加曲班（肝功能正常者，半衰期 45 分钟）

首先停药，目前没有专门的拮抗药，但是下列处理曾经认为可以获益：

▶ 动物模型和病例报告表明：PCCs 和 APCC（50~100U/kg 静脉注射）可能有效。

▶ 离体研究表明：rhFⅦa（90μg/kg 静脉给药）也可能有效。

▶ 去氨加压素（DDAVP）（0.3μg/kg）减少动物和离体模型的出血。

注意：对于支持逆转阿加曲班的所有策略，数据有限。DDAVP 重复给药（超过 3 次或 4 次）与快速耐药和低钠血症有关。

（3）达比加群（半衰期 14~17 小时）

首先停药。给予依达赛珠单抗 5g，静脉给药。

如果在用药 2 小时内，可口服活性炭：成人标准初始剂量为 50~100g，随后每隔 1 小时、2 小时或 4 小时给药，相当于 12.5g/h。

对于清除缓慢或不完全清除的特殊情况（例如：肾功能不全或肾功能衰竭），考虑除了依达赛珠单抗，加入血液透析或者带有活性炭的滤过装置进行血液透析。

注意：对于支持逆转达比加群的所有策略，数据有限。对于肾功能衰竭/严重肾功能不全的患者，除使用依达赛珠单抗外，进行透析可能有益。

5. Xa因子抑制剂　磺达肝癸钠（半衰期17～21小时）

首先停药，没有专门的拮抗剂。然而，有限的数据表明rhFⅦa（90μg/kg，静脉给药）可能获益。

注意：已经发现rhFⅦa与血栓栓塞事件有关。

6. 直接Xa抑制剂　所有药物均应首先停药，目前没有专门的拮抗剂。

（1）利伐沙班（半衰期9～12小时，老年人更长）

下述处理曾经认为可获益：如果在用药2小时内，考虑口服活性炭，并在6小时内重复给药：成人标准初始剂量50～100g，然后每隔1小时、2小时或4小时给药，相当于12.5g/h。

下列基于体外和动物模型可能有帮助：APCC［激活的凝血酶原复合物浓缩物抗抑制物因子复合物（AICC），蒸气加热］25～50U/kg，静脉给药，或4-F PCC 25～50U/kg［基于每千克实际体重的Ⅸ因子用量（U/kg）］，或rhFⅦa 20～120μg/kg，静脉给药。如果4-F PCC难于获取或患者对肝素过敏和/或在过去12个月内有HIT的病史可以使用3-F PCC 50U/kg［基于每公斤体重的Ⅸ因子用量（U/kg）］

（2）阿哌沙班（半衰期12小时）

下述处理曾经认为可获益：如果在阿哌沙班给药2小时内，考虑口服活性炭，并在6小时内重复给药：成人标准初始剂量50～100g，然后每隔1小时、2小时或4小时给药，相当于12.5g/h。

下列基于体外和动物模型可能有帮助：APCC［激活的凝血酶原复合物浓缩物抗抑制物因子复合物（AICC），蒸气加热］25～50U/kg，静脉给药，或4-F PCC 25～50U/kg［基于每公斤体重的Ⅸ因子用量（U/kg）］，或rhFⅦa 20～120μg/kg，静脉给药。如果4-F PCC难于获取或患者对肝素过敏和/或在过去12个月内有HIT的病史，3-F PCC 50U/kg［基于每公斤体重的Ⅸ因子用量（U/kg）］。

（3）依度沙班（半衰期10～14小时）

下述处理曾经认为可获益：如果在依度沙班给药2小时内，考虑口服活性炭，并在6小时内重复给药：成人标准初始剂量50～100g，然后每隔1小时、2小时或4小时给药，相当于12.5g/h。

下列基于体外和动物模型可能有帮助：APCC［激活的凝血酶原复合物浓缩物抗抑制物因子复合物（AICC），蒸气加热］25～50U/kg，静脉给药，或4-F PCC 25～50U/kg［基于每公斤体重的Ⅸ因子用量（U/kg）］，或rhFⅦa 20～120μg/kg，静脉给药。如果4-F PCC难于获取或患者对肝素过敏和/或在过去12个月内有HIT的病史，3-F PCC 50U/kg［基于每公斤体重的Ⅸ因子用量（U/kg）］。

综上所述，对于逆转比伐卢定和阿加曲班的这些策略的临床疗效数据有限。对于危及生命的出血，支持使用rhFⅦa作为一线用药。rhFⅦa（recombinant human coagulation Ⅶa，重组人凝血因子Ⅶa）含有活化的重组凝血因子Ⅶ。凝血因子Ⅶa能与组织因子结合，直接激活凝血因子X成为凝血因子Xa，激发凝血酶原向凝血酶的转换，进而使纤维蛋白原向纤维蛋白转换形成止血栓。凝血因子Ⅶa激活凝血因子Ⅸ，成为凝血因子Ⅸa。凝血因子Ⅸa和

Xa 使血栓的形成进一步增加。

最近，NOAC 特异性拮抗剂已经上市或进入临床试验，对于需要快速逆转 NOAC 抗凝作用的患者，包括需要行急诊手术，有危及生命的出血（例如颅内出血），重要部位出血（例如心包出血、腹膜后出血），采取止血措施后仍有出血，预计止血功能自行恢复正常耗时较长（例如过度抗凝、肾功能衰竭）的患者等，可以考虑使用。

达比加群的特异性拮抗剂依达赛珠单抗已经获批上市，Xa 因子特异性拮抗剂 Andexanet alfa 也已通过 FDA 审批。广泛性拮抗抗凝剂的药物 Ciraparantag 有望用于临床。各种新制剂的临床试验如下。

RE-VERSE AD 研究主要验证依达赛珠单抗拮抗达比加群的作用。试验共纳入 90 例重度出血和需要急诊手术或干预的患者，主要终点是给予依达赛珠单抗 5g 后 4 小时内该药物对达比加群抗凝作用的最大拮抗百分比。结果显示，给予依达赛珠单抗后数分钟后即可完全逆转达比加群的抗凝作用，可分别使 98% 重度出血患者和 93% 需要急诊手术或干预的患者稀释凝血酶时间恢复正常[16,17]。

ANNEXA 研究则是研究 Andexanet 拮抗直接 Xa 因子抑制剂抗凝作用的临床试验。共纳入 74 例老年健康志愿者，在接受阿哌沙班治疗的受试者中，分别有 24 例接受 Andexanet 静脉推注，9 例接受安慰剂，抗 Xa 因子活性分别降低了 94% 和 21%（$P<0.001$），游离阿哌沙班浓度分别降低了 9.3 ng/ml 和 1.9ng/ml（$P<0.001$）；分别有 100% 和 11% 的受试者在 2~5 分钟内凝血酶生成完全恢复（$P<0.001$）[18]。

在接受利伐沙班治疗的受试者中，27 例接受 Andexanet 静脉推注，14 例接受安慰剂治疗，抗 Xa 因子活性分别降低了 92% 和 18%（$P<0.001$），游离利伐沙班浓度分别降低了 23.4ng/ml 和 4.2ng/ml（$P<0.001$）；两组分别有 96% 和 7% 的受试者凝血酶生成完全恢复（$P<0.001$）。当通过静脉推注加输注的方式给予 Andexanet 时，可维持上述效应。在亚组受试者中，可观察到 D-二聚体及凝血酶原片段 1 和 2 水平一过性升高，于 24~72 小时内恢复。未报告严重不良事件或血栓性事件。

Ciraparantag（PER977）是因子 Xa 和直接凝血酶抑制剂的拮抗药，能够结合利伐沙班、阿哌沙班、依度沙班、达比加群、比伐卢定、普通肝素、LMWH 和磺达肝癸钠发挥拮抗作用，而且与很多心血管药物、抗癫痫药物和麻醉药物并不发生结合而不会影响其药效。在动物实验中，Ciraparantag 能够减少失血，缩短失血时间，逆转达比加群、利伐沙班、阿哌沙班和依度沙班的抗凝作用。目前对该药物还有待进一步开展临床研究。

四、围手术期抗凝管理-NCCN 2018 解读[3]

临床实践中应根据每位患者的个体情况确定最佳管理方案。一般倾向于把不可逆转的抗凝剂（如阿哌沙班、依度沙班、磺达肝癸钠和利伐沙班）的重新启用放在后面，直至可逆性转的抗凝药发生耐药。目前纳入的活动期癌症患者的临床资料有限，在设计围手术期的"桥接"计划时，必须向患者和手术团队（如外科医生和麻醉师）说明。

（一）华法林在围手术期的管理

无论何种血栓栓塞（TE）风险等级，对于出血风险非常低的患者，建议在住院治疗和/

或手术期间继续使用华法林治疗，根据目标 INR 调整剂量。对于所有其他出血风险等级，按手术前和手术后制定的方案处理。

1. 手术前处理

（1）在手术前停用华法林，出血低风险者停用 5 天，高风险停用 5~7 天，很高风险停用 7 天。

（2）在停用华法林后 2 天开始"桥接"治疗，按照表 22-4 所示的"桥接"给药方案。

表 22-4 "桥接"给药方案

TE 风险	低风险	不需要"桥接"治疗；如果在有创操作前≥1~2 天 INR>1.5，口服维生素 K，1~2.5mg
	中风险	考虑"桥接"治疗：预防剂量或治疗剂量的低分子量肝素（治疗剂量是瓣膜和心房颤动的首选）
	高风险	治疗剂量的低分子量肝素或根据治疗水平调整剂量的普通肝素，iv

（3）在手术之前停止 LMWH/UFH"桥接"，如果使用每日 1 次治疗剂量的达肝素，最后一次剂量应为总的每日给药剂量的一半。如果使用每日 1 次治疗剂量的依诺肝素（1.5mg/kg），最后一次的剂量应为 1mg/kg。停药时间如表 22-5 所示。

表 22-5 "桥接"药物及停药时间

"桥接"药物	清除半衰期	剂量	出血风险等级	
			低风险	高风险或很高风险
达肝素	3~5 小时	预防剂量	12 小时	24 小时
		治疗剂量	24 小时	48 小时
依诺肝素	7 小时	预防剂量	12 小时	24 小时
		治疗剂量	24 小时	48 小时
普通肝素	~1 小时	根据治疗水平调整剂量	6 小时	

2. 手术后处理

（1）考虑以预防性抗凝剂量作为普通肝素/低分子量肝素的起始治疗，开始时间（从手术开始）为：出血低风险 12~24 小时，高风险或很高风险 24 小时。

（2）如果可以耐受预防剂量，可以调高普通肝素/低分子量肝素的剂量至治疗剂量，但不早于最早开始时间（从手术开始），如表 22-6 所示。

表 22-6 血栓栓塞风险与出血风险权衡

		出血风险等级		
		低风险	高风险	很高风险
TE 风险	低风险	不适用（不推荐调高剂量）		
	中或高风险	24~48 小时	48~72 小时	72 小时

（3）一旦恢复正常饮食，重新开始维持剂量的华法林，但不早于最早开始时间（从手术时间开始）。出血低风险 24~48 小时，高风险 48~72 小时，很高风险 72 小时。

（二）阿哌沙班、达比加群、依度沙班、磺达肝癸钠和利伐沙班在围手术期间的管理

出血风险很低，任何 TE 风险等级：住院治疗和/或手术期间继续使用阿哌沙班、达比加群、依度沙班或利伐沙班治疗。对于所有其他出血风险类级，按下方的手术前和手术后共识处理：首先清楚上述抗凝药的消除半衰期（表 22-7），以此计算停药时间。

表 22-7 消除半衰期和预计残留药物浓度

半衰期数字	剂量百分比（%）
1	50
2	25
3	12.5
4	6.25
5	3.125
6	1.6
7	0.8

注：剂量百分比指经过不同半衰期后的最大血清药物浓度的百分比

下方为每个手术术前方案，抗凝药应在手术前停用，停药时间基于药物的终末清除半衰期，如表 22-8 所示半衰期的数字。

表 22-8 抗凝药半衰期

	出血低风险			出血高风险或很高风险		
TE 风险	低风险	中风险	高风险	低风险	中风险	高风险
半衰期数字	4	4	4	6	6	6

1. 阿哌沙班的围手术期管理

①在手术前停用阿哌沙班，停药时间如表 22-9 所示。

表 22 - 9　手术前阿哌沙班停药时间

患者特征	终末清除半衰期	低出血风险操作前停用时间	高/很高出血风险操作前停用时间
18~65 岁的男性	10~15 小时	40~60 小时（1.7~2.5 天）	60~90 小时（2.5~3.8 天）
女性或老年男性（年龄 > 65 岁）	14~16 小时	56~64 小时（2.3~2.7 天）	84~96 小时（3.5~4 天）
中度/重度肾功能损伤的患者，Ccr 15~50ml/min	17~18 小时	68~72 小时（2.8~3 天）	102~120 小时（4.25~4.5 天）

②手术前低分子量肝素/普通肝素的"桥接"（表 22 - 10）

- 大多数患者（除了高危患者）不需要 LMWH/UFH "桥接"。
- 如果使用"桥接"抗凝，对于肾功能受损患者，应考虑损伤肾功能对 LMWH 的清除能力。

表 22 - 10　手术后抗凝方案

出血风险	低风险	高或很高风险
1. 考虑开始使用 UFH/LMWH 预防剂量的时间	12~24 小时	24 小时
2. 如果预防剂量耐受，可以重新开始使用治疗剂量的 UFH/LMWH，且不早于	48 小时	72 小时
3. 重新开始使用阿哌沙班的时间不早于	72 小时	7 天

出血高风险或很高风险的患者，当过渡到治疗性抗凝时，在开始使用阿哌沙班治疗前，可考虑首先使用治疗剂量的 UFH 或 LMWH，因为它们的半衰期短且具有拮抗药物。

2. 达比加群在围手术期间的管理

（1）手术前方案：

①在手术前停用达比加群，停药时间如表 22 - 11 所示。

②手术前低分子量肝素/普通肝素的"桥接"。大多数患者（除了高危患者）不需要 LMWH / UFH 桥接。如果使用"桥接"抗凝，对于肾功能受损患者，需要考虑 LMWH 的清除。

（2）手术后方案：见表 22 - 12。

表 22-11　手术前达比加群停药时间

患者特征		终末清除半衰期	低出血风险操作前停用时间	高/很高出血风险操作前停用时间
正常肾功能和肝功能		12~17 小时	48~68 小时（2~2.8 天）	72~102 小时（3~4.3 天）
肾功能受损患者的 Ccr	50~80ml/min	14~19 小时	56~76 小时（2.3~3.2 天）	84~114 小时（3.5~4.8 天）
	30~50ml/min	17~22 小时	68~88 小时（2.8~3.7 天）	102~132 小时（4.3~5.5 天）
	15~30ml/min	26~31 小时	104~124 小时（4.3~5.2 天）	156~186 小时（6.5~7.8 天）

表 22-12　手术后恢复抗凝方案

出血风险	低风险	高或很高风险
1. 考虑开始使用 UFH/LMWH 预防剂量的时间	12~24 小时	24 小时
2. 如果预防剂量耐药，重新开始使用达比加群的时间不早于	48 小时	72 小时

出血高风险或很高风险的患者，当过渡到治疗性抗凝时，在开始使用达比加群治疗前，可考虑首先使用治疗剂量的 UFH 或 LMWH，因为它们的半衰期短。

3. 依度沙班的围手术期管理

（1）手术前方案：

①在手术前停用依度沙班，停药时间如表 22-13 所示。

表 22-13　手术前依度沙班停药时间

患者特征	终末清除半衰期	低出血风险操作前停用时间	高/很高出血风险操作前停用时间
所有患者	10~14 小时	40~56 小时（1.7~2.3 天）	60~84 小时（2.5~3.5 天）

缺乏女性患者、老年患者（年龄 >65 岁）或肾功能不全患者的半衰期数据。

② 手术前低分子量肝素/普通肝素的"桥接"。大多数患者（除了高危患者）不需要 LMWH/UFH"桥接"。如果使用"桥接"抗凝，对于肾功能受损患者，要考虑 LMWH 的清除。

（2）手术后方案：见表 22-14。

表 22 - 14　手术后恢复抗凝方案

出血风险	低风险	高或很高风险
1. 考虑开始使用 UFH/LMWH 预防剂量的时间	12~24 小时	24 小时
2. 如果预防剂量耐药，可以重新开始使用治疗剂量的 UFH/LMWH，不早于	48 小时	72 小时
3. 重新开始使用依度沙班的时间不早于	72 小时	7 天

出血高风险或很高风险的患者，当过渡到治疗性抗凝时，在开始使用依度沙班治疗前，可能考虑首先使用治疗剂量的 UFH 或 LMWH，因为它们的半衰期短。

4. 磺达肝癸钠围手术期管理

（1）手术前方案：

①在手术前停用磺达肝癸钠，停药时间如表 22 - 15 所示。

表 22 - 15　手术前磺达肝癸钠停药时间

患者特征	终末清除半衰期	低出血风险操作前停用时间	高/很高出血风险操作前停用时间
所有患者	17~21 小时	68~84 小时（2.8~3.5 天）	102~126 小时（4.3~5.3 天）

对于老年人（年龄≥60 岁），半衰期可能处于范围的较高端（即 21 小时）。肾功能受损也会延长半衰期。手术前低分子量肝素/普通肝素的"桥接"：大多数患者（除了高危患者）不需要 LMWH/UFH 桥接。如果使用"桥接"抗凝，对于肾功能受损患者，需要考虑 LMWH 的清除。

（2）手术后方案：见表 22 - 16。

表 22 - 16　术后恢复抗凝方案

出血风险	低风险	高或很高风险
1. 考虑开始使用 UFH/LMWH 预防剂量的时间	12~24 小时	24 小时
2. 如果预防剂量耐药，可以重新开始使用治疗剂量的 UFH/LMWH，不早于	48 小时	72 小时
3. 重新开始使用磺达肝癸钠的时间不早于	72 小时	7 天

出血高风险或很高风险的患者，当过渡到治疗性抗凝时，在开始使用磺达肝癸钠治疗前，可考虑首先启动治疗剂量的 UFH 或 LMWH。

5. 利伐沙班围手术期管理

（1）手术前方案：

①在手术前停用利伐沙班，停药时间如表 22 - 17 所示。

表 22-17　手术前利伐沙班停药时间

患者特征	终末清除半衰期	低出血风险操作前停用时间	高/很高出血风险操作前停用时间
正常肾功能和肝功能			
男性，非老年人（年龄<60岁）	5~9小时	20~36小时（0.8~1.5天）	30~54小时（1.5~2.3天）
女性（任何年龄 ≥18岁）或老年男性（年龄60~76岁）	11~13小时	44~52小时（1.8~2.2天）	66~78小时（2.8~3.3天）
不同程度肾功能损害（Ccr<80ml/min）或轻/中度肝功能损害（Child-Pugh A/B）			
男性，非老年人（年龄<60岁）	7~11小时	28~44小时（1.2~1.8天）	42~66小时（1.8~2.8天）
女性（任何年龄 ≥18岁）或老年男性（年龄60~76岁）	13~15小时	52~60小时（2.2~2.5天）	78~90小时（3.3~3.8天）

②手术前低分子量肝素/普通肝素的"桥接"：大多数患者（除了高危患者）不需要 LMWH/UFH"桥接"。如果使用"桥接"抗凝，对于肾功能受损患者，需要考虑 LMWH 的清除。

（2）手术后方案：出血高风险或很高风险的患者，当过渡到治疗性抗凝时，在开始使用利伐沙班治疗前，可能考虑首先启动治疗剂量的 UFH 或 LMWH（表 22-18）。

表 22-18　手术后恢复抗凝方案

出血风险	低风险	高或很高风险
1. 考虑开始使用 UFH/LMWH 预防剂量的时间	12~24小时	24小时
2. 如果预防剂量耐药，可以重新开始使用治疗剂量的 UFH/LMWH，不早于	48小时	72小时
3. 重新开始使用利伐沙班的时间不早于	72小时	7天

五、硬脊膜外麻醉用药方案

硬脊膜外麻醉为外科手术常用麻醉方式，鉴于出血风险，常被作为抗凝剂应用期间的相对禁忌证。指南推荐在每日 2 次预防剂量的 UFH（每 12 小时 5000U）和每日 1 次 LMWH（如依诺肝素 40mg）时可进行硬脊膜外麻醉。在每日 2 次预防剂量的 LMWH（如依诺肝素，每 12 小时 30mg）、预防剂量的磺达肝癸钠（2.5mg，每日 1 次）和治疗剂量的抗凝剂时，应非常慎重地进行硬脊膜外麻醉。每日 3 次预防剂量的 UFH 与硬脊膜外麻醉联用的安全性尚不明确。

美国局部麻醉学会及 FDA 等明确建议,对于 LMWH,在给予预防剂量(如用于预防 DVT 的剂量)后,应延迟放置硬膜外导管或拔出硬膜外导管至少 12 小时。对于正在接受治疗剂量的 LMWH 的患者,适合考虑延迟更长的时间(24 小时)。不应在导管移除后 4 小时内使用 LMWH[19-21]。在所有情况下,获益-风险评估应考虑手术操作和患者危险因素的血栓形成和出血两方面风险。对于长期抗血小板治疗的患者,重新评估抗血小板治疗的需要,如果可能停用/减少抗血小板治疗的剂量[22]。

总之,应加强围手术期血栓栓塞性疾病的监测与防治,尽管 NCCN 等指南列出了较详尽的建议,在具体临床实践中,应结合实际妥善处理,因为患者的病情是不断变化的。国内急需大型随机对照试验证据,以指导临床。

(吴天然　张克明　孙克林)

参考文献

[1] Giuseppe C, Daniela C, Susan D, et al. Cardiotoxicity of anticancer treatments: epidemiology, detection, and management [J]. CA Cancer J Clin 2016; 66: 309-325.

[2] Ay C, Kamphuisen PW, Agnelli G. Antithrombotic therapy for prophylaxis and treatment of venous thromboembolism in patients with cancer: review of the literature on current practice and emerging options. ESMO Open, 2017, 2: e000188.

[3] National Comprehensive Care Network. Cancer associated venous thromboembolic disease version 1. 2018. NCCN Clinical Practical Guidelines in Oncology. [EB/OL] [2008-03-11]: http://www.nccn.org/professionals/physician_gls/f_guidelines.asp.

[4] 刘凤林. ACCP 和 NICE 指南对普通外科手术患者静脉血栓栓塞症风险评估的比较分析 [J]. 中国实用外科杂志, 2017, 37 (2): 119-124.

[5] Davide Imberti, Claudio Cimminiello, Marcello di Nisio, et al. Antithrombotic therapy for venous thromboembolism in patients with cancer: expert guidance [J]. Exp Opin Pharmacother, 2018, 19 (11): 1177-1185.

[6] Violette PD, Lavallée LT, Kassouf W, et al. Canadian Urological Association guideline on perioperative thrombo prophylaxis and management of anticoagulation [J]. Can Urol Assoc J, 2018, 14: 10.5489/cuaj.5828. [Epub ahead of print].

[7] 李晓强, 张福先, 王深明. 深静脉血栓形成诊断和治疗指南(第三版) [J]. 中国血管外科杂志(电子版), 2017, 9 (4): 250-257.

[8] 马军, 吴一龙, 秦叔逵, 等. 中国肿瘤相关静脉血栓栓塞症预防与治疗专家指南(2015 版) [J]. 中国实用内科杂志, 2015, 35 (11): 907-920.

[9] Kearon C, Akl EA, Ornelas J, et al. Antithrombotic therapy for VTE disease: chest guideline and expert panel report [J]. Chest 2016; 149: 315-352.

[10] Prins MH, Lensing AW, Bauersachs R, et al. EINSTEIN Investigators. Oral rivaroxaban versus standard therapy for the treatment of symptomatic venous thromboembolism: a pooled analysis of the EINSTEIN-DVT and PE randomized studies [J]. Thromb J, 2013, 11: 21.

[11] Ageno W, Mantovani LG, Haas S, et al. Safety and effectiveness of oral rivaroxaban versus standard antico-

agulation for the treatment of symptomatic deep – vein thrombosis (XALIA): an international, prospective, non – interventional study [J]. Lancet Haematol, 2016, 3 (1): e12 – 21.

[12] Ageno W, Turpie AG. Spotlight on real – world evidence for the treatment of DVT: XALIA [J]. Thromb Haemost, 2016, 116 (Suppl. 2): S41 – S49.

[13] Turpie AGG, Mantovani LG, Haas S, et al. Analysis of patients with deep vein thrombosis switched from standard therapy to rivaroxaban in the non – interventional XALIA study [J]. Thromb Res, 2017, 155: 23 – 27.

[14] Weitz JI1, Haas S, Ageno W, et al. Global Anticoagulant Registry in the Field – Venous Thromboembolism (GARFIELD – VTE). Rationale and design [J]. Thromb Haemost, 2016, 116 (6): 1172 – 1179.

[15] Douketis JD, Spyropoulos AC, Spencer FA, et al. Perioperative management of antithrombotic therapy: Antithrombotic Therapy and Prevention of Thrombosis. 9th ed: American College of Chest Physicians Evidence – Based Clinical Practice Guidelines [J]. Chest, 2012, 141 (2 suppl): e326S – 350S.

[16] Hutcherson TC, Cieri – Hutcherson NE, Bhatt R. Evidence for idarucizumab (Praxbind) in the reversal of the direct thrombin inhibitor dabigatran: review following the RE – VERSE AD full cohort analysis [J]. P. T, 2017, 42 (11): 692 – 698.

[17] Pollack CV Jr, Bernstein R, Dubiel R, et al. Health care resource utilization in patients receiving idarucizumab for reversal of dabigatran anticoagulation due to major bleeding, urgent surgery, or procedural interventions: interim results from the RE – VERSE AD™ study [J]. J Med Econ, 2017, 20 (5): 435 – 442

[18] Connolly SJ, Milling TJ Jr, Eikelboom JW, et al. ANNEXA – 4 Investigators. Andexanet Alfa for Acute Major bleeding associated with factor Xa Inhibitors [J]. N Engl J Med, 2016, 375 (12): 1131 – 1141.

[19] Horlocker TT, Wedel DJ, Rowlingson JC, et al. Regional anesthesia in the patient receiving antithrombotic or thrombolytic therapy: American Society of Regional Anesthesia and Pain Medicine Evidence – Based Guidelines (Third Edition) [J]. Reg Anesth Pain Med, 2010, 35 (1): 64 – 101.

[20] Horlocker TT, Vandermeuelen E, Kopp SL, et al. Regional anesthesia in the patient receiving antithrombotic or thrombolytic therapy: American Society of Regional Anesthesia and Pain Medicine Evidence – Based Guidelines (Fourth Edition) [J]. Reg Anesth Pain Med, 2018, 43 (3): 263 – 309.

[21] FDA Drug Safety Communication. Updated recommendations to decrease risk of spinal column bleeding and paralysis in patients on low molecular weight heparins. [EB/OL]. [2013 – 11 – 06] [2018 – 03 – 11]. http://www.fda.gov/downloads/Drugs/DrugSafety/UCM373735.pdf.

[22] Narouze S, Benzon HT, Provenzano D, et al. Interventional Spine and Pain Procedures in Patients on Antiplatelet and Anticoagulant Medications (Second Edition): Guidelines from the American Society of Regional Anesthesia and Pain Medicine, the European Society of Regional Anaesthesia and Pain Therapy, the American Academy of Pain Medicine, the International Neuromodulation Society, the NorthAmerican Neuromodulation Society, and the World Institute of Pain [J]. Reg Anesth Pain Med, 2018, 43 (3): 225 – 262.

第二十三章

女性癌症患者静脉血栓栓塞的发病风险及预防措施

静脉血栓栓塞症（VTE）是围手术期威胁患者生命安全的首要因素。为协助妇产科临床医生在工作中处理相应的临床问题，美国妇产科医师学会（ACOG）于2007年制定了《深静脉血栓和肺栓塞的预防指南》，并于2011年进行更新[1]。中华医学会妇产科学分会于2017年制定了《妇科手术后深静脉血栓形成及肺栓塞预防专家共识》[2]。本章以上述指南为依据，参照国际临床实践指南和"国际血栓形成和癌症创议"（ITAC-CME）的指南，对女性癌症患者及妇产科手术静脉血栓栓塞特点和预防予以概述[3-6]。

一、静脉血栓栓塞流行病学

美国VTE年发病率为108/10万，每年有90万例VTE发生[7]。在未采取预防措施的内科和外科患者中，深静脉血栓形成（DVT）的发病率高达10%~40%，而DVT继发的PE导致了10%的住院患者死亡和40%的妇科手术后的死亡事件。一项研究包括2000例以上接受手术的癌症患者，结果显示，尽管80%以上住院患者应用血栓预防措施，但仍有2%的患者发生临床静脉血栓栓塞症[8]，有46%患者死于静脉血栓栓塞性疾病。我国妇科手术后无预防措施的患者中DVT的发生率高达9.2%~15.6%，DVT者中PE的发生率高达46%[9]。

二、静脉血栓栓塞性疾病的高危因素

静脉血管壁损伤、血流停滞或缓慢及血液高凝状态是导致VTE的重要原因。手术后导致VTE的危险因素涉及患者自身因素和手术相关因素，主要包括手术，创伤（大范围的或下肢的），瘫痪，恶性疾病，肿瘤治疗（激素、化疗和放射治疗），既往静脉血栓栓塞性疾病史，年龄增加，妊娠及产褥期，含雌激素的口服避孕药或激素治疗，选择性雌激素受体调节剂，急性内科疾病，心肺功能衰竭，炎症性大肠疾病，骨髓增殖性疾病，阵发性睡眠性血红蛋白尿症，肾病综合征，肥胖，吸烟，静脉曲张，中心静脉导管，遗传性或获得性血栓症。

年龄是VTE的独立危险因素，75岁以上者每年VTE的发生率至少是普通人群的10倍。国外的研究报道，年龄>60岁是手术后发生VTE的独立危险因素，60岁以上者术后VTE的发生率高达34%；年龄每增加10岁，术后VTE的风险增加2.25倍。我国的数据显示，与50岁以下者相比，年龄≥50岁者术后发生DVT的风险为前者的2倍；年龄每增加10岁，风险增加约1倍。

恶性肿瘤患者 VTE 的发生率增加 2～3 倍。恶性肿瘤患者术后 DVT 的发生率高达 11.4%～30.8%。恶性肿瘤导致 VTE 有多方面的因素。首先，恶性肿瘤患者多年龄大、手术复杂、手术时间长、术后卧床时间长，这些都容易导致 VTE。此外，肿瘤细胞可产生促凝物质，直接激活凝血；释放促进炎症和血管形成的细胞因子；与宿主血管内皮细胞、血细胞等相互作用，从而促进 VTE；而化疗、放疗及中心静脉置管也增加了 VTE 的风险。

静脉曲张所导致的静脉淤滞和血管壁损伤均有利于形成血栓。我国的研究证实，静脉曲张增加术后 DVT 的发生率，其危险度为 4.6；合并静脉曲张者术后 DVT 的发生率高达 29.2%，而无静脉曲张者为 8.5%。

既往有 VTE 病史者极易复发，尤其是在大的手术后。与无 VTE 病史者相比，有 VTE 病史者再次发生 VTE 的风险增加约 8 倍；而现阶段罹患 VTE 的患者中，19% 至少罹患过 1 次 VTE。

手术相关因素是术后发生 VTE 不容忽视的因素。恶性肿瘤手术、手术时长 ≥ 3 小时、术后卧床 ≥ 48 小时、住院时间 > 5 天等均可促进术后 VTE 的发生[10]。腹腔镜手术在一定程度上减少了妇科手术后 VTE 的发生。国外报道，在有预防措施时，妇科腹腔镜手术后 DVT 的发生率为 0.5%～0.7%。我国的研究显示，在无预防措施时，妇科腹腔镜手术后 DVT 的发生率为 4.0%，显著低于开腹手术（17.5%）。

ACOG 参考 ACCP 指南[1,11]，将患者分为 4 种危险级别，即低危、中危、高危和极高危，由此确定合适的血栓预防用药。静脉血栓栓塞性疾病的危险程度依据操作类型、年龄、是否有其他危险因素进行分级，见表 23-1。

表 23-1 未行预防抗凝治疗患者静脉血栓栓塞性疾病危险程度分级

危险分级	定义	有效的预防策略
低危	患者年龄 < 40 岁，手术时间 < 30 分钟，无其他高危因素	无需特殊预防措施；术后尽早尽量恢复活动
中危	患者有其他高危因素，手术时间 < 30 分钟；患者年龄 40～60 岁，无其他高危因素；患者年龄 < 40 岁，无其他高危因素（行大手术）	低剂量普通肝素（每 12 小时 5000U），LMWH（5000U 达肝素或依诺肝素钠 40mg，每日 1 次），或梯度压力袜，或间断气压装置
高危	患者年龄 > 60 岁或有其他并发症，手术时间 < 30 分钟；患者年龄 > 40 岁或有其他高危因素（行大手术）	低剂量普通肝素（每 8 小时 5000U），LMWH（5000U 达肝素或依诺肝素钠 40mg，每日 1 次），或间断气压装置
极高危	60 岁以上患者行大手术且有既往静脉血栓栓塞性疾病史、肿瘤或分子高凝状态	低剂量普通肝素（每 8 小时 5000U），LMWH（5000U 达肝素或依诺肝素钠 40mg，每日 1 次），或间断气压装置/梯度压力袜 + 低剂量肝素或 LMWH 可考虑出院后继续应用 2～4 周

关于 VTE 风险分级评估，Caprini 评分仍然是国际上常用的 VTE 风险分级评估模型，根据危险因素和赋值计算总分，其风险分级为低危（0~1 分）、中危（2 分）、高危（3~4 分）和极高危（≥5 分）[10]。

目前国际上应用的 VTE 风险分级评估模型均基于西方国家的多学科综合数据。基于 Caprini 评分，结合我国的研究结果，中华医学会妇产科学分会确定了 6 个与妇科手术后 DVT 独立相关的危险因素，分别为年龄≥50 岁、高血压、静脉曲张、手术时间≥3 小时、术后卧床时间≥48 小时、开腹手术。将每个因素赋值 1 分，根据评分之和，将患者分为 4 个风险等级，并依据患者所处的风险等级采取相应的预防措施该评分模型命名为 G – Caprini（Gynecological Caprini）（表 23 – 2）。

表 23 – 2　妇科手术后 DVT 风险分级（G – Caprini 模型）

风险分级	分值	手术后 DVT 发生率（%）
低危	0	0.43
中危	1	3.31
高危	2	5.36
极高危	≥3	28.31

三、女性癌症患者静脉血栓栓塞的特点

对于癌症患者 VTE 的预防和治疗，多个临床实践指南提供了不区分性别的建议[4-7]。然而，男女之间确实存在差异，不仅在 VTE 的风险上，也表现在某些癌症的抗凝治疗反应上[12,13]。女性特有的癌症，如卵巢和子宫的癌症和大多数乳腺癌（后者也可能发生在男性），以及妇女妊娠和避孕均会增加 VTE 风险，需要更个性化的方法来预防和治疗[14,15]。

国际血栓形成和癌症倡议（ITAC – CME）提供了一项妇女、血栓和癌症项目资助。该计划概述了女性癌症患者罹患静脉血栓栓塞的风险和后果，探讨如何适当地运用 2013 年国际循证临床实践指南。这个特定的程序（IOS 和 Android）可以在 ITAC – CME 官网（www.itaccme.com）上找到，是由欧洲医学专家联盟、加拿大皇家医师和外科医生学院（认证维护第 1 节）及麦吉尔大学认证的计划，也可以在 www.wtccme.com 在线自我学习。

（一）癌症妇女发生 VTE 的风险

1. 第一次 VTE 的风险　在一般人群中，没有癌症的男性和女性发生第一次 VTE 的可能性相同。然而育龄妇女的 VTE 发病率较高，这可能是由于性激素的变化，例如处在怀孕期间或采用激素替代疗法。与没有生殖危险因素的妇女相比，具有生殖危险因素的妇女第一次 VTE 的风险在 5 倍以上。55 岁以后，男性静脉血栓栓塞事件的发生率更高。

2. VTE 复发的风险　静脉血栓栓塞注册登记研究（RIETE）（共计 11 055 例活动性癌症患者）是一项多中心注册的连续客观研究。分析显示，在 5 个月的抗凝治疗后，男女之间的静脉血栓栓塞（DVT 或 PE）复发或大出血没有显著差异。然而，女性的致命出血和死亡

发生率比男性低[16]。对 RIETE 登记的早期回顾性研究进行分析，在 3 个月的随访中，根据肿瘤部位评估癌症女性（3805 例活动性癌症患者）的 VTE 复发和大出血，结果男性和女性在复发性 DVT 或 PE 的整体发生率上无显著差异。然而，根据具体的癌症对男女进行比较，女性患乳腺癌（28% vs 0.5%）和血液恶性肿瘤（9.7% vs 5.7%）时，静脉血栓栓塞的发生率高于男性，患肺癌时低于男性（4.4% vs 19%）。女性静脉血栓栓塞复发在脑肿瘤和肺癌最常见：脑肿瘤，复发率 13%，出血率 3.4%；肺癌，复发率 11%，出血率 2.6%。出血并发症在泌尿生殖系统和胃肠道肿瘤中最常见。VTE 复发和出血风险比例最低的是泌尿生殖系统，复发率 4.7%，出血率 6.4%；胃肠道，复发率 4.3%，出血率 5.7%。

3. 女性癌症患者的手术 VTE 风险　接受手术的癌症患者比不接受手术的癌症患者患 VTE 的风险更高，估计术后 VTE 的发生率为 1.5% ~ 2.1%。Trinh 等评估了美国 1999 年至 2009 年间 2 508 916 例住院癌症患者进行大型外科手术后静脉血栓栓塞（VTE）的发生率和死亡率，涉及结肠切除术、膀胱切除术、食管切除术、胃切除术、子宫切除术、肺切除术、胰腺切除术和前列腺切除术等 8 种主要的外科肿瘤手术[17]。报告显示，术后住院血栓栓塞率 1.3%。回归分析发现高龄、女性、黑人（与白人相比）、Charlson 共患病指数积分≥3，医疗补助保险、医疗保险和无保险（与私人保险对比）等因素显著增加静脉血栓栓塞危险。总体上，肿瘤患者大手术后死亡率为 2.0%，子宫切除术后为 0.4%。多变量回归分析显示，有 VTE 者死亡风险是无 VTE 者的 5.3 倍，其中子宫切除术为 10.93 倍。表明女性在重大肿瘤手术后发生 VTE 和死亡的风险高于男性。

（二）妇女常见癌症的血栓风险

1. 乳腺癌　乳腺癌是世界范围内最常见的癌症，大约 17% 的癌相关 VTE 事件发生在乳腺癌患者，乳腺癌患者发生 VET 的可能性是非乳腺癌女性的 3 ~ 4 倍。英国一项队列研究调查了 13 202 名乳腺癌患者癌症治疗对 VTE 风险的影响[18]。与未接受手术的患者相比，术后（乳房切除术或保乳术）第 1 个月发生 VTE 的风险增加。接受化疗的患者 VTE 年发生率为 6%，比未接受化疗的患者高 10.8 倍。在化疗后的头 2 个月，VTE 的风险仍然显著增加。当化疗作为新辅助治疗时，如果在化疗后的头 2 个月进行手术，VTE 的发生率尤其高。老年（≥80 岁）、身体质量指数（BMI≥40 kg/m^2）和转移性疾病（年龄和化疗状况调整）是静脉血栓栓塞的重要预测因子。同样，在对美国外科医师国家外科质量改进计划数据库 49 028 名乳房切除患者的研究中，肥胖（BMI > 30kg/m^2）、住院、静脉置管、手术时间 > 3 小时、即时重建被确定为独立的手术风险因素[19]。集落刺激因子和/或促红细胞生成素的治疗也可能增加 VTE 的风险。

他莫昔芬是一种能有效预防 ER 阳性乳腺癌复发的药物，然而，在治疗的头两年会增加 VTE 风险，50 岁以上女性比年轻女性的风险更大。IBIS - I 试验 96 个月随访研究表明，在癌症活动期治疗阶段 VTE 的发生率增加。北美试验及国际试验评估了芳香化酶抑制剂阿那曲唑作为绝经后妇女晚期乳腺癌一线治疗的安全性和有效性。两项研究均报告了阿那曲唑疗效优于他莫昔芬，VTE 事件显著减少 34% ~ 50%。在 ATAC 试验中，将阿那曲唑与他莫昔芬在绝经后女性局限性乳腺癌患者（9366 例）5 年辅助治疗后进行比较，5 年随访显示，ER 阳性患者无病生存时间及复发时间均有改善，阿那曲唑组 VTE 事件发生的可能性显著降低。B-35 试验比较了在绝经期妇女进行乳房肿瘤切除术和放疗时阿那曲唑和他莫昔芬的安全性和有效性。患者服用他莫昔芬（每日 20mg）或阿那曲唑（每日 1mg）5 年。按年龄分层计算的结果显示，阿那曲唑在 60 岁以下的患者中疗效最好，VTE 发生率为 0.8%，而他莫昔芬组为 2.7%。

2. 卵巢癌　卵巢癌的 VTE 发病率较其他癌症高，诊断 2 年后，VTE 的患病率从 5.2% 到 8.1% 不等[20]，透明细胞癌的风险最高。一项对 2743 例原发性晚期卵巢癌患者的联合分析显示，在 6~11 个辅助治疗周期中，VTE 的发生率为 2.8%，其中 50% 的 VTE 事件发生在术后 2 个月内。BMI > 30kg/m^2、年龄增加、晚期癌症和高级别癌症是 VTE 的独立危险因素，VTE 患者的总体生存率显著降低。两项前瞻性多中心研究分析了接受二线拓扑替康化疗的手术或非手术患者对铂敏感或耐药复发性卵巢癌患者，在化疗期间的 VTE 发生率为 7%，70% 的 VTE 事件发生在化疗的前 2 个月。对 3608 例随机对照试验患者的荟萃分析发现，化疗联合血管内皮生长因子抑制剂贝伐单抗明显延长了无进展生存期，也明显增加了 VTE 发生率。

3. 其他肿瘤　脑瘤患者的 DVT 发生率高于其他部位的癌症患者[21]。对 1148 例（608 名女性）接受脑瘤手术切除患者 VTE 相关因素的研究报告，13.7% 发生 DVT，3.3% 出现 PE，女性患 DVT 的概率是男性的 14 倍。logistic 多因素回归分析确定，既往 VTE、种族（白人）、在重症监护病房住院时间（早 1 天）和肿瘤组织学是 VTE 危险因素。

骨髓增生性肿瘤（MPNs）包括原发性血小板增多症（ET）、真性红细胞增多症（PV）和骨髓纤维化（PMF）等疾病。MPNs 具有 JAK2 V617F 突变，其血小板活化增强，患者发生静脉血栓栓塞和大出血的风险增加。PV 血栓栓塞事件的发生率为 1.1%~4.9%；ET 多见于女性，其血栓栓塞事件发生率为 1.3%~6.6%。一项纳入 1545 例 PV 患者的研究报告称，女性的静脉血栓栓塞（9.3% vs 5.4%）和血小板增多（60% vs 45.4%）较男性高，而动脉血栓形成（14% vs 18%）和异常核型（32% vs 40.3%）较男性低。一项回顾性研究评估了 270 例 JAK2 V617f 阳性 ET、PV 或 PMF 患者的 VTE 风险，发现女性平均比男性早 6 年诊断，VTE 的发生率与男性总体相当（27% vs 18%）。

四、VTE 的诊断及筛查[1,2]

（一）DVT 的诊断及筛查

1. 临床表现　72.5% 的妇科盆腔手术后 DVT 患者无典型的临床表现，下肢近端静脉血栓形成的症状和体征为下肢弥漫性疼痛和肿胀，伴或不伴下肢红斑、皮温升高和压痛；髂静脉血栓形成则表现为整个下肢肿胀，伴或不伴侧腰部、下腹部、一侧臀部或背部疼痛。

2. 下肢血管加压超声检查　下肢血管加压超声检查（compression ultrasound，CUS）是目前最常用的诊断下肢静脉血栓的无创检查，能全面探查下肢近端静脉（股总静脉、股浅和股深静脉、腘静脉）和远端静脉（胫前和胫后静脉、腓静脉、比目鱼肌静脉和腓肠肌静脉），当静脉管腔增宽、失去可压缩性，无血流信号或血流充盈缺损，挤压远端肢体血流信号无增强、减弱或消失时诊断 DVT。超声检查结果阴性的患者 3 个月后 DVT 的发生率极低。CUS 诊断下肢近端静脉血栓的敏感度为 98%，特异度为 95%。随着超声检查技术的改进，

CUS 诊断下肢远端及肌间静脉血栓的失败率低至 1%，3 个月后 DVT 的发生率仅 0.3%。因此，对于围手术期高危患者的筛查，推荐首选 CUS 作为检查手段。

3. 围手术期 DVT 的筛查　对于无预防措施的妇科手术患者，对 G-Caprini 1 分及以上的患者筛查下肢 DVT。根据研究，97.1% 的妇科盆腔手术后 DVT 发生于术后 1 周内，故推荐于术后 2~7 天进行 CUS 检查。

（二）PE 的诊断及筛查

近 2/3 的 PE 患者并无典型的临床表现，罹患 DVT 者应常规进行 PE 的筛查。

1. 临床表现　PE 的重要特点是临床表现有低氧血症、呼吸困难、晕厥、心动过速、胸痛等，但是均无特异性，极易被漏诊。国外的资料显示，PE 患者中 1/4 的临床表现为猝死。我国的资料显示，45.7% 的妇科盆腔手术后 DVT 患者合并 PE，71.4% 的 PE 患者无典型的临床症状。

2. D-二聚体　急性 VTE 患者血浆中 D-二聚体水平平均升高 8 倍，抗凝治疗后逐渐降至正常。D-二聚体对 PE 诊断的敏感度达 92%~100%，特异度为 40%~43%。D-二聚体用于诊断 DVT 的阳性预测值为 31.0%，阴性预测值为 98.6%，其阴性预测值更具临床意义，可作为 DVT 或 PE 的排除诊断标准。但是癌症患者 D-二聚体的诊断意义不大。

3. 影像学检查

（1）CT 肺血管造影（computed tomographic pulmonary angiography，CTPA）：妇科手术后罹患 DVT 和高度疑诊 PE 的患者，如病情允许，推荐 CTPA 作为首选的影像学检查方法。我国的资料显示，确诊 DVT 的患者经 CTPA 检查，45.7% 确诊合并 PE。多层螺旋 CT 血管造影诊断 PE 的敏感度达 83%，特异度为 96%。荟萃分析（Meta 分析）显示，CTPA 结果正常的患者中 3 个月 PE 发生率仅 1.2%。

（2）核素肺通气/灌注（V/Q）显像：V/Q 显像与 CTPA 相比，辐射和使用对比剂较少，相对安全，也较少引起过敏反应。V/Q 显像的结果分为：正常或极低可能、低度可能、中度可能、高度可能。结果为"正常或极低可能""高度可能"具有诊断意义。当结果为"高度可能"时，诊断 PE 的特异度高达 96%。而部分结果不确定（指低度可能或中度可能）的患者未来 PE 的发生率达 10%~40%。

（3）磁共振肺动脉造影（magnetic resonance pulmonary angiography，MRPA）：MRPA 因无须注射对比剂，可用于碘过敏的患者。MRPA 对段以上肺动脉内血栓诊断的敏感度为 50%~87%，特异度为 97%~100%。且 MRPA 可区分新鲜和陈旧血栓，可为后续治疗提供依据。

（4）肺动脉造影（pulmonary arteriography，PAA）：PAA 诊断 PE 的敏感度约为 98%，特异度为 95%~98%。但 PAA 为有创检查，且有发生致命或严重并发症的风险，现已很少使用。

（5）超声心动图：超声心动图多用于评估患者的右心室大小及心功能，仅个别患者可通过此检查发现位于右心房、右心室或肺动脉近端的血栓。

五、VTE 的治疗和预防

(一) ITAC – CME 等国际指南建议[3-6]

在与 VTE 相关的癌症治疗方面，临床实践指南也适用。然而，某些癌症疗法和妇女的健康问题会影响 VTE 风险和抗凝治疗的选择，需要对妇女进行更个性化的治疗。

2016 年的 ITAC – CME 指南[5]建议使用低分子肝素（LMWHs）治疗 VTE，优于维生素 K 拮抗剂（VKAs）。使用低分子肝素进行 3~6 个月的抗凝治疗后，应根据获益 – 风险比、患者耐受性和偏好、药物可获得性和癌症活动性，决定是否继续或停止抗凝治疗。直接口服抗凝剂（DOACs）可用于未接受系统抗癌治疗的稳定型癌症患者，在不能获得该类药物时，也可以应用 VKAs。

在癌症外科手术中，建议每天 1 次使用最高预防剂量的低分子量肝素（LMWH）或每天 3 次使用低剂量的普通肝素（UFH），从术前 12 小时至术前 2 小时开始，至少 7~10 天。在进行大型剖腹手术或腹腔镜手术的患者中，建议使用 LMWH 延长预防至 4 周。接受治疗的住院并且行动不便的癌症患者，推荐使用 LMWH、UFH 或磺达肝癸钠预防治疗。对于接受全身性抗癌治疗的门诊患者，除了局部晚期或转移性肺癌或胰腺癌的患者，不建议采取初级预防措施，因为他们的栓塞风险较低。在使用沙利度胺和莱利多胺联合类固醇或其他抗癌治疗的血液系统恶性肿瘤患者中，建议采用预防或治疗剂量的低分子量肝素，低或治疗剂量的 VKA，低或治疗剂量的阿司匹林。

(二) 我国及美国妇科指南建议要点[1,2]

妇科手术后的静脉血栓栓塞性疾病的发生率与普通外科相关文献报道的相当，对于未经处理的患者为 15%~40%。梯度压力袜、间断气压装置、低剂量肝素和低分子量肝素，已表明能有效降低血栓栓塞性疾病的发生率。在两项随机试验和一项大的回顾性研究中，静脉血栓栓塞性疾病在接受上述预防方案之一的妇科肿瘤患者中的发生率为 1%~6.5%。联合药物或机械的预防方法能提高有效率，尤其是对于静脉血栓栓塞性疾病发生风险高的患者。

诸多环境、遗传和获得性高危因素会影响凝血，多数遗传因素并不引起血凝块形成，直到发生某些突发事件，如妊娠、手术或使用外源性激素。发生率最高的遗传性和获得性易栓症包括凝血因子 V Leiden 突变和凝血酶原基因 G20210A 突变，抗凝血酶Ⅲ（AT – Ⅲ）、蛋白 C 和蛋白 S 缺乏。获得性的高同型半胱氨酸血症与饮食中缺乏叶酸、维生素 B_6 和维生素 B_{12}，目前尚不清楚降低其水平能否相应减少静脉血栓栓塞性疾病的风险。抗磷脂综合征是另一个与动脉和静脉血栓相关的获得性易栓症，其表现广泛而多样。

预防方法包括药物和机械方法。应考虑到费用、获益、危险性和简便性等因素，决定采取合适的抗凝方法。

1. 梯度压力袜（graduated compression stockings，GCS） 多数血栓在术后 24 小时内发生，在小腿的容量血管尤为显著。术后尽早活动和抬高床脚，应用梯度压力袜能预防小腿血液沉积。一项随机对照试验的综述报道，应用梯度压力袜能减少 50% DVT 形成。另有报道，GCS 可减少 65% 的下肢远端和无症状 DVT，但对于下肢近端 DVT 的预防作用尚不确定，但如果使用不当，可引起皮肤破损、溃疡、坏死等。

2. 间断气压装置（intermittent pneumatic compression，IPC） 用一个可膨胀的气囊袖规律压迫小腿减少血流停滞。对于妇科大手术术后患者，该装置的使用对减少 DVT 与低剂量肝素或 LMWH 同样有效。一项关于妇科恶性肿瘤手术患者的研究中，该装置被用于术中及术后 5 天，能减少静脉血栓栓塞性疾病的发生。Autar 等报道，与无预防措施相比，IPC 可减少 56% 的 DVT，但对于减少 PE 的发生无效；而与预防药物共同使用时，可减少 57% 的 PE。

3. 肝素　术前 2 小时用一次肝素 5000U，术后每 8 小时 1 次持续应用，能够有效预防妇科肿瘤患者静脉血栓栓塞性疾病。

4. 低分子量肝素（LMWH）　对预防妇科恶性肿瘤手术患者静脉血栓栓塞性疾病有效。与间断加压装置相比，术前或术后每日应用低分子量肝素有相当的效果。一项包括 2373 例患者的研究显示，在接受 LMWH 的普外、泌尿和妇科手术的肿瘤患者中，临床静脉血栓栓塞性疾病的发生率为 2%。

5. 预防用药的持续时间　发生临床静脉血栓栓塞性疾病的高危因素包括年龄 60 岁以上、恶性肿瘤、既往静脉血栓栓塞性疾病、手术时间较长、卧床。发生静脉血栓栓塞性疾病的肿瘤患者中，有 40% 在术后 21 天后发生。术后 1 周和 4 周应用 LMWH 和安慰剂的对照试验显示，4 周治疗患者的静脉血栓栓塞性疾病的发生减少 60%，但不增加出血或血小板减少的概率。静脉血栓栓塞性疾病发生风险高的患者，可能从延长 LWMH 治疗中获益。

6. 联合预防方案　普通外科 19 项研究的 Cochrane 综述显示，低剂量普通肝素联合梯度压力袜预防静脉血栓栓塞性疾病的有效性，较单用低剂量普通肝素患者高 4 倍。对于高风险妇科肿瘤患者的决策分析表明，联合间断气压装置和低分子量肝素的效价比较好。

由于联合预防方案从机制上既能减少血凝过快，又能减少静脉血流停滞，尽管缺乏妇科患者的随机试验数据，但联合方案对极高风险患者可能更合适。极高风险患者是指具有 3 项对间断气压装置无效的因素（年龄大于 40 岁、肿瘤、既往静脉血栓栓塞性疾病史）中 2 项的患者。

（三）妇科癌症与妊娠 VTE 具体防治措施

1. 乳腺癌 VTE 的治疗和预防　直接评估乳腺癌 VTE 血栓预防的研究很少，结果相互矛盾。TOPIC–1 随机临床试验纳入 351 例接受一线或二线化疗的转移性乳腺癌患者，评估了低分子肝素（LMWH）的 VTE 预防作用。经过 6 个月的随访发现，治疗组与安慰剂组的静脉血栓栓塞发生率没有差异。早期的一项研究提示，低剂量的 VKA 可能对预防 IV 期乳腺癌的 VTE 有效。对于接受激素治疗防止 ER 阳性癌症复发的患者，应该考虑到 VTE 风险。例如，虽然他莫昔芬治疗癌症复发有效，但它能够增加 VTE 的风险。相比之下，芳香化酶抑制剂对绝经后妇女的疗效与他莫昔芬相似，但没有显著增加 VTE 的风险，因此可考虑选用。

2. 卵巢癌的 VTE 治疗和预防　一项妇科癌症患者盆腔手术 DVT 预防试验荟萃分析显示，与对照组相比，应用 UFH 组的 DVT 发生率降低了 42%，低分子肝素组与 UFH 组的 DVT 发生率相当。另一项试验纳入 214 例接受妇科恶性肿瘤手术的患者，LMWH（达肝素钠 5000U 每天一次）组与 UFH（5000U 每 8 小时一次）组的 VTE 发生率分别为 8.9% 和 1.2%，两组出血发生率相似。在接受剖腹手术治疗的 634 例妇科癌症患者中，应用低分子肝素至术后 28 天，结果静脉血栓栓塞发生率为 0.6%，而没有接受长期预防治疗的患者为 2.7%。然而，在 90 天的随访中，两组间的 VTE 发生率没有差异。一项前瞻性研究评估了 274 例接受 LMWH 治疗的卵巢、输卵管和/或原发性腹膜癌的患者安置下腔静脉滤器（IVCF）的安全性和有效性。10 周（术前 4 周，术后 6 周）期间，38 例安置 IVCF 患者的 DVT 复发率为 25%，而无 IVCF 患者为 7%。

接受妇科癌症手术的女性进行 IVCF 安全性和有效性的评估是相互矛盾的。治疗和预防应按照现有的临床实践指南进行管理，包括对所有进行重大妇科癌症手术的有适应证的患者实施 LMWH 延长血栓预防[22]。但在实际临床应用中，妇科肿瘤的 VTE 预防显然不足。

3. 激素治疗和癌症　在一般人群中，雌激素剂量和雌激素/黄体酮复合片中的孕酮类型可能与 VTE 的风险增加有关，停止激素治疗能够直接降低 VTE 复发的风险。育龄妇女中约 40%~50% 的确诊 VTE 与激素治疗或妊娠有关。由于联合口服避孕药会增加血液系统肿瘤患者的 VTE 风险，尤其是在治疗的最初几周，因此对于活动性癌症患者不推荐使用，但可以使用仅含有黄体酮的制剂[23]。

4. 癌症与怀孕　有关癌症患者怀孕的临床诊疗特点与远期预后，请参考本书专章论述。

（四）常见临床问题及建议[1,2]

1. 对接受手术的低风险、中风险、高风险和极高风险患者应选用何种抗凝措施　对四种不同危险级别患者应用抗凝方案的建议见表 23-1。有多个危险因素的患者，例如被归入极高风险级别的患者，应考虑使用联合抗凝方案，可延长或不延长预防性抗凝至 28 天。

2. 启动预防性抗凝的最佳时机　静脉血栓栓塞性疾病近 50% 发生于术后 24 小时内，75% 发生于 72 小时内。由于静脉血栓栓塞性疾病多发生于围手术期，故多数评价机械性或药物性抗凝措施的临床研究应在术前开始抗凝。例如梯度压力袜应在术前开始，并持续应用至患者能完全自由活动。

3. 启动 LMWH 的最佳时机　尚未完全明确。一项包括 10 000 例择期普外科、妇科、泌尿外科手术患者的前瞻性研究显示，术前 12 小时和术前 2 小时应用 20mg 依诺肝素钠预防性抗凝，两组患者在发生静脉血栓栓塞性疾病和出血并发症方面无差异。但该实验使用的 LMWH 剂量小于目前临床预防性抗凝通常使用的剂量（30~40mg），而且多数研究都在术前 12 小时开始预防性抗凝。针对骨科手术患者的研究报道，LMWH 开始的最佳窗口时间为术后 6~12 小时。术后 6 小时内开始 LMWH 与出血增加相关，而延迟抗凝至 12 小时以后，可能降低对静脉血栓栓塞性疾病的保护作用。

美国科罗拉多大学妇产科 Bradley 教授进行了队列研究，确定行复杂妇科手术的患者在围手术期延长低分子肝素使用时间来预防 VTE 的效果和安全性。研究发现，围手术期低分子肝素抗凝治疗的延长，可以使 VTE 发生率由 6.7% 下降到 2.7%，而出血和感染并发症发生率并无显著差异。本研究说明延长血栓预防（术前麻醉诱导时皮下注射肝素，癌症患者出院 14 天内使用低分子肝素抗凝）对于行复杂妇科手术患者来说安全并且十分有效。Clarke 教授进行的另一项大型临床试验，比较术前 2~8 小时皮下注射肝素的干预组和无血栓预防措施的对照组。最终发现，进行血栓预防的患者 VTE 发病率明显降低，且并不增加出血风险。Whitworth 教授等进行了一项回顾性研究，发现术前 2 小时给予患者 40mg 依诺肝素可以将 DVT 发生率由 8% 下降到 1.9%。

4. 患者是否应在术前停用激素类避孕药和绝经后激素替代治疗　激素治疗和应用口服避孕药均增加静脉血栓栓塞性疾病风险。美国"妇女健康倡议"（WHI）中指出，使用雌激素联合孕激素治疗的入组人群其静脉血栓风险翻倍，每 1000 人中有 $1.7 \sim 3.5$ 例静脉血栓事件发生（$HR = 2.1$）。单独应用雌激素，静脉血栓栓塞性疾病风险中度升高，HR 为 1.32。尽管联合应用雌孕激素与静脉血栓栓塞性疾病相关，但总的事件发生数量少。目前尚无试验显示术前停用激素治疗能降低术后静脉血栓栓塞性疾病的发生，因此不建议停用激素治疗。

一项前瞻性试验表明，使用口服避孕药者术后静脉血栓栓塞性疾病的发生有轻度升高，由 0.5% 升至 0.96%，但差异未达到有统计学意义。口服避孕药患者的雌激素摄入量与静脉血栓栓塞性疾病的发生风险呈剂量相关。一项病例对照研究对比不同剂量避孕药物的血栓栓塞风险，结果显示与 $30 \sim 40 \mu g$ 片剂相比，$50 \mu g$ 片剂增加 60% 静脉血栓栓塞性疾病的风险，而 $20 \mu g$ 片剂降低 40% 的风险，但与不使用口服避孕药者相比，静脉血栓栓塞性疾病风险升高 4 倍。

连续口服避孕药 $4 \sim 6$ 周后出现高凝状态的凝血因子改变。鉴于此，大手术术前 1 个月或以上停用口服避孕药应该较为合理。对于近期已应用口服避孕药的患者如行大手术，应考虑预防性抗凝。腹腔镜输卵管绝育术或其他短时手术的围手术期静脉血栓栓塞性疾病发病率低，故目前认为在术前无须停用复合口服避孕药。

5. 哪类患者应行凝血功能异常的检测　高加索人群中凝血因子 V Leiden 突变发生率较高，建议对所有有 DVT 病史者进行检测。对于非高加索患者，是否需要检测需个体化分析。有广泛的且反复发生血栓病史或血栓家族史者，可能有凝血因子 V Leiden 突变，或合并其他先天性获得性异常。有明确血栓家族史但因子 V Leiden 突变检测阴性的患者，行凝血酶原基因突变 G20210A 突变、中性抑制蛋白（包括蛋白 C、蛋白 S、AT-III）缺乏的检测可能会对此类患者有益。有血栓病史、习惯性流产史、早期或中度子痫前期病史、重度不明原因的宫内生长受限病史、或不明原因的血小板减少症患者，应考虑行抗磷脂抗体检测。应考虑行空腹血浆同型半胱氨酸水平检测，尤其是对育龄期有静脉或动脉血栓的患者，若异常升高，可用维生素（叶酸、维生素 B_{12}、维生素 B_6）治疗。

6. 哪种预防方法的效价好　针对妇科手术患者的效价情况进行分析的两项研究表明，前述所有方法都是符合成本效益的，而间断气压装置效价比是最高的。另有一项研究显示，对高风险的妇科癌症患者，联合预防方案符合潜在成本效益，对于高危患者，LMWH 联合间断气压装置的成本效益最高。

7. 对于服用其他可能改变血栓风险药物（包括植物性药物）的患者，哪种方法更合适　随着中医中药的发展及其不断被世界接受，越来越多的患者接受草药治疗。然而会有部分药物与已规律使用的药物之间发生相互作用，其中就包括抗凝药物，因此全面采集病史非常重要。还有很多常见的中草药，可与非甾体类抗炎药和抗血小板药物相互作用，能增加药物抗血小板聚集能力，以及 LMWH、普通肝素和维生素 K 拮抗剂的活性，导致出血增多。下列为可能引发上述药物相互作用的中草药：枸杞、辅酶 Q10、蔓越橘、丹参、钩果草、当归、胡芦巴、大蒜、生姜、银杏、人参、氨基葡萄糖软骨素、葡萄柚汁。

华法林的代谢会受多种药物、食物的影响。一些中草药通过直接拮抗维生素 K 或内源性抗血小板机制，增加其活性；相反，人参、金丝桃属植物、圣约翰麦汁能降低华法林浓度，使其体内水平降低。金丝桃属植物可能与口服避孕药时突然出血有关，并导致意外妊娠。该作用可能与芳香化酶 P450 升高导致的循环中激素水平下降有关。尽管这些作用很多源于病例报告或临床观察，但在患者使用口服或注射抗凝药物时，应避免使用已知可能与抗凝药物有相互作用的药物。

六、小结

目前应结合国际指南，并根据中华医学会妇产科学分会的建议进行临床实践。要点包括：妇科手术时应补足液量、减少创伤、严密止血、尽可能缩短手术时间，必要时手术区域留置引流管，术后尽早下床活动，术后应尽可能不用止血药，止血药的使用是 DVT 的独立影响因素。基于风险分级选择合理预防措施，高危和极高危患者尤应注意。（1）低危患者术后尽早下床活动。（2）中危患者术后采取 LMWH 或低剂量普通肝素（LDUH）药物预防或机械性预防。（3）高危患者，术后无大出血风险者，采取药物预防（LMWH 或 LDUH）；术后有大出血风险者，采取机械性、药物"桥接"预防，即先机械性预防（IPC 为佳），待出血风险降低后改为药物预防。（4）极高危患者，术后无大出血风险者，采取机械性与药物联合预防；术后大出血风险较高者，建议采取机械性、药物"桥接"预防，即先机械性预防（IPC 为佳），待出血风险降低后改为机械性与药物联合预防。（5）恶性肿瘤患者术后推荐 LMWH 或 LDUH 药物预防持续 4 周。（6）不推荐将下腔静脉滤器作为围手术期 PE 的预防措施。

总之，女性癌症患者静脉血栓栓塞发病率高，妇科手术后进一步升高，其危害严重。需要重视预防，加强多学科合作，以有效减少 VTE 的危害。随着 NOAC 及其拮抗剂的临床试验进展，妇科癌症手术后 VTE 的预防治疗必将更加安全有效。

（韩晓涛　吴兴利　罗立华）

参考文献

[1] Committee on Practice Bulletins – Gynecology, American College of Obstetricians and Gynecologists. ACOG practice bulletin No. 84: Prevention of deep vein thrombosis and pulmonary embolism [J]. Obstet Gynecol, 2007, 110 (2Pt1): 429 – 440.

[2] 郎景和，王辰，瞿红，等. 妇科手术后深静脉血栓形成及肺栓塞预防专家共识 [J]. 中华妇产科杂志, 2017, 52 (10): 650 – 652.

[3] Farge D, Debourdeau P, Beckers M, et al. International clinical practice guidelines for the treatment and prophylaxis of venous thromboembolism in patients with cancer [J]. J Thrombm Haemost, 2013, 11: 56 – 70.

[4] Debourdeau P, Farge D, Beckers M, et al. International clinical practice guidelines for the treatment and prophylaxis of thrombosis associated with central venous catheters in patients with cancer [J]. J Thromb Haemost, 2013, 11: 71 – 80.

[5] Farge D, Bounameaux H, Brenner B, et al. International clinical practice guidelines including guidance for direct oral anticoagulants in the treatment and prophylaxis of venous thromboembolism in patients with cancer

[J]. Lancet Oncol, 2016, 17: e452 - e466.

[6] Watson HG, Keeling DM, LaffanM, et al. Guideline on aspects of cancer - related venous thrombosis [J]. Br J Haematol, 2015, 170: 640 - 648.

[7] Heit JA. The epidemiology of venous thromboembolism in the community [J]. Arterioscler Thromb Vasc Biol, 2008, 28 (3): 370 - 372.

[8] Prandoni P, Falanga A, Piccioli A. Cancer and venous thromboembolism [J]. Lancet Oncol, 2005, 6 (6): 401 - 410.

[9] Qu H, Li Z, Zhai Z, et al. Predicting of venous thromboembolism for patients undergoing gynecological surgery [J]. Medicine (Baltimore), 2015, 94 (39): e1653.

[10] Caprini JA. Risk assessment as a guide to thrombosis prophylaxis [J]. Curr Opin Pulm Med, 2010, 16 (5): 448 - 452.

[11] Greets WH, Pineo GF, Heit JA, et al. Prevention of venous thromboembolism: the Seventh ACCP Conference on Antithrombotic and Thrombolytic Therapy [J]. Chest, 2004, 126 (supple): 338S - 400S.

[12] Roach RE, Lijfering WM, Rosendaal FR, et al. Sex difference in risk of second but not of first venous thrombosis: paradox explained [J]. Circulation, 2014, 129: 51 - 56.

[13] Yasui M, Ikeda M, Miyake M, et al. Clinical Study Group of Osaka University (CSGO), Colorectal Group. Comparison of bleeding risks related to venous thromboembolism prophylaxis in laparoscopic vs open colorectal cancer surgery: a multicenter study in Japanese patients [J]. Am J Surg, 2017, 213 (1): 43 - 49.

[14] Bleau N, Patenaude V, Abenhaim HA. Risk of venous thrombo - embolic events in pregnant patients with cancer [J]. J Matern Fetal Neonatal Med, 2016, 29: 380 - 384.

[15] Canonico M, Plu - Bureau G, O'Sullivan MJ, et al. Age at menopause, reproductive history, and venous thromboembolism risk among postmenopausal women: the Women's Health Initiative Hormone Therapy clinical trials [J]. Menopause, 2014, 21: 214 - 220.

[16] Martin - Martos F, Trujillo - Santos J, Barron M, et al. Gender differences in cancer patients with acute venous thromboembolism [J]. Thromb Res, 2015, 135 (Suppl 1): S12 - 15.

[17] Trinh VQ, Karakiewicz PI, Sammon J, et al. Venous thromboembolism after major cancer surgery: temporal trends and patterns of care [J]. JAMA Surg, 2014, 149: 43 - 49.

[18] Walker AJ, West J, Card TR, et al. When are breast cancer patients at highest risk of venous thromboembolism? A cohort study using English health care data [J]. Blood, 2016, 127: 849 - 857.

[19] Tran BH, Nguyen TJ, HwangBH, et al. Risk factors associated with venous thromboembolism in 49 028 mastectomy patients [J]. Breast, 2013, 22: 444 - 448.

[20] Rauh - Hain JA, Hariton E, Clemmer J, et al. Incidence and effects on mortality of venous thromboembolism in elderly women with endometrial cancer [J]. Obstet Gynecol, 2015, 125: 1362 - 1370.

[21] Cote DJ, Smith TR. Venous thromboembolism in brain tumor patients [J]. J Clin Neurosci, 2016, 25: 13 - 18.

[22] Kushnir CL, Diaz - Montes TP. Perioperative care in gynecologic oncology [J]. Curr Opin Obstet Gynecol, 2013, 25: 23 - 28.

[23] Brenner B, Avivi I, Lishner M. Haematological cancers in pregnancy [J]. Lancet, 2012, 379: 580 - 587.

第二十四章

放射治疗的心血管毒性

放射治疗（radiotherapy，RT，简称放疗），是利用加速器或治疗机产生 X 射线（电子跃迁产生）、β 射线（电子线）、质子束及其他粒子束等治疗恶性肿瘤的一种方法。到目前为止，经过一个多世纪的发展，放射治疗已经成为了治疗肿瘤的一线治疗方法。1896年，德国物理学家伦琴（Wilhelm Conrad Roentgen，1845～1923）作了一场关于最近发现的一种新射线的讲座。他描述了这种新的射线，包括利用此种射线制作出第一张二维 X 光片并用于诊断。当时伦琴的发现引起了巨大的轰动，而这一成就也使得伦琴成为首位诺贝尔物理学奖获得者，这一射线也被命名为伦琴射线，即 X 射线。同年，芝加哥哈内曼医学院的年轻医师埃米尔·格鲁伯（Emil Grubbe，1875～1960）组装了世界上最早的 X 射线装置之一，并第一次对一位复发性乳腺癌患者实施了放疗（RT），且取得了良好的效果。早期的放疗技术非常粗糙，通常放疗科医师将自己的手臂放在射线下等待红斑发展，以测试机器的输出量。

放射学发展迅猛，放射治疗在肿瘤治疗中的作用和地位日益突出，在中、美两国大约 70% 的癌症患者在治疗过程中需要用放射治疗，许多患者因此而获得长期生存[1]。但同时，这些癌症幸存者在化疗和放疗晚期也产生了不同程度的放化疗相关心血管毒性，这些不良反应已经得到越来越多的关注。事实上，在某些癌症包括乳腺癌和肺癌的幸存者中，心血管疾病是主要的非恶性死亡原因（图 24-1）[2,3]。自那时起，放射肿瘤学领域开始发生巨大的变化，治疗剂量和缓和剂量的电离放疗得以发展。

放疗导致的心血管并发症（RIHD）主要与传递至心脏和/或主要血管的辐射有关，而对于心脏和/或主要血管的辐射已经被充分证实会加速动脉粥样硬化，损害血管完整性，最终导致心血管疾病（包括中风）风险的增加。随着癌症治疗的方法不断发展，癌症幸存者数量增加，心力衰竭、心肌梗死、心脏瓣膜病、心包疾病等心血管并发症（RIHD）逐渐增加，临床医生对这些放疗相关并发症的诊断以及管理也越来越重要。

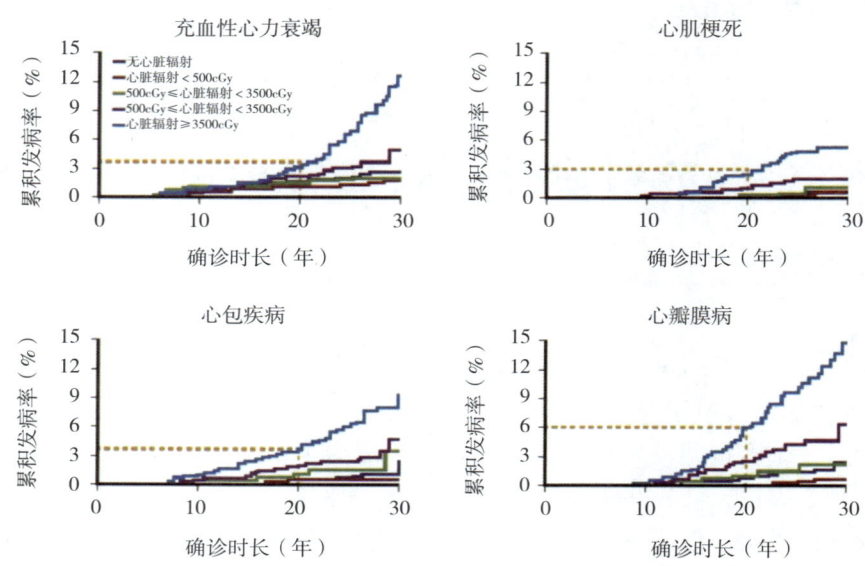

图 24-1 儿童期癌症幸存者中放疗导致的心血管并发症（RIHD）的累积发病率

注：剂量依赖和自诊断以来第 15 年这一时间拐点

一、放射治疗的心血管损伤机制

（一）辐射区域、累积剂量、剂量分割与辐射诱发心脏病的关系

累积辐射剂量和剂量分割（总剂量按时间间隔分为几部分）是影响放射性心脏毒性发生的主要因素（表 24-1）。单剂量小于 10Gy 可能产生心脏毒性，而累积剂量为 50~70Gy（分割为 2，3 或 4Gy）导致心肌细胞坏死。当使用较大的单次剂量时，心包纤维化和心力衰竭（HF）发生较早。在动物研究中，单次（未分割）一次性剂量 35~40Gy，在几个月后引起严重心力衰竭，而 10~15Gy 在 1 年后只导致轻度心力衰竭。在一项人体解剖研究中，仅在接受大于 30 次放疗的患者中观察到明显的心肌纤维化。一般认为分割次数越少，RIHD 的风险较高。每周 2 次与每周 5 次相比较，非心脏组织的并发症风险增加，如肺纤维化和病理骨折。然而，也有报道称，低剂量分割 RT（将 42.5Gy 分为 16 次和 50Gy 分为 25 次）用于乳腺癌治疗，结果 10 年后心血管死亡率无差异。因此，这一策略的价值尚未完全确定。最近几年，放疗风险评估已从具有辐射剂量"安全"阈值的指数模型向线性模型转变。

表 24-1 恶性肿瘤放疗可以产生心脏辐射风险的剂量

恶性肿瘤	剂量（Gy）
霍奇金淋巴瘤	30~36
乳腺癌	45~50
胃癌	45~50

续表

恶性肿瘤	剂量（Gy）
食管癌	45~50
肺癌	50~60
胸腺肿瘤	60

关于影像诊断辐射对心脏的影响研究较少。相对于 CT 扫描约 0.01Gy 的辐射剂量，RT 的剂量通常大于 10Gy。因此，诊断 CT 的辐射不太可能产生心脏毒性。

（二）细胞放射生物学

电离放疗机制：沉积在组织中的放疗能量（Gy）如何影响该组织的生物学功能将决定与正常组织之间的相互作用。放疗效应取决于组织的内在特征，其中包括组织内含有的血管类型和数量。在血管系统中，动脉系统是治疗和预防包括卒中和心脏病在内的放疗相关血管并发症最主要的领域。其他部位，包括静脉系统、心脏瓣膜和淋巴管也可能受剂量依赖性放疗的影响。

高能量 X 射线（如放疗中使用的 X 射线）通过产生自由基破坏细胞 DNA（因此称为"电离"）发挥抗癌作用。虽然受放疗损伤的细胞确实发生了凋亡和坏死性细胞死亡，但很大一部分细胞也进入了有丝分裂衰老状态。有丝分裂停滞或以非常低的速率进行有丝分裂的细胞都会出现细胞特异性功能的丧失。血管细胞、心肌细胞等增殖较慢的组织或分化较好的组织对治疗剂量的放疗的反应较小。当前分级 RT 模式的基础是恶性细胞和正常细胞之间的细胞死亡率的相对差异，而这种分级就是在多个连续治疗中递送总处方剂量的一小部分或部分放疗。例如，正常的心肌细胞以 ATP 产生和钙离子调节的形式发挥其生物功能，尽管心肌细胞通常不分裂，但在照射放射线后通常在这两种功能中表现出剂量依赖性损伤。在 Bergonie 等进行的著名实验中，发现细胞分裂越快，如恶性肿瘤细胞，越容易受到 RT 的破坏[4]。虽然根据经验，这样的剂量是安全的，但曾经认为是安全的剂量仍然可能带来显著的长期后果，特别是对心血管系统的影响，这在癌症幸存者中已经非常显而易见。

（三）剂量-反应关系

目前放射剂量多用 Gray 表示，具体见表 24-2[5]。随着电离放射暴露的增加，发生细胞功能障碍的风险也在增加。有研究表明，儿童时期接受过胸部放疗的癌症幸存者，与没有肿瘤病史的对照组比较，发生心力衰竭、心肌梗死和瓣膜功能障碍均有增加的趋势[6]。接受小于 5Gy 的患者并没有出现临床意义的风险，而接受 15Gy 以上的患者风险显著升高。

表 24-2 通常使用的辐射暴露单位

单位	单位类型	换算系数
rad[a]	被吸收的辐射剂量	1rad = 0.01Gy
Gray（Gy）[a]	被吸收的辐射剂量；国际单位	1Gy = 1J/kg = 100rad

续表

单位	单位类型	换算系数
rem[b]	等效剂量	1rem = 0.01Sv；1rem = 1rad[c]
Sievert（Sv）	等效剂量；国际单位	1Sv = 100rem；1Sv = 1Gy

Rad 和 Gy 是单位质量的能量单位。Rem 和 Sv 是经无量纲因子调整的每质量能量单位，用来解释生物损伤的可能性。对于射线照片和伽马辐射，rem 和 rad 等值，Sv 和 Gy 等值。

在接受全乳腺放疗作为保乳治疗的妇女中，心脏病风险的增加与心脏接受的剂量成正比。一项老年人试验显示，心脏接受小剂量辐射的右侧肿瘤患者与心脏可能已接受全部剂量辐射的左侧肿瘤患者进行比较，右侧肿瘤患者患心脏疾病和死亡的风险显著降低。因此，现代 RT 通过计算机精密的计算及先进的剂量输送，已经使输送到正常组织结构，特别是心脏的剂量减少。然而，在 2000 年之前接受治疗的患者可能已经接受了对心脏有损伤的显著放射剂量。

二、不同心血管损伤的具体机制

放疗可以引起多种心血管疾病，放疗后的发生时间及临床特点各异（表 24 - 3）。

表 24 - 3 放射治疗后的心血管并发症

风险组织	并发症	典型时间过程
脑血管	Moyamoya 病（颅内出血风险增加），小血管缺血性疾病	<3 年
颈动脉	短暂性脑缺血发作，卒中	6 个月 ~ 20 年
冠状动脉	加速动脉粥样硬化，缺血性心脏病，稳定/不稳定心绞痛，心肌梗死，缺血性心肌病/心力衰竭	5 ~ 30 年
心肌	与放疗相关的舒张功能障碍，纤维化，限制性心肌病/心力衰竭	5 ~ 30 年
心包	心包炎，小渗出到慢性大量积液/填塞，心包纤维化和收缩	急性：2 ~ 12 个月 慢性：1 ~ 20 年
心脏瓣膜	瓣膜功能不全（最常见的是主动脉瓣和二尖瓣），主动脉瓣狭窄	8 ~ 30 年
心脏传导系统	一度，二度或三度房室传导阻滞，病窦综合征，右束支传导阻滞（RBBB），室上性和室性快速性阵发性房颤，QT 间期延长	10 ~ 18 年
肾脏，髂及股动脉	肾功能不全/衰竭，间歇性跛行，肢端坏死，外周动脉疾病	2 ~ 16 年

放疗后血管损伤的病理生理机制仍不明确，可能包括加速动脉粥样硬化和内皮损伤[7]。放疗会导致动脉粥样硬化斑块加速发展。从炎症形成开始，导致内皮刺激、免疫细胞募集，随后吞噬低密度脂蛋白（LDL）并形成动脉粥样硬化。内皮细胞活化表达黏附分子和释放 von Willebrand 因子。这些过程有利于炎症、斑块进展、脆弱和血栓形成。在这个假说中，

放疗起到了启动炎症步骤的作用，引起的级联事件与没有放疗暴露时发生的动脉粥样硬化病变很类似。

Fonkalsrud 等认为，放疗最初会破坏内皮细胞和滋养血管。一项犬股动脉研究发现，在放疗过程中接受相当于人类 40Gy 的剂量后，犬股动脉会出现早期内皮功能障碍，包括细胞内结构破坏、早期血栓形成和外膜损伤。放疗后 4 个月，中膜区域发生纤维化和坏死。这些研究表明放疗初始阶段主要损伤血管内皮细胞。

间质纤维化通常发生在血管周围。一些研究者推测辐射引起组织纤维化的主要原因可能是组织缺氧。内皮损伤使 von Willebrand 因子暴露，刺激血栓形成，并阻塞心肌毛细血管。这一理论认为缺血是 RIHD 的一个关键因素，心内膜明显的组织病理学变就是有力的证明。肾素 - 血管紧张素 - 醛固酮系统也被氧化应激激活，而血管紧张素 II 是另一种促纤维化物质。有研究表明，血管紧张素受体阻滞剂和血管紧张素转换酶抑制剂能抑制辐射诱导纤维化的发展。

但 RT 诱导的动脉粥样硬化与固有斑块有一些重要的差异。在 RT 环境下，动脉粥样硬化病变被认为是"内野区"，这意味着病变与治疗的局部性质一致仅存在于递送放射线的区域中。放疗诱发的动脉粥样硬化病变往往比逐渐形成的病变更长，并且通常在病变的末端出现具有最大狭窄的区域。在显微镜下，大、中动脉斑块比小动脉更常见[8]。

放疗后发生的生物化学变化也已得到证实，血管内皮中促炎生物标志物和细胞因子急剧上调，放疗产生的自由基产生氧化损伤，同时伴有细胞黏附分子上调，细胞因子表达变化，平滑肌增殖和一氧化氮表达减少，都被认为是导致 RT 诱导动脉粥样硬化的原因。其他影响因素包括 DNA 损伤，内皮细胞和平滑肌细胞 NF - κB 激活，线粒体功能失调和血管衰老。另外，内皮细胞活化表达黏附分子和释放 von Willebrand 因子，也能促进炎症形成，斑块进展、脆弱和血栓形成。

一旦发生内皮细胞损伤，RT 诱导的动脉粥样硬化过程将类似非放疗介导的动脉粥样硬化过程，内膜增厚引起正常血液层流紊乱。另外，对血管的放疗也可能导致血管周围组织包括外膜的变化。成纤维细胞活化，纤维组织代替弹性组织导致血管硬化，血管弹性降低，与炎性内膜增厚一起加重血流动力学损害。

2. *瓣膜病和功能障碍* 心脏放疗引起的瓣膜增厚、回缩和钙化可能发生在瓣叶的小叶和瓣膜的周围区域。与普通人群相比，癌症生存者中接受放射治疗的患者，瓣膜狭窄的发生率更高。超声心动图提示，接受纵隔 RT 的患者发生瓣膜狭窄、反流、收缩功能障碍和舒张功能障碍的可能性增加。在放疗后，瓣膜功能不全最常见于主动脉瓣和二尖瓣，而在三尖瓣中较少见。大多数患者在纵隔放疗后 20 年或更久出现临床相关的瓣膜病（平均 22 年）。心脏辐射剂量大于 25Gy 时，辐射诱发瓣膜病风险最高。反流比狭窄更常见。主动脉反流发生率 60%，二尖瓣反流发生率为 52%，主动脉瓣狭窄发生率为 16%。

女性 RT 后发生瓣膜功能障碍的风险更高。瓣膜功能障碍发生率随时间而增加，甚至在治疗进行的 3 个 10 年后，仍会出现主动脉瓣功能不全的症状。在对接受 ≥35Gy 纵隔放射治疗的无症状患者进行经食管心脏超声检查发现，放疗后瓣膜疾病的发生率随时间增加，放疗后 10 年仅 4% 的患者出现中度或明显的主动脉瓣反流，而 20 年时达 60%。

在先前接受过胸部照射的患者的尸检样本中，17个心脏中有12个出现瓣叶增厚，其中显示增厚的患者心脏接受的平均放射剂量为46Gy。从治疗到出现临床显著症状的平均时间仅为8年。7个解剖瓣膜（3个二尖瓣和4个主动脉）和18个死后标本（6个二尖瓣，5个三尖瓣，4个主动脉和3个肺）表现出了放疗相关的纤维化。值得注意的一点是，尽管存在三尖瓣和肺动脉瓣膜纤维化，但这些变化并不具有临床意义。进一步的研究也证实了右侧心脏瓣膜累及相对少见，胸腔放疗患者明显瓣膜功能障碍的发生率也很低。Cutter等对患有霍奇金淋巴瘤并接受胸部放射治疗的患者进行了研究，发现心脏接受20~30Gy的患者在30岁时发生临床显著瓣膜功能障碍的风险为1.4%。

这些瓣膜的结构改变可能与间质细胞转化为成骨细胞有关。此外，包括骨桥蛋白和骨形成蛋白-2在内的多种成骨蛋白均有上调，这可能在心脏照射后的主动脉瓣钙化狭窄的发展中发挥作用。

对辐射引起的瓣膜病的干预应同时考虑到所涉及的瓣膜和患者的其他并发症。对于有严重瓣膜功能障碍、心脏功能较差的患者（NYHA Ⅲ或Ⅳ级），可能需要进行更换瓣膜治疗。梅奥诊所对于接受过纵隔放射治疗（平均心脏剂量46Gy，范围25~70Gy，包括多种恶性肿瘤，如霍奇金淋巴瘤、非霍奇金淋巴瘤、乳腺癌癌症、肺癌、胸腺瘤和精原细胞瘤）的患者进行了观察。因为冠状动脉和瓣膜都在胸部放射治疗领域，所以行瓣膜手术的大多数患者还需要同时进行冠状动脉搭桥术。手术是治疗辐射引起的瓣膜病的标准治疗。在瓣膜手术后30天死亡率（包括主动脉、二尖瓣和三尖瓣）为12%，而5年生存率为66%。

最常见的手术类型是主动脉瓣置换术，其次是二尖瓣置换术。60例患者中有12例需要同时修复多个瓣膜。尽管82%的手术患者治疗成功，但前提条件是必须仔细选择手术候选者，瓣膜置换术无法保证恢复RT后的心脏功能。

在晚期主动脉狭窄的患者中，由于放射性肺纤维化和严重的主动脉钙化（例如陶瓷主动脉）等并发症而导致手术失败的患者，可以考虑经导管主动脉瓣置换术（TAVR）[9]。

3. 心包疾病　心包疾病是RT后最常见的心血管并发症，70%~100%的患者有心包异常，包括缩窄性心包炎、纤维素性心包粘连和心包纤维化。Gagliardl研究比较40，30和20Gy不同放射剂量对心脏的影响。多变量分析显示，30Gy或更高放射剂量与心包渗出明显相关。

与冠状动脉和瓣膜所见的变化不同，放疗诱发的心包疾病可能急剧发生并长期发展，临床表现差异大，从无症状到严重的心脏压塞，最终导致血液动力学损害均有可能发生。动物实验证明，心脏仅接受20Gy计量的放疗时，心包的脏层和壁层就可能发生显著变化，心包积液可能为浆液性或出血性，几个月至1年后可出现纤维粘连。

放射性心包炎可出现类似于心包积液的症状，但发病时间更短，最常见的症状包括呼吸短促、发热和胸痛，查体可见Kussmaul征（颈静脉压矛盾上升）和心包摩擦感。心电图可出现弥漫性ST段改变。超声检查常常显示心包腔内液性暗区，胸部X线检查可显示"球型"心。心包穿刺可以是诊断性的（区分放射诱发性和恶性渗出性）和治疗性的（如果心包积液足够多，已引起临床相关症状）。经常性渗出的患者可能需要引流管置入或开窗治疗。可用非甾体类抗炎药物（NSAIDs）治疗低至中度积液。

尽管急性心包炎的发生可能与 RT 有关，但慢性心包炎常在治疗后数月至数年发生，并且通常症状较轻，如单纯呼吸困难。以往接受胸部放疗的患者中多达 20% 发生心包炎；然而，在 2000 年之后，因采取包括规避心脏的 CT 计划在内的现代放射治疗方法，已将发病率降低到 2.5%。

由于放射暴露和技术的改变，目前较少出现心包疾病相关后遗症，对于出现心包积液或 RT 后出现心包炎的患者，在治疗后的几年内可能出现缩窄性心包炎。在这个过程中，纤维性僵硬心包不能适应容量的变化，导致缩窄性病理生理学改变，心室充盈受损和心输出量减少。通常到晚期仍能保留收缩功能。临床上，患者常表现为反复呼吸困难和容量负荷过重，以及对常用药物无反应的难治性心力衰竭。目前没有治疗方法能够阻止这一过程。心包剥脱术和心包切除术可用于血流动力学异常和临床相关的缩窄，心包剥脱术后患者死亡率明显高于心包切除术（5 年死亡率 89.0% vs 35.7%，$P<0.001$）。这一人群死亡率高的原因可能是更广泛的心包和纵隔纤维化、心肌纤维化，以及伴随的瓣膜和缺血性心脏病。一旦确诊，应尽早进行心包膜切除术，但可能无法改善预后。

4. **传导系统异常** RT 也会影响心脏传导系统。研究发现，放疗后可能出现一、二、三度房室传导阻滞，以及不完全和完全束支传导阻滞，其发生发展的原因可能是由动脉粥样硬化病变引起的血流减少和由放疗引起的纤维化。对于传导系统的不良影响通常发生在治疗后 1~20 年。传导系统异常发生率介于 0 和 45% 之间，引起心律失常的剂量约为 40Gy。对于发生束支传导阻滞的患者，右束支更易于受到影响，原因可能是放疗场从前面进入胸腔，右束支更接近放疗场，传统上在霍奇金淋巴瘤的纵隔放疗中右束支传导阻滞更严重。一项研究纳入了 48 名接受放射治疗的长期霍奇金病幸存者，中位随访时间为 14.3 年，结果发现 19% 的患者出现窦性心动过速，3 例出现心动过缓，57% 出现单调或非昼夜心率，21% 出现运动负荷试验异常。与普通人群相比，先前接受放疗的肿瘤患者发生上述心律失常的发生率更高。部分显著缓慢型心律失常患者需要使用起搏器。对于需要起搏的患者，起始放疗距离临床显著心律失常发生的平均时间为 12 年（范围 10~18 年）。传导异常和缩窄性心包炎通常一同发生，多达一半的患者中有上述现象，此时心脏起搏器放置和心包切除可以考虑同时进行。另外，心影像学研究发现，二尖瓣主动脉瓣结合处钙化点与完全性心脏传导阻滞相关[10]。RT 与蒽环类药物合用可能会增加发生室性心动过速的风险。

5. **心肌病和心力衰竭** 辐射诱发的心肌疾病的临床表现与其他病因诱发的心肌疾病相似。MRI 显示弥漫性和片状纤维化与冠状动脉灌注缺损区不符。平均而言，左心室射血分数（LVEF）可能仍在正常范围内，但与健康对照组相比仍较低。在接受蒽环类药物治疗的患者中，即使与放射治疗之间有时间间隔，心脏功能损害也会比单纯放疗更严重。辐射诱发心肌病最显著的特点是心内膜和心肌纤维化造成限制性心肌病的发展。荷兰一项研究纳入 4414 例乳腺癌治疗后生存 10 年的患者，接受内乳淋巴结放疗的患者充血性心力衰竭的危险增加（HR＝2.7）。

由于心力衰竭（HF）不是由辐射暴露直接引起的，血管紧张素转化酶（ACE）抑制剂和 β-受体阻滞剂仍然是主要的治疗药物[11]。原位心脏移植（OHT）是难治性心力衰竭的最后手段。由于在严重的纵隔纤维化的情况下，心包剥离术非常困难，心包切除可作为首选。由于纵隔纤维化，冠状动脉搭桥手术（CABG）难以施行。在 RIHD 人群中，心脏移植也有明显的围手术期风险，尽管至少有一个中心报告了小样本病例的优秀短期和中期结果。但在有高度围手术期风险的情况下，应谨慎选择患者，把控手术指征。

舒张性和收缩性心力衰竭均与胸部放疗有关，与特发性心肌病患者相比，与癌症治疗相关的心力衰竭患者死亡风险将增加 3.5 倍。回顾性和基于人群的研究表明，接受胸部放射治疗乳腺癌和淋巴瘤等疾病的患者心力衰竭发生率较高。Nolan 等综述报道，曾有胸部放射治疗霍奇金淋巴瘤病史的患者发生静息左心室射血分数（LVEF）异常的可能性增加，范围从 5% 至 29% 不等。LVEF 异常与早期的治疗相关。

但 Heidenreich 等对舒张功能进行的研究与上述结果不一致，研究纳入接受至少 35Gy 胸部照射治疗的霍奇金淋巴瘤患者，发现 14% 的患者发生轻度至中度功能障碍。而伴有舒张功能障碍的患者更可能有运动诱发的缺血。相反，Glanzmann 等发现没有任何高血压或冠状动脉病史的霍奇金病患者胸部放疗后舒张功能障碍并没有统计学上的显著增加。

已知许多化疗方案包括烷化剂、蒽环类抗生素和某些靶向药物会导致心力衰竭。与单独放疗相比，接受两种方式治疗的患者的收缩功能恶化更严重。较新的靶向疗法，包括用于治疗 Her-2 阳性乳腺癌的曲妥珠单抗（Herceptin），会引起收缩功能的可逆和不可逆变化。这种效应通常由于联合细胞毒性疗法和放疗而加剧。

6. 放射治疗后血管变化的时间过程　放疗后 10 年内发生心血管并发症的风险最高，这种风险会持续到治疗后 20 年，但是急性血管毒性（治疗 3 个月内发生）极其罕见。然而，预先存在心血管疾病或危险因素的患者发病较早，心血管毒性也因患者的年龄、疾病部位、放射量和放疗技术而异[12]（表 24-3）。

7. 自主神经功能障碍　在霍奇金淋巴瘤患者中，纵隔 RT 后自主神经功能障碍是仅次于心电图（ECG）异常的最常见异常。最近对 263 名霍奇金淋巴瘤患者的回顾性研究评估了在运动跑步机测试前和运动期间的静息心率及心率恢复。与对照组相比，19 年前接受 RT 的患者（中位辐射剂量 38Gy）有较高的静息心率，从 Bruce 方案恢复 1 分钟后，RT 患者的心率恢复异常发生率显著增高（31.9% vs 9.3%）。在没有辐射史或已知心脏病患者中发现，异常的心率恢复与更高的全因死亡率相关（HR=4.6）。

三、不同部位肿瘤放疗的心血管疾病风险

RT 可用于多种癌症的治疗，不同的器官和组织在患者接受治疗时都面临着独特的潜在风险，并且在输送给血管结构的放疗剂量方面存在很大差异。疾病部位和血管系统和/或风险器官的相关研究较多，但是在预期寿命较短的癌症（例如局部晚期肺癌）中，与心血管毒性相关的长期数据比较罕见。另外，血管并发症风险相对较低的部位（例如远端肢体）的癌症也不太可能产生明显的心血管毒性。以下按部位介绍。

1. 颅内病变　RT 常用于原发性脑肿瘤，包括良性和恶性肿瘤及转移性颅内病变。颅内病变患者预期寿命有限，预后较差，尤其是转移性疾病或高级别原发性脑肿瘤患者，因此在有限的寿命中，没有观察到放疗导致的慢性动脉粥样硬化改变或中风的发生。良性颅内疾病（如垂体腺瘤）的放射治疗发现，放射治疗与卒中风险有关。

接受放射治疗的垂体腺瘤患者在治疗后的几年内有中风风险。1970~1980 年，在英国接受放射治疗的 331 名垂体腺瘤患者中，64 名患者在治疗后 20 年发生中风，发生率为21%。与一般英国人群相比，接受放疗的患者卒中的相对风险（RR）为 4.1。但另一项研究认为年龄是预测卒中的唯一因素，放疗患者的卒中发生率并不比一般人群高。鉴于近十年来放射治疗的观念和技术均发生剧变，既往研究结果当谨慎解读和借鉴。随着现代技术的不断发展，应用于颅内肿瘤放射治疗的射线剂量正在逐步降低。一些研究显示，改善放射技术降低了总体卒中风险。目前接受放射治疗的脑膜瘤患者幸存年限较长，血管疾病发生率也较低。

除了卒中风险之外，脑部照射还与一种罕见的脑血管畸形（Moyamoya 病，即烟雾病）有关，患者的颈内动脉终末部分逐渐变窄。这种疾病可能呈零星散发，也可聚集发生，在东亚国家，特别是在韩国和日本的居民中更常见。烟雾病（Moyamoya 病）也可导致中风。虽然烟雾病是一种罕见的放疗并发症，但据报道，接受放射治疗（包括光子和质子治疗）的儿童脑癌幸存者可能发生烟雾病；有 1 型神经纤维瘤病史（NF1）的患者，其肿瘤位置与 Willis 环相邻可能是该病发展的危险因素，尤其是在年轻患者中（<9 岁）。报道病例中烟雾病典型的时间过程约为 3 年，可能是晚年颅内出血的预测因素。因此，对于可能需要脑部照射的年轻患者，应当充分讨论替代方案的可行性。

2. 头颈部癌症

（1）颈动脉风险和 RT：颈动脉疾病已被公认为是缺血性卒中的致病因素。美国每年进行颈动脉内膜剥脱术近 140 000 次[13]。诊断为头颈部癌症的患者，其原发疾病导致系统性出凝血功能改变，加之放疗诱发的颈动脉粥样硬化斑块加速发展，因此头颈部癌症患者罹患颈动脉相关性中风的风险大大增加。

在 Pereira Lima 等的一项前瞻性研究中，对接受头颈部肿瘤放射治疗的患者行超声检查颈动脉内膜中层厚度。这些患者在治疗前，治疗完成后 90 天内及完成治疗后 6 个月内分别进行了超声评估。治疗包括以每周 2Gy 的速度递送的 6 MV（兆伏）光子，每周递送 5 天至主要原发肿瘤部位和双侧引流淋巴管，总剂量为 44Gy。随后将增加剂量施用于具有主要病灶的局部区域，额外 16~26Gy。在治疗后的早期阶段（90 天内），内膜中层厚度发生了显著变化，但后一阶段（超过 6 个月）的进一步变化无统计学意义。研究发现，成像观察到的变化表明内膜中层增厚在治疗后开始增加，但在中期内并没有明显变化。

另有研究表明，有 7.4% 的霍奇金病患者在胸部放疗术后 17 年会发生颈动脉或锁骨下动脉狭窄。放射治疗时患者的中位年龄为 34 岁，从治疗到诊断颈动脉或锁骨下动脉疾病的平均年龄为 17 岁。发生锁骨下动脉狭窄的患者均暴露于较高水平的颈部下辐射剂量。在接受头颈部平均辐射剂量为 56.4Gy 的鼻咽癌患者，颈动脉狭窄率为 79%，对照组为 21%，颈部 RT 10 年后卒中的相对风险（RR）为 10.1（95% CI 4.4~20.0）。

年轻患者面临着巨大的治疗负担，他们的寿命可能会受到原发性恶性肿瘤和治疗相关毒性的双重影响。

在 2002 年一项研究头颈部癌症患者缺血性脑卒中风险的研究中，Dorresteijn 等检查了 60 岁以前接受放疗的 367 例患者（包括喉癌、多形性腺瘤和腮腺癌）。患者主要为男性

（61%），中位年龄为49.3岁。放疗剂量在50~66Gy之间，每天2~4Gy递送（每周5次）。将治疗的患者与基于人群的年龄和性别匹配队列进行比较，计算照射处理组的相对风险，并与预期的中风次数进行比较。在试验纳入的367例患者中，14例患者在完成放疗后发生缺血性卒中，与相应的未接受照射的总体缺血性卒中相比，相对风险为5.6（95% CI：3.1~9.4）。在所分析的恶性肿瘤中，喉癌的相对风险最低（5.1），而腮腺癌最高（8.5）。治疗时的年龄可能是治疗后发生血管并发症的重要因素，高血压、吸烟和高脂血症等其他因素也可能与血管并发症有关。应特别注意降低这些可控风险，包括戒烟、适当控制高血压和/或高脂血症。颈动脉病变可使用超声检查进行评估。血管并发症的病变特征与典型的动脉粥样硬化病变位置不同，典型表现是颈动脉远端受累，动脉分叉缺乏限制。颈动脉手术相对可能非常复杂，因此还建议尽可能限制术后放疗的适应证。对于颈动脉疾病，首选药物治疗，包括使用抗血小板治疗、血管紧张素转换酶抑制剂和他汀类药物。

（2）头颈部癌症治疗的发展：目前公认头颈部鳞状细胞癌与酒精和烟草的长期使用有关，尤其是老年患者。尽管使用联合治疗（化疗、放疗和手术），头颈部鳞状细胞癌患者生存率仍相对较低。根据美国的经验，随着美国烟草使用的减少，头颈部鳞状细胞癌患者也在逐年减少。近年来发现人类乳头状瘤病毒（HPV）感染（尤其是HPV16和HPV18）与口腔癌的发生有关。HPV感染所致口腔癌患者与传统头颈部癌症患者不同，这类患者通常年龄较小，不吸烟，更常见于高加索人，并伴有早期淋巴结转移。与非HPV相关的头颈部癌症相比，这些患者的治疗效果也明显更好。随着这些患有HPV感染的头颈部恶性肿瘤患者的比例增加，考虑到其长期毒性尤其重要，因为其中许多患者将成为长期幸存者。鉴于许多患者生存期超过20~40年，因此应该考虑尝试去除或减少与血管并发症有关的治疗相关风险。台湾一项对年龄小于55岁的头颈部肿瘤患者的研究表明，与一般人群相比，联合放化疗后卒中风险增加（相对风险=1.8）。由于HPV+头颈部肿瘤的放射线敏感性更高，目前的试验正在研究这些亚群患者是否可以安全地接受放疗量减少的治疗，以期降低短期和长期毒性。

（3）照射头颈部后血管并发症的治疗建议：颈动脉内膜切除术和颈动脉支架植入术是治疗颈动脉粥样硬化的首选方法，而锁骨下动脉介入或旁路移植术是锁骨下动脉狭窄的选择。经过头颈部放疗的患者应该在治疗后2~5年内对颈动脉进行定期超声检查，年度监测和管理血脂，控制血压，戒烟，减重和定期运动。

3. 胸部癌症　冠心病是临床上最常见的胸部RT相关疾病，即使在没有传统心脏危险因素的年轻肿瘤患者中也可能发生急性心肌梗死。左冠状动脉前降支（LAD）的中远段多见，右冠开口和左主干病变也有报道。接受冠状动脉造影检查的患者中，1/3的患者有2~3支血管疾病，其狭窄程度为70%或更大。胸部放射治疗后支架内再狭窄增加也有报道。

辐射诱导的冠状动脉疾病（CAD）在临床上通常表现为心绞痛或心肌梗死。与传统的冠心病相同，冠状动脉造影仍是诊断标准。

评估微血管疾病的理想方法是PET区域心肌灌注成像或介入冠状动脉血流储备和血管反应性。在这种情况下，锝-99m的灌注可能会显示出不符合冠状动脉分布的可逆性灌注缺陷，但也可能出现微血管功能障碍。负荷超声心动图一般不敏感，但对区域灌注缺陷更特异。CT 血管造影（CTA）或冠状动脉钙化（CAC）评分是一种替代的成像技术。冠状动脉粥样硬化患者的粥样硬化斑块的发生率总体上较高，斑块整体负荷更大。然而，目前还没有进行系统的研究。在迄今为止最全面的研究中，传统的功能负荷测试低估了这些患者发生 CAD 的可能。

目前还没有明确的针对 RIHD 的管理稳定性心绞痛和急性冠脉综合征的指导方针，可以参考常规冠心病的经皮冠状动脉介入治疗（PCI）或冠状动脉搭桥术（CABG）的建议，可以考虑对复杂的多血管冠状动脉行血运重建，但如果需要瓣膜手术或心包膜切除术，则可以同时进行 CABG 以避免再次手术。内乳动脉（IMA）在一些 RT 疗法的辐射场中可能受损。

（1）淋巴瘤：RT 于 1902 年首次用于淋巴瘤的姑息性治疗。van Nimwegen 等对 1965～1995 年间治疗的 2617 例霍奇金淋巴瘤患者进行综述，发现放射治疗后冠心病（CHD）发展的中位时间为 19 年。

更多的研究表明，纵隔部位的治疗与心脏并发症风险增加有因果关系，包括心脏死亡风险增加。许多早期霍奇金病的长期幸存者，都存在由于早期原始但治愈性放射治疗引起的持续心脏问题。对这种毒性的认识促使放疗向以化疗方案为主的治疗方式的转变，以及对于特定患者的放疗剂量减少和范围缩小，从而显著地减少了纵隔放射的影响。目前的试验表明，某些霍奇金淋巴瘤患者可以在免于放射治疗的前提下同样做到控制疾病的进展而长期生存。

随着技术进步，放射治疗中使用的放射范围及剂量在不断下降。1990 年以前淋巴瘤患者会接受全淋巴照射，包括纵隔、双侧腋窝、膈下淋巴结和脾脏的膈上淋巴结。这些患者心脏并发症风险很高。1990 年后的治疗通过限制所涉及的淋巴结的放射剂量，从而控制了并发症发生风险，并且 2000 年之后使用仅用于特异性靶向所涉及的淋巴结，射线剂量进一步减少。尽管有纵隔淋巴结转移的患者仍不能完全避免心脏结构的照射，但已经有效地控制了包括心脏在内的正常内脏受到放疗的风险。除了放疗范围的变化外，放射剂量也随着时间的推移而下降，这在很大程度上是由于认识到了淋巴瘤患者长期治疗相关的毒性，包括心脏毒性。在 20 世纪 90 年代和 21 世纪初进行的一系列试验，在不影响疾病控制的情况下，将剂量从 40Gy 减少到 20Gy。虽然目前仍无较长时间随访的研究，但大多数放射肿瘤学家认为，随着剂量和放疗范围的减少，心血管疾病的风险可能比以往有显著降低。

（2）乳腺癌：现代乳腺癌 RT 方案的改变改善了心脏的预后。切向辐射场而非前场可使心脏剂量降低。CT 辐射可以避开心脏。自 1979 年以来，这些变化使冠状动脉疾病（CAD）偏向左侧或右侧的现象持续下降，而在现代的队列研究中，侧向性不再出现。有早期随机对照试验发现，乳腺癌 RT 组的缺血性心脏病的风险比手术组高；而丹麦乳腺癌合作小组 82b 和 82c 试验随机将患者分为有或无 RT 的手术组，未发现缺血性心脏病的风险增加。另一项在纳入 2232 例各年龄组患者的扩展分析中，急性心肌梗死的死亡相对危险（RR）是 3.2，危险的升高在最初 5 年最显著，并持续到整个随访期（＞20 年），心肌梗死的平均时间为 10.3 年。

在这些试验中，心脏辐射防护、心脏放射量较低，以及使用超声测量胸壁厚度的 RT 治疗计划是降低心脏毒性的因素。

在 20 世纪 80 年代，早期乳腺癌的治疗方式发生了巨大变化。多项随机试验比较了全乳房切除术和单纯乳房肿瘤切除术后胸壁放疗（保乳治疗）的效果。这些包含数千名患者的试验发现，乳房切除术总生存期和保乳治疗之间没有差异，因此乳房肿瘤切除术后胸壁放疗成为可接受的治疗标准。现在超过一半的Ⅰ期和Ⅱ期乳腺癌女性会接受乳房保留治疗代替乳房切除术。

传统意义上，辅助RT已通过反向切光束，旨在覆盖整个乳房。典型剂量通常在50~54Gy范围内，并对乳房肿瘤切除术腔施加10~14Gy的加强剂量。右侧乳腺癌患者心脏很少接受大剂量的辐射，而左侧乳腺癌患者心脏的心尖和前方常常面临辐射风险。在Darby等的SEER分析中，对1973~2001年间诊断为乳腺癌的女性进行了死亡原因评估。超过300 000名妇女在那段时间被诊断为乳腺癌，37%接受放疗。研究人员发现死亡最常见的原因是由于癌症复发，但第二个最常见的死因是心脏病。在1973~1982年间接受治疗的妇女面临着与心脏有关的巨大死亡风险，因为当时用于治疗的技术不先进，并且会在治疗范围包括心脏使用较大的剂量。

对乳房肿瘤切除术后的左侧乳腺癌和锁骨上淋巴结进行放射治疗时，需要认真规划和个性化的设计，以尽量减少对心脏和血管结构的放疗。

多项观察性研究支持SEER分析结果，并显示乳腺癌患者，特别是左侧乳腺癌患者心脏疾病和死亡风险的增加。牛津的一项研究发现，接受乳腺癌治疗的妇女心脏接受的放疗剂量与主要冠状动脉事件（包括心肌梗死、冠状动脉血运重建或缺血性心脏病死亡）的风险之间存在线性关系。在接受治疗后的前5年，放疗剂量每增加1Gy，风险会增加7.4%，而且没有明显的阈值。心脏病的高风险会持续超过20年。

此外，与没有危险因素的患者相比，已有心血管危险因素的患者死于缺血性心脏病和/或冠状动脉疾病的绝对风险更大。有学者建议，避免乳腺内部淋巴结照射可减少心脏辐射剂量。然而，最近针对乳腺癌的内部乳腺节点照射试验表明，放疗对提高无病生存有益，随访10年心脏疾病没有明显增加。

为了更好地了解心脏受过量辐射而导致死亡的病因，Nilsson等分析了1970~2003年间被诊断为乳腺癌的一组瑞典妇女病例，对这些女性进行检查并与冠状动脉造影对比[14]。研究观察左乳房放疗与特定冠状动脉病变发展之间的关系，发现狭窄风险较高的两个区域为左前降支中远段和对角支。这些区域在解剖学上与传统的相对切向场处理的区域重合。在高风险患者或淋巴结阳性的患者中，化疗区域内包含乳内淋巴系统会增加输送到右侧血管系统的剂量。

毫无疑问，对心脏的放疗增加了心脏病的风险。因此，乳腺放射肿瘤学的许多研究工作都致力于减少心脏受照剂量的策略。目前，基于3D的CT技术和呼吸门控技术已经显著降低了心脏的受照剂量，使得部分患者的心脏毒性风险大大降低。

（3）肺癌：对于早期肺癌患者，手术或放疗均有治愈的可能。但对于许多不能耐受手术的患者，立体定向消融体放疗（SABR），也被称为立体定向体放疗（SBRT），已成为日益普遍的替代治疗方法。SABR/SBRT与以前的常规分割放射疗法不同，每个分次递送更高的剂量，通常在更短的时间段内递送每分次10Gy或更多。随着使用SABR/SBRT治疗肺癌的患者数量不断上升，急需更加全面地了解此类治疗的风险。

高剂量每分次治疗可能会使剂量依赖性动脉粥样硬化病变加速发展。在 NSCLC 剂量递增试验（RTOG 0813）中，治疗 1 年内发生的毒性反应包括心动过缓、缺氧、肺炎和死亡，但发生率很低（中位剂量 12Gy/f 为 7.2%）。高剂量放疗的严重并发症是因治疗邻近支气管树和心脏的中央病灶，而导致主动脉 - 食管瘘。

（4）胸部放疗的治疗技术：RT 是目前各种胸部恶性肿瘤，包括淋巴瘤、肺癌和乳腺癌治疗过程中不可或缺的部分。随着这些癌症的总生存率增加，放疗对血管结构的风险越来越受重视，越来越科学的技术，包括剂量计算、三维计划、治疗递送、高度适形等被用来降低心脏和其他风险血管结构的剂量。运动控制是一种能显著降低心脏剂量的特殊技术。通过监测胸部和乳房恶性肿瘤的呼吸和心脏周期，可以对肿瘤运动相关的变化进行量化和计算，从而更准确地向肿瘤递送放疗剂量并减少正常组织受照剂量。通过监测胸部的外部运动，可以减少放射治疗区域，使得心血管结构的剂量可以显著减少。

通过仅在呼吸周期的某个阶段（又称呼吸门控）治疗患者，心脏剂量可减少一半。现已证明进行相反切向电场递送的全乳房放疗中，应用深吸气屏气可使平均心脏剂量降低超过 55%，左前降支的剂量降低超过 72%。那些经历部分淋巴结照射，包括乳房内部淋巴系统照射的患者通常具有较高的心脏剂量，但使用运动控制可减少心脏剂量。

灌注扫描能够显示放疗后心脏组织的功能状态。Marks 等对左侧乳腺癌患者进行心脏灌注前瞻性研究。在放疗前和治疗后 6，12，18 和 24 个月评估疗效。发现分别有 27%，29%，38% 和 42% 的患者出现心脏灌注缺陷。研究人员发现，左心室暴露于治疗区域内少于 5% 的患者新灌注缺陷比率为 10%~20%，而超过 5% 的患者新灌注缺陷比率达 50%~60%。低剂量的临床效果仍有待观察，因为使用呼吸门控技术的灌注研究显示减少剂量没有益处。在一项针对左侧乳腺癌患者的随机、前瞻性 III 期试验中，Zellars 等发现，无论通过呼吸门控传递至心脏的 RT 剂量如何，患有左侧乳房肿瘤的女性发生灌注缺陷均无减少，这表明呼吸门控不一定能提供足够的心脏保护，甚至非常低剂量的放疗就可以影响心脏功能。

4. 腹部癌症　与原发性肺癌一样，许多疾病的不良预后意味着几乎没有患者存活足够长的时间以出现放疗的远期影响。淋巴瘤尤其是霍奇金病患者的幸存者，除了颈部和胸部淋巴结之外，其中许多人接受了对整个膈下淋巴结链的放疗。在这些幸存者中观察到髂股动脉和主动脉动脉粥样硬化，最常见的包括股动脉、股浅动脉和腘动脉。动脉狭窄、血栓形成、动脉瘤扩张、肠系膜上动脉或肠系膜下动脉血管损伤、间歇性跛行和肢体缺血等均有发生，并且与其他血管床病变一样，这些变化可发生在治疗后的数年甚至数十年。放射性肾损伤可以表现为继发性高血压，放疗可以直接导致动脉粥样硬化损伤肾动脉，肾脏内的小血管也可能受到影响。

5. 骨盆癌症　盆腔照射而致骨盆主要动脉损伤，进而导致肢体缺血相对罕见。在 Moutardier 等发表的一个病例系列研究中，4 位接受盆腔妇科癌症治疗的患者随后需要搭桥（股腘动脉和腋股动脉），支架血管成形术和药物治疗。症状出现的时间在放射后 2~16 年，治疗剂量范围在 30~65Gy。

盆腔放射后还有更严重的血管损伤病例报告。Levenback 等发表了一系列治疗妇科恶性肿瘤后的动脉闭塞病例，6 例中有 2 例接受了辅助放疗，在治疗后 16 和 18 年，患者出现与

RT 有关的晚期效应，最终需要进行部分截肢治疗。

由于骨盆血管与骨盆的淋巴结并排分布，骨盆脉管系统不可避免地会受到照射，因此恶性肿瘤患者需要行骨盆放疗时，应该意识到这种风险，并采取适当的措施来避免其他可能会加剧现有放疗对血管损伤的风险。

四、预防治疗建议

在辐射暴露期间或之后，缺乏有关 RIHD 预防的文献。动物研究表明，ACE 抑制剂和血管紧张素受体阻滞剂对照射后的心脏有保护作用。有研究表明，心肌及血管内皮对损伤易感的时间为清晨 6 点至中午 12 点，在上午 10 点至中午 12 点时间内，心肌缺血、心肌梗死和猝死增加 20%～30%，因此建议下午放疗[15]。

当然，减少放疗后患者心血管疾病风险的最重要的治疗措施是尽可能减少放疗暴露。为此，放射肿瘤学家开发了多种新技术来减少放疗剂量，包括近距离放射治疗、计算机辅助三维计划、调强放疗、图像引导放疗、重粒子放疗、质子放疗和断层放疗，以确保当肿瘤接受足够的放射量时，正常组织得到最大保护。然而少部分心脏及左冠状动脉前降支仍然在乳腺癌切线野放疗时受到明显的辐射。逆向调强放疗（intensity - modualated radiation therapy，IMRT）已显示，在高剂量放疗中心脏受到照射的剂量明显减少。

对于乳腺癌、前列腺癌和妇科恶性肿瘤，使用内部放疗源的近距离放疗可以显著减少正常组织的照射剂量。如前所述，尽管肿瘤和正常组织结构的解剖仍然是心血管放射剂量的决定因素，先进的计划技术已允许更好地规划心血管结构接受的剂量和限制剂量，质子放射治疗的使用正在增加，许多研究已经显示使用质子疗法治疗食管癌、肺癌和乳腺癌的剂量学优势，能够减少心脏的额外剂量。然而，尽管在应用放射治疗的儿童中已看到益处，尚未有成人研究证明。正在进行的长期随访对于确定质子治疗减少的心脏剂量是否会最终降低长期心血管发病率至关重要。

对于心脏或主要血管结构（即颈动脉、主动脉、股动脉）已接受大剂量照射的患者，积极管理控制心脏危险因素（如血压、糖尿病和血脂水平）至关重要。此外，评估治疗后的心血管风险也是有益的。

儿科肿瘤学会已经发表了儿童癌症幸存者管理指南[15]。其中包括每年进行一次体格检查评估，对于接受放疗的患儿（包括头部、颈部或胸腔），若剂量超过 40Gy，考虑多普勒检查，并建立完成 RT 10 年后行双侧多普勒颈动脉评估。对于接受胸部放疗的儿童患者，建议在治疗前进行超声心动图检查，然后根据放疗剂量和是否使用蒽环类化疗药物"定期"检查。也建议每 2 年检查一次糖化血红蛋白。

在成人癌症幸存者中没有国际公认的监测和管理心血管并发症的指南。根据现有数据，建议患有任何已知心血管疾病（先前心肌梗死、卒中、TIA、血管成形术或旁路术）并正在考虑进行胸部或头颈部照射的患者，由心脏病专家进行评估，包括基线 EKG、超声心动图和糖化血红蛋白等（表 24 - 4）。这些患者应该接受随访，并应根据其疾病的严重程度和放疗区域的血管受累程度进行治疗。在许多情况下，最佳管理包括积极的医疗管理，如 LDL 降低、血压管理、体重减轻、运动、戒烟及使用超声心动图和/或多普勒超声检查常规监测。

表 24-4 心血管风险的治疗建议

风险组织	治疗建议
所有疾病部位	• 戒烟 • 充足的体力活动 • 地中海式饮食 • 血糖控制（针对糖尿病患者）
脑血管	• 谨慎选择需要进行脑部 RT 的患者，尤其是儿童 • 对于非恶性病变，考虑其他治疗替代 RT
颈动脉	• 超声评估患者预先存在的心血管危险因素 • 积极的血压管理 • 胆固醇管理（可使用 ACC/AHA 动脉硬化性心血管心脏疾病的风险计算器） • 体重管理 • 对于有危险因素的患者，在放疗后 1 年考虑治疗后监测，然后进行常规治疗
心脏结构包括冠状动脉、心包、瓣膜和传导系统	• 谨慎选择需要进行胸部 RT 的患者 • 利用技术将放疗线避开心脏 • 积极的血压管理 • 胆固醇管理 • 体重管理
肾、髂动脉和股动脉	• 谨慎选择需要进行腹部/盆腔放疗的患者 • 积极的血压管理 • 胆固醇管理 • 体重管理

对于正在接受胸部或头颈部放疗的患者，根据美国心脏病学会/美国心脏协会指南[16,17]对其进行初步筛查并确定其心血管风险是合理的。应评估患者的高血压、高脂血症、糖尿病、吸烟、体重、体力活动和家族史（定义为一级亲属心脏病，女性＜65 岁，男性＜55 岁）。弗明汉（Framingham）风险评分可能会帮助确定最佳医疗管理计划。具有 10 年冠心病事件风险高的患者（如弗明汉评分＞20%），应该遵循严格的 LDL 和血压管理，而评分低于 10% 的患者可以采取较不积极的治疗。弗明汉风险评分低估了女性的心血管风险，Reynolds 风险评分被提出用于女性的危险分层[18]。

心脏保护研究显示，服用 ACE 抑制剂的患者患放射性肺炎的风险较低。他汀类药物也能降低因辐射暴露而导致的心肌纤维化程度。同样，如果接受 RT 治疗的患者需要抗高血压治疗，ACE 抑制药或血管紧张素受体阻滞药（ARBs）应被列为首选药物。但需要对人类进行前瞻性研究，以证实他汀类药物和 ACE 抑制剂/ARBs 对可能的心脏辐射暴露患者的益处。

有胸廓部放疗史的患者应终身心脏病随诊，因为即使没有症状的患者也可能有严重的心血管疾病。欧洲心血管成像协会（EVCVI）和美国超声心动图学会（ASE）2013 共识声明建议，RT 开始 10 年后或高风险患者 5 年后筛查超声心动图（表 24-5），以后每 5 年重复 1

次。同样地，RT 后 5~10 年进行功能负荷测试，筛查冠心病高危患者。

表 24-5　对无症状心脏辐射暴露患者的筛查建议

筛查冠心病 Van Leeuwen – Serarceanu 等 CT 血管造影/冠状动脉钙化评分
对纵隔腔受到 35Gy 或更大剂量辐射的患者（或者是那些接受了较陈旧的不能使心脏辐射降到最低的 RT 技术检查的人）的筛查建议 ≥45 岁的患者辐射暴露 5 年后开始 <45 岁的患者辐射暴露 10 年后开始 每 5 年重复评估 1 次 每 3 年测血脂 1 次 每年进行 1 次血压及空腹血糖检查
欧洲心血管成像协会与美国超声心动图协会（EACVI/ASE）共识声明
无创功能负荷测试 推荐对高危患者进行筛查 辐射暴露 5~10 年后开始 每 5 年重复评估 1 次
瓣膜病筛查 van Leeuwen – Segarceanu 等 超声心动图
对纵隔腔受到 35Gy 或更大剂量辐射的患者（或者是那些接受了较陈旧的不能使心脏辐射降到最低的 RT 技术检查的人）的筛查建议 在辐射 10 年后开始，每 5 年重复评估 1 次
EACVI/ASE 共识声明 超声心动图 在高风险患者中辐射 5 年后开始 其他所有人辐射后 10 年开始 每 5 年重复评估一次
非冠状动脉粥样硬化疾病筛查
van Leeuwen – Segarceanu 等及 EACVI/ASE 共识声明都不推荐对无症状患者进行非冠状动脉粥样硬化疾病的筛查，但推荐对有颈动脉杂音或神经系统症状的患者行颈动脉超声检查；接受颈部放射治疗的患者，其与颈动脉狭窄相关的卒中风险显著升高，对无症状患者进行选择性超声检查是合理的
高危患者定义为有前胸或左胸照射及以下风险因素之一：剂量 >30Gy，分割剂量 >2Gy，年龄 <50 岁，缺乏屏蔽，同时应用蒽环类药物，具有心血管病危险因素，已知的心脏病

SCAI 共识文件特别提到了使用 CT 冠状动脉造影（CCTA）和 CAC 评分，并使用超声心动图作为额外的筛查技术来进行氧消耗负荷测试。虽然 CCTA 对 CAD 病变的解剖比其他任何技术都要有价值，但运动氧消耗测试评估的是心脏和肺储备，后者可能因为伴随的肺纤维化而受损。如果在 CT 或功能负荷测试中发现异常，可以考虑冠状动脉造影。检查和治疗传统的冠心病危险因素，包括高血压、血脂异常、糖尿病和吸烟是必要的。事实上，RT 可以被认为是另一种心血管危险因素。

乳腺癌胸部放疗后冠心病和急性冠状动脉综合征（例如急性冠状动脉事件）的风险更高，比其他心血管危险因素中出现的时间更早（<10 年，甚至<5 年），见图 24-2[19]。

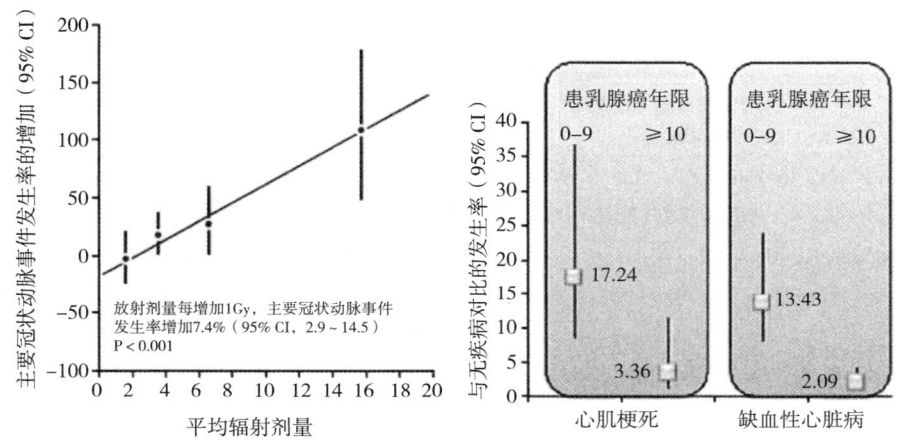

图 24-2　不同心脏放射剂量的主要冠状动脉事件发生率及相对风险

乳腺癌胸部放疗后，主要冠状动脉事件发生率和放疗后不同时间的相对风险呈线性增加，并且这一发生率与心脏辐射剂量呈函数关系。

现在还不确定这些 RT 相关毒性作用及如何改善放疗患者的心血管预后。所有放疗患者的心血管风险都可能比传统风险计算所得出的更高。应该积极地使用阿司匹林和他汀类药物干预，但是实验研究表明，这些药物对辐射诱导的毒性防治效果并不理想。在放疗的小鼠，阿司匹林对于放疗导致的动脉硬化没有像普通动脉硬化那样有效，表明放疗损伤有更复杂的潜在机制。放疗导致微血管内皮细胞损伤和修复异常，造成炎性渗出伴微血栓形成，以及继发性器官功能损伤，大血管内皮细胞氧化张力增加，加速内膜增厚的进展，促使不稳定炎性动脉硬化斑块的形成，这些复杂的病理生理机制使得防止放疗所导致血管毒性面临极大的挑战。

关于 RIHD 的其他表现，目前还没有方法可以预防辐射引起损伤的发展或进展。

五、结论

放疗仍然是许多恶性肿瘤治疗的重要方法。放疗技术的进展已大大降低了治疗使用的放疗剂量，特别是在治疗乳腺癌和淋巴瘤方面。此外，随着治疗方法的进步和人口老龄化，癌症幸存者会越来越多，因此，确定风险增加的患者至关重要，这样能确保他们尽早接受心血管筛查及更积极地管理其他心血管危险因素。肿瘤科和心内科协作有助于把控放疗的指征,并能规避潜在的心血管风险部位受照。

(朱航 李瑶 叶伟)

参考文献

[1] Smith BD, Smith GL, Hurria A, et al. Future of cancer incidence in the United States: burdens upon an aging, changing nation [J]. J Clin Oncol, 2009, 27 (17): 2758-2765.

[2] Hewitt M, Greenfield S, Stovall E. From cancer patient to cancer survivor: lost in transition; 2006. Available from: https://www.nap.edu/catalog/11468/from-cancer-patient-to-cancer-survivor-lost-in-transition.

[3] Mulrooney DA, Yeazel MW, Kawashima T, et al. Cardiac outcomes in a cohort of adult survivors of childhood and adolescent cancer: retrospective analysis of the Childhood Cancer Survivor Study cohort [J]. BMJ, 2009, 339: b4606.

[4] Haber AH, Rothstein BE. Radiosensitivity and rate of cell division: "Law of Bergonié and Tribondeau" [J]. Science, 1969, 163 (3873): 1338-1339.

[5] Topolnjak R, Borst GR, Nijkamp J, et al. Image-guided radiotherapy for left-sided breast cancer patients: geometrical uncertainty of the heart [J]. Int J Radiat Oncol Biol Phys, 2012, 82 (4): e647-655.

[6] Travis LB, Ng AK, Allan JM, et al. Second malignant neoplasms and cardiovascular disease following radiotherapy [J]. J Natl Cancer Inst, 2012, 104 (5): 357-370.

[7] Plummer C, Henderson RD, O'Sullivan JD, et al. Ischemic stroke and transient ischemic attack after head and neck radiotherapy: a review [J]. Stroke, 2011, 42 (9): 2410-2418.

[8] Weintraub NL, Jones WK, Manka D. Understanding radiation-induced vascular disease [J]. J Am Coll Cardiol, 2010, 55 (12): 1237-1239.

[9] Latib A, Montorfano M, Figini F, et al. Percutaneous valve replacement in a young adult for radiation-induced aortic stenosis [J]. J Cardiovasc Med, 2012, 13: 397-398.

[10] Santoro F, Ieva R, Lupo P, et al. Late calcification of the mitral-aortic junction causing transient complete atrio-ventricular block after mediastinal radiation of Hodgkin lymphoma: multimodal visualization [J]. Int J Cardiol, 2012, 155 (3): e49-50.

[11] Hunt SA, Abraham WT, Chin MH, et al. American College of Cardiology Foundation, American Heart Association. 2009 focused update incorporated into the ACC/AHA 2005 Guidelines for the Diagnosis and Management of Heart Failure in Adults: a report of the American College of Cardiology Foundation/American Heart Association Task Force on Practice Guidelines: developed in collaboration with the International Society for Heart and Lung Transplantation [J]. J Am Coll Cardiol, 2009, 53 (15): e1-e90.

[12] McCready RA, Hyde GL, Bivins BA, et al. Radiation-induced arterial injuries [J]. Surgery, 1983, 93 (2): 306-312.

[13] Go AS, Mozaffarian D, Roger VL, et al. Heart disease and stroke statistics—2013 update: a report from the American Heart Association [J]. Circulation, 2013, 127 (1): 143-152.

[14] Nilsson G, Holmberg L, Garmo H, et al. Distribution of coronary artery stenosis after radiation for breast cancer [J]. J Clin Oncol, 2012, 30 (4): 380-386.

[15] Nathan PC, Amir E, Abdel-Qadir H. Cardiac outcomes in survivors of pediatric and adult cancers [J]. Can J Cardiol, 2016, 32.

[16] Eckel RH, Jakicic JM, Ard JD, et al. 2013 AHA/ACC guideline on lifestyle management to reduce cardiovascular risk: a report of the American College of Cardiology/American Heart Association Task Force on practice guidelines [J]. J Am Coll Cardiol, 2013, 63 (25 Pt B): 2960-2984.

[17] Goff DC, Lloyd-Jones DM, Bennett G, et al. 2013 ACC/AHA guideline on the assessment of cardiovascular risk: a report of the American College of Cardiology/American Heart Association Task Force on practice guidelines [J]. J Am Coll Cardiol, 2014, 63 (25Pt B): 2935-2959.

[18] Ridker PM, Buring JE, Rifai N, et al. Development and validation of improved algorithms for the assessment of global cardiovascular risk in women: The Reynolds Risk Score [J]. J Am Med Assoc, 2007, 297 (6): 611-619.

[19] Darby SC, Ewertz M, McGale P, et al. Risk of ischemic heart disease in women after radiotherapy for breast cancer [J]. N Engl J Med, 2013, 368: 987-998.

第二十五章

儿童期癌症幸存者的远期心脏毒性

在美国,患癌症儿童的存活率已经从20世纪70年代中期的58%上升到83%,这一成功在一定程度上是治疗取得进展的结果。然而,儿童期癌症幸存者特别易于发生远期心血管事件[1],在确诊后的头30年内,与治疗相关的慢性健康问题累积发病率约为75%[2]。在美国,每680名20~50岁的人中就有一人是儿童期癌症幸存者,并且这一人群还在增长[3],其长期健康问题值得关注。2017年儿童期癌症生存者研究组(Childhood Cancer Survivor Study,CCSS)关于儿童肿瘤生存者CTCAE 3~5级心血管毒性(包括冠状动脉疾病、心功能衰竭、心脏瓣膜疾病、心包疾病、心律异常)发生情况的长期随访数据显示,儿童期肿瘤生存者3~5级心血管疾病的总体发生率为4.8%。

众所周知,一些最常见的抗癌症药物(表25-1),如蒽环类药物(anthracyclines),是心脏毒性药物[4]。

表25-1 抗肿瘤药物的心脏毒性作用

药物	毒性作用
蒽环类药物:柔红霉素,多柔比星,表柔比星,去甲氧基柔红霉素,米托蒽醌	心律失常,心包炎,心肌炎,心力衰竭,左心室功能不全
脂质蒽环类药物:脂质体阿霉素盐酸盐(盐酸多柔比星脂质体,Caelyx)	心力衰竭,左心室功能不全,心律失常
抗代谢物:卡培他滨,卡莫司汀,氯法拉滨,阿糖胞苷,5-氟尿嘧啶,甲氨蝶呤	缺血,胸痛,心肌梗死,心力衰竭,心律失常,心包积液,心包炎,血流动力学异常
抗微管剂:紫杉醇,长春花碱	低血压或高血压,局部缺血,心绞痛,心肌梗死,心动过缓,心律失常,传导异常,心力衰竭
烷基化剂:白消安,氮芥,顺铂,环磷酰胺,异环磷酰胺,丝裂霉素	心内膜心肌纤维化,心包炎,填塞,缺血,心肌梗死,高血压,心肌炎,心力衰竭,心律失常
酪氨酸激酶抑制剂:达沙替尼,吉非替尼,甲磺酸伊马替尼,拉帕替尼,索拉菲尼,舒尼替尼	心力衰竭,水肿,心包积液,心包炎,高血压,心律失常,QT间期延长,缺血,胸痛
单克隆抗体:阿仑单抗,贝伐单抗,西妥昔单抗,利妥昔单抗,曲妥珠单抗	血流动力学异常,左心室功能不全,心力衰竭,血栓栓塞,水肿,心律失常
白细胞介素类:地尼白介素,IL-2	低血压,毛细血管渗漏综合征,心律失常,冠状动脉血栓形成,缺血,左心室功能不全

续表

药物	毒性作用
其他药物：全反式维A酸，三氧化二砷，天冬酰胺酶，α-干扰素，来那度胺，巯嘌呤，喷司他丁，替尼泊苷，沙利度胺	心电图改变，QT延长，扭转型室速，心动过缓，其他心律失常，缺血，心绞痛，心肌梗死，心力衰竭，水肿，低血压，血栓栓塞和维甲酸综合征（包括发热、低血压、呼吸窘迫、体重增加、周围水肿、胸腔及心包积液）

如果不予以防治，这种心脏毒性会逐渐发展并持久存在，可能导致心肌病、心力衰竭，需要心脏移植，甚或死亡[5]。在确诊30年后，幸存者中与心脏有关的死亡人数超过了癌症复发造成的死亡人数[7]。流行病学研究显示，与对照组相比，癌症幸存者患心力衰竭的可能性是对照组的15倍[2]，患冠心病的可能性是对照组的10倍[2]，发生脑血管事件的可能性是对照组的9倍[2]，死于心血管相关疾病的可能性是对照组的8倍[7]，心力衰竭、心肌梗死、心包疾病和瓣膜异常的风险明显高于其健康兄弟姐妹[7]。

本章根据国内外指南和大型随机对照试验结果，重点概述蒽环类药物和放疗（RT）等的远期心脏毒性效应、机制、危险因素，以及预防和治疗。

一、蒽环类药物

在与心脏不良反应有关的癌症治疗中，最经典的是蒽环类药物的应用。蒽环类药物的心脏毒性可以是急性发作，也可以是慢性的（表25-2）[8,9]。

表25-2 蒽环类药物心脏毒性的分类特点

特征	急性心脏毒性	早发进行性心脏毒性	晚发进行性心脏毒性
发病时间	在治疗的第1周内	完成蒽环类药物治疗后<1年	完成蒽环类药物治疗后≥1年
风险因素依赖	不清楚	是	是
成人临床特点	心肌收缩性的短暂性抑制	扩张型心肌病	扩张型心肌病
儿童临床特点	心肌收缩性的短暂性抑制	限制性心脏病和/或扩张型心肌病	限制性心脏病和/或扩张型心肌病
病程进展	停用蒽环类药物时通常可逆	渐进的	渐进的

急性心脏发作发生在开始治疗后1周内，患者不到1%。症状包括心律失常、心室功能障碍、心包炎和心肌炎，可以"自我恢复"[10]。虽然有些患者可能会出现致命的心力衰竭，尤其是在使用高剂量的蒽环类药物之后，但往往是短暂的，当治疗停止后症状经常会消失[11]。然而，癌症幸存者的心脏异常可能是持续性的，甚至是渐进性的，即使是累积剂量

较低的患者,最终也可能会受到心脏毒性的影响[12]。

慢性进行性心脏毒性反应更常见,可分为早发和迟发。早发毒性反应不常见,一般发生在完成治疗后不到 1 年,主要包括心力衰竭和心包积液。

迟发毒性反应发生在 1 年以后,不仅会导致长期的心脏病,还会影响儿童的心肌生长。最严重的心脏毒性作用为心肌坏死,可导致远期心肌病和心力衰竭。迟发性心脏毒性包括左心室(LV)功能恶化,心肌细胞经常减少。心肌细胞的丢失导致 LV 扩张,进展为限制性 LV 功能减退、LV 壁变薄,以及 LV 收缩性降低。超声心动图检查结果包括 LV 短轴缩短率(LVFS)减少,LV 质量和收缩力降低,LV 舒张末期室后壁增厚。明显的 LV 功能障碍可能无法满足增加的代谢需求,如急性病毒性疾病、生长激素诱导的生长突增、举重、妊娠引起的高血容量和经阴道分娩等,从而加重心力衰竭。

2017 年儿童期癌症生存者研究组(CCSS)在 ASCO 年会上报道,心脏疾病的发生危险与蒽环类药物用药剂量密切相关,蒽环类药物用药剂量 ≥250mg/m^2 会显著增加心脏毒性风险。Kremer 等[13]报道了在平均随访 6.3 年和平均累积剂量为 301mg/m^2 的蒽环类药物、伊达比星、表柔比星治疗后,心力衰竭的累积发生率为 2.8%。延长随访显示,扩张型心肌病趋于进展为限制性。采用蒽环类药物治疗的 115 例幸存者左心室功能明显减低,与累积剂量成反比。在接受了超过 300mg/m^2 蒽环霉素的患者中,其 LVFS 显著降低,体表面积 LV 质量和心输出量减少,收缩力持续下降。这些变化在累积剂量高的患者最显著。然而,即使剂量较低,也能观察到变化。长期随访显示,随着体表面积 LV 壁厚度的增加和体表面积 LV 内径减小,导致了"正常"的 LV 内径/厚度比。这种减缩的体表面积 LV 内径/厚度比(又称 Grinch 综合征)可能导致心力衰竭、心脏移植或死亡。

虽然蒽环类药物与心脏毒性关系密切,但其机制尚不清楚,可能与氧化应激和心肌细胞损伤有关[14]。研究发现,蒽环类药物通过被动扩散进入细胞,由于心磷脂对蒽环类药物的高亲和性,心肌细胞中的蒽环类药物浓度可能较高。高浓度的蒽霉环素导致膜不稳定并破坏线粒体 DNA(mtDNA)。这种损伤可能会抑制细胞产生能量,降低对自由基或活性氧(ROS)产生的氧化应激的适应能力。另外,蒽环类药物会大量消耗心脏中重要的抗氧化剂——谷胱甘肽过氧化物酶。

一旦蒽环类药物进入细胞,它就会与铁形成复合物,并将蒽醌基团还原成半醌自由基。这种还原反应导致了 ROS 的级联产生。ROS 是导致细胞及其成分灾难性损伤的根本原因,最终导致细胞死亡。氧化应激也诱导一氧化氮合酶,产生一氧化氮和过氧化亚硝酸盐,使其肌原纤维肌酸激酶和其他重要的心肌酶失活。上述损伤,由于心肌细胞分裂变慢,心肌细胞处于有丝分裂休眠期,这些受损细胞不能被替换,最终导致器官损伤。

此外,还提出了其他几种与蒽醌相关的心脏毒性机制,包括诱导凋亡、产生血管活性胺、形成有毒代谢物、上调一氧化氮合酶、抑制转录和翻译。蒽环类药物导致电子传递链失偶联,产生大量 ROS,影响磷酸化和 ATP 合成。它们还干扰线粒体钙稳态,破坏线粒体膜,最终杀死细胞。暴露于蒽环类药物的心肌细胞还显示出可能不依赖于氧化途径的变化,包括消耗心脏干细胞,损害 DNA 合成,干扰细胞信号,触发细胞死亡,改变基因表达,抑制肌浆网的钙释放,抑制蛋白 titin 在肌节的形成,损伤线粒体肌酸激酶活性和功能。这些亚细胞损伤过程通常在蒽环类药物暴露后持续数周,这可能有助于了解慢性心肌病的发病机制。

蒽醌可以延长 QTc 间隔,这表明室性心动过速的风险增加。在 10%~30% 的患者中,蒽环类药物也与室性早搏、窦房结功能障碍、心室晚电位、QRS 电压降低有关。这种电生理毒性的机制不明,可能与自由基生成有关。通常情况下,这些变化是短暂的,不需要干预。

最新研究认为,蒽环类药物的治疗机制与影响增殖性肿瘤细胞中拓扑异构酶 – ASE 2 – α 表达有关,但它也与心肌细胞中的拓扑异构酶Ⅱβ(Top2β)相互作用,从而产生心脏毒性效应。Top2β – 蒽环类药物 – DNA 三元分裂复合物诱导 DNA 双链断裂,导致细胞死亡。Zhang 指出,心肌细胞特异性 Top2β 缺失,能够保护心肌细胞,避免蒽环类药物诱导的 DNA 双链断裂和小鼠的转录组改变。此外,对蒽醌敏感性高[左心室射血分数(LVEF)减少 ≥ 10%,LVEF < 50%,尽管累积剂量 < 250mg/m^2]的患者,其外周血白细胞 Top2β 水平比蒽醌耐药患者(累积剂量为 ≥ 450mg/m^2,LVEF ≥ 50%)高,提示 Top2β 有可能作为蒽醌容易诱导心脏毒性的替代标志物。

迟发心脏毒性同样出现在应用相同药物治疗的成人癌症幸存者中。心血管迟发毒性反应很多,并不局限于心脏功能异常。在成人中癌症治疗所产生的心血管毒性及病理生理机制与儿童不尽相同,可能与并发症较多和修复/再生能力降低有关。

心功能损害可以从无症状的收缩或舒张功能障碍发展为严重的临床心力衰竭。成年人通常会发展成扩张型心肌病,儿童可能患有非缺血性扩张型或限制性心肌病,并从一型进展到另一型。儿童心力衰竭多因左心室后负荷增加,而非收缩能力降低引起。儿童期癌症幸存者心脏毒性的风险随着累积的剂量增加而增加,并且在治疗后至少持续 45 年。一半以上的儿童期癌症幸存者有亚临床心脏异常,包括左心室质量和室壁厚度降低、左心室后负荷增加、左心室收缩力下降(图 25 – 1)。

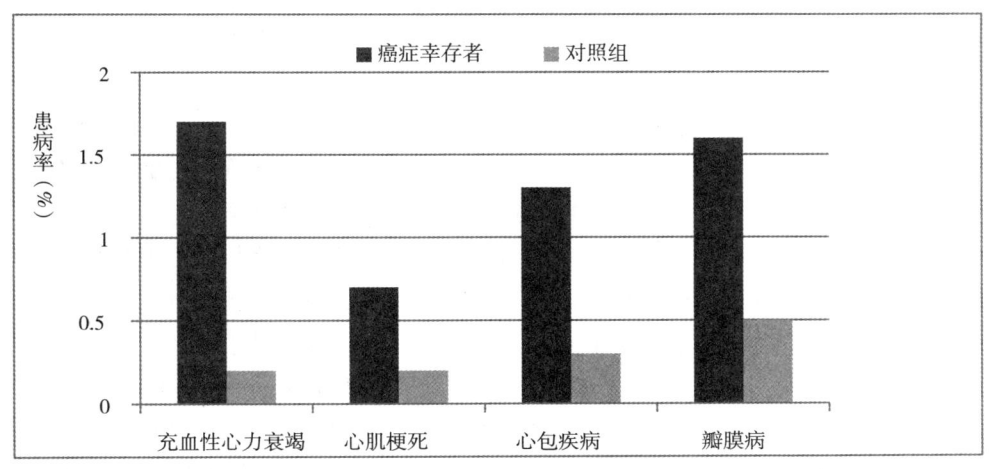

图 25 – 1 21 岁前诊断为癌症的 14 358 名幸存 5 年者和 3899 名健康人群中心脏疾病的患病率

二、单克隆抗体

单克隆抗体，即 HER-2 靶向药物，如曲妥珠单抗，也因其心脏毒性作用而闻名。当曲妥珠单抗与蒽环类药物联合使用时，这种副作用更为明显，两者相互影响，或以各自独立的机制损害心脏。曲妥珠单药导致无症状的左心室功能下降，而不是临床心力衰竭，右心室功能障碍不太常见。其心脏毒性被认为与其对 HER-2 受体的作用直接相关，因为动物模型研究发现，该基因参与了心脏组织的胚胎发育。

三、酪氨酸激酶抑制药

酪氨酸激酶抑制药（TKI），如伊马替尼，与高血压、心肌病、心力衰竭有关。心力衰竭是炎症和纤维化的结果，病理改变包括心肌细胞空泡化和间质淋巴细胞浸润。酪氨酸激酶抑制药抑制血管内皮生长因子受体，心血管毒性反应往往发生在开始治疗2周内。高血压通常对抗高血压药物有反应，并且在停止治疗后，心肌病通常可以逆转。

四、其他抗癌药物

抗代谢药物，如氟尿嘧啶（fluorouracil）及其前体卡培他滨（capecitabine），与心绞痛、心肌梗死、血管痉挛、应激性心肌病和心律失常有关。微管靶向药物，如长春碱类（vinca alkaloids）可能导致高血压、心肌缺血及心肌梗死；紫杉类可引起无症状心动过缓和心脏阻滞等心律失常；大剂量环磷酰胺可引起急性心肌病和出血性心肌炎。另外，白介素-2 导致的心肌炎，足叶乙苷相关的血管痉挛性心绞痛，和他莫昔芬相关的 QT 延长的心脏室性机制尚不清楚。

五、胸部放射

据统计，约 50% 恶性肿瘤患者需要接受放疗，射线在作用于肿瘤组织的同时，不可避免地对放射野内及其周边的正常组织造成损伤，导致弥漫性心肌或心包纤维化、心包炎、冠状动脉疾病及瓣膜病等放疗相关性心脏病（radiation-related heart disease，RRHD），其发生率高达 10%~30%。2017 年儿童期癌症生存者研究组（CCSS）报道，心脏疾病的发生危险与心脏接受放疗的剂量密切相关，心脏放疗剂量限制在 <10Gy，可降低心脏毒性风险。

胸部肿瘤的放疗可以影响心脏的所有结构和特征，包括传导系统。心肌损伤的特点是非特异性、弥漫性、间质性纤维化。在显微镜下，胶原蛋白的总量不仅增加，而且Ⅰ型胶原酶的比例也比Ⅲ型胶原酶增多，从而降低了心肌顺应性，导致舒张功能障碍。

Stewart 使用一种辐射损伤的兔子动物模型，发现心肌破坏分三个阶段：第一阶段，暴露于辐射 6 小时后，中小型动脉受损，但微血管没有受到直接影响，中性粒细胞浸润心脏全层。第二阶段（或称为潜伏期），在放射后 2 天开始，表现为渐进性纤维化；内皮细胞反应表现为复制，但其速度不足以避免缺血，最终导致更广泛的纤维化和心肌死亡。第三阶段（或称为晚期），开始于放射后 70 天，其特征是广泛的纤维化。辐射也会激活炎症途径。ROS 的产量增加，蛋白质和脂质的氧化损伤会加重其他类型的损伤，导致慢性炎症，增加斑块形成和破裂的风险。广泛的心包纤维增厚、心包粘连和过度心包积液并不罕见。当心包受损时，小血管不正常增生，通透性增加，导致缺血并最终导致纤维化。

受到照射的瓣膜发生纤维化，伴或不伴有钙化。因为瓣膜基本上无血管，这种纤维化可能为周围心肌内皮细胞损伤的晚期后果。由于左侧瓣膜的损坏通常比右侧瓣膜更严重、更常见，因此，较高的体循环压力可能起重要作用。左前降支和右冠状动脉经常受到影响，狭窄可能发生在近端。有研究发现，在辐射诱导的动脉粥样硬化斑块中，中膜和内膜的斑块更厚、密度更大。然而，即使在一般人群中，内膜斑块主要由纤维组织构成。因此，区分辐射诱导的动脉粥样硬化斑块和典型的非辐射冠状动脉疾病斑块仍然较困难。

辐射诱导的心脏毒性通常在暴露后10多年才显现出来，最主要的表现是舒张功能障碍。Adams等对48例纵隔RT治疗的霍奇金淋巴瘤患者进行随访发现，尽管患者无症状，但有37%的人显示有舒张功能不全（舒张末期LV内径和质量减少，LV厚度没有改变）和运动测试平均最大耗氧量（VO_{2max}）显著降低。42%的患者出现瓣膜缺损，75%表现为传导缺陷。在30%的幸存者中，VO_{2max}明显减少。在癌症幸存者中，运动能力可以预测心力衰竭患者的死亡率，VO_{2max}似乎与未来的生活质量降低有关。因此，建议对霍奇金病幸存者进行心肺运动评估，尤其是VO_{2max}，而LV收缩功能不应该是心脏毒性的唯一标准。

另有研究人员报道，在诊断为霍奇金淋巴瘤的成人患者中，剂量为35Gy的纵隔辐射使14%（40/282例）的患者有轻度至中度的舒张功能障碍。此外，左心室舒张功能障碍与应激性缺血和预后差有关。左心室功能障碍患者的心脏无症状生存率较低，生活质量也较低。与LV功能障碍有关的是瓣膜功能障碍，通常是进行性的，可能导致心力衰竭。

放疗致病的主要机制是微血管损伤导致的缺血和纤维化。纤维化可引起急性和迟发性心脏改变，并因炎症、氧化应激和基因表达的改变而加重。辐射相关心脏病的临床和组织学特征可能滞后于实际暴露的时间或周期，损伤的类型分为急性、继发性或迟发性。急性辐射损伤在快速增殖的细胞中最常见，当参与正常组织转换的功能细胞丢失时，就无法被替换。继发性损伤是指由于辐射效应造成的急性损伤没有愈合，导致慢性损伤。晚期效应发生在几个月或几年后，并逐渐加重，而且更多发生在更替缓慢的组织中。

放射性心血管病包括心包炎、心肌损害、冠状动脉疾病、瓣膜病、心律失常及脑血管病变。

1. 心包损伤　　随着现代放疗技术的发展，临床上辐射相关心包炎的发病率已经下降。急性心包炎通常发生在放疗期间，而迟发性心包炎则发生在治疗后至少4个月。最常见的症状是呼吸困难、咳嗽、发热、胸膜炎，也可以无症状。放疗后心包损伤的发病率与剂量有关，放射性心包炎是由富含蛋白质的液体在心包腔积聚、心包纤维化和脂肪层被胶原所取代而引起。纤维性心包的进一步增厚可能导致缩窄，并可能发生心包积液或心包填塞。

2. 心肌损伤　　心肌损伤以胶原增加引起的局灶性间质纤维化为特征，与E-选择素、ICAM-1和PECAM-1等有关。心肌损伤始于急性微血管炎症和明显的中性粒细胞渗透，Rho蛋白的活化、结缔组织生长因子的激活，以及管腔狭窄和血栓形成引起的毛细血管损伤，会导致缺血和进行性纤维化。

3. 心律失常　　原因尚不清楚，很可能是微血管损伤影响了心脏细胞的传导和离子通道。

75%的接受胸部放疗的儿童期癌症患者存在传导缺陷,其中60%出现传导延迟,4%有右束支传导阻滞,9%监测到较长的校正QT间期。在束支传导阻滞中,右束支阻滞最为常见,这表明心脏最前面部分的纤维化风险最高。

4. 冠状动脉疾病　接受放射治疗的冠心病患者的病理生理与一般人群相似,放射损伤导致内膜增生、脂质沉积和血栓形成,具体机制尚未充分阐明。

5. 瓣膜疾病　瓣膜疾病比心包和心肌疾病少见,其机制可能与微血管缺血、纤维化有关。瓣膜疾病的范围从无症状的增厚渐进为严重的纤维化。

6. 脑血管疾病　大脑内皮细胞的破坏会引起脑微血管的炎症反应,导致内皮损伤,增加血小板黏附和血栓形成。紧密连接的丧失和血管通透性的增加导致组织病理学的改变,也会导致管腔狭窄和血栓形成[15]。颈部辐射增加颈动脉内膜中层的厚度,病变的血管壁会出现异常扩张和扭曲,进而增加中风的风险。

六、心脏毒性危险因素(参见第9章)

儿童期癌症治疗相关的心脏毒性的程度和进展速度各不相同。例如,尽管接受了相同的累积剂量,一些儿童可能发生严重的左心室功能障碍,而其他儿童则没有任何影响,因此也可能存在遗传倾向。

蒽环类药物累积剂量对心脏影响最大,累积剂量 $>300mg/m^2$ 的风险是低剂量的11倍。在接受蒽环类药物治疗的儿童期癌症幸存者中,在平均随访8年后,累积剂量 $>320mg/m^2$ 时出现左室扩张,累积剂量 $\geqslant 280mg/m^2$ 时,LVFS显著降低。然而,在剂量 $<240mg/m^2$ 的患者中也发现了心脏损害,这表明没有真正的"安全"剂量的蒽环类药物,特别是在较长的随访期后。

胸部放射治疗与长期心脏患病率之间的关系已经得到证实,尤其当与高累积量的蒽环类药物相结合时。在一项针对4122名法国和英国儿童期癌症幸存者的多中心研究中,平均辐射剂量与心脏死亡风险成线性关系。另有10年的随访发现,颅骨照射者的左室质量和左室内径较低,左室结构的这些变化与胰岛素样生长因子-1浓度的降低有关。

心脏毒性的其他危险因素包括女性、年龄较小、21三体、基因突变、既往心血管疾病和合并症(表25-3)。

表25-3　儿童期癌症幸存者心脏毒性的危险因素

危险因素	意义
累积蒽环类药物剂量	累积剂量 $>300mg/m^2$ 与长期风险显著升高相关
治疗后的时间	临床上重要心脏毒性的发生率几十年来呈递增趋势
蒽环类药物输注速度	连续输注对儿童无心脏保护作用
单次蒽环类药物剂量	即使在累积剂量有限的情况下,较高的个体剂量也会增加晚期心脏毒性;没有剂量是无风险的

续表

危险因素	意义
蒽环类药物类型	脂质体包封的制剂可以降低心脏毒性；关于蒽环类类似物的数据和心脏毒性的差异是相互矛盾的
放疗	累积心脏辐射剂量>30Gy治疗前或伴随蒽环类药物治疗增加风险，而且只要5Gy就增加了风险
伴随疗法	曲妥珠单抗、氯普瑞滨、博来霉素（CIN）、长春新碱、氨茶碱和米托蒽醌等可能增加对蒽环类药物的敏感性或毒性
既存的危险因素	高血压，缺血性心肌病和心脏瓣膜病，先前的心脏毒性治疗
个人生活习惯	抽烟，饮酒，能量饮料，兴奋剂，处方药和非法药物
并发症	糖尿病，肥胖，肾功能障碍，肺部疾病，内分泌疾病，电解质和代谢异常，败血症，感染，妊娠，病毒，低维生素D浓度
年龄	年轻（<1岁）和高龄治疗与风险升高有关
性别	女性比男性面临更大的风险
辅助疗法	需要收集更多的信息来评估风险
其他因素	21-三体与非裔美国人风险增加

阿霉素很难被脂肪吸收，而女孩体内脂肪的比例往往比男孩高，由于剂量通常是根据体表面积计算的，所以女孩心肌细胞内阿霉素浓度可能更高，这可能增加她们对蒽环类药物所致心脏毒性的敏感性。年轻女孩预防或修复自由基损伤的能力可能比男孩更弱，幸存者的死亡率也明显高于男性。随访研究表明，1岁前确诊的癌症幸存者更有可能出现LV壁变薄，随访时间较长的患者，LV功能障碍的发生率较高。

与普通人群一样，儿童期癌症幸存者也可能有一种或多种传统的动脉粥样硬化危险因素，如肥胖、糖尿病和吸烟，进一步增加了心血管并发症的风险，而不仅仅是直接与癌症治疗有关。幸存者中肥胖症的总体患病率与一般人群相似，心血管疾病危险评分表明，一半以上的幸存者患晚期冠状动脉病变的概率至少是年龄和性别相似但没有心血管疾病危险因素的普通人的2倍。发病风险与特定的癌症类型、癌症治疗或内分泌功能没有很大关系，但它与不运动和颅脑照射有轻微的联系，儿童癌症幸存者运动量明显低于其亲属或年龄和性别相匹配的对照组。

研究发现蒽环类药物相关的心脏毒性风险存在遗传倾向。遗传性血色病是一种遗传性疾病，可导致铁超载。在184名接受HFE基因突变频率筛查的高风险幸存者中，10%的人HFE C282Y等位基因发生突变。在这10%的幸存者中，阿霉素相关心肌损伤的风险是非携带者的9倍。初步研究还发现，暴露于低至中等剂量的蒽环类药物的患者，其编码羰基还原酶3的CBR 3基因G等位基因纯合性增加了患心肌病的风险。

另一项研究发现了两个基因，葡萄糖醛酸基转移酶1A6（UGT1A6）和钠偶联核苷转运体SLC28A3，它们可能影响蒽环类药物治疗相关心肌病的发病风险。心脏毒性与ABCC5A-

1629T 变异和 NOS3G894T 变异这两种多态性之间的关联也在高危急性淋巴细胞性白血病（ALL）儿童中有报道。ABCC5 基因参与蒽环类药物功能通路，编码外向转运子，ABCC5 基因多态性（ABCC5A – 1629T 的 TT 基因型）的儿童左室射血分数（LVEF）和左室短轴缩短率（LVFS）降低。此外，在癌症诊断时，他们的 LVEF 和 LVFS 较低，这使其在治疗期间和治疗后 LVEF 和 LVFS 降低的风险更高。

NOS3 基因调控阿霉素代谢途径中的活性氧或氮类分子。与 ABCC 5 变异型相比，NOS3G894T 纯合子 T 等位基因多态性在接受大剂量阿霉素治疗的高危患者中具有心脏保护作用：TT 等位基因患者 LVEF 为 64%，AA 或 AT 等位基因患者 LVEF 为 57%，表明不同基因患者在心功能方面存在临床差异。此外，在存在三种等位基因（TT 为 64.4%，其他等位基因为 66.5%）的患者中，右丙亚胺（右雷佐生，dexazoxane）可阻止这种效应，从而进一步支持在这一高危人群中使用右丙亚胺。识别这些潜在的遗传危险因素可能有助于筛查、评估预后、指导治疗和化疗后监测。目前还不建议常规进行基因分析，因为前瞻性研究与传统的方法没有进行比较。

对多柔比星（蒽环类药物，阿霉素，doxorubici）诱导的心脏毒性有关的候选基因的研究逐渐增多。在阿霉素引发的心脏毒性信号级联中，已经发现了几种蛋白质的基因组变异。基因编码细胞膜蛋白（如阿霉素转运体和外排泵）包括 ABCB1、ABCC1、ABCC2 和 SLC22A16，如果突变影响转运体功能，可能会引起毒性。编码基因转录调节因子的候选基因包括 PPARa、PPARb 和 TP53。TP53 和阿霉素 – TOP2β 通过与基因启动子结合抑制 PPARa 和 PPARb 的表达。PPARa 和 PPARb 是核受体和转录共激活物，参与阿霉素诱导的心脏毒性的氧化磷酸化和线粒体生物发生的关键调控因子。基因编码线粒体蛋白对氧化磷酸化和 ATP 的产生至关重要，包括 CAT、NOS3、NQO1、CYBA、NCF4 和 RAC2，它们构成 NAD（P）H 氧化酶复合物。这些蛋白质的基因组变异导致线粒体功能紊乱，从而增加了 ROS 的生成，与凋亡因子一起，最终导致心肌细胞死亡。在细胞液中经常发现的 23 种蛋白质包括 CBR1 和 CBR3，它们可以将阿霉素代谢为阿霉素醇，以及抑制 MDR1 的 NR1I2。

可以预见，加强对儿童期癌症长期幸存者相关的异常基因等终身心血管风险的了解，可能有助于指导治疗，并预测特定癌症疗法（如蒽环类药物）潜在的额外心血管风险。

七、心血管毒性的风险评估和筛选

监测心脏毒性策略在癌症治疗期间和长期幸存者之间，以及在儿童和成人之间是有差异的。美国临床肿瘤学会生存专家小组（ASCO – SEP）在 2007 年提出需要优化筛选策略，并坚持以证据为基础的治疗方案，建议对化疗和 RT 导致的有症状或无症状的成人癌症幸存者的长期心脏毒性和肺毒性进行监测。

当前，美国心脏协会（AHA）建议密切监测心脏功能，但并没有具体说明监测的方式或频率。儿童肿瘤小组（Children's Oncology Group）发布了基于风险的指导方针，用于监测儿童期癌症幸存者的心脏毒性。但是对癌症幸存者心血管监测的最佳时间和频率仍然存在争议。这些指导方针的成本效益研究表明，与没有筛选相比，它们可以以每质量调整寿命年（QALYs）低于 10 000 美元的成本降低幸存者的心力衰竭的风险，延长寿命 6 个月，QALYs

1.6个月,减少癌症诊断后30年心力衰竭的累积发病率18%。然而,不过于频繁的筛查比指导方针更划算,并且保持了80%的健康益处。最后,2015年国际准则协调小组——儿童期癌症晚期影响(International Late Effects of Childhood Cancer Guideline Harmonization Group)发表了一套建议,可供参考。

(一)临床风险评估模型

对患者心脏毒性和整体生活质量终点进行评估,同时还应考虑到肿瘤的疗效。基因图谱的成本效益仍有待确定。Chow等建立了临床分层模型,将女性、年龄<5岁,各计算为1分;应用任何一种蒽环类药物、任何胸部放疗各计算为3分。0~2分为低风险,3~4分为中等风险,>5分为高风险(图25-2)。

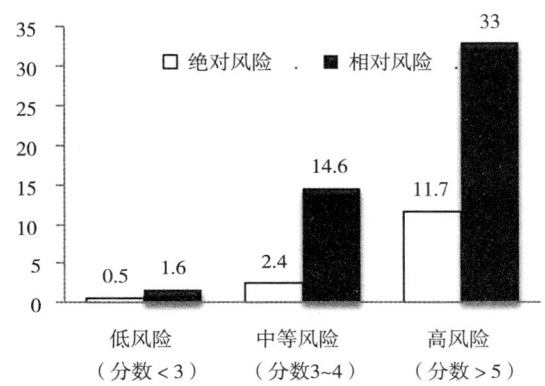

图25-2 蒽环类药物导致的儿童期癌症幸存者心脏毒性风险

(二)心电图

心电图是一种普遍可用的廉价工具,可以帮助识别高危患者。然而,不同阅图者之间的诊断差异大,并且缺乏特异性和敏感性。

癌症患者出现严重心律失常或心内传导异常及猝死的风险似乎在增加,诱因包括食欲不振、电解质异常,以及癌症及其治疗的心脏毒性。

抗肿瘤药物治疗引起的QTc间期变化可能是剂量依赖的。研究发现,在儿童期癌症幸存者中,蒽环类药物延长QT离散间隔38%,校正QT分散间隔超过110ms,结合LVFS减少29%与突然死亡相关。

三氧化二砷是急性早幼粒细胞白血病的重要治疗药物之一,较常见的不良反应是QT间期延长,QT间期>500ms的发生率为25%~60%,最危险的潜在不良反应是尖端扭转型室性心动过速。用紫杉醇后约30%的患者出现无症状窦性心动过缓,其他表现包括范围广泛的传导阻滞。沙利度胺可引起心动过缓,但其机制尚不清楚,可能是由于激活了中枢神经或其他血管通路。

心律失常或传导异常的风险是否不同于其他引起心室功能障碍的原因尚不清楚。在癌症的长期幸存者中,没有正式的建议。美国心脏病学会(ACC)和美国心脏协会(AHA)心力衰竭指南建议,对心力衰竭、心肌梗死和严重心律失常患者可采用动态心电图监控,不建议常规使用信号平均心电图来评价心力衰竭患者。

(三) 超声心动图

一些研究已经评估了超声心动图更敏感测量儿童心功能早期损害的方法。这些测量包括与负荷无关的收缩功能（收缩末期室壁应力和环向纤维缩短速度）、舒张功能、组织多普勒成像、整体功能（心肌性能指数）测量和心脏力学测量（二维应变和应变率）。即时心脏测量随心脏负荷而变化，可能敏感反映化疗的影响。Iarussi 等指出，在蒽环类药物治疗后，收缩末期室壁应力增加与儿童舒张功能障碍有关。Yildirin 等报道了组织多普勒显像和多巴酚丁胺负荷超声心动图对检测儿童早期蒽环类药物毒性的敏感性高于传统的左心室功能测定。Park 等使用二维应变超声心动图和速度向量成像（与角度无关），在小剂量蒽环类药物治疗后发现局部室壁运动异常。

Hare 等研究表明，组织多普勒超声心动图和二维应变成像发现，在接受曲妥珠单抗治疗的正常射血分数（EF）妇女中发现心肌变形。Sawaya 等发现，治疗期间测量的收缩期心肌纵向应变小于 19% 和超敏肌钙蛋白 I 浓度预测了接受蒽环类药物、紫杉醇和曲妥珠单抗治疗的乳腺癌患者 15 个月以后的心脏毒性。

在成人和儿童中研究了斑点跟踪超声心动图，并与正常的心脏功能常规测量相对比，显示了检测亚临床心功能障碍的前景，但受成像系统和质量的影响较大。

超声组织的综合后向散射是测量心肌变化的一种非侵入性手段。它在缺血和非缺血性心肌疾病中都有显著的下降，具有高度敏感性，但并不特异用于检测亚临床变化。在用 5-氟尿嘧啶治疗后，无症状的患者在无收缩期功能障碍的情况下，左室间隔和后壁的测定值下降。然而，测量结果可以随超声的角度和心脏的运动而变化，因此，这种模式在长期监测中的作用仍有待确定。

在儿童期癌症治疗期间和治疗后，许多组织都建议对心血管变化进行超声心动图监测，但目前还没有证据。1992 年 Steinherz 等发表的指南建议，根据心脏异常发现改变癌症治疗策略及修改剂量，但是没有足够的证据。当主要目标是治愈癌症时，在缺乏心脏功能障碍临床证据时，仅仅根据可能是短暂的心脏异常，停止可能挽救生命的抗癌治疗，也许不能获得整体癌症治愈效果，或全面提高幸存者整个生存寿限的生活质量。

(四) 心脏磁共振成像 (C-MRI)

C-MRI 相对于超声心动图和放射性核素血管造影具有优势，包括没有电离辐射，可重复，不受图像质量变化的影响，也不受肺病、胸部形状、肥胖或心脏几何假设的影响。其特征是左室纵向应变和局部应变异常，且与弥漫性纤维化的表现一致，可用于癌症治疗患者预防性心脏保护药物的临床试验，或监测已确诊的心肌病患者对心脏治疗的反应。在 90 例接受蒽环类药物治疗的恶性血液病患者应用 β 受体阻滞剂和血管紧张素转换酶抑制药的随机对照试验中，C-MRI 显示对照组左心室射血分数下降 3.4%，治疗组 6 个月时无变化。然而，C-MRI 对晚期结局的预后评估价值尚不清楚。有一些小型研究评估了它在监测心脏毒性方面的作用，认为这种模式非常耗时，可用性有限，而且通常需要对年幼的孩子进行镇静处理。

C-MRI 可以发现癌症治疗后心肌炎症和水肿等心脏毒性的早期改变，并有可能预测随后的心室功能障碍。虽然蒽环类药物治疗后心肌迟发性钆增强的发生率似乎很低，但利用 T1 标测和细胞外体积监测弥漫性纤维化可能有助于检测晚期亚临床心脏毒性。这些发现对预后的重要性和心脏治疗的意义尚不清楚，但它们可以确定哪些患者可能受益于密切的心脏随访。

（五）CT 血管造影检查

欧洲的研究结果建议，同时使用蒽环类药物和放疗的淋巴瘤患者应在放疗后 10 年开始进行冠状动脉钙化测量或 CT 血管造影检查。

（六）心脏毒性生物标志物

血清心肌钙蛋白［心肌肌钙蛋白 T（cTnT），心肌肌钙蛋白 I（cTnI）］是反映心肌细胞坏死敏感而特异的指标，可用于化疗期间识别心肌细胞坏死。B 型氨基端利钠肽原（NT-proBNP）浓度的慢性升高表明心室壁应力增加，这与压力或容量超负荷和高舒张压有关。高敏 C-反应蛋白（hsCRP）是一种非特异性炎症标志物，也可能与蒽环类药物相关的心脏毒性有关。

Dana-Farber 癌症研究所儿童急性淋巴细胞白血病联合协议 95-001 发现，在蒽环类药物治疗后的前 90 天，肌钙蛋白 T 浓度升高和 NT-proBNP 浓度升高均与 4 年后左室质量和左室舒张末期室壁厚度降低有关，hsCRP 浓度升高与超声心动图改变无关。此外，与治疗前、治疗中和治疗后的 cTnT 浓度升高相比，NT-proBNP 浓度升高的儿童比例更高。这一不同之处提示，NT-proBNP 可能在任何不可逆转的细胞损伤和死亡发生之前检测到心脏应力，有助于在治疗早期发现那些最终与蒽环类药物相关的心脏异常风险增加的儿童。作为心脏毒性的有效替代标志物，NT-proBNP 和 cTnT 可能有助于确定是否可以调整抗癌治疗，并确定整体结果是否得到改善。欧洲医学肿瘤学会（ESMO）关于化疗药物心脏毒性的临床实践指南建议，抗肿瘤化疗中，应定期监测 cTnI（化疗结束时；结束后 12，24，36，72 小时；结束后 1 个月）和 BNP（化疗结束时，结束后 72 小时），以降低心脏毒性发生的危险。

（七）纳米粒子质谱分析

一项使用纳米粒子-质谱法的先导研究确定了几种可能的蛋白生物标志物，这些标志物以前与心功能不全、重塑、纤维化和肥大有关。如果被证实，这些候选生物标志物可能会提高更常用的标志物（如 cTnT）的预测价值，在心肌细胞损伤之前检测到心脏毒性。

（八）心内膜心肌活检（EMB）

EMB 是公认的评估蒽环类药物心脏毒性最敏感、最特异的方法，但是因为有创和技术要求高，其在小儿中的应用受到极大的限制。蒽环类药物导致的心肌病活检样本具有特征性改变，光镜下的病理学改变为心肌水肿、心肌细胞消失、间质纤维化和肌浆网扩张等；电镜下的表现为心肌纤维溶解、纤维束广泛消失、Z 线变形、断裂，线粒体裂解及心肌细胞内空泡形成。若以活检组织细胞受累范围为基础对心脏毒性进行分级，1 分和 3 分分别代表 <5% 和 >35% 的细胞受累。研究显示，多柔比星累积量与 EMB 分级之间具有较强的相关性。活检分级 >1.5 分的患者在继续治疗中发生心力衰竭的危险 >20%（表 25-4）。

表 25-4 心肌病病理组织学评分标准（EMB 分级记分评分标准）

评分标准	心肌细胞组织表现
0	正常范围
1	5% 细胞有早期组织学改变，早期心肌纤维消失和胞质空泡化
1.5	5%~15% 细胞显著心肌纤维消失和/或胞质空泡化
2	5%~16% 细胞心肌纤维消失和胞质空泡化
2.5	26%~35% 细胞心肌纤维消失和胞质空泡化
3	35% 细胞心肌纤维消失和胞质空泡化；收缩纤维完全消失，细胞器消失，细胞核变性

（九）脑血管毒性监测

儿童期癌症长期幸存者脑血管意外（CVA）的相对危险度（RR）几乎是其兄弟姐妹的 10 倍。

在荷兰一项对 2201 名儿童期霍奇金淋巴瘤幸存者的研究中，96 例罹患脑血管病［55 例 CVAs，31 例短暂性脑缺血发作（TIAs），10 例同时有 CVAs 和 TIAs］。第一次卒中或 TIA 的中位时间为 17.4 年。在 21 岁之前接受颈部和纵隔放疗（最重要的危险因素）以及高血压是缺血性疾病发生的重要危险因素。一项由儿童期癌症幸存者研究小组在 1926 年对霍奇金病患者及其 3846 名兄弟姐妹进行的研究发现，在幸存者中，晚期卒中的 RR 为 4.32，而在接受放射治疗的幸存者中，这一比例为 5.62。在另一项研究中，与其兄弟姐妹相比，白血病幸存者的脑卒中 RR 为 6.4，脑瘤幸存者脑卒中 RR 为 29.0。在白血病和脑瘤幸存者，平均 30Gy 或更高脑颅放射治疗剂量时，表现为剂量依赖性风险出现增加，最高的风险在 50Gy 或更高时。

在 4227 名儿童期癌症幸存者中，平均年龄为 29 岁，每次大脑前脑桥脑区辐射使脑血管疾病死亡的风险增加 22%。因此，脑血管病死率与脑桥前池辐射的关系似乎与剂量有关。实际上，脑桥前池靠近 Willis 环，这是一个血管网，联系大脑的所有末端脑血管。因此，辐射引起的这一动脉网血管损伤，可能是这些邻近或远离最初损伤部位的血管区域卒中的原因。

尽管可以考虑对高危人群（如高血压、肥胖或糖尿病患者，接受＞40Gy 颈部治疗）进行颈动脉超声检查和磁共振血管造影术，但目前仍缺乏对颈动脉或脑血管疾病的常规监测策略的证据。

八、心脏毒性的诊断

药物性心脏毒性是指接受某些药物治疗的患者，由于药物对心肌和/或心电传导系统毒性作用引起的心脏病变，包括心律失常、心脏收缩/舒张功能异常甚至心肌肥厚或心脏扩大等。

2013 年中国临床肿瘤学会（CSCO）参照国际指南制定的共识提出，积极、有效地监测患者的心脏功能变化，有助于指导临床用药、优化治疗方案，在不影响抗肿瘤疗效的同时，有可能使心脏毒性的发生率和程度降到最低[16]。

药物性心脏毒性的主要临床表现可为胸闷、心悸、呼吸困难、心电图异常、LVEF下降及心肌酶谱的变化，甚至致命性的心力衰竭，可以根据病史和临床表现，结合心电图、超声心动图及同位素扫描等检查进行诊断。目前，临床上主要是根据美国纽约心脏协会（NYHA）关于心脏功能的分类评估和不良事件评定标准（CTCAE 5.0）进行心脏毒性分级的评定（表25-5）。

表25-5 美国纽约心脏病协会（NYHA）心功能分级

Ⅰ级	体力活动不受限，日常活动不引起过度的乏力、呼吸困难或心悸，即心功能代偿期
Ⅱ级	体力活动轻度受限，休息时无症状，日常活动即可引起乏力、心悸、呼吸困难或心绞痛，亦称Ⅰ度或轻度心力衰竭
Ⅲ级	体力活动明显受限，休息时无症状，轻于日常的活动即可引起上述症状，亦称Ⅱ度或中度心力衰竭
Ⅳ级	不能从事任何体力活动，休息时亦有充血性心力衰竭或心绞痛症状，任何体力活动后加重，亦称Ⅲ度或重度心力衰竭

九、预防和治疗心脏毒性

抗肿瘤药物不仅会导致早期的心血管毒性，而且还会引起持续的亚临床损伤，因此对儿童、青少年和青年时期诊断出癌症的幸存者的长期心血管监测，应以早期、临床前检测为目标，因为早期干预措施有望获得最大的益处。

（一）心力衰竭防治原则

早期治疗的目的是使用针对左心室前负荷（利尿药）和左心室后负荷（血管紧张素转换酶抑制药或血管紧张素受体阻滞药）的药物来预防病理性左心室重构。有症状的患者可能受益于血流动力学监测或心脏移植治疗。

美国ACC/AHA《成人慢性心力衰竭诊断和治疗指南》中，建议大多数的心力衰竭患者常规应用3类药物：血管紧张素转化酶（ACE）抑制剂、血管紧张素受体拮抗剂（ARB）和β受体阻滞剂。因为蒽环类药物引起的心力衰竭/心肌病伴有快速性心律失常，在治疗蒽环类药物引起的心力衰竭中，临床上通常使用β受体阻滞剂对症治疗。

20世纪70年代，在累积剂量和心脏毒性之间的联系被确认之前，所有儿童肿瘤患者的蒽环类药物累积剂量都超过400mg/m^2。在蒽环类药物治疗后，患者出现慢性LV后负荷、体表面积LV质量异常、LV收缩功能减退、心输出量降低等。这些异常的LV结构和功能在最高累积剂量的患者最重。对一般危险的ALL患儿，如果多柔比星累计剂量减少到450~600mg/m^2，而对高危儿童减少到345~360mg/m^2，与之相关的延迟心脏毒性则低得多。研究表明，当蒽环类药物剂量进一步减少到≤300mg/m^{2}时，体表面积LVFS降低和LV扩张不常见。后来在儿童肿瘤患者所有方案中，进一步降低了累积剂量，对高危患者<300mg/m^2。当然，减少蒽环类药物累积剂量可能有心脏保护作用，也可能降低治疗效果。此外，即使是最小剂量的蒽环类药物也可能在这一脆弱的儿童群体中引起心脏并发症，这表明没有绝对安

全剂量的蒽环类药物剂量。

(二) 常用防治或保护措施

1. 右雷佐生（右丙亚胺，dexrazoxane） 多柔比星与铁形成复合物，促进组织中有毒自由基的形成。右雷佐生是螯合剂乙二胺四乙酸的亲脂性衍生物，能迅速透过细胞膜，在细胞内转化为金属离子结合型（ADR-925），这两种形式都可以从蒽环类药物-铁复合物中去除铁，或结合游离铁，从而阻止铁介导的氧自由基的形成。目前，预防蒽环类药物相关心脏毒性的最有希望的策略是联合使用右雷佐生。研究表明，单独服用蒽环类药物的幸存者每个细胞的 mtDNA 拷贝数要比那些服用右雷佐生的患者高，提示在线粒体功能紊乱的环境中，每个细胞的 mtDNA 拷贝可能会代偿性增加，而右雷佐生对线粒体功能有保护作用。右雷佐生还通过抑制拓扑异构酶 2-β 来减轻多柔比星引起的 DNA 损伤。美国临床肿瘤学会建议当多柔比星累积用量 >300mg/m² 时，应考虑应用右雷佐生。美国食品和药物管理局（FDA）只批准了那些接受累积剂量为 300mg/m² 多柔比星的转移性乳腺癌患者使用右雷佐生，这些人可能会受益于继续使用蒽环类药物的治疗。在对儿童肿瘤患者进行的几项随机试验中，右雷佐生降低了心脏毒性的中间或替代终点。但需要注意的是，右雷佐生是预防蒽环类药物心脏毒性，而非用于治疗蒽环类药物导致的心力衰竭、心肌病等。

多项研究得出结论，右雷佐生不会增加二次恶性肿瘤的风险或降低治疗效果。Lipshultz 等将 206 名高风险急性淋巴细胞白血病（ALL）儿童随机分配到每一剂量多柔比星服用前服用右雷佐生的治疗组或单独服用多柔比星组。经过 2.7 年的随访后，50% 单独多柔比星治疗的儿童 cTnT 浓度升高，但在接受右雷佐生治疗组，只有 21% 的儿童 cTnT 浓度升高。在多柔比星治疗结束 5 年后，最初 206 名儿童中有 134 名超声心动图显示，右雷佐生具有心脏保护作用。

Asselin 等在 T 细胞 ALL 和淋巴瘤的幸存者中发现，在诊断 3~5 年后，接受单独多柔比星治疗的患者左室壁厚度和厚度内径比率比正常人差，但接受多柔比星和右雷佐生治疗的患者左室壁厚度和厚度内径比率正常。在另一项关于儿童骨肉瘤的研究中，Schwartz 等研究证实，右雷佐生允许多柔比星累积剂量安全地增加到 450~600mg/m²，不干扰肿瘤治疗，也不增加患第二种恶性肿瘤的风险。

在多柔比星治疗的高危 ALL 患者中，联用或不联用右雷佐生，结果显示，单用多柔比星组 cTnT 和 NT-proBNP 浓度显著高于联用右雷佐生组，两组的 8 年无事件生存率分别为 77% 和 76%，表明右雷佐生降低了心脏损伤，提供了长期的心脏保护，而不损害高危儿童的抗肿瘤疗效。

Chow 等观察了 1996—2001 年间进行的 3 项儿童期肿瘤随机临床试验的长期总体和特定原因的死亡率和复发率。在 1008 名患者中，507 人接受了右雷佐生治疗，总体死亡率无显著差异（10 年时右雷佐生组 12.8%，无右雷佐生组 12.2%）。因此，在患有白血病或淋巴瘤的儿科患者中，应用右雷佐生并没有危及长期的生存。

Vrooman 等汇集了来自 Dana-Farber 癌症研究所有关 ALL 的 3 项大型多中心随机试验的数据，以研究高风险患者中继发性恶性肿瘤的发病率。这些患者都使用了右雷佐生和多柔比星。中位随访时间 3.8 年，553 例患者仅有 1 例继发恶性肿瘤。

Dana-Farber 癌症研究所儿童 ALL 联盟将右雷佐生纳入目前和未来涉及蒽环类药物治疗的临床试验方案。同样，儿童肿瘤学组要求在其所有需要多柔比星 150mg/m² 或更高剂量治疗的研究方案中，或在任何可能影响心脏的计划放疗中，都需要使用右雷佐生。因为蒽环类药物的心脏毒性作用可以立即发生，而且对心肌细胞的损伤是不可逆转和累积的，所以在第一次使用蒽环类药物之前和每个治疗周期之前都应该使用右雷佐生。

2. **脂质体蒽环类药物** 将多柔比星包裹在脂质体中，可以改变其生物利用度和生物分布，从而显著改变其生物活性。这一配方使更多的多柔比星在肿瘤中积累并减少血浆中游离药物的浓度，降低了毒素在心肌细胞内累积的趋势。相对于传统的多柔比星，其心脏毒性降低，安全性高。

目前临床应用的脂质体蒽环类药物有脂质体阿霉素和脂质体柔红霉素等。在一项大型随机Ⅲ期对 509 名转移性乳腺癌患者进行的临床试验中，聚乙二醇脂质体蒽环类药物（PLD）的疗效与传统的蒽环类药物相似，但 PLD 显著降低了心脏毒性。PLD 因不会被巨噬细胞和单核细胞所吞噬，具有更长的半衰期，且该药在心肌的药物分布浓度降低。国内在 2016 年达成"聚乙二醇化脂质体阿霉素治疗恶性淋巴瘤及多发性骨髓瘤的中国专家共识"。相信，随着效价比的提高，其将作为常规用药在选择人群中用于蒽环类联合化疗方案。

3. **蒽环类药物类似物** 蒽环类药物类似物在治疗指标上优于柔红霉素（道诺霉素，daunorubicin）和多柔比星。自 20 世纪 70 年代初以来，人们已经研究了一种多柔比星的差向异构体，即表柔比星。在对 172 例软组织肉瘤的随机研究中，表柔比星组有心肌病临床表现的为 0，而在使用多柔比星治疗的 108 例患者中有 0.9%。在同等摩尔分子剂量下，表柔比星对心肌细胞的毒性比多柔比星低；但在同样的骨髓毒性剂量下，它的心脏毒性也有所增加。

伊达比星（idarubicin）似乎是一种心脏毒性更小的柔红霉素结构类似药物，米托蒽醌（mitoxantrone）是一种静脉注射的蒽醌类化合物。一些临床试验表明，两者和柔红霉素的心脏毒性没有区别。

4. **改变给药方案** 通过持续输注降低多柔比星的峰值血清浓度，是否能够有效地降低相关的心脏毒性作用尚存在争论。在成人中，如果在治疗期间或治疗后不久进行评估，那么在 48 或 96 小时内持续输注多柔比星对成人的心脏毒性较小。然而，在对被诊断为高风险的 ALL 儿童随访 8 年后发现，相对于快速输液，连续输注没有长期的心脏保护作用。尽管缺乏证据，但根据成人的研究结果，持续输液已被纳入儿科指南。一项针对 121 名高危儿童的随机对照试验发现，在 48 小时内连续注射多柔比星治疗白血病，并没有提供心脏保护优势。两种治疗方法均与渐进式亚临床毒性有关。在同一队列中，中位随访时间 8 年，两组在 3，6，8 年都有类似的超声心动图变化（左心室收缩功能下降，左心室舒张功能下降，左心室壁厚降低，左心室质量降低）。此外，接受连续注射的儿童有更高的费用和更长的住院时间，黏膜炎和血栓栓塞事件增加，并没有提高肿瘤治疗效果。

Choi 等对多柔比星 20 分钟静脉滴注和 6 小时静脉滴注的比较研究发现，累积剂量达 400mg/m² 时，心脏毒性的发生率分别为 21% 和 6%。在每周期总剂量保持不变的前提下，将每 3 周 1 次的多柔比星用量等分为 3 份，每周用药 1 次，可明显降低心脏毒性的发生率。

对3周1次给药治疗与每周1次给药治疗的患者疗程结束后进行心内膜活检，每周应用多柔比星组的心肌毒性发生率明显下降。

5. **血管紧张素转换酶抑制剂** 阿霉素治疗儿童期癌症的常见后遗症是降低体表面积LV壁厚度、LV后负荷增加和LV功能减退。在儿童期癌症长期幸存者的后期随访中，阿霉素引起的结构变化，导致扩张型心肌并向限制型心肌病发展。因此，了解引起这些患者心衰的心肌病类型是至关重要的。扩张型心肌病引起的心力衰竭的许多治疗方法不适用于限制性心肌病引起的心衰。在没有癌症的成人中，在常规治疗中增加依那普利，可显著降低慢性心衰患者的死亡率和住院治疗率。有两项研究评估了阿霉素对儿童的影响，发现依那普利减少18例长期使用蒽环类药物治疗的儿童期癌症患者的后负荷，与左室内径、后负荷、质量和短轴缩短率（FS）的早期改善相关。然而，这些症状改善在6～10年后消失了，6名心力衰竭的儿童死亡或接受了心脏移植。因此，血管紧张素转换酶抑制剂的治疗在短期内改善了这些儿童的结构和功能，但不能防止左室壁变薄，而且加剧了心肌厚度不足的长期后果。另有研究显示，血管紧张素受体拮抗剂替米沙坦可以预防表柔比星诱导的心肌损伤。一项随机试验研究纳入49例实体瘤患者，25例患者在应用表柔比星化疗前1周应用替米沙坦，与24例对照组患者相比，多普勒超声显示心肌变形参数没有显著减少，显示了替米沙坦的心脏保护作用。

6. **β受体阻滞剂** β受体阻滞剂可降低非肿瘤患者的全因死亡率，尽管机制尚不完全清楚，但它可以防止肾上腺素介导的心肌功能紊乱和重塑。在一项研究中，美托洛尔改善了一些儿童扩张型心肌病和心力衰竭的心室功能。卡维地洛是具有抗氧化作用的非选择性β受体阻滞剂，在心功能不全患者的治疗中至关重要，在阿霉素治疗过程中可以作为一种有效的心脏保护剂。对一项接受蒽环类药物治疗的47例乳腺癌患者的研究发现，应用卡维地洛6个月后，LVEF及BNP水平保持基本不变，而在安慰剂组中LVEF水平降低，BNP水平明显升高。

在儿童心力衰竭的研究中，卡维地洛治疗3个月后，依照纽约心脏协会（NYHA）分级，有67%的患者心功能有改善，LVFS从16.2%提高到19.0%。有54%的患者出现了不良反应，主要是头晕、低血压和头痛，但耐受性较好。30%的患者出现了严重不良反应（死亡、心脏移植和心室辅助装置）。因此，需要进一步的研究来确定β受体阻滞剂治疗是否对心衰患儿有益。

7. **生长激素（GH）治疗** 生长激素疗法被认为是治疗蒽环类药物所致心脏毒性的一种手段。一项病例对照研究将34名接受过生长激素和蒽环类药物治疗的儿童期癌症幸存者与86名未接受生长激素治疗的类似癌症的儿童幸存者进行了比较。系列超声心动图评估发现经过3年的GH治疗LV壁厚度增加（从－1.38 SD到－1.09 SD），但在GH治疗结束后不久其效果消失，而LV壁厚度随时间减少（1年为－1.5 SD，4年为－1.96 SD）。治疗组的LV壁厚度大于对照组。然而，在停止GH治疗4年后作用消失，提示生长激素替代治疗不能减轻进展性左室功能障碍。

有人认为，GH促进有丝分裂和增殖特性，可能增加复发的风险或第二癌症的风险。在6284名患者的队列中，接受GH治疗的患者白血病的发生率明显高于年龄、种族和性别匹配的普通人群。然而，在他们的研究中，6例白血病中有5例先前已经诊断颅骨肿瘤，4例接受RT。因此，癌症幸存者白血病的风险增加更有可能是癌症治疗的毒性作用而不是GH

替代。

其次，1959—1985 年间英国 1848 例的患者接受人类脑垂体 GH 治疗，发现 GH 与癌症总体死亡率（标准化死亡率 2.8）、结直肠癌（10.8）、霍奇金淋巴瘤（11.4）发病风险增加相关。然而，两项关于儿童期癌症幸存者的大型研究表明，GH 替代物不会增加复发的风险、第二种癌症的风险和大多数儿童期癌症幸存者的死亡风险。

再者，胰岛素抵抗问题。一项回顾性的对照研究纳入 1411 名垂体功能减退症患者和健康人，并和 289 例长期 GH 替代的垂体机能减退症患者进行了前瞻性比较，结果显示，在没有接受 GH 替代疗法的患者中，心肌梗死（MIs）的发生率更高。GH 替代似乎可以防止 MIs，表明由 GH 替代引起的血糖控制困难不足以增加冠心病的风险，并且可以提高成人的生存率。一个开放标签、非随机的试验比较了 16 个有 GH 缺乏的幸存者和 13 名未替代治疗的 GH 缺乏幸存者的治疗效果。所有的参与者都接受了童年期的治疗，包括 18～24Gy 的颅内照射，研究结束时年龄在 19～32 岁之间。GH 替代 5 年后，GH 疗法显著改善了血糖、载脂蛋白 B/载脂蛋白 A1 和高密度脂蛋白胆固醇的浓度，显著降低了代谢综合征的患病率。研究显示，GH 疗法与这些年轻患者的心血管风险降低有关。

综上所述，大部分来自普通人群的证据表明，GH 替代疗法对代谢和心血管疾病的危险因素有许多积极的影响，因此有可能增加 GH 缺乏的幸存者的数量和生活质量。但 GH 替代物也增加了人们对糖尿病和代谢综合征风险的担忧，因为上述结论是建立在短期研究基础上的，而更长期的研究发现了相反的结果。另一个令人担忧的问题是，在儿童期癌症幸存者中，GH 替换是否会增加第二种癌症的风险，这种可能性并不清楚，即使是真的，风险也很小，而且似乎不会影响整体死亡率。但需要进一步的研究，特别是对儿童期癌症幸存者和自 1986 年以来接受重组人 GH 治疗的儿童脑肿瘤幸存者。

8. 其他药物　Meta 分析显示辅酶 Q10、左卡尼汀、N-乙酰半胱氨酸、维生素 C 和维生素 E 等对于蒽环类药物化疗没有明显的心脏保护作用。但 Hadi 等的研究表明，维生素 E 具有明显的心脏保护作用，并且有助于提高蒽环类药物的抗肿瘤作用。多种中草药和盐酸曲美他嗪用于心脏毒性防治的疗效也有报道。

（三）特殊问题

1. 限制性心肌病　化疗或辐射引起的另一个重要并发症是限制性心肌病，治疗方案必须考虑到患者的整体健康和并发症，主要包括限制饮食中的钠和液体的摄入和利尿剂的使用。

2. 终末期心力衰竭　在儿童期癌症幸存者中，心力衰竭可以迅速进展为难治性心功能损害。在这种情况下，可以考虑器械介入。对于那些对所有其他心脏治疗没有反应的患者，心脏移植可能是蒽环类药物引起的终末期心肌病的选择。移植的适用性必须用所有心脏移植评估中建立的原则来仔细评估潜在的预后和相关的合并症。特别值得关注的是原发性癌症的复发率、新恶性肿瘤的发生率以及肾脏的健康状况。此外，在限制性心肌病患者中进行移植的最佳时机是有争议的，一些学者主张在诊断时移植，而另一些人主张采取不太激进的方法。

3. 放射性心脏损伤　辐射引起的心脏损伤很多，包括直接和间接的心血管效应。减少或消除辐射引起的心脏毒性的风险主要依赖于在维持治疗效果的同时尽量减少辐射剂量和暴露的心脏体积。儿童的一系列临床试验确定了维持治疗有效性和长期安全性的最低剂量。辐射剂量减少的一个主要例子是小儿霍奇金淋巴瘤，在大多数临床试验中，放射剂量已从35~45Gy的历史水平降低到目前的15~25Gy。心血管（隆突下）屏蔽能够使霍奇金淋巴瘤患者死于心血管原因（非MI）的RR从5.3减少到1.4。

基于计算机断层摄影的规划和反平行双束辐射仍然是儿童恶性肿瘤的常见治疗方法。然而，立体定向RT、三维适形RT、调强RT（IMRT）或质子治疗可以将邻近靶肿瘤的心脏结构（在任何方向）的剂量降低。

完成癌症治疗后，应定期评估受心脏辐射的幸存者冠状动脉疾病的发展。这一评估应包括传统心血管疾病的危险因素，利用运动心电图进行心脏负荷测试，以识别无症状患者的心肌缺血。对于有传导异常或静息异常心电图的患者，首选负荷超声心动图或心肌灌注显像。对于不能运动的患者，应考虑药物应激诱发。欧洲的研究建议，同时使用蒽环类药物和放射治疗的淋巴瘤患者应在放疗后10年开始进行冠状动脉钙化测量或CT血管造影检查，以后每5年重复一次，也可以在出现心血管症状或体征时进行。

十、儿童期癌症生存者的长期随访

美国目前有40万儿童期癌症幸存者（CCS），其早死率和生理及社会心理疾病的风险较普通人群更高，其远期的生活质量转归越来越受到关注。2005—2012年之间，英国幸存者的数量已从每年20000增加到33000，或从1:1000增加到1:715。40%的成年癌症患者经历了肿瘤和/或其治疗带来的慢性严重或致命的后果。英国国家癌症生存计划（NCSI）提出了生存框架和分层护理路径。苏格兰学院指南协作网（SIGN）2014年更新《儿童期癌症生存者的长期随访指南》，对儿童时接受放化疗可能造成的各种远期不良反应及相应随访策略做出推荐。

1. **心脏毒性** 对蒽环类药物诱导的心脏毒性风险应进行个体化的超声监测：低危者（蒽环类药物累积剂量<250mg/m^2）最长监测间隔为5年，高危者（蒽环类药物累积剂量≥250mg/m^2）或曾接受心脏部位放疗者，应每2~3年监测1次。癌症治疗后无症状性左心室功能不全者应长期进行超声监测。对于出现心力衰竭的患者，应依据循证医学指南进行治疗。告知患者健康生活方式的重要性，尤其是戒烟、运动、避免超重或肥胖。监测与冠心病相关的危险因素，如高血压、高血脂。

2. **代谢综合征** CCS发生代谢综合征的风险高于一般人，推荐每年进行1次血压及体质指数（BMI）评估。颅内辐射剂量和治疗时间的增加不仅增加BMI，还降低去脂体重。即使在没有超重或肥胖的癌症幸存者也可能会出现脂肪肝和代谢异常。AHA和其他科学委员会建议，在CCS中，治疗糖尿病或胰岛素抵抗，减少心血管疾病的风险可能与一般人群一样有效。然而，许多用于治疗糖尿病和代谢综合征的药物未在儿童中研究，对胎儿有害的影响也未知，使用应谨慎。

3. **健康的生活方式** 世界癌症研究基金（WCRFR）/美国癌症研究所（AICR）指南建议的健康生活方式，如果满足以下至少4条标准，即为遵从了生活方式指南。每周至少150分钟的适度的体育活动；每天至少5份水果和蔬菜；每天至少400g的复合碳水化合物；饮酒：女性每天少于14g，男性少于28g；红肉日摄取量控制在80g内；钠的日摄取量不超过2400mg；体质指数不高于25kg/m²[17]。

圣尤达研究涉及1598例CCS，在18岁以上并已癌症治愈十多年[18]。近3/4的儿童期癌症生存者未能坚持健康的生活方式，因此患代谢综合征的风险加倍。事实上近1/3的人已经患有代谢综合征，和老年人群相当。其中，未遵从WCRFR/AICR指南的女性罹患代谢综合征的可能性比遵从指南的女性高2.4倍，未遵从指南的男性则比遵从的高2.2倍。在女性群体中，不健康的生活方式和代谢综合征间的关联性比头颅放射治疗与代谢综合征间的关联性更强。

鉴于有癌症病史的人数急剧增加，以及CCS面临着来自疾病本身及其治疗的一系列长期挑战，2006年和2010年的AHA和其他科学报告描述了提高各个年龄段人群体育活动的最有效的策略，2017年ASCO更新了CCS护理指南。目前，国内对CCS的长期随访推荐亟待完善。

十一、小结

肿瘤治疗相关的心血管疾病是威胁儿童期肿瘤幸存者生活质量和生命的严重疾病，在治疗结束后10年、甚至30年，其心血管疾病的累积发病率仍高于普通人群。因此，预防儿童期肿瘤幸存者的心血管疾病，应从抗肿瘤治疗伊始就予以足够重视。

放疗化疗的副作用可以是直接影响心肌结构和功能，也可以是间接损害血流动力学或其他器官系统。虽然已经认识到了许多危险因素，例如累积阿霉素剂量、初诊时年龄较小和放射治疗，但儿童期癌症幸存者是否一定受到心脏毒性的影响因人而异。

减少抗肿瘤治疗相关心脏毒性的方法多种多样，例如选择心脏毒性相对较低的蒽环类衍生物、合理使用心脏保护剂、放疗采用三维适形技术等。在保障肿瘤治疗的基础上，适当降低抗癌治疗强度至关重要。

关于成人心血管毒性和癌症的研究数量很多，但儿童相关研究的数量很少，因此临床医生必须谨慎地审查证据。许多儿科治疗方案都是从成人治疗方案中推断出来的，但鉴于儿童的身体构成和发育变化的差异，可能并不完全适合，需要更多的研究来寻找肿瘤疗效和减少心脏晚期效应之间的平衡。

由于心血管效应是渐进性和不可逆转的，因此，科学筛查、预防、发现和减少与治疗相关的心血管损伤是根本措施。此外，有一个呵护儿童期癌症幸存者终生的稳定的多学科医疗和家庭团队，将有利于优化幸存者的功能状态和生活质量，提高对幸存者风险因素的认识和以证据为基础的监测和治疗。

（朱海燕　李可　郭淑芳　云瀚莹　吴兴利）

参考文献

[1] Siegel RL, Miller KD, Jemal A. Cancer statistics, 2015 [J]. CA Cancer J Clin, 2015, 65: 5-29.
[2] Oeffinger KC, Mertens AC, Sklar CA, et al. Chronic health conditions in adult survivors of childhood canc-

[3] Mariotto AB, Rowland JH, Yabroff KR, et al. Long-term survivors of childhood cancers in the United States [J]. Cancer Epidemiol Biomarkers Prev, 2009, 18: 1033-1040.

[4] Zerra P, Cochran TR, Franco VI, et al. An expert opinion on pharmacologic approaches to reducing the cardiotoxicity of childhood acute lymphoblastic leukemia therapies [J]. Exp Opin Pharmacother, 2013, 14 (11): 1497-1513.

[5] Lipshultz SE, Franco VI, Miller TL, et al. Cardiovascular disease in adult survivors of childhood cancer [J]. Ann Rev Med, 2015, 66: 161-176.

[6] Mertens AC, Liu Q, Neglia JP, et al. Cause-specific late mortality among 5-year survivors of childhood cancer: the Childhood Cancer Survivor Study [J]. J Natl Cancer Inst, 2008, 100: 1368-1379.

[7] Mulrooney DA, Yeazel MW, Kawashima T, et al. Cardiac outcomes in a cohort of adult survivors of childhood and adolescent cancer: retrospective analysis of the Childhood Cancer Survivor Study cohort [J]. BMJ, 2009, 339: b4606.

[8] Giantris A, Abdurrahman L, Hinkle A, et al. Anthracycline induced cardiotoxicity in children and young adults [J]. Crit Rev Oncol Hematol, 1998, 27 (1): 53-68.

[9] Adams MJ, Lipshultz SE. Pathophysiology of anthracycline- and radiation-associated cardiomyopathies: implications for screening and prevention [J]. Pediatr Blood Cancer, 2005, 44 (7): 600-606.

[10] Singal PK, Iliskovic N. Doxorubicin-induced cardiomyopathy [J]. N Engl J Med, 1998, 339: 900-905.

[11] Lipshultz SE, Alvarez JA, Scully RE. Anthracycline associated cardiotoxicity in survivors of childhood cancer [J]. Heart, 2008, 94 (4): 525-533.

[12] Lipshultz SE, Lipsitz SR, Sallan SE, et al. Chronic progressive cardiac dysfunction years after doxorubicintherapy for childhood acute lymphoblasticnleukemia [J]. J Clin Oncol, 2005, 23 (12): 2629-2636.

[13] Kremer LC, van Dalen EC, Offringa M, et al. Anthracycline-induced clinical heart failure in a cohort of 607 children: long-term follow-up study [J]. J Clin Oncol, 2001, 19 (1): 191-196.

[14] Franco VI, Henkel JM, Miller TL, et al. Cardiovascular effects in childhood cancer survivors treated with anthracyclines [J]. Cardiol Res Pract, 2011, 2011: 134679.

[15] Yuan H, Gaber MW, Boyd K, et al. Effects of fractionated radiation on the brain vasculature in a murine model: blood-brain barrier permeability, astrocyte proliferation, and ultrastructural changes [J]. Int J Radiat Oncol Biol Phys, 2006, 66 (3): 860-866.

[16] 马军, 秦叔逵, 沈志祥. 蒽环类药物心脏毒性防治指南 (2013 版) [J]. 临床肿瘤学杂志, 2013, 18 (10): 925-930.

[17] Glade MJ. Food, nutrition, and the prevention of cancer: a global perspective. American Institute for Cancer Research/World Cancer Research Fund, American Institute for Cancer Research, 1997 [J]. Nutrition, 1999, 15 (6): 523-526.

[18] Smith WA, Li C, Nottage KA, et al. Lifestyle and metabolic syndrome in adult survivors of childhood cancer: a report from the St. Jude Lifetime Cohort Study [J]. Cancer, 2014, 120 (17): 2742-2750.

第二十六章

儿童期癌症幸存者怀孕的心脏预后

随着癌症治疗技术的不断进步，儿童期癌症幸存者（childhood cancer survivor，CCS）的数量不断增加，他们一生都要面对逐渐升高的癌症治疗相关心血管不良事件风险[1-3]，罹患严重心血管疾病的风险也增加了 8 倍，并成为 CCS 死亡的首位原因[4]。到目前为止，对于 CCS 妊娠的基础与临床研究尚少，对孕妇、胎儿的近远期影响尚未充分阐明，不足以形成公认的指南。本章对 CCS 妊娠的心脏预后予以概述。

一、儿童肿瘤特点

儿童肿瘤包括血液系统肿瘤和实体瘤两大类。白血病是小儿最常见的恶性肿瘤。小儿实体恶性肿瘤发病率较高的有脑瘤、淋巴瘤、神经母细胞瘤、软组织肉瘤、肾母细胞瘤、肝母细胞瘤、生殖细胞瘤、横纹肌肉瘤、视网膜母细胞瘤和骨肉瘤等。

近年来，儿童恶性肿瘤的诊治有两个特点：一是发病逐年增多，二是治疗手段不断改进和疗效不断提高，使总的长期无病生存率（event free survival，EFS）达 50%～70%，其中急性淋巴细胞白血病的 EFS 已达 80%～90%。早期肾母细胞瘤、肝母细胞瘤、视网膜母细胞瘤等恶性实体瘤的 EFS 也上升到 85%～93%。统计资料表明，我国儿童恶性肿瘤的获治率已达 90%，5 年生存率也由过去的 25% 左右上升至 50% 以上[5]。

二、儿童肿瘤的治疗方法

儿童肿瘤的治疗方法与成人基本相同，包括手术治疗、化疗、放疗和靶向治疗等。

1 手术治疗　可根据临床病理学及实验室提供的资料选择完整切除肿瘤、减体手术、二次手术，适度的淋巴结清扫及内镜手术治疗等。分化良好、低度恶性的Ⅰ期、Ⅱ期肿瘤可单独采用外科手术完整切除肿瘤，Ⅲ期、Ⅳ期患者在外科手术前或后作短期化疗或放射治疗。手术治疗对心脏几无损害。

2. 化疗　由于儿童肿瘤的异质性及全身性特点，儿童肿瘤化疗的重要性日益明显。一般意义上来说儿童肿瘤对化疗敏感。凡是中度、高度恶性程度病例，肿瘤分期Ⅲ期、Ⅳ期病例均应采用化疗。环磷酰胺、阿霉素、顺铂、足叶乙苷是临床常用的 4 种抗癌药物，可根据肿瘤类型及抗癌药物敏感试验选用。

3. 放疗　儿童肿瘤对放疗较为敏感，应根据肿瘤类型、肿瘤分期及临床症状，采用常规放疗或一次性放疗。放射治疗应避免对正常组织的损害，在临床工作中注意保护正常组织和器官。造血细胞、小肠隐窝细胞、淋巴细胞、表皮基底细胞很敏感,内皮细胞、纤维细胞、消化道上皮细胞、肝细胞等较敏感,神经元、肌细胞成熟造血细胞对放射线不敏感。

4. 免疫靶向治疗　免疫靶向治疗已被用于临床,是化疗的有效补充。如利妥西单抗(抗CD20单抗)已被越来越多地用于复发及难治性B细胞淋巴瘤及白血病的治疗,并有成为标准方案组成部分的趋势。吉姆单抗奥佐星(抗CD33单抗+刺孢霉素)作为二线药已用于复发、难治性急性髓细胞白血病的治疗。

儿童肿瘤大多起源于未成熟细胞,对放射线敏感,放射治疗(放疗)、手术和化疗成为儿童恶性肿瘤治疗的三大主要手段。但由于儿童处于生长发育阶段,其正常组织比成人更容易受到放射线的损伤,加之儿童配合性差,易引起生长发育缓慢、内分泌功能改变、颌面畸形、心肌损伤、产生第二肿瘤等远期严重并发症,因而逐步限制了放疗的应用。近年来,随着对化疗的深入研究,越来越多的儿童肿瘤患者可以通过术前新辅助化疗、手术切除肿瘤、术后化疗及生物治疗等获得长期无病生存,放疗已在一些肿瘤的治疗方案中被取消或降低剂量应用[6]。

三、儿童肿瘤化疗药的心脏毒性（详见第25章）

1. 蒽环类药物的心脏毒性　蒽环类药物和放疗是儿童癌症心脏毒性最常见的医疗措施[7]。蒽环类药物包括阿霉素、表阿霉素、柔红霉素和阿克拉霉素等,其抗瘤作用强,疗效确切,联合其他药物的治疗可将部分儿童期肿瘤和乳腺癌患者的长期生存率提高至70%以上。蒽环类药物导致的心脏毒性呈进展性和不可逆性,特别是初次使用蒽环类药物就可能造成心脏损伤,有些患者在接受长时间蒽环类药物化疗后甚至会发生慢性心力衰竭和扩张性心肌病。儿童期接受蒽环类药物化疗的患者,在成长过程中,若遇到压力大、外科手术或妊娠等情况可诱发迟发性心脏毒性发生。

随着更多的儿童期癌症幸存者达到生育年龄,许多人将选择怀孕。在此期间,无论是否明确诊断出蒽环类药物治疗相关心肌病,患者在以前接触过蒽环类药物后,心脏功能储备可能已经减少。由于怀孕后的心脏应激会导致心脏恶化,癌症幸存者怀孕的心脏后果必须加以考虑[7-15]。

2. 烷化剂　环磷酰胺(CTX)和异环磷酰胺(IFO)的心脏毒性与剂量有关,CTX大剂量应用时（>120mg/kg）,可发生急性心脏毒性反应。

3. 其他药物　顺铂(DDP)与心律失常和心肌缺血有关。紫杉类药物单独使用时产生的心脏毒性作用很小,但当其与蒽环类药物联合使用时,充血性心力衰竭的发生率可高达20%。长春碱类药物可致高血压、心肌缺血、心肌梗死及其他血管闭塞性疾病。氟尿嘧啶最常见的心脏毒性为缺血综合征。甲氨蝶呤偶尔引发晕厥及心律失常。阿糖胞苷可引起心包炎。吉西他滨单药应用时,其毒性反应通常可以耐受,部分患者出现心脏毒性。拓扑异构酶抑制剂依托泊苷最常见的心脏毒性是低血压,严重的心脏毒性表现为心肌梗死和血管痉挛性心绞痛,与博莱霉素或DDP联合应用时心脏毒性有所增加。干扰素、白细胞介素的不良反应包括缺血和梗死、心律失常和心肌病。单克隆抗体可以引起高血压、心律失常和心绞痛。尚未观察到与利妥昔单抗治疗有关的长期心脏毒性反应。全反式维A酸治疗过程中10%~

15%患者发生维A酸综合征，表现为心包积液、肺水肿、心肌缺血和心肌梗死[15,16]。

四、放疗（详见第24章）

放射性心脏损伤指的是胸部肿瘤在进行放疗时会有部分或全部心脏受到放射线照射发生心肌纤维化、心包炎、心脏传导系统损伤和冠状动脉病变等一系列心脏并发症[17]。

五、心脏毒性保护药物（详见第25章）

目前防治化疗和放疗心脏毒性的药物的保护作用证据尚不充分，Meta 分析显示辅酶Q10、左卡尼汀、N-乙酰半胱氨酸、维生素C和维生素E等对于蒽环类药物化疗无明显的心脏保护作用，仅右丙亚胺可使患者明显获益，心衰的发生率明显降低。

右丙亚胺（dexrazoxane，DZR）是一种真核DNA拓扑异构酶Ⅱ的抑制剂，也是螯合剂乙二胺四乙酸（EDTA）的亲脂性环状衍生物。研究显示，右丙亚胺对接受蒽环类药物化疗的乳腺癌、霍奇金淋巴瘤、非霍奇金淋巴瘤和儿童急性淋巴细胞白血病（ALL）患者具有心脏保护作用。2008年版美国临床肿瘤学会临床实践指南最终推荐在累积剂量超过 $300mg/m^2$ 时给予右丙亚胺。β受体阻滞剂卡维地洛（carvedilol）是非选择性β受体阻滞剂，同时也是一种高效的抗氧化剂；奈必洛尔（nebivolol）是目前唯一一种通过左型精氨酸/一氧化氮通路（L-arginine/nitric oxide pathway）而使血管舒张的药物；两者对心脏功能均有保护作用。他汀类已经在动物和细胞实验中证实了其可以预防蒽环类药物引起的心肌毒性，显著降低急性心力衰竭的风险。多种中药及其有效成分在动物实验中显示对阿霉素介导的心肌毒性的保护作用，但在临床中的应用效果还需进一步试验证据[18-22]。

六、妊娠期血容量的变化

血容量于妊娠6~8周开始增加，至妊娠32~34周达高峰，增加30%~45%，维持此水平直至分娩。血浆增加多于红细胞增加，出现血液相对稀释，循环血量相对增加。心排出量受孕妇体位影响极大，约5%孕妇可因体位改变使心排出量减少出现不适，如"仰卧位低血压综合征"。妊娠中后期需增加心率以适应血容量增多，分娩前1~2个月心率每分钟平均约增加10次。妊娠期血流动力学变化加重心脏负担，若心脏病患者原来心功能良好，多数可以度过妊娠期。产后3日内仍是心脏负担较重的时期，除子宫收缩使一部分血液进入体循环外，孕期组织间潴留的液体也开始回到体循环。妊娠期出现的一系列心血管变化，在产褥期尚不能立即恢复到孕前状态，心脏病孕妇此时仍应警惕心力衰竭的发生[23]。若原有心功能受损，妊娠可加重心功能不全。CCS由于原有心功能受损，妊娠可加重心功能不全，出现心房颤动、心动过速、急性肺水肿、心力衰竭[24]。在亚临床心脏疾病患者中，心脏问题通常在怀孕期间首次出现[25]。在有围生期心肌病病史的患者中，一般不建议再次怀孕，即使左室（LV）功能恢复，因为左室功能仍可能有相关的下降，甚至导致死亡。这一风险似乎在那些随后怀孕并有持续性LV功能障碍患者中更高[26]。

七、化学治疗后儿童癌症幸存者妊娠

早年使用蒽环类药物后妊娠的报道多为小样本。Davis于1988年报道一名以前接受过阿霉素治疗的患者在围生期心力衰竭的病例，患者6岁时接受了525mg/m² 的阿霉素治疗骨肉瘤。23岁时，在分娩一个足月的婴儿67小时后，出现了急性收缩期心脏衰竭，LVEF仅为35%。2年前她的超声心动图收缩期功能还是正常的，这次心内膜心肌活检显示心肌纤维化，因此被认为存在亚临床的蒽环类药物纤维化，导致产后急性心脏失代偿[27]。

Goorin等报道了4例儿童化疗后6～10年充血性心力衰竭的病例。其中一名患者在生下第一个孩子2个月后出现症状，21个月后死亡。这名患者的左室壁厚度减少，后负荷增加，说明她的心脏发育与身体生长不符合[28]。Lipshultz分析12例晚期充血性心力衰竭患者，提出女性和较高的蒽环类药物用量是心脏异常的独立危险因素。Pan报告了2例蒽环类药物引起的心肌病患者共3次分娩，因为心力衰竭在硬膜外麻醉下行紧急剖宫产手术，或硬膜外麻醉下经阴道分娩成功。这些病例报告强调了蒽环类药物与妊娠合并心肌病的关系。无症状的女性儿童期癌症幸存者可能会发展成急性心力衰竭，提示蒽环类药物使心脏储备降低，怀孕作为一种应激因素使心功能恶化[29,30]。

比较有影响的大样本研究是Hines等于2015年发表的关于CCS妊娠合并心肌病的研究。研究对象包括847名女性癌症幸存者，其中1554次活产。1963～2006年期间，圣尤达儿童医院向幸存者发放问卷，通过自我报告对患者进行了筛选。妊娠相关的心肌病被定义为缩短率（FS）＜28%，射血分数（EF）＜50%，或在妊娠结束后5个月内治疗心肌病。在847例患者中，484例（57%）接受了蒽环类药物治疗，363例（43%）未用。蒽环类药物的平均剂量为200mg/m²。847例患者中，3例发生妊娠合并心肌病，14例在产后5个月出现心肌病，26例在妊娠前被诊断为心肌病。这项研究表明，儿童期癌症幸存者中妊娠相关心肌病的发生率低，但并非不显著，大约是500例中有1例。而在一般人群中发生围生心肌病的比例为，3000～4000例活产中有1例。怀孕期间心脏功能恶化的风险在既往心脏功能下降的人群中更严重，26例患者中有8例或30%存在心功能失代偿。本研究的缺陷是：患者是通过问卷调查确定的，可能存在报告不足。由于患者数量较少，无法确定妊娠相关性心肌病发生的危险因素[31-33]。

安德森儿童癌症医院也有一个比较有影响力的研究。安德森儿童癌症医院将58例怀孕的女性与对照组的80名女性进行了比较，研究CCS蒽环类药物对妊娠的影响。对照组的这些女性来自相同的人群，使用了类似的蒽环类药物，并在随访时间内没有怀孕。58例怀孕妇女中有56例曾服用过蒽环类药物，平均剂量为272mg/m²，平均随访时间为20年。不良心脏事件定义为出现或恶化的心肌病，至少两次超声心动图显示的射血分数（EF）＜50%或冠状动脉疾病（CAD）。围生期定义为怀孕期间或分娩后1年内。在58例怀孕妇女中，17例（29%）有心脏不良事件，3例发生在怀孕前，9例在围产期，5例在怀孕后。16例有EF下降和1例有CAD。17例心脏不良事件患者中，2例死亡（1例冠心病），8例随访EF恢复，7例随访EF降低。对照组80例没有怀孕的妇女中，有12例（15%）有心脏不良事件。结果分析提示，癌症诊断的年龄越小，从癌症治疗到第一次妊娠的时间越长，蒽环类药物总剂量越大，风险越高。怀孕也是一个独立的危险因素，心脏风险增加了2.35倍[34]。

安德森医院的研究数据随访时间更长，一些怀孕耐受性好的患者后来出现了心功能障碍，两例死亡发生在怀孕后1年和5年。很难将安德森的研究与Van等的研究进行比较，因为前者心脏功能障碍的定义是基于超声心动图的发现而不是后者的仅仅基于症状。在 Hines 等的研究中，只有 0.3% 的患者发展为妊娠相关的心肌病，而安德森医院的研究有 16%。Hines 的研究不足之处在于只是基于自我报告，而不是超声心动图的发现。因此，亚临床心肌病很可能报道不足[19]。安德森医院研究的病例也是一个风险较高的人群，在没有怀孕的人群中，15% 的幸存者患有心脏疾病。与 Hines 组相比，安德森医院的患者接受了更高的蒽环类药物中位剂量，有更高比例的患者接受了高剂量的阿霉素治疗肉瘤，更少接受低剂量蒽环类药物治疗的急性淋巴细胞白血病患者，并且按 Chow[35] 的方法评估，总体人群中有较高的平均心脏风险分数[33]。因此安德森儿童癌症医院的研究更有说服力。

Siu 等研究了患有心脏病的妇女怀孕的结果，确定了孕妇心脏并发症的 4 个预测因子，并在这些预测因子的基础上建立了一个风险指数。根据这一指数[36]，先前的心脏事件（如心力衰竭）是一个预测因素，它使怀孕发生心脏事件的风险增加 27%。EF<40% 或 NYHA 心功能分级 > Ⅱ级不建议妊娠[37]。对于患有轻微的 LV 功能障碍或亚临床的 LV 功能障碍的患者，建议不太明确[24]。

对于儿童期癌症幸存者来说，基于循证数据的怀孕指南有限。国际准则建议，对所有以前接受过蒽环类药物和/或胸部辐射治疗的妇女在怀孕前或妊娠早期进行心脏毒性监测是合理的[38]。对于妊娠期或妊娠前期左室收缩功能正常的癌症存活者，目前尚无持续监测的建议。荷兰指南建议，所有接受过心脏毒性治疗的孕妇都应在妊娠晚期进行超声心动图检查[39]。

随着越来越多的儿童期癌症幸存者达到生育年龄，为这类患者制定怀孕监测指南已成为迫切需要[34]。目前，重要的是患者和医生要认识到，以前接触过蒽环类药物的患者，怀孕的心脏风险会增加。根据 MD 安德森癌症中心的数据，较高的风险因素包括：癌症诊断时的年龄较小，蒽环类药物剂量较大，以及从癌症治疗到怀孕的时间较长。此外，怀孕可能是以前接触过蒽环类药物和/或辐射的患者发展成心肌病的风险因素。

八、小结

CCS 在儿童时代肿瘤的治疗过程中，由于处于生长发育阶段，其正常组织特别是心肌细胞比成人更容易受到化疗药和放射线的损伤，虽然治愈了肿瘤，但经受了化疗、放疗和靶向治疗等各种治疗，心脏也受到了损伤，导致心律失常、低血压、心包炎、心肌收缩功能下降、心肌纤维化、心脏扩大等一些严重的心脏疾病，甚至会发生慢性充血性心力衰竭和扩张性心肌病。化疗药物，特别是蒽环类药物的心脏毒性更大。在幼儿中，蒽环类药物损害心肌生长，导致左心室壁厚度与身体生长不成比例地增加，过量的后负荷可能会导致后期心肌恶化。一些药物可以减轻心脏的毒性，右丙亚胺可使患者明显获益，心衰的发生率明显降低。CCS 在妊娠情况下，由于生理性的血容量增多，加重了心脏负担和心功能不全，出现心房颤动、心动过速、急性肺水肿、心力衰竭或猝死。蒽环类药物使心脏储备降低，怀孕作为一种应激因素使心功能恶化。国际准则建议，对所有以前接受过蒽环类药物和/或胸部辐射治疗的妇女在怀孕前或妊娠早期进行心脏毒性监测是合理的，EF <40% 或 NYHA 心功能分级 > Ⅱ级者不建议妊娠。所有接受过心脏毒性治疗的孕妇都应在妊娠晚期进行超声心动图检查，评估 CCS 的心功能和妊娠的风险，为是否终止妊娠做参考。CCS 患者怀孕应当权衡母体心脏功能和近远期安全。但目前针对 CCS 妊娠的监测指南仍然没有制定出来，尚需进一步研究。

（吴多智　岑运光　罗立华）

参考文献

[1] Lipshultz SE, Adams MJ, Colan SD, et al. American Heart Association Congenital Heart Defects Committee of the Council on Cardiovascular Disease in the Young, Council on Basic Cardiovascular Sciences, Council on Cardiovascular and Stroke Nursing, Council on Cardiovascular Radiology and Intervention, Council on Clinical Cardiology, Council on Epidemiology and Prevention, Council on Nutrition Physical Activity and Metabolism. Long - term cardiovascular toxicity in children, adolescents, and young adults who receive cancer therapy: pathophysiology, course, monitoring, management, prevention, and research directions: a scientific statement from the American Heart Association [J]. Circulation, 2013, 128: 1927 - 1995.

[2] Hudson MM, Ness KK, Gurney JG, et al. Clinical ascertainment of health outcomes among adults treated for childhood cancer [J]. JAMA, 2013, 309: 2371 - 2381.

[3] Armstrong GT, Plana JC, Zhang N, et al. Screening adult survivors of childhood cancer for cardiomyopathy: comparison of echocardiography and cardiac magnetic resonance imaging [J]. J Clin Oncol, 2012, 30: 2876 - 2884.

[4] Diller L, Chow EJ, Gurney JG, et al. Chronic disease in the Childhood Cancer Survivor Study cohort: a review of published findings [J]. J Clin Oncol, 2009, 27: 2339 - 2355.

[5] 赵崇涛，张立英. 我国儿童肿瘤疾病的发展状况及预防的初探 [J]. 中国民康医学，2015, 27 (12)：81 - 82.

[6] 刘秋玲. 儿童恶性肿瘤治疗新策略 [J]. 武警医学，2010, 8 (21)：645 - 647.

[7] Tukenova M, Guibout C, Oberlin O, et al. Role of cancer treatment in long - term overall and cardiovascular mortality after childhood cancer [J]. J Clin Oncol, 2010, 28: 1308 - 1315.

[8] Gudmundsdottir T, Winther JF, de Fine Licht S, et al. Cardiovascular disease in adult life after childhood cancer in Scandinavia: a population - based cohort study of 32, 308 one - year survivors [J]. Int J Cancer, 2015, 137: 1176 - 1186.

[9] Armenian SH, Hudson MM, Mulder RL, et al. Recommendations cardiomyopathy surveillance for survivors of childhood cancer: a report from the international late effects of childhood cancer guideline harmonization group [J]. Lancet Oncol, 2015, 16 (3): e123 - 136.

[10] Kremer LC, van der Pal HJ, Offringa M, et al. Frequency and risk factors of subclinical cardiotoxicity after anthracycline therapy in children: a systematic review [J]. Ann Oncol, 2002, 13: 819 - 829.

[11] Shan K, Lincoff AM, Young JB. Anthracycline - induced cardiotoxicity [J]. Ann Intern Med, 1996, 125 (1): 47 - 58.

[12] Zhang S, Liu X, Bawa - Khalfe T, et al. Identification of the molecular basis of doxorubicin - induced cardiotoxicity [J]. Nat Med, 2012, 18 (11): 1639 - 1642.

[13] Lipshultz SE, Alvarez JA, Scully RE. Anthracycline associated cardiotoxicity in survivors of childhood cancer [J]. Heart, 2008, 94 (4): 525 - 533.

[14] Ali MK, Ewer MS, Gibbs HR, et al. Late doxorubicin – associated cardiotoxicity in children. The possible role of intercurrent viral infection [J]. Cancer, 1994, 74 (1): 182 – 188.

[15] 张广超, 李杰. 儿童常用抗肿瘤药物的心脏毒性 [J]. 实用儿科临床杂志, 2010, 25 (1): 5 – 6.

[16] 陈尔冬, 周菁. 抗肿瘤药物的心脏毒性 [J]. 药物不良反应, 2010, 8 (2): 52 – 54.

[17] 王军, 王稀, 刘青, 等. 三维放疗急性放及影响因素分析射性心脏损伤类型 [J]. 中华放射肿瘤学杂志, 2013, 22 (3): 213 – 215.

[18] 曲敬琨, 张佳, 张靖. 蒽环类药物心脏毒性防治药物研究进展 [J]. 中国肿瘤临床, 2014, 41 (22): 1474 – 1477.

[19] Geiger S, Lange V, Suhl P, et al. Anticancer therapy induced cardiotoxicity: review of the literature [J]. Anticancer Drugs, 2010, 21 (6): 578 – 590.

[20] Jirkovsky E, Popelova O, Krivakova – Stankova P, et al. Chronic anthracycline cardiotoxicity: molecular and functional analysis with focus on nuclear factor erythroid 2 – related factor 2 and mitochondrial biogenesis pathways [J]. J Pharmacol Exp Ther, 2012, 343 (2): 468 – 478.

[21] 车菲菲, 刘瑜, 徐才刚. 右丙亚胺对阿霉素引起的心脏毒性防治效果及其机制研究 [J]. 四川大学学报: 医学版, 2010, 41 (1): 24 – 28.

[22] Harake D, Franco VI, Henkel JM, et al. Cardiotoxicity in childhoodcancer survivors: strategies for prevention and management [J]. Future Cardiol, 2012, 8 (4): 647 – 670.

[23] 侯丽君, 林洁明, 夏岗. 妊娠对心脏的影响 [J]. 现代预防医学, 2006, 33 (1): 123.

[24] Katz R, Karliner JS, Resnik R. Effects of a natural volume overload state (pregnancy) on left ventricular performance in normal human subjects [J]. Circulation, 1978, 58 (3 Pt 1): 434 – 441.

[25] Warnes CA. Pregnancy and heart disease. In: Mann D, Zipes D, Libby P, Bonow R, editors. Braunwald's Heart Disease [M]. 10ed. Philadelphia: Elsevier, 2015.

[26] Elkayam U. Risk of subsequent pregnancy in women with a history of peripartum cardiomyopathy [J]. J Am Coll Cardiol, 2014, 64 (15): 1629 – 1636.

[27] Davis LE, Brown CE. Peripartum heart failure in a patient treated previously with doxorubicin [J]. Obstet Gynecol, 1988, 71 (3Pt 2): 506 – 508.

[28] Goorin AM, Chauvenet AR, Perez – Atayde AR, et al. Initial congestive heart failure, six to ten years after doxorubicin chemotherapy for childhood cancer [J]. J Pediatr, 1990, 116 (1): 144 – 147.

[29] Katz A, Goldenberg I, Maoz C, et al. Peripartum cardiomyopathy occurring in a patient previously treated with doxorubicin [J]. Am J Med Sci, 1997, 314 (6): 399 – 400.

[30] Pan PH, Moore CH. Doxorubicin – induced cardiomyopathy during pregnancy: three case reports of anesthetic management for cesarean and vaginal delivery in two kyphoscoliotic patients [J]. Anesthesiology, 2002, 97 (2): 513 – 515.

[31] Bar J, Davidi O, Goshen Y, et al. Pregnancy outcome in women treated with doxorubicin for childhood cancer [J]. Am J Obstet Gynecol, 2003, 189 (3): 853 – 857.

[32] Van Dalen EC, van der Pal HJ, van den Bos C, et al. Clinical heart failure during pregnancy and delivery in a cohort of female childhood cancer survivors treated with anthracyclines [J]. Eur J Cancer, 2006, 42 (15): 2549 – 2553.

[33] Hines MR, Mulrooney DA, Hudson MM, et al. Pregnancy – associated cardiomyopathy in survivors of childhood cancer [J]. J Cancer Surviv, 2016, 10 (1): 113 – 121.

[34] Thompson KA, Hildebrandt MA, Ater JL. Cardiac outcomes with pregnancy after cardiotoxic therapy for childhood cancer [J] . J Am Coll Cardiol, 2017, 69 (5): 594-595.

[35] Chow EJ, Chen Y, Kremer LC, et al. Individual prediction of heart failure among childhood cancer survivors [J] . J ClinOncol, 2015, 33 (5): 394-402.

[36] Siu SC, Sermer M, Colman JM, et al. Prospective multicenter study of pregnancy outcomes in women with heart disease [J] . Circulation, 2001, 104 (5): 515-621.

[37] Stergiopoulos K, Shiang E, Bench T. Pregnancy in patients with pre-existing cardiomyopathies [J] . J Am Coll Cardiol, 2011, 58 (4): 337-350.

[38] Shankar SM, Marina N, Hudson MM, et al. Monitoring for cardiovascular disease in survivors of childhood cancer: report from the cardiovascular disease task force of the children's oncology group [J] . Pediatrics, 2008, 121 (2): 387-396.

[39] Sieswerda E, Postma A, van Dalen EC, et al. The dutch childhood oncology group guideline for follow-up of asymptomatic cardiac dysfunction in childhood cancer survivors [J] . Ann Oncol, 2012, 23 (8): 2191-2198.

第二十七章

妊娠期抗肿瘤治疗相关心脏毒性

虽然妊娠期癌症少见，但抗癌治疗选择较为困难。由于女性目前有延迟生育年龄的趋势，以及我国二胎生育政策的放开，妊娠期罹患癌症的患者很可能会出现增多趋势。因此，孕妇癌症的化学治疗与放射治疗将是一个日益严峻的临床难题[1]。

一、流行病学

癌症在孕妇中的发生率为0.1%，宫颈癌是孕妇最常见的妇科癌症[2]。在美国，每年有超过200万的病例被诊断出来，其中大约13%的病例发生在孕妇[3,4]。

关于怀孕期间卵巢肿物发生率的报道在2.3%~4.1%之间[5]，恶性率在1/5万~1/1万之间[6]。美国一项基于人群的队列研究分析了住院患者卵巢瘤物的患病情况，报告了在分娩期间发现的良性和恶性卵巢肿瘤的发生率，以及它们对孕产妇和胎儿结局的影响[7]。在2003—2011年的7 785 583例分娩中，有19 591名（0.25%）女性在分娩过程中发现卵巢肿物，其中1/200为恶性。怀孕期间的血液系统癌症虽然很少见，但却给诊治带来许多挑战。

妊娠期的血液系统恶性疾病和乳腺癌等恶性肿瘤的抗癌治疗主要采用蒽环类药物，药物有时会给胎儿带来早期或迟发的心脏及神经发育毒性。因此，需要充分了解妊娠期抗癌治疗首选哪种蒽环类药物，以及蒽环类药物能否保证胎儿有安全的、无心脏毒性的预后。妇产科医师和肿瘤科医师在选择孕妇的抗癌治疗时，常难以作出决定，治疗管理应优先考虑产妇的生存，但应也尽量减少与治疗相关的胎儿毒性[8]。

二、蒽环类药物诱发胎儿心脏毒性的机制

蒽环类药物可诱发多种复杂的DNA损伤模式，涉及多种途径：一种是拓扑异构酶Ⅱ抑制作用，当醌环嵌入相邻的DNA碱基对之间，导致单链和双链蛋白质相关DNA形成时，诱导这种抑制作用。通过与拓扑异构酶-Ⅱ-β酶的相互作用，损害DNA修复能力，阻碍其调节DNA双螺旋超螺旋的作用，并可产生羟基自由基（OH-），发挥抗癌作用及对健康组织的毒性。这些自由基是通过多聚ADP-核糖聚合酶（PARP）和烟酰胺腺嘌呤二核苷酸磷酸（NADPH）氧化酶产生的，这些酶引起细胞凋亡或细胞程序性死亡必需的半胱氨酸天冬酶过度激活。尽管蒽环类药物有抗癌活性，但耐受性因为心脏毒性而受到限制，这种心脏毒性是剂量依赖性的，可能引起不可逆性心肌病和充血性心力衰竭。

蒽环类药物诱发的心脏毒性也可通过DNA合成之外的分子学机制引起。由于降低线粒

体内的铁浓度具有预防多柔比星（DOX）诱发性心肌病的保护作用，因此，多柔比星的心脏毒性可能反映了药物与细胞铁代谢的相互作用，导致线粒体内的铁蓄积。一些铁螯合剂降低多柔比星诱发性心脏毒性的能力差异可能是在于它们降低线粒体铁浓度的有效性不同。

蒽环类药物还影响细胞膜流动性及铁转运，形成的蒽环铁复合物产生活性氧（ROS），导致脂质过氧化和细胞膜损伤，后者抑制细胞外基质的纤维和结构蛋白重建，促使心脏损伤的发生。

蒽环类药物诱发胎儿心脏毒性，且胎儿心肌细胞对氧化剂－抗氧化剂系统改变的耐受性低，因而心脏组织更容易发生自由基相关的损伤。另外，因为胚胎和胎儿的心肌细胞比成年人的心肌细胞小，在出生前，当收缩蛋白发育并进行结构组建时，心肌细胞的力量形成能力只能在此期间逐渐提高，因此胎儿的心肌特别容易发生化疗诱发性损伤。

三、胎盘转运分子机制

胎盘转运程度和胎儿药物浓度取决于药物分子量、理化特性（如脂溶性）、母体药物浓度、胎儿药物清除率、药物结合蛋白的差异及药物离子化的 pH 值。低分子量（＜500）的脂溶性游离化合物容易通过人类胎盘。虽然药物的物理和化学特征可促使药物通过胎盘，但近年来的发现将胎盘通透性归因于各种主动外排转运蛋白，例如 P－糖蛋白（P－gp），这是一种相对分子质量为 170 000 的膜蛋白，属于 ATP 结合超家族，在顶端合体滋养层细胞中高度表达[15]。

P－gp 通过 ATP 水解提供的能量发挥泵的作用，能够清除细胞膜和细胞浆内的药物，从而防止母体循环内的细胞毒性化合物进入胎盘。乳腺癌耐药蛋白（BCRP）是另一种主动转运蛋白，在合体滋养层顶端表面表达，也可转运很多底物，包括蒽环类和其他化疗药物。在包括 52 个成员的一大类 ATP 结合转运蛋白中，另外还有 3 种蛋白密切参与药物转运：ABCC1，ABCC2，ABCC3 或 MRP1，MRP2，MRP3。它们的表达水平随着妊娠的进展、转录因子、类固醇激素和炎症途径而变化。编码这些药物转运蛋白的基因的遗传学变异调节药物转运蛋白表达。药物转运蛋白在胎盘中的表达和活性在怀孕期间可能会改变，受很多因素的严密调控。在合体滋养层中，朝向母体血液的顶侧膜和邻近胎儿毛细血管的基侧膜内，都可见转运蛋白。在大鼠胎鼠心脏模型的动物实验中，当低 P－gp 诱发表达引起胎盘的重度氧化损伤时，给予维生素 C 可降低氧化应激，重建胎盘保护机制。不过，人类胎盘的结构复杂，体外模型可能与人体模型没有重叠性，因为不同物种的胎盘形态多样化，膜转运蛋白表达也不同。因此，胎盘药物转运蛋白需要更详细的临床前研究和临床研究。目前的证据提示，胎盘主要发挥屏障功能，过滤功能较少。

四、蒽环类药物的胎盘转运

化疗药物（包括蒽环类药物）胎儿暴露的评估研究已报道药物可经胎盘从母亲转运给胎儿。有关孕妇胎盘药物转运的体内数据仅与发表的体外数据有部分重叠，因为遗传学和代谢的个体差异导致孕妇的药代动力学和药效学具有可变性。

关于多柔比星（DOX）和表柔比星（表阿霉素）胎盘转运的研究最早可追溯到 1975

年，当时推出了这些药物，用于治疗各种肿瘤，特别是乳腺癌和血液恶性肿瘤。由于去甲氧柔红霉素之外的其他所有蒽环类药物的分子量都 >500，血浆蛋白结合率高（50%~85%），因此推测它们的胎盘通过率低。低剂量的 DOX 给药后，在羊水、胎儿脑内或消化道内，或治疗后 48 小时出生的一名健康婴儿的脐带血中，无法检出 DOX 的药物浓度。一名 31 岁的孕妇每周接受一次 DOX 化疗，孕 28 周时，通过羊膜腔穿刺术收集的羊水中，没有检测到 DOX 或它的代谢物[29]。DOX 的整体转运数值低，而且在体外研究中，似乎也没有发现剂量依赖性。与 DOX 相比，采用 Earle 平衡液灌注胎儿和绒毛间隙的人类胎盘平均 EPI 转运数值更低，说明 EPI 的胎盘毒性小于 DOX。

动物模型研究发现，DOX，EPI 和柔红霉素经胎盘转运在小鼠模型中再现，显示胎儿的 DOX、EPI 和柔红霉素的水平远低于母体水平。大鼠胎鼠血样中 DOX 的血浆浓度是母体浓度的 6.2%，其心脏显微结构或细胞 DNA 周转和细胞凋亡没有改变。

联合治疗方案中的蒽环类药物胎盘转运试验显示，氟尿嘧啶 – EPI – 环磷酰胺（FEC）和 DOX – 博来霉素 – 长春碱 – 达卡巴嗪（ABVD）治疗的怀孕狒狒模型的胎儿 DOX 和 EPI 的血浆浓度分别是母体浓度的（7.5% ±3.2）% 和（4.0 ±1.6）%。

去甲氧柔红霉素的亲脂性较强，是 P – GP 较弱的底物，在化疗耐药肿瘤中的疗效较强，胎盘转运率较高，能够引起胎儿毒性。

基于临床试验证据，脂质体 DOX 制剂——非聚乙二醇化（PL）脂质体 DOX 和 PL 脂质体 DOX 已经获批准。人类胎盘灌注研究显示，和 DOX 一样，非 PL 脂质体 DOX 从母体到胎儿循环的转运动力学低，而 PL – DOX 在胎儿循环中无法检出，在灌注的胎盘组织中浓度极低。

五、风险评估

对妊娠癌症患者来说，抗肿瘤治疗相关心脏毒性尚无风险评估模型，但是 CCS 的心脏毒性评估方法可供借鉴。Chow 等开发并验证了 3 种预测 CCS 中心力衰竭发生风险的工具。三种工具进行风险估计所需的治疗信息数量不同。其中，"简单模型"使用性别、年龄（<或 >5 岁）、蒽环类药物治疗（是/否）和胸部辐射（是/否）来建立风险评分，而"标准模型"和"心脏剂量模型"结合了蒽环类药物剂量和心脏辐射剂量的数据。

目前的评估步骤是，首先使用加拿大心血管学会推荐的经改良的弗明汉风险评分，评估普通人群血管动脉粥样硬化事件评估，或采用弗明汉总体心血管风险评分，评估冠心病、脑血管疾病、周围性血管疾病和心脏衰竭风险。需注意根据患者所接受的心脏毒性药物的危险比，相应增加评估的风险级别。例如，胸部放疗的数据预测动脉粥样硬化性心脏事件的风险增加大约 2 倍。这意味着，如果一个接受过放疗的患者，其改良弗明汉风险评分预测的事件发生率为 8%（低风险），那么就应该将其视为中度风险患者，因为他们预期的事件发生率将接近 16%。除了癌症治疗的风险外，与正常左室功能患者相比，在癌症治疗结束时出现无症状性左室功能障碍的患者，进展为有症状的心力衰竭的风险增加 4~5 倍。

对于大多数成年癌症幸存者来说，心血管疾病被认为是多重打击的结果，心脏毒性相关疗法只是心脏损伤和修复机制的几个因素之一。癌症治疗后可以出现临床明显的心力衰竭或左室射血分数（LVEF）下降，需要更密切和更长期的随访。然而，以这种方式诊断心脏损伤会导致延迟发现。即使活检证实心肌梗死，LVEF 在蒽环类药物心肌病变的早期仍能保持正常，LVEF 下降常发生在心脏补偿机制耗尽后，甚至心力衰竭可以发生在 LVEF 正常的患者。因此，检测到异常 LVEF 或临床心力衰竭后启动医疗干预可能太晚了，只能增加心脏移植的风险或早期死亡率。

新的超声心动图技术（如心脏应变）能够在 LVEF 下降之前检测癌症患者的心脏损伤。几项研究已经表明，接受癌症治疗成年患者恶化的应变值可以预测未来 LVEF 下降。有研究显示，成人患乳腺癌幸存者的应变异常发生率增加。但是没有数据证实异常的应变参数预示治疗结束后预后更差。心脏生物标志物可能为早期出现的心脏功能障碍提供了有效的检测指标。研究发现，在最后一次化疗 30 天后肌钙蛋白持续升高的幸存患者，随访 20 个月后心脏毒性风险高达 84%。上述检查手段同样适用于妊娠癌症患者的风险评估。

六、化疗药物的心脏毒性

癌症孕妇如果想继续妊娠，而又需要并同意化疗，就要考虑妊娠期化疗。动物实验已经证明几乎所有的化疗药物都具有致畸性，而且很多药物缺乏临床试验数据。虽然妊娠合并肿瘤的治疗在过去十几年内有了逐渐积累，但至今仍未形成一致的治疗方案，个体化治疗是普遍推荐的。

关于孕产妇心血管毒性的风险证据很少，可能会受到孕期药代动力学和药效学变化的影响。有研究人员提到怀孕妇女血浆蒽环类药物水平较未怀孕妇女的低；另一方面，怀孕时心血管超负荷和高动力状态可能抵消了这种毒性限制效应，最终的结果很难预测。一个小样本注册研究和涉及 10 例孕妇的病例对照试验显示，怀孕的毒性风险与年龄匹配的非怀孕女性相似。然而，由于这些不确定性和要化疗的孕妇数量有限，需要密切监测。监测策略包括临床心脏评估和超声心动图功能评估，化疗开始前和每疗程前应考虑重新评估。现有数据稀缺，大多是体外实验，建议使用胎盘转移少的癌症药物，包括蒽环类药物，以减少胎儿的接触。然而，事实并非如此清楚，即使很小的蒽环类药物浓度也可以影响胎儿心肌细胞的正常生长。也有长期随访发现，母亲孕期接受癌症治疗对孩子没有显著的长期心脏毒性影响。因此，癌症患者怀孕后应权衡抗肿瘤治疗与孕妇对胎儿影响之间的利害关系，个体化防治。

（一）孕期心脏毒性

化疗药物导致畸形、流产、胎儿宫内生长延迟等已经广泛报道，但是对孕期胎儿心脏的影响，以及出生后远期毒性作用，仍然知之甚少。抗肿瘤药物作用于细胞周期不同阶段，优先杀死快速增殖的细胞，而受精卵就是一个快速增殖的细胞团。因此，应慎重选择化疗药物。

妊娠期间抗肿瘤药物的风险与药物类型和胎龄有关。致畸性取决于接触的时间、剂量，以及胎盘转运特性。高脂溶性、相对低分子质量和血浆蛋白结合能力弱的药物，更容易进入胎儿体内。孕早期（0~12 周）给予化疗药物可能会导致心脏畸形和流产等。在孕中期（13~27 周）和孕晚期（28 周至出生）相对安全，但是也会增加胎儿宫内发育迟缓（IUGR）和低出生体重的危险。

蒽环类药物相关研究较多。这类药物是高相对分子质量抗生素，常用的是多柔比星（DOX）、柔红霉素、表柔比星（EPI）、伊达比星和米托蒽醌等。治疗的癌症包括白血病、淋巴瘤、乳腺癌、子宫癌、卵巢癌和肺癌。在蒽环类药物中，多柔比星相对安全，已经有很多妊娠期安全使用的报道。

在子宫内接触到蒽环类药物是否引发胎儿的心脏毒性目前尚无定论。有研究人员报道，对接受多柔比星和环磷酰胺的妊娠患者，在24周后每2周做1次胎儿超声心动图检查，研究发现，接触到药物的胎儿随着妊娠的进行，左右心室逐渐增长，未发现与对照组间心肌收缩功能的差异，直到产后2年重复超声心动图检查均未见心肌损伤。

孕中期使用去甲氧柔红霉素或孕晚期使用柔红霉素后可以出现严重的心脏毒性。心脏损伤表现为心脏扩大、心肌肥厚、冠状动脉扩张或右心房和右心室中度扩大伴功能轻度下降、小的二孔型房间隔缺损、小的动脉导管未闭。6个月和12个月后的随访检查没有发现心肌病的残留体征。

最早的小规模病例系列显示，蒽环类药物对胎儿心脏没有明显影响。规模较大的回顾性研究证实了DOX和EPI方案在辅助、新辅助治疗和转移性肿瘤的背景下用于孕中期和孕晚期的心脏安全性，甚至2周的剂量密集化疗也没有诱发心脏毒性。虽然EPI被视为没有心脏毒性反应，但有一篇报道描述了短暂性心室运动减低。

总的来说，患癌孕妇怀孕期间或婴儿出生时的心脏毒性因蒽环类药物的类型而异。虽然有罕见的毒性报道，但在大规模人群中开展的研究提示，DOX和EPI具有可接受的安全性特征。

（二）迟发性心脏毒性

较早的研究采用二维超声心动图计算短轴缩短率（FS），推荐作为评价接受蒽环类药物治疗的癌症患者迟发性心脏毒性的最佳方法。这种影像学检查显示，怀孕期间使用蒽环类药物治疗血液系统恶性肿瘤没有诱发心脏损伤，即使出生后每5年复查1次，复查20年，直到29岁，也未见心脏损伤。

一项观察性研究采用斑点追踪超声心动图，分析母亲怀孕期间曾使用蒽环类药物的5岁以上儿童的心肌改变。研究显示，病例组和对照组相比，怀孕期间使用蒽环类药物治疗血液系统恶性肿瘤没有引起短轴缩短率、室间隔厚度、左室后壁厚度、左室舒张末期内径、左室射血分数和右室舒张末期内径的差异。

在一项研究中，47例暴露于蒽环类药物的儿童在36个月龄时接受超声心动图评估，没有发现早期心脏重塑的表现，室壁厚度和心腔大小正常，所有收缩期和舒张期功能测量值都在正常范围内。多中心病例对照研究评估出生前主要暴露于蒽环类药物化疗的儿童53例，在其婴儿出生时、18月龄时、5～6岁、8～9岁、11～12岁、14～15岁或18岁时进行评估，ECG测量没有发现心律失常或传导异常。超声心动图检查发现，与对照组相比，患者组的射血分数、短轴缩短率和房室间隔厚度下降幅度较小，但无统计学差异。所有患者的ECG都在正常范围内，没有任何结构缺损。

七、蒽环类等化疗药物其他主要毒性

（一）致畸风险

一般来说，化疗药物的致畸作用取决于多种因素，包括胚胎发育阶段。从受孕到着床的这段时间内（2周），胚胎损伤有可能导致死亡和流产，或也可能完好存活，因为胚胎未分化，当剩余的全能细胞复制，替代丢失的全能细胞时，可以修复损伤。在孕4~13周的器官形成期间，组织对致畸性非常敏感，不仅是因为它们迅速分化，还因为组织受损已无法修复。与腭和耳相比，心脏、神经管和四肢更早受到影响。孕中期和孕晚期暴露于化疗药物通常不会增加致畸风险。

影响药物致畸性的另一个因素是药代动力学。例如，怀孕期间的血容量增加（近50%），肾脏清除率升高，肝脏内的混合氧化酶系统工作加快，均有助于降低药物浓度。

影响致畸性的第三个因素是药物类别。有报道4例在孕早期使用阿糖胞苷和柔红霉素的孕妇中，有2例胎儿死亡；而孕中期开始治疗的38例孕妇中，有3例胎儿死亡和2例畸形。接受阿糖胞苷和去甲氧柔红霉素联合治疗的孕妇中，胎儿缺陷的发生率为28.6%，死亡率为12.5%。

最大规模的病例对照观察性研究纳入来自7个欧洲国家的413例怀孕期间初步诊断为乳腺癌的孕妇，这项研究发现，孕中期使用的DOX和EPI不会增加致畸风险。一个包括197例患者的病例系列中，178例在怀孕期间使用EPI（102例）或DOX（76例），出生的386例婴儿中，仅9例婴儿（2%）有畸形（8例发生于有化疗暴露的婴儿）。

其他临床研究也显示，在孕中期和孕晚期使用基于DOX和EPI的化疗，给发育中的胎儿带来的致畸风险很小。因此，国际指南认为蒽环类药物化疗方案是安全的，根据乳腺癌复发和死亡风险定义的管理方案，应提供蒽环类药物化疗方案。相反，因为去甲氧柔红霉素诱发的致畸性作用，妇产科医师只有在癌症孕妇，特别是血液恶性肿瘤孕妇没有其他替代选择时，才能使用这种药物。

（二）妊娠并发症

孕中期和孕晚期蒽环类药物暴露会增加早产和低出生体重的风险。Hahn等的研究充实了MD安德森癌症中心的研究结果，包括57例在辅助治疗（n=32）或新辅助治疗（n=25）背景下采用氟尿嘧啶-DOX-环磷酰胺（FAC）治疗的乳腺癌孕妇患者。多数患者都在至少孕34周时分娩（平均37周，范围29~42周），28%的新生儿呼吸困难。怀孕期间使用蒽环类药物或常规化疗与早产风险升高的关系不明确，可能与癌症诊断及治疗相关的母体应激有关。

八、靶向抗肿瘤药物

靶向抗肿瘤药物在妊娠期使用的安全性尚未定论。研究较多的是曲妥珠单抗、利妥昔单抗和伊马替尼。妊娠期乳腺癌国际共识不建议妊娠期使用。对于使用曲妥珠单抗期间意外怀孕的患者，若继续妊娠，应该停药。使用抗肿瘤药物12周内应避免妊娠。

九、目前存在的问题与建议

1. 在临床和伦理学方面，妊娠期间癌症的治疗面临两难的困境。医生要同时管理两个生命：一个是孕妇的生命，如果不治疗，她的疾病就可能进展；另一个是胎儿的生命，因为暴露于母体的化疗药物，胎儿可能受到损伤。

2. 尽管目前的研究提示，胎盘具有屏障功能，可以保证只有少量蒽环类药物经胎盘转运，孕中期和孕晚期使用化疗是安全的，孕妇往往还是不愿意接受化疗，因为她们担心化疗可能会对发育中的胎儿产生有害的影响。

3. 心脏毒性：蒽环类药物会诱发胎儿的心脏毒性，首先是因为胎儿心脏组织特别容易受到自由基的损伤，这是由于心肌细胞对氧化剂-抗氧化剂系统变化的耐受性低；此外，还因为胚胎和胎儿心肌细胞只在妊娠期的后期才完全发育，因此，在母亲妊娠期间暴露于蒽环类药物的胎儿以后可能成为成年时期过早发生心血管疾病的高危患者。

4. 致畸性：去甲氧柔红霉素致畸，不建议用于患有癌症（特别是血液恶性肿瘤）的孕妇，除非没有其他治疗选择。

5. 药物相互作用：当孕妇使用抑制或诱导P-gp的药物时，可能会改变胎盘P-gp屏障功能，从而改变胎儿暴露。因此，使用糖皮质激素促肺成熟可能会阻碍胎盘EPI代谢，最终因为降低胎盘表面的P-gp表达，导致EPI的毒性增加。

6. 易受到损伤的胎儿：一些胎儿，特别是宫内生长迟缓的胎儿，更容易受到损伤，需要更密切的监测。这与胎盘营养素和氧气供应受损有关，这种供应受损涉及妊娠期间的代谢改变和慢性炎症。这些婴儿因蒽环类药物暴露导致损伤的风险升高。

7. 早产：蒽环类药物暴露可能会增加早产的风险。为了尽可能减少早产诱发的并发症，应避免在没有任何产科指征的情况下催产。

8. 迟发性心脏毒性：接受蒽环类药物化疗的孕妇应定期接受检查，以便尽早发现迟发性、细微的心脏毒性变化和神经毒性变化，并采取替代的治疗选择。

9. 个体化用药：深入研究调节胎儿发育期间胎盘转运的生物学途径，以及氧化应激、炎症和药物如何调节这些途径，有助于制定个体化用药方案。

总之，妊娠期决定使用抗肿瘤药物必须权衡治疗对产妇和胎儿的影响，尽可能避免孕早期使用，同时避免高脂溶性的药物。如果孕早期需要多药物治疗，应考虑蒽环类抗生素、长春新碱或单药治疗后再使用多药治疗。蒽环类药物首选多柔比星。分子靶向药物在孕早期也可能导致严重不良后果。孕中期和孕晚期使用抗肿瘤药物相对安全，但要注意IUGH、早产和低出生体重等。分娩应在化疗2~3周后，妊娠35周之后不能接受化疗，应避免医源性早产。对于妊娠期合并肿瘤的治疗，需要肿瘤学、药物学、围产医学和新生儿学专家协调合作，以提高母亲治愈效果，同时减少对新生儿的伤害[11-13]。

九、放射治疗与核辐射

（一）核辐射

日本原爆幸存者（包括宫内受照者约2800名）的流行病学调查结果显示，在第8~15

孕周阶段接受 1Gy 照射的胎儿，约有 43% 会发生智力发育延迟，为受照 0.01Gy 以下的对比组危险度的 50 倍以上。对原爆幸存者受照射后怀孕所生子女（1946 年 5 月以后出生）进行研究，对比近爆心（<2000m）幸存者（>1Gy）所生儿童与远离爆心组（0.01~0.09Gy）相比，仅仅是预期趋势上有差别，实际上未发现有统计学意义的差异。

原子弹灾害调查委员会（ABCC）/辐射影响研究基金会（RERF）流行病学调查发现，高剂量（>1.5Gy）照射后心血管病死亡率和整个非心血管病死亡率增高。但是为弱关联，具有临界的统计学意义或不恒定结果，需进行更多研究。

（二）基本概念

国际放射防护委员会第 84 号公告对妊娠癌症妇女放射治疗提出详细规范。简述如下[12]。

辐射剂量是指孕体（胚胎或胎儿）的吸收剂量，而不是母体的吸收剂量。孕体的吸收剂量以戈瑞"Gy"或毫戈瑞（mGy）表示。1 戈瑞等于 100rad。1Gy 等于 1000mGy。当量剂量以 Sv 表示。用到 X 射线、γ 射线或电子时，以 Gy 表示的吸收剂量数值基本上等于 Sv 表示的当量剂量数值。

大多数操作正确的诊断程序所致的胎儿剂量不会造成可测出的出生前死亡、畸形或智力发育障碍危险度增加，不会超过这些疾患的本底发病率。

疾病发生风险与妊娠阶段和胎儿吸收剂量有关。器官形成期和胎儿早期的辐射危险度最大，妊娠中期危险度稍微小一些，晚期危险度最小。细胞杀死效应和诱发肿瘤都可以由宫内照射引起。临床辐射效应是由细胞死亡，或未修复/错误修复 DNA 损伤引起的。

超过实际阈值，妊娠期间电离辐射造成细胞杀死的损害可引起范围广泛的效应，包括致死、中枢神经系统异常、白内障、生长发育延迟、畸形，甚至行为障碍。

这些效应一般阈值在 100~200mGy 或以上。这个剂量超过大多数放射诊断或核医学诊断程序中达到的剂量。而在 100~200mGy 的辐射范围，引起畸形的危险度不大。

（三）放射治疗

有资料估计，在美国每年约有 4000 名妇女可能需要在妊娠期间做放疗，这有可能出现母亲与胎儿的矛盾，因为母亲是较大的受益者，而胎儿则可能冒较大的风险。

妊娠期间最常见的肿瘤是子宫颈癌、乳腺癌、白血病、淋巴瘤、黑色素瘤、甲状腺癌、卵巢癌、鼻咽癌、食管癌和脑癌。辐射距离是放疗引起损伤的主要决定因素。如果胎儿受到从胸部来的散射线，有可能会在儿童时期发生肿瘤或白血病，或导致小儿智力降低，后者与妊娠阶段和治疗野的靠近程度有关。

放疗前首先要确定女性患者是否怀孕，如果已经怀孕，就没有严格的、硬性的规则。关于疗程的决定，应当是在知情的情况下由患者、其丈夫或其他适当的人，经治肿瘤医师和其他组员（如外科医师、产科医师、药理学家和心理学家等）共同作出。要考虑的因素很多，但至少包括以下一些：肿瘤分期和侵袭性，妊娠中激素对肿瘤的潜在效应，各种治疗及其持续时间长度、疗效和并发症，推迟治疗会产生的影响，孕妇原发病对胎儿的预期效应，胎儿估计和监测，胎儿生产时间及方式，妊娠是否应当终止，法律、伦理和道德问题。

如果使用放疗，在给予治疗之前计算胎儿剂量非常重要。最重要的一个因素是距照射野边缘的距离,剂量随距离呈指数级递减。

宫颈癌是最常见的与妊娠有联系的恶性肿瘤,在1250~2200次妊娠中有1次妊娠合并有宫颈癌。宫颈癌往往行手术治疗和放疗(远距治疗和近距治疗),两种放射治疗所需的剂量会造成妊娠的终止。如果肿瘤没有浸润,而且是在妊娠晚期被诊断出来,则另一种选择是把治疗推迟到婴儿安全出生之后。

妊娠期间极少发生卵巢癌,10 000次妊娠中不到1次。大多数患者使用化疗,妊娠期间极少用放疗。不管近距放疗是何种形式,对孕妇及所怀胎儿的潜在剂量都是很小的。

抗癌治疗后过1~2年才怀孕,这并不完全是出于对潜在辐射效应的担心,而是考虑到肿瘤复发的危险,需要再次放疗、手术或化疗。另外,妇科恶性肿瘤患静脉血栓栓塞的风险很高,并可以因为放疗、化疗进一步增加,对这些患者的抗凝治疗应该予以充分的重视[14]。

综上所述,在怀孕期间,放疗、化疗对孕妇的风险很高。伴随的肿瘤治疗和预防心脏毒性或治疗需要个性化,治疗方式取决于癌症的位置、类型,以及妊娠阶段和母亲的愿望。同时要权衡母体治疗效果和胎儿近远期的安全性。

(李可 吴颖 蒋瑞辉 罗立华)

参考文献

[1] Fecondità in ripresa e calendario riproduttivo posticipato. National Institute of Statistics 2013 [EB/OL] [2018 – 03 – 31]. https://www.istat.it/it/files/2014/03/Noi – Italia – 2014. pdf.

[2] Creasman WT. Cancer and pregnancy [J]. Ann N Y Acad Sci, 2001, 943: 281 – 286.

[3] Fader AN, Alward EK, Niederhauser A, et al. Cervical dysplasia in pregnancy: a multi – institutional evaluation [J]. Am J Obstet Gynecol, 2010, 203 (2): 113. 1 – 6.

[4] Al – Halal H, Kezouh A, Abenhaim HA. Incidence and obstetrical outcomes of cervical intraepithelial neoplasia and cervical cancer in pregnancy: a population – based study on 8. 8 million births [J]. Arch Gynecol Obstet, 2013, 287 (2): 245 – 250.

[5] Amant F, Brepoels L, Halaska MJ, et al. Gynaecologic cancer complicating pregnancy: an overview [J]. Best Pract Res Clin Obstet Gynaecol, 2010, 24 (1): 61 – 79.

[6] Marret H, Lhomme C, Lecuru F, et al. Guidelines for the management of ovarian cancer during pregnancy [J]. Eur J Obstet Gynecol Reprod Biol, 2010, 149: 18 – 21.

[7] Nazer A, Czuzoj – Shulman N, Oddy L, et al. Incidence of maternal and neonatal outcomes in pregnancies complicated by ovarian masses [J]. Arch Gynecol Obstet, 2015, 292: 1069 – 1074.

[8] Brenner B, Avivi I, Lishner M. Haematological cancers in pregnancy [J]. Lancet, 2012, 379: 580 – 587.

[9] Myllynen P, Pasanen M, Vähäkangas K. The fate and effects of xenobiotics in human placenta [J]. Expert Opin Drug Metab Toxicol, 2007, 3 (3): 331 – 346.

[10] Eskholi T, Sheiner E, Ben – Zvi Z, et al. Drug transport across the placenta [J]. Curr Pharm Biotechnol, 2011, 12 (5): 707 – 714.

[11] Zamorano JL, Lancellotti P, Rodriguez Muñoz D, et al. ESC Scientific Document Group. 2016 ESC Posi-

tion Paper on cancer treatments and cardiovascular toxicity developed under the auspices of the ESC Committee for Practice Guidelines: The Task Force for cancer treatments and cardiovascular toxicity of the European Society of Cardiology (ESC) [J]. Eur Heart J, 2016, 37 (36): 2768 – 2801.

[12] 储悄悄,刘韬,黄红兵. 妊娠期抗肿瘤药物的使用 [J]. 中国临床药学杂志, 2015, 24 (4): 269 – 274.

[13] Framarino – dei – Malatesta M, Paolo S, Angela N. Does anthracycline – based chemotherapy in pregnant women with cancer offer safe cardiac and neurodevelopmental outcomes for the developing fetus? [J]. BMC Cancer, 2017, 17 (1): 777.

[14] 姚家祥. 妊娠与医疗照射 [J]. 中华放射肿瘤学杂志, 2003, 12 (S1): 31 – 48.

第二十八章

化疗所致闭经及绝经后心血管问题

妇科恶性肿瘤患者大多数采取双侧卵巢切除，而对于保留卵巢的患者也可能需要采取化疗作为辅助治疗，这些药物会损伤卵巢功能，造成卵巢衰竭、闭经或过早绝经，导致不孕不育、流产和心血管疾病等[1-4]。单纯子宫切除的女性，虽然不再有月经来潮，如卵巢功能正常，则不属于绝经的范畴。绝经并非指月经的有无，主要指的是卵巢功能衰竭。随着卵巢功能的衰退，女性会出现多种相关症状、组织萎缩退化和代谢功能紊乱，导致一系列身心健康问题，需要对此阶段的女性正确认识，进行全面的生活方式指导和健康管理，包括饮食、运动、控烟、限酒及绝经激素治疗（menopause hormone therapy，MHT）等以缓解绝经相关症状，提高和改善其生命质量。

至今为止，尚无研究专门评估化疗引起的绝经和心血管疾病（CVD）之间的关系。相反，目前对风险的理解是通过对女性进行双侧卵巢切除、早发或早绝经的研究得出的。这一发现可能适用于化疗导致卵巢衰竭的癌症幸存者，两者都导致循环雌激素减少。然而，由于化疗引起的更年期还没有很明显的特征，独特的心血管后果可能还没有被发现。

一、绝经期与雌激素

目前公认的生殖衰老分期采用的是 2011 年"生殖衰老研讨会分期 + 10（stages of reproductive aging workshop + 10，STRAW + 10）"分期系统。该分期系统将女性生殖衰老过程分为生育期、绝经过渡期和绝经后期 3 个阶段，每个阶段又进一步划分为早期和晚期，用阿拉伯数字 − 5 ~ + 2 表示。 + 2 期为绝经后期晚期，此阶段女性的健康问题更多体现在各种组织器官退行性改变导致的各种疾病，包括骨质疏松症、心脑血管疾病、认知功能障碍等。该分期系统适用于大多数的女性，但不适用于化疗等影响了卵巢功能的女性。

绝经期的诊断标准是血清促卵泡激素（FSH）超过 30mIU/ml 和连续 12 个月闭经。

雌激素（estrogen，ER）：女性体内雌激素是卵巢颗粒细胞分泌的类固醇激素，其主要作用是促进女性生殖器官发育、成熟及形成第二性征。雌激素受体（ER）包括 ERα 和 ERβ 两种亚型，除生殖系统外，广泛分布于全身多数组织，包括心血管组织、骨组织等。雌激素对心血管系统具有保护效应，其机制包括激活内皮型一氧化氮合酶，增加一氧化氮合成和释放，扩张血管，增加冠脉血流量；降低血脂，改善脂代谢；抑制血小板聚集，降低纤维蛋白原含量，改善血流动力学；保护内皮细胞，使动脉硬化斑块消退，抗动脉粥样硬化；抗感染，抑制炎症带来的血管损伤等。

随年龄增长，女性卵巢功能逐渐丧失，内源性雌激素水平极低，导致绝经后女性心血管疾病（CVD）高发。从围绝经期开始，CVD 发病率就开始增高，可预测 CVD 风险的代谢指标在绝经前 1 年就可出现异常。有更年期血管舒缩症状的女性 CVD 风险更高，2 周内超过 6 天有潮热症状的女性颈动脉内膜中层厚度（CIMT）明显增厚，即使控制 CVD 危险因素和雌激素水平也不能有效改善。绝经后血管斑块聚集加速，早期即可出现冠心病症状。Atsma 对 392 篇绝经期女性 CVD 发病的文献进行 Meta 分析，发现绝经后 CVD 相对危险度为 1.36[5]。

绝经期是最后的月经期，其原因是卵巢滤泡活性丧失导致的性腺激素水平持续下降。女性出生时有固定数量的卵泡，称为卵泡储备，排卵呈指数下降，直到闭锁和绝经。在美国，绝经的平均年龄是 52 岁，我国妇女绝经的平均年龄是 49.5 岁，在某些妇女中可能更早发生。不同的功能紊乱、疾病状态和卵巢毒性治疗，如某些化学疗法，均可能与卵巢功能紊乱有关，并导致自然绝经前的雌激素缺乏。

二、化疗引起的绝经

据报道，绝经前乳腺癌妇女接受辅助化疗引起的绝经的平均发生率为 68%，范围为 20%～100%。化疗引起的闭经可导致原发性卵巢功能不全（POI），原因为卵巢被永久性破坏，导致滤泡耗竭或功能障碍，表现为 40 岁之前月经停止。然而，POI 是卵巢功能受损，有 5%～10% 的女性依然能够恢复并怀孕。卵巢功能的恢复可能是短暂的，卵泡活动的永久丧失最终导致过早绝经。如果闭经持续 1 年以上，绝大多数妇女将不能恢复卵巢功能，并被认为绝经期提前[6]。

估计有 1% 的育龄妇女会经历 POI，曾经或正在接受癌症治疗的患者的患病率更高。一项对 2819 名女性儿童期癌症幸存者的研究发现，大约 6% 在癌症治疗后不久发生了急性卵巢衰竭，另外 8% 人发展为过早绝经[7]。在另一项研究中，使用烷化剂和腹盆辐射联合治疗的患者，30% 出现过早绝经[8]。对于许多特殊的癌症治疗，POI 是治疗后几年常见的不良反应，而未经历急性卵巢衰竭的妇女在生命后期仍存在增加早绝经的风险。

癌症患者的更年期症状（VMS）常见。接受辅助化疗的妇女可能在治疗后 6～12 周开始经历 VMS，治疗后的症状可延长数年。癌症患者更年期症状可能不同于自然绝经的妇女。研究发现，与普通妇女更年期症状相比，在癌症幸存者中潮热更普遍、更严重、更令人烦乱。此外，研究表明，POI 妇女经历的更年期症状不会像自然绝经一样随着时间的推移而减少。年轻的乳腺癌患者也有更年期症状。绝经前诊断为卵巢癌的妇女在诊断卵巢衰竭后的血管运动和营养不良症状明显高于诊断时的绝经后妇女。

化疗引起的闭经具有重要的生殖意义，如生育能力的丧失和对因化疗引起闭经的妇女在知道潜在的生育能力丧失后的心理影响。2012 年美国有 79 万新诊断癌症病例，其中 10% 是 45 岁以下的育龄妇女[9]。生育能力是癌症存活者的一个重要问题，30%～40% 的育龄幸存者默认对未来生殖的无奈，并且不能公开谈论生育能力。为此，美国临床肿瘤学会建议"在癌症治疗之前充分患者知情同意，作为教育的一部分，肿瘤学家应该明确治疗导致不孕的可能性和讨论可能的生育保存选择或转介患者到生殖专家处"[10]。生育保存的选择主要集中在辅助生殖技术，包括胚胎或卵母细胞的冷冻保存[11]。研究还表明，化疗引起的闭经发生率，以及恢复月经期的癌症幸存者的不孕和生殖障碍，常常被低估。试管受孕、实验室卵母细胞成熟或卵巢组织冷冻保存的实验方法正在探索中，用以作为对接受性腺毒性治疗的青春期前女孩的生育保存方法[12]。

三、化疗与卵巢毒性

某些性腺毒性化疗药物可能会对人体卵巢中原始卵母细胞的数量造成破坏。卵巢储备，包括卵母细胞的数量和质量逐渐减少，因为随着年龄的增长，在女性生殖生命周期中原始卵泡逐渐凋亡丧失。在绝经期，卵巢储备已经衰竭。因此，生殖毒性取决于年龄、化疗药物的类型和剂量，年龄较大的患者卵巢衰老风险较高。尽管行放疗、化疗的患者卵巢残存部分功能，但是相对低雌激素水平仍使她们处于心血管等慢性病的高风险中。研究表明，患有早期乳腺癌的绝经前妇女，经历化疗引起闭经的妇女比恢复月经的妇女血清抗苗勒管激素（AMH，一种确定卵巢储备的标志）的水平要低。

接受化疗的妇女最常见的卵巢组织学异常是纤维化和卵泡的破坏。化疗还可以抑制或终止卵泡成熟，导致原始卵泡降低或凋亡，使卵巢储备减少，卵巢提前衰老。此外，由于负责性类固醇生成的颗粒和卵泡膜细胞的损害，卵巢老化加速。这导致激素的变化，如血液中卵泡生成激素（FSH）和黄体生成激素（LH）升高及雌二醇水平降低。

化疗药物按性腺毒性分为高风险（诱发闭经或绝经）、中等风险和低风险药物三组。高风险药物主要包括烷化剂，如环磷酰胺和异环磷酰胺。烷化剂不是细胞周期特异性的，不需要细胞增殖发挥细胞毒性作用，可以靶向静息卵母细胞。环磷酰胺在给药 24 小时后，对卵巢的影响即发生，在治疗第 1 周后 85% 的原始卵泡可能被破坏[13]。环磷酰胺的闭经发生率为 61%～97%，而年轻女性的比率则为 18%～61%[14]。此外，年龄较大的妇女在更短的时间即可闭经，并且更可能是不可逆的。中等风险药物包括顺铂和多柔比星。在对三项前瞻性试验的分析中，多柔比星治疗的绝经前妇女闭经发生率为 80%。研究还发现大约 50% 的女性恢复月经，然而，这与 40 岁以下妇女的生育率不相关[14]。低风险的药物包括博来霉素、放线菌素 D、长春新碱、甲氨蝶呤和 5 - 氟尿嘧啶。因为这些药物靶向细胞周期的特定阶段，所以卵泡和颗粒细胞可能免遭损害，闭经可能不会发生。

目前关于化疗过程中保护卵巢功能的研究，主要是绝经前乳腺癌患者予以促性腺激素释放激素激动剂（GnRHa）的疗效评估。GnRHa 为人工合成的一种促性腺激素的释放激素，是多肽物质，对促性腺功能有抑制效应，主要通过与垂体促黄体激素释放激素的受体相结合，抑制黄体生成激素分泌。它与天然促性腺激素释放激素（GnRH）相比，生物活性比较强。GnRH 拮抗剂是根据 GnRHa 占领受体，但是不发生受体后效应来实现其抑制效应。而 GnRHa 抑制效应是依靠垂体促性腺激素具有的脱敏作用，抑制细胞对配体激素的反应。

虽然假设 GnRHa 将卵巢抑制至静止或青春期前状态，但这尚未得到证实。其他可能的机制包括卵巢灌注减少和卵巢暴露于化疗，但是原始卵母细胞对与促性腺激素无关的通路尚未作出反应，或卵巢内抗凋亡分子上调。

前瞻性 GIM6 研究进行的绝经前妇女 I～III 型激素受体阳性或激素受体阴性乳腺癌的随机对照试验表明，化疗期间 GnRHa 增加 5 年以上月经恢复的发生率（年龄调整的 HR 为

1.48)。激素受体阴性乳腺癌的试验得出结论：化疗和 GnRHa 组卵巢衰竭发生率为 8%，而单纯化疗组卵巢衰竭发生率为 22%（$P=0.04$）。系统评价支持了这些结论，在绝经前乳腺癌人群中，6 个月后的月经恢复率较高。然而，GnRHa 对卵巢功能的保护作用尚未明确，或者对于保存生育能力的保护作用也尚未明确。

四、绝经对心血管的影响

经历化疗引起的 POI 和过早绝经的妇女在绝经的自然年龄前很多年就会出现雌激素缺乏。因此，女性癌症幸存者罹患心血管疾病的风险可能更高，与化疗和放疗直接导致的心脏毒性无关。在一项对 18 项研究的荟萃分析中，排除年龄和吸烟等混淆变量后，早期绝经和双侧卵巢切除术的女性绝经状态与 CVD 之间的关系明显更高。经历过早绝经的女性患长期心血管疾病的风险也会增加。40~44 岁进入更年期的女性在 70 岁前心血管疾病死亡的风险增加了 5.7%，而绝经每延迟一年心血管死亡风险降低 1%。

女性绝经后 10 年内，冠心病发病率与男性达到一致水平；绝经 10 年之后，女性冠心病发病率超过男性。发病时间相对延后，但是女性冠心病的病死率和疾病的严重程度却比男性高。心脏病是女性死亡的首要原因，每年美国女性死亡的比例几乎占 1/4。绝经前妇女 CVD 死亡率在绝经后的第 5 年内显著增加。绝经期延迟，CVD 风险降低 3%。此外，与更年期年龄匹配的绝经前妇女相比，进入更年期早期的年轻女性经历 CVD 的风险高 2~6 倍。与男性相比，女性 CVD 风险会晚 10 年；然而，绝经期 CVD 的急剧增加消除了男性和女性之间的死亡率差距。与男性相比，延迟性 CVD 发病主要归因于内源性雌激素对血管系统的保护作用。然而，在年龄和 CVD 风险之间仍然存在很强的关系，因此很难确定更年期对 CVD 风险增加的相对贡献。

到目前为止，研究评估 CVD 与化疗引起的闭经和更年期相关风险的试验有限。有证据表明，化疗期间和化疗后闭经的妇女，即使月经恢复，也可能有较高的 CVD 风险，因为血脂的负面影响。目前认为，不管病因如何，早期绝经期的妇女都会增加 CVD 发病率和死亡率。

1. *雌激素与血管系统*　雌激素对血管系统的积极作用包括抗炎症反应、抗血管损伤、改善内皮功能，有助于动脉血管舒张。一方面，雌激素的存在可增强全身性纤溶，在健康内皮细胞内具有抗氧化作用，并增加血管反应性；另一方面，雌激素通过诱导凝血酶受体表达具有促凝血作用。雌激素也会增加甘油三酯的产生，增加炎症标志物。

雌激素对健康内皮细胞的活性与其对存在动脉粥样硬化斑块病变的血管的影响不同。雌激素很容易与内皮细胞中的雌激素受体结合，产生血管扩张剂一氧化氮，降低细胞黏附和平滑肌增殖，延缓动脉粥样硬化的进展。随着年龄的增长，动脉粥样硬化斑块在血管内皮细胞上形成，雌激素不能激活或结合受体，导致一氧化氮生成减少，内皮功能障碍，促进斑块进展。

基于近年研究，雌激素对健康和患病的内皮细胞的影响被称为"窗口期"理论[15]。根据此学说，在围绝经期，激素替代疗法（HRT）可有效延缓甚至逆转心血管病变的进展；而进入绝经晚期，动脉粥样硬化斑块已形成，雌激素非但不能再起保护作用，反而通过扩张血管和炎症反应导致斑块脱落,引起栓塞。因此,2013年国际绝经协会发布HRT共识:标准剂量的雌激素单独应用可降低60岁以下、绝经10年以内女性的冠状动脉疾病和各种原因引起的死亡。女性健康倡议(WHI)评估了激素替代疗法(HRT)在预防慢性疾病(如冠心病)方面的作用[16]。结果发现,安慰剂组和HRT组发生冠心病(每年每10 000名女性中有37人与30人)、卒中(每年每10 000名女性中有29人和21人)、静脉血栓栓塞事件(每年每10 000名女性中有34人与16人)的风险,无显著差异。重要的是,在这个试验中,妇女没有更年期症状,平均绝经12年,平均年龄63.3岁,其中67%为60~79岁,并有73%从未接受过HRT,许多人很可能已存在动脉粥样硬化斑块,影响HRT疗效。年龄段分析发现,女性50~59岁冠心病的风险(RR=0.63)比60~69岁(RR=0.94)和70~79岁组(RR=1.13)降低。然而,当HRT在接近绝经期应用时,这种获益显著降低。

早期雌激素预防研究(KEEPS)也证实接近绝经和绝经早期的女性进行HRT可延缓动脉粥样硬化进展,降低CVD风险。WHI的冠状动脉钙化研究显示较年轻女性(50~59岁)接受HRT可显著减少冠状动脉钙化,降低亚临床CVD发病率。

2. 雌激素与凝血系统 绝经后冠心病患者的凝血功能比较亢进,而纤溶功能比较低下,患者处于高凝状态,导致血栓形成。雌激素可调节凝血功能,降低纤维蛋白原、血小板、凝血因子Ⅶ及PAI-1的反应性,从而发挥保护心血管的作用。对于绝经后女性,由于雌激素水平降低,纤维蛋白原的降解也随之减少,再加上vWF:Ag升高,使凝血功能处于亢进状态,从而加快了血栓形成。此外,t-PA和PAI-1也是绝经后女性冠心病发病率升高的重要因素[17]。实验发现,雌兔切除卵巢后血小板聚集率显著升高,PT、APTT时间延长;腹腔注射雌激素治疗后血小板聚集率降低,说明雌激素对血小板聚集有抑制作用,并且对外源性和内源性凝血途径均有抑制作用[18]。纤维蛋白原是冠心病的一个主要的、独立的危险因素。绝经后妇女血浆纤维蛋白原较绝经前或接受雌激素替代治疗后显著升高。绝经后或去卵巢机体纤维蛋白原升高可能是由于内源性雌激素浓度改变所致,补充雌激素可改善雌激素缺乏引起凝血、纤溶改变。

3. 雌激素与血脂 脂蛋白在动脉粥样硬化形成中起重要作用。绝经可影响脂蛋白类型和血脂水平。绝经前女性的低密度脂蛋白胆固醇(LDL-C)、极低密度脂蛋白胆固醇(VLDL-C)、载脂蛋白B(ApoB)和甘油三酯(TG)水平低于男性,但绝经后增高。绝经后女性血脂异常表现为总胆固醇(TC)、LDL-C、VLDL-C、ApoB和甘油三酯(TG)升高,高密度脂蛋白胆固醇(HDL-C)轻度降低,其血脂谱的改变与雌激素水平降低有关。研究发现,雌激素可以清除血管系统中的低密度脂蛋白(LDL)颗粒,并调节肝脏中的低密度脂蛋白受体。

女性出生时卵巢中的卵泡数目约100万~200万个,青春期仅剩余30万~40万个,从初潮开始每月衰减1000个卵泡。先天性卵巢发育不全(Tuner综合征)患者卵泡加速耗竭甚至完全消失。卵巢发育不全导致的功能不足增加CVD发病率和死亡率。最常见的死因是左心功能障碍、主动脉缩窄、二尖瓣狭窄、主动脉夹层等,超过半数患者有高血压,脂代谢紊乱、糖尿病明显增加。有研究显示,卵巢功能早衰者(中位年龄为31岁)TC和LDL-C水平显著增高,HDL-C水平则显著降低。

在年轻的时候出现绝经期和 POI 期的女性在脂质方面也出现异常。有研究显示，与年龄匹配的女性相比，POI 组的总胆固醇和低密度脂蛋白更高，但是组间的高密度脂蛋白（HDL）没有差异。此外，雌激素浓度与总胆固醇之间存在负相关，表明随着雌激素的减少，总胆固醇增加。这些结果与其他有关 POI 中女性的研究结果是一致的。

为了揭示 CVD 对衰老和更年期的相对影响，一项持续 10 年的研究评估了几个已知的风险因素，如血压（BP）和胆固醇，并将它们与线性（反映时间老化）和分段线性（反映卵巢老化）模型进行比较。结果发现血糖、胰岛素、血压、纤维蛋白原、C-反应蛋白等大部分危险因素均随年龄增长模型呈线性变化。然而，总胆固醇、低密度脂蛋白（LDL）和载脂蛋白 B 与绝经过渡期雌激素的丧失有关。另一项比较相同年龄的绝经前和绝经后女性相似危险因素的研究也发现，只有总胆固醇、低密度脂蛋白和载脂蛋白 B 的差异有意义。这些数据表明，胆固醇是最受更年期影响的心血管疾病风险因素。

化疗引起的更年期妇女中也观察到了类似的脂质变化，化疗导致卵巢功能紊乱的绝经前妇女的总胆固醇、LDL、HDL 和载脂蛋白 B 均有升高。血脂变化也与是否在化疗期间维持月经有显著相关性，在持续性闭经患者中观察到血脂的负变化。即使月经不规则的妇女接受辅助化疗后，血清总胆固醇和 LDL 也会升高。不健康的血脂谱是 CVD 的危险因素，因此，在化疗引起的卵巢功能障碍的妇女中观察到的变化可能增加心血管不良后果的风险，如动脉粥样硬化、冠状动脉性心脏病（CHD）或缺血性心脏病（IHD）和卒中。因此，提前人工绝经的乳腺癌患者和自然绝经者均需要进行血脂水平的跟踪和管理。

4. 雌激素与血压　女性更年期后血压升高，60 岁后高血压患病率约为 65%，高于男性 30%。与男性相比，年龄 <45 岁的女性血压较低；然而，在 45 岁之后，收缩压和脉压在女性中较高。相比之下，舒张压在所有年龄段的妇女中都较低。此外，绝经后每 10 年，收缩压增加 5mmHg，这可能是由于动脉顺应性降低。Tuner 综合征患者超过半数有高血压，雌激素的丢失与 BP 增加有关。

绝经期和血压升高之间的关系难以确定，因为高血压常常与绝经期相关的其他一些因素聚集在一起，例如体重增加、高脂血症和老化。虽然研究发现雌激素缺乏与增加的血压之间的关系，大量证据也表明年龄调整后更年期和血压之间没有联系。意大利人群中绝经后高血压患病率研究（SIMONA），是绝经与血压关系的最大流行病学研究之一。SIMONA 发现 46~49 岁的绝经后妇女的收缩压和舒张压之间有轻微的显著相关性。最年轻的绝经后妇女年龄在 46~47 岁，与绝经前妇女相比，血压最大增加（SBP/DBP，3.4/3.1mmHg）。这项研究表明，更年期与血压的变化有关，但是由于变化小，年龄对血压的影响可能掩盖了这种关系。

5. 雌激素与血糖　绝经后雌激素水平下降，血浆胰岛素水平升高，而胰岛素介导的葡萄糖转运及肌肉内糖原的合成降低，从而引起胰岛素抵抗及高胰岛素血症[19]，二者是糖尿病患者发生 CVD 并发症的重要危险因素。故认为妇女绝经后雌激素水平下降，血糖升高，是冠心病发病的危险因素之一。研究证实，绝经后卵巢激素失衡，尤其是雌激素减少，与胰岛素抵抗的发展有关，服用雌激素可降低胰岛素抵抗。因此，雌激素在碳水化合物代谢和胰岛素敏感性方面的作用可能也是它保护心血管的一个方面。

绝经妇女空腹血糖和胰岛素水平有一定升高，健康者雌激素不影响其血清胰岛素水平及其敏感性，雌激素有使 2 型糖尿病患者空腹血糖和胰岛素水平下降的趋势。对已患糖尿病的绝经后妇女，雌激素替代疗法（ERT）不增加心肌梗死的发生率，随着雌激素的持续应用，发生心肌梗死的危险逐渐降低。矫正年龄因素后绝经后妇女胰岛素释放约为绝经前妇女的 50%。绝经后妇女应用雌激素可以降低空腹血糖和提高胰岛素的敏感性，其机制可能是通过肝脏、肌肉和脂肪组织对葡萄糖的清除来完成的。曾有研究发现，在离体心肌给予 17β-雌二醇可抑制钙内流，使细胞内游离钙减少。雌二醇作为一种钙通道拮抗剂可降低细胞液中的钙，提高胰岛素受体活性或增强受体后效应，利于葡萄糖的摄取和利用，从而减轻绝经后妇女的胰岛素抵抗，改善高胰岛素血症。通过小鼠大部分胰腺切除模型，雌激素干预可降低糖尿病小鼠血糖水平，增加胰岛体积和胰岛素分泌，对于胰岛功能具有一定的保护作用。

6. 雌激素与体重增加　体重增加通常发生在接受化疗的乳腺癌患者中，50%~96% 的接受早期辅助化疗的妇女体重增加 2.5~6kg。有证据表明，与体重稳定的女性相比，成年期体重增加 4~10kg，患冠心病的风险增加了 27%。有几个因素与体重增加有关，包括年轻的年龄、晚期癌症阶段、癌症相关的治疗、体力活动减少、热量摄入增加、绝经状态。在乳腺癌诊断后的第 1 年中，绝经的开始被证明是辅助化疗患者体重增加的强有力的预测因素。

然而更大的人群研究没有发现体重增加和绝经状态之间的直接关系。体重增加和绝经或闭经的发病率之间的关联在乳腺癌幸存者中仍然存在争议，这可能是由于定义治疗相关闭经和诱发绝经的不精确性。诊断以后的时间远近、癌症治疗的不同类型和报告体重增加的不准确，也可能导致观察到结果的不一致。无论是什么原因，体重增加在乳腺癌中是常见的，尤其是在使用辅助化疗的情况下。此外，乳腺癌幸存者的体重增加可能与增加 CVD 和全因死亡率的风险以及疾病的复发有关。

7. 内皮功能紊乱　内皮功能障碍是临床前动脉粥样硬化的标志，其特点是内皮依赖性血管舒张功能受损。与男性相比，在血压正常和高血压的绝经前妇女中，与年龄相关的内皮功能障碍较轻。然而，绝经后内皮依赖性血管舒张功能急剧下降，到 60 岁时，没有明显的性别差异，表明内皮功能障碍与内源性雌激素分泌减少有关。

与健康的年龄匹配对照组相比，POI 患者的血流介导的扩张受损，循环内皮祖细胞减少。血流介导的扩张与雌二醇水平显著相关，提示内皮功能障碍与雌激素缺乏之间存在关系。内皮功能障碍在治疗后 6 个月内被 HRT 逆转，进一步表明卵巢激素的缺失可能导致内皮功能受损，增加心血管疾病的风险。

8. 动脉粥样硬化　动脉粥样硬化和癌症之间的关系尚不清楚，常见的风险因素和抗癌治疗的直接毒性可能解释这两种疾病的共病现象。女性癌症幸存者动脉粥样硬化进展的研究有限，有研究人员报道，乳腺癌患者化疗后动脉粥样硬化危险因素和颈动脉内膜中层厚度均增加。

研究显示，当女性年龄在 35~55 岁之间时，绝经年龄与冠心病或 IHD 死亡率之间呈反比关系。绝经年龄每提前 1 年，CHD 增加 3%，绝经年龄每推后 1 年就减少 2%，在控制吸烟后，CHD 和更年期之间的关系仍然存在。对 10 项前瞻性研究的荟萃分析发现，自然绝经年龄最早的女性与正常年龄的更年期妇女相比，患冠心病的风险高出 11%，而全因死亡率的风险高出 18%。

在绝经前进行双侧卵巢切除术的妇女比自然绝经更年期的妇女患 CHD 的风险增加。来自丹麦护士队列研究的结果显示，尽管自然因素和手术诱导的早期绝经增加了 IHD 的风险，但在 40 岁之前接受双侧卵巢切除术而没有使用 HRT 患者的风险最高。护士健康研究对 29 380 名因子宫良性病变切除双侧卵巢和和无双侧卵巢切除术的妇女进行随访研究，发现 50 岁前女性切除双侧卵巢后，总死亡率明显增加，冠心病发病率和死亡率均增加（相对危险度 RR = 1.17）。而且，在 45 岁之前卵巢切除的风险升高（HR = 1.26）。术后 35 年内，平均每 9 个切除双侧卵巢的患者中有 1 人因 CVD 病死，而单独子宫切除与 CVD 风险无明显相关。这些结果表明，在成年期发生的卵巢激素的突然和永久性的丧失比在自然更年期中观察到的逐渐下降更有害于心血管健康。另有研究发现，术后补充外源性雌激素可明显降低这一 CVD 风险，双侧卵巢切除后 1 个月内即可发生内皮功能损害，激素替代治疗可逆转这一损害。

对深静脉血栓栓塞的风险分析显示，患有乳腺癌的绝经后妇女，如果需要激素治疗来预防雌激素受体阳性癌症复发，芳香化酶抑制剂被认为是一种治疗方法，可以减少深静脉血栓栓塞的风险。

五、卵巢功能相关指标在 CVD 风险中的预测价值

1. 初潮年龄　初潮年龄在 12 岁前的小儿肥胖症，高血压、冠心病、脑卒中发病率和死亡率均增加。小于胎龄儿初潮年龄平均提前 5~10 个月，性早熟多见，与胰岛素抵抗相关，推测 CVD 与子宫因素相关。初潮过晚也与 CVD 风险相关，对 37 965 名日本女性（40~79 岁）进行 10 年随访研究，发现初潮年龄在 17 岁后的女性脑卒中死亡风险增加，49 岁前绝经女性冠心病风险显著增加，可能与内源性雌激素水平降低有关。Mueller 等对新加坡华人女性研究发现，不吸烟女性初潮年龄与 CVD 发病密切相关。因此，初潮年龄过早或过晚都是 CVD 风险指标。

2. 雌激素　雌激素降低与 CVD 风险密切相关，但是激素变化在卵巢衰老后才会随之改变，预测作用不明显。

3. 抗苗勒管激素（AMH）　AMH 是生长卵泡分泌的调节卵泡生长的激素，是评价卵巢储备的最佳指标，在绝经前 5~15 年即呈对数下降，被用于预测绝经。动物实验发现，AMH 与动脉粥样硬化斑块直径成负相关。对 951 名女性（25~45 岁）的研究发现，AMH 低值组比 AMH 高值组的总血管代谢风险高 52.6%，AMH 水平与高密度脂蛋白、腰围、高血压等指标均相关。

六、更年期治疗方案

绝经后女性激素替代疗法治疗时代从 1963 年 Wilson 首次发表绝经期和绝经后处理的文章开始。认为 HRT 可降低 CVD 风险，减少绝经后女性心脏疾病的发病率和死亡率。但是大样本临床试验却显示，MHT 并未降低 CVD 风险及事件发生率上，反而引起早期心血管事件增加。

HERS，WHI 等研究显示，HRT 中的孕激素（尤其是甲羟孕酮）可能与乳腺癌和心血管

疾病风险增加有关。因为高血压、糖尿病、代谢综合征、多囊卵巢综合征和肥胖均是子宫内膜癌和心血管疾病的共同高危因素。因此，对于有心血管疾病风险的子宫内膜癌术后患者，建议单纯用雌激素治疗，而非雌激素加孕激素联合治疗。

北美绝经协会（NAMS）和美国心脏病学会/美国心脏协会（ACC/AHA）的 CVD 治疗指南不建议使用雌激素作为 CVD 的一级或二级预防[20]。对于化疗引起的绝经妇女，有几种非激素治疗方法可以帮助她们控制更年期症状。帕罗西汀（商品名 Brisdelle）是美国 FDA 批准的治疗 VMS 的唯一非激素药物。研究表明，与安慰剂组相比，4 周后的潮热显著减少；到第 12 周，女性每天的潮热次数减少了 5.6 次，与安慰剂组相比每天减少了 3.9 次。其他选择性 5-羟色胺再摄取/去甲肾上腺素再摄取抑制药也可用于低剂量的治疗，尽管被认为是一种非适应证。其他非标签治疗方案包括低剂量加巴喷丁和可乐定。NAMS 推荐使用认知行为疗法和催眠疗法，并建议减肥、正念冥想可能有助于减少 VMS。星状神经节阻滞剂（stellate ganglion blockade）是一种常见的用于止痛的麻醉药，是 VMS 使用的新兴治疗方案。然而，还需要进一步的试验来确定疗效。由于负面报道或不充分的数据，NAMS 不推荐的非激素治疗包括冷却技术、锻炼、瑜伽、非处方补品和针灸。重要的是，医生要仔细评估临床病史，包括以前的化疗、深静脉血栓风险、冠心病风险和卒中风险，然后确定最佳的治疗方案。

七、小结

在开始化疗之前，年轻女性应该被告知化疗引起闭经、POI 和绝经的可能性。临床医师应注意化疗引起的绝经期心血管疾病危险因素的变化，如血压、血脂、体重增加等，并应在治疗期间和治疗后密切监测接受高风险化疗药物治疗的妇女。AHA/ACC 的治疗指南和我国高血压、高脂血症、冠心病等相应指南应适用于所有有心血管危险因素和 CVD 的女性，并应特别注意对化疗后的女性进行监测。未来的方向应侧重于认识和预防，将化疗引起的闭经和绝经纳入妇女心血管病预防指南。近年来恶性肿瘤，尤其是妇科恶性肿瘤呈年轻化趋势，并且随着治疗技术的发展，癌症幸存者越来越多。如何提高辅助化疗的疗效，改善患者生存质量，又不增加肿瘤的复发率和死亡率，是当代临床医师必须面对的问题和挑战。我国有关 HRT 临床疗效、安全性，辅助化疗副作用预防，以及 CVD 危险因素综合治疗的临床试验不足，亟待多学科协作，以促进女性癌症幸存者化疗相关 CVD 防治工作的开展。

（吴多智　岑运光　蓝丽玲　马立勤）

参考文献

[1] Bines J, Oleske DM, Cobleigh MA. Ovarian function in premenopausal women treated with adjuvant chemotherapy for breast cancer [J]. J Clin Oncol, 1996, 14 (5): 1718-1729.

[2] Committee opinion, no. 605. primary ovarian insufficiency in adolescents and young women [J]. Obstet Gynecol, 2014, 124 (1): 193-197.

[3] Van Kasteren YM, Schoemaker J. Premature ovarian failure: a systematic review on therapeutic interventions to restore ovarian function and achieve pregnancy [J]. Hum Reprod Update, 1999, 5 (5): 483-

492.

[4] Kaushik M, Sontineni S, Hunter C. Cardiovascular disease andandrogens: a review [J]. Int J Cardiol, 2010, 142 (1): 8-14.

[5] Atsma F, Bartelink ML, Grobbee DE, et al. Postmenopausal status and early menopause as independent risk factors for cardiovascular disease: a meta-analysis [J]. Menopause, 2006, 13 (2): 265-279.

[6] Ginsberg JP. Educational paper: the effect of cancer therapy on fertility, the assessment of fertility and fertility preservation options for pediatric patients [J]. Eur J Pediatr, 2011, 170 (6): 703-708.

[7] Green DM, Sklar CA, Boice JD Jr, et al. Ovarian failure and reproductive outcomes after childhood cancer treatment: results from the Childhood Cancer Survivor Study [J]. J Clin Oncol, 2009, 27 (14): 2374-2381.

[8] Sklar CA, Mertens AC, Mitby P, et al. Premature menopause in survivors of childhood cancer: a report from the childhood cancer survivor study [J]. J Natl Cancer Inst, 2006, 98 (13): 890-896.

[9] Siegel R, DeSantis C, Virgo K, et al. Cancer treatment and survivorship statistics, 2012 [J]. CA Cancer J Clin, 2012, 62 (4): 220-241.

[10] Loren AW, Mangu PB, Beck LN, et al. Fertility preservation for patients with cancer: American Society of Clinical Oncology clinical practice guideline update [J]. J Clin Oncol, 2013, 31 (19): 2500-2510.

[11] Practice Committees of American Society for Reproductive Medicine, Society for Assisted Reproductive Technology. Mature oocyte cryopreservation: a guideline [J]. Fertil Steril, 2013, 99 (1): 37-43.

[12] Practice Committees of the American Society for Reproductive, M. the Society for Assisted Reproductive T. In vitro maturation: a committee opinion [J]. Fertil Steril, 2013, 99 (3): 663-666.

[13] Kalich-Philosoph L, Roness H, Carmely A, et al. Cyclophosphamide triggers follicle activation and "burnout"; AS101 prevents follicle loss and preserves fertility [J]. Sci Transl Med, 2013, 5 (185): 185ra162.

[14] Walshe JM, Denduluri N, Swain SM. Amenorrhea in premenopausal women after adjuvant chemotherapy for breast cancer [J]. J Clin Oncol, 2006, 24 (36): 5769-5779.

[15] Clarkson TB, Melendez GC, Appt SE. Timing hypothesis for postmenopausal hormone therapy: its origin, current status, and future [J]. Menopause, 2013, 20 (3): 342-353.

[16] Rossouw JE, Anderson GL, Prentice RL, et al. Risks and benefits of estrogen plus progestin in healthy postmenopausal women: principal results From the Women's Health Initiative randomized controlled trial [J]. JAMA, 2002, 288 (3): 321-33.

[17] 吕宝经, 郭晋村, 陆尚彪, 等. 绝经后妇女冠心病患者雌激素、凝血及纤溶系统的变化 [J]. 中华心血管病杂志, 2004, 32 (1): 33-35.

[18] 陈仲本, 宋来晶, 唐敏然, 等. 雌激素与激光照射对血小板聚集和凝血的作用 [J]. 中国医学物理学杂志, 2002, 19 (2): 97-103.

[19] 吴大方, 周泉, 周岩, 等. 绝经后妇女雌激素水平与血糖及血脂变化的关系 [J]. 中国综合临床, 2005, 1 (21): 31-32.

[20] Utian WH, Archer DF, Bachmann GA, et al. Estrogen and progestogen use in postmenopausal women: July 2008 position statement of The North American Menopause Society [J]. Menopause, 2007, 15 (4 Pt 1): 584-602.

第二十九章

老年肿瘤心脏病学

一、简介

肿瘤心脏病学是近年来新兴的一个交叉学科，从 2009 年国际肿瘤心脏病学会成立到 2016 年欧洲心脏病学学会（ESC）癌症治疗与心血管毒性立场性文件的公布，这一学科发展极为迅速，但关于老年人的数据仍比较缺乏。癌症的发病率随着年龄的增长而增加，老年癌症患者的数量越来越多。随着肿瘤治疗水平的提高，在过去的几十年中，癌症患者的生存率有了明显的提高并且每年保持稳定的增长，癌症患者的寿命得以延长。随着年龄的增长，不仅癌症的发病率增加，心血管疾病的患病率也随之上升。有数据显示，心血管疾病已经成为仅次于癌症本身的癌症患者长期死亡的重要病因。尤其在老年癌症患者，主要死因是心血管疾病，而非癌症本身[1,2]。既往心血管领域的很多经典研究都将恶性肿瘤患者排除在外，肿瘤心脏病学领域可供临床参考的循证医学证据十分有限。

尽管老年癌症患者人数及癌症治疗相关毒性越来越多，然而临床试验中 65 岁及以上患者仍较少[3]。考虑到毒性作用并假定虚弱性和并发症的可能性较高，老年患者经常接受较低剂量的化疗。一些观察性研究指出，可能由于治疗不充分和年龄相关因素的影响，老年人群的预后较差[4]。因此，对患有癌症的老年人来说，需要循证医学证据和指南来制定最佳的治疗方案，这种治疗对于有心脏毒性风险的老年人尤为重要。

二、危险因素

为了预防和监测成人癌症患者的心功能障碍，美国临床肿瘤学会临床实践指南（2016）确定了下列心功能障碍的危险因素：年龄（60 岁以上）、大剂量蒽环类药物治疗、高剂量放疗，以及包括吸烟、糖尿病、血脂异常、肥胖、心功能下降、瓣膜病和心肌梗死病史在内的心血管危险因素[5]。60 岁以上的患者至少有其中 1 项，一半以上的患者有其中 2 项或更多。在 80 岁以上的患者中，70% 以上的患者有多种危险因素。一项回顾性研究纳入了接受治疗的急性髓细胞白血病患者，发现与 60 岁以下的人群相比，60 岁以上的人群患心脏病、糖尿病、慢性阻塞性肺病和慢性肾脏疾病等其他疾病的比例明显升高[6]。Shenoy 等将这些因素的累积效应称为"滚雪球效应"[7]（图 29-1）。年龄相关危险因素组成的"雪球"被癌症"发动"，并因引起组织和器官直接损伤的癌症治疗而进一步加剧。

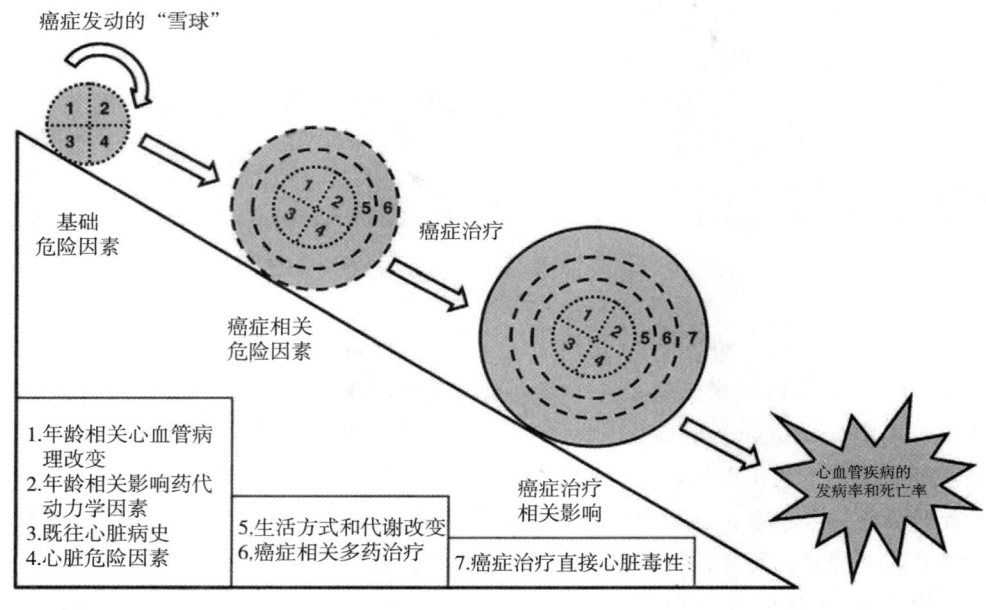

图 29-1 "雪球效应"导致老年人癌症治疗的心血管并发症

多药治疗和潜在不合理用药在老年人中普遍存在,会加剧与癌症治疗相关的毒性作用[8,9]。包括药师在内的多学科合作,对于预防多药治疗和不合理用药相关的毒性作用是至关重要的。药物治疗管理是指具有药学专业技术优势的药师为患者提供用药教育、咨询指导等一系列专业化服务,从而提高用药依从性、预防患者错误用药,最终培训患者进行自我的用药管理,以提高疗效。对于老年患者及多种疾病(包括癌症)共存的患者,由药师对患者所用药物进行全面审核的药物治疗管理越来越多被采用[10]。许多回顾性研究表明,其能够显著降低老年癌症患者药物之间的相互作用、药物不良事件及提高患者的依从性[11]。

三、癌症治疗的心脏毒性

不同化疗药物的心脏毒性存在不同的机制。以下将讨论老年人心脏毒性风险最高的癌症治疗,包括蒽环类药物、曲妥珠单抗、氟吡啶类药物和放疗。

(一) 蒽环类药物

蒽环类药物是许多癌症的一线治疗药物,可用于治疗乳腺癌、白血病、淋巴瘤和肉瘤等多种癌症。这些肿瘤的治疗方案中一半以上含有蒽环类药物[12]。它也是最常见的导致不可逆剂量依赖性心脏毒性的癌症药物。心力衰竭是最主要的并发症,发生率为 5%~23%,常表现为运动耐量下降及进行性加重等症状[13]。蒽环类药物中的蒽醌基团能够产生大量的自由基,对心肌细胞和内皮细胞造成损伤,它还能够作用于心肌细胞中的酶类并导致心肌细胞死亡。Smith 等的一项荟萃分析发现,以蒽环类药物为基础的治疗方案的心脏毒性风险高,是非蒽环类药物治疗方案的 5.43 倍[12]。约有 75% 的患者服用蒽环类药物造成左心室收缩功能障碍，且不能完全恢复至正常心功能[14]。目前认为心力衰竭的发生与药物在体内的不断累积有关。当累积剂量为 200mg/m^2 时心力衰竭的发生率约为 2%，400mg/m^2 时为 5%，500mg/m^2 时为 16%，550mg/m^2 时为 26%[15]。美国临床肿瘤学会临床实践指南指出，与年轻的癌症患者相比，60 岁及以上老年患者的心功能不全的风险增加了 1.6~6.8 倍；当研究分析 65 岁及以上的老年患者时，发现心脏功能障碍的风险随着年龄的增长而增加[5]。在接受累积剂量超过 400mg/m^2 的老年患者中，充血性心力衰竭的风险升高了 3 倍[16]。老年患者由于年龄相关的心脏容积下降（心肌细胞减少）和间质纤维化增加，更易受到心脏毒性的影响。一项运用心血管磁共振成像的研究表明，左心室质量与蒽环类药物剂量呈反比关系，是不良心血管事件的主要预测因子[17]。因此，心脏容积较低的老年患者容易受到心脏毒性的影响，而心脏容积的进一步降低会导致心血管不良预后增加。由于缺乏心功能不全和左室容积的数据，现仍没有减少剂量的明确建议。考虑到老年患者心功能不全发生的风险，建议药物累积剂量应控制在 450mg/m^2 以下，而大多数肿瘤学专家通常在所有年龄组的患者中尽可能使剂量超过 300mg/m^2[16]。即使在很低的累积剂量，仍会有约 20% 的患者在开始治疗的 6 个月出现左室收缩功能下降[18]。虽然目前没有针对老年患者蒽环类药物剂量上限的指导方针，但在有明确心脏毒性风险的老年患者中将药物累积剂量限制得更低应该是合理的[16]。

为了减少心脏毒性，一些随机对照试验对蒽环类药物的不同治疗方式进行了评估[19-21]。与静脉推注相比，表柔比星和多柔比星静脉输注的心脏毒性较低[21]。与多柔比星相比，表柔比星的心脏毒性更低。随机对照研究证实，脂质体多柔比星在保持有效性的同时，还具有较低的心脏毒性[19,21]。一项多中心Ⅱ期单组试验纳入了 80 例 60 岁以上的患者以评价脂质体多柔比星治疗大 B 细胞淋巴瘤的治疗效果，发现不良事件标准 3 级及以上的心脏事件的发生率为 4%，无症状左心室收缩功能下降的发生率为 20%[19]。虽然这项研究未将脂质体多柔比星与普通多柔比星进行对比，但是之前的研究显示接受普通多柔比星治疗的老年患者心脏毒性与上述结果相比显著升高。如果蒽环类药物超过了建议累积剂量，则可以应用多柔比星脂质体制剂。多项随机对照试验显示，应用多柔比星脂质体制剂的患者中，临床心力衰竭和亚临床心力衰竭的发生均少于非脂质体制剂的患者[22]。但是纳入了老年或有心脏毒性倾向的高危乳腺癌患者的 CAPRICE 研究发现，与普通多柔比星治疗方案相比，脂质体多柔比星、环磷酰胺和紫杉醇的治疗方案在达到完全病理缓解率时，左心室收缩功能没有明显降低[20]。但脂质体多柔比星高昂的费用及其增加的手足综合征的风险也限制了该制剂的广泛应用。

除了改变多柔比星的剂量和给药方式之外，还对联用心脏保护剂进行了研究。部分研究发现，在蒽环类药物治疗之前快速静脉滴注右丙亚胺能够减轻心脏毒性[23,24]。该药物能够保护接受 300mg/m^2 多柔比星或 540mg/m^2 表柔比星治疗的转移性乳腺癌老年女性[25]。一项多中心Ⅲ期试验纳入了 164 例乳腺癌患者，当治疗效果相同时，使用右丙亚胺组与非右丙亚胺组相比，不良心脏事件发生率分别为 39% 和 13%，心力衰竭发生率分别为 11% 和 1%[26]。然而，由于临床主要关注其疗效和在治疗继发性恶性肿瘤中的作用，因此该药物没有得到更广泛的应用。在老年人群中使用右丙亚胺来预防癌症治疗相关的心脏毒性仍需要进一步的研究。

（二）曲妥珠单抗

曲妥珠单抗经常用于治疗乳腺癌，现也越来越多地用来治疗人表皮生长因子 2（HER-2）或 HER-2/neu 过度表达的癌症。曲妥珠单抗能够显著改善这些肿瘤的预后，但也存在心脏毒性的风险，会导致左心室收缩功能障碍。其心脏毒性的发生率为 2%~26%，并与累积剂量无关[27,28]。一项纳入 9535 名中位年龄为 71 岁患者的研究发现，联用曲妥珠单抗治疗患者的心脏毒性发生率升高，与未联用曲妥珠单抗患者之间的比是 29.4%:18.6%；另外，以 66~70 岁患者为参考的竞争风险回归模型发现，随着年龄的增长，出现心脏功能障碍的风险增加，尤其是 76 岁或以上的老年人和合并既往病史的患者风险最高[27]。治疗方案的不同，其发病率差异比较大，治疗方案包括单一疗法、联合紫杉烷类和联合蒽环类药物，其中联合蒽环类药物的发病率最高[27]。在 SEER 医疗数据库的一项评估中，对平均年龄为 76 岁的老年乳腺癌患者进行了 3 年随访后，发现心力衰竭或心肌病的发病率在未化疗患者中为 18.1%，在仅接受曲妥珠单抗治疗患者中为 30%，在曲妥珠单抗联合蒽环类药物治疗患者中为 41.9%[29]。在老年人群心脏功能障碍和曲妥珠单抗的实际评估中，心功能不全的发生率远高于预期[27,29]。有研究显示，曲妥珠单抗引起的收缩性心功能不全，在心脏毒性早期停药（4~8 周）并给予标准心力衰竭治疗，能够逆转[30]。尽管该结论仍有争议，但目前普遍认为停用曲妥珠单抗并给予标准化治疗后患者的症状得到改善。有研究随访 1 年后发现，患者在心功能恢复（左心室射血分数>50%）后再次使用曲妥珠单抗，80% 能够使心功能保持稳定。尽管存在心脏毒性的顾虑，但因曲妥珠单抗在治疗 HER-2 阳性乳腺癌的疗效很好，仍然在频繁使用[31,32]。老年是导致心脏功能障碍的危险因素，然而因曲妥珠单抗对乳腺癌的治疗存在益处，不推荐缩短治疗时间，应由肿瘤科专家和心脏科专家通过治疗后心脏功能障碍的证据全面评估治疗的获益和风险之后，决定停止或继续使用曲妥珠单抗。

（三）氟尿嘧啶

氟尿嘧啶是目前应用最广泛的抗嘧啶类药物，能抑制胸腺嘧啶核苷酸合成酶，阻断脱氧嘧啶核苷酸转换成胸腺嘧啶核苷核，干扰 DNA 合成；对 RNA 的合成也有一定的抑制作用。氟尿嘧啶发生心脏毒性的风险为 4%~7%，其主要心脏毒性为心绞痛，但也有报道会发生心肌梗死、心律失常和心力衰竭。其致病机制与内皮损伤后血栓形成、代谢产物增多所致能量消耗加剧及氧化应激反应导致的心肌缺血相关。研究发现存在剂量依赖毒性，既往存在心脏病的患者出现心脏毒性的风险增加[33]。氟尿嘧啶相关心脏毒性会随着激发试验而复发。由于老年患者心血管危险因素的增加，因此处于这种心脏毒性的风险之中。

（四）放射治疗

放疗通常用于治疗霍奇金淋巴瘤和乳腺癌，由于存在辐射可能会出现冠心病、心脏瓣膜病、缩窄性心包炎和心肌病等心脏毒性[34]。一项纳入了左侧或右侧放疗的 2138 名乳腺癌患者的病例对照研究发现，在放疗 5~20 年后，缺血性心脏病和主要冠状动脉事件增加，并且主要冠状动脉事件与放射剂量呈线性增加[35]。值得注意的是，有心脏危险因素与无心脏危险因素的女性在治疗时其主要冠状动脉事件比例增加是相似的，而在具有既往心脏病史的患者中更高。当然，老年患者的主要冠状动脉事件增加，尤其是存在心脏风险的老年患者[35]。美国国家癌症研究所的 SEER 项目的大型研究中发现，1973—1979 年接受放疗的 27 283 名女性中，左侧乳腺癌的患者与右侧乳腺癌患者相比，缺血性心脏病的发病率更高，具有统计学差异；在随后的几年中，缺血性心脏病的 15 年死亡率从 20 世纪 70 年代中期的 13% 下降到 80 年代末的 5.8%，左侧和右侧乳腺癌之间没有统计学差异[36]。这些结果与提高防护措施和减少放射剂量相比是次要的。虽然这些结果有一定价值，但老年患者的风险分层和放疗管理的相关数据仍很少。

四、风险评估

患者风险因素的个体化评估是预防癌症治疗相关并发症的关键。年龄并不是潜在并发症或虚弱的可靠指标[37]，使用绝对年龄作为治疗的决策性指南，将会导致治疗不足和癌症相关预后较差。目前认为诸如美国东部肿瘤协作组评分和 Karnofsky 量表的普通肿瘤学评价难以预测老年患者癌症治疗相关的并发症[38]。近年来，许多人主张应用包括肿瘤专家、心脏病专家、药剂师和老年医学专家在内的多学科方法进行评估。老年综合评估主要集中在功能状态、认知能力、情绪状况、共病情况、营养状况、多药和环境状况等因素。Ghosn 等的一项研究中发现，一个包括上述因素在内的简化老年评估比 Karnofsky 量表和身体能力测试在预测老年癌症患者的死亡率方面表现得更准确[38]。在最近的共识声明中，国际老年肿瘤学会推荐将上述因素纳入常规老年评估，但没有找到充分的证据来推荐任何一种老年综合评估方法[39]。老年风险评估在风险分层中的作用需要证据，将其有效地纳入常规肿瘤学实践也需要更多的证据。

对存在心脏毒性风险的老年患者进行危险分层仍然比较困难。在开始治疗之前，需要对心血管危险因素（如高血压、糖尿病、血脂异常和吸烟）进行综合评估。接受高剂量蒽环类药物、高放射量及有既往心脏病史的患者发生心脏毒性的风险最高[5]。观察性研究的证据表明，由于考虑到心脏毒性的存在，老年患者经常接受低剂量的化学治疗可能导致治疗不足[4]。使用 SEER 数据库进行的研究确定了一项风险评分，以评估所有年龄段接受曲妥珠单抗的患者发生心力衰竭和心肌病的风险；纳入年龄、化疗类型、冠状动脉疾病、心房颤动/心房扑动、糖尿病、高血压和肾衰竭等危险因素，将患者分为低、中、高风险[40]。目前正在研究类似的风险评分评估，以更客观地评估老年患者接受其他疗法心脏毒性的风险。

五、监测

心功能障碍的早期发现和早期治疗能防止心脏毒性的进一步发展并改善心脏预后，因此对具有潜在心脏毒性的治疗方法在治疗期间和治疗之后进行监测是至关重要的[41]。目前建议在使用蒽环类药物和曲妥珠单抗治疗时监测左心室收缩功能。国际老年肿瘤学会推荐在 70 岁或以上患者使用蒽环类药物每 2~3 个周期后，通过超声心动图或多门控采集扫描定期监测左心室射血分数[16]。他们还建议在左室射血分数下降 10%（即使在正常范围）的患者中考虑脂质体制剂、延长输注时间或使用右丙亚胺等方法。一项纳入了中位年龄为 51 岁的 2625 名患者的前瞻性研究发现，在使用蒽环类药物治疗的第一年内最常出现剂量依赖性心脏毒性，密切监测有利于心脏毒性的早发现和早治疗。美国国家综合癌症网络指南建议在使用曲妥珠单抗治疗时，以及治疗后的 3，6，9 个月进行心脏功能监测。曲妥珠单抗相关的心脏毒性是可逆的，所以应对患者的心脏功能进行密切监测，尤其是老年患者。早期识别左心室功能障碍，有助于在心脏可逆性损伤阶段开始心力衰竭的早期治疗及使左心室射血分数恢复至初始水平。国际老年肿瘤学会和英国国家癌症研究所等指南建议在曲妥珠单抗的整个治疗过程中使用相同的检查方法来监测心脏功能[16,42]。由于存在电离辐射，多门控采集扫描一般不作为影像学监测方法。新型超声心动图技术正在成为心脏毒性的早期预测方法。在横断面研究中，组织多普勒成像有希望作为左心室功能障碍发生之前不良心脏转归的早期预测因子。心肌变形（应变）作为左心室收缩功能障碍的早期预测因素已引起越来越多的关注。使用心血管磁共振成像确诊的心脏纤维化也有望早期发现心脏毒性，值得深入研究。目前，左心室收缩功能的常规筛查仍然是超声心动图和心血管磁共振成像。

将生物标志物用作心脏毒性的早期监测标准正在研究当中，现有的证据仍较少。比如NT-proBNP的应用仅限于临床上出现心力衰竭症状和体征的患者，使用其作为监测指标仍需要进行更多的研究。

六、药物治疗

很多小型随机对照试验评估了心力衰竭基础药物（肾素-血管紧张素抑制药、醛固酮抑制药和β受体阻滞药）用以预防性治疗化疗相关心脏毒性的作用。这些研究均不是仅针对老年患者，但也没有将他们排除在外。PRADA随机对照试验纳入了接受蒽环类药物和曲妥珠单抗治疗的早期乳腺癌患者，发现坎地沙坦对左心室收缩功能障碍具有保护作用，而美托洛尔没有这种作用[43]。MARTICOR 101乳腺试验发现培哚普利和比索洛尔均能够减轻曲妥珠单抗相关的左心室收缩功能障碍，但并没有阻止左心室重构，而左心室重构是主要的预后监测指标[44]。尽管上述研究提出了有利的证据，但是对于常规的预防性使用这些疗法来抑制心脏毒性，并没有达成共识。比如上述这两项荟萃分析中，对于这些预防性治疗的获益存在不同的结论，这可能是由于纳入荟萃分析的研究存在异质性及每个研究的样本量较小。虽然目前预防性使用这些药物的证据有限，但应重点考虑治疗糖尿病、高血压、高脂血症和吸烟等危险因素。

癌症治疗相关的心力衰竭和心肌病应根据ACC/AHA标准进行治疗。这通常包括传统心力衰竭治疗的基础药物，包括β受体阻滞药、ACE抑制药、血管紧张素Ⅱ受体阻滞药、醛固酮拮抗药和利尿药。运动训练和心脏康复也可能在这些患者中具有相似的功效。

七、运动/锻炼

目前很多流行病学证据表明，运动可降低心血管疾病和癌症的发病风险。研究提示，适当的有氧运动可减少消化系统肿瘤的发生[45]，同时也可能会降低绝经后乳腺癌及子宫内膜癌发生的风险[46]。通过增加体能活动降低癌症及心血管疾病风险的生物学机制假说较多。体重控制似乎在其中起着非常重要的作用。通过体能活动可以减少体内脂肪组织，降低血液中性激素、代谢激素、胰岛素、瘦素和炎症等指标的含量，这些物质都有潜在的致癌性。有证据表明，有氧运动能够用于预防和治疗蒽环类药物引起的心脏损伤；临床前动物实验证实有氧运动是预防左心室收缩功能障碍的有效方法。但也有研究发现，在乳腺癌治疗过程中，运动锻炼在预防心脏毒性的作用是有限的,并不能阻止左心室重构或左心室射血分数下降。

八、小结

总之,有重要证据表明与年轻患者相比,老年患者更容易受到与癌症治疗相关的心脏毒性的影响。目前仍存在既往合并疾病、治疗不足的可能性及临床试验中代表性不足等障碍。临床医师需要采用多学科方法进行密切合作,加强临床研究以预防、早期发现和治疗老年患者的心脏毒性。

(丁存涛　赵欢　李玉　华琦)

参考文献

[1] Bodai BI, Tuso P. Breast cancer survivorship: a comprehensive review of long-term medical issues and lifestyle recommendations [J]. Perm J, 2015, 19 (2): 48-79.

[2] Siegel RL, Miller KD, Jemal A. Cancer statistics, 2015 [J]. CA Cancer J Clin, 2015, 65 (1): 5-29.

[3] Rich MW, Chyun DA, Skolnick AH, et al. Knowledge gaps in cardiovascular care of the older adult population: a scientific statement from the American Heart Association, American College of Cardiology, and American Geriatrics Society [J]. Circulation, 2016, 133 (21): 2103-2122.

[4] Fourcadier E, Trétarre B, Gras-Aygon C, et al. Under-treatment of elderly patients with ovarian cancer: a population based study [J]. BMC Cancer, 2015, 26: 15-937.

[5] Armenian SH, Lacchetti C, Barac A, et al. Prevention and monitoring of cardiac dysfunction in survivors of adult cancers: American Society of Clinical Oncology Clinical Practice Guideline [J]. J Clin Oncol, 2017, 35 (8): 893-911.

[6] Tawfik B, Pardee TS, Isom S, et al. Comorbidity, age, and mortality among adults treated intensively for acute myeloid leukemia (AML) [J]. J Geriatr Oncol, 2016, 7 (1): 24-31.

[7] Shenoy C, Klem I, Crowley AL, et al. Cardiovascular complications of breast cancer therapy in older adults [J]. Oncologist, 2011, 16 (8): 1138-1143.

[8] Turner JP, Shakib S, Singhal N, et al. Prevalence and factors associated with polypharmacy in older people with cancer [J]. Support Care Cancer, 2014, 22 (7): 1727-1734.

[9] Saarelainen LK, Turner JP, Shakib S, et al. Potentially inappropriate medication use in older people with cancer: prevalence and correlates [J]. J Geriatr Oncol, 2014, 5 (4): 439-446.

[10] Yeoh TT, Si P, Chew L. The impact of medication therapy management in older oncology patients [J]. Support Care Cancer, 2013, 21 (5): 1287-1293.

[11] Yeoh TT, Tay XY, Si P, et al. Drug-related problems in elderly patients with cancer receiving outpatient chemotherapy [J]. J Geriatr Oncol, 2015, 6 (4): 280.

[12] Smith LA, Cornelius VR, Plummer CJ, et al. Cardiotoxicity of anthracycline agents for the treatment of cancer: systematic review and meta-analysis of randomised controlled trials [J]. BMC Cancer, 2010, 29: 10-337.

[13] Cardinale D, Colombo A, Lamantia G, et al. Anthracycline-induced cardiomyopathy: clinical relevance

[14] Cardinale D, Colombo A, Bacchiani G, et al. Early detection of anthracycline cardiotoxicity and improvement with heart failure therapy [J]. Circulation, 2015, 131 (22): 1981-1988.

[15] Singal PK, Iliskovic N. Doxorubicin-induced cardiomyopathy [J]. N Engl J Med, 1998, 339 (13): 900-905.

[16] Aapro M, Bernard-Marty C, Brain EG, et al. Anthracycline cardiotoxicity in the elderly cancer patient: a SIOG expert position paper [J]. Ann Oncol, 2011, 22 (2): 257-267.

[17] Neilan TG, Coelho-Filho OR, Pena-Herrera D, et al. Left ventricular mass in patients with a cardiomyopathy after treatment with anthracyclines [J]. Am J Cardiol, 2012, 110 (11): 1679-1686.

[18] Geisberg CA, Abdallah WM, da Silva M, et al. Circulating neuregulin during the transition from stage A to stage B/C heart failure in a breast cancer cohort [J]. J Card Fail, 2013, 19 (1): 10-15.

[19] Oki Y, Ewer MS, Lenihan DJ, et al. Pegylated liposomal doxorubicin replacing conventional doxorubicin in standard R-CHOP chemotherapy for elderly patients with diffuse large B-cell lymphoma: an open label, single arm, phase II trial [J]. Clin Lymphoma Myeloma Leuk, 2015, 152 (15): 158.

[20] Gil-Gil MJ, Bellet M, Morales S, et al. Pegylated liposomal doxorubicin plus cyclophosphamide followed by paclitaxel as primary chemotherapy in elderly or cardiotoxicity-prone patients with high-risk breast cancer: results of the phase II CAPRICE study [J]. 2015, 151 (3): 597-606.

[21] Hunault-Berger M, Leguay T, Thomas X, et al. A randomized study of pegylated liposomal doxorubicin versus continuous-infusion doxorubicin in elderly patients with acute lymphoblastic leukemia: the GRAALL-SA1 study [J]. Haematologica, 2011, 96 (2): 245-252.

[22] van Dalen EC, Michiels EM, Caron HN, et al. Different anthracycline derivates for reducing cardiotoxicity in cancer patients [J]. Cochrane Database Syst Rev, 2010, 17 (3): D5006.

[23] van Dalen EC, Caron HN, Dickinson HO, et al. Cardioprotective interventions for cancer patients receiving anthracyclines [J]. Cochrane Database Syst Rev, 2011, 15 (6): D3917.

[24] Abdel-Qadir H, Ong G, Fazelzad R, et al. Interventions for preventing cardiomyopathy due to anthracyclines: a Bayesian network meta-analysis [J]. Ann Oncol, 2017, 28 (3): 628-633.

[25] Hensley ML, Hagerty KL, Kewalramani T, et al. American Society of Clinical Oncology 2008 clinical practice guideline update: use of chemotherapy and radiation therapy protectants [J]. J Clin Oncol, 2009, 27 (1): 127-145.

[26] Marty M, Espié M, Llombart A, et al. Multicenter randomized phase III study of the cardioprotective effect of dexrazoxane (Cardioxane) in advanced/metastatic breast cancer patients treated with anthracycline-based chemotherapy [J]. Ann Oncol, 2006, 17 (4): 614-622.

[27] Chavez-MacGregor M, Zhang N, Buchholz TA, et al. Trastuzumab-related cardiotoxicity among older patients with breast cancer [J]. J Clin Oncol, 2013, 31 (33): 4222-4228.

[28] Leung HW, Chan AL. Trastuzumab-induced cardiotoxicity in elderly women with HER-2-positive breast cancer: a meta-analysis of real-world data [J]. Expert Opin Drug Saf, 2015, 4 (11): 1661-1671.

[29] Chen J, Long JB, Hurria A, et al. Incidence of heart failure or cardiomyopathy after adjuvant trastuzumab therapy for breast cancer [J]. J Am Coll Cardiol, 2012, 60 (24): 2504-2512.

[30] Ewer MS, Vooletich MT, Durand JB, et al. Reversibility of trastuzumab-related cardiotoxicity: new in-

sights based on clinical course and response to medical treatment [J]. J Clin Oncol, 2005, 23 (32): 7820-7826.

[31] Advani PP, Ballman KV, Dockter TJ, et al. Long-term cardiac safety analysis of NCCT G N9831 (Alliance) adjuvant trastuzumab trial [J]. J Clin Oncol, 2016, 34 (6): 581-587.

[32] Mavroudis D, Saloustros E, Malamos N, et al. Six versus 12 months of adjuvant trastuzumab in combination with dose-dense chemotherapy for women with HER2-positive breast cancer: a multicenter randomized study by the Hellenic Oncology Research Group (HORG)[J]. Ann Oncol, 2015, 26 (7): 1333-1340.

[33] Polk A, Shahmarvand N, Vistisen K, et al. Incidence and risk factors for capecitabine-induced symptomatic cardiotoxicity: a retrospective study of 452 consecutive patients with metastatic breast cancer [J]. BMJ Open, 2016, 6 (10): e12798.

[34] Cuomo JR, Sharma GK, Conger PD, et al. Novel concepts in radiation-induced cardiovascular disease [J]. World J Cardiol, 2016, 8 (9): 504-519.

[35] Darby SC, Ewertz M, McGale P, et al. Risk of ischemic heart disease in women after radiotherapy for breast cancer [J]. N Engl J Med, 2013, 368 (11): 987-998.

[36] Giordano SH, Kuo YF, Freeman JL, et al. Risk of cardiac death after adjuvant radiotherapy for breast cancer [J]. J Natl Cancer Inst, 2005, 97 (6): 419-424.

[37] Basso U, Tonti S, Bassi C, et al. Management of Frail and Not-Frail elderly cancer patients in a hospital-based geriatric oncology program [J]. 2008, 66 (2): 163-170.

[38] Ghosn M, Ibrahim T, El Rassy E, et al. Abridged geriatric assessment is a better predictor of overall survival than the Karnofsky Performance Scale and Physical Performance Test in elderly patients with cancer [J]. J Geriatr Oncol, 2017, 8 (2): 128-132.

[39] Wildiers H, Heeren P, Puts M, et al. International Society of Geriatric Oncology consensus on geriatric assessment in older patients with cancer [J]. J Clin Oncol, 2014, 32 (24): 2595-2603.

[40] Ezaz G, Long JB, Gross CP, et al. Risk prediction model for heart failure and cardiomyopathy after adjuvant trastuzumab therapy for breast cancer [J]. J Am Heart Assoc, 2014, 3 (1): e472.

[41] Cardinale D, Colombo A, Lamantia G, et al. Anthracycline-induced cardiomyopathy: clinical relevance and response to pharmacologic therapy [J]. J Am Coll Cardiol, 2010, 55 (3): 213-220.

[42] Jones AL, Barlow M, Barrett-Lee PJ, et al. Management of cardiac health in trastuzumab-treated patients with breast cancer: updated United Kingdom National Cancer Research Institute recommendations for monitoring [J]. Br J Cancer, 2009, 100 (5): 684-692.

[43] Gulati G, Zhang KW, Scherrer-Crosbie M, et al. Cancer and cardiovascular disease: the use of novel echocardiography measures to predict subsequent cardiotoxicity in breast cancer treated with anthracyclines and trastuzumab [J]. Curr Heart Fail Rep, 2014, 11 (4): 366-373.

[44] Pituskin E, Mackey JR, Koshman S, et al. Multidisciplinary Approach to Novel Therapies in Cardio-Oncology Research (MANTICORE 101-Breast): A Randomized Trial for the Prevention of Trastuzumab-Associated Cardiotoxicity [J]. J Clin Oncol, 2017, 35 (8): 870-877.

[45] Keum N, Bao Y, Smith-Warner SA, et al. Association of physical activity by type and intensity with digestive system cancer risk [J]. JAMA Oncol, 2016, 2 (9): 1146-1153.

[46] Schmid D, Behrens G, Keimling M, et al. A systematic review and meta-analysis of physical activity and endometrial cancer risk [J]. Eur J Epidemiol, 2015, 30 (5): 397-412.

第三十章

癌症幸存者心脏移植和左心室辅助装置

在晚期心力衰竭患者群体中，有两类主要的癌症幸存者：一类是由于癌症治疗而发展成心肌病的患者（即治疗相关的心肌病），如乳腺癌患者发生蒽环类药物诱发的心肌病；另一类患者晚期心力衰竭与以前的恶性肿瘤病史无关，如缺血性心肌病患者，逐渐发展为晚期心力衰竭，但同时有前列腺腺癌病史，该前列腺癌病史与心力衰竭并存且无关。这些晚期心力衰竭患者，均需进行心脏移植评估，但由于癌症幸存者的特殊性，其标准又与普通晚期心力衰竭患者不同。

2005 年，国际心脏和肺移植协会（ISHLT）委托制定了 2006 年发布的首个国际心脏移植标准，并于 2016 年对这个标准进行了更新[1]。相较于 2006 版指南，2016 版指南根据新证据放宽了推荐要求。主要变化为：对于超重的心衰患者，要求推荐减重项目，将患者体质指数（BMI）降至 < 35 kg/m^2，而非先前的 30 kg/m^2。放宽 BMI 目标是基于新的循证证据，可让更多患者获得移植的机会。由于新证据对心力衰竭生存评分（HFSS）的预测准确性提出质疑，ISHLT 建议，只有在预后不确定的情况下，才使用 HFSS 评估。移植之前，建议所有等待心脏移植的成年患者定期进行右心导管检查，但不推荐儿童患者常规进行定期右心导管检查。对于存在潜在可逆或可治疗合并症（如癌症、肥胖、肾功能衰竭、吸烟、药物治疗不可逆性肺动脉高压）的患者，考虑机械循环支持，然后重新评估是否适合心脏移植。随着肿瘤治疗技术的提升，癌症幸存者越来越多，而合并心力衰竭的患病率也会随之增加。等待心脏供体的人数逐渐增加，必然引起等待时间的延长，故如何延长晚期心力衰竭的癌症幸存者的生存期，使之能够承受更长时间的等待，成为研究者的关注焦点。

一、癌症治疗相关心肌病的流行病学和临床特点

美国食品和药物监督管理局（FDA）每年都会批准 5~10 种新药用于治疗癌症，目前抗癌药物总数已逾数百种。表 30-1 中列举了部分有明确证据的与心脏毒性作用有关的药物。此外，相当一部分临床上广泛使用的药物具有明确的心脏毒性作用，但缺乏有效的替代方法。

最常见的两种与心肌病相关的癌症治疗方法是蒽环类药物化疗和放射治疗。在成人中，多柔比星是最常用的蒽环类药物，用于治疗乳腺腺癌、卵巢腺癌、霍奇金和非霍奇金淋巴瘤以及急性髓系白血病。与单纯化疗相比，蒽环类药物还与放射治疗联合应用于治疗乳腺腺癌和霍奇金淋巴瘤，后者具有潜在的心脏毒性[2]。

表 30-1 不同化疗药物左心室收缩期功能障碍的发生率

化疗药物	发生率（%）	使用频率
蒽环类药物		
蒽环类药物	3~26	+++
表柔比星	1~3	++
伊达比星	5~18	+
烷化剂		
环磷酰胺	7~28	+++
异环磷酰胺	17	+++
抗代谢剂		
氯法拉滨	27	+
微管抑制剂		
多烯紫杉醇	2~8	++
单克隆抗体酪氨酸激酶抑制剂		
贝伐单抗	2~3	++
曲妥珠单抗	2~28	++
蛋白酶体抑制剂		
硼替佐米	2~5	++
小分子酪氨酸激酶抑制剂		
达沙替尼	2~4	++
甲磺酸伊马替尼	1~2	+
拉帕替尼	2	+
苏尼替尼	3~11	+++

1. 化疗所致心肌病 化疗引起的心肌病主要指蒽环类药物引起的心肌病，因为蒽环类抗癌药物作为最有效的化疗药物在临床上获得广泛使用，具有抗瘤谱广、临床疗效高、对乏氧细胞同样有效等显著特点，是多种化疗方案的核心药物，同时也由于其骨髓抑制和心脏毒性作用，成为化疗引起的心肌病的主要来源。

2011 年中国抗癌协会《蒽环类药物心脏毒性防治专家共识》对蒽环类药物导致的心脏毒性按照时间进行分类，分为急性、慢性早发性和慢性迟发性 3 类。急性，指发生在化疗后数日到数周的心肌病，发生率大约为 1%。临床上表现为一过性心律失常、心肌功能不全、心包积液，有时会导致短暂的心衰，偶见死亡。组织学上表现为急性肌细胞破坏和炎性细胞浸润。慢性早发性，指在治疗期间或在治疗后的第 1 年发生，发生率为 1%~2%。起病隐匿，临床上主要表现为心动过速、疲劳，部分患者有进行性呼吸急促、困难，甚至肺水肿、心衰，心衰者死亡率达 60%。病理改变有肌纤维破坏和消失、线粒体水肿、心肌空泡变性等。慢性迟发性,指在完成治疗至少1年后发生,发生率约为1%~5%。临床表现为严重的心律失常,如室速、室颤、传导阻滞、猝死等。其病理表现主要为心肌纤维变性、空泡变性、肌细胞肥大等。

最近也有数据[3]质疑这种分类的有效性。在一项研究中,2625名患者接受了含蒽环类药物的化疗方案,随后在基线、化疗期间和化疗后进行了一系列超声心动图检查,其中9%患者的射血分数(EF)降低了10%以上。化疗最后一次与发生EF降低之间的中位时间为3.5个月,治疗后的第1年98%的患者出现了这种下降。使用心脏磁共振成像(CMRI)进行的其他研究显示了类似的结果,在蒽环类药物治疗后的3~6个月内,收缩期终末容积增加,EF下降。

从这些最新数据可以看出,蒽环类药物治疗可诱发亚临床心肌损伤。一些敏感的技术,如心肌生物标志物检测(如肌钙蛋白)、心肌组织活检和心肌应变成像技术,可以在出现症状性心力衰竭之前检测到心肌损伤。心肌损伤的程度与蒽环类药物的使用剂量等因素有关。在最初的损伤之后,心肌收缩性下降,超声心动图可以发现EF的下降。随着时间的推移,尤其是在其他心血管相关疾病,如高血压或糖尿病并存情况下,这些左心室功能障碍患者的心功能会逐渐下降,最终出现症状性心力衰竭。

早期利用心肌组织切片检查心肌损伤的研究表明,化疗引起的心肌病变的最关键的危险因素是累积剂量。在累积剂量为$400mg/m^2$时,3%的患者发展为心肌病;而在累积剂量为$550mg/m^2$时,7%的患者发展为心肌病。最新数据显示,阿霉素的心脏毒性剂量低于最初的认识,5%的患者在$400mg/m^2$的剂量下发展成心肌病,26%的患者在$550mg/m^2$的剂量下发展成心肌病。一项大型研究中,2625名患者接受包括蒽环类药物的化疗,多变量分析风险因素毒性的发展表明,完成化疗时的EF值(危险比1.37)、年龄(危险比1.07)、女性(危险比1.61)、冠状动脉疾病的家族史(危险比1.67)和累积蒽环类药物剂量(随着剂量增加,危险比增加)是毒性的独立预测指标。《蒽环类药物心脏毒性防治指南(2013年版)》[4]给出了常用蒽环类和蒽醌类药物的最大累积剂量。

最近,有研究使用心衰指南来指导化疗诱导的心力衰竭,并取得了一定进展。在肾上腺素能受体阻滞剂和血管紧张素转换酶抑制剂应用于治疗后,许多化疗诱导的心肌病患者LVEF可恢复正常。另外,一些小型实验也表明,在化疗期间使用这些药物治疗可能会阻止心脏毒性的发展。[5]

心肌病患者中,急性心力衰竭加重期的住院治疗很常见。在2005~2013年间,对156 013名急性心力衰竭患者进行研究,发现721名患者(1.2%)发生化疗导致的心肌病,其中因化疗引起心肌病住院的患者平均年龄为66岁,主要为女性(68%),并且与其他非缺血性心肌病的病因相比,化疗引起心肌病的住院死亡率和住院中位时间超过4天的比例均显著增高。

2. 辐射诱导心肌病 胸部放疗是成人乳腺癌和霍奇金淋巴瘤的常用治疗手段。放疗的心脏毒性作用主要包括心肌病、冠状动脉疾病和瓣膜功能障碍。放射诱导的心肌病在病理生理和临床上与化疗诱导的心肌病不同,通常导致限制性心肌病。

一项对2524名荷兰霍奇金淋巴瘤幸存者的研究中,搜集了1965~1995年间接受了中位时间 20.3 年的随访，其中 81% 的患者接受了纵隔放射治疗，其心脏衰竭的累积发病率为 24.8%。另一项对 4414 名乳腺癌幸存者的荷兰研究中，乳腺内的放射治疗使心脏衰竭的风险增加了 2.7 倍。

与化疗引起的心肌病不同，辐射引起的心肌病是一个不可逆的过程，不太可能对指南指导的心力衰竭的药物治疗做出反应，对于严重的病例，建议进行心脏移植。

二、机械循环支持与晚期心力衰竭的癌症幸存者

1. 机械循环支持在癌症幸存者中的作用　自从 FDA 批准连续血流左心室辅助装置（LVAD）用于临床后，晚期心力衰竭患者中使用机械循环支持（MCS）的人数急剧增加。最广泛使用的设备 Thoratec HeartMate II（心脏伴侣 II）LVAD 在 2010 年被美国食品和药物管理局（FDA）批准作为心脏移植的"桥接"治疗（即患者不适合心脏移植时的替代治疗方法），并已在全世界 1 万多名患者中植入。2012 年，FDA 批准 HeartWare HVAD LVAD 用于移植"桥接"，目前仍在试验阶段。ENDURANCE 临床试验的初步结果表明，使用 HVAD 与心脏伴侣 II 的 2 年生存率相当。少数晚期双心室心力衰竭患者作为心脏移植的候选者使用 SynCardia 全人工心脏（TAH）等双心室辅助装置。

根据美国心脏病学会综合心脏衰竭实践指南，MCS 适应证为：①等待心脏移植，并对最优化药物循环支持无反应者；②传统药物难治的严重心力衰竭（特别指严重依赖静脉滴注血管收缩药物的重症心力衰竭）且目前不适合做心脏移植者。国际心脏和肺移植指南指出，机械循环可用于癌症治疗后长期缓解，且可能需要进行心脏移植"桥接"治疗的患者。对于最近接受治疗或进展期的癌症患者，如果预期患者存活时间 > 2 年，则可将 MCS 作为目的治疗[6]。对于预期存活 < 2 年的进展期癌症患者，不推荐使用 MCS。对于接受 MCS 植入作为目的治疗的高复发率癌症患者，考虑到 HVAD 和 SynCardia TAH 仅可用于心脏移植"桥接"，心脏伴侣 II LVAD 的植入是目前唯一的选择。

MCS 在治疗性心肌病晚期心力衰竭患者中的临床特点和短期疗效是不同的。机构间机械辅助循环支持注册中心（INTERMACS）进行的一项大样本量 LVAD 植入患者的分析提示，LVAD 植入作为目的治疗的比例明显更高，且在 LVAD 植入后，更多化疗诱导的心肌病患者需要右心室辅助设备支持。然而，对于化疗引起的心肌病患者，MCS 植入后的生存率与其他适应证的 MCS 患者相似，LVAD 植入后大约 20% 的患者 LVEF 恢复。已有 3 篇报道称，在蒽环类药物引起的心肌病患者中，心肌功能恢复足以允许 LVAD 植入。虽然目前尚不清楚蒽环类药物引起的心肌病患者是否更有可能发生心脏功能恢复，但这些研究推荐对 LVAD 植入的蒽环类化疗引起的心肌病患者，应通过连续超声心动图密切监测心功能。

2. 原发性心脏恶性肿瘤的机械循环支持　心脏原发性恶性肿瘤虽然罕见，但其发病率和死亡率较高。这些病变大部分是肉瘤，其次是淋巴瘤。心脏血管肉瘤通常通过局部切除和化疗进行治疗。然而，对于心脏淋巴瘤，采用放置双心室辅助装置后再进行心脏移植，术后存活时间可达 2 年。因此，MCS 可能在这些恶性肿瘤的治疗中发挥重要作用。

三、癌症幸存者的心脏移植

1. 癌症幸存者心脏移植后的恶性肿瘤风险　20 世纪 60 年代，Starzl 和 Penn 发现脏器移植后恶性肿瘤的风险增加。考虑其可能原因主要是，即使对于非进展期肿瘤，由于需要使用免疫抑制剂抑制机体免疫来防止排斥反应，也会导致移植后癌症复发或恶性肿瘤的风险增加。由于恶性肿瘤是心脏移植术后死亡的主要原因之一，故有癌症病史的患者需要对其癌症病史和复发风险进行全面评估。目前，大多数移植术前都要求有癌症病史的受移植者在术前达到某个的无癌间期，尤其肾移植，已经对受移植者术前每种癌症的无癌间隔期都提出了要求。然而，由于心脏移植的受体需要进行更高水平的免疫抑制，并不能直接采用肾移植的无癌间隔期，故目前心脏移植与术前无癌间期的相关性尚不清楚。ISHLT 建议：当肿瘤分型的复发率低、对治疗有反应且转移检查阴性时，可以考虑心脏移植[7]。

一项观察期为 28 年的队列研究中，3380 名心肺移植受者中有 2.9% 在移植前明确诊断为恶性肿瘤。移植后 1 年内、1～5 年、5 年以上恶性肿瘤复发率分别为 63%、26% 和 6%。其中无癌间期为 1 年以内的患者总体生存率较低，后两组无统计学差异。研究得出结论，无癌间期在 1～5 年以上可能较好，但癌症复发的风险较高。此研究支持目前 5 年无癌间期的共识，但仍存在问题。首先，目前研究报告进行到 2011 年，而癌症的治疗方法和预后在这段时间内已发生了变化。第二，该研究中肺癌患者较多，肺癌复发率普遍高于其他癌症，故这一 5 年间隔期的实施可能有所偏倚。

2. 癌症幸存者心脏移植前的临床考虑　对需要进行心脏移植的癌症幸存者进行术前评估时，除了依据心脏移植指南外，还应优先对肿瘤进行评估，内容应包括受者复发恶性肿瘤的风险和术后肿瘤相关生存率[8]。5 年内复发的患者不推荐行心脏移植，可采用左心室辅助设备进行"桥接"治疗。

3. 心脏移植患者的癌症流行病学　美国移植网络数据库（OPTN）的研究显示，5.6% 的心脏移植受者有既往恶性肿瘤的病史。最常见的是乳腺癌（14.7%）、皮肤癌（12.6%）、白血病（12.3%）、泌尿生殖癌（8.0%）和甲状腺癌（1.9%），肺癌只占 0.8%。1993～2008 年，心脏移植研究数据库中有 4.6% 受者有罹患癌症的病史，最常见的恶性肿瘤为乳腺癌（17.7%）、淋巴瘤（15.2%）和前列腺癌（13.0%）。在瑞典、挪威和芬兰接受心脏移植的患者中，2.9% 的患者在移植前患有恶性肿瘤。

癌症治疗导致终末期心力衰竭的心肌病主要是化疗相关的扩张型心肌病和放射性限制性心肌病。根据 OPTN 数据库，蒽环类药物诱发心肌病占全部心脏移植病例的比例，从 1993 的 0.7% 增加至 2013 年的 1.9%。化疗引起的心肌病在血液系统恶性肿瘤（33%）患者中最为常见，其次是乳腺癌（31%）和肉瘤（7.5%）患者。OPTN 数据库显示，美国心脏移植中蒽环类药物诱发的心肌病以及放射治疗性心肌病所占的比例正在逐年增加（图 30 - 1，图 30 - 2）。

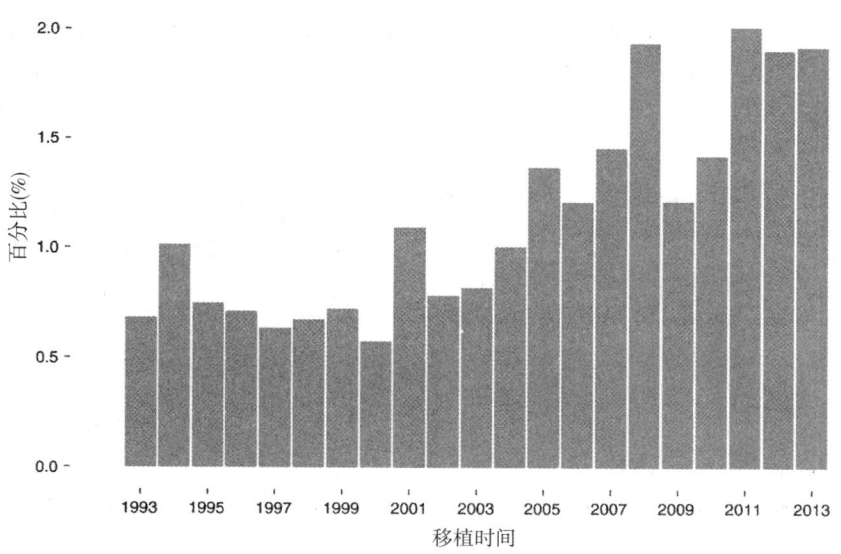

图 30-1 每年化疗相关心脏病的心脏移植例数占心脏移植总数的百分比

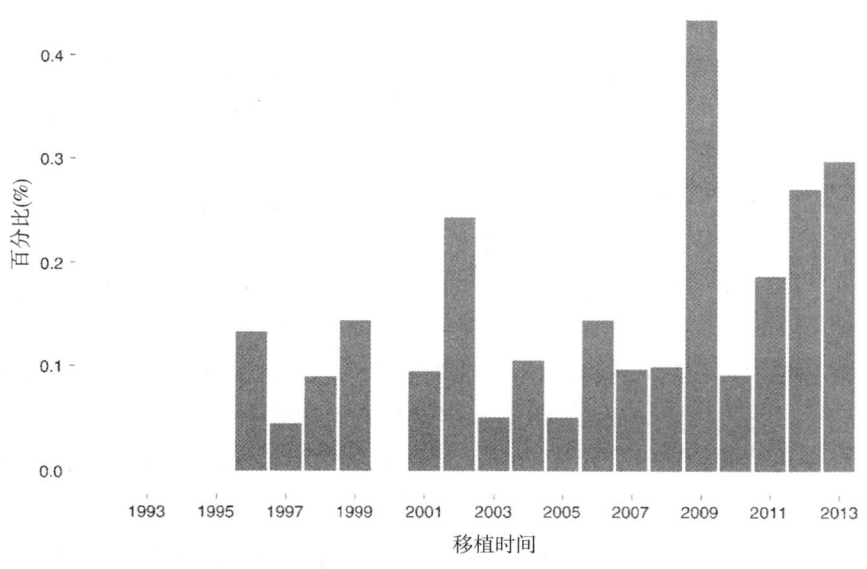

图 30-2 辐射诱发心肌病心脏移植占心脏移植总数的百分比

4. 癌症幸存者心脏移植术后的生存率和恶性肿瘤复发率 几项研究表明,移植术前患有恶性肿瘤的心脏移植受者移植后的存活率与无癌移植受者相当;化疗引起心肌病的心脏移植受者,在移植后 1,3 和 5 年的存活率与非缺血性心肌病患者相当。

但是放疗后的心脏移植患者的围手术期和远期死亡率增加,1,5 和 10 年生存率分别为 71%,47% 和 32%。血液系统恶性肿瘤患者的风险更高,其在移植后 30 天和 1 年的死亡率增加了2倍，在移植后5年的死亡率增加了1.6倍。

心脏移植研究数据显示，移植后恶性肿瘤的复发率为13%（37/283）。但有其他分析表明，移植前恶性肿瘤病史与移植后恶性肿瘤风险增加有关，其危险比为1.51。此外，化疗诱导的心肌病受者在移植后1年发生恶性肿瘤的风险为5%，明显高于普通人群非缺血性心肌病组的2%。

5. **心脏移植术后的新发恶性肿瘤** 1968—1977年，斯坦福大学的早期心脏移植受者中，25%的受者在移植后5年发生了癌症。这是心脏移植受者中首次发现恶性肿瘤发病率增加。随后，多个大型临床注册试验表明，心脏移植后恶性肿瘤的发病率增加，但恶性肿瘤的常见类型并未发现规律。

1987—2008年一项涉及13个国家17万余实体器官移植受体的大型多中心试验表明，受移植者癌症的总体风险是普通人群的2倍，而标准化发病率（SIR）是2.10[9]，其中4种最常见的恶性肿瘤是非霍奇金淋巴瘤、肺癌、肝癌和肾癌。除肝癌以外，其他3种恶性肿瘤均发生心脏移植后的发病率增加（SIR分别为7.8，2.7，1和2.9）。1999—2008年OPTN数据库的类似分析中，11%的心脏移植受者发生了移植后恶性肿瘤，每1000人年发病为14.3例。肺癌和移植后淋巴增生性疾病最常见（分别为每1000人年3.2例和2.2例），但未与一般人群进行比较[10]。心脏移植研究数据库的分析也有类似的发现。本组移植后最常见的恶性肿瘤是肺（21.2%）、淋巴增生性疾病/淋巴瘤（16.8%）、前列腺（15.5%）、黑色素瘤（6.7%）和结肠（4.9%）。

在包括年龄、性别、种族、人类白细胞抗原错配和免疫抑制方案等不同的多元回归模型中，年龄增加、非裔美国人种族、吸烟史、侵袭性恶性肿瘤的既往史和移植早期是移植后恶性肿瘤发展的危险因素。

美国心脏移植后肿瘤登记处评估了美国以外心脏移植术后恶性肿瘤的风险。在这一人群中，490名受试者（14.4%）经历了639个恶性肿瘤，在移植后第1年每1000人年为18.7例，第5年为22.7例，第10年为30.4例。最常见的恶性肿瘤为皮肤癌（50.7%）、淋巴瘤（9.7%）、肺癌（10.1%）和前列腺癌（3.9%）。

除了移植后恶性肿瘤发病率的增加外，移植后恶性肿瘤的晚期阶段比一般人群更为严重。在对以色列国际移植肿瘤登记处的635名移植受者的分析中，与一般人群中超过100万名成年人相比，受移植者肺癌、乳腺癌、前列腺癌和膀胱癌以及恶性黑色素瘤的癌症分期均较高。此外，对于大多数类型及分期的癌症，受移植者的生存率均更低[11]。

6. **心脏移植术后特异性免疫抑制剂在恶性肿瘤中的作用** 在心脏移植的早期，环孢菌素、钙调神经磷酸酶抑制剂和硫唑嘌呤能够抑制淋巴细胞的增殖，是慢性免疫抑制的主要支柱。移植后立即给予额外的免疫抑制，称为"诱导"免疫抑制。临床试验表明，一些同类的新型免疫抑制剂，如他克莫司和霉酚酸酯，能够降低排斥发生率。在1995—1997年接受心脏移植的一组患者中，在移植后的5年内，使用霉酚酸酯的患者发生恶性肿瘤的风险降低了26%（危险比0.73）。与使用环孢素和没有诱导免疫疗法相比，他克莫司的使用和诱导免疫疗法与恶性肿瘤的风险增加无关。相反，研究已经证明，使用他克莫司优于环孢霉素，霉酚酸酯优于硫唑嘌呤。因此，后两者逐渐在临床上得到广泛应用。最近，另一类免疫调节剂——哺乳动物雷帕霉素（mTOR）靶向抑制剂已证明在肾移植受者中具有抗肿瘤活性。

他汀类药物是心脏移植受者预防心脏移植血管病变风险的标准药物。然而，在 1985—2007 年对瑞士 255 名心脏移植受者的一项小型研究中，他汀类药物的使用似乎也能预防恶性肿瘤的发生。在多因素分析中，这种获益与年龄、性别、心肌病类型和免疫抑制治疗无关，且降低 67% 的恶性肿瘤风险（危险比 0.33）。他汀类药物的疗效与胆固醇水平无关，它反映了他汀类药物的多效性。

7. mTOR 抑制剂在肾移植中的应用　已有大量的文献证明 mTOR 抑制剂可以降低肾移植后恶性肿瘤的发生率。1996—2001 年对 OPTN 数据库中对 33 249 名死亡供体肾移植受者进行了分析，使用 mTOR 抑制剂西罗莫司（sirolimus）或依维莫司（everolimus）作为维持免疫抑制剂，可降低 60% 发生任何新发恶性肿瘤的风险。

临床试验数据分析也有类似的发现。在对西罗莫司 CONVERT 试验的事后分析中，在肾移植受者中使用西罗莫司治疗（再加上氮唑嘌呤或霉酚酸盐）的术后肿瘤总体恶性程度明显低于使用他克莫司或环孢素（分别为每 100 人年 2.1 例和 6.0 例恶性肿瘤）的患者。但纳入组中的皮肤癌患者数量较低，而皮肤癌是实体器官移植后最常见的恶性肿瘤。非皮肤恶性肿瘤的数目在西罗莫司转化组中数值较低，分别为每 100 人年 1.0 例和 2.1 例恶性肿瘤。对西罗莫司治疗的肾移植受者的荟萃分析显示，在调整了试验、年龄、位置和移植后的时间后，西罗莫司的使用使恶性肿瘤的风险降低了 40%，其中非黑素瘤皮肤癌的风险降低了 56%，而非皮肤癌的风险不受西罗莫司的影响。

8. 心脏移植受者恶性肿瘤的临床处理　考虑到心脏移植术后患者恶性肿瘤的发生率和严重程度的增加，提出了专门的管理策略来优化长期预后（表 30-2）。所有的心脏移植受者都有发展成恶性肿瘤的风险，尤其是术前已确定的具有发生移植后恶性肿瘤的危险因素的患者，如有癌症病史和年龄较大等。

表 30-2　有癌症病史的心脏移植受者的管理建议

	所有受者	有癌症病史的受者	活动性癌症受者
恶性肿瘤的风险	+	+ +	+ + +
诱导免疫抑制	如果有指征	-	-
哺乳动物雷帕霉素靶点抑制药	如果有指征	+ +	+ +
他汀类药物	+	+ +	+ +

心脏移植术后患者的管理，应尽量达到免疫系统接受供体器官作为自身器官的免疫平衡，即免疫抑制必须足以防止宿主免疫系统激活和排斥移植物，但不能强到增加感染和恶性肿瘤的风险。在移植后，应进行全面的免疫评估，以确定每个接受者的排斥风险，免疫抑制方案应针对这种风险进行个体化。使用 T 细胞免疫功能测试（ImmunoKnow 或 Cylex 法）可以识别移植受者是否免疫抑制过度。一项针对 13 例实体器官移植术后新发恶性肿瘤患者的研究[12]表明，死于恶性肿瘤的受移植者 T 细胞免疫功能水平明显低于存活者。这些结果表

明，即使在低水平的免疫抑制和使用生物标志物（如 T 细胞免疫功能测定）指导适当减少免疫抑制的情况下，恶性肿瘤的移植受者也可能受到严重的免疫抑制。

移植前有癌症病史的患者，无论是在心肌病发生前即有癌症病史，还是心肌病因癌症治疗而发生，在移植后均有相当大的复发和继发恶性肿瘤的风险，建议将这类患者的免疫抑制降低到"尽可能低的水平"。在这些患者中，如果受移植者有很高的免疫风险，则应避免使用诱导免疫抑制。mTOR 抑制剂应该在移植后的第 1 年开始使用，他汀类药物也应同时采用。

对于在心脏移植后发生恶性肿瘤的患者，需要进一步减少免疫抑制方案。应将钙调磷酸酶抑制剂的目标水平降低到最低水平，并应开始使用 mTOR 抑制剂（通常在手术后进行，因为有一些证据表明西罗莫司可能延迟伤口愈合）。他汀类药物治疗只要没有禁忌，均应持续进行。

四、癌症幸存者的器官捐献

在移植器官供体严重短缺的现状下，应尽一切努力利用所有没有明确禁忌证的个体捐献的心脏。2000—2005 年期间，在美国 UNOS 数据库中，有恶性肿瘤病史的器官捐赠者占了 39 455 个器官捐献者的 2.2%。最常见的 4 种恶性肿瘤是皮肤癌（30.9%）、中枢神经系统恶性肿瘤（25.6%）、宫颈癌（13.4%）和黑色素瘤（5.6%）。1994—2001 年 UNOS 数据库中对有恶性肿瘤病史的器官捐赠者进行的一项较早的研究中，来自尸体捐赠者的癌症传播率为 0.04%，其受者的死亡率为 38%。因此尽管供者传播恶性肿瘤相对罕见，也必须采取预防措施防止恶性肿瘤经移植传播。2011 年 OPTN 的捐助者传播咨询委员会发布了一个框架协议，帮助临床医生评估供体传播恶性肿瘤的风险[13]。该框架按照供体 - 受体传播风险，将恶性肿瘤类型分为 5 类（表 30-3）。不推荐使用第 3 和第 4 类恶性肿瘤的供者，而对于第 1 和第 2 类恶性肿瘤的供者，只要获得移植受者的知情同意，可以进行移植。

表 30-3 供体传播恶性肿瘤的风险

类别	传播风险	捐赠者恶性肿瘤举例
0	没有明显的风险（0%）	良性肿瘤
1	最小的（0~0.1%）	皮肤基底细胞癌
2	低（0.1%~1%）	低等级中枢神经系统（CNS）肿瘤（Ⅰ级或Ⅱ级）
3	中间（1%~10%）	乳腺癌（第 0 期，即原位癌）
4	高（>10%）	恶性黑色素瘤

五、小结

癌症幸存者是晚期心肌病患者的重要组成部分。发生原因包括：①化疗诱导或辐射诱发的心肌病；②恶性肿瘤治疗后患者的心肌病。最新数据显示，10% 的蒽环类药物治疗患者的

LVEF 将会下降，而这种下降几乎只发生在治疗后的第 1 年。通过指南指导的心力衰竭治疗，可以改善左心室功能。另外，对蒽环类药物治疗的患者进行系统的左室功能障碍筛查，可能是减少化疗引起的心肌病发病率的一种策略。

患有晚期心力衰竭的患者有较高的癌症复发风险，而作为目的疗法的机械循环辅助治疗与 Thoratec HeartMate II LVAD 可能是一种治疗方案。值得注意的是，接受 LVAD 植入的化疗性心肌病患者在围手术期右心室衰竭和需要右心室辅助装置方面的风险显著增加，因此应采取适当的策略来降低这种增加的风险。

对于晚期心力衰竭的癌症幸存者复发的风险较低的，考虑进行心脏移植手术。在移植前，需要评估移植手术候选人复发恶性肿瘤的风险和存活率。目前推荐心脏移植前有 5 年的无癌间期，但此间隔可由医生根据其免疫抑制及癌症的具体情况进行个体化调整。

心脏移植术后，无论既往有无癌症病史，受体患恶性肿瘤的风险都会增加。移植后发生的恶性肿瘤，通常分期更高。现阶段减少复发和移植后新发恶性肿瘤风险的临床策略包括避免诱导免疫抑制以及利用哺乳动物雷帕霉素靶抑制剂和他汀类药物治疗。

（高磊　吴兴利　赵忠）

参考文献

［1］ ISHLT, The International Society of Heart and lung Transplantantion. The 2016 International Society for Heart Lung Transplantation listing criteria for heart transplantation: A 10 - year update ［J］. J Heart Lung Transplant, 2016, 35（1）: 1 - 23.

［2］ 石远凯, 巴一, 冯继锋, 等. 中国蒽环类药物特性专家共识［J］. 中国肿瘤临床, 2018, 45（3）: 110 - 112.

［3］ Cardinale D, Colombo A, Bacchiani G, et al. Early detection of anthracycline cardiotoxicity and improvement with heart failure therapy ［J］. Circulation, 2015, 131: 1981 - 1988.

［4］ 中国临床肿瘤学会, 中华医学会血液学分会. 蒽环类药物心脏毒性防治指南（2013 年版）［J］. 临床肿瘤学杂志, 2013, 18（10）: 925 - 930.

［5］ Cardinale D, Colombo A, Sandri M.. 在高危患者中使用血管紧张素转换酶抑制剂预防大剂量化疗所致的心脏毒性［J］. 世界核心医学期刊文摘（心脏病学分册）, 2007（6）: 24 - 25.

［6］ Feldman D, Pamboukian SV, Teuteberg JJ, et al. The 2013 International Society for Heart and Lung Transplantation Guidelines for mechanical circulatory support: executive summary ［J］. J Heart Lung Transplant, 2013, 32（2）: 157 - 187.

［7］ Mehra MR, Kobashigawa J, Starling R, et al. Listing criteria for heart transplantation: International Society for Heart and Lung Transplantation guidelines for the care of cardiac transplant candidates - 2006 ［J］. J Heart Lung Transplant, 2006, 25（9）: 1024 - 1042.

［8］ 严志焜. 心脏移植与肿瘤［J］. 器官移植, 2012, 3（2）: 61 - 65.

［9］ Engels EA, Pfeiffer RM, Fraumeni JFJ, et al. Spectrum of cancer risk among US solid organ transplant recipients ［J］. JAMA, 2011, 306（17）: 1891 - 1901.

［10］ Sampaio MS, Cho YW, Qazi Y, et al. Posttransplant malignancies in solid organ adult recipients: an analysis of the U.S. National Transplant Database ［J］. Transplantation, 2012, 94（10）: 990 - 998.

[11] 2014中国肝癌肝移植临床实践指南 [J]. 中国肿瘤临床, 2014, 41 (17): 1093.

[12] Uemura T, Riley TR, Khan A, et al. Immune functional assay for immunosuppressive management in post – transplant malignancy [J]. Clin Transplant, 2011, 25 (1): E32 – 37.

[13] Nalesnik MA, Woodle ES, DiMaio JM, et al. Donor – transmitted malignancies in organ transplantation: assessment of clinical risk [J]. Am J Transplant, 2011 (6), 11: 1140 – 1147.

第三十一章

肿瘤患者的护理与姑息治疗

癌症患者通常会面临继发性心脏病的挑战，这是由于先前接受的具有潜在心脏毒性的抗肿瘤治疗所导致的。姑息治疗越来越多地用于治疗晚期心脏病和严重的癌症相关疾病。

姑息治疗的目的是为了提高患者的舒适度和生活质量，预防和缓解痛苦，使他们更好地面对那些对治疗没有反应的疾病[1-3]。美国国家综合癌症网络（NCCN）肿瘤姑息治疗指南（Clinical Practice Guidelines in Oncology Palliative Care）作为恶性肿瘤治疗的重要参考依据已经被全球的抗肿瘤工作者广泛采用。NCCN制定的癌症相关症状的指南也被视为准则[4-8]。虽然以前只在癌症患者考虑姑息治疗，但是，目前美国心脏协会、美国心脏病学会和其他组织已经将其作为晚期心脏病患者整体护理的一个重要组成部分[9-11]。

一、概论

随着社会经济、医疗及基础卫生状况的改善，人类的平均寿命不断延长。但与此同时，也有越老越多的患者，尤其是老年患者，正在遭受各种各样致命疾病的威胁。而姑息治疗正是一种旨在改善患者及家庭成员生活质量的治疗手段，与传统疾病治疗相比，融入了更多的人文关怀。姑息治疗以患者作为整体的治疗观念需要多学科团队合作，并强调通过早期发现、适当评估和治疗来减轻生理、心理或精神上的痛苦。这一复杂的团队一般包括不同专业的医护人员、家庭医生、心理咨询师、社会工作者等等。专科医师可以制定优化的躯体疾病治疗及疼痛缓解方案，同时医护人员、心理咨询师、社会工作者可以提供有效的心理疏导及干预治疗。多学科姑息治疗团队可以为患者及家庭成员从躯体、精神、心理全方位提供有效的治疗、建议和指导，以达到提高生活质量的最终目的[1-3]。姑息治疗的流程分为筛查、评估、判断预期寿命、干预、再评估及方案调整，全程需要患者、家庭成员、医疗、护理、社会工作者共同参与。姑息治疗因预期寿命不同而采取的干预措施也不同[1]。姑息治疗可以与其他任何疾病治疗一起提供。姑息治疗是终末期疾病传统治疗的重要补充及辅助，而不可错误地认为是疾病治疗的转折或分水岭，保持有效支持治疗及护理的连续性尤为重要。姑息治疗是一门跨学科的治疗方法，也是临床的一门亚专科，旨在提高重症患者生活质量，减轻患者痛苦，是一套复杂的治疗方案，并不简单地等于临终关怀[15]。早期的姑息治疗大多在肿瘤患者中实施。来源于肿瘤患者的临床试验证实，姑息治疗以缓解患者痛苦、提高生活治疗、改善预后。其他慢性疾病终末期患者与肿瘤晚期患者有许多相似点，因此姑息治疗在新的人群中的使用有光明的前景。

心力衰竭所致的活动耐量减低，使心脏疾病终末期患者的生活质量极其低下。据估计 2/3 的晚期心力衰竭患者的症状缓解不理想，由此可见一斑。肿瘤心血管疾病患者经常需要面对多方面的问题，如疾病进展、症状控制、生活质量、经济负担及社会关系等，因此姑息治疗的方案也需要更加复杂和个体化。然而，目前在这一新兴领域，姑息治疗的证据及其有限，因此许多概念和数据都需要从晚期心力衰竭和恶性肿瘤人群中推断而来，因为他们往往会面临相似的问题。

对于肿瘤心血管疾病患者来说，两种严重疾病的"双重打击"，更需要从身心全方面来治疗患者，同时还应重视患者家庭成员的心理。"打击"可顺序出现，也可能同时发生。例如青少年肿瘤患者，使用蒽环类药物化疗药物治疗并控制肿瘤进展，但许多患者在成年后可能会面临化疗药物诱发的心肌病，最终进展为终末期心衰，再次饱受痛苦。另一种情况与之相反，晚期心力衰竭的患者在心脏移植后，生活质量改善，但却因免疫抑制剂的使用导致恶性肿瘤发病。在两种疾病病情演变的同时，必然伴随患者及家庭成员巨大的心理波动。这远比单一疾病所造成的身心打击更大，损害更明显。

因此肿瘤心脏病学领域的医护人员在关注疾病治疗的同时，更需要关注患者的心理状态、个人的价值观及其预期的目标和意愿。应当医患共同参与治疗决策，并优先考虑患者的意愿。陪伴及精神鼓励更应该贯穿姑息治疗始终，让患者保有希望地来完成既定的治疗方案。

参与姑息治疗的人员还应具备基本症状管理的能力，并将治疗计划与患者的意愿相结合。许多人认为患者可以从早期的姑息治疗中获益，因此早期专业的评估、及时的干预显得尤为重要。然而目前的现状却令人担忧，能提供姑息治疗方案的人员稀缺，远远无法满足日益增长的需求。因此未来人才培养、观念改变和健康的体系建设仍然需要全社会的努力。

二、从 NCCN 姑息治疗指南获取经验[4]

（一）姑息治疗的首次评估

在所有患者第一次就诊时，应对是否启动姑息治疗进行全面评估，以下为评估涉及的内容：无法控制的症状；肿瘤诊疗相关的中度至重度痛苦不适；严重的身体、精神和社会心理疾病并存；患者、家庭、医疗提供者关注疾病进程及治疗决策；患者、家庭、医疗提供者要求姑息治疗；转移性实体瘤和难治性血液系统恶性肿瘤；附加的指征（ECOG ≥3 或 KPS ≤ 50；持续高钙血症；脑或脑脊液转移；精神错乱；恶性肠梗阻；上腔静脉综合征；脊髓受压；恶病质；恶性浆膜腔积液；姑息性支架植入或需要胃造口排气）；潜在限制生活能力的疾病。当出现上述 1 种或以上的状况，启动姑息治疗使令患者获益。需要进一步请肿瘤专科医师进行进一步评估，包括：权衡抗肿瘤治疗的风险与获益；症状；心理痛苦；患者的个人目标、价值观及期望；患者对疾病相关的教育及知情的需要；患者受教育程度；是否需要咨询姑息治疗专家。综上所述，在进行评估时，要全面考虑患者的身心状况、社会经济状况、文化背景、宗教信仰等个人特质，还需要一个多学科姑息治疗团队，根据各自领域的进展，结合患者的预期目标及意愿，共同进行干预治疗。

(二) 姑息治疗的干预措施

患者在接受评估后进入干预治疗阶段。姑息治疗的干预往往是个体化治疗组合。基本的干预手段主要包括：抗肿瘤治疗、治疗躯体及精神上的合并症与其他医务人员合作控制症状、高级护理计划、社会心理及精神支持、文化教育、资源管理与社会支持、向姑息治疗专家咨询、临终关怀的推荐、对要求停止生命支持治疗的应对、对加速死亡要求的应对、对濒死患者的护理和姑息性镇静。可见姑息治疗的干预手段多种多样，且需要根据患者的疾病进程、教育程度、心理状态、预期意愿、经济状态等综合因素进行个体化治疗。NCCN肿瘤姑息治疗指南还重点介绍了症状控制及管理的具体建议，这些症状包括了疼痛、呼吸困难、厌食、恶病质、恶心、呕吐、便秘、恶性肠梗阻、谵妄等。死亡后的干预包括患者死亡后家庭成员的照顾、死亡后的支持、对家庭成员肿瘤风险的评估、对医疗团队的支持。姑息治疗的连续性得到了充分体现，而且干预对象不是局限于患者个体，还包括其家庭成员及整个团队。

(三) 姑息治疗后的再评估

治疗后主要针对抗肿瘤治疗疗效、不适症状控制的满意程度、患者及家庭痛苦的缓解程度、医护人员负担的减轻、医患关系的强化、改善生活质量等方面进行评估。若治疗效果满意，则继续根据评估结果微调姑息治疗方案。若效果不满意，则需要重新制定姑息治疗方案，或者再向其他专家进行咨询，调整方案。

从NCCN肿瘤姑息治疗指南不难看出姑息治疗的特点，从患者评估到治疗，到再评估及治疗调整，还包括了患者死亡后的干预，是处于疾病终末期患者一种连续性的支持治疗。多学科医务人员、患者、家庭、社会工作者组成一个协作团队，在充分体现患者意愿的基础上，共同制定姑息治疗方案，最大程度地缓解患者身心痛苦，改善生活质量。而这一成功经验已被用于晚期心力衰竭的患者。

三、管理症状，提高生活质量

处于肿瘤心脏疾病终末期的患者往往会经历一系列不适甚至痛苦的症状，这些症状包括呼吸困难、胸闷、胸痛、心悸、胸痛、疼痛、疲劳、恶心、厌食，更有一系列复杂的心理及精神变化，包括淡漠、恐惧、焦虑、抑郁。而在这些症状的背后是复杂的病理生理变化，包括交感-肾上腺系统、肾素-血管紧张素系统的过度激活、水电解质平衡紊乱、低下的免疫系统、肾功能损伤等，针对某种病因的治疗可能会导致另一种病因恶化，因此无法全面有效地进行病因治疗，例如心力衰竭时使用利尿剂减轻容量负荷的同时，可能会增加肾脏的损伤。在这样的特殊背景下，进行症状管理并提高生活质量，对于接近生命终点的患者是最有益的。另外，肿瘤心脏病患者的症状管理和支持性护理可以与所有其他治疗同时进行。

1. **慢性疼痛** 有近70%的晚期心力衰竭患者会出现中度至重度慢性疼痛，可能与低心输出量、心肌缺血、周围神经病变、骨性关节炎、退行性关节疾病等多方面原因有关。慢性疼痛的发生率随着心功能的恶化而增加，生活质量受到痛苦体验的负面影响更为明显。在条件允许的情况下，应评估和处理引起疼痛的根本病因，甚至在权衡风险和获益以后，可以进行手术干预。但任何提高生活质量的措施都必须考虑预期生存和治疗总体目标。在保证安全性的前提下，可对晚期心衰患者进行止痛治疗，且应尽最大限度控制心绞痛。治疗可选择阿片类药物，同时非药物治疗中物理疗法及针灸治疗都可以作为有效的治疗手段。

在止痛药物使用方面应当谨慎选择药物种类。目前认为阿片类药物在适当剂量并密切监测下使用，可能是治疗晚期心脏病和恶性肿瘤的相对安全的选择。因为低剂量的阿片类药物安全、可靠，并且可以通过逐步滴定以提供足够的症状缓解作用，没有任何异常行为或成瘾问题。非甾体类抗炎药通常因钠潴留和消化道出血等风险而被限制使用。非阿片类中枢性镇痛药曲马多应当谨慎使用，因为与其他药物的相互作用可能会存在较大风险。例如，不得与单胺氧化酶抑制剂同用，在与选择性5-羟色胺再摄取抑制剂同时使用时会导致5-羟色胺综合征等。

癌性疼痛是肿瘤晚期患者最常见且最难控制的症状之一，是一种躯体或精神不愉快的体验[6]。在使用阿片类药物时应注意以下要点：定期审查治疗方案；以能够控制症状的最小剂量且不产生不可控制副作用为宜；通常采用口服用药，但也可考虑其他途径用药；用药及滴定治疗时应当考虑全身状态及合并症；主张使用持续性的镇痛治疗以维持患者的舒适状态；治疗期间定期监测可能的药物不良反应并及时针对性干预；停用阿片类药物时速度不应过快。

合理有效的治疗，从单一药物治疗到辅助中医药、针灸治疗，再到物理治疗及心理治疗。对患者全面评估，针对病因并结合多学科力量制定个体化的姑息治疗方案，更好地缓解患者躯体症状及心境异常，同时还可以易化原发心脏及肿瘤疾病的治疗。

2. 疲劳[7]　疲劳和活动耐量减低是心脏病最常见症状，也是丧失劳动能力的主要原因之一。疲劳与目前心力衰竭的高发病率有明显相关性，同时也是癌症幸存者的常见慢性症状。引起疲劳的原因通常是多因素的，包括心力衰竭加重、睡眠障碍、情绪波动和药物副作用，这些涉及疾病对患者身心多方面的影响。针对上述多方面因素的干预，可能会达到理想的症状控制效果。例如参加运动项目，一方面可以增加心肺的功能、锻炼肌肉，减少深静脉血栓形成风险；另一方面，可以舒缓紧张和焦虑的情绪，从而改善症状，提高生活质量，降低心力衰竭的全因死亡率。然而，目前大多数患者及家庭成员认为治疗疲劳往往不如治疗其他晚期心脏病的症状更有现实意义，这种治疗也无法满足他们对疾病治疗的预期希望。因此，对患者和家庭进行宣传教育，设定比较现实的治疗期望可能具有更高的价值。在控制疲劳症状时，需要患者、医疗人员及家庭成员的共同参与，需要结合患者的客观能力和主观思想来制定个体化的方案。治疗期间应鼓励患者坚持执行心脏康复计划，在一个相对轻松和融洽的氛围下完成治疗，避免将治疗中的困难变为另一种心理压力或负担。及时寻找睡眠障碍的原因，去除可逆病因，保持内环境昼夜变化的规律性，进而改善夜间体力恢复并消除疲劳感。此外，在患者生命尾声时，对于可能会加重疲劳的药物（如他汀类药物）可考虑谨慎地停用。

3. 恶心、厌食和恶病质　晚期心脏病和恶性肿瘤患者常常伴有恶心症状，这也是由多种因素引发的，如胃肠道水肿、胃肠缺血、药物副作用和便秘。厌食是指食欲的减退和消失。恶病质是指慢性疾病所指的体重减轻、肌肉萎缩、疲劳、虚弱和食欲不振。三者关系紧密，恶心可以加重厌食，进而摄入减少而疾病消耗增加，导致体重减轻，甚至是恶病质，这些都可以在晚期心脏病和肿瘤患者中见到。应对上述症状，同样需要多方面干预。药物治疗方面，在持续优化抗心力衰竭治疗的基础上，停用可能引起或加重恶心的非必要药物，同时可辅助予以抗焦虑、抑郁等精神疾病药物。对于恶性肿瘤患者接受化疗前，应当充分权衡临床获益和相应的药物副作用，如常见的胃肠不适。尽管糖皮质激素可以刺激食欲和改善癌症患者的营养摄入及能量摄入，但同样可能会承受不断恶化的钠和液体潴留而使心功能降低。甲地孕酮已被证明在癌症人群中可以改善食欲与恶病质，但在心脏恶病质患者的作用仍缺乏临床证据支持。对于疾病终末期患者的姑息治疗，以减轻腹胀等影响食欲的症状为主要目的，可使用类固醇、醋酸甲地孕酮等药物改善食欲。另外需要注意的是，过多的肠内或全肠外营养均会导致胃肠功能紊乱，进而加重上述症状，甚至出现转移性腹膜炎等并发症，增加患者痛苦。此时姑息治疗的主要措施是处理口渴、饱腹感等不适感，同时做好患者及家庭成员的沟通工作，让其对疾病的发展有清醒的认知和对姑息治疗的认同。化疗所致的恶心和呕吐对患者的生活质量同样产生严重影响[5]。对此，NCCN建议：对于非特异性的恶心、呕吐患者，使用多巴胺受体拮抗剂或苯二氮䓬类治疗可能有效；持续性的恶心、呕吐患者可以滴定多巴胺受体拮抗剂至最有效剂量或耐受量；上述处理后若恶心仍存在，可加用5-HT3受体拮抗剂或抗组胺药、抗胆碱类药、皮质激素等药物进行尝试。除此之外，也可以尝试中医的针刺止痛疗法及中药治疗。进行心理评估并采取恰当的心理治疗，可能会起到辅助作用。

尽管有上述积极支持治疗，患者仍可能出现恶液质表现，这是肿瘤晚期及严重心力衰竭高代谢和高消耗的表现。还应当充分让患者及家庭成员了解疾病发展的规律，从而以更积极的态度参与到治疗当中。

4. 认知障碍和精神错乱　临床发现心力衰竭和认知障碍之间存在密切的联系。这要归因于以下几方面：心输出量下降导致的脑灌注减少、血流动力学障碍、凝血异常、脑栓塞、心衰所致的抑郁、谵妄以及睡眠障碍。同时有研究发现，认知功能障碍的严重程度与心力衰竭症状的严重程度及左心室收缩功能有关。谵妄是肿瘤心脏疾病患者终末期最常见的认知障碍和精神错乱表现。姑息治疗同样应当包含谵妄的治疗。应尽量避免谵妄发生，并在谵妄发生时仔细注意潜在的可逆原因并及时纠正。那些已经确认患有认知障碍的患者，在疾病终末期有较高的谵妄发生风险。若预防谵妄发作，就需要认识到可能诱发谵妄的原因，主要包括住院（尤其是相对封闭的监护室）、年龄、药物（通常包括阿片类药物）、合并症多以及电解质紊乱等内环境紊乱。对谵妄进行正确及时的识别，评估和纠正可逆的病因非常重要。谵妄的治疗可选用抗精神药，使用低剂量的多巴胺受体激动剂或在监测QT间期的情况下谨慎使用氟哌啶醇，并且根据症状控制情况调节剂量。配合认知刺激等非药物的干预方法也会增加症状控制的效果。谵妄的持续存在会加重现有疾病，降低生活质量。当疾病进入不可逆转的终末期，在患者及家庭成员知晓病情进展及结果后，可根据患者及家庭成员意愿，除掉不必要的药物和导管，同样可能对谵妄解除有效。

5. 抑郁和焦虑　抑郁和焦虑是慢性疾病的常见症状，尤其是在心脏疾病和肿瘤疾病患者群体中。据统计，大约1/5的心力衰竭患者符合重度抑郁症的标准，远高于其他人群的发生率，因此美国心脏协会建议用PHQ-2问卷筛查所有心脏病患者。在接受问卷调查的心力衰竭患者中，抑郁症占比更高。已有大量的临床研究表明，抑郁显著增加心血管疾病患者的死亡风险。抑郁对心血管病的影响仍在不断研究，目前认为可能的影响机制包括影响心率变异性、全身慢性炎症水平、下丘脑－垂体－肾上腺轴功能、血管内皮功能等。而上述受影响的靶点均与心血管疾病的发生密切相关[12]。

尽管焦虑抑郁与心血管病发病密切相关，但目前同时患有焦虑抑郁和心血管疾病的患者，接受抗焦虑抑郁治疗的比例极低。因此对患者的及时筛查和评估，对患者及家庭成员的健康宣教及自查是非常重要的。一旦发现上述情况，应尽早接受精神专科医务人员的诊疗。具体的治疗手段包括药物和非药物干预。心血管疾病患者是一个相对特殊的患者群体，在使用抗抑郁药时必须格外谨慎。抗精神病药物有增加体液潴留、电解质紊乱和 QT 间期延长等风险，而这些对终末期心脏病患者无疑是灾难性的，因此治疗的安全性必须考虑在内。目前在晚期心脏患者群中，焦虑的研究较少，许多经验来源于其他疾病终末期患者。未来仍需大规模临床研究来探讨这一特殊人群治疗的临床获益及安全性。NCCN 2017 对抑郁表现提出具体的建议，建议在疾病的各个阶段及所有环境下及时识别、监测、记录和处理。在首诊、复诊、相关症状出现、疾病状态发生改变时，应对患者及时进行心理评估[8]。这样可以进行早期干预，改善患者的预后，大大提高疾病终末期患者的生活质量，达到姑息治疗的根本目的。

6. 呼吸困难　呼吸困难是心肺疾病常见的症状，而在晚期心脏病中更为常见，其严重程度不同，对生活质量的影响也不尽相同。尽管同为呼吸困难，其背后原因极为复杂，包括了疾病表现、药物副作用、心理作用等单一因素或多因素复合。早期呼吸困难多因疾病引发，如心力衰竭时肺淤血所致肺换气障碍，针对病因治疗后往往效果良好。但心力衰竭反复发作，患者多次经历呼吸困难的痛苦体验，会出现焦虑、抑郁等情感障碍，甚至出现谵妄等认知障碍，此时同样会出现呼吸困难表现，单纯药物利尿、平喘治疗效果差，因此应注意加以识别，及时进行心理干预。药物的副作用同样应引起重视，如脑啡肽酶抑制剂，可出现呼吸困难的表现而误认为是心力衰竭未控制。伴有呼吸困难症状的心力衰竭患者的护理非常复杂，除了基本的疾病监护，关注生命体征，还要关注患者的情感和认知变化，及时进行干预。

药物治疗呼吸困难是常用的手段。如前所述，低剂量的阿片类药物可以缓解疼痛，且相对安全。同样，多项研究和系统评价表明阿片类药物可以用于缓解心源性呼吸困难症状，效果显著，副作用小，甚至可用于合并慢性阻塞性肺疾病患者。阿片受体在心肺系统广泛分布，因此在严密监测下，阿片类药物可以安全地用于治疗呼吸困难。

在临床中，阿片类药物的剂量选择及生命体征监测仍然是限制其应用的主要瓶颈。同时在呼吸困难患者中使用该类药物，有造成呼吸抑制而加速患者死亡的风险。因此在处方用药时，更多的医务人员为用药后的法律后果担忧。然而，姑息治疗团队中的专家可以凭借其经验优势来解决这一难题，当然充分与患者及家庭成员沟通并告知病情及用药风险仍然是治疗的基础。

针对患者焦虑抑郁因素所致的呼吸困难，使用短效苯二氮䓬类药物可能有效，而其他干预措施效果不佳。需要注意的是，这类药物存在剂量效应，即不同的剂量下作用效果不同，在使用高剂量的苯二氮䓬类药物治疗呼吸困难时，可能会加重病情。

氧疗是重要的非药物干预手段之一。鼻导管吸氧是最为常见及家庭可及的治疗手段，但对于某些患者来说，支持这一疗法的证据并不充分。一项双盲随机对照试验比较氧疗法与呼吸室内空气对呼吸困难的缓解程度。在症状缓解的疗效方面，两者的治疗效果并没有表现出任何不同。试验的结果让我们不得不思考背后的原因。产生这一结果的原因正是呼吸困难病因复杂性的表现。而吸氧仅仅对于那些处于低氧血症的患者获益明显，而对于心理因素所致的气促、呼吸困难无明显裨益。因此建议临床医生要正确识别呼吸困难的病因。

对于疾病终末期患者出现呼吸困难时，应早期评估，积极处理原发病及并发症。而对于接近生命尽头的患者，可根据患者及家庭成员意愿，降低机械通气及氧疗地位，而提高阿片类药物的治疗地位[13]。

7. 高级护理计划（ACP）[9] ACP 在所有晚期疾病患者的治疗中扮演着重要的角色。而在患者出现决策障碍前的疾病早期，与医务人员共同制定 ACP 显得更加合理。疾病病情的多变性使得预先制定的计划可能无法完全解决病程进展中的所有问题，而且某些特殊情况下可能成为加速疾病进展或阻碍治疗的原因。因此 ACP 可能需要根据新的病情变化而不断调整[14]。

心力衰竭是大多数心脏疾病的终末期表现，ACP 也参与其治疗过程。在心力衰竭治疗团队中整合姑息治疗成员是较为理想的选择。有姑息治疗小组成员参与治疗的患者，焦虑紧张情绪发生率相对较低。姑息治疗的及早介入、症状管理、与患者及家属建立融洽关系、充分体现患者的自主决定权、延长生命的治疗与症状缓解结合、社会支持及高级护理计划，都应贯穿心力衰竭终末期患者的治疗当中。未来有必要进一步研究，类似的 ACP 能使肿瘤心脏病患者同样获益。

四、小结

肿瘤心脏病患者，包括有癌症病史的患者随后出现心脏疾病，或心脏病患者治疗后继发肿瘤者，都面临着躯体及心理的双重打击，且两方面相互影响，形成恶性循环。在许多国家临终关怀和姑息治疗已成为疾病终末期的重要组成部分，但我国在姑息治疗领域还处于起步阶段，尤其是在心脏病专业中。应加强对姑息治疗的理解及对公众的宣传，逐渐完善制度及法律支持，重视学科建设、建立优秀的治疗团队，使他们能够提供最佳的治疗方案，最终改善终末期患者生活质量，真正让患者舒适地度过人生的最后时光。

（刘丹丹　李双成　汤茹）

参考文献

[1] World Palliative Care Alliance, World Health Organization. Global atlas of palliative care at the end of life. 2014.

[2] Quill TE, Abernethy AP. Generalist plus specialist palliative care: creating a more sustainable model [J]. N Engl J Med, 2013, 368 (13): 1173-1175.

[3] Strand JJ, Mansel JK, Swetz KM. The growth of palliative care [J]. Minn Med, 2014, 97 (6): 39-

43.

[4] NCCN Clinical Practice Guidelines in Oncology: Palliative Care, 2017. 1

[5] NCCN Clinical Practice Guidelines in Oncology: antiemesis. 2017. 1

[6] NCCN Clinical Practice Guidelines in Oncology: Adult Cancer Pain. 2017. 1

[7] NCCN Clinical Practice Guidelines in Oncology: Fatigue. 2018. 1

[8] NCCN Clinical Practice Guidelines in Oncology: Depression. 2017. 2

[9] Allen LA, Stevenson LW, Grady KL, et al. Decision making in advanced heart failure: a scientific statement from the American Heart Association [J]. Circulation, 2012, 125 (15): 1928-1952.

[10] Feldman D, Pamboukian SV, Teuteberg JJ, et al. The 2013 International Society for Heart and Lung Transplantation Guidelines for mechanical circulatory support: executive summary [J]. J Heart Lung Transplant, 2013, 32 (2): 157-187.

[11] Fang JC, Ewald GA, Allen LA, et al. Advanced (stage D) heart failure: a statement from the Heart Failure Society of America Guidelines Committee [J]. J Card Fail, 2015, 21 (6): 519-534.

[12] Zhang Y, Chen Y, Ma L. Depression and cardiovascular disease in elderly: current understanding [J]. J Clin Neurosci, 2018, 47: 1-5.

[13] 彭昕, 闻曲, 毛菲, 等. 肿瘤姑息治疗研究进展 [J]. 护理管理杂志, 2015, 15 (7): 488-490.

[14] Sood A, Dobbie K, Wilson Tang WH. Palliative Care in Heart Failure [J]. Curr Treat Options Cardiovasc Med, 2018, 20 (5): 43.

第三十二章 肿瘤相关临床问题与康复

中华医学会《2018年中国肿瘤防治进展》报告数据显示，国内每年新发癌症病例309万，死亡病例196万，死亡率居各疾病谱首位。我国癌症死亡人数占全球的27%，每天1万人确诊癌症，7500人死亡，死亡率高于世界平均水平。当前国内肿瘤5年生存率约30%左右，而发达国家则为70%~80%[1]。

现今肿瘤治疗的手段和技术都有了质的飞跃，但同时多种治疗方法也给肿瘤患者带来了各种问题，包括疲劳、疼痛、淋巴水肿、焦虑和多种功能障碍（表32-1）。除此之外，肿瘤治疗相关心血管毒性（TRCT）及肺纤维化等并发症也经常发生。上述问题对于肿瘤患者的生活质量、社会属性、生存率和死亡率都有非常重要的影响。一项针对975名澳大利亚结直肠癌患者的队列研究表明，33%男性和40%女性在确诊后12个月无法重新开始工作。如何让肿瘤患者尽早回归正常生活和恢复社会功能，需要更为科学系统的康复体系介入。2005年，美国医学研究所发表报告"从癌症患者到癌症幸存者——失去的过渡期"，明确了康复治疗在癌症患者中发挥着越来越重要的作用[2]。

表32-1 癌症幸存者面临的潜在问题

与癌症有关的疲劳和睡眠障碍	生活质量低下
周围神经病和平衡失调	家庭和看护者的痛苦
骨质疏松	癌症治疗后的社会心理困扰和应对性及身体形象
继发性恶性肿瘤	淋巴水肿
存在的精神问题	疼痛和神经病
职业和财务问题	认知变化
功能下降	近远期心肺毒性效应

一、癌症康复介绍

1971年美国在国家癌症计划中首次提出了肿瘤康复的概念。Cromes将其定义为"在癌症疾病本身和癌症治疗手段所导致的限制条件下，帮助癌症患者最大限度地恢复身体、社会、心理和职业功能"[1]。美国国立癌症研究院将肿瘤康复明确划分为社会心理支持、体能优化、职业辅导、社会功能优化4个方面。肿瘤康复具体实施过程中，多学科团队干预是全面康复的核心，康复多学科小组可以有效处理癌症相关疲劳（CRF）、抑郁症、焦虑症、认知功能障碍、疼痛综合征、周围神经病变、平衡和步态问题、吞咽困难、淋巴水肿、心血管危险因素和心肺功能不全等问题[3,4]。除了改善生活质量，康复干预带来功能水平提高的同时也使生存率明显提高[5]。

然而康复多学科干预在提供高质量和全面的癌症康复方面仍面临挑战。肿瘤患者从诊断、治疗到生存的整个过程中，医疗措施、机体功能、心理状态会频繁变化，随之而来功能和康复目标也要经常改变。因此保证康复质量的前提是康复专业人员需要不断更新癌症治疗和相关副作用以及残疾等方面的知识。而现实情况是，肿瘤学与康复医学之间相对独立，缺乏衔接，肿瘤科医生缺乏康复知识，而康复专业人员同样不了解肿瘤相关知识。另外，肿瘤患者康复治疗很多尚未纳入医保范围，同时缺乏严格的医疗指南支持肿瘤患者继续康复治疗等，也是导致患者不能得到高质量康复治疗的因素之一[4]。尽管为快速增长的癌症患者提供高质量的康复服务存在障碍，但多学科参与的综合康复模式正在医疗界全面推进和展开。例如我国发布的《慢性心力衰竭心脏康复中国专家共识》和《中国社区心肺康复治疗技术专家共识》，虽然并非针对癌症患者，但是对康复实践可能应该具有指导意义[6,7]。

本章将概述癌症康复所面临的常见问题及康复方法：
- 癌症相关疲劳（CRF）
- 癌症相关的认知功能障碍
- 癌症相关疼痛
- 淋巴水肿
- 乳腺癌综合康复
- 放射性纤维化综合征
- 周围神经病变和平衡障碍

二、癌症相关疲劳（CRF）

（一）CRF 概述

CRF 的定义为"与癌症或其治疗相关的身体、情感和/或认知疲惫的持续主观感觉，与近期活动不成正比"[8]。90%的肿瘤患者都会经历 CRF，与其他癌症相关的症状如疼痛、抑郁和恶心相比，疲劳被认为会对生活质量产生更大的负面影响。区分 CRF 和健康疲劳非常重要，健康疲劳通过休息和睡眠可缓解，而 CRF 与近期活动不成正比，并干扰日常活动。CRF 的患者会抱怨以前不会造成任何痛苦的日常活动如洗衣、做饭困难。事实上 CRF 对所有功能领域，包括情绪、身体机能、工作、社交、认知、学习和生活都有负面影响。

CRF 的病因包括化疗/放疗、癌症本身、遗传易感性、激素变化、药物副作用、睡眠质量差、情绪及压力、营养不良、缺乏活动以及其他慢性疾病，机制包括下丘脑-垂体-肾上腺轴调节异常、昼夜节律失调和心血管功能失调。另外，与细胞因子有关的炎症被认为在 CRF 的发生中起关键作用。神经-免疫相互作用的基础研究表明，促炎性细胞因子可以引起行为的潜在变化，包括活动减少、疲劳、社交行为减少和认知功能障碍。CRF 程度与血清中促炎细胞因子的升高相关，同时这些炎症介质也与癌症风险或复发风险较高有关[9]。

（二）CRF 康复评估

量表评估方法最为常用，包括简易疲劳量表（BFI）、癌症治疗功能评估（FACT）、疲劳或癌症治疗功能评估-疲乏量表（FACT-F）、修订版 Piper 疲劳量表（RPFS）、多维疲劳量表（MFI-20）、埃德蒙顿症状评估量表（ESAS）及 MD 安德森症状量表（MDASI）等。当发现疲劳程度超过正常指标时，应该进行更为全面的病史和身体检查评估，具体包括病史、治疗方案、药物使用、治疗时间、睡眠质量、压力情绪等，还应临床评估心脏、肺部、神经、认知和人体功能情况。除此之外，疲劳实验室检查项目也需进行，包括血细胞计数、电解质、叶酸、维生素 B_{12}、促甲状腺激素、睾酮水平（男性）、红细胞沉降率、C 反应蛋白和尿液分析等。

（三）CRF 一般治疗

告知肿瘤患者疲劳具体信息及提供咨询服务是首先应该完成的任务，包括正常疲劳与 CRF 之间差异的教育，CRF 相关原因和影响因素以及为患者提供治疗策略的咨询等。如告知患者应用节能技术和分散注意力方法应对疲劳，可以设定对某一天可能完成的事情的现实期望，调整活动以及委派不重要的任务，可以积极进行阅读、音乐和游戏等活动。

另外，积极干预治疗 CRF 影响因素非常重要。对于睡眠障碍患者，改善睡眠和认知行为治疗可能会有益处；对于疲劳伴有抑郁患者，心理药物和行为疗法将会获益；对于恶病质相关疲劳，则需要进行营养评估和食欲刺激；为患有性功能减退症的疲劳男性提供睾酮补充试验，如应用神经兴奋剂哌甲酯；治疗贫血、疼痛及其他医疗合并症；瑜伽、太极、体操之类的身心运动疗法也是减轻癌症患者疲劳的可行方法[10]。

（四）CRF 运动干预

多项随机对照实验显示运动是治疗 CRF 的有效方法。最近 Cochrane 数据库系统综述认为，运动对 CRF 患者有益，特别是在肿瘤治疗后[11]。运动减少疲劳的机制是多因素的，除心理上的益处外，锻炼和体力活动可以改善有氧运动能力，减少肌肉损失，改善身体成分及状况。减轻 CRF 运动干预的最佳类型、强度和时间尚需要持续深入研究。

另外运动的抗炎作用受到越来越多的关注。因为炎症可能与疲劳、恶病质和一些疼痛综合征密切相关，通过锻炼可以减轻炎症的机制如下。

1. 运动减少内脏脂肪（即"坏"脂肪）。内脏脂肪的增加与促炎性细胞因子如 TNF、IL-6 和瘦素的增高相关，与死亡率、糖尿病、心血管疾病、痴呆以及多种癌症的发生有关。经常锻炼有助减少内脏脂肪，减轻人体炎症，使肿瘤患者受益。

2. 运动可使肌肉释放 IL-6。运动过程中肌肉中 IL-6 的瞬时升高会导致抗炎细胞因子（如 IL-10 和 IL-1 受体拮抗剂）的后续升高。

3. 运动增加肾上腺激素的分泌，如皮质醇、肾上腺素和去甲肾上腺素，它们具有强烈的抗炎作用。

4. 运动改变脂肪细胞的表型以减少炎症。M1 型巨噬细胞和炎性细胞因子与肥胖的发生有关。通过长期运动，脂肪组织 M1 型巨噬细胞可以向产生抗炎细胞因子的 M2 型巨噬细胞表型转换。

5. 运动可能通过下调单核细胞和巨噬细胞上的 Toll 样受体来减少炎症。Toll 样受体的激活可以导致促炎细胞因子的增加。

6. 研究表明，常规有氧运动与早期乳腺癌、前列腺癌和结直肠癌患者的癌症复发和癌症特异性死亡率显著降低有关。

虽然运动益处众多，但只有 50% 以下的癌症幸存者能达到所要求的运动水平，只有 21.5% 的癌症幸存者进行过运动咨询，在国内该比例则更低甚至缺乏。美国癌症协会、美国临床肿瘤学会和美国运动医学院均建议，癌症患者应遵守普通人群的运动指南[12]。该建议包括每周 150 分钟的中等强度有氧运动或 75 分钟剧烈运动或相当的组合。对于力量训练，建议每周进行 2~3 次。然而存在的问题是这些指导方针仍然不够具体，由康复专业人员量身定制的个性化康复与运动计划才是最佳的方案。康复运动计划制定的前提是癌症患者需要首先进行系统、专业的康复评估，包括肌力、肌张力、耐力、平衡能力、协调能力、感觉评估、人体功能动作及体能等情况，还需要结合上述提到的肿瘤患者病情、治疗方案、药物使用等多种因素，才能最终拟定合适的康复运动方案。

肿瘤患者运动干预还需考虑以下方面：Brown 等发现过于强烈的运动会导致 CRF 的恶化；有人担心非常强烈的长时间运动可能会阻碍最佳的免疫功能，如研究发现跑步超过 866 英里/年的跑步者病毒感染率增加；神经病变和肌肉骨骼疾病可能是化疗引起的周围神经病变（CIPN）及本体感觉障碍；运动处方制定需要考虑骨科问题，如骨质疏松、病理性骨折；中性粒细胞减少患者需要采取预防措施，包括戴口罩和手套。

另一项重点考虑的问题包括心脏病史、肺部病史以及放化疗引起的心肌病、心功能不全、高血压、糖尿病、高脂血症和全身炎症状态等心血管疾病危险因素。需要持续监测、科学预防与积极治疗，这对运动康复提出了更高、更复杂的要求。

三、癌症相关的认知功能障碍

（一）概述

癌症治疗包括手术、放疗、化疗和免疫治疗，虽然治疗会提高存活率，但多数都会对正常细胞、器官和系统造成不同程度的损害，其中就包括中枢神经系统。癌症患者接受的辅助药物，如皮质类固醇、抗癫痫药物、免疫抑制剂、阿片类药物、催眠药和止吐药，也可能导致认知功能受损。肿瘤患者伴发的抑郁症、激素水平改变、失眠甚至癌症本身也同样会产生认知功能障碍[13]。肿瘤患者的认知问题会对身体功能、生活质量和社会功能产生不同程度的负面影响。

通常认为高达 75% 的癌症患者治疗期间会出现认知功能障碍，15%~35% 的癌症幸存者在治疗后月至数年内会出现认知问题。但由于缺乏认知功能的预先标准评估，所研究人群肿瘤本身、疾病发展阶段及治疗方法的差异，以及缺乏标准化评估工具和神经心理学测试的原因，认知功能障碍的发病率在不同文献中存在着一些的差异。研究发现，在肿瘤治疗前进行认知功能评估，约 20%~35% 的乳腺癌患者认知表现低于预期的年龄和教育水平；在急性骨髓性白血病和肺癌患者中也同样存在治疗前的认知功能障碍。报道显示，16%~75% 的乳腺肿瘤患者在治疗过程中出现认知障碍，而健康对照组为 4%~11%[14]；评估异基因干细胞移植存活者认知功能的研究发现，5 年后肿瘤幸存者在某些认知领域内（如言语流畅性和执行功能）继续恢复，但仍有超过 40% 的患者存在缺陷。

（二）病理生理学机制

癌症患者认知功能障碍的机制可能包括治疗的直接神经毒性作用、遗传易感性、氧化损伤和免疫失调等。

化疗引起的直接神经毒性可能是最大的影响因素，但由于化疗和其他治疗往往同时使用，很难将肿瘤患者的认知问题直接归因于药物的作用。尽管如此，某些药物（如甲氨蝶呤和 5－氟尿嘧啶）已经确认具有神经毒性，并在神经影像学上能够引起弥漫性白质改变。研究发现卡莫司汀、顺铂和阿糖胞苷对白质祖细胞和海马干细胞的毒性可能比对癌细胞的毒性更大。另外贫血也是骨髓抑制性化疗的常见副作用，由于血红蛋白浓度降低从而导致脑缺氧，继而产生疲劳和认知功能障碍。

遗传方面，编码载脂蛋白 E（ApoE）和儿茶酚－O－甲基转移酶（COMT）的基因变异都与认知能力下降有关。研究发现至少有 1 个 ApoE4 等位基因的长期癌症幸存者认知功能较差[15]。Small 等发现，具有 COMT－Val 等位基因的乳腺癌患者在注意力、言语流畅性和运动速度测试中表现更差。

癌症治疗通过多种机制可以加速组织和器官老化过程，包括增加的 DNA 损伤、缩短的端粒、炎症和氧化应激。手术、放疗、化疗、生物治疗和靶向治疗产生的组织创伤和炎症，可能引发可穿过血脑屏障并对 CNS 有不良影响的全身性炎症。血液循环中的促炎细胞因子已被证明会损害动物的学习和记忆，将促炎细胞因子给予大脑可增加关键神经递质的代谢，包括去甲肾上腺素、多巴胺和 5－羟色胺，而这些神经递质对记忆、学习、睡眠和情绪的调节至关重要。此外，给予实验动物先天性免疫细胞因子已被证明会破坏海马体，从而破坏记忆功能。一旦这些细胞因子到达大脑，将会刺激宿主免疫细胞（小胶质细胞）产生其他促炎细胞因子和炎症介质。上述理论也因此解释了为什么认知功能障碍不仅限于患有脑肿瘤（原发性或转移性）或直接针对大脑治疗的患者。

心理和情绪压力可以改变下丘脑－垂体－肾上腺轴和交感神经系统，并由此引发免疫系统相关问题。癌症治疗所带来的心身问题会触发生物学改变（如细胞因子急性转变），导致表观遗传改变。最近证据也指出，某些单核苷酸（如 IL1R1）多态性可能会显著增加治疗后细胞因子诱导的认知改变的风险[16]。

（三）评估技术

主观或客观评估癌症治疗相关认知改变的金标准尚未建立。具体问题包括：缺乏足够敏感的客观工具来捕捉肿瘤幸存者不同认知的变化，缺乏准确模拟癌症幸存者现实环境的工具。客观的神经心理测试需要特殊的训练和大量的时间进行管理，增加了患者的负担。虽然神经影像学已用于记录癌症治疗相关的脑结构和功能变化，但仍需要不断的探索。即便如此临床仍建议筛查肿瘤幸存者注意力、记忆力、思考和执行功能等问题[17]，并记录患者随着时间推移所发生的完整认知情况。

（四）干预措施

药物方面，神经兴奋剂（哌甲酯和莫达非尼）作为干预癌症相关认知改变的方法还没有足够的证据证明其有效性,但一些临床医生会根据具体情况在标签外超适应证使用这些药物。

康复认知治疗方面,通常涉及一系列练习以提高注意力和记忆力。认知行为训练侧重于适应性策略,以补偿各种认知功能的缺陷,并同时关注焦虑、抑郁和疲劳等混杂因素。有氧、耐力和正念为基础的锻炼,可以作为癌症和癌症相关认知改变的有效干预措施。相关研究发现,上述方法可以减少癌症和癌症治疗相关的炎症因子水平,促进脑源性神经营养因子水平和海马体积的增加,抵抗疲劳和睡眠障碍等。而针对不同肿瘤患者锻炼方案的时机、持续时间、频率、强度及具体实施方式等,仍需不断研究。

四、癌症相关疼痛

癌症以及癌症相关治疗引起疼痛是临床面临的棘手问题。疼痛可以影响到身体机能、思维能力、心理情绪、生活质量和社交能力等各个方面。具体肿瘤相关疼痛可包括口腔黏膜炎(化疗、放疗引起)、骨痛(骨转移、病理性骨折)、内脏疼痛(胃肠或妇科肿瘤)、软组织疼痛(肉瘤)、神经性疼痛(软脑膜疾病、颅神经痛、神经根病)、术后综合征(开胸术后、幻肢痛、根治性淋巴清扫术后)和副肿瘤综合征(与肺癌相关的肥厚性骨关节病)[18]。常规治疗主要依靠药物止痛,临床应用广泛,但对于不能耐受阿片类药物和辅助药物副作用的患者或不愿意使用药物治疗的患者来说,康复与物理治疗则是有效的干预手段。

癌症相关疼痛的康复与物理治疗主要包括四个方面:(1)调节伤害性活动;(2)支持策略;(3)干预与疼痛相关的各种生理过程;(4)减轻肌骨系统紧张性疼痛(表32-2)。

表32-2 癌症相关疼痛的康复和物理治疗

康复与物理治疗方案	临床应用
冷和热刺激	与化疗有关的肌痛
经皮电神经刺激	各类术后疼痛综合征
辅助装置(拐杖、轮椅、矫形器)	减轻骨骼病变引起的疼痛
运动疗法(等长、等张、等速运动,肌肉能量技术,肌筋膜松解术,关节松动术,按摩等)	CIPN(化疗诱导的周围神经病) 加强或松解肌骨结构,改善肌骨系统功能状况以减轻疼痛 肌骨系统炎症及水肿过程、淋巴水肿、肢体功能障碍相关疼痛
光疗、神经肌肉电治疗、超声治疗、磁疗、冲击波等	口腔炎症、淋巴水肿、肌骨炎症及肿胀等
药物注射	各种肌骨系统损伤、周围神经阻滞、交感神经阻滞等

五、淋巴水肿

继发于肿瘤的淋巴水肿是由于肿瘤、组织纤维化或炎症引起的血管破裂或堵塞,软组织中富含蛋白质的淋巴液异常积聚所致。手术切除淋巴系统、组织器官切除术、辐射性纤维化、转移性肿瘤阻塞等均可产生淋巴水肿，其中乳腺癌手术治疗所致的上肢淋巴水肿最为常见。乳腺癌治疗后15%~20%的患者会发生淋巴水肿，腋窝淋巴结清扫术后接受放射治疗的妇女发生淋巴水肿的风险最高。

评估淋巴水肿最广泛使用的是测量患肢周长。另外还需评估肢体温度、肿胀性质、肢体功能情况及是否伴发软组织炎症等问题。治疗方面包括上肢卫生情况健康教育、肢体位置摆放、运动疗法、物理因子治疗以及伴发症状的处理等（表32-3）[19]。

表32-3 淋巴水肿的评估、治疗和康复

淋巴水肿的评估
• 术前术后及时测量双臂周长以实现早期诊断
周长测量方法：
掌骨-指骨关节处
手腕上
外侧上髁远端10cm
外侧髁近端12cm
• 排除腋窝或臂丛肿瘤累及、感染和静脉血栓等因素，任一点的超过2cm肿胀则需要关注淋巴水肿
• 物理查体评估肢体温度、肿胀性质、肢体功能情况及是否伴发软组织炎症等问题
淋巴水肿干预
• 坚持使用弹力服
• 手法治疗：手法人工引流、肢体功能锻炼、关节松动术、神经松动术、肌肉能量技术、肌筋膜技术、按摩技术等。
• 使用肢体充气加压泵
• 使用神经肌肉电刺激、脉冲磁疗、聚焦超声等物理因子疗法消除水肿、改善循环
• 目前没有证据支持使用利尿剂的有效性
• 全身运动疗法：太极、瑜伽、体操等改善整体功能、减轻体重、降低BMI
• 发现感染情况，并及时使用抗生素

六、乳腺癌综合康复

（一）乳腺癌相关问题

乳腺癌是国内女性第一常见恶性肿瘤。目前针对乳腺癌患者的医疗模式侧重于疾病的治疗，其次是持续监测以防止复发。治疗方法包括化疗、放疗和手术治疗。乳腺癌相关问题包括：疼痛、CRF、蜂窝织炎、皮瓣坏死、脓肿、伤口不愈、血肿、淋巴水肿、同侧上肢功能障碍、抑郁等。某些功能障碍可持续多年，对日常生活产生严重影响。

1. 疼痛 乳腺癌术后 6 个月内,约 35% 的女性出现中度手臂/肩部疼痛。Ewertz 等发现,手术后 3~5 年内 30%~50% 的患者乳房区域、手臂和肩部出现持续性疼痛,15%~25% 的患者出现淋巴水肿,35% 的患者出现手臂和肩关节活动受限。

2. 上肢功能障碍(UQD) 接受过乳房重建的癌症患者发生 UQD 的风险较高,包括疼痛、淋巴水肿、感觉、力量和功能活动受损。Levy 发现,经历腋窝淋巴结清扫、切除 15 个以上淋巴结、乳房根治术的患者上肢功能障碍发生较高,且术后不久就会出现。另外,年龄因素、体质指数(BMI)>25 与 1 年后的肩关节功能障碍的发生显著相关[20]。

3. 癌症相关疲劳(CRF) 乳腺癌患者 CRF 的发生同样常见。研究认为康复训练或者适当体力活动可以减少疲劳、改善情绪状态。虽然 CRF 的确切病理生理和分子机制尚不清楚,但更多关于运动和力量训练对疲劳、生活质量以及乳腺癌分子水平、免疫和炎症改变有益影响的研究在持续进行[21]。

4. 心理健康 与没有疼痛的乳腺癌患者相比,疼痛明显的患者抑郁、焦虑、睡眠障碍的发生率明显增高。上肢和肩关节相应症状和功能障碍,会对患者日常生活活动能力、生活质量、社会活动等产生负面影响,长此以往也会产生一些情绪和心理问题[22]。

5. 肌肉骨骼问题 乳腺癌治疗除了导致上肢和肩关节功能障碍外,还可能会引起其他一些肌肉、骨骼系统问题。放疗、化疗或辅助内分泌治疗等会导致骨质流失、骨质疏松、骨折和关节炎症、疼痛等问题。

(二)康复与物理治疗

乳腺癌患者康复与物理因子治疗会对疲劳、抑郁、生活质量下降、肌力、耐力、体质指数等产生有益影响,并有助于减缓骨质流失、改善关节疼痛及功能障碍。研究表明,与静坐不动者相比,经常康复训练的患者乳腺癌复发率、死亡率降低 30%~50%。科学系统的康复锻炼对乳腺癌患者非常重要,但目前患者很少能够接受到正规的损伤和功能评估,缺乏系统、科学、个体化、针对性的康复治疗干预[23,24]。美国癌症协会和 NCCN 指南建议,癌症患者每周至少应参加 3 次,总共 150 分钟≥中等强度(相当于最大心率 50%~80%)的身体活动。瑜伽在改善疲劳、心理功能方面表现出了良好效果。太极拳对癌症患者的研究得出了类似的发现,包括改善身体机能、生活质量、自尊、胰岛素代谢、心血管健康和一些炎症标志物等方面[25]。

除此之外,针对性的康复与物理评估和治疗也非常重要(表 32-4)[19]。

传统认为康复治疗是在手术后开始的,但最新研究显示肿瘤患者治疗之前增加锻炼计划是有益的。在治疗开始前评估损伤并为将来有针对性的干预制定相应计划,可以减少损伤的发生率或严重程度,缩短住院时间,改善生理功能。

表 32-4　上肢康复时间表

- 术前双侧上肢功能检查与评估
- 术后第 1 天开始物理治疗
- 术后第 1 周轻度关节功能活动
- 手术 1 周后开始主动运动，持续 6~8 周
- 松解、按摩疤痕组织
- 术后 1 年内定期常规进行康复评估
- 术后 4~6 周开始渐进性抗阻、等速、等长运动
- 术后各期根据不同患者情况可采用的物理因子治疗包括神经肌肉电刺激、脉冲磁疗、红外线、紫外线、激光治疗、磁刺激等

七、放射性纤维化综合征

约 2/3 的癌症患者接受过放射治疗。放疗的目的是摧毁癌细胞，不同类型的癌细胞需要不同剂量的辐射。辐射通过直接和间接机制作用于癌细胞，内部辐射在体内传递，被称为近距离放射治疗，也可以通过外部光束模式给予放疗。放射治疗的致炎机制、活性氧和微血管损伤被认为是放射性纤维化的重要因素。在接受放射治疗后的数年内，可能出现间质性纤维蛋白沉积、胶原形成增加和微血管损伤。放疗可以改变辐射场中的多种结构，包括神经、肌肉、骨骼、肌腱、韧带等，相应的副作用包括疲劳、疼痛、淋巴水肿、局灶性肌病、骨坏死、肌肉挛缩症、神经根病、周围神经系统功能障碍、骨折等各类问题。

放疗纤维化的风险可能遵循剂量依赖性和位置依赖性的特征。放射副作用是累积性的，在相同区域接受 1 次以上治疗的患者出现放射性纤维化的风险会明显增加。先前存在的疾病和其他尚未确定的风险因素也可能与放射性纤维化的发生有关。过去几十年临床一直在研究辐射剂量的最佳方案，通过 3D 计算、CT 制定靶向策略，以最大程度减少心脏和肺组织的剂量。

干预措施要综合考虑生理学、物理治疗和/或职业治疗等多个方面。非药物手段可能会减轻疼痛和疲劳，包括物理治疗、运动疗法、针灸、中医等。推荐患者每天从事 30 分钟中等运动水平的体力活动，并在治疗期间和治疗后保持这种运动水平。一线药物主要包括解痉和止痛药物，如果需要阿片类药物可以作为二线治疗。另外局部药物注射治疗也是可选择的方法。肉毒杆菌毒素可治疗偏头痛、痉挛、肌张力障碍、肌肉骨骼疼痛、神经性疼痛等。但需要注意的是，如果没有对挛缩患者事先使用运动干预治疗，则不应该考虑先用肉毒素治疗。医生必须牢记，肉毒杆菌毒素可能会导致吞咽困难和肌肉无力等副作用。治疗前必须首先进行全面的病史、血液指标、影像学和体格评估[26]。

八、周围神经病变（CIPN）

（一）CIPN 概述

化疗的毒性和剂量依赖性副作用会导致肌肉和周围神经受伤。另外，周围神经病变也可

以来源于压迫神经的肿瘤、副肿瘤综合征和维生素缺乏症等。CIPN 感觉异常比运动功能障碍更为常见，具体包括感觉丧失、烧灼感、痛觉过敏、本体感觉丧失、肌张力、肌力及肌容积改变等，继而导致生活质量下降。容易忽视的是，自主神经系统也可能出现神经病变而导致相应的植物神经系统症状。

接受化疗的患者中有 38% 会经历 CIPN。常见药物有长春新碱、硼替佐米、紫杉烷类、铂剂、沙利度胺、苏拉明、埃博霉素和米索硝唑。药物可能会因毒性症状的加重而停用或减少剂量[26]。但需要注意的是，化疗停止后也可能会继续出现疼痛症状，这种情况被称为"滑行"（coasting）[27]。

各种机制参与 CIPN：背根神经节（DRG）、传出神经和传入神经缺乏保护性屏障，药物毒性可造成轴突变性、直接损害 DRG、损伤线粒体以及微管介导的轴突运输障碍。已经受损的线粒体结构和功能可能导致 CIPN 的发病和随后的疼痛。

（二）CIPN 评估和治疗

CIPN 的诊断应该排除由糖尿病引起的周围神经病、副肿瘤感觉神经病、代谢和/或其他毒素引起的周围神经病。CIPN 物理查体会发现反射迟钝、本体感觉下降、两点辨别觉减退、痛觉下降、冷热觉异常、肢体放射性麻木、肌力肌张力异常等问题。另外，肌电图也是诊断周围神经病变很好的方式[28]。在开始化疗前应提前进行各种物理查体，以与治疗后各种体征相对比。

2012 年"Cancer"杂志上发表的"乳腺癌康复临床实践指南"建议，将具有功能缺陷的 CIPN 患者转介到康复与物理治疗领域，其实大部分肿瘤患出现者周围神经病变都可以遵循此建议。康复与物理治疗具体方法包括：经皮神经电刺激有助于改善 CIPN 产生的疼痛；神经肌肉电刺激可以促进神经肌肉功能恢复，防止肌痉挛、肌萎缩；针灸作为辅助治疗也可以适当应用；康复专业人员提供的日常生活指导和教育对于患者应对这些缺陷在日常生活中造成的困难和挑战是非常有效的；辅助器械、矫形器可以提高运动安全性和生活质量；运动疗法（主动和被动练习）用于改善功能缺陷、维持和改善平衡以及增加关节活动范围[26]。

药物方面，度洛西汀是唯一推荐用于治疗 CIPN 的药物。经过风险评估，可以适当考虑选择加巴喷丁、三环类抗抑郁药、氯胺酮、巴氯芬和阿米替林等。迄今为止还没有发现任何药物可以预防 CIPN，也没有药物可以逆转 CIPN。

九、小结

癌症康复的最终目标是最大限度地恢复身体、社会、生活和职业功能。越来越多的证据表明，康复及物理治疗可以改善癌症患者在治疗过程各个阶段的疼痛、功能和生活质量问题[29]。从患者的角度来看，化疗、手术和放疗往往是被动的干预措施，而康复与物理治疗则是可能获得和参与的主动过程。满足不断增长的癌症患者复杂的康复需求，确定最优干预方案，对肿瘤康复界来说将是一项长期的重大挑战。

（高月明　蒋天裕　高谦）

参考文献

[1] SEER Cancer Statistics Review, 1975-2006, Bethesda, MD: N. C. Institute; 2008.

[2] Hewitt M, Greenfiled S, Stovall E. From cancer patient to cancer survivor: lost in transition [M]. Washington DC: Institue of Medicine, 2005.

[3] Gamble GL, Gerber LH, Spill GR, et al. The future of cancer rehabilitation: emerging subspecialty [J]. Am J Phys Med Rehabil, 2011, 90 (5 Suppl 1): S76-87.

[4] Alfano CM, Ganz PA, Rowland JH, et al. Cancer survivorship and cancer rehabilitation: revitalizing the link [J]. J Clin Oncol, 2012, 30 (9): 904-906.

[5] Saotome T, Klein L, Faux S. Cancer rehabilitation: a barometer for survival? [J]. Support Care Cancer, 2015, 23 (10): 3033-3041.

[6] 中国康复医学会心血管病专业委员会, 中国老年学学会心脑血管病专业委员会. 慢性稳定性心力衰竭运动康复中国专家共识 [J]. 中华心血管病杂志, 2014, 42 (9): 714-720.

[7] 中国老年保健医学研究会. 中国社区心肺康复治疗技术专家共识 [J]. 中国老年保健医学杂志, 2018, 16 (3), 42-51.

[8] Mock V, Atkinson A, Barsevick AM, et al. Cancer-related fatigue. Clinical Practice Guidelines in Oncology [J]. J Natl Compr Canc Netw, 2007, 5 (10): 1054-1078.

[9] Knupfer H, Preiss R. Significance of interleukin-6 (IL-6) in breast cancer (review) [J]. Breast Cancer Res Treatment, 2007, 102 (2): 129-135.

[10] Mustian KM, Sprod LK, Janelsins M, et al. Multicenter, randomized controlled trial of yoga for sleep quality among cancer survivors [J]. J Clin Oncol, 2013, 31 (26): 3233-3241.

[11] Cramp F, Daniel J. Exercise for the management of cancer-related fatigue in adults [J]. Cochrane Database Syst Rev, 2008 (2): CD006145.

[12] Runowicz CD, Leach CR, Henry N, et al. American Cancer Society/American Society of Clinical Oncology Breast Cancer Survivorship Care Guideline [J]. J Clin Oncol, 2016, 34 (6): 611-635.

[13] Ferguson RJ, McDonald BC, Saykin AJ, et al. Brain structure and function differences in monozygotic twins: possible effects of breast cancer chemotherapy [J]. J Clin Oncol, 2007, 25 (25): 3866-3870.

[14] Janelsins MC, Kohli S, Mohile SG, et al. An update on cancer- and chemotherapy-related cognitive dysfunction: current status [J]. Semin Oncol, 2011, 38 (3): 431-438.

[15] Ahles TA, Saykin AJ, Noll WW, et al. The relationship of APOE genotype to neuropsychological performance in long-term cancer survivorstreated with standard dose chemotherapy [J]. Psychooncology, 2003, 12 (6): 612-619.

[16] Wefel J, Vardy J, Ahles T, et al. International cognition and cancer task force reommendations to harmonise studies of cognitive function in patients with cancer [J]. Lancet Oncol, 2011, 12: 703-708.

[17] National Comprehensive Cancer Network. NCCN Clinical Practice Guidelines in Oncology: Distress Management. 2017.

[18] Crowgey T, Peters KB, Hornsby WE, et al. Relationship between exercise behavior, cardiorespiratory fitness, and cognitive function in early breast cancer patients treated with doxoubicin-containing chemotherapy: a pilot study [J]. Appl Physiol Nutr Metab, 2014, 39: 724-729.

[19] Harris SR, Schmitz KH, Campbell KL, et al. Clinical practice guidelines for breast cancer rehabilitation: syntheses of guideline recommendations and qualitative appraisals [J]. Cancer, 2012, 118 (8 Suppl): 2312-2324.

[20] Levy EW, Pfalzer LA, Danoff J, et al. Predictors of functional shoulder recovery at 1 and 12 months after

breast cancer surgery [J]. Breast Cancer Res Treat, 2012, 134 (1): 315-324.

[21] Potthoff K, Schmidt ME, Wiskemann J, et al. Randomized controlled trial to evaluate the effects of progressive resistance training compared to progressive muscle relaxation in breast cancer patients undergoing adjuvant radiotherapy: the BEST study [J]. BMC Cancer, 2013, 13: 162.

[22] Stout NL, Hung S, Hoens AM, et al. A prospective surveillance model for rehabilitation for women with breast cancer [J]. Cancer, 2012, 118 (8 Suppl): 2191-2200.

[23] Ligibel JA. Role of adjuvant and posttreatment exercise programs in breast health [J]. J Natl Compr Canc Netw, 2011, 9 (2): 251-256.

[24] Rogers LQ, Courneya KS, Anton PM, et al. Effects of the BEAT Cancer physical activity behavior change intervention on physical activity, aerobic fitness, and quality of life in breast cancer survivors: a multicenter randomized controlled trial [J]. Breast Cancer Res Treat, 2015, 149 (1): 109-119.

[25] Larkey LK, Huberty J, Pedersen M, et al. Randomized controlled trial of Qigong/Tai Chi Easy on cancer-related fatigue in breast cancer survivors [J]. Ann Behav Med, 2015, 49 (2): 165-176.

[26] Stubblefied MD. Radiation fibrosis syndrome. In: Cooper G. Therapeutic uses of botulinum toxin [M]. Totowa, NJ: Humana Press, 2007: 19-38.

[27] Han Y, Smith MT. Pathobiology of cancer chemotherapy-induced peripheral neuropathy (CIPN) [J]. Front Pharmacol, 2013, 4: 156.

[28] O'Dell M, Stubblefield M. Cancer rehabilitation: principles and practice [M]. New York, NY: Demos Medical Publishing, 2009.

[29] Weaver KE, Forsythe LP, Reeve BB, et al. Mental and physical health-related quality of life among U.S. cancer survivors: population estimates from the 2010 National Health Interview Survey [J]. Cancer Epidemiol Biomarkers Prev, 2012, 21 (11): 2108-2117.

第三十三章

肿瘤患者的心肺运动康复

癌症和心血管疾病是我国居首位的主要致残、致死性疾病。癌症治疗后的心脏毒性反应主要是慢性心力衰竭，已经成为癌症幸存者的最主要死亡原因，因此，加强癌症患者的心肺康复规范化管理势在必行。由于循环和呼吸系统解剖结构与生理作用的联系，单独进行心脏康复或肺康复往往达不到最佳效果，因此应积极倡导心肺康复一体化的理念。1964年，世界卫生组织（WHO）对"心脏康复"的定义是：确保心脏病患者获得最佳的体力、精神、社会功能的所有方法的总和，以便患者通过自己的努力尽可能恢复正常的社会功能，过一种主动的生活。国际上慢性心力衰竭运动康复始于20世纪70年代末，一定数量的循证医学证据证明了其安全性和有效性，运动康复可降低慢性心力衰竭患者的病死率，减少反复住院次数，改善患者运动耐力及生活质量，合理控制医疗成本。慢性心力衰竭运动康复已经得到国际专业协会的推荐。2005年欧洲心脏病协会心脏康复和运动生理工作组与美国心脏协会（AHA）下属运动心脏康复和预防分会建议，运动康复是慢性心力衰竭患者有效的二级预防措施，运动锻炼应作为心脏康复的一部分应用于稳定性心力衰竭患者[1]。2013美国ACCF/AHA心力衰竭管理指南把运动康复列为慢性稳定性心力衰竭患者ⅠA类推荐。我国一项对35~74岁15 518名城乡居民的随机抽样调查显示，心力衰竭患病率为0.9%，患者约400万，且随着年龄增长呈增加态势，有临床症状的慢性心力衰竭患者5年存活率与恶性肿瘤相仿。目前我国慢性心力衰竭患者运动康复处于发展阶段，仅在少数地区开展，未得到大多数地区及医院的重视，慢性心力衰竭患者得不到规范的运动康复指导，因而反复发病、住院，增加了医疗负担，甚至出现不恰当运动引发猝死等不良事件。国际上尚无针对癌症患者人群心肺康复的指南或共识，我国发布的《慢性稳定性心力衰竭运动康复中国专家共识》和《中国社区心肺康复治疗技术专家共识》，虽然并非针对癌症患者，但是一般原则应该同样适用于该特殊人群[2,3]。

本章结合国际临床研究进展，对我国上述指南进行解读，以期推动癌症患者心肺功能障碍康复工作的开展。

一、心肺康复的内容

心肺康复主要包括运动训练、医学评估、心理和营养咨询、教育及危险因素控制等方面的综合医疗，其中运动训练是心肺康复的重要组成部分，称为奠基石，运动训练也称之为运动康复。运动康复是心肺康复的难点，因为对于心肺疾病患者，尤其是心力衰竭患者而言，运动康复存在一定的风险,因此运动前的正确评估、制定合理有效的运动处方、正确实施运动方案至关重要。

二、心力衰竭运动康复的效果

虽然尚无针对癌症幸存者心功能不全的康复方案,但是国际上心力衰竭运动康复指南可以作为指导原则,个体化进行。经过30余年的发展,国际上心力衰竭运动康复经历了禁忌证、质疑阶段、认可并获得指南 I A 类推荐的三个阶段。而国内10余年来,心力衰竭运动康复经历了被关注到经过心肺运动试验评估后实施、推动心力衰竭运动康复发展阶段。

应当强调,临床终点获益是所有治疗手段最重要的治疗效果。迄今为止,HF-ACTION试验是全球首个纳入病例数最多的随机对照研究,共纳入2331例左心室射血分数(LVEF)<35%,NYHA II~IV级的慢性心力衰竭患者[其中40%患者曾植入植入型心律转复除颤器(ICD),18%患者曾植入双室起搏器],随访时间中位数为30个月,经校正基线的相关因素(心肺运动持续的时间、LVEF、Beck抑郁评分、心房颤动)后,运动康复降低全因死亡和住院风险的联合终点达11%($P=0.03$),降低心血管相关死亡和心力衰竭相关住院风险的联合终点达15%($P=0.03$)。然而,2014年Cochrane发布的关于心力衰竭运动康复的系统分析结果显示,纳入33个研究4740例收缩性心力衰竭患者(NYHA II~III级),随访1年内运动组与非运动组心力衰竭患者死亡率并无显著性差异;而随访超过1年后与非运动组相比较,运动组心力衰竭患者死亡率有下降趋势(纳入25个研究共1871例患者,$RR=0.93$,95%CI:0.69~1.27)。Cochrane系统分析还发现,运动可降低心力衰竭患者全因住院率(纳入15个研究1328例患者,$RR=0.75$,95%CI:0.62~0.92)及心力衰竭相关住院率(纳入12个研究1036例患者,$RR=0.61$,95%CI:0.46~0.80)。同时,运动可改善心力衰竭患者的生活质量。Keteyian等学者荟萃分析结果显示,运动康复可提高心力衰竭患者运动耐力、调节自主神经功能、改善内皮功能、可能改善心室重构等,提高心排出量,改善左心室射血分数(LVEF)及左心室舒张末容量,降低血浆神经激素水平,改变骨骼肌组织学特点和提高抗感染作用。慢性心力衰竭分为收缩性心力衰竭和舒张性心力衰竭,舒张性心力衰竭又称为左心室射血分数保存的心力衰竭(HFPEF),大多数研究针对收缩性心力衰竭患者。Smart等对18例HFPEF患者进行了运动训练,发现其可提高运动耐力达38%,并可改善生活质量,但不改善舒张功能。Kitzman等对HFPEF患者进行了16周的运动康复,发现其可改善峰值摄氧量(peak VO_2)、无氧阈值氧耗量(VO_2AT)、运动负荷、运动时间、6分钟步行距离、峰值运动心率、储备心率,但对二氧化碳通气当量斜率、静息心率、收缩压、舒张压无明显作用。此外,运动康复可改善HFPEF患者生活质量,而对左心室结构和功能无明显影响。针对终末期心力衰竭植入心室辅助装置的特殊患者人群,一项Meta分析显示心肺运动康复同样可以使患者临床获益,改善其预后及生活质量[4]。显然,目前心力衰竭的康复已迎来曙光,但是缺乏中国临床注册研究数据来提供有力的证据支持,并且面临着更大的挑战。

三、心力衰竭运动康复的安全性

关于心力衰竭运动康复所致严重不良事件(包括死亡)无确切统计结果,目前几个大型的荟萃分析结果及 HF – ACTION 研究结果均提示，慢性心力衰竭进行运动康复是安全的，无运动直接相关的严重心血管事件（包括死亡）发生[5]。2007 年 AHA 发布，进行 60 000 ~ 80 000 小时的运动训练，发生运动康复严重不良事件（急性心肌梗死、心脏骤停、猝死）者仅 1 例。但是这些研究样本量（最多 4000 多例）有限，具有高猝死风险的心力衰竭患者的运动风险肯定高于其他疾病患者，需要准确把握风险与效益的关系。运动负荷试验是评估运动安全的重要方式，对于高危患者运动中监测是重要手段，抢救流程和应急预案是重要保证。

四、运动强度与运动模式

在一定的强度范围内，运动强度与效果呈正比。然而，并非强度越大越好，并且每位患者的安全强度范围存在差异。从 HF – ACTION 研究中发现，心力衰竭患者中等运动量（每周 3 ~ 7 代谢当量小时）可使风险降低 30%，在这个范围内随着运动量的增加，获益也增加，并且 peak VO_2 的增加量与改善预后密切相关。高强度间歇运动（high intensity interval training，HIIT）是目前研究的热点。据 Wisloff 等学者报道，经过 12 周的 HIIT［10 分钟 50% ~ 60% peak VO_2 的热身运动，相当于 60% ~ 70% 峰心率（peak HR），4 分钟 90% ~ 95% 峰心率高强度有氧运动，3 分钟 70% ~ 75% 峰心率中等强度有氧运动，3 分钟 50% ~ 70% 峰心率整理运动］较中等强度连续运动（moderate continuous training，MCT），心力衰竭患者（70% 峰心率）的 Peak VO_2 显著性改善，HIIT 较 MCT 增加 peak VO_2 达 32%；HIIT 可显著降低左心室舒张末容量及左心室收缩末容量分别达 18% 和 25%，增加 LVEF 达 30%，降低脑利钠肽前体（pro – BNP），改善内皮功能及线粒体功能。HIIT 还可降低 E/Ea，增加左心室等容舒张时间，而 MCT 未发现此作用。而 Tschentscher 等学者研究发现，HIIT 和中等强度连续运动作用效果相当，HIIT 并不优于 MCT。国际近期研究也证实了 HIIT 与 MCT 对慢性心力衰竭患者作用相当（运动耐力、左心室结构等）。

俱乐部管理形式及移动互联网方式是提高依从性的重要方法。依从性差是心力衰竭患者运动康复过程中普遍存在的问题。HF – ACTION 研究 1 年随访，完全依从的患者仅有 38%，部分依从者 14%。从心力衰竭患者转介、评估到制定运动方案、实施运动方案的整个过程中需要大量的人力，但是运动效果不一，最主要的问题是患者依从性差。依从性差的原因主要包括乏力、气短、年龄大、体弱、合并症较多、认知障碍、抑郁情绪、经济条件、地域交通限制等诸多因素。提高依从性的方法有加强宣教（可利用心脏康复俱乐部或网络媒体平台宣传运动效益与风险）、提高患者成就感及自信心、促进实现患者预期结果、改善设施条件以减少障碍、借助移动医疗设施发展远程监护以利于家庭运动康复。俱乐部形式效果好，主要是由于俱乐部就是一个大家庭，患者可以得到家庭、医务工作者、朋友、病友的社会支持，药物能够得到很好管理，治疗效果能够得到及时反馈。

不同运动模式的获益各不相同。对心力衰竭而言，抗阻运动及柔韧性运动均为有氧运动的有效补充。有氧运动主要增加运动能力、降低次极量运动时的反应性增加的心率、改善心脏舒张功能、改善血管内皮功能、增加骨骼肌氧化能力、增加迷走神经张力、降低交感神经张力、降低炎症因子水平、降低全因死亡率及住院率、提高生活质量。而抗阻运动主要是增加肌肉的力量及耐力,为心肺运动提供基础[6]。柔韧性运动可以增加增强肌肉的协调性,降低运动相关损伤的风险,同时还可以增加被拉伸组织的血供并改善代谢。如何组合运动模式以达到较好的效果,也有待于进一步的研究。中西医结合模式可以把中医的整体、全局观与西医的微观、局部结合起来,做到中西医的优势互补。太极拳、八段锦、药膳、针灸可能是有效的方式。

五、运动康复前评估

1. 适应证　运动康复对慢性心力衰竭患者是安全、有效的,但风险不可避免,因此在制定运动处方前必须进行评估。据统计,运动相关的死亡风险约为1/60 000小时,运动康复对于高交感活性的心力衰竭患者更是存在一定风险。NYHA心功能分级为Ⅰ~Ⅲ级的稳定性心力衰竭患者均应考虑接受运动康复(表33-1)。

表33-1　纽约心脏病协会(NYHA)心功能分级

分级	临床表现
Ⅰ级	体力活动不受限,日常活动不引起过度的乏力、呼吸困难或心悸,即心功能代偿期
Ⅱ级	体力活动轻度受限,休息时无症状,日常活动即可引起乏力、心悸、呼吸困难或心绞痛,亦称Ⅰ度或轻度心力衰竭
Ⅲ级	体力活动明显受限,休息时无症状,轻于日常的活动即可引起上述症状,亦称Ⅱ度或中度心力衰竭
Ⅳ级	不能从事任何体力活动,休息时亦有充血性心力衰竭或心绞痛症状,任何体力活动后加重,亦称Ⅲ度或重度心力衰竭

参照2011年欧洲心血管预防与康复学会和心力衰竭协会共同发布的共识中所列慢性心力衰竭患者运动试验和训练禁忌证,对符合2013年美国心脏协会(AHA)运动试验和训练标准的患者必须进行危险分层(表33-2)。

表33-2　美国心脏协会运动试验和训练标准的患者危险分层

危险分级	心功能分级	运动能力	临床特征	监管及ECG监测
A			外表健康	无需
B	Ⅰ,Ⅱ	≤6 METs	无充血性心力衰竭表现,静息状态无心肌缺血或心绞痛,运动时SBP适度升高,静息或运动时出现阵发性或非阵发性心动过速,有自我调节运动的能力	只须在运动阶段初期进行指导,6~12小时一次EKG和血压监测
C	≥Ⅲ	≤6 METs	运动负荷<6METs时发生心绞痛或缺血性ST段压低,运动时SBP低于静息SBP,有心脏骤停史,有可能危及生命的医学情况	运动整个过程需要医疗监督指导和心电及血压监测,直到安全性建立

危险分级	心功能分级	运动能力	临床特征	监管及 ECG 监测
D	≥Ⅲ	<6 METs	失代偿心力衰竭,未控制的心律失常,可因运动而加剧病情	不推荐进行以增强适应为目的的活动,应重点恢复到 C 级或更高级

METs:代谢当量

2. **禁忌证** 心衰竭患者运动试验与训练的禁忌证具体如下。

(1) 运动试验与训练禁忌证:急性冠状动脉综合征早期(2 天内),致命性心律失常,急性心力衰竭(血流动力学不稳定),未控制的高血压,高度房室传导阻滞,急性心肌炎和心包炎,有症状的主动脉狭窄,严重梗阻性肥厚型心肌病,急性全身性疾病,心内血栓。

(2) 运动训练禁忌证:近 3~5 天静息状态进行性呼吸困难加重或运动耐力减退,低功率运动负荷[<2 代谢当量(METs),或<50W]出现严重的心肌缺血,未控制的糖尿病,近期栓塞,血栓性静脉炎,新发心房颤动或心房扑动。

(3) 运动训练可增加风险:过去 1~3 天内体质量增加>1.8kg,正接受间断或持续的多巴酚丁胺治疗,运动时收缩压降低,NYHA 心功能分级Ⅳ级,休息或劳动时出现复杂性室性心律失常,仰卧位时静息心率≥100 次/min,先前存在合并症而限制运动耐力。

六、心肺运动试验(CPET)[2,3]

对慢性心力衰竭患者实施运动康复前,应遵循 AHA 声明常规进行心肺运动试验。CPET 是评定心力衰竭患者心脏功能的金标准,也是制定患者运动处方的依据。踏车运动试验方案按照增加运动负荷的方式,可分为连续递增运动负荷和分级递增运动负荷两类。连续递增运动负荷方案又称 Ramp 方案;分级递增运动负荷是将运动强度分成不同的等级,每隔一定时间增加一次运动负荷,一直增加到极量运动为止,常用的有 Bruce 方案和 Naughton 方案。

CPET 主要用于运动耐力检测、心脏疾病的严重程度判断、是否需要心脏移植和手术风险的评估、残障能力的鉴定、治疗效果评价、高危患者疾病发展的预测和运动员的运动测试。对于心力衰竭患者,CPET 可用于判断心力衰竭的严重程度和治疗效果,帮助判断预后,评估是否需要心脏移植、运动耐力测试及运动处方的制定。

(一)常用指标

1. VO_{2max} 和 peak VO_2 VO_{2max} 是指人体在极量运动时最大耗氧能力,代表人体供氧能力的极限水平,即当功率增加,VO_2 不增加而形成的平台。实际测试中,有的受试者不能维持功率继续增加而达到最大运动状态,没有平台出现,这种情况被称为 peak VO_2,通常以 peak VO_2 代替 VO_{2max}。正常人运动时 peak VO_2 随年龄、性别、体质量、活动水平及运动类型的不同而变化。凡是影响血液系统中氧携带能力(血红蛋白、氧分压等)、心功能循环状态(心率、每搏输出量等)、组织摄氧能力(线粒体密度及功能、组织血液灌注等)的因素均可导致 VO_{2max} 下降,低于预测值的 84% 时定义为 VO_{2max} 降低。慢性心力衰竭患者 VO_{2max} 与血流动力学参数相关性很高。1988年，Janieki等提出用CPET中的peakVO_2和无氧代谢阈值（AT）将慢性心力衰竭患者分为4级，peak VO_2的切点值为10，16，20ml/（min·kg），AT的切点值为8，11，14ml（min·kg），有别于NYHA心功能分级，认为此分级对心力衰竭严重程度及预后意义较大（表33-3）。

表33-3 peak VO_2和AT心功能分级标准 [ml/（min·kg）]

分级	peak VO_2	AT
A	>20	>14
B	16~20	11~14
C	10~16	8~11
D	<10	<8

2. 无氧代谢阈值（AT） 是指当运动负荷增加到一定量后，组织对氧的需求超过循环所能提供的供氧量，组织必须通过无氧代谢提供更多氧，有氧代谢到无氧代谢的临界点称为AT。AT正常值>40% VO_{2max}，一般是50%~60% VO_{2max}，影响因素基本同 VO_{2max}。相对 VO_{2max}而言，AT更能反映肌肉线粒体利用氧的能力。由于AT所代表的是亚极量运动负荷，不受患者主观因素影响，因此把AT和peak VO_2结合在一起判断慢性心力衰竭患者的运动耐力，科学而且合理。AT通常由V-slope法判定。

3. 最大心率（HR_{max}）和储备心率 HR_{max}是指最大运动量时的心率。储备心率为HR_{max}与静息心率的差值。血压一般随运动量增加而增高，若随运动量增加反而下降，往往提示有严重心功能障碍。

4. 肺通气指标 CO_2通气当量（VE/VCO_2）反映通气效率，正常值是20~30。VE/VCO_2对慢性心力衰竭预后有预测价值。VE/VCO_2>34可作为心力衰竭患者高危的预测因子。VO_2与功率（WR）的关系：VO_2与WR的关系常用△VO_2/△WR表示，正常值为8.4~11ml/（min·W），反映机械能转变为化学能的效率。△VO_2/△WR<7可作为心力衰竭患者高危的预测因子。

5. 呼吸交换率（RER） RER即VCO_2/VO_2的比值，若>1表示存在乳酸酸中毒或高通气状态，>1.15提示已达到最大运动量。

（二）适应证

慢性心力衰竭患者临床症状稳定2周以上。

（三）禁忌证

1. 绝对禁忌证 急性心肌梗死（<2天），高危不稳定性心绞痛，导致血流动力学不稳定的心律失常，急性心内膜炎，严重主动脉缩窄，失代偿的心力衰竭，急性肺动脉血栓形成或肺栓塞，近期发生非心脏原因可影响运动能力的疾病或可因运动而加剧病情（如感染、肾衰竭、甲状腺毒症），残疾人或不能合作者，未获得知情同意。

2. 相对禁忌证 左冠状动脉主干狭窄，中度狭窄的瓣膜心脏疾病，电解质紊乱，心动过速或心动过缓，心室率未控制的心房颤动，肥厚型心肌病，不能合作的认知障碍者，高度房室传导阻滞。

（四）评估与指导

运动试验前医生须了解患者的病史并认真进行体格检查，尤其是服用药物（特别是β受体阻滞药）、吸烟情况、习惯活动水平、有无心绞痛或其他运动诱发的症状。向患者介绍 CPET 程序及正确执行的方法，并签知情同意书。运动试验中鼓励患者做最大的努力，但也可随时停下。患者自感劳累及呼吸困难程度可参照 Borg 自感劳累分级表（RPE，表 33-4）和呼吸困难分级表（表 33-5）。

表 33-4 Brog 自感劳累分级表

10 级表		20 级表	
级别	疲劳感觉	级别	疲劳感觉
0	没有	6	
0.5	非常轻	7	非常轻
1	很轻	8	
2	轻	9	很轻
3	中度	10	
4	稍微累	11	轻
5	累	12	
6		13	稍微累
7	很累	14	
8		15	累
9	非常累	16	
10	最累	17	很累
		18	
		19	非常累
		20	

注：未标明疲劳感觉程度处为其上、下两个级别的过渡状态

表 33-5　修订的 Borg 呼吸困难分级表

5 级表		10 级表	
级别	呼吸困难程度	级别	呼吸困难程度
0	没有	11	没有
1	很轻	11.5	非常非常轻
2	轻度	12	很轻
3	中度，能坚持	13	轻度
4	严重，不能坚持	14	中度
		15	稍微重
		16	
		17	严重
		18	很重
		19	
		20	
		21	非常重

注：未标明呼吸困难程度处为其上、下两个级别的过渡状态

运动试验分极量、亚极量、症状限制性，可以采用运动平板和踏车的运动方式。运动试验方案应个体化，递增负荷应小，运动试验总的持续时间应保持在 8~12 分钟。采用斜坡方法更易达到上述要求，因运动负荷是持续增加的。6 分钟步行试验（6MWT）易于实施，并接近日常作业，近年来已广泛应用。该试验使用 30m 长的水平封闭走廊，患者按要求，6 分钟内尽可能地持续行走，最终用步行的最长距离定量运动能力。该试验适合中度至重度心力衰竭患者，可重复试验，更适合于无条件完成上述运动试验的基层医院。

（五）CPET 终止运动指征

绝对指征：①达到目标心率；②发生急性心肌梗死或怀疑心肌梗死；③发生严重心绞痛；④随功率递增，血压下降 >10mmHg（1mmHg = 0.133kPa），或持续低于基线血压；此外，收缩压 >220mmHg（国外 >250mmHg），舒张压 >115mmHg；⑤发生严重心律失常，如 Ⅱ~Ⅲ度室传导阻滞、持续室性心动过速、频发室性早搏、快速心房颤动等；⑥出现面色苍白、皮肤湿冷及明显气促、呼吸困难；⑦出现中枢神经系统症状，如眩晕、视觉障碍、共济失调、感觉异常、步态异常、意识障碍；⑧患者要求停止运动。

相对指征：①心电图显示 ST 段水平压低或下斜型压低 >2mm，或 ST 段抬高 >2mm；②胸痛进行性加重；③出现严重疲乏、气促、喘鸣音；④出现下肢痉挛或间歇跛行；⑤出现不太严重的心律失常，如室上性心动过速；⑥运动诱发束支传导阻滞，未能与室性心动过速鉴别。

七、运动处方制定及效果判断

（一）运动处方

根据慢性心力衰竭患者的实际情况制订个体化的运动处方。有氧运动种类包括走路、踏车、游泳、骑自行车、爬楼梯、打太极拳等。运动时间为 30~60 分钟，包括热身运动、真正运动时间及整理运动时间。针对体力衰弱的慢性心力衰竭患者，建议延长热身运动时间，通常为 10~15 分钟，真正运动时间为 20~30 分钟。运动频率为每周 3~5 次。运动强度可参照心率、peak VO_2、AT、Borg 自感劳累分级评分等确定。

（二）运动强度

1. 传统运动目标心率是最大预测心率（HR_{max}）[HR_{max} = 220 - 年龄（岁）]的 65%~75%。目前建议目标心率从 50%~60% HR_{max} 开始。另一种以心率判断运动强度的方法是储备心率（储备心率 = HR_{max} - 静息心率）的百分数，范围为 40%~70% 储备心率。建议中国慢性心力衰竭患者，从 40% 储备心率开始，逐步递增。

2. 以 peak VO_2 为标准确定运动强度：建议中国慢性心力衰竭患者，从 50% peak VO_2 开始，逐步递增。

3. 以 AT 为标准确定运动强度：根据 peak VO_2 或 AT 制定运动强度的方法，按照 1 MET = 3.5ml/（kg·min）换算得到 MET。MET 是心脏康复中极为重要的指标，是把运动试验结果与实际生活中的各种活动定量联系起来的唯一方法，可以为患者开出合适的运动处方。如以 2 英里/h（1 英里 = 1609.344m）的速度行走，运动强度则达到 2.5 MET。

（三）有氧运动模式

有氧运动分为连续有氧运动和间歇有氧运动两种。连续有氧运动阶段平稳。间歇有氧运动阶段呈运动、间歇、运动、间歇交替。两者均可增加 peak VO_2。高强度间歇有氧运动可在踏车上进行，步骤：先 5~10 分钟热身运动，然后 4 分钟有氧运动（90%~95% peak VO_2），然后 3 分钟间歇（低强度），最后 5~10 分钟整理运动。低强度间歇有氧运动可在功率自行车上进行，强度为 50% 峰值运动负荷（峰值运动负荷由运动试验测得），运动时间/间歇时间比不等，可为 30 秒/60 秒、20 秒/90 秒和 10 秒/80 秒，可把运动初期的 3 组运动强度降低，以做热身运动。

（四）运动处方的实施

对于慢性心力衰竭患者而言，建议分 3 个阶段实施运动康复方案。第 1 阶段，在心电图、血压等监护下进行，多在医院完成，也可远程监护。第 2 阶段，须在医务人员指导下进行，包括运动康复知识的培训、营养指导、疾病知识的培训及了解依从性的重要性，可以在医院进行。第 3 阶段，为家庭运动计划，如果成功完成前两个阶段运动训练，未出现任何负面事件，安全性便确立，可制订家庭运动计划，电话随访或门诊随访。一项小规模的临床研究对家庭远程康复医疗与传统的以医疗中心为依托的康复治疗进行的成本效用对比分析，结果显示，与传统医院内康复治疗相比，家庭远程康复治疗疗效相当，但费用更低[7]。这为未来家庭心肺运动康复的全面开展提供积极的支持。

以储备心率制定运动强度的连续有氧运动模式可参照 HF - ACTION 研究的连续有氧运

动方案（表33-6）。实际训练过程中运动强度、时间、次数可因人而异，并可适当调整。

表33-6 HF-ACTION研究连续有氧运动方案

训练阶段	时间	频率（次/周）	有氧运动时间（分钟）	强度（%HRR）	方式
初期医院监测阶段	第1~2周	3	15~30	60	走路或踏车
医院监测阶段	第3~6周	3	30~35	70	走路或踏车
医院/家庭阶段	第7~12周	3或2	30~35	70	走路或踏车
家庭阶段	第13周~结束	5	40~	60~70	走路或踏车

注：%HRR：心率储备百分数，如60%HRR，则目标心率=静息心率+0.6×（峰值运动时心率-静息心率）

抗阻运动可作为有氧运动的有效补充。抗阻运动训练不加重左心室重构，但可改善肌肉收缩力，可更好地提高心力衰竭患者的亚极量运动耐力；并且抗阻运动训练可直接改善心力衰竭患者骨骼肌超声结构的异常和神经-肌肉功能，而并非简单增加肌肉体积。有研究证实有氧运动与抗阻运动结合可增加运动康复效果。B级和C级的慢性心力衰竭患者经过3~4周有氧运动后建议进行抗阻运动，几周至数月内逐渐增加运动训练强度，上肢从40%单次运动完成的最大重量（1-RM）至70% 1-RM，下肢从50% 1-RM至70% 1-RM。建议分3个阶段对慢性心力衰竭患者进行抗阻训练。第1阶段为指导阶段，主要是掌握正确的方法，提高肌肉间协调性。第2阶段为抗阻/耐力训练阶段，主要是提高局部有氧耐力和肌肉间的协调性。第3阶段为力量训练阶段，可提高肌肉的体积和肌肉间的协调性。在不具备抗阻运动训练特殊器械情况下，可采用哑铃、杠铃、弹力带等简单易行的方法代替。

八、重视我国传统健身运动的作用

太极拳是以传统中国儒家、道家思想为核心，集颐养性情、强身健体、技击对抗等多种功能为一体的中国传统拳术。太极拳作为一项强身健体的运动项目已经逐渐走向世界。一项纳入51名45岁以上心脏康复患者的小型临床试验，比较心脏康复联合太极拳与单纯心脏康复治疗的效果。最终得出结论，太极可以很容易地在任何社区/心脏康复机构实施，并可能为需要心脏康复的患者提供额外的运动种类选择[8]。在另一项随机、单盲、多中心的小规模临床试验中，共纳入100例射血分数减低的患者，其中50例接受太极拳训练计划，其余进入为对照组。研究认为太极拳运动可以改善心力衰竭患者的生活质量、情绪和运动自身运动能力[9]。

八段锦作为另一项中国传统的强身健体的健身功法，在政府支持下得到了极大的推广。研究人员认为八段锦可能与太极拳一样，在心肺运动康复治疗中发挥积极的作用。目前已有一些小规模的临床试验正在开展，其结果值得期待[10,11]。

九、目前存在的问题及学科建设

尽管大量临床资料证实了心肺运动康复的安全性及有效性，但目前全球的治疗现状并不乐观。心肺运动康复治疗仅仅覆盖了10%～34%的适宜患者，且女性患者接受治疗的比例更低。性别的差异归因于人口统计学、社会经济、医疗等多方面的复合因素。因此，在开展运动康复时应注意性别差异，针对性地制定康复方案。HF-ACTION试验显示出女性患者较男性患者在接受康复治疗后住院率降低，推测这种性别差异可能来自于男女激素水平差异导致内皮功能障碍的程度不同，进而影响运动的耐受能力[12]。如何提高患者的依从性仍是未来工作中的一项难题。

不同的慢性心力衰竭人群采用不同运动强度、运动时间和频率获得的效果是否不同？如何组合有氧运动和抗阻运动效果最佳？均有待进一步研究。必须强化科研作用，获得更多我国的循证医学证据。慢性心力衰竭患者运动康复的推进涉及诸多影响因素，如医患理念、文化教育背景、年龄、医疗单位支持度、国家医保政策等。需要多学科合作达成指南与共识、医保政策的支持、医师培训和认证制度。

慢性心力衰竭患者运动康复存在风险，因此对医师要求较高。慢性心力衰竭患者运动康复医师培训要求：①具有执业医师资格，有较高的疾病综合管理能力；②熟练掌握慢性心力衰竭患者运动康复治疗的适应证和禁忌证，能恰当地进行危险分层；③熟练掌握运动试验（包括CPET）的操作流程及方法，熟练掌握运动试验适应证、禁忌证及终止运动指征，对运动试验中出现的异常情况能正确处理；④能正确解读运动试验的相关数据，并可根据运动试验结果开具合适的、个体化运动处方，并能顺利实施运动方案，同时具备对不良事件快速反应及处理能力；⑤正确理解Borg自感劳累分级评分表，掌握6MWT的正确方法；⑥应具备总结与科研能力，可积累数据，促进慢性心力衰竭运动康复发展。综合医院心脏内科开设心脏康复中心，或综合医院康复科开设心脏康复，也可以在康复医院开设心脏康复科。应具备人员编制、场地与设施条件。

我国是心血管疾病和癌症大国，药物、手术、支架、呼吸机等治疗手段仍不能完全和有效地改善心肺疾病患者的心肺功能减退和生活质量下降。随着心脏康复和肺康复理论与技术的不断发展，心肺康复成为改善心肺疾病患者心肺功能、提高活动能力和生活质量的重要手段。现代心肺康复是通过全面、规范的评定，采取综合医疗干预手段，包括药物、运动、营养、教育、心理等手段，提高患者循环系统和呼吸系统功能，改善患者生活质量，使其回归家庭社会生活。但是心力衰竭心肺康复刚刚起步，无论是运动强度的参考标准还是有效性数据，中国目前都非常缺乏。国际有关癌症患者心肺康复的临床试验更为罕见，迫切需要来自多国的多中心、随机对照研究提供有力的证据。

（蒋天裕　高月明）

参考文献

[1] McMurray JJ, Adamopoulos S, Anker SD, et al. ESC guidelines for the diagnosis and treatment of acute and chronic heart failure 2012: The Task Force for the Diagnosis and Treatment of Acute and Chronic Heart Failure 2012 of the European Society of Cardiology. Developed in collaboration with the Heart Failure Association (HFA) of the ESC [J]. Eur J Heart Fail, 2012, 14 (8): 803-869.

[2] 中国康复医学会心血管病专业委员会,中国老年学学会心脑血管病专业委员会. 慢性稳定性心力衰竭运动康复中国专家共识[J]. 中华心血管病杂志, 2014, 42 (9): 714-720.

[3] 中国老年保健医学研究会. 中国社区心肺康复治疗技术专家共识[J]. 中国老年保健医学杂志, 2018, 16 (3): 42-51.

[4] Grosman-Rimon L, Lalonde SD, Sieh N, et al. Exercise rehabilitation in ventricular assist device recipients: a meta-analysis of effects on physiological and clinical outcomes [J]. Heart Failure Rev, 2019, 24 (1): 55-67.

[5] O'Connor CM, Whellan DJ, Lee KL, et al. HF-ACTION Investigators. Efficacy and safety of exercise training in patients with chronic heart failure: HF-ACTION randomized controlled trial [J]. JAMA, 2009, 301 (14): 1439-1450.

[6] Ades PA, Keteyian SJ, Balady GJ, et al. Cardiac rehabilitation exercise and self care for chronic heart failure [J]. JACC Heart Fail, 2013, 1 (6): 540-547.

[7] Hwang R, Morris NR, Mandrusiak A, et al. Cost-utility analysis of home-based telerehabilitation compared with centre-based rehabilitation in patients with heart failure [J]. Heart Lung Circ, 2018. https://doi.org/10.1016/j.hlc.2018.11.010.

[8] Taylor-Piliae RE, Silva E, Sheremeta SP. Tai Chi as an adjunct physical activity for adults aged 45 years and older enrolled in phase III cardiac rehabilitation [J]. Eur J Cardiovasc Nurs, 2012, 11 (1): 34-43.

[9] Yeh GY, McCarthy EP, Wayne PM, et al. Tai Chi Exercise in Patients With Chronic Heart Failure [J]. Arch Intern Med, 2011, 171 (8): 750-757.

[10] Yu M, Li Siming, Li Siwei, Li, et al. Baduanjin exercise for patients with ischemic heart failure on phase-II cardiac rehabilitation (BEAR trial): study protocol for a prospective randomized controlled trial [J]. Trials, 2018, 19: 381.

[11] Xiankun C, Wei J, Xiaoli L, et al. Effect of an exercise-based cardiac rehabilitation program "Baduanjin Eight-Silken-Movements with self-efficacy building" for heart failure (BESMILE-HF study): study protocol for a randomized controlled trial [J]. Trials, 2018, 19: 150.

[12] Galati A, Piccoli M, Tourkmani N, et al. Cardiac rehabilitation in women: state of the art and strategies to overcome the current barriers [J]. J Cardiovasc Med, 2018, 19 (12): 689-697.

第三十四章

蒽环类药物心脏毒性的预防策略

蒽环类抗肿瘤抗生素或称蒽环糖苷类抗生素，起源于20世纪50年代，于1950年由 H. Brockmann 所命名，指的是化学结构上具有7，8，9，10－四氢丁省醌－5，12骨架的各类糖甙，四氢丁省醌部分即甙元，又称为蒽环酮，从化学结构分类，蒽环类药物属于抗肿瘤抗生素，是由微生物产生的具有抗肿瘤活性的化学物质，包括阿霉素、表阿霉素、柔红霉素和阿克拉霉素等，被广泛地用于治疗血液系统恶性肿瘤和实体肿瘤，如急性白血病、淋巴瘤、乳腺癌、胃癌、软组织肉瘤和卵巢癌等。蒽环类药物具有广谱、高效的抗肿瘤特点，以蒽环类药物为基础的联合治疗通常是一线治疗的标准方案。将蒽环类药物引入临床实践是现代肿瘤学的主要成就之一。

伴随着蒽环类药物的广泛使用，其对心脏渐进性、不可逆的毒副作用逐渐引起人们的注意，特别是初次使用蒽环类药物就可能造成心脏损伤，心肌损伤的程度与剂量相关。蒽环类药物对心脏的损伤常常表现为心律失常、心肌传导障碍、心肌炎、心肌病及心功能衰竭等，有些患者在接受长时间蒽环类药物化疗后甚至会发生慢性心力衰竭和扩张性心肌病[1,2]。蒽环类药物对心脏的毒性呈进展性且不可逆，降低了患者的生活质量，严重者甚至危及患者生命。目前美国心脏病学会（ACC）和美国心脏协会（AHA）的指南指出，接受化疗的患者可被视为A期心力衰竭患者（定义为患心功能不全的风险增加的患者）。因此，积极早期监测预防、降低和治疗其对心脏毒性的作用尤为重要。

一、蒽环类药物心脏毒性的临床表现（参见第1章）

按照出现的时间进行分类，蒽环类药物导致的心脏毒性可以分成急性、慢性和迟发性3类。多数患者在蒽环类药物给药后可较快地发生心肌损伤，且随着时间的延长愈加明显。蒽环类药物的慢性和迟发性心脏毒性与其累积剂量呈正相关[5,6]。在给予蒽环类药物的数年后，超过50%的患者可发生左心室组织和功能亚临床心脏超声变化。据报道，使用蒽环类药物（ANT）治疗的儿童出现左心功能不全（器质性或功能性）的概率约为65%[7]。

二、蒽环类药物心脏毒性的发病机制（参见第4章）

蒽环类药物心脏毒性的产生机制并不十分明确，现有证据揭示心脏毒性与产生的自由基直接有关[8-10]。蒽环类药物还可引起心肌细胞钙超载，启动细胞凋亡程序，抑制拓扑异构酶活动，使心肌细胞死亡。蒽环类药物对心磷脂的亲和力较其他组织高，相对于其他细胞，更易在心肌细胞停留,心肌细胞富含线粒体,而缺少过氧化氢酶,抗氧化活性较弱,从而更容易导致心肌组织遭受氧化应激损伤[11-13]。

三、蒽环类药物导致心脏毒性的危险因素(参见第9章)

(一)药物的累积剂量

药物的累积剂量是蒽环类药物心脏毒性最重要的危险因素。心脏毒性表现为剂量依赖性[2,3],心力衰竭与蒽环类药物剂量有明显的关系(表34-1至表34-3)。

表34-1 常用蒽环和蒽醌类药物的最大累积剂量

蒽环和蒽醌类药物	最大累积剂量
多柔比星(ADM)	550mg/m² (放疗或合并用药,<350~400mg/m²)
表柔比星(EPI)	900~1000mg/m² (用过ADM,<800mg/m²)
吡柔比星(THP)	950mg/m²
柔红霉素(DNR)	550mg/m²
去甲氧柔红霉素(IDA)	290mg/m²
阿柔比星(ACM)	2000mg (用过ADM,<800mg/m²)
米托蒽醌(MIT)	160mg/m² (用过ADM等药物,<120mg/m²)

表34-2 多柔比星累积剂量与心力衰竭发生的关系

多柔比星累积剂量	心力衰竭发生率(%)	
	von Hoff DD	Swain SM
400mg/m²	3	5
550mg/m²	7	26
700mg/m²	18	48

表34-3 蒽环类药物剂量换算表

蒽环类药物	转换系数	5%发生心脏毒性的蒽环累积剂量
阿霉素(ADM)	1	450mg/m²
表阿霉素(EPI)	0.5	900mg/m²
柔红霉素(DNR)	0.5	935mg/m²
去甲氧柔红霉素(IDA)	2	225mg/m²
米托蒽醌(MIT)	2.3	200mg/m²

近年来,一系列新的研究表明低剂量蒽环类药物也可能引起心脏毒性。一些接受低剂量

阿霉素治疗的患者，在长期随访时发现有心功能的异常[14]。越来越多的研究证实蒽环类药物对心脏的器质性损害从第1次应用时就有可能出现，呈进行性加重，且不可逆[15]。因此，蒽环类药物没有绝对的"安全剂量"。

（二）年龄及性别

研究发现女性及儿童较男性及成人更容易产生心脏毒性[16,17]，年龄>65岁的患者，心力衰竭的发生率明显增高。受影响最大的患者可能是儿童期癌症幸存者[18]。在美国，由于过去40年治疗的进展，癌症患者死亡率的相对风险降低了大约66%，然而，每年因心脏原因造成的死亡率逐渐增加，幸存者死于心血管相关疾病的可能性是一般人群的8倍，在癌症确诊后的头30年里，患心力衰竭的可能性是未患癌症人群的15倍。对儿童白血病幸存者的研究还表明，这些增加的风险在治疗后可能持续至少45年。

（三）联合化疗及放射治疗

与未受辐射的癌症幸存者相比，接触$250mg/m^2$或更多的蒽环类药物和超过1200cGy的辐射剂量会使充血性心力衰竭的相对危险增加2~6倍，从而使放射治疗成为一种危险因素。除放射治疗外，联合化疗，或化疗加靶向治疗可以增强抗肿瘤疗效，但是往往也会加重心脏毒性。常见的可引起心脏毒性的抗肿瘤药物有细胞毒化疗药物（蒽环类、紫杉类以及氟尿嘧啶类等）、分子靶向药物（如曲妥珠单抗和贝伐单抗）等。蒽环类药物联合环磷酰胺治疗，曲妥珠单抗和/或紫杉醇，备受关注。蒽环类药物（如DOX）和曲妥珠单抗之间的相互作用最引人关注，因为它们构成了乳腺癌患者辅助治疗的基础。

另外，遗传因素增加了心脏疾病的易患风险。有研究证实，蒽环类药物心脏毒性在基因水平上具有个体差异，少数基因的单核苷酸多态性预示对蒽环类药物的敏感性高，心脏毒性严重[19]。吸烟、嗜酒等不良生活方式，患有高血压、心脏病、糖尿病等均可加重心脏毒性。

2010年《肿瘤学年鉴》一书指出，具有心脏毒性高危因素的肿瘤患者主要有心血管疾病史者、高血压病史者、既往接受过蒽环类药物治疗、既往或目前正在进行纵隔放疗、合用其他有心脏毒性的抗肿瘤药物、低龄患者、超过65岁的高龄者、非-美洲后裔、女性及21-三体综合征患者。

四、蒽环类药物心脏毒性的诊断

中国临床肿瘤学会（CSCO）已经提出临床诊断意见[20]，但是目前尚无诊断金标准，在排除其他引起心脏毒性的原因后，可以结合病史，通过临床症状结合心电图、超声心动图以及同位素扫描等辅助检查进行诊断。目前，临床上主要是根据美国纽约心脏协会（NYHA）关于心脏状态的分类评估或不良事件评定标准（CTCAE）进行心脏毒性分级的评定[21]。超声心动图左室射血分数（LVEF）对早期亚临床心脏损伤并不敏感。欧洲医学肿瘤学会（ESMO）建议：抗肿瘤化疗中，应定期监测cTnI（化疗结束时；结束后12，24，36，72小时；结束后1个月）和BNP（化疗结束时，结束后72小时），以降低心脏毒性的发生危险[22]。心内膜心肌活检（EMB）是公认的评估蒽环类心脏毒性最敏感、最特异的方法，但是因为其有创性及技术要求高，实施困难[23]。

五、蒽环类药物心脏毒性的防治

(一) 右丙亚胺 (dexrazoxane, DZR) 的应用

右丙亚胺 (dexrazoxane, DZR) 是消旋雷佐生的 d2 异构体 (2-二氧丙嗪复合物), 一种真核 DNA 拓扑异构酶 II 的抑制剂, 也是螯合剂乙二胺四乙酸 (EDTA) 的亲脂性环状衍生物。DZR 水解后的产物具有铁螯合作用, 可减少 Fe^{3+} 与蒽环类药物的结合, 从而减少自由基的产生, 进而减轻蒽环类药物所致的心脏毒性。最新研究还显示, DZR 在无铁无酶的情况下, 本身就具有清除自由基 (超氧阴离子自由基、羟基自由基等) 和抗氧化的作用[24]。

多中心、随机对照的临床研究结果显示, 右丙亚胺对接受蒽环类药物化疗的乳腺癌患者具有显著的心脏保护作用, 并且不影响蒽环类药物的抗肿瘤疗效。大量的高级别循证医学证据表明, 右丙亚胺 (DZR) 是唯一可以有效预防蒽环类药物所致心脏毒性的药物。目前, 已经公认第一次使用蒽环类药物前应该使用右丙亚胺, 以有效预防蒽环类药物的心脏毒性。我国制定的 2013 年版《蒽环类药物心脏毒性防治指南》中强调指出, 为了有效预防蒽环类药物导致的心脏毒性, 应在第一次使用蒽环类药物前联合使用右丙亚胺。DZR 是唯一被美国 FDA 批准用于蒽环类药物心脏毒性的保护剂, 2007 年 FDA 再次特批 DZR 为蒽环类药物外渗时的抢救药物。

美国 ACC/AHA《成人慢性心力衰竭诊断治疗指南》中指出, 右丙亚胺是预防蒽环类药物心脏毒性, 而非用于治疗蒽环类药物导致的心力衰竭、心肌病等。《中国白血病诊疗指南》中也明确提出, 应联用右丙亚胺与蒽环类药物, 以预防蒽环类药物导致的心脏毒性 (表 34-4)。

表 34-4 右丙亚胺 (DZR) 的使用注意事项

项目	内容
使用时间	第 1 次使用蒽环类药物前联合应用 DZR, 可以预防蒽环类药物心脏毒性
使用剂量	DZR 与蒽环类药物的剂量比为 10:1~20:1 (推荐 DZR:ADM = 20:1, DZR:DNR = 20:1, DZR:EPI = 10:1, DZR:MIT = 50:1, DZR:PLD = 10:1)
使用方法	用专用溶媒乳酸钠配置后, 再用 0.9% 氯化钠或 5% 葡萄糖注射液稀释至 200ml, 快速静脉输注, 30 分钟内滴完, 滴完后即刻给予蒽环类药物
注意事项	①为确保全面实现右丙亚胺的心脏保护作用, 在第 1 次使用蒽环类药物治疗前, 即开始右丙亚胺治疗, 并且每次使用蒽环类药物时都重复使用右丙亚胺治疗 ②需避光保存, 冻干药物不得在 25℃ 以上贮存, 复溶药物应立即使用, 如果不能立即使用, 在 2~8℃ 下贮存不得超过 6 小时 ③为避免在注射部位出现血栓性静脉炎, 右丙亚胺不得在乳酸钠溶液稀释之前输注

右丙亚胺的不良反应包括血液学改变、口腔炎、恶心、呕吐、神经毒性、注射点局部疼痛、厌食、脱发、静脉炎、腹泻、发热等, 然而, 这些也可能是化疗药物引起。然而, 骨髓抑制患者加用右丙亚胺比不加右丙亚胺会更多引起严重粒细胞减少、血小板减少, 故严重的骨髓抑制者应该慎用右丙亚胺。

（二）聚乙二醇化脂质体

脂质体是类似生物膜结构的双分子小囊，是具有单个或多个双层磷脂膜的囊泡，主要成分是磷脂，作为药物载体具有靶向治疗、延长药效、降低毒性、提高疗效、降低耐药性等优点。20世纪70年代末脂质体开始作为蒽环类药物的有效载体发挥作用。使用脂质体蒽环类药物有可能减少蒽环类药物心脏毒性的发生率。目前临床应用的脂质体蒽环类药物有脂质体阿霉素和脂质体柔红霉素等。但早期的脂质体阿霉素因稳定性差和易被网状内皮系统（RES）迅速清除等因素而应用受限，直至聚乙二醇化脂质体阿霉素（PLD）问世，PLD不易被网状内皮系统吸收，其血清半衰期较单纯的阿霉素延长约50小时，且不会被巨噬细胞和单核细胞吞噬，具有更长的半衰期[25]。以聚乙二醇化脂质体DOX的形式输送DOX会降低游离DOX的循环浓度，并导致肿瘤细胞选择性地摄取DOX。该药在心肌的分布浓度减低，降低了毒素在心肌细胞内累积的趋势，因此相对于传统的阿霉素，其心脏毒性显著降低，消化道反应和脱发明显降低，提高了安全性。

PLD改变了普通阿霉素在体内代谢分布，大量实验证实PLD具有以下6个方面的作用：①增加了阿霉素对肿瘤的靶向作用；②减少阿霉素对正常组织的毒性，特别是对骨髓和心肌的毒性，可以减少脱发的发生；③防止阿霉素在体内转运过程中过早失活；④使阿霉素从载体上缓慢释放；⑤改进治疗方案；⑥可以透过血脑屏障和血睾屏障[26]。

根据国内外用药经验，PLD可以作为实体瘤或血液系统肿瘤的一线化疗，包括淋巴瘤、乳腺癌、卵巢癌、骨髓瘤等。

（三）限制蒽环类药物的累积剂量，改变给药方法

蒽环类药物的慢性及迟发性心脏毒性与其累积剂量相关。阿霉素总量超过$400mg/m^2$时，心肌病变的发生率约为1%；总量超过$550mg/m^2$时，发生率约为7%；超过$700mg/m^2$时，心肌病变的发生率达30%~40%[27]。阿霉素诱导的心脏毒性是剂量依赖性的，FDA建议最大累积剂量为$900mg/m^2$。限制累积剂量是预防心脏毒性的重要措施，限制蒽环类药物的累积剂量可以降低其心脏毒性的发生率[6]。

用缓慢输注代替给药并不显著影响蒽环类药物的曲线下面积（AUC），但减少了蒽环类药物的峰值水平和蒽环类药物在心脏的积累。七种针对不同蒽环类药物输液持续时间的随机对照试验（RCT）的Meta分析显示，与较短的输注时间相比，在输注时间为6小时或更长的情况下，临床心力衰竭的发生率显著降低。其机制可能是通过降低药物的峰浓度，因此蒽环类药物输注时间6小时或更长可在一定程度上降低临床心力衰竭和亚临床心脏损害的风险[28]。然而，在儿科患者中，观察的结果令人失望。尽管缺乏心脏保护的证据，持续输注蒽环类药物仍被纳入儿童心脏保护治疗方案。

（四）其他心脏保护剂

其他心脏保护剂，包括辅酶Q10、左卡尼汀、N-乙酰半胱氨酸、抗氧化剂（VC和VE等）以及其他的铁螯合剂（如去铁敏和EDTA）等，或许也具有一定的心脏保护效果，但是用于防治蒽环类药物所致心脏毒性尚需进一步研究。研究显示，川芎、黄芪、人参、刺五加、五味子等多种中药的活性成分川芎嗪、黄芪甲苷、刺五加叶皂苷、西红花酸、白藜芦醇、葡萄种子原花青素、γ-五味子素、人参皂苷Rh2等均可通过抗氧化途径拮抗阿霉素及

多柔比星诱导的心肌损伤，但临床上中药与蒽环类药物合用的剂量和时间尚需进一步研究。

（五）选择不使用蒽环类药物的化疗方案

蒽环类药物是多种化疗方案的重要组成部分，广泛应用于各种血液系统和实体器官肿瘤的治疗。有研究用其他化疗组合来替代蒽环类药物，但是研究结果不太理想。

与以非蒽环类药物为基础的方案相比，含蒽环类药物的联合化疗将10年累计乳腺癌死亡率降低了4.6%，因此成为乳腺癌化疗方案的常规组成部分。在其他血液系统和实体器官恶性肿瘤中也发现了类似的效果。然而，由于肿瘤药物耐药性和毒性，蒽环类药物并不构成许多癌症治疗方案（如慢性粒细胞白血病、肾细胞癌等）的基础，因此，需要进行更多的研究来确定个别肿瘤疾病中蒽环类药物的合适替代品。

六、小结

越来越多的证据显示，癌症和心脏病存在着千丝万缕的联系，或通过共同的危险因素共存于癌症生存者，或通过癌症治疗对心血管产生有害影响。蒽环类药物被认为是临床上最常用的有效抗肿瘤化疗药物，它的应用已经非常广泛，并成为治疗方法的一个重要组成部分。然而，它的广泛使用伴随着心脏毒性，明显地限制了其在临床上的应用。儿童与成年癌症存活人数在不断增加，需要进行更多的研究来解决癌症治疗与远期心血管风险增加的问题。心血管疾病对肿瘤患者的生存率和死亡率有非常重要的影响，因此在癌症治疗前与治疗期间，充分评估监测患者的心脏毒性反应、治疗获益和潜在风险，全面了解患者的器官功能、肿瘤情况，了解药物的作用机制、代谢及相互作用、毒副反应，治疗期间和治疗后，应密切监测心功能，采取各种策略来限制心脏毒性反应，防止心脏病发作，对于肿瘤患者的治疗成功和远期预后意义重大。

（肖铁卉　柴文慧　吴兴利）

参考文献

[1] Geiger S, Lange V, Suhl P, et al. Anticancer therapy induced cardiotoxicity: review of the literature [J]. Anticancer Drugs, 2010, 21 (6): 578-590.

[2] Jirkovsky E, Popelová O, Kriváková-Stanková P, et al. Chronic artthraqcline cardiotoxicity: molecular and functional analysis with focus on nclear factor erythroid 2-related factor 2 and mitochondrial biogenesis pathways [J]. J Pharmacol Exp Ther, 2012, 343 (2): 468-478.

[3] Carvalho FS, Burgeiro A, Garcia R, et al. Doxorubicin-induced cardiotoxicity: from bioenergetic failure and cell death to cardiomyopathy [J]. Med Res Rev, 2014, 34 (1): 106-135.

[4] Sadurska E. Current views on anthracycline cardiotoxicity inchildhood cancer survivors [J]. Pediatr Cardiol, 2015, 36 (6): 1112-1119.

[5] Von Hoff DD, Layard MW, Basa P, et al. Risk factors for doxorubicin-induced congestive heart failure [J]. Ann Intern Med, 1979, 91 (5): 710-717.

[6] Swain SM, Whaley FS, Ewer MS, et al. Congestive heart failure in patients treated with doxorubicin: a retrospective analysis of three trials [J]. Cancer, 2003, 97 (11): 2869-2879.

[7] Lipshultz SE, Diamond M, Franco VI, et al. Managing chemotherapy-related cardiotoxicity in survivors of childhood cancers [J]. Paediatr Drugs, 2014, 16 (5): 373-389.

[8] Minotti G, Menna P, Salvatorelli E, et al. An thracyclines: molecular advances and pharmacologic developments in antitumor activity and cardiotoxicity [J]. Pharmacol Rev, 2004, 6 (2): 185-29.

[9] 胡莎，贾苍松. 蒽环类抗肿瘤药物的心脏毒性 [J]. 中国小儿血液与肿瘤杂志，2009，14 (2): 94-96, 封3.

[10] Strba M, Popelovfi O, Vavrovfi A, et al. Oxidative stress, redox sinaling, and metal chelation in anthraeycline cardiotoxicity and pharmacological cardioprotection [J]. Antioxid Redox Signal, 2013, 18 (8): 899-929.

[11] Kim SY, Kim SJ, Kim BJ, et al. Doxorubicin-induced reactive oxygen species generation and intracellular Ca^{2+} increase are reciprocally modulated in rat cardiomyoeytes [J]. Exp Mol Med, 2006, 38 (5): 535-545.

[12] Zhang S, Liu X, Bawa-Khalfe T, et al. Identification of the molecular basis of doxorubicin-induced cardiotoxicity [J]. Nat Med, 2012, 18 (11): 1639-1642.

[13] Robert J, Morvan VL, Smith D, et al. Predicting drug response and toxicity based on gene polymorphisms [J]. Crit Rev Oncol Hematol, 2005, 54 (3): 171-196.

[14] Ganame J, Claus P, Uyttebroeck A, et al. Myocardial dysfunction late after low-dose anthracycline treatment in asymptomatic pediatric patients [J]. J Am Soc Echocardiogr, 2007, 20 (12): 1351-l358.

[15] Lipshuhz SE, Lipsitz SR, Sallan SE, et al. Chronic progressive cardiac dysfunction years after doxorubicin therapy for childhood acute lymphoblastic leukemia [J]. J Clin Oncol, 2005, 23 (12): 2629-2636.

[16] IApshuhz SE, Alvarez JA, Scully RE. Anthracycline associated cardiotoxicity in survivors of child hood cancer [J]. Heart, 2008, 94 (4): 525-533.

[17] Ridker PM, Buring IE, Rifai N, et al. Development and validation of improved algorithms for the assessment of global cardiovascular risk in women: the Reynaids Risk Score [J]. JAMA, 2007, 297 (6): 611-619.

[18] American Cancer Society Facts and Figures [J]. Am Family Physician, 1995, 51 (5): 1312.

[19] Wojnowski L, Kulle B, Schirmer M, et al. NAD(P)H oxidase and muhidmg resistance protein genetic polym orphisms are associated with doxorubicin-induced cardiotoxicity [J]. Circulation, 2005, 112 (24): 3754-3762.

[20] Seidman A, Hudis C, Pierri MK, et al. Cardiac dysfunction in the trastuzumab clinical trials experience [J]. J Clin Oncol, 2002, 20: 1215-1221.

[21] 中国临床肿瘤学会，中华医学会血液学分会. 蒽环类药物心脏毒性防治指南（2013年版）[J]. 临床肿瘤学杂志，2013，18 (10): 925-934.

[22] Bovelli D, Plataniotis G, Roila F. Cardiotoxicity of chemotherapeutic agents and radiotherapy-related heart disease: ESMO Clinical Practice Guidelines [J]. Ann Oncol, 2010, 21 (Suppl 5): v277-282.

[23] Berry GJ, Jorden M. Pathology of radiation and anthracycline cardiotoxicity [J]. Pediatr Blood Cancer, 2005, 44 (7): 630-637.

[24] Zhang JN, Zhao Y, Zhao DL. Scavenging effects of dexrazoxane on free radicals [J]. J Clin Biochem Nutr, 2010, 47 (3): 238-245.

[25] Gabizon A, Martin F. Polyethylene glycol-coated (pegylated) liposomal doxorubicin. Rationale for use in

solid tumours [J]. Drugs, 1997, 54 (Suppl 4): 15-21.

[26] 中国临床肿瘤学会抗淋巴瘤联盟. 聚乙二醇化脂质体阿霉素治疗恶性淋巴瘤及多发性骨髓瘤的中国专家共识（2016 年）[J]. 临床肿瘤学杂志, 2016, 21 (12): 1118-1125.

[27] Trachtenberg BH, Landy D, Franeo VI, et al. Anthracyeline associated cardiotoxicity in survivors of childhood cancer [J]. Pediatr Cardiol, 2011, 32 (3): 342-353.

[28] van Dalen EC, vander Pal HJ, Eaton HN, et al. Different dosage schedules for reducing cardiotoxicity in cancer patients receiving anthracycline chemotherapy [J]. Cohrane Database Syst Rev, 2009 (4): CD005008

第三十五章

中医药防治抗肿瘤药物所致心脏毒性

随着肿瘤诊疗水平的提高,肿瘤患者生存率不断提高,然而心血管并发症却成为肿瘤幸存者死亡的主要原因。美国癌症研究学会2012年发布的研究结果显示,肿瘤患者中51%死于肿瘤本身,49%死于非肿瘤疾病;而这些非肿瘤疾病中,首要的便是心血管疾病。化疗引起的心脏损伤预后不佳,大多数医务工作者对化疗的心脏毒性缺乏足够认识。本章将阐述我国中药制剂对化疗相关心脏毒性的防治进展[1,2]。

一、概述

不同的抗肿瘤治疗药物造成的心脏毒性反应多种多样,包括心脏功能损伤(如蒽环类药物和曲妥珠单抗)、血管功能损伤(如5-氟尿嘧啶和卡培他滨)、高血压、高脂血症、心脏瓣膜病、血栓栓塞性疾病等。近几年正在形成的肿瘤-心脏病学,致力于优化抗肿瘤治疗与心血管保护。该领域在我国刚刚起步,期望成为多学科专家学者关注的热点。目前,降低心脏毒性反应的策略主要包括降低药物剂量、调整给药方案、使用低毒剂型等优化化疗方案。右丙亚胺是唯一被FDA批准用于预防蒽环类药物所致心脏毒性的药物,然而昂贵的价格及其严格的适应证限制了其应用。其他心脏保护剂主要为心血管药物和中药制剂等,其中中药制剂的应用几乎同步于20世纪60年代开始的化疗药物的应用,但这些药物的有效性和安全性尚缺少大规模随机临床试验验证。

具有心脏保护作用的中药多为益气通络和活血化瘀类的植物药,相关植物药注射剂对蒽环类药物心脏毒性的拮抗效应是重点研究方向。虽然有关研究显示,中药注射液不单纯预防和治疗化疗的心脏毒性,还有抗肿瘤作用,但由于研究设计和样本量的问题,中药本身的肝肾功能损伤和心脏毒性问题没有能够得到充分证明。另外,即使是单味中药的提取物,其化疗成分也很复杂,相关药理作用机制有待进一步的研究,其安全性和有效性尚需要更大样本量的研究验证[1-5]。

二、实验研究

(一) 中药单方

1. 白花蛇舌草　陈鹊汀等报道白花蛇舌草高剂量+多柔比星(阿霉素,DOX)使荷瘤鼠肿瘤抑制率明显提高,腹腔巨噬细胞吞噬功能、T淋巴细胞增殖能力和自然杀伤(NK)细胞活性均明显升高,心肌超氧化物歧化酶(SOD)活力升高,丙二酮(MDA)含量下降[6]。

2. 臭参，金樱子　陈子珺等观察到中药臭参95%乙醇提取液用药组的瘤质量减少。姚佳等观察金樱子（RLP）多糖联合用药组的抑瘤率明显提高，且呈现剂量依赖性，脾脏SOD升高，MDA明显降低。

3. 黄芪多糖　汪蓓等观察了黄芪多糖对乳腺癌荷瘤小鼠模型的各项指标均有改善作用，抑瘤率升高，平均存活时间延长，血液中$CD3^+$、$CD4^+$、$CD4^+/CD8^+$和NK水平升高，MDA降低，谷胱甘肽（GSH）与SOD升高，脏器病理变化和肝肾功能指标均降低。

4. 人参、附子、黄芪、干姜　孙江波、范颖等的动物实验发现，人参、附子、黄芪、干姜可通过抑制线粒体途径的细胞凋亡，防治多柔比星毒性损伤，保护心肌功能。其中，人参、黄芪提升B淋巴细胞瘤-2基因（Bcl-2），抑制Bax基因表达以减轻多柔比星所致心肌细胞过度凋亡的作用优于干姜与附子。

（二）中药复方制剂

杨义明等观察六味地黄汤及其拆方对DOX肝癌H22实体型及腹水型小鼠模型具有抗瘤效果及减毒作用。吕宇观察到丹参+DOX组治疗乳腺癌的各项指标改善优于DOX组。赵正煜等发现，天之草胶囊（由白花蛇舌草、肿节风、半枝莲、人参、黄芪、苦参等18味中药组成）使DOX治疗小鼠的心肌细胞形态受损减轻，心电图QRS波群异常减少，血清乳酸脱氢酶降低，血清肌酸激酶降低。其他研究人员观察到六君子汤、当归补血汤与DOX合用，均有提高DOX的抑瘤效果，提高免疫功能，减轻其骨髓抑制和心脏毒性的作用。一项对比补中益气汤与卡托普利保护多柔比星诱导心力衰竭大鼠的动物实验表明，补中益气汤降低MDA、SOD表达，增加NO分泌量，抑制细胞凋亡，改善多柔比星诱导的心力衰竭，其疗效与卡托普利相当。

三、临床研究

（一）中药单方

1. 红景天　沈伟生等随机对照临床试验共纳入将要行蒽环类药物化疗患者100例，红景天治疗半年后结果显示肌钙蛋白（cTnI）、心肌背向散射积分及左心室射血分数（LVEF）明显优于对照组。另一项关于红景天的临床试验则纳入了接受含表柔比星（EPI）方案化疗3个周期后（63~84天）出现心胸不适症状而就诊的患者共42例，红景天治疗组1个月后心胸不适症状缓解率达100%，辅酶Q10对照组仅54.14%。治疗组LVEF由54%升至68%，对照组LVEF基本无变化。两项研究结果提示，红景天不仅可防治蒽环类药物心脏毒性，同时也可明显改善已受损的心功能。

2. 丹参、银杏叶提取物　丹参注射液、银杏叶提取物注射液等对心脏的保护作用也有报道。

（二）复方制剂

1. 炙甘草汤　炙甘草汤是《伤寒论》中治疗心动悸、脉结代的经典名方。其证是阴血不足、阳气不振所致。治宜滋心阴，养心血，益心气，温心阳，以复脉定悸。方中重用生地黄滋阴养血为君，配伍炙甘草、人参、大枣益心气，补脾气，以资气血生化之源；阿胶、麦冬、麻仁滋心阴，养心血，充血脉，共为臣药。佐以桂枝、生姜温心阳，通血脉。用法中加清酒煎服，以清酒辛热，可温通血脉，以行药力，是为使药。王一安运用炙甘草汤防治蒽环类药物所致心脏毒性80例，治疗10天后观察心电图前后差异，治疗组不良事件发生率为9%，对照组为23%。龙惠东等的随机对照试验纳入60例患者，治疗组予以炙甘草汤水煎剂治疗2个周期后LVEF未见明显下降，而对照组LVEF降低约7%，cTnI、乳酸脱氢酶（LDH）、谷草转氨酶（AST）、肌酸激酶同工酶（CK-MB）较对照组均有明显改善。

蔡亚丽等[7]将入选患者随机分为治疗组20例、对照组20例。治疗组与对照组均予CHOP治疗恶性淋巴瘤，治疗组在化疗当天开始服用炙甘草汤加味，连服10天，对照组用辅酶Q10、维生素E治疗。结果显示，治疗组心电图异常比率为3.3%，对照组为20.83%，两组比较有显著差异，两组左心室射血分数（EF）比较有显著差异（$P<0.05$）。分析认为，化学药品为一种邪毒，反复侵入人体，损伤心脾胃，致气血生化不足，心乃失所养，久则伤心阳，而血行迟缓，故乏力、心悸、胸闷甚至胸痛，活动性或夜间发作性呼吸困难，脉弱无力，甚至脉结代。临床观察结果表明，炙甘草汤可明显减少阿霉素化疗对心脏的毒副作用。

2. 加味生脉散合瓜蒌薤白半夏汤　胡文雷等[8]纳入患者70例，两组均采用CAF方案。治疗组联合加味生脉散合瓜蒌薤白半夏汤（太子参30g、麦冬15g、五味子9g、瓜蒌15g、薤白12g、半夏10g、炙甘草10g、百合10g、丹参15g、苦参15g），治疗6个月。治疗组心电图异常发生率少于对照组，cTnT、CK、LDH等也均小于对照组。

3. 生脉散　张新峰等[9]将45例乳腺癌根治术后20~30天的患者随机分为生脉组和对照组。对照组单用TAC方案（多西他赛75mg/m² + DOX 50mg/m² + 环磷酰胺500mg/m²）化疗6周期，每周期21天；生脉散（人参20g、丹参20g、苦参20g、麦冬20g、炒酸枣仁20g、五味子12g、蒺藜20g），每日1剂口服，共服用10天。结果显示，生脉组在化疗4周期及6周期时左心室射血分数（LVEF）明显升高；6周期时心律失常和ST-T段、心肌肌钙蛋白T（cTnT）及B型脑利钠肽（BNP）异常改变率均明显降低。

4. 参苓白术散　梁梦等[10]将88例乳腺癌患者随机分为对照组和参苓白术散组。发现参苓白术散组治疗有效率和免疫水平高于对照组，心电图异常等不良反应发生率均明显降低。

5. 十全大补汤　李颖等[11]将62例乳腺癌和胃癌根治手术后患者随机分组。发现加味十全大补汤对含有多柔比星的化疗方案有增效、减毒作用。

6. 保心康　隋道敬等[12]报道保心康片（西洋参、炙黄芪、炙甘草、麦冬、丹参、三七、甘松等制成半浸膏片）8片，每日3次。4周为1个疗程，治疗1个疗程。半年后随访发现治疗组的心电图异常发生率为6%，低于对照组的35%，实体瘤治疗有效率为62%，高于对照组的40%。

7. 当归补血汤加味　以当归补血汤加味防治表柔比星所致心脏毒性的临床随机对照研究中，纳入患者100例，治疗3个月。研究结果显示，治疗组心电图异常发生率显著低于对照组（12% vs 34%），LVEF也明显优于对照组[13]。

9. 黄芪注射液　石璐等[14]将手术后中医辨证属于气虚、气阴双亏、气血双亏的35例乳腺癌、9例胃癌、10例肺癌患者，随机分为对照组和治疗组，两组均采用DOX联合化疗方案4个周期，治疗组于化疗同时应用黄芪注射液。治疗组的心脏毒性、骨髓抑制、消化道等不良反应均明显少于对照组。

10. 参麦注射液　杨旭丽等[15]纳入乳腺癌化疗患者897例并随机分为对照组和治疗组，两组患者全部给予CAF化疗方案，同时口服辅酶Q10+维生素E，治疗组在此基础上加用参麦注射液。治疗6个月后，将两组患者心电图（EKG）、24小时动态心电图（Holter）、cTnT异常发生率进行组间对比，发现治疗组异常发生率明显低于对照组。庄海峰等采用参麦注射液联合右丙亚胺进行蒽环类药物心脏毒性的防治临床试验。结果显示，联合用药组优于单用右丙亚胺组，单用右丙亚胺组优于单用参麦注射液组，单用参麦注射液组优于对照组[16]。

11. 参附注射液　有3项临床随机对照研究分别纳入患者66例、96例、160例，均治疗6个月。3项研究结果均显示，治疗组化疗后cTnI变化均小于对照组。另外张微微等[17]发现，参附注射液治疗组心脏损害发生例数和左心室射血分数（LVEF）降低幅度减少，骨髓抑制程度减轻，KPS评分升高。

12. 生脉注射液　一项系统评价共纳入6个随机对照临床试验，共615例，治疗组307例，对照组308例。分析显示，两组患者均发生了心电图异常，左心室射血分数及短轴缩短率（FS）均下降，左心室舒张末期内径（LVDd）和左心室收缩末期内径（LVDs）均有所增加，而治疗组4项指标的变化均低于对照组[18]。

13. 参芪扶正注射液　有研究显示，参芪扶正注射液可有效改善蒽环类化疗药物所致心脏毒性，保护LVEF，改善生活质量[19]。

14. 稳心颗粒　中药防治化疗药物引发心律失常疗效的文章主要为国人发表，但是其试验设计存在较多缺陷，结果也很难得到一致认可。张琴等[20]检索国内外数据库，搜集中药防治蒽环类抗肿瘤药物引发心律失常疗效的随机对照试验（RCT），检索时限从建库至2017年10月，共获得文献149篇。经逐层筛选，最终仅仅纳入4个RCT，包括312名患者。荟萃分析结果显示，稳心颗粒治疗组心动过速发生率低于对照组（RR=0.35），稳心颗粒治疗的有效率与胺碘酮相比无显著差异。在化疗方案基础上加用稳心颗粒较单用化疗方案不能延缓疾病进展；乳腺癌蒽环类化疗引起心脏毒性患者采用稳心颗粒治疗，较单纯化疗及基础治疗不能改变SOD水平。认为稳心颗粒在预防和减少蒽环类药物引发心动过速发生方面可能有一定疗效，但在改善整体有效率、预防和减少房性早搏、室性早搏、心房颤动和SOD水平方面疗效不明确。受纳入研究数量和质量的限制，上述结论尚待更多高质量研究予以验证。

15. 辨证论治举例　李新等采用前瞻性队列研究的方法，依据治疗方法的不同将167例HER-2阳性乳腺癌意向人群（ITT）分为两个队列，即单纯西药组及联合中药治疗组。两组均按照NCCN指南进行基础标准治疗。中医辨证将其分为四个证型：气滞血瘀型以逍遥散+理冲汤加减；脾虚痰湿型以六君子汤+三仁汤加减；肝肾阴虚型以一贯煎加减；气血亏虚型以当归补血汤+阳和汤加减。中药每日1剂，常规煎煮400ml，分早晚2次口服，连续服药6个月或至疾病进展停药。每2个月随访1次，随访至疾病进展及死亡观察期共3年。结果发现，中药治疗对乳腺癌患者的生存有益，能提高无进展生存率及无进展生存期，能改善患者的生活质量，能减轻赫赛汀治疗的心脏相关症状。

四、小结

近年来中医药在防治化疗药物不良反应方面显现出一定优势。中医认为，以 DOX 为代表的化疗药所涉及的乳腺癌、肺癌及胃癌等肿瘤的病机多为虚实夹杂，如血瘀、痰凝、毒聚与气血不足、阴阳两虚、肝郁脾虚等，治疗主要从祛瘀化痰、解毒散结、补气养血、益气养阴、疏肝健脾等立法，临床常在辨证基础上随症加减方药。不过，目前 DOX 与中药合用的报道多为中药与 DOX 化疗方案（与其他化疗药合用）的联合运用，确切疗效尚待进一步的系统评价。已有较多的实验研究显示，中药复方或中药成分与 DOX 合用确有增效和减毒作用，但有关作用机制的探讨较少，有待深入研究。

目前尚缺乏高质量的随机对照研究（RCT），随访时间过短，因为蒽环类药物慢性心脏毒性发病时间在 1 年以上，甚至在化疗后数年才发生。另外，缺乏安全性评估，未对是否影响化疗效果进行评估[22]。

在生存期延长的同时，如何减轻放化疗的副作用越来越受到肿瘤学家和心脏病学家的重视。我国癌症幸存者人数在迅速上升，如何避免远期心脏毒性发生是肿瘤心脏病学家要研究解决的大难题。中药因其副作用小，临床疗效确切等优势，在防治药物所致心脏毒性方面具有巨大潜力。辨证论治不仅仅是循中药西药化之路，也可能是中医中药的健康发展方向。

（于爽　吴兴利　杨丁友）

参考文献

[1] Armenian SH, Lacchetti C, Barac A, et al. Prevention and monitoring of cardiac dysfunction in survivors of adult: American Society of Clinical Oncology Clinical Practice [J]. J Clin Oncol, 2017, 35 (8): 893 – 911.

[2] 郝炜, 刘胜. 中医药防治蒽环类抗肿瘤药物所致心脏毒性研究进展 [J]. 上海中医药杂志, 2016, 50 (6): 99 – 102.

[3] Yang Zongchun, dreams, money Xie Ming. Traditional Chinese Medicine with more soft attenuated synergies than star joint use of chemotherapy [J]. Journal of Chinese Medicine, 2017, 200: 1382 – 1386.

[4] Chen. Meta – analysis of the efficacy of Chinese medicine in the prevention and treatment of cardiac toxicity by breast cancer anthracyclines chemotherapy drugs [D]. Liaoning university of Chinese Medicine, 2017.

[5] 贾英杰, 李小江, 孙一予, 等. 蒽环类药物心脏毒性及其中药防治 [J]. 时珍国医国药, 2010, 21 (8): 2110 – 2111.

[6] 陈鹃汀, 刘智勤, 朱惠学. 白花蛇舌草对阿霉素增效减毒作用的实验研究 [J]. 北京中医药大学学报, 2011, 34 (11): 751 – 754.

[7] 蔡亚丽, 李瑾. 炙甘草汤加味缓解阿霉素化疗心脏毒副作用 20 例 [J]. 江西中医药, 2008 (6): 56.

[8] 胡文雷, 张燕, 王建中, 等. 加味生脉散合瓜蒌薤白半夏汤防治阿霉素引起心脏毒性的临床观察 [J]. 中国中医药科技, 2014, 21 (3): 318 – 320.

[9] 张新峰,乔翠霞,程旭锋,等. 生脉散加味对乳腺癌接受含蒽环类药物化疗患者的心脏保护作用 [J]. 辽宁中医杂志, 2016, 43 (11): 2307 – 2310.

[10] 梁梦,王敏,卢仙球. 参苓白术散加减联合新辅助化疗治疗乳腺癌临床观察 [J]. 新中医, 2015, 47 (8): 196 – 198.

[11] 李颖,马明星. 十全大补汤加味对含阿霉素化疗方案增效减毒作用的临床观察 [J]. 医学研究与教育, 2009, 26 (4): 75 – 76.

[12] 隋道敬,赵付芝,段学忠. 保心康对阿霉素心脏毒性减毒作用临床观察 [J]. 山东中医药大学学报, 2002, 26 (5): 363 – 364.

[13] 姚诗清,戴小华,周兰. 补气活血法防治表柔比星致心脏毒性的临床研究 [J]. 中华全科医学, 2013, 11 (3): 437 – 438.

[14] 石璐,陈军刚,严啸薇. 黄芪注射液对含阿霉素方案化疗毒副反应的影响 [J]. 中医药临床杂志, 2005, 17 (1): 12 – 14.

[15] 杨旭丽,张华,侯月梅. 参麦注射液对女性乳腺癌化疗患者的心脏保护作用 [J]. 临床心血管病杂志, 2011, 27 (2): 138 – 141.

[16] 庄海峰,张宇,蔡皎皓,等. 右丙亚胺联合参麦注射液降低蒽环类药物心脏毒性的临床研究 [J]. 中国肿瘤临床, 2012, 39 (6): 348 – 351.

[17] 张微微,陈越,钱义明. 参附注射液对含阿霉素类化疗方案减毒增效作用的临床观察 [J]. 河南中医, 2007, 27 (4): 70 – 71.

[18] 杨敏,卢静,牟金金,等. 生脉注射液防治蒽环类抗肿瘤药心脏毒性的系统评价 [J]. 中国药物警戒, 2012, 9 (11): 666 – 669.

[19] 顾晓怡,姜藻,董丽钧. 参芪扶正液抗蒽环类化疗药物所致心脏毒性的作用 [J]. 东南大学学报:医学版, 2008, 27 (5): 375 – 377.

[20] 张琴,杨欣宇,张晓雨,等. 中药防治蒽环类药物引发心律失常疗效的系统评价 [J]. 中国循证医学杂志, 2018, 18 (06): 604 – 609.

[21] 李新. 中药联合长春瑞滨治疗老年ⅢB/Ⅳ期非小细胞肺癌的临床研究 [D]. 广泛:广州中医药大学, 2017.

[22] 陈吉,于泓,刘晓利. 蒽环类药物心脏毒性及防治进展 [J]. 国际心血管病杂志, 2014, 41 (1): 39 – 41.

第三十六章

心脏自身肿瘤临床与影像学

心脏占位性病变包括肿瘤性和非肿瘤性病变。非肿瘤病变包括感染、血栓、囊肿、静脉曲张、钙化和异位等。心脏肿瘤是一种罕见疾病,临床表现复杂多样,常缺乏特异性,易被误诊及漏诊。心脏肿瘤通常分为原发性和继发性肿瘤,原发性又可分为良性(75%)和恶性(25%),继发性肿瘤均为恶性。虽然大多数原发性心脏肿瘤不是恶性的,但因为许多肿瘤发生的位置不稳定,其临床病程不一定等同于良性肿瘤。小的良性病变仍可引起血栓栓塞事件,而大的肿块会阻碍血液流动,导致心力衰竭。目前国内外尚无通用的心脏肿瘤的诊疗指南,本章结合国内外进展,重点对心脏肿瘤的临床与影像学表现予以概述。

一、心脏肿瘤临床表现

(一)心脏肿块的种类和分布

心脏肿瘤临床表现复杂多样,缺乏特异性,常在体检或因病常规影像检查时意外发现。常见的心脏肿块见表36-1[2,10]。

表36-1 心脏肿块的分类

肿瘤					非肿瘤	其他
原发性		继发性				
良性肿瘤	恶性肿瘤	直接扩散	血行转移	淋巴转移		
黏液瘤	肉瘤	乳腺癌	胃肠道肿瘤	淋巴瘤白血病	错构瘤	血栓
脂肪瘤	淋巴瘤	肺癌	黑色素瘤		横纹肌瘤	赘生物
		食管癌	乳腺癌		纤维瘤	不定形钙化
			生殖泌尿系统肿瘤		乳头状弹性纤维瘤	正常结构
			肾脏肿瘤		年龄相关性增生	影像学伪影
			肾上腺肿瘤		脂肪瘤样肥大	
			肺癌		反应性增生	
			甲状腺肿瘤		兰伯氏赘生物	
			肝癌			

(二) 各类心脏肿瘤的流行病学

原发性心脏肿瘤较为少见，发病率为 0.0017%~0.033%。Butany 等报道 323 例原发性心脏肿瘤患者中 94% 为良性，其中约一半为黏液瘤，其他依次为乳头状弹性纤维瘤、纤维瘤、脂肪瘤[1-11]。原发性恶性心脏肿瘤仅占 10%，其中 90% 为肉瘤，其中血管肉瘤最常见，其他为淋巴瘤、白血病或黑色素瘤。

继发性心脏肿瘤的发病率远高于原发性（30~1000 倍）[1-11]。其他部位肿瘤转移至心脏的概率约为 20%，转移途径常为直接转移、血源性或淋巴转移。肺癌、乳腺癌、食管癌、胃癌、肾癌、黑色素瘤、淋巴瘤和白血病是最常见的原发性肿瘤。

(三) 发病年龄与发病部位特点[1-11]

心脏肿瘤患者中，40~49 岁发病率最高（占 29.8%）。其中 50~59 岁心脏黏液瘤发病率最高；横纹肌瘤多发生于 0~9 岁；其余年龄组最多见的良性肿瘤为黏液瘤和脂肪瘤，恶性肿瘤为心脏间叶肉瘤和血管肉瘤。

心脏肿瘤的发生部位较固定，血管肉瘤常发于右心房，黏液瘤常发于左心房，横纹肌瘤及纤维瘤常发于心室，乳头状弹性纤维瘤常发生在瓣膜，转移性心脏肿瘤常累及心包、通过血源性转移至心肌、肺静脉及下腔静脉。

(四) 常见临床表现[1,10]

心脏肿瘤的症状与肿瘤的位置有关。其主要临床表现为：①阻塞血流及干扰心瓣膜功能；②局部侵袭引起心律失常或心包积液；③由肿瘤碎片或肿瘤周围血栓引起大脑、冠状动脉、视网膜栓塞；④全身症状，如呼吸困难、晕厥、胸痛、胸闷、发热、体重减轻。

心脏右侧肿瘤可以引起肺栓塞，肺动脉或右心室流出道病变可引起右心室扩大及衰竭。完全心瓣膜阻塞可引起心跳骤停。心包病变表现为心脏扩大、心包炎、心包积液和/或填塞，累及心肌表现为房性或室性心律失常、冠状动脉疾病的症状及心电图改变。

(五) 诊断

需根据患者临床资料和影像学特征进行初步诊断（表 36-2），必要时进行活检以明确诊断[6,7,10,11]。

表 36-2 原发性良性心脏肿瘤特征

类型	年龄/性别	合并症	常见部位	解剖特征	超声表现	CT 表现	MRI 表现
黏液瘤	30~60 岁	Carney 综合征	房间隔卵圆孔区、左房多于右房	胶冻状，带蒂，常有钙化、出血、坏死	活动性肿块，细蒂	混杂低密度影	T2WI 混杂高信号、不均匀强化
乳头弹性纤维	中老年	无	心脏瓣膜	瘤体 <1cm，叶状，细蒂，很少钙化、出血或坏死	边缘"闪烁"	<1cm 时很难发现	<1cm 时很难发现

续表

类型	年龄/性别	合并症	常见部位	解剖特征	超声表现	CT 表现	MRI 表现
脂肪瘤	无特异	可有结节性硬化症	心包腔或心房、心室腔	很大、基底宽，无钙化、出血或坏死	心包腔内低回声、心腔内中强回声	均匀脂肪低密度影	均匀脂肪低信号长T1、未强化
横纹肌瘤	婴儿、<4岁儿童	结节性硬化症	室壁、房室瓣、室流出道	壁内、多发、柄状，几毫米至几厘米，可自发性消退	较周围心肌回声强	增强CT低密度影	T1WI等信号、T2WI高信号
纤维瘤	婴儿、儿童、青少年	Gorlin综合征	心室	瘤体大，室壁内常有钙化，无出血、坏死	室壁内钙化影	钙化影	T1WI等信号、T2WI低信号、延迟强化

二、不同心脏肿瘤的临床与影像学特征[1-11]

恶性心脏肿瘤及少部分良性心脏肿瘤的预后很差，故对病变临床与影像学特征的描述至关重要。本章重点介绍良性和恶性原发性心脏肿瘤、转移性疾病、心脏假瘤以及正常变异的影像学特征。

（一）成像方式[12-15]

超声心动图检查方便、成像时间较短，也能对动态心脏结构进行实时成像，对瓣膜和腔室进行功能评估，并具有较高的空间分辨率。绝大多数进行手术的心脏肿块（高达85%）最初是通过超声心动图诊断的。经胸超声心动图（TTE）可显示病变大小、位置、数量、血流动力学改变，以及有无合并心脏其他病变，为首选辅检方法。对比造影可用于评价心脏肿块的血管和灌注情况，有助于鉴别血管肿瘤和非血管血栓。声学造影、实时三维超声心动图等新技术进一步提高对心脏肿瘤的诊断敏感性。经食管超声心动图（TEE）避免了声学窗口的限制，在观察左心耳等特定心脏腔室方面有优势。与计算机断层扫描（CT）和磁共振成像（MRI）相比，超声心动图对操作者的依赖性强，对纵隔和心外结构的组织学特征判别和评估作用有限。

CT成像速度快、空间分辨率高，能够清晰显示肿瘤的大小、位置、数目、形态与毗邻，能发现少见部位的肿瘤，并对肿瘤的良恶性进行初步判断。还可以显示心脏肿瘤与周围组织的毗邻关系、心脏缺损、心外病变，能早期发现心外种植或转移瘤。根据CT值不同可以推断肿瘤的组织学特性和血供，双源CT（DSCT）还可显示肿瘤供血血管。与超声心动图相比，CT对组织成分特征，特别是脂肪和钙的鉴别精准，有助于心脏肿瘤的鉴别诊断。心电门控CT能够对心脏瓣膜进行多平面重建，并对心肌功能进行分析。但是，CT对移动的和较小的结构的识别能力不如超声心动图，对组织成分的判定又不如MRI。不同影像学检查的特点见表36-3。

表36-3 心脏肿瘤不同影像学对比

方式	优点	缺点
超声心动图	广泛应用，具有最高的空间和时间分辨率，可实时评估动态结构	显示组织学特征有限，检查依赖于操作者主观经验，评价胸腔内心外结构有限
心电门控多层螺旋CT	图像采集快，可较好分辨脂肪和钙化特征，评估整个胸腔	显示组织学特征比MRI差，时间分辨率比超声心动图差，有电离辐射
心脏磁共振（MRI）	组织特征显示最好，可进行功能成像，也可显示整个胸腔	空间分辨率最差，图像采集时间长，部分植入装置的患者无法进行MRI检查

心脏MRI能够对铁含量、水肿、灌注和延迟强化等组织学特征进行详细评估。它能够显示心脏肿瘤的位置、大小、形态及数目，判断肿瘤的良恶性和浸润程度，以及对心脏结构进行多平面成像及功能评价。但是，MRI的空间分辨率最差，对瓣膜病变或小肿块的评价作用有限。MRI图像采集时间长也是其主要缺点之一。良恶性心脏肿瘤的MRI鉴别见表36-4[6,10]。

表36-4 良恶性心脏肿瘤的MRI鉴别

比较项目	良性	恶性
病程	缓慢	迅速恶化
好发部位	心腔，左心房最多	无特异，右心系统稍多
大小、数目	肿瘤局限、单发，也可多发	累及多个心腔或弥漫性
形态	规则、卵圆形或分叶形状，心腔肿瘤基底窄或瘤蒂	肿瘤大或形态不规则，心腔肿瘤基底宽
MRI信号	均匀	高低混杂、囊变、坏死、出血
增强	轻度或均匀强化	影像强化、不均匀
浸润性	无	易累及心脏瓣膜、大血管
心包积液	一般无	多见、血性积液
心外转移	无	常见

核素成像在诊断特定肿块中起着重要作用。使用^{18}F-脱氧葡萄糖（FDG）的PET可用于评估肿瘤的代谢和全身转移情况。

（二）假性肿瘤

常见的正常变异及可能造成误诊的良性疾病见图36-1[6]。

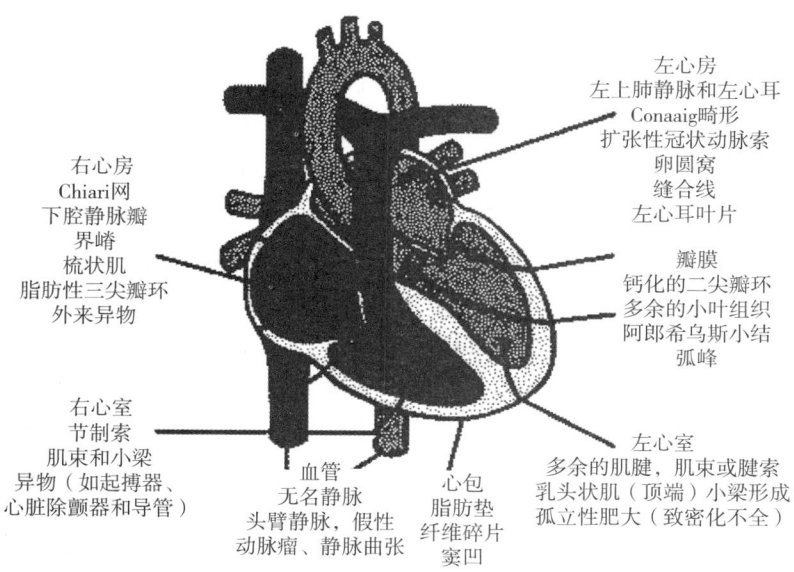

图 36 – 1 正常变异/可能造成误诊的良性疾病

1. 血栓　血栓是血流在心血管系统血管内面剥落处或修补处的表面所形成的小块，由不溶性纤维蛋白、沉积的血小板、积聚的白细胞和陷入的红细胞组成。血栓通常发生在血流缓慢的区域，这与内皮或心内膜损害有关。心脏淀粉样变性、瓣膜病（特别是二尖瓣狭窄）和房颤与心房血栓形成有密切关系。大多数的附壁血栓与潜在的心脏疾病有关，心房血栓比心室血栓更常见。心内血栓最常见于扩张型心肌病患者的左心室、房颤患者的左心耳或心肌梗死患者的梗死或疤痕区域，以左室尖多见。右侧心内血栓患者可无症状或出现全身栓子，通常与留置导管或装置有关。

肉眼检查，心脏血栓为红色或黄褐色质实的肿块，组织学上表现为分层血栓、红细胞退化，血小板和纤维蛋白的数量也有不同程度的变化。超声心动图显示心内血栓为高回声充盈缺损，内部无血流。TEE 较 TTE 可以更好地显示左心耳。CT 检查显示心内血栓是心内膜表面附近边缘清楚的低密度肿块或结节，没有强化以及侵入心肌的。MRI 与 CT 的特征表现相似。在 MRI 上，血栓的内部组织信号取决于血栓的成分。心内血栓的诊断通常基于肿块位置和形态。抗凝治疗后重复成像可有助于心内血栓的确诊。

钙化的不定形肿块常常是由于附壁血栓的钙化和退化，可发生在任何心腔内，右心房最常见，其发生与异常凝血状态相关。肾功能衰竭可能加速钙化形成。在组织学上，表现为嗜酸性物质（可能是退化的血成分和纤维蛋白）基础上的结节钙化（图 36 – 4）。二尖瓣环钙化（MAC）是钙和脂质沿着纤维环的退行性沉积。MAC 可能会发生中央软化，其中钙化物质变成一种沙粒样"牙膏状"物质。当二尖瓣环在心脏周期内弯曲和运动时，MAC 的钙化外壳可能会裂开，进而导致粗糙的"牙膏状"物质挤出至瓣膜表面或进入心腔，甚至导致血栓栓塞。常见于 60 岁以上的女性。黏液瘤、二尖瓣疾病或左心室压力负荷（如肥厚性心肌病、系统性高血压）等也可能加速 MAC 的进展。

2. **突出的界嵴**　界嵴（crista terminalis，CT）位于右房侧壁，是自上腔静脉口前方至下腔静脉口前方的肌性隆起，与下腔静脉口前方的欧氏嵴（eustachian valve，EV）相延续。超声心动图显示，界嵴在右心房后外侧呈高回声。同样，在 CT 和 MRI 上，其成像特征都与相邻的右房壁相同。当它突出时，图像上显示为肿块。

3. **心脏假腱索**　假腱索是从原始心脏的内肌层衍生而来，多数为致密纤维组织，少数由心内膜包裹的心肌构成，既有单条，也可多条位于心房或心室内两个非瓣膜心内膜面之间。发生率高达 50%。在左心房，与 Chiari 网、卵圆孔和室性上心律失常有关。左室假腱索是一种无临床意义的解剖学变异，近年来认为左室假腱索可能与心脏杂音、心律失常和胸痛、胸闷、心悸有关。左室假腱索最常见的位置是左后乳头肌到室间隔（66%），其次是横跨前外侧和后部的乳头状肌。在组织学上，假肌腱含有纤维组织、心肌、弹性组织和血管。如果假腱索妨碍到心内装置的安置，则需手术切除。

4. **房间隔脂肪瘤样肥厚**　房间隔脂肪瘤样肥厚是指脂肪细胞在心脏房间隔增殖而产生的对房间隔相邻结构组织的挤压的一系列病症。多表现为良性的无包膜脂肪包块，常累及房间隔卵圆孔边缘，但不侵犯卵圆孔膜，呈典型的"哑铃状"影像。该假瘤多见于肥胖和老年患者。显微镜下，肿块中含有异常增大的肌细胞和脂肪细胞。脂肪成分包括代谢活跃的棕色脂肪以及成熟的脂肪细胞。脂肪的影像特征，可以根据组织成分和位置进行诊断。值得注意的是，由于棕色脂肪含量高，肥厚的房间隔在 PET 成像上显示 FDG 摄取增加。

5. **心包血肿**　心包血肿与心脏手术和创伤有关。通常其外有纤维层包裹，内为浓缩血液成分和体液。根据它们的锐度，可以有不同的病理表现。TTE 显示心包腔内有高回声的心外肿块，可对邻近结构造成非浸润性占位效应。心包血肿会根据年龄显示不同的密度或信号特征，无强化。慢性心包血肿可表现为 CT 上的周围性高密度影或 MRI 的 T1 低信号。

6. **心包囊肿**　心包囊肿是一种发生于心包的先天性支气管源性囊肿，起源于心包内胚层，含有中胚层和内胚层衍生成分。囊肿与心包腔隔绝，如果经蒂与心包腔相通则称为心包憩室。心包囊肿最常发生在右侧心膈角，直径一般为 1~3cm。心包囊肿须与心包血肿鉴别。前者影像学表现为边界清楚、薄壁的囊性肿块，具有流体特征，超声心动图无回声，在 CT 上表现为囊性液体密度，MRI 上也表现为无增强的液体信号（图 36-2）。

（三）良性肿瘤

1. **黏液瘤（图 36-3）**　心脏黏液瘤是最常见的心脏原发良性肿瘤，约占所有心脏肿瘤的 40%~96.7%。多数有瘤蒂，可发生于心房、心室腔，最常见于左心房，约占 75%。多数肿瘤有瘤蒂与心房壁相连，90% 的左房黏液瘤附着于心房间隔卵圆窝处。其起源尚有争论。诊断的平均年龄为 53 岁，女性居多（63%）。绝大多数为单发肿瘤，但也可为多发，常有家族遗传倾向。临床表现各异，多数患者以栓塞和全身症状为主诉，主要取决于肿瘤的位置。老年患者较少，主诉呼吸困难和胸闷。多数研究认为，心脏黏液瘤增长迅速，多数患者在手术时已经有很明显的症状。目前，无症状黏液瘤的发病率有所增加，这可能与 MRI 等影像学诊断技术的不断提高有关。手术切除是目前唯一有效的治疗方法，围手术期死亡率不超过 5%。家族性黏液瘤的复发率为 20%，散发病例的复发率为 3%~8%。

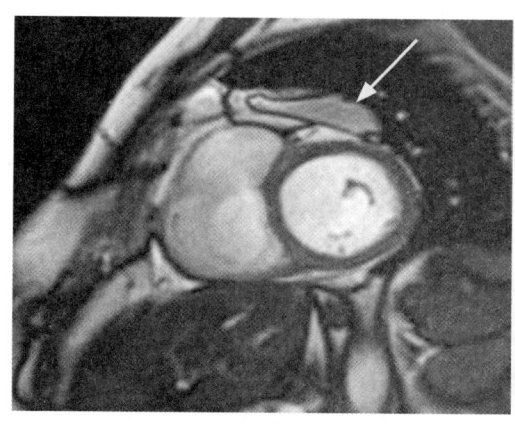 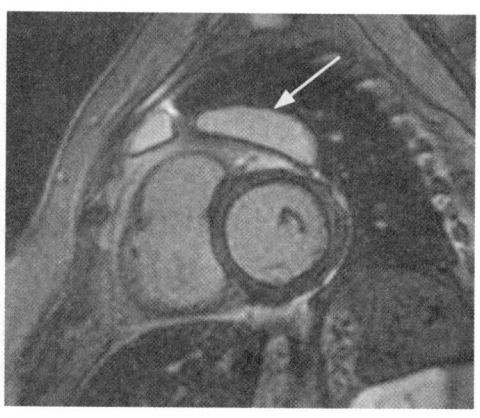

图 36-2　短轴位箭头所示处可见局限性均匀异常信号，增强扫描未见强化

通常黏液瘤是胶状或坚硬的肿块（直径约 4cm），有短而细的柄（占 85%），并伴有局灶性出血和/或裂隙。少数黏液瘤基底广泛附着，易破碎并发生栓塞。组织学诊断取决于是否存在黏液瘤或胚层细胞，包括数量不等的黏液样基质。黏液瘤通常表现为可移动的肿块通过细柄与房间隔连接，通过超声心动图、CT 或者 MRI 检查都能确诊。CT 可以显示由于空化/出血或瘤内脂肪而引起的不同程度的射线衰减。MRI 可以获取组织成分信息，黏液样组织通常表现为 T1 低信号及 T2 高信号。

当形态学表现不典型时，需要与不同类型的良性肿瘤（特别是血管瘤）或可能的恶性肿瘤（肉瘤或转移瘤）相鉴别。良性肿瘤的影像学特征包括边界清楚及肿块效应，邻近结构受压移位但不受侵犯。侵袭性特征包括边缘不规则和对邻近结构的侵袭。

此外，年轻患者或发生在心房以外的黏液瘤更有可能与遗传性常染色体疾病 Carney 综合征有关。患者的其他组织，特别是内分泌组织中发生肿瘤的风险增加，而且发生在这些患者身上的黏液瘤比散发的心脏黏液瘤复发和恶变的可能性更大。

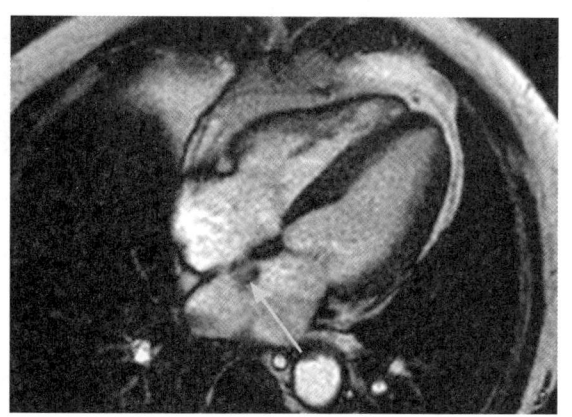

图 36-3　左房黏液瘤，直径 1.9cm，四腔心位

2. 脂肪瘤（图 36-4）　心脏脂肪瘤是一种罕见的良性肿瘤，占心内肿瘤不到 1%，由

成熟的脂肪细胞构成。脂肪瘤一般无症状，体积过大时可引起并发症，如左心室功能障碍。多发性脂肪瘤与结节性硬化症和先天性心脏缺陷有关。组织学上，脂肪瘤是由成熟的脂肪细胞和极少的心肌细胞组成的包裹性肿块。多数位于心肌外或心包下，大小不一，大者直径可达 15cm。心内膜下的脂肪瘤通常较小，而心外膜下的脂肪瘤可以很大，压迫冠状动脉可造成心绞痛。CT 和 MRI 对脂肪瘤的识别具有高度特异性，可以用来确诊，超声心动图不具备诊断价值。

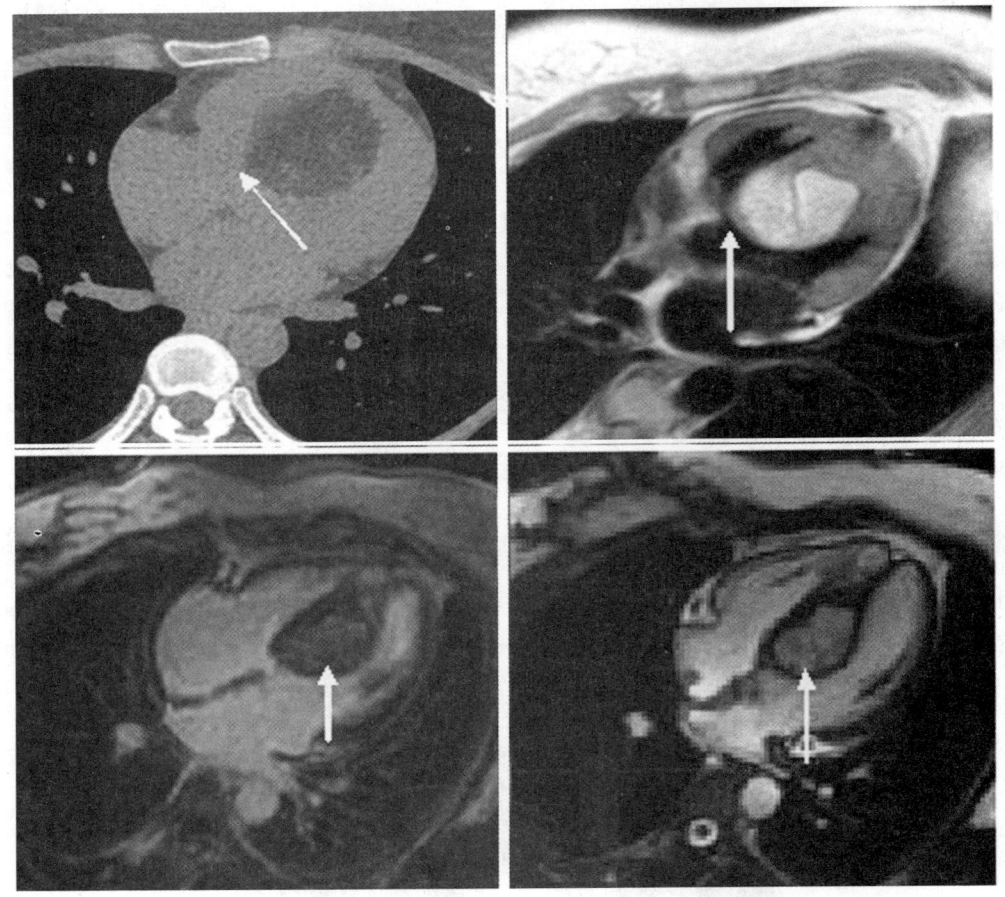

图 36-4　CT 显示室间隔低密度肿块，直径约 3.9cm。T1-TSE 呈较均匀高信号。电影序列四腔心位呈等低信号。增强扫描延迟无强化

3. 纤维瘤　心脏纤维瘤是由心肌内的成纤维细胞构成的良性肿瘤。显微镜下显示均匀的无异型性的成纤维细胞，常有钙化（图 36-5）。多见于儿童，是儿童中最常见的需手术切除的心脏肿瘤，约 1/3 患者发病时小于 1 岁，无性别差异。常单发，多累及室间隔，边缘清晰，瘤体内部常有钙化但无液化、坏死或出血。常合并 Gorlin 综合征（痣样基底细胞癌综合征），表现为颌骨囊肿、多发基底细胞癌、骨骼系统异常及多系统器官肿瘤倾向。常见的临床表现包括胸痛、发绀、晕厥、心律失常、心力衰竭甚至猝死，1/3 患者无临床症状。

对于有症状的患者，主要的治疗手段是手术切除。

超声心动图显示纤维瘤为非收缩性心肌内占位病变。CT 表现为边缘光滑的均匀软组织密度影，常伴钙化。其纤维性质在 MRI 上表现为 T1WI 与心肌呈等信号，T2WI 呈低信号，延迟增强呈均匀强化。

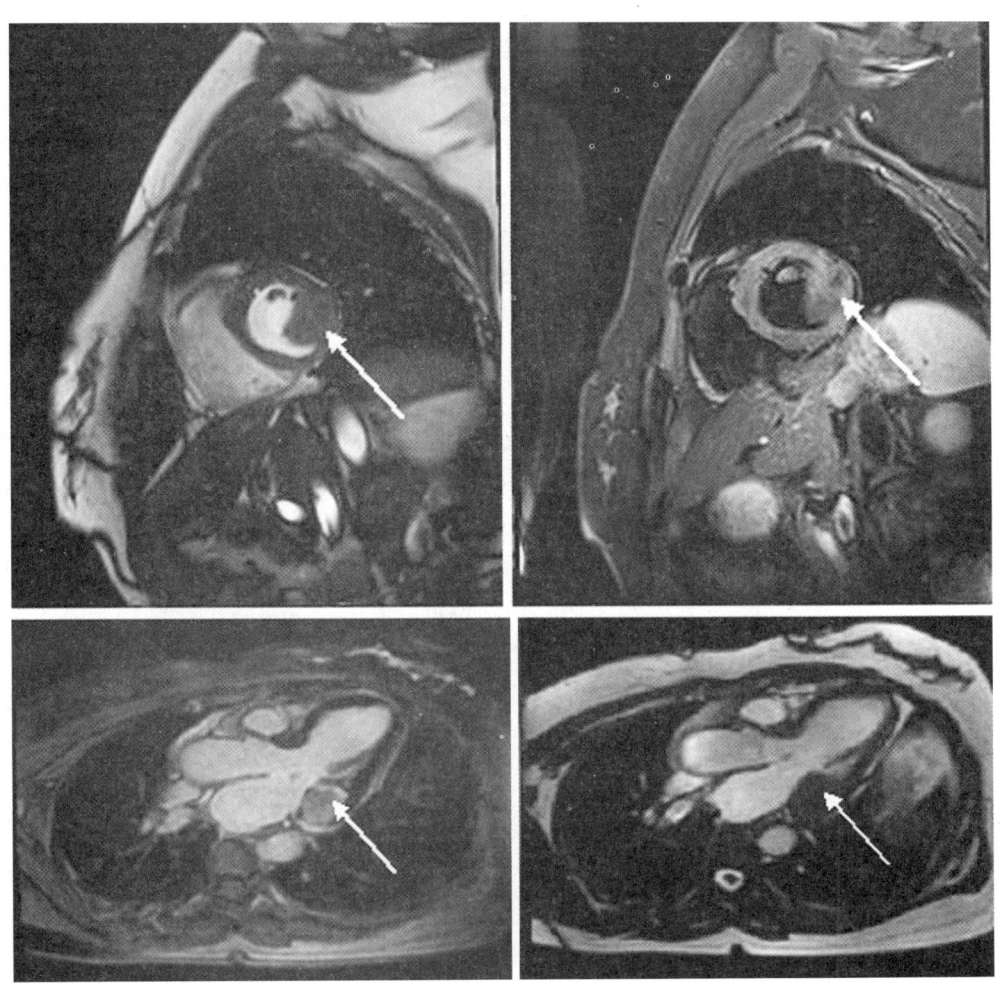

图 36-5 短轴位及三腔心位可见病变位于左心室侧壁，大小约 4.6cm×3cm；增强扫描呈不均匀强化

4. 组织细胞性心肌病 组织细胞性心肌病是一种先天性心肌细胞损伤引起的疾病。多数是散发的，但部分家族病例与 NDUFB11 基因的突变有关。男女发病比例为 1:4，平均发病年龄为 10~13 个月。最常见的临床表现是心律失常，其次是猝死和癫痫。病变可以发生在心脏的任何部位，包括心外膜、心内膜、房室淋巴结和瓣膜。心脏内结节通常位于瓣膜附近，这些瓣膜凸起，呈黄色，平均大小为 2mm。组织细胞型心肌病的细胞比正常的心肌细胞大，比横纹肌瘤的细胞小。针对难治性心律失常，通常采用消融或药物治疗。少数也可进行手术切除和心脏移植。

5. 异位组织　异位组织是指在心脏内先天性组织残留形成的肿块。最常见的是支气管囊肿和房室淋巴结囊性肿瘤。房室结囊性肿瘤被认为是在房室结区域的膜性隔膜附近发生的一种鳃后体异位，常会导致先天性心脏传导阻滞和猝死。支气管源性和肠内囊肿可偶发于心包或心肌内。男女发病比例约为2∶1。必要时可手术切除。

6. 心脏炎性肌纤维母细胞肿瘤（IMT）　IMT是一种由分化的肌纤维母细胞性梭形细胞组成，常伴大量浆细胞和/或淋巴细胞的一种间叶性肿瘤，也称炎性假瘤或肌纤维化的炎性肿瘤。好发于儿童和青少年，患者就诊平均年龄约为16岁。临床可出现大脑或下肢栓塞，冠状动脉栓塞可导致心肌缺血、梗死和猝死。累及部位包括二尖瓣心内膜面、三尖瓣、主动脉瓣、肺动脉瓣、左心房、左心室、右心房、右心室。在组织学上是息肉样病变，类似于软组织的IMTs。手术切除效果很好，存活率很高。

7. 心脏乳头样弹性纤维瘤　心脏乳头样弹性纤维瘤是起源不清的原发性良性心脏肿瘤。瘤体自瓣膜的内膜发生，主要以心内膜的纤维组织、弹力纤维、平滑肌细胞及黏多糖基质组成乳头的轴心，外膜被以增生的心内膜细胞。发病约占心脏原发肿瘤10%，仅次于心脏黏液瘤。本病多见于老年人，无性别差异，可发生于心脏的任何部位，且多为单发。肿瘤最多累及主动脉瓣和二尖瓣（80%～90%），其次是三尖瓣和肺动脉瓣。乳头样弹性纤维瘤较小，平均直径多在1cm左右，大者可达5～7cm。弹性纤维瘤多个乳头状突起由一个短蒂连与心内膜上，呈典型"菜花样"表现，质地较脆，表面易形成血栓，血栓脱落或瘤体乳头断裂易致栓塞。不同部位栓塞引起不同的临床症状，如冠状动脉栓塞引发心绞痛、心肌梗死或猝死，脑血管栓塞引起脑梗死。经超声心动图可见瓣膜上活动度大的小瘤体，其头部显示清晰，并且在交界部位可以发现典型的"闪烁"或"颤动"斑点状结构。瘤体在CT上通常表现为低密度信号，在MRI上表现为T1中信号和T2中高信号，无明显增强。由于能分辨较小病变，超声心动图在评估瓣膜病变上优于CT和MRI。主要的治疗手段是外科手术切除，并需要与心内膜炎相鉴别。

8. 心脏横纹肌瘤　心脏横纹肌瘤（cardiac rhabdomyoma）是一种少见的伴有骨骼肌分化的心脏原发性肿瘤，常多发，累及心室壁及房室瓣，易误诊为肥厚型心肌病。心脏横纹肌瘤与结节性硬化症（TSC）高度相关，近80%的心脏横纹肌瘤患者同时患有结节性硬化；相反，儿童TSC患者中近一半患有心脏横纹肌瘤。TSC呈常染色体显性遗传，90%发生于1岁以内，常伴有预激综合征，可并发错构瘤、癫痫和典型皮肤病变。

本病常在子宫内已被确诊，可伴有心室流出道梗阻（LVOT）或心律失常。横纹肌瘤是一种发生在心肌内的质实的白棕色结节，最常发生在心室壁内。影像学特征可以明确诊断。超声心动图表现为回声均匀、边界清晰的肿块。增强CT扫描显示低密度肿块。MRI显示心肌内孤立性肿块或局限性心肌增厚，T1WI与周围正常心肌呈等信号，T2WI呈稍高信号，增强后可强化。心脏横纹肌瘤有自发性退化的趋势，在10岁以上的儿童中很少见。抑制mTOR信号传导通路的药物（如everolimus）已被证明能加速瘤体消退。

9. 心脏畸胎瘤　心脏畸胎瘤是起源于原始生殖细胞的肿瘤。肉眼观是典型的多囊肿块，大者可达15cm。这些肿瘤通常可见于合并心包积液的儿童，心包积液过多时可能造成填塞。子宫内超声可诊断为部分囊性纵隔肿块，常伴有心包积液或胎儿积液。在CT和MRI上，可见部分囊性的不均质肿块，脂肪成分在 CT 上呈极低密度影；在 MRI T1 和 T2 图像上呈高信号，在化学饱和脂肪抑制序列上失去信号。

10. **血管瘤** 血管瘤是一种良性的血管性肿瘤，占成人良性心脏肿瘤的 5%。多数患者无症状，也可能引起心悸、心律失常、心包积液和呼吸困难等症状。右心房多见，大小不等。TTE 显示血管瘤为均匀、高回声的肿块。CT 和 MRI 都可以观察到其特征性的延迟增强。在组织学上，大多数的心脏血管瘤是空洞或毛细血管型。右心房的心内膜常伴有浸润，并可引起血栓形成。手术治疗适用于引起症状的或较大的病变。

11. **副神经节瘤** 副神经节瘤是一种起源于副神经节细胞的肿瘤，包括心房内和房室沟副神经节瘤和位于大血管根部的心脏副神经节瘤。诊断的平均年龄是 39 岁，近 2/3 肿瘤发生在心房，左房更多见，典型的发生部位在心房肌间沟内。患者常表现为高血压和胆碱能过量。在 [131]I - 间碘苄胍扫描的核医学影像上，肿瘤可定位于纵隔。TTE 显示副神经节瘤为巨大的回声样肿块。在 CT 通常上表现为边界清楚、不均匀增强的肿块。MRI 显示肿瘤的 T2 信号明显增高，并有明显的增强，但中央坏死区无强化。副神经节瘤的形态可能与原发性心脏血管肉瘤相似，但副神经节瘤比血管肉瘤更具侵袭性，而且多发于左或右房室沟，而血管肉瘤多见于右心房。副神经节瘤一般归类为良性，但也有少数表现为恶性。

（四）原发性恶性心脏肿瘤[12-15]

心脏恶性肿瘤形态多不规则，基底宽，通常无蒂，呈浸润性生长，可侵入心外膜、心腔或心肌，易对周边组织造成压迫和阻塞，并与正常组织界限不清。相较于良性肿瘤，恶性肿瘤侵袭范围更大，可通过直接侵袭破坏多个腔室及瓣膜。

心脏肉瘤多发于 30~50 岁，无性别差异，常累及左心系统，尤其是左心房。血管肉瘤（31%）、横纹肌肉瘤（21%）、间质肉瘤（15%）和纤维肉瘤（11%）较为常见，平滑肌肉瘤、脂肪肉瘤、浆细胞瘤和癌肉瘤等发病率极低。出现临床症状时提示存在心腔内梗阻、局部广泛浸润或远处转移。病情进展较快，预后较差，平均存活期仅 1 年。

1. **血管肉瘤** 血管肉瘤是最常见的原发性心脏恶性肿瘤，是一种内皮细胞肿瘤，占成人心脏肉瘤的 40%。血管肉瘤进展可以完全侵袭心房壁，并将整个心腔填满，甚至侵袭邻近的结构。多数肿瘤发现时已经转移到肺、肝脏和脑。75% 发生在右心系统，右心房更多见，经常侵犯心包。多发生于中年男性。症状无特异性，可表现为发热、体重减轻、胸痛、呼吸困难、心包填塞等。由于呼吸困难的症状，这些肿瘤通常最先被 TTE 发现，表现为回声性肿块伴心包积液。CT 或 MRI 成像则可以更清楚地分析肿块的形态、侵袭性和组织成分。CT 和 MRI 均显示为不规则的浸润性肿块，由于出血和坏死而呈异质性，并且瘤体有明显的增强。预后很差，如果没有手术切除，90% 的患者诊断后 1 年内死亡，完全的手术切除加上辅助的化疗可以延长生存期。

2. **内膜肉瘤** 内膜肉瘤是恶性间叶细胞肿瘤，特点是肿瘤在腔内生长，易引起阻塞和栓塞，肺动脉内膜肉瘤的发生率是主动脉的 2 倍。由于无其他特异性症状，常常被误诊为肺栓塞。主动脉的内膜肉瘤常会转移至骨骼及多个脏器，生存期只有几个月。肺动脉的内膜肉瘤患者常死于血管栓塞或右心衰竭。

3. **其他肉瘤** 其他原发性心脏肉瘤发生率低，其中较常见的是未分化肉瘤。

未分化肉瘤的组织分化缺乏特异性,表现出明显的多形性。高级别未分化肉瘤,以前也被称为恶性纤维组织细胞瘤,呈分叶状,常发生在左心房,固定或有蒂,通常直径可达 10cm,有时被误诊为黏液瘤,发生转移较晚。但与黏液瘤不同的是,这类肿瘤通常发生在间隔以外,通常呈宽基底。可以侵犯邻近的结构,如肺静脉,并表现为不同的形态。影像学表现多样,通常在所有的成像方式上都可以看到心肌和/或邻近结构的侵犯,再加上极少发生间隔病变,有助于与黏液瘤区别。临床可表现为血压过低、外周水肿、急性心力衰竭等,预后很差。

(1) 心脏平滑肌肉瘤最常出现在左心房,与肺静脉有关。发病年龄通常在 60 岁左右。临床症状通常包括呼吸短促和胸痛。预后主要取决于切除的完全性。

(2) 滑膜肉瘤是一种非常罕见的男性多发的心脏恶性间质瘤(男女发病比例为 53:1),平均发病年龄约为 35 岁。其特征是一种特定的染色体易位(X;18)导致特定的融合基因 SS18 - SSX。呼吸困难是最常见的症状,肿瘤通常累及心包。许多患者在诊断后 24 个月内死亡。放疗和化疗可提高生存率。

(3) 其他罕见的肉瘤,如骨肉瘤、脂肪肉瘤、恶性周围神经鞘瘤、横纹肌肉瘤、黏液纤维肉瘤、恶性孤立纤维肿瘤等均可发生于心脏。与其他原发性心脏肉瘤一样,预后通常较差。

4. 淋巴瘤 淋巴瘤是一种起源于淋巴造血系统的恶性肿瘤,表现为异常的淋巴细胞单克隆增殖。原发性心脏淋巴瘤为大部分肿瘤位于心脏或仅累及心脏或心包的非霍奇金淋巴瘤。肿瘤通常影响免疫功能低下的中老年患者(平均年龄 63 岁),男性多见。心脏受累最常见的部位是右心房、右心室。最常见的表现是难以控制的心力衰竭和全身非特异症状,如夜间出汗、厌食、体重下降。

大体病理学典型表现为心外淋巴瘤中的多个坚实的白色肿块。本病进展还可伴有纵隔淋巴结肿大、胸膜渗出、肺栓塞等转移征象。TTE 检查,心脏淋巴瘤是一种低回声、心肌内浸润的肿块。在 CT 上常表现为低密度肿块伴均匀强化。MRI 显示肿块呈 T1 低信号和 T2 高信号,并伴有不同程度的增强(图 36 - 6)。心脏淋巴瘤与心脏血管肉瘤的形态学特征相似,但心脏淋巴瘤通常是无坏死的均匀肿瘤,且少见心包积液。确诊需影像引导下经静脉或经胸廓活检或心包积液的细胞学检查。与其他原发性心脏恶性肿瘤不同,原发性心脏淋巴瘤可能对治疗有反应。

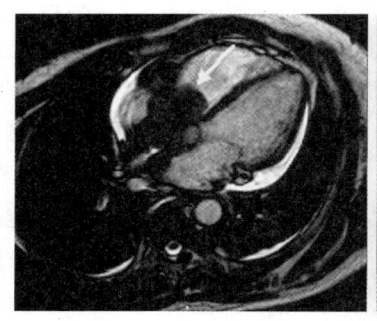
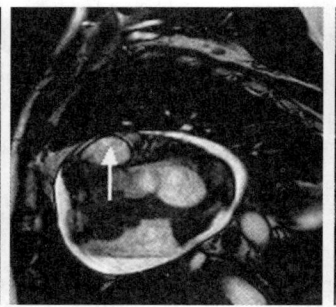
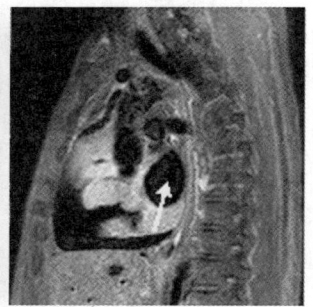

图 36 - 6 四腔心位及电影序列短轴位见病变位于右心房,延迟强化明显,均匀强化

（五）转移性恶性肿瘤

其他部位的恶性肿瘤可通过以下 4 种途径到达心脏：直接蔓延、淋巴转移、血源性转移及从下腔静脉向腔内扩展。转移到心脏的肿瘤比原发性恶性心脏肿瘤更为常见。

1. **血道转移** 转移性恶性肿瘤是由起源于心脏以外的器官的肿瘤细胞组成的。临床表现与肿瘤大小和位置有关，如有流出道阻塞或相关的心包积液时可出现呼吸困难。部分患者无明显症状，仅在全身筛查成像或其他部位肿瘤分期的情况下才能被发现并确诊。肿瘤可单发或多发，位于心肌或心包。如肾细胞癌和黑色素瘤就可以血源性地扩散到心脏。根据原发恶性肿瘤的不同，影像学表现多变。如果发现多个心内肿块，应高度怀疑转移性恶性肿瘤。当孤立性肿块出现时，恶性肿瘤病史可能是提示转移的关键证据。

2. **淋巴扩散** 因为心脏的淋巴管是传出的，故通过淋巴管扩散的心肌转移瘤非常罕见。因此，通过淋巴管扩散到心脏的肿瘤通常导致心包转移瘤。最常见的原发肿瘤是乳腺癌和肺癌。这些转移瘤可以表现为孤立的或多个心包肿块，这可能会对邻近的心腔或大血管造成严重影响。

3. **直接蔓延** 邻近结构的恶性肿瘤对心脏结构的局部侵犯是心脏肿块的最常见原因。多达 30% 的心脏转移性肿瘤与肺癌转移有关，肺转移瘤可从原发肿瘤直接侵犯心包甚至心腔。此外，其他纵隔肿瘤和胸部肿瘤，如食管癌、胸腺瘤和淋巴瘤、乳腺癌和间皮瘤等也可以直接蔓延并侵袭心脏结构。。

4. **静脉途径** 最常见的静脉途径是通过下腔静脉（IVC）直接扩散。例如肾细胞癌延伸到肾静脉，可以上行至下腔静脉后进入右心房，甚至扩散到右心室。其他的腹部肿瘤，如肾上腺皮质癌和肝细胞癌也可以通过下腔静脉扩散至心脏。

（六）心包肿瘤

转移瘤是最常见的心包肿瘤，多来自乳腺、黑色素瘤、肺、白血病、淋巴瘤。原发性心包肿瘤少见，包括良性畸胎瘤、纤维瘤、血管瘤、脂肪瘤，以及恶性间皮瘤、肉瘤。恶性间皮瘤非常罕见，可充满心包腔，男性多见。与胸膜和腹膜间皮瘤不同的是，心脏恶性间皮瘤与石棉肺的相关性尚未确定。症状通常与心包积液或肿瘤压迫有关。

（七）肿瘤对心脏的继发性影响

心脏外肿瘤有些会对心脏产生重要的继发性影响。例如，嗜铬细胞瘤可以导致儿茶酚胺心脏毒性，表现为心脏功能不全和双心室扩张；多发性骨髓瘤可能会导致心脏间质中淀粉样蛋白聚集，对心脏血流动力学产生显著影响；来自小肠的类癌可以产生血清素代谢物，引起心脏瓣膜病。

此外，对心脏的治疗也会对心脏产生继发性影响。对胸部恶性肿瘤（纵隔淋巴瘤、乳腺癌、胸腺瘤）进行放疗，可能损伤心脏瓣膜或心肌，并导致慢性心脏病。蒽环化疗药物可能会引起心脏毒性。其他的药物，如烷基化剂、单克隆抗体、紫杉烷、长春碱和氟尿嘧啶等也都有一定的心脏毒性。

三、心脏肿瘤的治疗[16,17]

任何肿瘤如引起严重的临床症状则应争取立即切除。没有发生转移的恶性肿瘤和多数良性肿瘤可以全部切除。不能切除完全的恶性肿瘤，应考虑部分切除。此外，还可采用自体移植技术，即在体外切除肿瘤并进行心脏重建后移植回体内，以达到完全切除肿瘤的目的。这种方法可用于巨大的良性肿瘤或恶性肿瘤。心脏肿瘤的放疗及化疗只对能完整切除的及低度恶性肿瘤辅助治疗有帮助。对于局部广泛病变、没有远处转移的患者，可在辅助化疗后行心脏移植。对于原发性心脏淋巴瘤患者，手术可行性小，通常进行放疗和化疗，。

心脏黏液瘤：可能发生恶变，且恶变后恶性程度较高，故应尽早手术切除。手术切除后家族性心脏黏液瘤复发率约22%，而散发患者复发率仅3%。术后建议每4个月复查一次心脏超声直至术后4年，复发患者应再次手术治疗。手术后应彻底切除病变组织至正常组织，并反复冲洗心腔，避免发生种植或复发。

乳头状弹性纤维瘤：若发生在主动脉瓣、心房或心室，则可在瘤体基底部切除；若发生在房室瓣上，则需切除部分瓣叶才能完全切除瘤体[3]。

横纹肌瘤：有自愈倾向，其数量或/和大小可随时间减少，因此对无症状且心功能正常的患者可以定期超声随访；对于瘤体较大、多发、存在血流动力学异常或药物难以控制的心律失常患者应行手术切除。在瘤体部分切除患者中随访发现残存部分可逐渐自行消退。

心脏纤维瘤：应及时对有症状患者进行手术治疗；对于无症状患者则应综合衡量。临床上推荐无症状的患者尽可能手术治疗，因为虽然部分纤维瘤可长期保持静止状态甚至可以退化，但仍有可能导致致命性心律失常；瘤体较大或手术不能切除患者应考虑心脏移植手术。

心脏肉瘤：尽管预后较差，仍推荐积极手术治疗。全部切除术后生存期（17个月）较部分切除（2个月）有显著差异。采取放疗、化疗、心肌重塑、心脏移植等综合治疗可改善患者预后。临床症状严重或病灶可全部切除的患者应行全部切除术，但不推荐大面积心肌切除术。

四、小结

心脏肿瘤属罕见疾病，通常分为原发性和继发性。临床表现复杂多样，缺乏特异性，易被误诊或漏诊。根据患者临床症状，结合心脏肿瘤影像学和组织学特征多数可以明确诊断。早发现、早诊断和早治疗是改善患者预后的基础。手术切除仍是首选治疗方法。对恶性心脏肿瘤采取手术切除与放化疗相结合的综合疗法能有效改善预后，延长患者生存时间。

（李雪　张啸波　孟亮亮　肖越勇）

参考文献

[1] Lam KY, Dickens P, Chan AC; Tumors of the heart. A. 20-year experience with a review of 12 485 consecutive autopsies [J]. Arch Pathol Lab Med, 1993, 117 (10): 1027-1031.

[2] Maraj S, Pressman GS, Figueredo VT. Primary cardiac tumors [J]. Int J Cardiol, 2009, 133 (2): 152-156.

[3] Butany J, Nair V, Naseemuddin A, et al. Cardiac tumours: diagnosis and management [J]. Heart, 2005, 6 (4): 219-228.

[4] Reynen K. Cardiac myxomas [J]. N Engl J Med, 1995, 333 (24): 1610 – 1617.

[5] 于坤, 龙村, 阎军, 等. 心外科患者中心脏肿瘤的流行病学研究 [J]. 临床心血管病杂志, 2007, 23(2): 147 – 149.

[6] Simpson L, Kumar SK, Okuno SH, et al. Malignant primary cardiac tumors: review of a single institution experience [J]. Cancer, 2008, 112 (11): 2440 – 2446.

[7] Characterization CG. Management of cardiac tumors [J]. Semin Cardiothorac Vasc Anesth, 2010, 14 (1): 6 – 20.

[8] Wu XL, Yang DY, Yang ZS, et al. Clinical characteristics and long term post – operative outcome of cardiac myxoma [J]. EXCLI J, 2012, 11 (1): 240 – 249.

[9] 李雪, 朱航, 朱梅, 等. 老年人心脏黏液瘤的临床特点与预后 [J]. 中国临床保健杂志, 2016, 19 (5): 501 – 504.

[10] 吴铁凡. 心脏肿瘤的诊断和治疗 [J]. 中华老年心脑血管病杂志, 2009, 11 (5): 394 – 395.

[11] 肖宜超, 刘启明. 心脏肿瘤的诊疗进展 [J]. 心血管病学进展, 2011, 32 (6): 824 – 829.

[12] Syed IS, Feng D, Harris SR, et al. MR imaging of cardiac masses [J]. Magn Reson Imaging Clin N Am. 2008, 16 (2): 137 – 64.

[13] Anavekar NS, Bonnichsen CR, Foley TA, et al. Computed tomography of cardiac pseudotumors and neoplasms [J]. Radiol Clin North Am, 2010, 48 (4): 799 – 816.

[14] Bendel EC, Maleszewski JJ, Araoz PA. Imaging sarcomas of the great vessels and heart [J]. Semin Ultrasound CT MR, 2011, 32 (5): 377 – 404.

[15] Young PM, Glockner JF, Williamson EE, et al. MR imaging findings in 76 consecutive surgically proven cases of pericardial disease with CT and pathologic correlation [J]. Int J Cardiovasc Imaging, 2012, 28 (5): 1099 – 1109.

[16] Truong PT, Jones SO, Martens B, et al. Treatment and outcomes in adult patients with primary cardiac sarcoma: the British Columbia Cancer Agency experience [J]. Ann Surg Oncol, 2009, 16 (12): 3358 – 3365.

[17] Piazza N, Chughtai T, Toledano K, et al. Primary cardiac tumours: eighteen years of surgical experience on 21 patients [J]. Can J Cardiol, 2004, 20 (14): 1443 – 1448.

第三十七章

肿瘤心脏病学学科建设

由于早期检测策略的发展、手术方法的改进以及癌症综合治疗技术的进步，近30年癌症的死亡率已经下降，然而，心脏毒性亦成为癌症幸存者发病和死亡的第二大原因。常规的化疗和靶向治疗会增加左室功能障碍、心力衰竭（HF）、高血压、血管痉挛、血栓栓塞缺血，以及可能危及生命的心律紊乱和QTc延长等心脏事件。其中一些治疗会导致进行性心血管疾病（CVD），部分会致暂时的功能障碍，没有明显的远期后遗症。放疗可导致辐射诱发的心脏病，包括心包疾病、心肌纤维化、心肌病、冠状动脉疾病（CAD）、瓣膜病、心律失常等。如何在不影响心血管健康的前提下治疗癌症患者正在成为肿瘤学家与心脏病学家共同关心的课题。肿瘤心脏病学学科的目标是为正在接受积极治疗，或者成功治疗后长期存活下来的患者做出必要的综合决定，以优化医疗护理。本章将讨论癌症患者在接受有潜在心脏毒性的治疗前、治疗期间和治疗结束后的医疗护理协调，并探讨涉及这一多学科医务人员的分工与培训。

一、概述

现代诊疗技术提高了癌症患者的存活率，在许多情况下肿瘤被认为是一种慢性疾病，预期可以长期生存，生活质量良好。早期乳腺癌的5年生存率从1990年的79%上升到2012年的88%，其他实体癌和血液癌也有类似的改善，包括非霍奇金淋巴瘤和睾丸癌[1-3]。预计在未来10年，长期癌症幸存者人数将增加约30%；到2022年，仅在美国就将达到1800万人。当然，生存率的提高，同时也会带来抗癌治疗相关的、直接的（如高血压、心律失常）以及间接的（如不良生活方式）、渐进性心血管系统损害。心脏毒性的发生率因治疗方法、治疗持续时间和患者共病而有很大差异。

随着诊断技术和治疗手段的改进，心脏病学和肿瘤学之间相互关系，必须从挽救生命和远期生存这两个同样重要的高度来认识[1]。癌症和心血管疾病有共同危险因素，包括吸烟、肥胖、不良的饮食习惯和缺乏运动，心脏疾病和心脏危险因素可能影响癌症治疗；同样，危险因素（如高血压）、潜在的心脏疾病和潜在的癌症治疗心脏毒性可能导致心血管功能障碍（图37-1），进而导致暂时中断甚至停止挽救生命的癌症治疗。

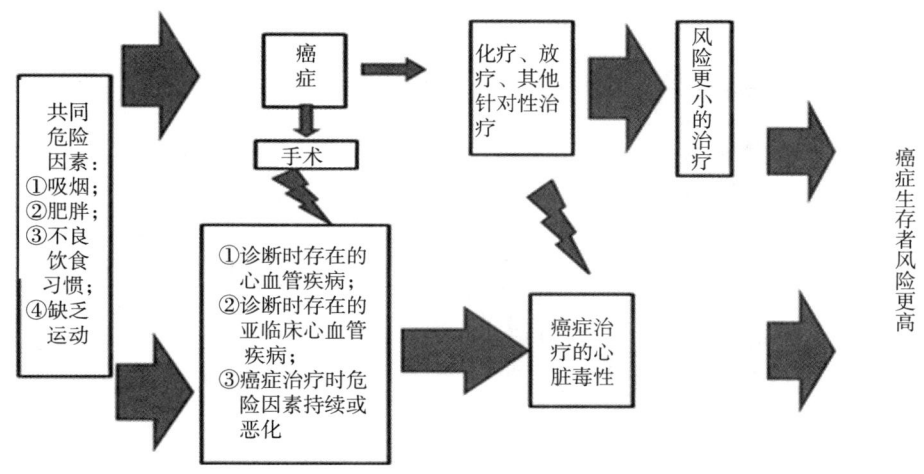

图 37-1 癌症治疗相关心脏毒性的危险因素

靶向药物开发的越来越多,但每一种都有潜在的心脏毒性,这使得心脏病医生很难跟上肿瘤心脏病学的最新进展。使用酪氨酸激酶抑制剂治疗的慢性粒细胞白血病(CML)患者的周围血管事件、使用 5-氟尿嘧啶治疗的乳腺癌患者的胸痛综合征、使用舒尼替尼治疗的肾细胞癌患者的严重高血压并不是大多数心脏病学家所精通的[2]。调查数据表明,心脏病学家对停止癌症治疗的后期情况并不十分了解,而且可以理解的是,他们不愿意做出这样的临床决定[3]。

优化接受治疗的癌症患者的心脏健康状况,处理抗癌治疗导致的心脏毒性,以及追踪具有心脏疾病长期危险的癌症幸存者,这些都是推动肿瘤心脏病学发展的迫切临床需求[4]。

近 10 年,肿瘤心脏病学作为一种新的医学分支,其目标是在不影响心血管健康的前提下,为癌症患者提供"最先进"的癌症治疗。由肿瘤学专家、心脏病学专家、护士、药剂师组成的肿瘤心脏病学医疗团队学科分工明确,可在抗癌治疗的同时优化患者心血管健康状况。

一个成功的肿瘤心脏学项目的基本组成应该包括:(1)临床医疗护理;(2)经验借鉴/临床研究;(3)患者和卫生保健人员教育;(4)生存照顾(图 37-2)。

"肿瘤-心脏病学家"的目标:

1. 尽可能预防或减轻与治疗相关的心脏毒性,有助于实施最佳的抗癌治疗。

2. 处理发生的任何心血管并发症,以避免限制有效的抗癌治疗。

3. 管理和治疗任何心血管疾病,这些心血管疾病(反应)可能存在于治疗之前,或者由癌症本身和/或癌症治疗引起。

4. 致力于改善临床心血管医疗护理,加强教育,促进对活动性或既往有恶性肿瘤患者的研究[5]。

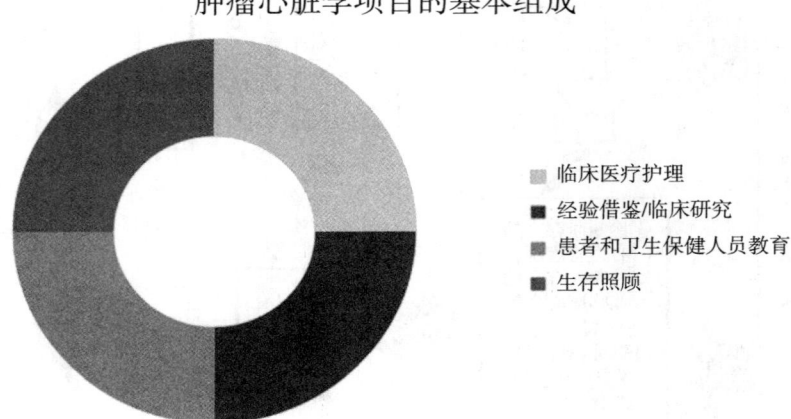

图 37-2　肿瘤心脏病学项目的组成

二、肿瘤心脏病学团队应具备的知识

"肿瘤-心脏病学家"的定义：肿瘤心脏病学家是专注于罹患或曾患有癌症的患者的心血管健康的医务人员。"肿瘤-心脏病学家"要具备的知识要求如下。

1. 必须熟悉特定癌症治疗所带来的心脏风险，以及癌症治疗方法对已确诊的心血管疾病患者的影响。

2. 在治疗计划阶段，认识到这些因素的相互作用至关重要。当患者正在接受癌症治疗时，各种心脏疾病的处理可能需要调整。例如，心房颤动是最常见的诊断性心律失常，在一般人群中患病率为1%，在80岁以上的人群中为9%。癌症患者心房纤颤的治疗对血栓栓塞预防有特殊的挑战。癌症本身会诱发高凝状态，使患者血栓栓塞风险增加，或可能出现出血风险。如胃癌化疗可导致严重的血小板减少或抗凝反应不可预测，从而增加出血的风险。

3. 需要了解较少使用的癌症治疗方法的心脏毒性，以应对不常见的临床情况。例如晚期乳腺癌患者的管理，或用依维莫司治疗的肾细胞癌患者患有严重高胆固醇血症，是否继续这种治疗。关于最佳治疗方案的决定应在心脏病专家和肿瘤专家讨论后作出，肿瘤-心脏学家需要权衡风险效益，提出关于最佳心脏管理的建议。

4. 在临床环境之外，肿瘤-心脏学家的作用还包括对专业医师和学员的教育，以及扩大肿瘤-心脏学的知识基础。

5. 在研究项目上进行合作，以明确重要的实践问题，例如：

（1）如果可以预测心脏毒性，那么患者是否可以分为低风险和高风险人群，并根据计算出的风险进行影像学评估？

（2）他汀类药物是否可以降低单克隆抗体、酪氨酸激酶抑制剂导致短暂性左室功能障碍的风险？

（3）所有有心脏毒性危险的患者在开始癌症治疗前是否都应该接受心脏药物的辅助

治疗？

可以通过登记注册和建立数据库，为指导治疗和制定临床指南提供循证证据[6]。

在成功的肿瘤心脏学项目中，多学科团队在协调癌症患者的多学科治疗方面发挥着关键作用。临床药师是多学科团队的重要成员，他们提供癌症治疗相关药物调整和剂量变更的证据，审查可能存在的药物相互作用以及潜在心脏毒性。临床护士和助理医师（职业护士/医师助理）负责协调一系列心脏成像和/或实验室研究的预约和手术、化疗、放疗等。护士和助理医生可以看护病情较稳定的患者，为肿瘤-心脏病学家腾出时间处理更复杂的患者。所有团队成员都有责任了解癌症治疗计划的变化（例如，治疗和姑息治疗）和/或患者心血管状况的变化。

三、建立肿瘤-心脏病专科诊所

肿瘤心脏病专科诊所的组织是一个复杂的过程，涉及多学科合作、行政支持和机构资源[7]。在以患者为中心的医疗系统中，理想的诊所应该位于离癌症中心很近的地方，以便促进肿瘤专家和心脏病专家之间的密切互动。

招募对肿瘤心脏学有兴趣和专业知识的医务人员，及有癌症治疗和心脏病经验的临床护士和药师。

重要的是，多学科肿瘤心脏学团队的所有成员都要意识到化疗药物和较新的靶向药物的毒性，以计划最佳的治疗方案，在不妨碍包括放疗在内的抗癌疗效的前提下，将心脏毒性降到最低。

多学科诊所要求医疗保健提供者之间保持一致的沟通，可以采用心血管-肿瘤病例大查房的形式，在这种情况下，肿瘤专家、心脏病专家和相关的医疗保健提供者之间可以进行讨论，并参与这些患者的管理。通过病例讨论将逐渐丰富肿瘤心脏病学团队的经验，提高内科、肿瘤学和心脏病学学员的实践水平。肿瘤心脏学是一种快速发展的医学专科，获取最新的医学文献和研究工具对于优化治疗方案至关重要。

大多数的肿瘤心脏病科诊所建立在大型教学医院，但许多癌症患者在包括农村地区在内的更大的区域接受治疗。网络会诊提供了一种很有前途的解决方案，以向农村地区的癌症患者提供肿瘤心脏学专业知识。网络会诊这种方式正在我国逐步推进。

在进行化疗或靶向治疗时，需要进行心血管评估和随访的癌症患者应在肿瘤-心脏科诊所就诊。然而，一旦癌症患者完成了他们的癌症治疗，可以转到社区。

肿瘤心脏病诊所应制定标准化的转诊表格，以便为有心脏毒性风险的癌症患者或因癌症治疗而产生心脏毒性的患者提供医疗护理。

适合推荐到肿瘤-心脏病诊所的癌症患者包括：

（1）癌症治疗前心脏毒性风险评估，以评估癌症患者，特别是有既存心血管风险因素（如 CAD、中风、外周血管疾病、房颤、高血压、糖尿病等）的患者。

（2）患者不能很好地控制多个心血管危险因素。

（3）防止可能具有心脏毒性的癌症治疗的影响（一级或二级预防）。

（4）治疗因癌症而引起的心脏毒性。

接受活动性癌症治疗的患者通常需要更紧急的治疗（1~2 周内），而不接受积极治疗（如监测）的患者可能需要（几周到几个月）观察。如果癌症患者出现心力衰竭症状或因心脏毒性（如 LVEF <50%）而暂停抗癌治疗，则应在 7 天内紧急咨询。所有转到肿瘤心脏病诊所的患者都应该进行临床评估（病史和体格检查），特别注意患者的合并症，如在癌症治疗前和治疗期间应积极管理的冠心病和高血压。

接受癌症治疗的高风险患者，或有癌症治疗相关的心脏功能障碍的患者，应在多学科肿瘤心脏病学大查房讨论。讨论应该集中在个体癌症治疗的潜在益处与心血管风险之间的平衡（图 37-3）。在患有转移性疾病的患者中，以姑息性的方式接受癌症治疗的患者，应尽力减少或避免发生心脏并发症及危及生命质量的相关症状。另一方面，对于很有可能被癌症治疗治愈的患者而言，如果这种毒性是完全可逆的，那么暂时的心脏毒性是可以接受的。

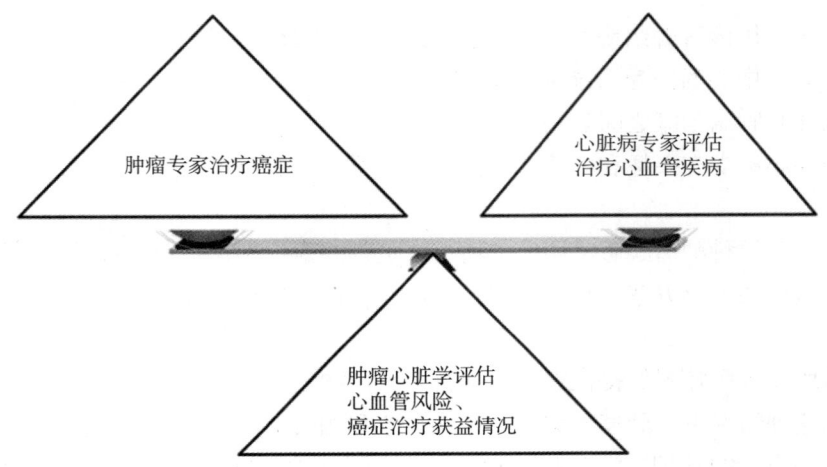

图 37-3　癌症治疗的益处与心血管风险的评估

临床危险因素、心脏生物标志物如肌钙蛋白，或联合心脏成像，有助于判定患者的心脏毒性。随着从其他癌症治疗中了解到更多关于心脏毒性的信息，可以实施特别的癌症治疗方案，尽可能使患者避免具有心脏毒性的治疗。这种方法就是对确定有心脏毒性高风险的患者进行分类，以促使他们转诊到有肿瘤-心脏病学经验的诊所或医疗保健机构，以降低风险和保护心脏健康。这一概念是要主动预防心脏毒性，而不是在它发展后进行治疗。

为了获得对肿瘤心脏病项目的制度支持，肿瘤-心脏病诊所需要保证患者的安全。现有的治疗癌症并发症的方案可能被修改为包括心脏风险监测，将高危患者转到肿瘤-心脏病诊所。风险分层方案也可以识别出心脏毒性风险低的患者。如果能够可靠地识别出低心脏毒性风险的患者，就可以避免不必要的心脏成像检查，并减少相关的费用。

四、基于社区的癌症幸存者心血管优化管理

一旦癌症治疗结束，对患者进行心脏评估的必要性取决于接受的治疗是否会产生晚期心脏毒性，如蒽环类药物或纵隔放疗，以及/或患者的心血管风险。有晚期心脏毒性风险的患

者应接受长期心脏监测,作为临床常规生存方案的一部分,进行超声心动图随访,并根据疾病的症状和体征进行更个性化的心脏检测。

(一) 基于社区的肿瘤心脏生存计划

由于癌症治疗,越来越多的癌症幸存者可能要经历长期的心脏毒性,需要无限期的随访,这超过了医院癌症中心和肿瘤心脏病学项目能力。因此,有必要制定合理的方法来优化这些患者长期的心血管护理。

对于所有出院回到社区的癌症幸存者来说,癌症存活者照护计划应该包括癌症治疗潜在的长期晚期心血管效应以及改善长期心血管健康的策略。然而,从医院肿瘤科和肿瘤心脏护理院出院的癌症幸存者的具体亚组,在专门照护这些患者的社区为基础的生存计划项目中,可能受益于长期随访。

一项乳腺癌存活者试点研究建议,在癌症治疗后出现心血管并发症的高危患者,或者在癌症治疗过程中发现的心血管并发症的患者,都应被推荐到一个以社区为基础的项目进行长期随访[8]。这种以社区为基础的专门项目的目标是为有心血管并发症风险的癌症幸存者或已确诊心血管疾病的患者提供最佳的护理和监测,并追踪这个群体的特征和结果。重要的是,通过长期随访这些患者获得的信息可以促进制定更基于证据的监测策略。

(二) 以社区为基础的癌症生存率和心血管护理计划的目标

1. 为癌症幸存者的长期随访提供一个共同的门户网站,这些患者的癌症和癌症治疗的长期心血管并发症风险增高。基本原理是:

(1) 转诊给在这一领域具有专业知识的临床医师,将有助于收集证据,及时制定基本预防措施、识别和治疗与癌症治疗有关的心血管并发症。

(2) 临床医师将寻求目前在该领域中出现的证据,并实施基于证据的干预措施。

2. 建立一个登记册来跟踪这些患者的干预措施和结果。

(1) 对收集到的数据进行分析,以便更好地了解该患者群体的自然历史。注册中心将促进学术活动,在国家和国际一级为更广泛的肿瘤-心脏病学领域做出贡献。

(2) 登记的数据将作为一种工具,不断地评价和提高这个患者群体的保健质量。

3. 为临床医师和公众提供有关癌症和癌症治疗相关的心血管效应的教育资源。

(三) 癌症幸存者推荐的转诊路径

两类患者将从社区心血管生存中心的长期随访中获益。第一类包括在癌症治疗之前或在癌症治疗期间没有心血管问题的患者,但是根据各种因素,他们被认为癌症治疗的长期心血管风险增加,这一类被归入"高危"组;第二类包括在癌症治疗前或治疗期间诊断为心血管疾病的患者,这一类被归入"已确诊的心血管疾病"组。

高危组(组1):长期癌症治疗相关心脏毒性风险增加的患者(图37-4)。

已确诊心血管疾病组(组2):罹患治疗相关心脏毒性的患者(图37-5)。

综上所述,考虑到具有与癌症治疗相关的、长期心血管疾病风险的癌症幸存者的预期数量,超过了大多数癌症中心和研究院肿瘤心脏病学项目长期跟进的能力,需要合理的策略来优化这些患者长期的心血管护理。至少,初级护理提供者的生存性护理计划,应该包括关于癌症治疗潜在的长期心脏毒性的信息和风险因素控制策略。然而,更有针对性地监测高危患者或在癌症治疗过程中出现心血管并发症的患者的策略，可能会更有利于及时干预和降低心血管病的发病率和死亡率。

有一种途径，涉及以社区为基础的癌症生存项目和心血管中心，其目的不仅在于优化护理，而且还在于跟踪患者的结果，以便推动制订更多的以证据为基础的指导方针，用于患者监测。

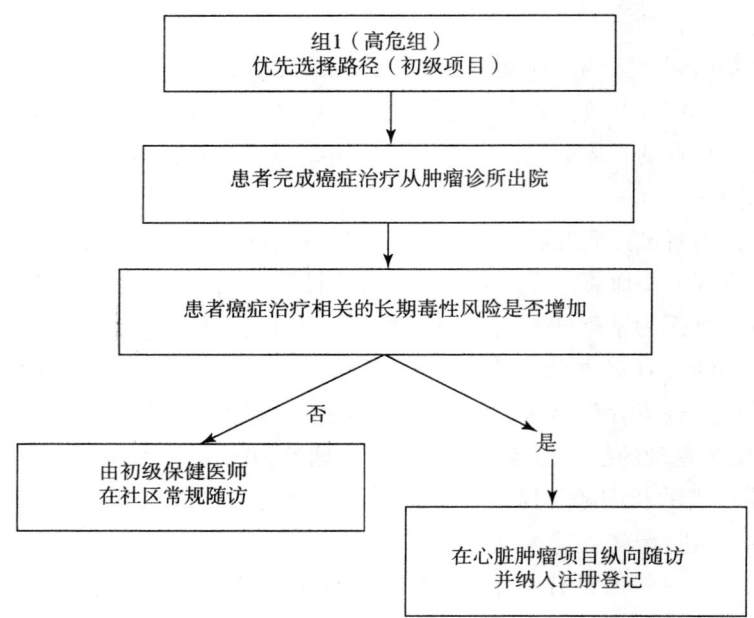

图 37-4　组 1（高危组）转诊路径

注：风险评估将基于已建立的治疗方案和基于癌症部位的心脏毒性相关的危险因素

五、医务人员的培训

越来越多的人要求在基础/传统培训课程中增加正式的肿瘤-心脏病学模块，以及对那些已经接受了 CVD 或血液学/肿瘤学正规培训的个人进行高级培训（图 37-6 和表 37-1）。

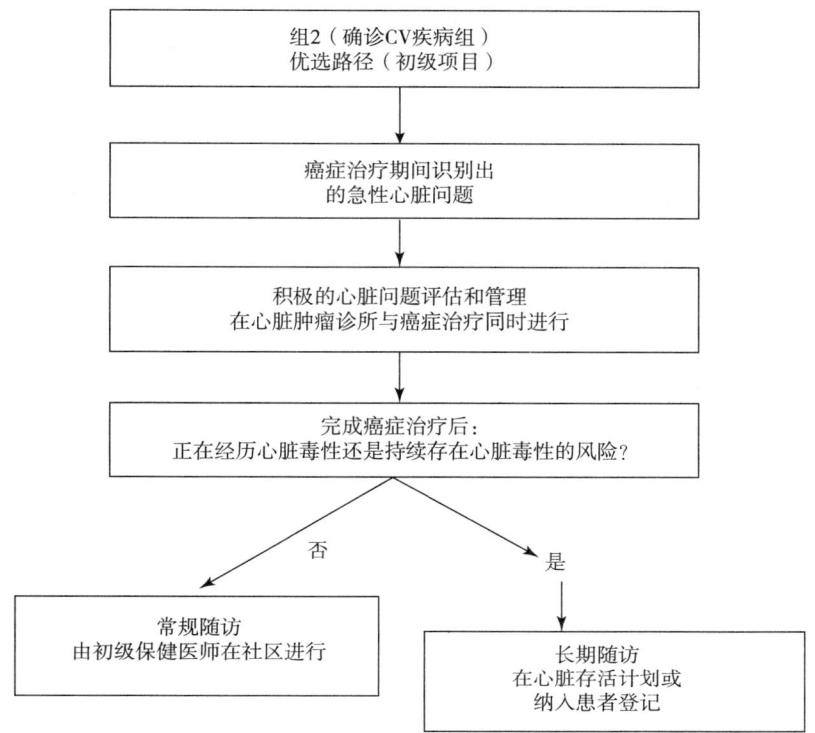

图 37-5　第二组（确诊 CV 疾病组）转诊路径

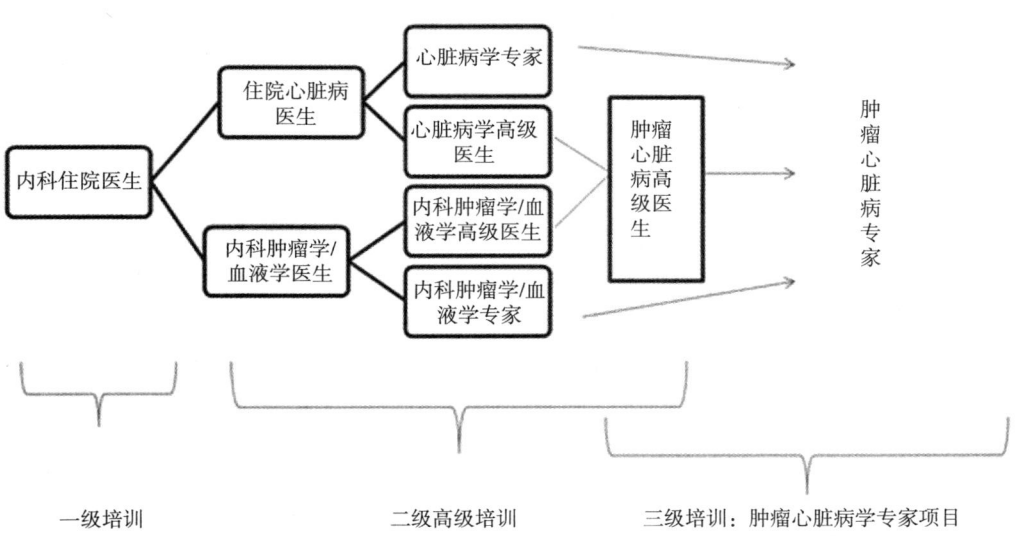

图 37-6　肿瘤-心脏病学培训

表37-1 肿瘤心脏病学培训水平

培训水平	学员	培训的主要目标
一级	内科住院医师	• 了解癌症药物的基本知识及其造成心脏损害的可能 • 肿瘤患者心脏成像的影像学基础知识 • 对有心脏毒性的癌症患者的治疗策略有基本的了解
二级	内科肿瘤学/血液学或心脏病学专家	• 希望扩大对肿瘤心脏病学的知识 • 对患者进行更详细的评估 • 中等知识基础 • 更多地了解高级心脏成像,如超声心动图（应变/3D） • 了解生物标志物在心脏毒性早期检测中的作用
三级	肿瘤心脏病学专家	• 12~24个月的专业进修 • 对癌症药物和潜在毒性有深入了解 • 广泛接触住院和门诊患者 • 生物标志物、高级成像培训 • 积极参与研究和教育

在提供肿瘤心脏病学奖学金项目时需要有连贯性,这样研究员才能获得足够的专业知识,成为独立的肿瘤心脏病学专家。

（一）一级培训

肿瘤心脏病学的一级培训应该以选择性轮转（2~4周）的形式进行,目标是让学员掌握癌症药物的基本知识和潜在的心脏毒性,以及对有心脏毒性的癌症患者的心脏成像和治疗策略的理解。这种水平的普及也适用于有兴趣获得肿瘤心脏病学基础知识的联合保健专业人员（如药房住院医师）。

（二）二级培训

1. 心脏病学专业背景者　有心血管专业背景的医生应该对癌症病理生理学、不同恶性肿瘤的分期、肿瘤生长和疾病进展、常见恶性肿瘤的预后及常见的肿瘤治疗有基本的了解,尤其是那些影响心血管系统的治疗。这些学员应该对心血管系统共同的细胞通路及癌症对相关器官的影响有一个了解。还应该深入了解癌症的全身性影响,潜在的肿瘤突发事件（如肿瘤溶解综合征、弥散性血管内凝血）对心血管系统的影响及处理,以及特别影响心血管系统的肿瘤药理学。此外,学员也应了解如何使用和解释心脏成像（心电图、超声心动图、负荷试验等）,以及诊断和监测癌症治疗心脏毒性的生物标志物。

2. 肿瘤学/血液学专家参加肿瘤心脏病学培训　具有血液学/肿瘤学背景的人应该熟悉心血管疾病的原理,尤其是那些在肿瘤人群中流行的高血压、心肌病、心律失常、心肌缺血、心包疾病和血管并发症等,以及他们的基本管理和/或治疗。应该了解心血管危险因素,并且对肿瘤药理学及许多用于恶性肿瘤的治疗方法对心血管系统的影响有深入的了解。除了基本了解何时及如何使用相关的心血管疾病诊断工具（如心电图、超声心动图、负荷试验和生物标志物）之外,学员还必须了解这些方法的益处、适应证和局限性。此外,学员必须有解释常见的图像和识别更复杂疾病的基本能力,这需要与成像专家互动交流。在这个级别的培训中接触到肿瘤心脏病学知识可能会鼓励住院医师进一步参加肿瘤心脏病学培训项目。

(三)三级培训——肿瘤心脏病学专家项目

第三级培训可参照美国内科医学委员会(American Board of Internal Medicine)所要求的额外为期12个月的培训,而非心脏病学或医学肿瘤学委员会所需要的,这是一项成为肿瘤心脏病学专家的一年项目。肿瘤心脏病学项目致力于基于肿瘤心脏病学的临床研究和教育,应向学员提供基于患者评估的临床肿瘤心脏学实践,以及相关的肿瘤心脏病学临床试验的高级知识。肿瘤心脏病学专家可能有不同的医学背景(如肿瘤学家/血液学家或心脏病学家),需要针对个人的专业领域制定特定的培训目标和原则(表37-2)。接受肿瘤心脏病学研究的血液学家/肿瘤学家应该对心血管危险因素和癌症治疗相关常见疾病(如高血压)的病理生理学有一个基本的了解,并且熟悉心血管疾病诊断测试(如心电图、超声心动图、负荷试验、生物标志物)和常见心血管疾病(如癌症治疗诱发的高血压)的药物管理。

表37-2 根据原始专业背景进行肿瘤心脏病学专家培训

心脏病专家背景	肿瘤学专家/血液学专家背景
肿瘤学医疗护理原则	了解心脏成像的局限性和常用技术
对抗癌药物和潜在毒性的深入了解	熟悉心力衰竭、心律失常和高血压的原则
生物标志物检测,高级心脏成像	熟悉超声心动图、高级心脏成像和生物标志物的原理
适当的心脏成像技术	心脏监测技术
心脏毒性监测	以证据为基础的心脏保护药物治疗
癌症患者心血管风险评估知识	积极参与研究
以证据为基础的心脏保护药物治疗	
积极参与研究	

血液学专家/肿瘤学专家应该对癌症治疗对心血管健康的影响有深入的了解(如酪氨酸激酶抑制药和高血压)。相比之下,从事肿瘤心脏病学研究的心脏病学家应该对心血管生理学有更深入的了解,关注癌症和心脏细胞共同的细胞通路。他们应该对癌症生物学及常见的癌症治疗和分子靶点有基本的了解。一名接受过肿瘤心脏病学培训的心脏病学专家应该对用于检测和监测癌症治疗心脏毒性的心脏成像技术和生物标志物有更深入的了解,并理解以证据为基础的心脏保护药物治疗。

第三级学员应通过基础科学/转化研究,参与临床试验和学术研究,撰写评论、专著或其他出版物,推动本学科的发展。鼓励学员在本地演讲,参加国家和国际心脏肿瘤会议,并要求完成一个原创的研究项目。在其他与心脏肿瘤相关的领域,如心脏磁共振、先进的超声心动图技术,如心肌应变和三维图像、放射肿瘤学、计算机断层摄影术和运动生理学等,都应该有机会获得更多的进步。最后,接受三级培训的学员应该能够向其他感兴趣的卫生保健提供者提供肿瘤心血管学方面的指导，以扩大他们对这一日益增长的学科的了解。

十三、小结

现代的诊疗手段提高了癌症患者的存活率，然而生存率的改善也带来了新的问题。目前的抗癌疗法，包括化疗、靶向制剂（如酪氨酸激酶抑制药）和放疗，可能对心血管健康有短期和长期的不利影响。需要优化接受癌症治疗的患者的心脏健康状况，处理癌症治疗导致的心脏毒性，以及跟踪癌症幸存者的长期心脏疾病风险，这些临床需求将推动肿瘤心脏学新专业的发展。在过去的几年中，北美和世界范围内建立了越来越多的肿瘤 - 心脏病专科诊所。然而，关于支持这一计划所需的基本组成部分和基础设施的文献很少。肿瘤心脏科诊所的组织是一个复杂的过程，涉及多学科合作、行政支持和机构资源。在肿瘤心脏病学领域，招募有兴趣和专业知识的医务人员至关重要，医务人员之间的沟通渠道应保持畅通。什么情况下患者需要到肿瘤病诊所就诊，虽然目前还没有公认的推荐标准，但下列情况应考虑：治疗前评估（特别是在存在既往心血管风险因素的情况下），高危患者考虑初级预防策略，多重心血管风险因素控制不佳的患者，以及因癌症治疗需要治疗心脏毒性的患者。关于肿瘤心脏学项目的"附加价值"的文献非常有限。癌症治疗完成率和心脏安全，特别是与历史对照相比，可以表明，这些肿瘤心脏学项目正在试图为癌症患者提供有效治疗癌症且不损害心脏的医疗措施。确立提供肿瘤心脏病学治疗的质量指标，将有助于医院管理者和卫生组织对此类项目的支持。随着罹患与治疗相关的长期心血管疾病的癌症幸存者人数继续增加，大多数癌症中心和研究院心血管肿瘤项目也将继续跟进。需要长期、合理的策略来优化这些患者长期的心血管护理。至少，初级保健提供者的生存护理计划，应该包括关于潜在的癌症治疗长期毒性的信息和风险因素控制策略。

在肿瘤心脏病学领域提供临床医疗护理的基本目标是，癌症患者能够得到训练有素的医务工作者的照护，为高起点奠定我国肿瘤心脏学学科的基石，应当全面提升培训水平，使学员及早接触这一领域，并传承给下一代的肿瘤心脏病学家。

（吴兴利　周长喜　焦顺昌）

参考文献

[1] Xu J, Murphy SL, Kochanek KD, et al. Deaths: Final Data for 2013 [J]. National Vital Statistics Reports, 2016, 64 (2): 1 - 119.

[2] Chai - Adisaksopha C, Lam W, Hillis C. Major arterial events in patients with chronic myeloid leukemia treated with tyrosine kinase inhibitors: a meta - analysis [J]. Leuk Lymphoma, 2016, 57 (6): 1300 - 1310.

[3] Sulpher J, Mathur S, Lenihan D, et al. An international survey of health care providers involved in the management of cancer patients exposed to cardiotoxic therapy [J]. J Oncol, 2015: 391848.

[4] Dent S, Liu P, Brezden - masley C, et al. Cancer and Cardiovascular Disease: The Complex Labyrinth [J]. J Oncol, 2015, 1155 (10): 516450.

[5] Lenihan DJ, Westcott G. Cardio - oncology: a tremendous opportunity to improve patient care [J]. Future

Oncol, 2015, 11 (14): 2007-2010.

[6] Eschenhagen T, Force T, Ewer MS, et al. Cardiovascular side effects of cancer therapies: a position statement from the Heart Failure Association of the European Society of Cardiology [J]. Eur J Heart Fail, 2011, 13 (1): 1-10.

[7] Sulpher J, Mathur S, Graham N, et al. Clinical experience of patients referred to a multidisciplinary cardiac oncology clinic: an observational study [J]. J Oncol, 2015, 1155 (10): 671232.

[8] Valachis A, Nilsson C. Cardiac risk in the treatment of breast cancer: assessment and management [J]. Breast Cancer, 2015, 7: 21-35.

后 记

在本书即将付梓之时，还有一点感想赘述。早在2002年，在临床工作中，发现越来越多的癌症患者或幸存者罹患心力衰竭、冠心病、血栓栓塞等心血管疾病，但是苦于没有专门的指南或建议可供参考。尽管不时被要针对肿瘤患者写一本心脏病学的责任感所鞭策，但是一直没能搜集到足够多相关的资料，担心缺乏随机临床试验证据会影响内容的可信性与可读性。由于历年来几乎所有心血管疾病的大型随机对照试验（RCT）均把癌症患者排除在入选对象之外，因此，到目前为止，仍然不可能按此标准如愿以偿。

事实上，书籍是人类知识交流的平台，不存在永远完美与正确，只有通过不断的积累，以及更多学者的参与，才能对某一研究领域的进步起到积极推动作用。肿瘤患者心脏病学研究也是如此，癌症相关的心脏毒性严重、预后差，甚至成为老年乳腺癌患者高于癌症本身的首位致死原因等已经被人们所认识，与此相适应，一门新的交叉学科——肿瘤-心脏病学在2009年应运而生。

在本书编写过程中，作者们参考编译了近三十年的大量书籍文献，并结合NCCN、ESC、AHA、ASCO、ESMO等国内外相关疾病的最新指南，试图提供最新、最权威的证据。但是，正如前述，虽然ESC于2016年首次颁布了癌症治疗相关心脏毒性原则立场声明，由于尚缺乏大型RCT试验结果，本书所推荐的内容只能在临床实践中结合现行普遍指南及具体病情个体化应用。

写作绝非易事，在工作之后业余时间的写作阶段，更让我们充分理解了"废寝忘食""夜以继日"这些成语的深刻含义。但是，如果能够通过此书，尽早将肿瘤-心脏病学的国际进展介绍给国内同行，并进一步提高对癌症相关心血管毒性的认识水平，能在挽救癌症患者生命的同时，提高我国广大癌症幸存的远期生命质量，就足以使我等欣慰。

为了保证全书的系统性与每章的可读性，编委会数易全稿，对每章内容进行了整合与删减，得到作者们的充分理解。在本书编写过程中很多专家学者参与审阅并提出宝贵意见。高润霖院士、詹启敏院士对本书编写给予积极鼓励，并在百忙中作序支持。许多工作人员义务帮忙，在文字校正、难点翻译、图标制作、文献查询、资料整理等方面给予了无偿帮助。出版社李俊卿编审在此书审校过程中也付出了大量心血，并提出积极建议。本书出版获得吴阶平医学基金会临床科研专项基金资助。在此一并表示诚挚感谢！

由于篇幅所限，参考的重要书籍未在每章中一一列出，谨作附录，以供读者同道深入学习与研讨。

吴兴利　施伟伟　吴天然
2019年1月